内科学基础与诊疗精要

（上）

吴治德等◎主编

吉林科学技术出版社

图书在版编目（CIP）数据

内科学基础与诊疗精要/ 吴治德等主编. -- 长春：
吉林科学技术出版社，2016.6
ISBN 978-7-5578-0804-4

Ⅰ．①内… Ⅱ．①吴… Ⅲ．①内科学Ⅳ．①R5

中国版本图书馆CIP数据核字(2016) 第133433号

内科学基础与诊疗精要

Neikexue jichu yu zhenliao jingyao

主　　编	吴治德　叶科峰　刘颖慧　高冠民　赵　波　李玉婷
副 主 编	刘巧伟　李　芬　刘　冰　韩珊珊
	孟庆寺　王丽娟　遇　准
出 版 人	李　梁
责任编辑	张　凌　张　卓
封面设计	长春创意广告图文制作有限责任公司
制　　版	长春创意广告图文制作有限责任公司
开　　本	787mm×1092mm　1/16
字　　数	888千字
印　　张	36.5
版　　次	2016年6月第1版
印　　次	2017年6月第1版第2次印刷

出　　版	吉林科学技术出版社
发　　行	吉林科学技术出版社
地　　址	长春市人民大街4646号
邮　　编	130021
发行部电话/传真	0431-85635177　85651759　85651628
	85652585　85635176
储运部电话	0431-86059116
编辑部电话	0431-86037565
网　　址	www.jlstp.net
印　　刷	虎彩印艺股份有限公司

书　　号	ISBN 978-7-5578-0804-4
定　　价	145.00元

主编简介

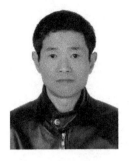

吴治德

  1965年出生，中国农工民主党党员，兰州市第一人民医院，消化内科副主任医师。1986年毕业于兰州医学院医疗系。曾在陕西省人民医院内镜中心及天津市肿瘤医院肿瘤内科进修学习，长期在兰州市第一人民医院干部病房从事老年人消化道常见病、多发病的诊疗工作。先后在国内期刊发表论文10篇，完成省市科研成果各1项。

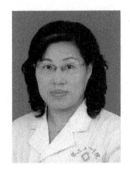

叶科峰

  1968年出生，副主任医师，（心血管）医学硕士。1993年本科毕业，多年从事心内科临床工作，多次在三级甲等进修学习，2010年获心血管专业硕士学位，对心血管疾病的基础、临床诊治有深入、全面的认识。理论基础扎实，临床经验丰富，能够熟练地掌握心血管常见病、多发病诊疗，能独立完成各种急、危、重症等病人的抢救工作。严格把控心血管疾病的介入诊断及治疗指征，熟练掌握介入治疗技巧。1项科研课题获省部级科学技术二等奖，硕士研究生毕业论文获优秀论文奖，在国家级期刊发表学术论文30余篇，专著1部。工作认真负责，多次被评为先进个人，并荣立三等功1次。

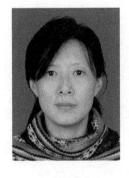

刘颖慧

  1973年出生，副主任医师，山东青岛中西医结合医院。1996年毕业于滨州医学院临床医学专业，全日制本科；2008年获青岛大学医学院呼吸内科硕士学位；2013年获山东中医药大学硕士。从事内科临床，擅长各种呼吸系统疾病及过敏性疾病的诊治。完成市级课题2项，国家级课题1项，发表10余篇省级、国家级论文，中华系列杂志2篇。参编《哮喘病学》、《中西医结合哮喘病学》、《过敏性鼻炎哮喘综合征》等著作3部，担任副主编。任中国中西医结合变态反应专业委员会青年委员，山东中西医结合变态反应专业委员会委员兼秘书，山东中西医结合呼吸专业委员会委员。

编 委 会

前　言

　　内科学是一门涉及面广和整体性强的学科，是临床各学科的基础学科，所阐述的内容在临床医学的理论和实践中具有普遍意义，是学习和掌握其他临床学科的重要基础。现代科学发展快速，学科划分越来越细，愈来愈专业化，临床一线的医师每日面对各种内科疾病，这就要求内科医师扎实掌握内科常见疾病的理论、知识，并且能熟练的应用于临床。要成为一名合格的临床医师，就必须不断学习，跟上科学的发展。

　　本书较为系统地介绍了现代内科中常见疾病的病因、发病机制、诊断及治疗等相关内容。全书内容新颖，实用性较强，有助于临床医师对现代内科疾病做出正确诊断与恰当处理。

　　本书在编写过程中由于编者人数较多，文笔不尽一致，加上时间和篇幅所限，虽经多次校对，但疏漏和错误之处在所难免，恳请广大读者提出宝贵意见和建议。

编　者

2016 年 6 月

目　录

第一章

呼吸衰竭

　　呼吸系统主要的功能是氧化动脉血并清除静脉血中的二氧化碳（CO_2），呼吸衰竭是通气功能和（或）换气功能障碍引起缺氧，伴或不伴有二氧化碳潴留。主要临床表现包括呼吸困难、呼吸费力、气促、心悸、面色苍白、多汗、神志改变甚至意识模糊。呼吸衰竭的诊断主要依靠临床表现，并结合血气分析和胸部 X 线平片等辅助检查。

　　在临床实践中，通常按发病急缓分为急、慢性呼吸衰竭。急性呼吸衰竭由某些突发的致病因素，如严重肺疾患、创伤、休克、电击、急性气道阻塞等，致使肺通气和（或）换气功能出现严重障碍，在短时间内引起呼吸衰竭。慢性呼吸衰竭则指一些慢性疾病，如慢性阻塞性肺病（COPD）、肺结核、间质性肺疾病和神经肌肉病变等所致呼吸功能损害逐渐加重，经过较长时间发展为呼吸衰竭。也可参考动脉血气分析将呼吸衰竭分类为 I 和 II 型呼吸衰竭，仅有 PaO_2 降低者（$PaCO_2$ 降低或正常）称为 I 型呼吸衰竭，兼有 $PaCO_2$ 升高者称为 II 型呼吸衰竭。

　　呼吸衰竭患者应收入 ICU 治疗，同时积极治疗原发病，给予吸氧，控制气道分泌物，必要时行机械通气。为更好地治疗呼吸衰竭，也有必要了解其发病机制和病理生理改变，并对呼吸衰竭进行分类，以明确是换气不足还是通气不足，但是实际上在很多情况下二者并存。尽管存在很多姑息治疗方法，呼吸衰竭患者往往需要机械通气治疗。

第一节　呼吸衰竭的发病机制和病理生理改变

一、呼吸衰竭发病机制

　　呼吸衰竭的发病机制主要涉及缺氧和二氧化碳潴留，其中二氧化碳潴留的发病主要与通气不足有关，而缺氧还涉及通气/血流（V/Q）比值失调，弥散障碍等因素。

　　（一）通气不足

　　通常健康成人静息呼吸空气时，每分钟约耗氧 250ml，产生 200ml 左右二氧化碳，约需 4L 肺泡通气量才能有效地保持氧和二氧化碳的动态平衡。肺泡通气量不足时即会出现二氧化碳分压升高和（或）肺泡氧分压降低。

　　（二）V/Q 比值失调

　　有效的气体交换（尤其是氧）除要求足够的肺泡通气量之外，还要求进入肺泡内的气体与血流充分接触。只有每个肺泡或每个肺区域的 V/Q 比值均为 0.8 左右，才能保证高效率的气体交换。V/Q 比值 <0.8 时，即不能充分摄氧和排出二氧化碳，类似于"静－动脉分流"。V/Q 比值 >0.8 时，部分气体则无机会与肺毛细血管接触，形成无效通气或称为"死腔效应"。健康人由于重力的影响，也存在区域性 V/Q 比值的差别。但在临床实践中，V/Q 比值失调，除非是由严重通气不足引起，后果主要造成缺氧，而不引起二氧化碳潴留。其原因有以下两点。

（1）缺氧和二氧化碳潴留均刺激肺泡通气和增加血流，由于二氧化碳解离曲线和氧解离曲线的差别，V/Q >0.8 的肺泡可排出更多的二氧化碳，但无法摄取更多的氧。

（2）静脉与动脉血氧和二氧化碳分压差分别为 60mmHg 和 6mmHg，相差悬殊。因此，静脉血分流进入动脉后，动脉血氧分压下降的幅度远较二氧化碳分压显著。

（三）弥散功能障碍

弥散功能障碍主要影响氧合功能，因为氧和二氧化碳通过肺泡毛细血管膜的弥散力相差很大，根据两者分子量和在体液中的溶解度计算，前者仅为后者的 1/20。但与 V/Q 比值失调比较，在病理变化引起弥散功能障碍之前，即已对 V/Q 比值产生了明显影响，所以 V/Q 比值失调对氧合功能的影响更重要，是最多见的低氧原因。

（四）氧耗量增加

健康成人静息状态下氧耗量不构成缺氧原因。成人每分钟氧耗量仅为 250ml 左右，4L/min 肺泡通气量即可保持适当的肺泡氧分压，维持 PaO_2 在生理范围。在发热、寒战和高气道阻力（如 COPI 和哮喘时）时可明显增加氧耗量，影响肺泡 PO_2。寒战发抖时，氧耗量可达 500ml/min。支气管哮喘重度发作时，氧耗量可达正常几倍。如果肺泡通气量不变，随着氧耗量的增加，肺泡氧分压即明显下降。

（五）吸入气氧分压降低

在海平面生活的健康人，吸入气中氧浓度不会成为缺氧的原因。吸入气中氧分压 150～160mmHg，可保持动脉血氧分压在 90～100mmHg，即使高龄老年人，如果无明显心肺疾病，动脉血氧分压也可保持在 60mmHg 以上。但是高原居民，由于大气压随海拔升高而降低，肺泡氧分压相应减少，致使健康年轻人的 PaO_2 也难以达到 60mmHg。另一种引起吸入氧分压降低的情况是环境变化（如火灾时）或医源性，如吸入低氧混合气进行检查，或在手术麻醉中错误地给患者吸入低氧气体。均可引起肺泡氧分压和 PaO_2 降低。

二、呼吸衰竭的病理生理改变

呼吸衰竭的病理生理改变主要与缺氧和二氧化碳潴留有关，可影响全身各器官组织代谢，出现多器官功能减退或障碍、酸碱失衡和水电解质紊乱，甚至死亡。

（一）缺氧对生理功能的影响

摄入体内的氧与食物中的糖类、蛋白和脂肪通过氧化磷酸化作用生成高能磷酸键，供应机体生理活动所需要的能量。但体内储存的氧很少，呼吸停止时在功能残气中仅含有 400ml 左右氧气，血液中与血红蛋白结合和溶解的氧 850ml 左右，全部含氧量仅 1250ml 左右。按静息状态每分钟耗氧 250ml 计算，也仅够 5min 左右需要。尽管缺氧时可通过糖酵解产生能量，但效率很低，而且可生成大量乳酸导致代谢性酸中毒。因此，PaO_2 低于 20mmHg 时即难以维持生命攸关的重要组织，特别是大脑的需氧，脑皮质可发生难以复原的损伤。

1. **缺氧对细胞代谢和电解质的影响** 重度缺氧可抑制三羧酸循环、氧化磷酸化及相关酶的活动，进而影响细胞代谢所需能量。同时也产生大量乳酸，诱发代谢性酸中毒，并可与人体缓冲系统中的碳酸氢盐起作用，增加碳酸生成，升高组织 PCO_2，进一步恶化组织的代谢内环境。此外，由于氧化磷酸化过程受影响，不能利用其产生的能量与无机磷形成三磷腺苷，致使组织中无机磷不断蓄积，加重代谢性酸中毒。能量供应不足后，也可影响细胞离子泵和细胞离子交换功能。促进钠和氢离子进入细胞内，钾离子转移到细胞外，诱发细胞内酸中毒和细胞外高钾，加剧电解质和酸碱平衡紊乱。

2. **缺氧对中枢神经系统的影响** 中枢神经系统对缺氧十分敏感，但依缺氧缓急和缺氧的程度而表现不同。急性缺氧对中枢神经系统的影响最大，如吸入纯氮迅速冲洗功能残气中的氧气造成组织无氧 20s 后，即可出现昏迷和全身抽搐。轻度缺氧可仅表现为注意力不集中，智力减退，定向障碍。但随缺氧加重，对中枢神经系统的影响即变为明显。$PaO_2 <$ 50mmHg 时表现为烦躁不安、神志恍惚、谵妄；$PaO_2 < 30mmHg$ 时，表现为神志丧失、昏迷；$PaO_2 < 20mmHg$ 时，即可产生不可逆性脑细胞损伤。但各部分脑组织对缺氧的敏感性并不一致，其中皮质神经元最为敏感。

缺氧可扩张脑血管，减少脑循环阻力、增加脑血流量，便于单位时间内向组织输送更多氧气代偿缺氧。脑循环血流量与颈内静脉血 PO_2 变化一致，当颈内静脉氧分压从 35mmHg 降至 28mmHg（相当于 PaO_2 60mmHg）时，脑血流量即增加，但当其降到 10 ~ 15mmHg 时，血流量却开始减少。

缺氧可引起脑组织水肿。病理检查可见脑血管周围神经胶质细胞水肿，髓鞘内积液并常形成空泡。由于颅脑是一个近乎密闭的容器，脑组织含水量增加 2.5% 后颅内压即可升高 4 倍，挤压脑组织，同时压迫血管，增加脑血液循环阻力，减少血流量，进一步影响氧供。

3. **缺氧对呼吸的影响** 缺氧可通过颈动脉体、主动脉体和化学感受器反射性增加通气量。如果缺氧缓慢发生且缺氧程度不重，这种反射作用很迟钝。健康人吸入氧气浓度在 12% ~ 14% 时，通气量无明显增加，吸入氧气浓度降为 10% 时，通气量可增加 50%。吸入氧气浓度为 5% 时，通气量可增加 3 倍。然而急性缺氧，PaO_2 迅速低于 30mmHg 时，反可直接抑制呼吸中枢，减少通气量。

4. **缺氧对循环的影响** 心血管系统对缺氧也十分敏感，可增加心率和每搏心输出量，升高血压。吸入氧浓度（FiO_2）降至 15% 时，心率即加快，FiO_2 低至 8% 时，心率可增快 1 倍。通常动脉血氧饱和度（SaO_2）> 90% 时，心脏每搏量无明显改变。SaO_2 降至 83% 时，心输出量开始增加，SaO_2 降至 75% 时，心输出量可增加近 1 倍。缺氧引起的各脏器血流改变中，心脏的变化最大。急性缺氧还可引起心律失常，甚至出现心室颤动或心搏骤停。缺氧还可引起肺动脉收缩和增加肺循环阻力（加上心排血量增加），诱发肺动脉高压加重右心负担，甚至发展成肺心病。

5. **缺氧对造血系统的影响** 慢性缺氧可刺激肾脏产生红细胞生成因子，再作用于由肝脏生成的促红细胞生成素原转变为促红细胞生成素，刺激骨髓生成红细胞。红细胞增多后，有利于增加单位血液的携氧量（每克 Hb 携氧 1.39ml）改善组织供氧。但在红细胞增多的同时，血液黏稠度也相应增加，会进一步加重肺循环和右心负担。

6. **缺氧对肝、肾功能影响** 缺氧可影响肝功能，表现为谷丙转氨酶升高。多为功能性改变，缺氧纠正后即可恢复正常。但严重缺氧时也可出现肝细胞坏死，甚至大面积坏死。轻度缺氧，肾血流量、肾小球滤过率、钠和尿排量均有所增加，但当动脉血氧分压低于40mmHg 时，肾血流量即开始减少，肾功能会受到明显抑制。

（二）二氧化碳潴留对机体的影响

1. **二氧化碳潴留对酸碱平衡的影响** 健康人静息时，每天由肺排出的二氧化碳达15 000mmol，几乎接近产生量，保持 $PaCO_2$ 近 40mmHg 左右，同时，肾脏也调节体内最重要的缓冲系统 HCO_3^- 的水平与 $PaCO_2$ 成 20：1 的比值，保持 pH 7.40 左右。

$$pH = PK + \log（HCO_3^- / 0.03 \times PCO_2）$$

二氧化碳潴留后，伴随着体内 PCO_2 升高，与 HCO_3 的比值迅速发生变化，导致呼吸性酸中毒。如果能增加通气量迅速排出潴留的二氧化碳，数分钟即可使 pH 恢复正常。在慢性呼吸衰竭时，因二氧化碳潴留发展缓慢，肾脏能保留重要的碳酸氢盐、维持 pH 稳定。

2. **二氧化碳对中枢神经系统的影响** 二氧化碳潴留可引起临床上所谓的二氧化碳麻醉状态。动物实验表明，电刺激的抽搐阈随吸气中二氧化碳浓度增加而升高，吸气中二氧化碳达 12.5% 时最明显，此后随着二氧化碳浓度的增加，抽搐阈反而逐步降低。二氧化碳达30% 时，已降至基础水平。这些现象提示二氧化碳对中枢神经系统的影响可分为三个阶段：①最初吸入二氧化碳直接抑制大脑皮质，降低皮质兴奋性。②进一步增加吸入气二氧化碳浓度后，对皮质下层的刺激作用加强，间接兴奋皮质。③更高浓度的二氧化碳会抑制皮质下层使动物完全处于麻醉状态。临床上所见的二氧化碳潴留呼吸衰竭患者，也先有失眠、兴奋、烦躁不安等先兆症状，后有类似二氧化碳麻醉的意识不清和昏迷状态。

3. **二氧化碳对呼吸的影响** 动脉血二氧化碳可通过刺激位于延髓和颈动脉的化学感觉器影响通气量。吸入气体中二氧化碳增加至 0.5% 时，即可见到通气量变化。但超过 10% 后，呼吸中枢反被抑制（表 1-1）。

表 1-1 二氧化碳浓度与通气量的变化

吸入气二氧化碳浓度（%）	增加的通气量（L/min）
1%	1
4%	增加至静息通气量1倍
5%	增加至静息通气量4倍
7.5%	增加至静息通气量7~8倍
10%	增加至静息通气量10倍左右
>10%	呼吸中枢被抵制，通气量迅速减少

在通气反应中，颈动脉体的作用占 1/3，延髓占 2/3，但前者反应迅速敏捷，后者缓慢持久。

4. **二氧化碳潴留对循环系统的影响** 增加吸入气中二氧化碳浓度，可一方面松弛血管平滑肌，另一方面却通过刺激交感神经、收缩血管平滑肌，同时加快心率增加心输出量。二氧化碳也可由于刺激呼吸中枢加强吸气努力，增加胸腔负压和利于静脉回流，进一步增加心输出量。二氧化碳对全身血管平滑肌的作用存在分布性差异，表现为表浅毛细血管和静脉大多扩张，而部分内脏血管，如脾、肌肉血管大多收缩加上心排血量增加，血压并不降低，甚至增加。但当二氧化碳潴留严重，pH 明显降低后心排血量即减少，血压也开始下降。

5. 二氧化碳对肾功能的影响　二氧化碳轻度潴留可扩张肾血管增加肾血流量、增加尿量。但如吸入气二氧化碳浓度与通气量的关系果发生代偿性呼吸酸中毒，pH 明显下降时，可出现肾血管痉挛、肾血流量减少。实验研究发现，$PaCO_2 > 65mmHg$ 时，肾血流量、尿量和尿钠排出即明显减少，HCO_3^- 再吸收增加。二氧化碳潴留对促进肾排尿作用十分迅速，故推测是二氧化碳的直接作用，并不是通过醛固酮的缓慢作用。

（刘颖慧）

第二节　慢性呼吸衰竭

慢性呼吸衰竭为一些慢性疾病诱发的呼吸功能障碍，其中以 COPD 最常见，随着呼吸功能损害的逐渐加重，经过较长时间发展为呼吸衰竭。早期生理功能障碍和代谢紊乱较轻，机体可通过代偿适应保持一定的生活和活动能力。但是在此基础上，患者可因为呼吸系统感染、气道痉挛或并发气胸等情况使病情急性加重，在短时间内出现 PaO_2 显著下降和 $PaCO_2$ 显著升高，称为慢性呼吸衰竭急性加重，其病理生理学改变和临床表现可兼有急性呼吸衰竭的特点。了解和发现病因，熟悉临床表现和治疗原则是成功救治慢性呼吸衰竭的关键。在治疗中应着重去除诱发因素，同时改善缺氧和二氧化碳潴留，纠正水电解质、二氧化碳失衡和酸碱紊乱。

一、病因

常见病因为支气管 - 肺疾病，如 COPD、严重肺结核、肺间质纤维化、尘肺等。胸廓和神经肌肉病变（如胸部手术、外伤、广泛胸膜增厚、胸廓畸形、脊髓侧索硬化症等），也可导致慢性呼吸衰竭。

二、临床表现

主要包含以下几方面。

1. 呼吸困难　COPD 所致呼吸衰竭，病情较轻时常表现为呼吸费力伴呼气延长，严重时可发展为浅快呼吸。出现二氧化碳潴留，致使 $PaCO_2$ 升高过快或发生二氧化碳麻醉时，患者可由呼吸过速转为浅慢呼吸或潮式呼吸，甚至呼吸停止。

2. 精神神经症状　慢性呼吸衰竭时，由于二氧化碳潴留可随 $PaCO_2$ 升高表现为先兴奋后抑制现象。兴奋症状包括失眠、烦躁、躁动、夜间失眠而白天嗜睡的昼夜颠倒现象。但此时切忌用镇静或催眠药，以免加重二氧化碳潴留，发生肺性脑病。后者表现为神志淡漠、肌肉震颤或扑翼样震颤、间歇抽搐、昏睡，甚至昏迷等。亦可出现腱反射减弱或消失，锥体束征阳性等。此时应与合并脑部病变作鉴别。

3. 循环系统表现　二氧化碳潴留可致外周体表静脉充盈、皮肤充血、温暖多汗、血压升高、心排血量增多甚至脉搏洪大。多数患者有心率加快，并可因脑血管扩张而产生搏动性头痛。

三、诊断

慢性呼吸衰竭是指呼吸功能的损害逐渐加重，较长时间后发展成的呼吸功能障碍。血气分析时发现 PaO_2 低于 60mmHg 和（或）$PaCO_2$ 高于 50mmHg。早期虽有低氧血症或伴高碳酸血症，但机体通过代偿适应，生理功能障碍和代谢紊乱较轻，仍保持一定的生活活动能力，动脉血气分析 pH 可在正常范围（7.35～7.45）。pH 可反映机体的代偿状况，有助于对急性或慢性呼吸衰竭加以鉴别。当 $PaCO_2$ 升高、pH 正常时，称为代偿性呼吸性酸中毒；若 $PaCO_2$ 升高、pH < 7.35，则称为失代偿性呼吸性酸中毒。

四、治疗

1. 纠正缺氧　可通过鼻导管或面罩氧疗纠正慢性呼吸衰竭患者的低氧血症。鼻导管主要优点为简单、方便，不影响患者咳痰、进食。其缺点为氧浓度不恒定，易受患者呼吸的影响。高流量时可刺激局部黏膜，氧流量不能大于 7L/min。面罩主要包括简单面罩、带储气囊无重复呼吸面罩和文丘里（Venturi）面罩，其优点为吸氧浓度相对稳定，可按需调节，对于鼻黏膜刺激小，缺点为在一定程度上影响患者咳痰、进食。

如果基础疾病为 COPD 或哮喘，经鼻导管低流量给氧即可改善缺氧。如基础疾病为肺间质纤维化，常需面罩高流量给氧。氧疗过程中应密切监测症状和无创动脉血氧饱和度（SpO_2）。为避免缺氧影响重要脏器的功能，应调整吸氧流量保持 SpO_2 在 90%～95%。治疗慢性呼吸衰竭，尤其是 COPD 引起的低氧血症，纠正缺氧并不困难，但较难纠正其二氧化碳潴留。特别是严重二氧化碳潴留者，呼吸中枢对二氧化碳潴留已不敏感，主要靠低氧维持呼吸中枢驱动。给予高浓度氧疗使 PaO_2 高到不再刺激呼吸中枢时，反会进一步降低肺泡通气量和加重二氧化碳潴留。所以应密切监测患者动脉血氧合，使 SpO_2 在 90%～95% 即可。此外，因为其中大部分患者存在影响通气和气体交换的器质性病变和呼吸肌疲劳，需要机械通气。

2. 抗感染治疗　抗感染治疗在呼吸衰竭治疗中占有重要位置，因为我国慢性呼吸衰竭急性发作的诱发因素很多为感染，而且非感染因素诱发的呼吸衰竭也常继发感染。感染可引起细支气管黏膜充血、水肿、分泌增加、肺泡内渗出物滞留，增加肺泡毛细血管膜距离、加重气道阻塞和肺不张，影响气体交换功能，同时由于气道阻力增加也易诱发呼吸肌疲劳，减少肺泡通气量出现二氧化碳潴留。

治疗时应参考既往抗生素使用史、病情轻重和感染类型（社区或院内感染）选药。社区感染可首选青霉素（或第 I 代头孢菌素）联合一种氨基糖苷类抗生素。院内感染可首选第 III 代头孢菌素和（或）喹诺酮类抗生素。给药前即应收集痰液，分离培养病原菌和进行药敏试验，以便选择敏感抗生素，或根据治疗反应调换抗生素。但应避免滥用抗生素，以预防菌群失调和真菌感染。同时应加强呼吸道卫生，如有效地进行呼吸道湿化、物理排痰和鼓励患者咳嗽等均有助于控制感染。对于已建立人工气道的患者，应注意呼吸道护理，定期和按需吸引分泌物，翻身拍背，加强清洁和隔离措施，切断院内感染途径。

3. 机械通气　当机体出现严重的通气和（或）换气功能障碍时，以人工辅助通气装置（呼吸机）来改善通气和（或）换气功能，即为机械通气。

无创正压通气（non - invaslve pressureventilation，NIPPV），不需建立人工气道，

简便易行，并可降低机械通气相关并发症。可通过面罩进行无创正压通气，目的为增加肺泡通气量、减轻或纠正二氧化碳潴留，适合于呼吸兴奋药无效的病人。应用时可存在漏气、胃食管胀气，通气量易变等问题，应密切监测病情变化和治疗反应。如果 1～2d 后仍无效，或短时间内病情急剧恶化，二氧化碳逐渐潴留使 pH < 7.25，应考虑建立人工气道进行有创机械通气。

经人工气道机械通气可保证通气量、避免胃肠胀气、减少医护人员工作量，以及可应用多种新型通气模式进行呼吸支持。但其缺点是有创、对患者的血流动力学影响较大，易产生气压伤，以及形成呼吸肌失用性萎缩和呼吸机依赖。在设定呼吸机通气模式时应注意以下两点：①如果患者有一定自主呼吸能力，应选用部分通气模式，如同步间歇指令通气（SIMV）或压力支持通气（PSV）；②参考病人基础通气量设定较低的肺泡通气量，只要 pH 维持在正常范围内即可，而不追求将 $PaCO_2$ 降至正常范围。这一策略有利于停机以及经济地利用现存的肺功能进行日常生活。

4. 减轻通气负荷 影响动脉血二氧化碳分压主要为 2 个因素，二氧化碳产生量和肺泡通气量。影响后者的因素主要为呼吸力学，即肺顺应性和气道阻力。然而，在慢性呼吸衰竭时可减轻通气负荷，有明显疗效的策略主要为降低气道阻力和减少二氧化碳产生量。慢性气道疾病呼吸衰竭患者多有明显气道黏膜水肿、支气管痉挛和分泌物增多，进而引起气道阻力增高和诱发呼吸肌疲劳。因此，解除支气管痉挛、减轻黏膜水肿和消除气道分泌物会有助于减轻呼吸困难和消除呼吸肌疲劳。

为解除支气管痉挛可雾化吸入 β_2 受体激动药和（或）抗胆碱能药物。由于呼吸衰竭患者呼吸急促，常无法应用定量吸入剂，可选用 β_2 受体激动药溶液（如 1～2.5mg 特布他林，沙丁胺醇等）雾化吸入。哮喘患者单用 β_2 受体激动药即可取得很好疗效。COPD 患者可同时应用 β_2 受体激动药和抗胆碱能药物。临床上也可联合应用氨茶碱静脉滴注，但其治疗窗较窄（10～20μg/ml）致使有效与治疗血浓度很接近。应用前应了解用药史，已服用氨茶碱者应缓慢少量静滴，同时监测血茶碱浓度，避免中毒。也有作者建议同时静脉应用甲泼尼龙40～80mg，每 8h 左右 1 次，症状缓解后减量再改为吸入治疗。但主要对哮喘患者有效，而且由于糖皮质激素可抑制免疫功能，加重或诱发肺部感染和消化道出血等，使用时应格外慎重并应注意监测和防治并发症。

COPD 患者不但存在黏液纤毛功能障碍致使气道分泌物增多，而且可因营养不良和呼吸肌疲劳诱发咳嗽无力，加重分泌物潴留，进而增加呼吸能和诱发肺部感染。为此，可口服或静脉应用化痰药（如盐酸氨溴环己胺醇）帮助排出分泌物。痰液黏稠者，可考虑雾化吸入蒸馏水和痰液溶解药。此外，物理治疗，如拍背或训练有效地咳嗽，也有助于加强呼吸道卫生，清除分泌物。

5. 纠正水电解质失衡 慢性呼吸衰竭可有多种电解质紊乱，如低氯、低钾、高钾、低钠、高钠、低镁等。低氯与二氧化碳潴留后代偿性 HCO_3^- 增高和应用利尿药有关，可导致低氯性碱中毒，应补充氯化钾或其他含氯药物。高氯少见，常为高氯性代谢性酸中毒，纠正代谢性酸中毒后可纠正。低钾多与饮食少钾或胃肠淤血影响吸收，以及应用利尿药和糖皮质激素有关。治疗时应注意去除病因同时补钾。高钾与严重呼吸性酸中毒、脱水、输库存血和肾功能障碍有关，治疗主要为去除病因。低钠血症多见于肺心病患者，进食少、应用利尿药、多汗及心源性肝硬化导致抗利尿激素分泌，补钠可取得明显疗效。高钠少见，可见于哮喘重度发作致使呼吸道丧失水分较多，可补液纠正。低镁常见原因为摄入不足，吸收不良和排泄过多，可补充硫酸镁（$MgSO_4$）纠正。

6. 纠正酸碱紊乱　慢性呼吸衰竭发生的酸碱失衡主要为呼吸性酸中毒、代谢酸中毒、呼吸性碱中毒和代谢性碱中毒，当然也可存在多重酸碱紊乱。由于呼吸性酸中毒的直接原因是二氧化碳潴留，因此治疗上应着重改善肺泡通气，而不是应用碱性药物。

代谢性酸中毒的原因可能与缺氧、心血管功能或肾功能障碍有关，应首先追查病因进而选择针对性治疗，同时可应用碱性药物，如碳酸氢钠（$NaHCO_3$），或 3 - 羟甲基氨基甲烷（THAM）。呼吸性碱中毒常为人工通气过度所致，减少潮气量和（或）减少呼吸频率后即可纠正。同样，代谢性碱中毒也不是呼吸衰竭本身原发的过程，主要与快速利尿、输入碱性药物、人工机械通气过度有关。通常去除诱因后即可纠正，如 pH 过高影响呼吸和血红蛋白氧释放时，可采取相应的治疗措施。如以低氯为主的代谢性碱中毒可输入氯化钠，氯化钙精氨酸等含氯药物，或补充氯化铵，以便加速 HCO_3^- 排出。

7. 呼吸兴奋药　可给患者静注或静滴尼可刹米，但疗效通常不如急性呼吸衰竭明显。因为慢性呼吸衰竭，尤其基础疾病为 COPD 时，气道阻力增高是引起呼吸肌疲劳的主要原因，在没去除原因前应用呼吸兴奋药，其增加通气的有益作用会被增加代谢的副作用抵消，结果不一定降低 $PaCO_2$，反而可合并 PaO_2 降低。应用前必须保持气道通畅并预先应用支气管舒张药纠正可逆转的支气管痉挛，否则会促发呼吸肌疲劳，并进而加重二氧化碳潴留。主要适用于以中枢抑制为主、通气量不足引起的呼吸衰竭，对于以肺换气功能障碍为主的呼吸衰竭病人不宜使用。脑缺氧、水肿未纠正而出现频繁抽搐者慎用。近年来尼可刹米和洛贝林两种药物在西方国家已很少使用，取而代之的有多沙普仑（doxapram），该药对于镇静催眠药过量引起的呼吸抑制和 COPD 并发急性呼吸衰竭者呼吸兴奋效果较明显。应用呼吸兴奋药后要密切监测治疗反应，无效时，应及时启用人工机械通气。

（贺文静）

第三节　急性呼吸衰竭

急性呼吸衰竭时，特别是肺损伤诱发者可伴有严重的动脉低氧血症，单纯氧疗很难纠正，因其是继发于肺泡渗出增多的动静脉短路引起，表现为呼吸困难和气促等。诊断有赖于动脉血气分析和胸部 X 线摄片，通常需机械通气治疗。由于肺损伤引起的急性呼吸衰竭具有特殊性，为临床诊断和治疗方便起见，本章将急性呼吸衰竭时分为非肺损伤性和肺损伤性，包括急性肺损伤（acute lung injury，ALI）与急性呼吸窘迫综合征（acute respiratorydistress syndrome，ARDS）。

一、非肺损伤性急性呼吸衰竭

（一）病因

包括严重呼吸系统感染、急性呼吸道阻塞、重度或危重哮喘、急性肺水肿、肺血管疾病、胸廓外伤或手术损伤、自发性气胸和急剧增加的胸腔积液，均可导致肺通气和（或）换气障碍；急性颅内感染、颅脑外伤、脑血管病变（脑出血、脑梗死）等可直接或间接抑制呼吸中枢；脊髓灰质炎、重症肌无力、有机磷中毒及颈椎外伤等可损伤神经 - 肌肉传导系统，引起通气不足。

（二）临床表现

1. 精神神经症状　急性缺氧可诱发精神错乱、躁狂、昏迷、抽搐等症状。

2. 呼吸困难　较早出现，多数患者可有明显的呼吸困难，表现为频率、节律和幅度的改变。早期可为呼吸频率增快，病情加重时出现呼吸辅肌活动加强，如三凹征。中枢性疾病或中枢神经抑制性药物所致的呼吸衰竭，可仅表现为呼吸节律改变，如陈－施呼吸（Cheyne－Stokes respiration）和比奥呼吸（Biot′s respiration）等。

3. 发绀　当动脉血氧饱和度低于90%时，可在口唇、指甲出现发绀，为缺氧的典型表现。但应注意发绀程度与还原型血红蛋白含量相关，红细胞增多者发绀更明显，贫血者发绀则不明显。严重休克引起末梢循环障碍的患者，即使动脉血氧分压正常，也可出现发绀，称作外周性发绀。而真正由于动脉血氧饱和度降低引起的发绀，称作中央性发绀。此外，发绀还受皮肤色素及心功能的影响。

4. 循环系统表现　多有心动过速，严重低氧血症、酸中毒者可引起心肌损害，也可引起周围循环衰竭、血压下降、心律失常、心搏停止。

5. 消化和泌尿系统表现　部分患者可出现丙氨酸氨基转移酶与血浆尿素氮升高。少数患者可出现尿蛋白、红细胞和管型。由于胃肠道黏膜屏障功能损伤，可导致胃肠道黏膜充血水肿、糜烂渗血或应激性溃疡，甚至引起上消化道出血。

（三）诊断

除原发疾病以及低氧血症和二氧化碳潴留导致的临床表现外，呼吸衰竭诊断主要依靠血气分析。$PaCO_2 > 50mmHg$、$PaO_2 < 60mmHg$ 即可确定诊断为呼吸衰竭。

（四）治疗

原则为保持呼吸道通畅和呼吸支持、纠正呼吸衰竭病因和诱发因素、加强支持治疗以及对其他重要脏器功能的监测和支持。

1. 保持呼吸道通畅　保持气道通畅的方法主要有：①若患者昏迷应使其处于仰卧位，头后仰，托起下颌并将口打开；②清除气道内分泌物及异物；③若以上方法不能奏效，必要时应建立人工气道。人工气道的建立方法有3种，即简便人工气道、气管插管及气管切开。简便人工气道主要有口咽通气道、鼻咽通气道和喉罩，是气管插管的临时替代方式，在病情危重不具备插管条件时应用，待病情允许后再行气管插管或切开。

若患者有支气管痉挛，需积极使用支气管扩张药物，可选用 β_2 肾上腺素受体激动药、抗胆碱药、糖皮质激素或茶碱类药物等。在急性呼吸衰竭时，主要经静脉给药。

2. 改善气体交换

（1）氧疗：急性呼吸衰竭患者均需要氧疗，应该立即通过鼻导管或面罩增加吸入氧浓度来纠正病人缺氧状态。无效者可通过无创或有创机械通气给患者吸入一定浓度氧纠正缺氧。

（2）呼吸兴奋药：参见慢性呼吸衰竭治疗。

（3）机械通气：应用机械通气可维持必要的肺泡通气量，降低 $PaCO_2$、改善肺的气体交换效能、使呼吸肌得以休息，并有利于恢复呼吸肌功能。可首选无创机械通气。但患者应具备以下基本条件：①清醒合作；②血流动力学稳定；③不需要气管插管保护（即无误吸、严重消化道出应、气道分泌物过多且排痰不利等）；④无影响使用鼻/面罩的面部创伤；⑤能耐受鼻/面罩。无效者应及时气管插管采用有创通气。

气管插管的指征因病而异。患者昏迷逐渐加深，呼吸不规则或暂停，呼吸道分泌物增多，咳嗽和吞咽反射明显减弱或消失时，应考虑气管插管使用有创机械通气，同时根据血气分析和临床疗效调整呼吸机参数。机械通气的主要并发症为过度通气、呼吸性碱中毒、通气不足、加重原有的呼吸性酸中毒和低氧血症。并可出现血压下降、心排血量减少、脉搏增快等循环功能紊乱。气道压力过高或潮气量过大还可导致气胸、纵隔气肿或间质性肺气肿等气压伤。长期使用人工气道者，还可并发呼吸机相关肺炎（ventilator associated pneumonia，VAP）。

3. 病因治疗　机械通气只为呼吸衰竭的基础治疗赢得时间，根本治疗主要为去除诱发因素。为此，在解决呼吸衰竭本身造成危害的前提下，还要及时针对不同病因采取适当的治疗措施，如肺炎应该积极抗感染治疗，哮喘应加强抗炎和平喘治疗。

4. 一般支持疗法　电解质紊乱和酸碱平衡失调的存在，可以进一步加重呼吸系统乃至其他系统的功能障碍，并可干扰呼吸衰竭的治疗效果，因此应及时加以纠正。加强液体管理，防止血容量不足和液体负荷过大，保证血细胞比容（HCT）在一定水平，对于维持氧输送能力和防治肺水肿有重要意义。因为呼吸衰竭时可由于摄入不足和代谢失衡诱发营养不良，需保证充足的营养及热量供给。

5. 综合监测与支持　呼吸衰竭往往会累及其他重要脏器，应及时将重症患者转入 ICU，加强对呼吸、心脏、脑和肝肾等重要脏器功能的监测与支持。积极预防和治疗肺动脉高压、肺源性心脏病、肺性脑病、肾功能不全、消化道功能障碍和弥散性血管内凝血（DIC），以及注意防治多器官功能障碍综合征（MODS）。

二、损伤性急性呼吸衰竭

ALI 和 ARDS 是多种原因（包括 SARS）诱发的发病率和死亡率极高的综合征。以往研究发现，两者的病因，发病机制均相同，氧合受损程度和临床表现的轻重不过是同一综合征的病情差别的表现，所以称为急性肺损伤与急性呼吸窘迫综合征（以下简称 ALI/ARDS）更为合适。尽管部分国外研究表明其死亡率可降到 40% 左右，但国内死亡率仍很高，上海 ARDS 协作组调查的结果表明可高达 70%。这除了与诊断偏晚有关外，也与保护性机械通气策略和一些新的治疗方法推广不足有关。为此，有必要对其发病机制、临床特征和诊断进行全面阐述，为最佳治疗奠定基础。

（一）ALI/ARDS 相关危险因素

ALI/ARDS 所涉及的危险因素相当多，从临床角度可分为 9 类（表 1-2）。

表 1-2　ALI/ARDS 相关危险因素

1. 感染

　细菌（多为革兰阴性需氧杆菌和金黄色葡萄球菌）

　真菌

　病毒

　分枝杆菌

　立克次体

2. 吸入
   胃酸
   溺水
   碳氢化合物和腐蚀性液体
3. 创伤（通常伴有休克或多次输血）
   软组织撕裂
   烧伤
   头部创伤
   肺挫伤
   脂肪栓塞
4. 药物和化学品
   阿片制剂
   水杨酸盐
   百草枯（除草剂）
   三聚乙醛（副醛，催眠药）
   氯乙基戊烯炔醇（镇静药）
   秋水仙碱
   三环类抗抑郁药
5. DIC
   血栓性血小板减少性紫癜（TTP）
   溶血尿毒综合征
   其他血管炎性综合征
   热射病
6. 胰腺炎
7. 吸入
   来自易燃物的烟雾
   气体（NO_2、NH_3、C_{12}、镉、光气、O_2）
8. 代谢性疾病
   酮症酸中毒
   尿毒症
9. 其他
   羊水栓塞
   妊娠物滞留体内
   子痫
   蛛网膜或颅内出血
   白细胞凝集反应
   反复输血
   心肺分流

　　其中常见病因为间接性肺损伤，如脓毒血症，创伤和输血等。触发因素可经过血液运输到肺部和全身，引起系统性炎症反应。中国的两个回顾性调查表明，感染是 ARDS 最常见的原因。单纯菌血症引起 ARDS 的发病率并不高，仅为 4% 左右，但严重脓毒血症临床综合征合并 ARDS 者可高达 35%～45%。

（二）临床表现

ALI/ARDS 临床表现可以有很大差别，取决于潜在疾病和受累器官的数目与类型，而不取决于正在发生的肺损伤所导致的表现。许多危险因素可以引起 ALI/ARDS，最常见的是严重的脓毒血症或脓毒血症综合征，其机制可能是通过血液中存在的损害血管内皮和上皮的炎症介质所致。后者损伤肺毛细血管膜屏障和肺泡上皮细胞，引起血管通透性增加，富含蛋白的液体渗出血管间隙导致了肺水肿和表面活性物质的异常。首先出现在相关肺区域的局灶性肺泡水肿和肺泡萎陷逐渐增多，并向全肺蔓延。肺组织的水肿和肺泡萎陷导致了肺内分流，造成了严重的低氧血症和呼吸窘迫，赋予临床以下特征。

1. 发病迅速　ALI/ARDS 多发病迅速，通常在受到致病因素攻击（如严重创伤、休克、败血症，误吸有毒气体或胃内容物）后 12～48h 发病，偶有长达 5d 者。在此期间的症状、体征多为原发病的表现，不一定提示 ALI/ARDS，特别是基础病为呼吸系统疾患时，如肺炎或吸入有毒气体。但是与肺炎或其他非肺损伤性疾患不同，ALI/ARDS 一旦发病后，即很难在短时间内缓解，因为修复肺损伤的病理改变通常需要 1 周左右的时间。

2. 呼吸窘迫　是最常见的症状，主要表现为气急和呼吸次数增加。呼吸次数大多在 25～50/min 之间，其严重程度与基础呼吸频率和肺损伤的严重程度有关。基础呼吸频率越快和肺损伤越严重，气急和呼吸次数增加越明显。也常见到呼吸类型改变，主要表现为呼吸加快或潮气量变化。病变越严重这一改变越明显，甚至伴有吸气时鼻翼扇动、锁骨上窝及胸骨上窝和肋间隙凹陷等呼吸困难体征。在早期自主呼吸能力强时，常表现为深快呼吸，但是出现呼吸肌疲劳后，则表现为浅快呼吸。

3. 难以纠正的低氧血症　ALI/ARDS 可引起呼吸力学、呼吸驱动和气体交换等多种呼吸功能变化，其中的特征性改变为严重氧合功能障碍，或称为难以纠正的低氧血症。在潜伏期即可由于肺毛细血管内皮和（或）肺泡上皮损害，形成间质肺水肿引起肺毛细血管膜弥散距离加大，影响弥散功能，表现为动脉血氧分压降低。到肺损伤期后，随着肺泡上皮和毛细血管内皮损伤的加重，肺间质特别是肺泡渗出引起的静-动脉分流样效应，将出现难以纠正的低氧血症。其变化幅度与肺泡渗出和不张形成的低通气或无通气肺区与全部肺区的比值有关，比值越大，低氧血症越明显。

4. 死腔/潮气比值增加　在 ALI/ARDS 时肺死腔/潮气（VD/VTT）比值不断增加，而且这一比值的增加是发病早期的一种特征。V_D/V_T 大于或等于 0.60 时可能与更严重的肺损伤相关，死亡患者的 V_D/V_T 比值比存活患者的要高。多因素分析结果显示，ALI/ARDS 患者无效通气量增加，是预测死亡率的独立危险因素。尽管该方法不能确定无效通气的病因（毛细血管毁损、毛细血管可逆性或非可逆性阻塞），但它为毛细血管损伤在 ALI/ARDS 发病机制及预后中的重要作用提供了参考。

5. 重力依赖性影像学改变　在 ALI/ARDS 早期，由于肺毛细血管膜通透性一致增高，可引起血管内液体甚至有形成分渗出到血管外，呈非重力依赖性影像学变化。对于检测这一变化，HRCT 具有很高的灵敏性，甚至在渗出局限于肺间质时，即可发现。随着病程进展，当渗出突破肺泡上皮防线进入肺泡内后，由于重力依赖性作用，渗出液易坠积在下垂的肺区域（仰卧时，主要在背部），HRCT 可发现肺部斑片状阴影主要位于下垂肺区。为提高鉴别诊断的精确性，还可分别进行仰卧和俯卧位比较性 CT 扫描。无肺毛细血管膜损伤时，两肺斑片状阴影应均匀分布，既不出现重力依赖性现象，也无变换体位后的重力依赖性变化。这一特点有助于与肺部感染性疾患相鉴别，但很难与心源性肺水肿区分，因为充血性心衰引起的高静水压性肺水肿可完全模仿 ALI/ARDS 的体位性影像学变化。

（三）诊断

1994 年欧美 AR 注意以下 2 点，认为 ARDS 的诊断应符合以下要求：①氧合指数（PaO_2/FiO_2）≤200，不管有无 PEEP 以及 PEEP 水平多高；②胸片表现为双侧肺浸润，可与肺水肿共同存在；③临床上无充血性心衰，证据为应用肺动脉导管测定肺动脉楔压≤18mmHg。如果患者居住在海拔较高的地区，根据 PaO_2/FiO_2 可能无法评价患者的病情，特别是无法比较不同海拔高度时 PaO_2/FiO_2 的意义。此时，可采用肺泡氧分压（PaO_2）/FiO_2 比值。因其较少受海拔高度的影响，$PaO_2/FiO_2 < 0.2$ 可代替 PaO_2/FiO_2≤200 作为第一项标准。

中华医学会呼吸病分会提出的 ALI/ARDS 诊断标准（草案）中，全面采用了欧美 ARDS 诊断标准，并增加了其中没有提及的高危因素和呼吸窘迫的临床表现：①有发病的高危因素；②急性起病，呼吸频数和（或）呼吸窘迫；③低氧血症：ALI 时动脉血氧分压（PaO_2）/吸氧浓度（FiO_2）≤300mmHg（1mmHg = 0.133kPa）；ARDS 时 PaO_2/FiO_2≤200mmHg；④胸部 X 线检查两肺浸润阴影；⑤肺毛细血管楔压（PCWP）≤18mmHg 或临床上能除外心源性肺水肿。

凡符合以上 5 项可以诊断为 ALI 或 ARDS。虽然与欧美诊断标准比较，强调了发病的高危因素和临床症状，但是对于欧美诊断标准中的争论，尤其是第 4 和第 5 项的不足，并没有办法解决。因为，既往存在呼吸系统疾病或 ARDS 的病因为肺炎，吸入毒性气体或胃内容物，即可明显改变上述的影像学变化，或与上述表现重叠而影响诊断。此外，PCWP < 18mmHg 确实可排除心源性肺水肿，但 PCWP > 18mmHg，却不能只诊断为心源性肺水肿，而除外 ARDS。因为两者可同时存在，特别在 ARDS 输液过多或原有心功能失代偿时，可出现两者并存。如果只诊断为心源性肺水肿，势必漏诊 ARDS，进而影响其治疗和预后。

为解决这些问题，可根据评价肺毛细血管膜通透性的方法来排除可引起氧合指数降低和影像学与 ARDS 相混淆的其他疾病。可采用标准 14～18F 导管，经气管导管楔入到右下肺的段或亚段支气管内，不能前进时再用尽可能低的负压（通常为 50cmH_2O 左右）吸引肺水肿液体至集液器内。如果吸不出液体，可慢慢转动患者卧位姿势，使导管对应的支气管高于导管端口，靠重力帮助液体流出。标本含有气道分泌物时，如黏液和脓液碎屑，应用纱布滤过丢弃。同时也采取血液标本，分别测定肺水肿液体和血浆中蛋白浓度，为迅速鉴别高通透性和高压性肺水肿提供可靠证据。高压性肺水肿时，由于微血管屏障功能完整，水肿液蛋白/血浆蛋白比值通常 < 0.6。而在高通透性肺水肿时，由于微血管屏障功能受损不能有效地限制血浆蛋白流到血管外，所以水肿液蛋白/血浆蛋白比值通常 > 0.7。水肿液蛋白/血浆蛋白比值在 0.6～0.7 时，通常提示高通透性与高压性肺水肿并存。水肿液与血浆渗透压比值也有类似临床意义。

（四）治疗

目前尚无有效的方法中止 ALI/ARDS 的炎症性肺损伤，也无修复肺损伤的药物应用于临床，可应用的治疗原则主要为去除病因、抗感染、改善氧合和组织氧供，纠正水、电解质紊乱和酸碱失衡以及支持治疗，为肺损伤自然修复争取时间。

1. 去除病因 在 ALI/ARDS 的防治中占有重要地位。如果基础疾病为脓毒血症，除了清除感染灶外，应及早凭经验联合选用可能有效的抗生素，然后再根据药敏试验结果选择敏感抗生素。同时加强呼吸道卫生，如有效地进行呼吸道湿化，物理排痰，鼓励患者咳嗽等，以切断院内感染途径。

部分直接和间接肺损伤的原因（严重感染，急诊大量输血输液）是可以治疗或避免的。如避免大量输血、输液及积极早期诊断和治疗原发病，避免高浓度吸氧和保护性机械通气对预防疾病进展具有重要意义。

2. 防治肺水肿 在 ALI/ARDS 治疗中应采取有效措施防治血管内静水压力升高，以减少肺水肿和改善肺功能。合理的策略是在保持适当系统灌注的前提下保持低水平的血管内容量。如果在恢复血管内容量后不能保持系统灌注，如脓毒血症休克时见到的，即提示应该用血管加压药物治疗来恢复最终的器官灌注并保持氧运输正常化。

3. 改善气体交换

（1）增加吸氧浓度：对分流量较大的患者，单纯增加 FiO_2 是不够的。因其低氧血症是肺泡内渗出和肺不张所引起的分流样效应，需应用机械通气加 PEEP。

（2）机械通气：现已清楚地注意到，使用 PEEP 可改善 ALI/ARDS 的氧合，允许减少吸氧浓度。其机制是增加功能残气量，使萎陷的肺泡重新启用。

肺损伤机械通气方法一直存在争论。虽然正常人的潮气量多为 6~7ml/kg，但历史上多推荐用 12~15ml/kg 的潮气量进行机械通气。这一相对大的潮气量可引起进一步肺损伤。美国国立卫生研究院 ARDS 网对 861 例 ARDS 患者比较了传统潮气量（12ml/kg）与小潮气量（6ml/kg）的临床效果。在接受小潮气量组中，要求平台压（在吸气末 0.5s 时测定气道压）不能超过 30cmH_2O 并制定了详细的方案来调整 FiO_2 和 PEEP。结果表明死亡率在传统潮气量组为 39.8%，小潮气量组为 31%（P=0.007）。与传统潮气量相比较，小潮气量治疗组的死亡率减少了 22%，证明特殊治疗可减少 ARDS 死亡率，同时也提供了临床呼吸机相关肺损伤（VILI）的有意义证据。然而，小潮气量机械通气存在着人机不配、氧合改善不满意和二氧化碳排出困难等问题。

4. 防治肺损伤

（1）抗炎和抗氧化治疗：ALI/ARDS 肺损伤本质是炎症的认识引起了抗炎治疗的兴趣，特别是应用糖皮质激素治疗。然而其疗效一直存在争论，在发病前或早期使用糖皮质激素，并没有表现出明显效果，最近还被试用于治疗其后期纤维化性肺泡炎。除了糖皮质激素外，其他的抗炎药物也被设计用来干扰急性肺损伤的过程，但结果也没发现有明显疗效。这提示急性肺损伤炎症的复杂性和严重性，也可能需要精密设计个体化研究方案。

（2）防治继发性肺损伤：大量临床研究已经证实 VILI 促进了患者的死亡。其机制可能为通过加重存在的肺损伤、延长需要机械通气的时间、增加患其他监护室并发症的危险，进而增加患者死亡率。VILI 也可以增加炎症介质释放入血，损害其他脏器，甚至介导多脏器功能不全/衰竭综合征（MODS/MSOF）。现在临床上采用的小潮气量通气策略可能无法完全预防 VILI 的发生。因此，有必要进一步研究 VILI 的细胞学机制，以便进一步指导和完善患者的通气策略。

5. 防治并发症

（1）预防呼吸机相关肺炎：除了积极治疗原发病、选择合适抗生素外，还应积极采取措施缩短病程和机械通气时间、加强物理治疗和营养支持。肺部物理治疗，包括体位、翻身、拍背、主动或被动性咳嗽、排痰和气道湿化，有利于充分发挥人体呼吸道非特异性防御功能的作用，可获得事半功倍的疗效。

（2）防治气压伤：气压伤是影响 ALI/ARDS 机械通气患者预后的重要因素之一，一旦发生即应及时处理。包括积极治疗基础病、调整呼吸机和气道压力，同时建立引流通道，排除积气。气胸是气压伤中最常见的形式，应立即切开插管闭式引流。肺复张不满意时，可用 $-10 \sim -20 cmH_2O$ 负压吸引。如果连续吸引 24h 后还有大量气泡溢出，提示存在支气管胸膜瘘。常规方法无效时可请胸外科医生帮助，进行明视或经胸腔镜手术修补。有条件者也可考虑分侧通气，但技术复杂，护理困难。此外，还应注意防治纵隔气肿、心包积气等气压伤。

（3）防治应激性溃疡：应激性溃疡的治疗应针对病因，积极纠正低氧、二氧化碳潴留、低血压，改善微循环和纠正酸中毒。此外，对应激性溃疡和上消化道出血的预防性治疗对高危人群具有重要意义。可应用抗酸药物或减少胃酸分泌的药，如西咪替丁、雷尼替丁或洛赛克。但胃液 pH 升高后胃部细菌定殖也随之增多，可增加呼吸机相关肺炎的发病率。因此，也可用硫糖铝，既不减少胃酸或胃蛋白酶水平，又有助于预防应激性溃疡。胃肠营养也有助于预防应激性溃疡，但机制尚不清楚。发现应激性溃疡出血后应积极给予洛赛克等有效的抗酸药物，同时还可经鼻胃管给予去甲肾上腺素加冰盐水或凝血酶治疗。

（4）防治 MODS/MSOF：能引起 MODS/MSOF 病因很多，但缺氧和休克导致的组织器官灌注不良和感染是主要因素。因此，应格外重视缺氧、休克和感染的治疗。

6. 特殊治疗

（1）降低肺动脉高压：一氧化氮（NO）是强力的血管扩张药，可通过吸入释放到肺血管结构中而不引起系统血管扩张。虽然有研究提示吸入一氧化氮对 ALI/ARDS 可能有效，但 II 期临床试验却表明吸入一氧化氮没有减少死亡率或缩短机械通气时间。这一治疗改善氧合的作用也不大、不持久，降低肺动脉压力幅度也有限。因此，目前尚不能推荐将一氧化氮作为常规治疗手段，但是用于难治性低氧血症的抢救性治疗可能是有效的。也有报道前列腺素可在降低肺动脉压力的同时，不明显影响气体交换，但也缺乏大规模临床验证。

（2）膜氧合和血液净化：早在 1970 年即认识到了 VILI 的可能性，并导致了启动体外膜肺（ECMO）合并应用较小潮气量机械通气的试验。然而，如同体外移除二氧化碳的研究一样，并没有减少死亡率，而且可产生炎症因子而导致肺及其他器官的损害。近年，随着血液净化技术的进步，又重新引起了用血液净化和体外膜肺合治疗 ARDS 的兴趣。从理论上分析这是有可能用于重症 ARDS 治疗方法的，是否可推广应用，也有待于循证医学验证。

（刘颖慧）

第二章

病毒性肺炎

病毒是引起呼吸道感染的常见病原体，通常是自限性病程。病毒可以引起普通感冒、鼻窦炎、咽炎、喉炎、气管炎、支气管炎和肺炎。病毒性呼吸道感染以上呼吸道感染最常见。肺炎常是上呼吸道感染向下蔓延的结果。病毒性肺炎患者多为婴幼儿、免疫功能缺陷患者和老年人，健康成人少见。引起病毒性肺炎的病毒包括原发性引起呼吸道感染的病毒（例如：流感病毒、呼吸道合胞病毒、副流感病毒、麻疹病毒、鼻病毒、冠状病毒和腺病毒）和机会性引起呼吸道感染的病毒（例如：巨细胞病毒、水痘–带状疱疹病毒、单纯疱疹病毒和EB病毒）。本病一年四季均有发生，但以冬春季多见。

第一节　流感病毒肺炎

流感病毒属黏病毒科，根据病毒核蛋白和基质蛋白的抗原性分为甲、乙、丙型。甲型和乙型流感病毒组成一个属，丙型流感病毒归另一个属。流感病毒是有包膜的单股RNA病毒。包膜上有血凝素（HA）和神经氨酸酶（NA），据此分亚型。按照病毒来源地，分离株编号，分离年份和亚型命名分离株，例如甲型流感病毒/香港/68H_3N_2，乙型和丙型也按此命名。

血凝素有H_1、H_2、H_3三种，神经氨酸酶有N_1、N_2两种。血凝素是病毒与细胞受体结合的位点，神经氨酸酶使受体降解，复制开始后有将病毒颗粒与细胞分离的作用。针对血凝素的抗体在免疫中起主要作用，是中和抗体。神经氨酶抗体能限制病毒释放，缩短感染过程。

流行性感冒每年都有不同程度的流行。自1918—1919年大流行以来，已发生多次全球性大流行。甲型流感病毒的变异是很常见的自然现象，血凝素和神经氨酸酶均可发生变异。流感病毒的基因组是节段性的，因此感染过程中，基因重排的概率很高，在流行过程中很容易发生变异。由病毒间基因段重排引起的抗原性变异称抗原更换（antigen shifts）。由点突变引起的抗原性变异称抗原漂移（antigen drifts）。抗原更换仅限于甲型流感病毒。病毒抗原性发生改变常引起不同程度大流行。例如，1957年甲型流感病毒由H_1N_1变成H_2N_2时在美国导致严重大流行，造成7万多人死亡。

流行性感冒几乎都发生在冬季，流行突然发生，2~3周达到高峰，一般持续2~3个月，流行情况常迅速消退。与普通感冒不同，流行性感冒流行期间肺炎、心力衰竭和原发性肺病恶化的病例增多，其病死率也明显升高。

乙型流感病毒的血凝素和神经氨酸酶的变异少，致病力较甲型流感病毒弱，病情轻。丙型流感病毒是否导致人类疾病尚存疑问。

流感病毒主要通过咳嗽和喷嚏所形成的气溶胶传播，也可通过手或手与物接触的方式传播。

流行性感冒常表现为突然发生的全身症状，如发热、头痛、畏寒、周身疼痛，伴有呼吸道症状如咳嗽、咽痛。症状的严重程度不等。轻症患者与普通感冒的表现相似，无法鉴别，重症患者可出现严重并发症。绝大多数患者都有发热，在发病的 24 小时内迅速升高，通常持续 2~3 天，个别患者可持续一周，体温逐渐降至正常。体温恢复正常后，多数患者仍会有咽痛和咳嗽，可以持续 1 周以上。多数患者一周内可恢复体力，然而老年人虚弱和无力的症状可持续数周。

流行性感冒的常见并发症有：肺炎、Reye's 综合征、横纹肌溶解、脑炎、急性脊髓炎、吉兰－巴雷综合征等。

流行性感冒并发的肺炎有三种：原发性病毒性肺炎，继发性细菌性肺炎和病毒与细菌混合性肺炎。

单纯的原发性病毒性肺炎最少见，是最严重的肺部并发症，病死率高。原发性病毒性肺炎特别易累及有心脏病的患者，尤其是二尖瓣狭窄患者。常表现为持续高热，进行性呼吸困难，肺部可闻及湿性啰音。X 线显示双肺弥漫性间质性渗出性病变。尸检病理表现为肺泡间隔明显炎症反应，有淋巴细胞、单核细胞和中性粒细胞浸润，肺泡内透明膜形成。常伴有严重的低氧血症。痰液中可分离出流感病毒，血及痰培养无细菌生长。抗生素治疗无效。患者常因心力衰竭或呼吸衰竭死亡。

继发性细菌性肺炎是指在病程中继发了细菌性肺部感染。表现为流感起病 2 天后，症状有所改善，但随后症状加重，出现细菌性肺炎的症状和体征。痰中不易分离出流感病毒。常见的致病菌为肺炎链球菌、金黄色葡萄球菌和流感杆菌。继发性细菌性肺炎常发生在有慢性肺部和心脏病患者以及老年人。

病毒和细菌混合性肺炎是流行性感冒流行期间最常见的肺部感染。其临床表现具有前两者的特点，但混合性肺炎的患者肺部受累范围没有原发性病毒感染广泛。

在流行性感冒的流行季节，根据当地防疫部门的疫情通报，短时间内出现大量相似病例以及典型的临床表现，可以临床诊断流感。但是在非流行区和非流行季节的散发病例无法与普通感冒鉴别。只能通过病毒分离来鉴别，但临床实际工作中常无法做到。

盐酸金刚烷胺可以防止流感病毒进入细胞内，在起病 48 小时内给药，可以减轻症状，缩短病程。成人剂量为 100~200mg，分 2 次服用。1~9 岁儿童的剂量为 4.4~8.8mg/kg，分 2 次口服，疗程 5~7 天。也可选用金刚乙胺。这两种药物在流行性感冒的早期使用有效，晚期使用没有疗效。口服利巴韦林对流感病毒无效，雾化吸入有效。

奥司他韦能特异性抑制甲型和乙型流感病毒的神经氨酸酶活性，抑制流感病毒的复制，减轻病情，缩短病程。该药具有高度的特异性，对其他病毒、细菌和人类的神经氨酸酶没有抑制作用。可用于流感的治疗和预防。起病后越早服用效果越好，治疗流感时应在出现流感症状 2 日内开始用药。治疗流感时的剂量为 75mg，每日 2 次，服用 5 日。预防流感的推荐剂量为 75mg，每日 1 次，至少要服 7 天，流感流行期间应服 6 周。

目前已经有流感病毒的灭活疫苗。该疫苗是根据已经流行过的甲型和乙型流感病毒制备，若疫苗与流行的病毒密切相关，具有 50% ~80% 的保护作用。下列情况推荐接种疫苗：①6 月以上的幼儿；②65 岁以上的老人；③护理慢性疾病患者的医护人员；④慢性心肺疾病患者；⑤在未来一年内需要规律随诊或住院的慢性病患者（例如糖尿病、慢性肾功能不全、血红蛋白病和免疫抑制患者）；⑥需长期服用阿司匹林的 6 个月 ~18 岁的儿童和青少年；⑦妊娠 2 ~3.5 个月时正好处于流感流行季节的妇女。

甲型流感病毒流行期间，金刚烷胺和金刚乙胺可以预防流感，有效率为 70% ~90%。

（孟庆寺）

第二节　呼吸道合胞病毒肺炎

呼吸道合胞病毒（respiratory syncytial virus，RSV）是儿童下呼吸道感染的主要病原，偶尔可引起成人下呼吸道感染。

呼吸道合胞病毒属副黏病毒科，是有包膜的单股 RNA 病毒。根据细胞膜表面糖蛋白 G 的抗体，该病毒分为 A 和 B 两型，两型所致感染相似。血浆 IgG 水平或分泌 IgA 具有持续性保护作用，细胞免疫的保护作用尚不清楚。

呼吸道合胞病毒感染呈全球性分布，每年冬春季均有暴发流行。由于感染后免疫不完全，重复感染常见。在流行季节，医院内传播也很重要，20% ~45% 的住院婴幼儿会获得 RSV 感染，其中 20% ~50% 会造成下呼吸道感染。RSV 感染主要经呼吸道飞沫传播，常见于 6 个月内的婴儿。健康婴儿 RSV 感染的病死率 <1%，而有先天性心脏病或支气管肺发育不全的婴儿 RSV 感染的病死率超过 30%。有免疫功能缺陷成人患 RSV 肺炎的报道。

病变主要侵犯毛细支气管和肺泡，支气管炎的病理改变有支气管壁和周围组织水肿以及淋巴细胞浸润，支气管壁上皮细胞增生和坏死，小气道因脱落的上皮细胞和黏液栓造成梗阻。发生肺炎时，肺间质和肺泡内有单核细胞浸润，胞质内可见包涵体。

本病的潜伏期 2~8 天。幼儿的原发感染通常有症状，常以发热、鼻充血、咳嗽起病，有时可引起咽炎。几天后出现呼吸困难、呼吸急促、肋间肌辅助呼吸，提示下呼吸道受累。支气管炎的典型表现是喘鸣和过度换气，肺炎常同时合并细支气管炎，表现为喘鸣、啰音和低氧血症。胸部 X 线可见双下肺纹理增厚，支气管周围阴影，气套征，发生肺炎时常见右上肺叶和中叶实变。有研究表明病毒性细支管炎可以影响以后的肺功能。

3 岁以上儿童和成人感染常表现为上呼吸道感染，表现为发热、鼻部充血、犬吠样咳嗽、咽痛和声音嘶哑。较普通感冒病情重，病程长。成人的严重肺炎可导致成人呼吸窘迫综合征。

冬春季婴幼儿发生细支管炎和肺炎时，必须考虑 RSV 感染，免疫缺陷的成人出现发热和肺部浸润时也必须考虑 RSV 肺炎。病毒分离较血清学诊断迅速而且敏感性高，在发病 3~5 天，取呼吸道分泌物作培养分离病毒，标本立即送检接种，不能冻存，3~7 天后感染细胞内形成包涵体。也可用免疫荧光试验（IFT）和 ELISA 测定病毒抗原，也能做出早期诊断。

下呼吸道感染患者应常规给予氧疗。支气管扩张剂和皮质激素的应用尚有争议。现已证实利巴韦林对 RSV 感染临床有效。利巴韦林持续雾化吸入能改善患儿的临床情况和氧合状况，缩短排毒时间。推荐利巴韦林每天持续雾化吸入 12~18 小时，应用 3~7 天。

（孟庆寺）

第三节　副流感病毒肺炎

副流感病毒是婴儿和低龄儿喉炎和下呼吸道感染的主要病原，可引起各年龄段人群的普通感冒，在老年人可引起机会性肺炎。

副流感病毒属副黏病毒科，是有包膜的 RNA 病毒。RNA 呈负极性单链，包膜表面的一种糖蛋白具有红细胞凝集素和神经氨酸酶活性。目前有 4 个型。分泌型 IgA 和干扰素对控制感染起重要作用。由于免疫持续时间短，重复感染常见。

副流感病毒遍及全球，1 型和 2 型流行发生在秋季，由于来自母体的被动免疫，1 型和 2 型很少致 4 个月内婴儿严重感染。3 型流行全年可见，尽管有来自母体的被动免疫，3 型可致婴儿严重的下呼吸道感染。4 型较少致病，病情轻，为局限于上呼吸道的轻症感染。近 50% 的喉气管支气管炎的病因是 1 型和 3 型病毒，10%~15% 的儿童肺炎和支气管炎是由 3 型副流感病毒所致。1 型和 3 型也可引起老年人的呼吸道感染。在严重免疫功能缺陷的患者，3 型可引起致命的巨细胞肺炎。

副流感病毒通过直接接触和飞沫传播。副流感病毒主要侵犯呼吸道的表层组织，在上皮细胞内增殖，损伤较轻，在成人仅引起轻度呼吸道感染。但在 5 岁以下婴幼儿，病毒侵犯呼吸道柱状纤毛上皮细胞，引起细胞变性、坏死、糜烂和增生，当侵犯肺组织时，引起间质性肺炎。

本病的潜伏期 3~8 天。多数副流感病毒感染没有症状。在儿童和成人最常见的表现是普通感冒，但是在低龄儿童，4 个血清型引起的临床表现差异较大。1 型和 2 型是喉炎支气管炎的最主要病原，1 型主要见于 6 个月~3 岁幼儿，2 型见于 8~36 个月婴幼儿。表现为鼻塞、流涕、咽痛、痉挛性咳嗽、声音嘶哑，伴有不同程度的上呼吸道梗阻表现。3 型病毒在 1 岁以内的婴儿表现为细支气管炎和肺炎。与呼吸道合胞病毒肺炎类似，1~3 岁幼儿表现为喉气管支气管炎，年长儿表现为支气管炎和气管炎。4 型病毒感染仅有轻度呼吸道症状。副流感病毒在老年人可引起肺炎。

当地有副流感病毒流行，有助于诊断。散发病例诊断困难，需进行病原学检查方能确诊。在感染的 3 天内，留取鼻咽分泌物接种易感染细胞进行病毒分离，通常 10 天内可分离出病毒。采用免疫荧光酶联免疫吸附法或放免法快速检查呼吸道分泌物中脱落上皮细胞中的病毒抗原，可做到快速诊断。留取发病初期和恢复期双份血清，应用中和试验，血凝抑制试验和补体结合试验测定特异性 IgG 抗体，特异性 IgG 抗体效价 4 倍以上升高可作出血清学诊断。

目前无有效的抗副流感病毒感染的药物，临床治疗以对症治疗和支持治疗为主。要注意预防和治疗继发性细菌感染。目前尚无副流感病毒疫苗。

（孟庆寺）

第四节　麻疹病毒肺炎

麻疹是麻疹病毒引起的急性呼吸道传染病，除引起典型的发热、皮疹等表现外，还可引起肺炎、脑炎等表现。自从减毒活疫苗列入计划免疫后，麻疹的发病率与病死率已明显下降。

麻疹病毒属副黏病毒科，是有包膜的单链 RNA 病毒。其包膜表面具有血凝素，无神经氨酸酶。T 细胞感染麻疹病毒后会出现一过性细胞免疫功能缺陷。麻疹的免疫是终生免疫。在发达国家，麻疹相关的病死率约 0.1%，在发展中国家接近 2%，主要死于肺炎和脑炎，与营养不良、低龄和免疫功能缺陷有关。

麻疹病毒在呼吸道和眼结膜上皮细胞内繁殖，向局部淋巴组织扩散并侵入血流，出现第一次病毒血症，病毒随淋巴细胞扩散到肝、脾、骨髓、淋巴结等网状内皮系统内进一步繁殖，并再次侵入血流，出现第二次病毒血症，病毒经血循环到达呼吸道黏膜、眼结膜、皮肤、肠道、心脏、肝脏等靶器官，引起靶器官的病变及炎症反应。

麻疹病毒感染最典型的病理改变是形成多核巨细胞，可见于淋巴结、肝、脾等网状内皮系统，也见于呼吸道、肠道黏膜和皮肤。麻疹病毒肺炎的病理改变是支气管和细支气管黏膜急性炎症、变性、坏死和增生改变，以单核细胞浸润为主的间质性肺炎。在支气管黏膜和肺泡壁内可形成多核巨细胞，称巨细胞肺炎，多见于细胞免疫功能缺陷者。当合并细菌感染时会出现肺实变和化脓性改变。

在儿童，麻疹的潜伏期是 10 ~ 14 天，成人的潜伏期略长。前驱期主要表现为上呼吸道症状、咳嗽、流涕、流泪、咽痛、体温逐渐升高，在前驱期末，会出现特异的麻疹黏膜斑（Koplik 斑），有早期诊断价值。出现麻疹黏膜斑后 1 ~ 2 天进入出疹期，皮疹始发于耳后，渐发展至颜面，继而由上自下，由肢体近端向远端扩展，直至手心、脚掌。皮疹为粟粒样鲜红斑丘疹，疹间皮肤正常，可融合成片。出疹高峰时全身中毒症状也随之加重，高热不退。皮疹出齐后 1 ~ 2 天，全身症状迅速好转，体温下降，皮疹按出疹顺序隐退，伴有细糠样脱屑，2 ~ 3 周内皮疹完全消退。

麻疹病毒肺炎是最常见引起病情恶化的并发症，多见于婴幼儿，主要发生在出疹前和出疹期。表现为高热持续不退、咳嗽加剧、呼吸困难、发绀。体征有三凹征，肺部干湿啰音。约 1/3 的患者合并细菌感染，以肺炎球菌、链球菌、金黄色葡萄球菌和流感杆菌多见，少数患者还可合并腺病毒和巨细胞病毒感染，使病情更为严重。

接种灭活麻疹疫苗后，由于灭活疫苗只引起宿主产生抗 H 蛋白的血凝抑制抗体，不产生抗 F 蛋白的血溶抑制抗体，经过 4 ~ 6 年，血凝抑制抗体效价下降，再次接触麻疹病毒，会出现不典型麻疹综合征（atypical measles syndrome，AMS），临床表现不典型，多无 Koplik 斑，皮疹始于四肢，向心性发展至躯干，但病情严重，常合并肺炎，肺部可闻及干湿啰音，自接种减毒活疫苗后，AMS 已极少见。

麻疹病毒性肺炎的 X 线表现为肺纹理增粗和网状结节阴影，主要累及下叶。合并细菌性感染和 AMS 时，会出现肺实变和胸腔积液。

麻疹有特征性口腔黏膜斑和典型皮疹的表现，结合流行病学史，呼吸道分泌物、结膜分泌物或尿沉渣经瑞氏染色，显微镜下观察到多核巨细胞，血凝抑制试验、中和试验或酶联免疫吸附试验检测到麻疹病毒抗体可以确诊。病毒分离费时，临床价值不大。

目前麻疹病毒尚无有效的抗病毒药物，麻疹的治疗以对症支持治疗为主。麻疹病毒性肺炎时可适当选用抗生素预防细菌感染，当合并细菌性肺炎时，应尽可能作出病原学诊断，针对致病病菌选用敏感的抗生素治疗。

自从麻疹病毒减毒活疫苗列入计划免疫以来，麻疹的发病率明显下降。因疫苗在体内引起感染的潜伏期与自然麻疹感染的潜伏期相仿，因此接触麻疹后 1~2 天紧急接种麻疹疫苗，仍有可能预防发病。2 天后接种疫苗则不能预防发病，但可以减轻症状，减少并发症。有麻疹接触史的易感者，特别是年龄在 1 岁以内的婴幼儿、孕妇和免疫功能缺陷者，应在接触的 6 天内紧急被动免疫，可以预防或减轻发病，常用丙种球蛋白 0.25ml/kg，免疫功能缺陷者用 0.5ml/kg，最大剂量为 15ml。6 天后采用被动免疫，仍能起到减轻病情的作用。

（孟庆寺）

第五节 水痘－带状疱疹病毒肺炎

水痘－带状疱疹病毒在不同免疫力的人群中引起两种独立的临床疾病—水痘和带状疱疹。水痘－带状疱疹病毒原发感染引起水痘，主要见于儿童，引起特征性的全身性皮肤损害。水痘并发肺炎的发生率为 4%，成人水痘患者的肺炎发生率为 16%~38%，成人水痘的病死率也明显高于儿童，免疫缺陷患者水痘的病死率可达 25%。潜伏性感染的水痘，带状疱疹病毒复燃引起带状疱疹。仅个别免疫功能低下患者的"乏发性或全身性带状疱疹"可出现带状疱疹性肺炎、腮腺炎和脑脊髓膜炎，此型带状疱疹极为罕见。

水痘－带状疱疹病毒属疱疹病毒科，为双链的 DNA 病毒，仅对人有传染性，病毒糖蛋白共分 5 类，其中 gpⅠ、gpⅡ、gpⅢ 的抗体具有中和病毒的作用。

水痘患者是唯一的传染源，从发病前 1~2 天至皮疹干燥结痂，均具有很强的传染性。主要通过呼吸道传染和接触传染，主要发生在婴幼儿和学龄前儿童，成人偶有发病。该病多见于冬春季，全年散发。感染后免疫持久，极少再次患病。

病毒在上呼吸道黏膜内繁殖，然后侵犯入血，在网状内皮系统中复制，形成第二次病毒血症播散至全身。肺炎是病毒血症的结果，而不是呼吸道直接播散所致。水痘－带状疱疹病毒肺炎的病理为肺间质炎症，细支气管和肺间质水肿，间质细胞增生和单核细胞浸润。脱落的肺间质细胞内可见到核内包涵体。肺泡内充满纤维蛋白，偶有透明膜形成。也可以有小血管炎和多核巨细胞。

水痘的潜伏期为 13~17 天。出疹前 1~2 天有感冒样的前驱期症状，皮疹最先发生于躯干、头面部，最后到达四肢，皮疹发展快，最初为斑疹，短时间演变成为丘疹、疱疹、结痂。皮疹分批出现，因此可见各期皮疹同时存在，水痘－带状疱疹病毒肺炎多在出疹后 1~6 天发生，约 90% 的病例是 19 岁以上的成年人，其中超过 75% 的患者年龄在 30~50 岁。轻症患者仅有 X 线异常表现，没有临床症状，重症患者除了发热外还有干咳、咯血、胸痛、呼吸困难等症状。免疫功能缺陷患者和妊娠中晚期孕妇感染，病情凶险，病死率高。发生肺炎时肺部体征少，与 X 线的异常表现不符。肺炎的诊断主要靠 X 线检查，见两肺弥漫性结节浸润或网格状阴影，结节一般不超过 5mm，常分布于肺门和肺底，可见胸腔积液和肺门淋巴结肿大。病变多于数月内吸收，也有延长几月后吸收，最后可形成钙化。

根据典型的水痘表现，水痘接触史以及胸部 X 线表现可明确诊断。取新鲜疱疹内液体做电镜检查，可以发现病毒颗粒，或用疱疹内的液体进行病毒分离。采用补体结合试验检测特异性抗体有助于诊断。柯萨奇病毒肺炎、支原体肺炎和不典型麻疹有时会表现为间质性肺部炎症合并疱疹，需与本病鉴别。

阿昔洛韦对原发水痘肺炎有效，10mg/kg（或500mg/m²）静脉注射，每8小时1次，至少用5～7天。肾功能不全时要根据肾功能调整剂量。孕妇和严重免疫功能低下者，因死亡率高要积极治疗。特异性水痘免疫球蛋白对治疗没有作用，但对高危者暴露后的预防有效。现已有水痘减毒活疫苗，对健康和免疫缺陷的成人与儿童有保护作用，接触水痘后3天预防接种也能很好起到保护作用或减轻病情。

（孟庆寺）

第六节　单纯疱疹病毒肺炎

单纯疱疹病毒感染分原发性感染和复发性感染，单纯疱疹病毒1型感染主要以儿童多见，主要累及腰以上的皮肤黏膜，单纯疱疹性唇炎是最常见的表现，通过直接接触传播。单纯疱疹病毒2型主要通过性接触传播或经产道传播给新生儿，主要表现为外生殖器感染。单纯疱疹病毒还是咽炎的常见病原体，严重的单纯疱疹病毒感染很少见。在免疫缺陷患者可引起肺炎、食管炎、肝炎、结肠炎及播散性皮肤感染，肺炎的病死率达80%。

单纯疱疹病毒属疱疹病毒科，分1型和2型。包膜gD糖蛋白抗体是主要的中和抗体。机体针对单纯疱疹病毒的免疫反应包括特异性体液免疫和细胞免疫。细胞免疫较体液免疫更重要，但两者均不能清除潜伏性感染和阻止复发。

单纯疱疹病毒肺炎是原发感染的结果。弥漫性口腔黏膜病变沿气管与支气管向下蔓延，引起灶性或多灶性坏死。肺炎的病理改变是弥漫性肺间质炎症、坏死和肺出血，在细胞核内形成嗜酸性包涵体（Cowdry A型小体），提示疱疹病毒感染。坏死性气管炎和食管炎常同时存在，有报道在气管和主支气管内可见厚的炎性假膜。

单纯疱疹病毒肺炎主要见于免疫功能缺陷患者，一组20例单纯疱疹病毒肺炎的临床研究发现，其中16例是骨髓移植患者，均发生在移植后的前2月内。咳嗽和呼吸困难是最常见的症状，1例患者出现咯血，4例患者在胸部X线出现异常表现时尚无呼吸道症状。大多数患者有发热，半数患者肺部有啰音。12例患者胸部X线表现为灶性或多灶性浸润病变，常伴有口腔和面部疱疹。8例患者胸部X线表现为弥漫性肺间质病变，其中5例有生殖器疱疹。16例患者在发生肺炎前已出现皮肤黏膜疱疹。2例患者疱疹与肺炎同时发生或在发生肺炎后出现，2例患者无疱疹。所有患者均有严重低氧血症，均死于呼吸衰竭，生前均未能明确诊断。尸检时7例未发现其他病原体，13例为混合感染。

单纯疱疹病毒肺炎诊断困难，当免疫缺陷者出现肺部灶性浸润或弥漫性肺间质病变时，要考虑到单纯疱疹病毒肺炎。当气管插管时出现气管炎和食管炎时高度提示该病。皮肤黏膜疱疹提示本病，但无皮肤黏膜疱疹也不能排除本病。病毒分离是诊断单纯疱疹病毒感染的主要依据。通过支气管镜毛刷、灌洗和活检取得下呼吸道样本进行细胞学和组织学检查，发现多核巨细胞和核内包涵体有助于确诊，但不能区分单纯疱疹病毒感染和水痘-带状疱疹病毒感染。抗体检测有助于原发性感染的诊断，对复发性感染的诊断价值不大。

阿昔洛韦和阿糖腺苷对单纯疱疹病毒感染有效，首选阿昔洛韦。免疫缺陷者单纯疱疹毒感染时，阿昔洛韦的剂量为5mg/kg，静脉注射，每8小时1次，或400mg口服，每日5次，并根据肾功能调整剂量，疗程至少 7 天。骨髓移植和肾移植时预防性使用阿昔洛韦可显著减低单纯疱疹病毒感染的发生率。骨髓移植时阿昔洛韦的剂量为 250mg/m², 静脉注射，每 8 小时 1 次，疗程 18 天，肾移植时阿昔洛韦的剂量为 200mg 口服，每 8 小时 1 次，疗程 20 天。

（孟庆寺）

第七节　巨细胞病毒肺炎

巨细胞病毒感染可引起多种临床表现，分原发性感染和继发性感染。巨细胞病毒的人群感染率极高，健康人群巨细胞病毒抗体阳性率为 80% ~ 100%。正常健康人多为潜伏性感染或引起单核细胞增多症样表现。在免疫缺陷患者，如新生儿，器官移植者和艾滋病患者，巨细胞病毒可引起严重的感染，累及多个器官，如肺炎、肝炎、胃肠炎、视网膜炎、脑炎、血液系统损害及生殖腺受累等表现，可危及生命。

巨细胞病毒属疱疹病毒科，是有包膜的 DNA 病毒，DNA 为线性状双股，约编码 33 种结构蛋白，多数结构蛋白的功能还不清楚。

患者和隐性感染者的唾液、尿液、精液、阴道分泌物、乳汁中均含有病毒，是该病的传染源。本病的传播途径有经母婴垂直传播，密切接触感染、输血和器官移植感染。

该病特征性的病理改变为受感染细胞体积增大 3 ~ 4 倍，胞质内出现嗜碱性包涵体，核内出现嗜酸性包涵体，酷似猫头鹰眼，具有特征性。这种细胞见于多种器官，如肺、肾、肝、胃肠道等以及各种体液中。巨细胞病毒肺炎有两种病理改变，一种为粟粒样病变，表现为多发灶性坏死，肺泡出血，纤维蛋白沉积和中性粒细胞浸润，另一种为弥漫性肺间质病变，肺泡细胞增生，间质水肿，淋巴细胞浸润，病变中含有大量的特征性巨细胞。

免疫功能正常患者的巨细胞肺炎表现为持续发热，病程约 4 周，伴随肝酶升高。多数患者有上呼吸道症状，可无咳嗽、咳痰。胸片显示双肺斑片阴影或肺间质病变，以两下肺为主，胸腔积液和肺实变很罕见。病程自限。

免疫功能缺陷患者巨细胞病毒肺炎的发生率高，病死率高。骨髓移植患者巨细胞病毒肺炎主要发生在移植后 1 ~ 3 月，发生率为 15%，80% 表现肺间质病变的患者，经活检证实为巨细胞病毒肺炎，患者的病死率为 85%。肾移植术后，巨细胞病毒肺炎主要发生在移植后 4 个月内，发生率为 14%，病死率为 48%。发生巨细胞病毒肺炎的主要危险因素包括：年龄、急性移植物抗宿主病和同种异基因移植。艾滋病患者肺炎的发生率低于移植患者，可能与艾滋病患者细胞毒反应低下有关。巨细胞病毒肺炎临床表现为持续性发热、干咳和呼吸困难，严重低氧血症提示病情危重。胸片表现为双肺弥漫性浸润，主要位于中下肺野。病理表现为粟粒样病变的患者临床表现为突然出现呼吸急促，严重呼吸窘迫，低氧血症，常在 3 天内需进行机械通气支持或死亡；病理表现为间质病变的患者，起病隐匿，表现为缓慢进展的低氧血症，最初为灶性肺部浸润，数天或数周内向两肺播散，X 线异常常先于临床症状。

巨细胞病毒肺炎的诊断很准，因为这些患者常合并其他感染，包括细菌、分枝杆菌、病毒、真菌（包括卡氏肺孢子菌，该病原体已正式归属于真菌）等，非感染因素也很常见，包括：肺部恶性肿瘤、出血和免疫抑制剂、放疗、机械通气的不良反应等。

诊断巨细胞病毒肺炎需行肺泡灌洗或肺活检，进行病毒分离或病理学检查，病理检查时使用特殊的单克隆抗体，采用免疫荧光法检测组织中的病毒抗原，该方法快速，敏感性高。巨细胞病毒易在人成纤维细胞中生长，但需 1~4 周才能产生细胞巨形变。标本接种后 16~72 小时用单克隆抗体检测病毒抗原，可较早确定培养细胞中病毒存在，免疫缺陷患者可长期携带病毒，可以分离出病毒，因此从呼吸道分泌物、尿液或血液中分离出病毒，并不一定代表巨细胞病毒是肺炎的病原体。

在外周血白细胞内检测出 CMV 抗原是 CMV 活动性感染的重要标志。内层基质磷蛋白 PP65（CMV－PP65 抗原）是病毒表达最丰富的晚期抗原，用免疫荧光或是免疫酶标的方法，在周围血白细胞内能检测出 CMV－PP65，提示存在 CMV 活动性感染。抗原血症较临床表现及抗体反应出现早，可用于 CMV 高危患者的监测，且具有简单、易行、省时、可量化的优点。

血清学诊断有赖于抗体效价升高或从阴性转阳性，需双份血清进行检测，IgG 抗体阳性仅表示感染过巨细胞病毒，IgM 抗体阳性有助于急性感染的诊断。

更昔洛韦对巨细胞病毒视网膜炎和艾滋病、肾移植患者的肺炎有效，对骨髓移植患者肺炎的疗效差，需联合注射免疫球蛋白。更昔洛韦 5mg/kg，每 12 小时 1 次，连用 2 周，此后改为每日 1 次，连用 30 天。巨细胞病毒免疫球蛋白 0.4g/kg，第 1、2、7 天静脉注射，0.2g/kg 第 14 天、21 天静脉注射；或普通免疫球蛋白 0.5g/kg，隔日 1 次，连用 10 次，此后在应用更昔洛韦期间每周 1 次，病死率从约 90% 降至 30%~50%。膦甲酸钠对视网膜炎有效，对肺炎的疗效还不肯定。血清学阳性的骨髓移植患者，预防性应用大剂量阿昔洛韦或更昔洛韦可有效预防巨细胞病毒肺炎，降低病死率。巨细胞病毒免疫球蛋白和阿昔洛韦可有效预防肾移植患者的巨细胞病毒病。

（孟庆寺）

第八节　腺病毒肺炎

腺病毒除引起呼吸道感染外，还可以引起流行性角结膜炎、急性出血性膀胱炎、脑膜炎、脑膜脑炎和胃肠炎等。腺病毒肺炎多见于儿童，成人肺炎少见，但可在军营中暴发流行。

腺病毒属腺病毒科，是线状双股 DNA 病毒，现已经发现 41 个型，归 7 个亚属。5%~15% 儿童的细支气管炎和病毒性肺炎是腺病毒感染所致。从无症状或上呼吸道感染的幼儿的扁桃体上常分离出 1、2、5 和 6 型腺病毒。3 型引起儿童咽－结膜热，3、7 和 21 型能引起 3~18 个月幼儿的播散性感染，7 和 21 型与婴儿细支气管炎和肺炎相关，3、4 和 7 型可引起年轻人急性上呼吸道和下呼吸道感染，特别是在军营中可引起流行。在免疫缺陷患者腺病毒可引起严重的肺炎。

腺病毒肺炎的病理改变也表现为支气管炎、细支气管炎和间质性肺部炎症。斑点细胞（smudge cell）的细胞核内有嗜碱性包涵体具有特征性。

腺病毒感染的潜伏期为 4~5 天。常表现为咽炎、气管炎，婴儿的细支气管炎和肺炎相对少见，表现为发热、流涕、咽痛、咳嗽等普通感冒的症状，持续 3~5 天。咽－结膜炎常在夏令营中暴发流行，表现为发热、结膜炎、咽炎和鼻炎，通常在 3~5 天自行缓解。腺病毒肺炎起病常缓慢，数日至一周后才出现发热、咳嗽、咳痰，甚至咯血，常伴随上述症状。

婴幼儿的播散性感染常急骤起病，表现为高热、呼吸困难和发绀。胸部 X 线表现同非典型肺炎一样，表现为下肺野斑片状间质浸润，可融合成片，可有胸腔积液。

腺病毒的诊断主要靠从呼吸道分离出腺病毒，血清学检测对诊断有帮助。

目前尚无有效的抗腺病毒药物，以对症和支持治疗为主。现已经有口服的减毒活疫苗，可产生较高的免疫力，具有预防作用。

（刘颖慧）

第三章

支气管哮喘

第一节 病因及发病机制

一、病因

支气管哮喘的发病原因极为复杂，至今尚无满意的病因分类法，目前多主张将引起支气管哮喘的诸多因素分为致病因素和诱发因素两大类。致病因素是指支气管哮喘发生的基本因素，因此是该疾病的基础，无论在支气管哮喘的发生抑或发作中均起重要作用。诱发因素也可称为激发因素，是指患者在已有哮喘病的基础（即气道炎症和气道高反应性）上促使哮喘急性发作的因素，是每次哮喘发病的扳机。

在哮喘的气道炎症学说提出以前，传统上把哮喘分为外源性（过敏性）和内源性（隐源性）哮喘。现在已经普遍感觉到这种分类法的明显不足和理论上的不合理性。其实哮喘的内因，更多指作为哮喘的易感者的患者本身的"遗传素质"、免疫状态、内分泌调节等因素，但同时也包含精神心理状态，而后者并不是"哮喘易感者"的决定因素，一般作为激发因素起作用。实际上这些因素对外源性或内源性哮喘患者来说都是存在的。周围环境的因素在哮喘的发病过程中既起致病作用，又起激发作用。

（一）支气管哮喘的遗传因素

众所周知，支气管哮喘有非常明确的家族性，表明哮喘的发生与遗传有密切的关系，但它属于"多基因病"，环境因素也起重要的作用，因此遗传只决定患者的过敏体质，即是否容易对各种环境因素产生变态反应，是否属于哮喘的易感人群。引起哮喘发病还必须有环境因素，如过敏原和激发因素。

哮喘实际上是主要发生在气道的过敏性（即变态反应性）炎症，而变态反应是因免疫功能异常所造成的。许多有过敏性体质（或称特应性）的患者，患者的一级亲属发生各种过敏性疾病（包括过敏性哮喘、过敏性鼻炎、花粉症、婴儿湿疹、荨麻疹等）的概率，比其他无过敏体质的家庭成员高得多。就哮喘病而言，许多哮喘患者祖孙三代，甚至四代均有患哮喘的患者。我们曾经对 150 名确诊的哮喘患者进行了问卷调查，其三代成员共 1 775人，哮喘患病率高达 18.3%，相当一般人群的将近 20 倍。文献也报道哮喘家族的哮喘患病率高达 45%。我们最近采用序列特异性引物聚合酶链反应（seqence - specific primer polymerase chain react，SSP - PCR）研究了人白细胞抗原（HLA）- DRB 的等位基因在 50 例哮喘患者和 80 例健康对照者间的分布，同时用 RAST 法测定了 50 例哮喘患者的血清总免疫球蛋白 E（TIgE），屋尘螨（d_1）特异性免疫球蛋白 E（sIgE）及其与乙酰甲胆碱支气管激发试验和 β_2 受体激动剂支气管扩张试验，受试者均为北京及其周边地区的居民。结果显示 HLA - $DR_{6(13)}$，DR_{52} 基因频率在哮喘组明显高于对照组（17% vs4.3%，$p < 0.01$；50% vs17.5%，$p < 0.01$），相对危险度（RR）分别为 7.55，4.7。而 $DR_{2(15)}$，DR_{51} 则低于对照组（7% vs18%，$p < 0.01$；2% vs33.8%，$p < 0.01$）。HLA 单体型 $DRB_1 13 - DRB_3$ 在哮喘组也显著高于对照组，具有统计学差异（20% vs4%，$p < 0.01$，RR6.4）。70% $DR_{6(13)}$ 及 56% DR_{52} 阳性个体血清 d_1 的 sIgE + 4 级。27% $DR_{6(13)}$ 及 28% DR_{52} 阴性个体血清 d_1sIgE + 4 级。HLA - DRB 等位基因与 TIgE 及气道高反应性（BHR）间无显著相关性。我们的研究提示 $DR_{6(13)}$，DR_{52} 为北京地区哮喘人群的易感基因，而 $DR_{2(15)}$，DR_{51} 可能是哮喘发病的抗性基因。$DR_{6(13)}$，DR_{52} 基因与 d_1sIgE 抗体的产生呈正相关。上述结果表明 HIA - DRB 基因在哮喘患者对某种过敏原的特异性免疫应答中起重要作用，也表明遗传因素在哮喘的发病中的确起十分重要的作用。然而，并非所有具遗传因素者都会发生哮喘，父亲或母亲患哮喘的同一个家庭中，兄弟姐妹数人，并非每人都发生哮喘。因此只能认为遗传因素导致"潜在"性发展为哮喘的过敏性或特应性体质。

遗传因素对哮喘发病的影响可能是通过调控免疫球蛋白 E（IgE）的水平及免疫反应基因，两者相互作用，相互影响的结果，导致气道受体处于不稳定状态或呈高反应性。现已有文献报道，第 11 对染色体 13q 区存在着与特应症发病有关的基因，此外，还发现了其他的染色体异常。

既然遗传因素在哮喘的发病中起着重要作用，那么是不是出生后很快就发作哮喘呢？不一定，其规律目前还不很清楚。下一代可以在出生后的婴幼儿期即发病，也可以到了成年后才发病，也可以在第三代才出现哮喘患者，即所谓隔代遗传。我们曾见到一位哮喘患者，其女儿只有过敏性鼻炎症状，毫无哮喘症状，但气道激发和扩张试验显示明显的气道高反应性。大约经过半年以后，因感冒，哮喘即开始发作，肺底可闻哮鸣音。

（二）外源性过敏原

引起哮喘的过敏原与引起变态反应的其他过敏原一样，大都是蛋白质或含有蛋白质的物质。它们在变态反应的发病过程中起抗原的作用，可以引起人体内产生对应的抗体。在周围环境中常见的过敏原可分为以下几类。

1. 外源性变应原的分类

（1）吸入性变应原：一般为微细的颗粒，包括：①家禽、家畜身上脱落下来的皮屑；②衣着上脱落的纤维，如毛毯、绒衣或羽绒服上脱落的毳毛；③经风媒传播的花粉；④飞扬在空气中的细菌、真菌等微生物和尘螨等昆虫，人因吸入昆虫排泄物诱发哮喘也有报道，以蟑螂为多见，有人认为它是华东地区主要过敏原之一，有些昆虫例如蜜蜂、黄蜂则经叮刺后诱发 I 型变态反应；⑤尘土或某种化学物质，这些微小物质一旦从鼻孔中吸入，就可能引起过敏性哮喘的发作；⑥油烟；⑦职业性吸入物，例如棉纺厂、皮革厂、羊毛厂、橡胶厂和制药厂的工人吸入致敏性或刺激性气体和灰尘可诱发哮喘。

（2）摄入性变应原：通常为食品，经口腔进入，如牛奶、鸡蛋、鱼、虾、蟹及海鲜等，引起过敏反应的药物实际也属这一类。

（3）接触性变应原：指某些日用化妆品，外敷的膏药，外用的各种药物。药物涂擦于皮肤，吸收到体内后，即可引起过敏反应。可表现为局部反应，如接触性皮炎，也可导致哮喘发作。

2. 哮喘的常见变应原　严格讲，除了食盐和葡萄糖外，世界上千千万万的物质，都可能成为变应原，但什么人发生过敏，这要看他（她）是否是易感者，对什么过敏。

虽然理论上几乎什么东西都可以引起过敏，但至今比较明确的过敏原约有 500 种，能够用特异性免疫球蛋白 E（sIgE）抗体检测出来的变应原约为 450 种。引起哮喘的变应原多由特异性 IgE 介导，因此多为速发型过敏反应。

（1）屋尘和粉尘：包括卧室中的灰尘和工作环境的灰尘，如图书馆的灰尘。粉尘包括面粉厂粉尘、皮革厂粉尘、纺织厂棉尘、打谷场粉尘等。卧室或某些工厂车间的灰尘含大量的有机物，如人身上脱落的毛发、上皮，微生物，小的昆虫尸体，螨及各种衣物的纤维碎屑等。这些有机物都是引起呼吸系统等过敏的重要致敏原。

（2）花粉：花粉是高等植物雄性花所产生的生殖细胞，可引起花粉症。主要分为风媒花和虫媒花两大类。风媒花粉经风传播，虫媒花粉是由昆虫或小动物传播。引起过敏者主要是风媒花粉，其体积小，在风媒花植物开花的季节，空气中风媒花粉含量高，很容易被患者吸入呼吸道而致病。这类花粉春天多为树木花粉，如榆、杨、柳、松、杉、柏、白蜡树、胡桃、枫杨、桦树、法国梧桐、棕榈、构、桑、臭椿等；夏秋季多为杂草及农作物花粉，如蒿、豚草、藜、大麻、葎草、蓖麻、向日葵、玉米等。这些花粉的授粉期一般均在 3~5 月和 7~9 月，所以花粉症和花粉过敏的哮喘患者多集中在这两个季节发病。其中蒿和豚草花粉是强变应原，危害极严重，可引起花粉症的流行。

花粉引起人体过敏，是因为它含有丰富的植物蛋白。由于花粉粒体积很小，大多数直径在 20~40μm，加上授粉季节空气中花粉含量很高，极易随着呼吸进入人体。当花粉粒被其过敏者吸入后，便和支气管黏膜等组织的相应抗体（特异性 IgE）相结合，产生抗原抗体反应，引起发病。

（3）真菌：真菌有一个庞大家族，约有 10 万多种。它们寄生于植物、动物及人体或腐生于土壤。但无论是哪种生存方式，在繁殖过程中都会把大量的孢子散发到空气中，在过敏患者的周围形成包围圈。常见的致敏真菌为毛霉、根霉、曲霉、青霉、芽枝菌、交链孢霉、葡柄霉、木霉、镰刀菌、酵母菌等。

真菌的孢子和菌丝碎片均可引起过敏，但以真菌的孢子致敏性最强。真菌和花粉一样，都富含多种生物蛋白，其中某些蛋白质成分可引起过敏。许多患者的哮喘发作有明确的季节性或在某一季节加重，这除了与季节花粉过敏有关以外，还与真菌和气候条件的变化有关。

（4）昆虫：昆虫过敏的方式可分为叮咬过敏、蜇刺过敏和吸入过敏等。引起叮咬过敏的昆虫如蚊、白蛉、跳蚤等，它们通过口部的吸管排出分泌物进入人体皮肤后引起过敏；蜇刺过敏的昆虫主要为蜜蜂、马蜂等，它们通过尾部蜇针（排毒管）蜇刺，并将毒液注入人体而引起过敏；吸入过敏的昆虫主要有蟑螂、家蝇、象鼻虫、娥、螺，而最主要者为尘螨，它是引起哮喘的最常见，也是最重要的过敏原。此外，一些昆虫的排泄物、分泌物等经与人体接触后亦可引起皮疹、湿疹等。

螨在分类学上属于蜘蛛纲，目前已知有约 5 万种，但与人类变态反应有关系的螨仅是少数几种，如屋尘螨、粉尘螨和宇尘螨等。屋尘螨主要生活在卧室内的被褥、床垫、枕套、枕头、沙发里或躲藏在木门窗或木椅桌的缝隙里，附着在人的衣服上，也可与灰尘混在一起，随灰尘到处飘扬。据统计，1克屋尘内最多可有2000只螨。粉尘螨生长在各种粮食（如面粉）内，并以其为食，因此在仓储粮食内，常有大量的螨生长。宇尘螨为肉食螨，以粮食、屋尘等有机物中的真菌孢子为食料。

尘螨的致敏性很强，但引起过敏的原因并不是活螨进入人体内，而是螨的尸体、肢体碎屑、鳞毛、蜕皮、卵及粪便。这些过敏原随着飘浮的灰尘被吸入到人的呼吸道内而致病。

尘螨引起的哮喘发病率极高，据报道，德国60%以上的支气管哮喘患者均与尘螨过敏有关。1974年，国外有人报道儿童哮喘患者的皮试结果，显示对螨的反应阳性率高达89.4%。尘螨一年到头与哮喘患者缠绵不断，因此对尘螨过敏的患者一般是全年都可发病，但在尘螨繁殖高峰季节，症状常常加重。

（5）纤维：包括丝、麻、木棉、棉、棕等。这类物品常用于服装、被褥、床垫等的填充物或各种织品。患者因吸入它们的纤维碎屑而发病，其中对丝过敏者最多见。

（6）皮毛：包括家禽和家畜皮毛，如鸡毛、鸭毛、鹅毛、羊毛、驼毛、兔毛、猫毛、马毛等，它们的碎屑可致呼吸道过敏。

（7）食物：米面类、鱼肉类、乳类、蛋类、蔬菜类、水果类、调味食品类、硬壳干果（如腰果、花生、巧克力等）类等食物均可成为变应原，引起皮肤、胃肠道、呼吸系统等过敏。

食物过敏大都属Ⅰ型变态反应，即由过敏原和特异性IgE相互作用而发生。临床可见哮喘患者常伴有口腔黏膜溃疡，有些患儿可出现"地图样"舌或伴有腹痛和腹泻等消化道症状，而食物过敏患儿也常伴有哮喘的发作。

（8）化妆品：化妆品种类很多，成分也较复杂，常用的如唇膏、脂粉、指甲油、描眉物、擦脸油及染发剂等。这些化妆品大部分为化学物质，属于半抗原，不单独引起过敏，但当它们和人体皮肤蛋白质结合后，即可形成全抗原，可引起接触性皮炎，有时也可引起哮喘。

其他可引起过敏者尚有药物，有机溶剂，各种金属饰物等。

（三）哮喘发作的主要诱因

引起哮喘发作的诱因错综复杂。作为诱因，主要是指过敏原以外的各种激发哮喘发作的非特异因素，包括气候、呼吸道感染、运动、药物、食物和精神等。吸入、摄入或接触过敏源虽然也可激发哮喘的发作，但它主要是作为特异性（即为特应性）的致病因子参与气道炎症和哮喘的发病过程的，有别于非特异（非特应性）的激发因素。

1. 气候　许多哮喘患者对天气的变化非常敏感，气候因素包括气压、气温、风力和风向、湿度、降水量等。气压低往往使哮喘患者感到胸闷、憋气。气压低诱发哮喘发作的原因尚不清楚，可能是低气压使飞扬于空气中的花粉、灰尘及真菌孢子沉积于近地面空气层，增加患者吸入机会之故。气压突然降低可使气道黏膜小血管扩张、充血、渗出增多，支气管腔内分泌物增加、支气管腔变窄、支气管痉挛而加重哮喘。南方初春的黄梅季节就是气压较低、湿度又大的季节，哮喘发病也增加。

气温的影响中温差的变化尤其重要。冷空气侵袭往往发生于季节变化时刻。如华东地区的秋季日平均气温从25℃下降到21℃时，哮喘发作的患者明显增多。初冬季节，寒潮到来，气温突然下降，温差迅速增大，哮喘发作者猛增。在秋天，空气中的花粉要比春季少得多，这时螨类数量虽增加，但气温和湿度并不适合它的大量繁殖。由此可见，秋季哮喘发作的主要原因可能是由于冷空气刺激具有高反应性气道之故，这也说明哮喘患者对气温的变化特别敏感。

风力的作用与哮喘发作的关系主要有两方面：风力强，空气流动快常导致气温的下降，若在秋天或初冬，必定会增加气道的冷刺激；强风时增加了气道的阻力，使本来存在呼气性呼吸困难的哮喘患者更加感到出不来气。风向常常与空气的湿润度有关，初冬时主要刮来自西伯利亚的西北风，途经沙漠地带，因此特别干燥，这对哮喘患者不利，因为哮喘患者的气道比正常人更需要温暖和湿润。

正常人的气道必须有一定的湿度，降水量和空气的湿度直接影响哮喘患者气道的湿润度。但过于潮湿的空气和环境有利于真菌的繁殖，增加了吸入气中过敏原的密度，对哮喘患者不利。

空气离子浓度对哮喘的发作也有一定关系。一般情况下空气中的阳离子多于阴离子。空气中的阳离子可使血液碱化，致支气管平滑肌收缩，对健康人和哮喘患者均不利，而阴离子可使支气管纤毛运动加速，使支气管平滑肌松弛，可缓解哮喘的发作。对于正常人来说，阳离子与阴离子的作用基本处于平衡状态。但当气候变化使空气中阳离子浓度增加时，气道处于高反应性的患者就容易发作哮喘。相反如果 $1cm^3$ 空气中含有 10 万~100 万个阴离子时就具有防治疾病的作用。国内外已应用阴离子发生器来改善环境气候，防治哮喘等疾病。

环境污染对哮喘发病有密切的关系，诱发哮喘的有害刺激物中，最常见的是煤气（尤其是煤燃烧产生的二氧化硫）、油烟、被动吸烟、杀虫喷雾剂、蚊烟香等。烟雾对已经处于高反应状态的哮喘患者气道来说，是一种非特异的刺激，可以使支气管收缩，甚至痉挛，使哮喘发作。烟雾的有害物质在气道沉积下来以后，可导致慢性支气管炎。慢性支气管炎形成后支气管黏膜增厚，分泌物增多等因素不但可增加气道的刺激，而且可进一步造成管腔的狭窄。这些因素都会加重哮喘患者的病情，而且给治疗造成困难。

2. 运动　由于运动诱发的支气管收缩在哮喘患者中是一种很普遍的问题，人们在运动与哮喘的关系方面作了大量的研究，但仍有很多问题尚待解决。首先，在哮喘患者的运动耐量问题上，人们普遍认为在重度的哮喘患者的运动耐量是减低的，但在轻中度的哮喘患者中则有不同意见。有报道认为是减低的，亦有报道认为是与正常无差异的。在临床上，大多数哮喘或过敏性鼻炎的患者，运动后常导致哮喘发作或出现咳嗽、胸闷。短跑、长跑和登山等运动尤其容易促使轻度哮喘或稳定期哮喘发作。游泳的影响相对比较轻，因此较适于哮喘患者的运动锻炼。但我们最近的研究发现轻中度哮喘患者的运动耐量与相同日常活动量的正常人是没有差异的。哮喘患者与正常人在无氧阈水平和最大运动量水平上均显示了与正常人相似的氧耗量、分通气量和氧脉搏，由此推论他们具有与正常人相等的运动能力，亦即在哮喘患者中不存在对运动的通气和循环限制。$FEV_{1.0}$ 是衡量哮喘严重程度的主要指标之一，但我们的研究发现，$FEV_{1.0}$ 无论以绝对值形式或占预计值的百分比的形式表示，都与运动所能取得的最大氧耗量没有相关关系，表明在轻中度哮喘患者中，疾病的严重程度并不影响其运动耐量。有研究发现，即使是在重度的哮喘患者，下降的运动耐量与控制较差的疾病之间也没有相关性，表明运动能力的下降是多因素的，不能仅仅用疾病本身来解释，在这些因素中，日常活动量起一很重要的作用。然而，运动过程中 $FEV_{1.0}$ 可能会有不同程度的下降，对此，也许可以通过预先吸入 β_2 受体激动剂而得到解决。因此目前大多数研究表明运动锻炼在哮喘患者中是安全而有效的，经过运动锻炼，运动耐量是可以提高的，在完成相同运动时的通气需求是下降的，从而也能预防 EIA 的发生。

3. 呼吸道感染　呼吸道感染一般不作为特应性因子激起哮喘的发作，但各种类型的呼吸道感染，如病毒性感染、支原体感染和细菌性感染都往往诱发哮喘的发作或加重。

呼吸道病毒性感染尤其多见于儿童，好发于冬春季节，以上呼吸道为常见，但可向下蔓延引起病毒性肺炎。病毒感染与支气管哮喘的发作之间确实有着密切的关系，尤其是 5 岁以下的儿童。儿童呼吸道病毒感染引起哮喘发作者高达 42%，在婴幼儿甚至可达 90%。成人虽较少，但也有约 3%。在有过敏体质或过敏性疾病家族史者中，呼吸道病毒感染引起哮喘发作更为多见，尤其男性。引起哮喘发作的病毒种类可因年龄而有所不同。一般来说，成人以流感病毒及副流感病毒较为多见，而儿童则主要为鼻病毒及呼吸道合胞病毒，婴幼儿主要是呼吸道合胞病毒。病毒可作为过敏原，通过机体 T - 细胞、B - 细胞的一系列反应，继而刺激浆细胞产生特异性 IgE。特异性 IgE 与肥大细胞上的 IgE 受体结合，长期停留在呼吸道黏膜的肥大细胞上。当相同的病毒再次入侵机体时，即可发生过敏变态反应，损伤呼吸道上皮，增加了炎性介质的释放和趋化性，降低了支气管壁 β 受体的功能，增加了气道胆碱能神经的敏感性，还可产生对吸入抗原的晚相（迟发性）哮喘反应。

病毒的感染大多在冬末春初和晚秋温差变化比较大时发生。一般起病较急，起病初可有发热、咽痛，以后很快出现喷嚏、流涕、咳嗽、全身酸痛、乏力和食欲减退等症状，继而出现气急、呼气性呼吸困难等哮喘的症状，肺部可闻及明显的哮鸣音。文献还报道，持续和（或）潜伏性腺病毒感染，可能影响皮质激素和支气管扩张剂对哮喘的疗效。

呼吸道病毒感染不但可使哮喘患者的气道反应性进一步增高，哮喘发作，而且可引起健康人的气道反应性增高和小气道功能障碍，这种状态一般持续 6 周左右。

气道急性或慢性细菌感染并不引起过敏反应，但由于气道分泌物增多，因此可加重哮喘患者的气道狭窄，使哮喘发作或加重。这时抗菌药物的使用是必要的，而且有效的抗菌治疗往往可收到缓解症状之功。呼吸道细菌性感染虽然也可诱发气道平滑肌痉挛，但较病毒性感染要轻得多。

4. 精神和心理因素　精神和心理状态对哮喘的发病肯定有影响，但这一因素往往被患者和医务人员所忽视。许多患者受到精神刺激以后哮喘发作或加重，而且很难控制。

据报道，70% 的患者的哮喘发作有心理因素参与，而在引起哮喘发作的诸多因素中，其中单纯以外源性过敏原为主要诱因者占 29%，以呼吸道感染为主要诱因者占 40%，心理因素为主的占 30%。还有的学者报道，在哮喘发作的诱因中过敏反应合并精神因素占 50%。与哮喘有关的精神心理状态涉及非常广泛的因素，包括社会因素，性格因素和情绪因素，社会因素常常是通过对心理和情绪的影响而起作用的。哮喘患者在出现躯体痛苦的同时，伴有多种情绪、心理异常表现，主要为：焦虑、抑郁和过度的躯体关注。因此，往往形成依赖性强、较被动、懦弱而敏感、情绪不隐和自我中心等性格特征，是比较典型的呼吸系统的心身疾病。哮喘儿童的母亲也常呈"神经质性"个性，母亲的焦虑、紧张、唠叨、烦恼的表现影响儿童哮喘的治疗和康复。

精神因素诱发哮喘的机制目前还不清楚，有人认为在可接受大量感觉刺激的人脑海马回部位，可能存在与基因有关的异常。遗传素质或早年环境的影响，造成某些哮喘患者精神心理的不稳定状态。同时精神忧虑或紧张的哮喘患者，生理上气道的敏感性升高，可能与迷走神经兴奋性增强有关。长期的情绪低落，心理压抑可使神经－内分泌－免疫网状调节系统功能紊乱，引起一系列心身疾病。

精神和心理因素也属于内因，但它有别于遗传背景。精神和心理因素不决定一个人是否成为哮喘的易感者，然而可明显地影响哮喘的发作及其严重程度，对于哮喘常年反复发作的患者来说，这种影响尤其显著。因此许多学者强调哮喘的防治必须采用包括心与身两方面的综合性治疗措施。

5. **微量元素缺乏** 以缺铁、缺锌为较常见，这些微量元素缺少可致免疫功能下降。

6. **药物** 药物引起哮喘发作有特异性过敏和非特异性过敏两种，前者以生物制品过敏最为常见，因为生物制品本身即可作为完全抗原或半抗原引起哮喘发作。以往认为阿司匹林引起哮喘发作的机制是过敏，现在普遍认为是由于患者对阿司匹林的不耐受性。非特异性过敏常发生于交感神经阻断药，例如普萘洛尔（心得安）和增强副交感神经作用药，如乙酰胆碱和新斯的明。

支气管哮喘的发作是气道综合性的病理生理变化的结果，包括炎症基础和气流阻塞两方面的因素。气道炎症引起气道的高反应性，并通过释放细胞因子而导致支气管痉挛、气流受阻。气流受阻的主要机制是小支气管平滑肌收缩、小支气管黏膜的水肿、以嗜酸性粒细胞为主的黏膜下炎性细胞浸润、黏膜腺体的分泌功能亢进，造成分泌物阻塞，黏膜结缔组织、腺体及上皮层的增生与肥厚（气道重建）等。由此可见，支气管哮喘的发病机制是极为复杂的，许多环节仍然迷惑不清，有待深入研究。

二、发病机制

（一）IgE 的合成

支气管哮喘的气道炎症是由 IgE 介导的变应性炎症，是指变应原进入致敏机体后所诱发的局部组织以嗜酸性细胞浸润为主的炎症反应。IgE 是在 T 淋巴细胞的控制和调节下，由 B 淋巴细胞合成的，肺泡巨噬细胞也参与 IgE 合成。其中 T 淋巴细胞是 IgE 合成调节的主要效应细胞，T 抑制细胞（Ts）在调节 IgE 合成中起重要作用，其功能下降，数目减少或功能缺陷可造成体内 IgE 合成增加，这可能是变态反应发病的主要因素。IgE 是目前已知人体血清中含量最低的一种免疫球蛋白，其含量仅占人体血清免疫球蛋白总量的十万分之一，个体差异也很大。

在病理情况下，当变应原进入机体以后，肺泡巨噬细胞作为抗原递呈细胞将抗原信息传递给 T 淋巴细胞。Stannegard 等已证实，体内 IgE 水平与 T 抑制细胞的功能呈负相关。Geha 等采用单克隆抗体技术也证明血清总 IgE 水平增高的同时伴随着 T 抑制细胞数目减少和 T 辅助细胞（Th）数目增多。近年来许多文献均报告，白细胞介素（IL）－4（interleukin－4，IL－4）、IL－13、变态反应增强因子（allergy enhancing factor，AEF）可促进 IgE 合成，而γ－干扰素（interferon－gamma，IFN－γ）、IgE 抑制因子（IgE－suppressive factor，IgE－SF）可抑制 IgE 的合成。其中以 IL－4 和 IFN－γ在 IgE 的合成调节中的作用最为重要，因此 IL－4 被誉为 IgE 增强因子（IgE－PF）。IL－4 是由 T 辅助细胞 2（Th2）产生的，它不仅可以促进 T 细胞与 B 细胞的相互作用，还可使 B 淋巴细胞的抗体应答向 IgE 种型转化，但 IL－4 不能单独诱导 B 淋巴细胞产生 IgE，它需要 IL－5、IL－6 的参与和单核细胞的配合。

近年来还发现 IgG_4 在变应性炎症的发生过程中也起一定的作用。

（二）气道变态反应在支气管哮喘发病中的作用

哮喘大多与吸入周围环境的变应原有关，因为气道是一个高度开放的器官，终日不停地进行呼吸，因而飘浮在空气中的过敏原得以随时侵入呼吸道引起一系列的变态反应。这个过程大概分为致敏期、反应期和发作期。

1. 致敏期（sensitizing stage）　也称感应期（receptive stage），当过敏原被吸入后，可为气道黏膜所黏附、溶解或吸收，也可为肺泡巨噬细胞所吞噬，有些可溶性成分为淋巴细胞所"胞饮"，并递呈给局部淋巴结或全身淋巴组织，其中的抗原特异性递呈给特异性的 IgE 型浆细胞，促其产生过敏性抗体（或称反应素）。此类反应素实际上就是特异性的 IgE。每个 IgE 分子经酶的作用而分解成 Fab 片段和 Fc 片段。所有的 IgE 均属亲细胞性抗体，与肥大细胞和嗜碱性粒细胞的亲和性尤其明显。支气管哮喘患者的气道肥大细胞表面有大量高度亲 IgE 的 Fc 受体（FcR - 1），其中包括分子量为 45 000 的 R 受体、分子量为 55 000 的 H 受体和分子量为 71 000 的 71K 受体。嗜碱性粒细胞主要分布于周围血循环中，它在形态和花生四烯酸代谢方面虽然与肥大细胞有所不同，但其分化来源、异染性、IgE 受体特性及其功能方面很相似，在变态反应性炎症的发生过程中发挥协同，而又互相补充的作用。一旦 IgE 形成，即有选择地迅速将其 Fc 端与支气管黏膜下毛细血管周围或固有层的肥大细胞的表面，或血中嗜碱性粒细胞的表面 Fc 受体结合。它们都是 IgE 的靶细胞，可以接受大量的 IgE 分子。当 IgE 分子与气道黏膜下的肥大细胞牢固结合以后，机体即完成了致敏过程，处于特异性的致敏状态。

2. 反应期（reactive stage）　即攻击期（provoking stage），当引起机体产生某种特应性 IgE 的相同过敏原再次进入人体，接触已致敏的肥大细胞或嗜碱粒细胞时，每一个致敏抗原分子与两个或两个以上的肥大细胞膜上的 IgE 的 Fab 端相结合，产生立体异构现象（allosteric phenomenon），构成 IgE 的激发机制（triggering mechanism），使细胞外的钙、镁离子进入细胞内，激活一系列的酶原活性，使肥大细胞或嗜碱粒细胞发生脱颗粒，释放到细胞外。此类颗粒中含有多种化学活性介质，包括组胺、白三烯（慢反应物质）、缓激肽、5 - 羟色胺、嗜酸性粒细胞趋化因子、血小板激活因子、肝素等。

3. 激发期（exciting stage）　或称效应期（effective stage），即当各种化学活性介质从靶细胞内释出时所引起的支气管反应。这些活性介质具有很强的化学活性，当它们达到一定浓度时，即可使支气管的平滑肌收缩、痉挛，毛细血管扩张，通透性增高，血浆渗漏，腺体分泌增多，嗜酸性粒细胞等炎性细胞向病灶区募集等，使小气道狭窄，气流受限，通气功能下降，出现哮鸣和呼吸困难。

临床上要确定气道的变态反应性炎症是比较困难的，但进入 20 世纪 80 年代，随着哮喘患者痰液细胞学检查、支气管镜检查和支气管肺泡灌洗术、肺组织活检的逐步广泛地应用和哮喘病死者的尸体检查的研究，支气管哮喘的最主要的病理学变化是气道的炎症性反应的性质才得以明确，主要特点如下。

（1）在支气管黏膜的上皮组织中、黏膜下及气管腔内有大量的以嗜酸性粒细胞为主的炎症细胞浸润。同时淋巴细胞、巨噬细胞、肥大细胞、浆细胞和中性粒细胞亦可伴随存在，但与以中性粒细胞浸润为主的化脓性炎症，或以淋巴细胞浸润为主的慢性炎症截然不同，称之为"气道变态反应性炎症（airway allergic inflammation，AAI）"。

（2）在变态反应性炎症的作用下导致支气管上皮细胞坏死，脱落，上皮纤毛功能损害，上皮下或黏膜下神经末梢裸露，黏膜下腺体增生，杯状细胞增生，分泌亢进，基底膜增厚。

（3）黏膜下组织血管充血扩张，通透性增高，大量血浆及炎症细胞渗出。

（4）由于炎性细胞及血浆渗出导致支气管黏膜水肿，气管腔内分泌物积聚，甚至形成黏液栓，黏液栓中有大量嗜酸性粒细胞聚集。

以上种种由变态反应性炎症造成的小支气管的病理改变导致持久而弥漫的支气管通气障碍，构成支气管哮喘最主要的病理基础。这一理论和观念上的改变，必将导致哮喘病预防和治疗上的大变革。

由此可见，支气管哮喘的性质属于变态反应，而小支气管是主要的效应器官及组织。不过，这种机制是否就是变态反应性支气管哮喘发作的唯一机制，目前尚有很多争议。如 Ricci 等（1978 年）认为过敏性支气管哮喘亦可见于Ⅲ型变态反应。在支气管哮喘患者的血清中可以发现大量的自身抗平滑肌抗体（smooth muscle autoantibody），用荧光免疫法可以显示这种抗体集中分布在增厚的支气管基底膜及上皮层下。然而，若用外源性特异性抗原作皮肤试验，这些患者一般为阴性。

（三）炎症免疫细胞在支气管哮喘发病中的作用

1. 肥大细胞和嗜碱性粒细胞的激活和介质释放 肥大细胞和嗜碱性粒细胞是变应性炎症中释放炎性介质的主要效应细胞。肥大细胞主要分布于易发生变应性炎症的部位，如哮喘患者的支气管黏膜、肺泡等。嗜碱性粒细胞主要分布于周围血循环中。肥大细胞和嗜碱性粒细胞在变应性炎症中的激活和释放炎性介质过程是非常复杂的，其机制包含了 IgE 介导的机制和非 IgE 介导的机制两种形式，但近年来通过对纯化肥大细胞的研究发现肥大细胞与嗜碱性粒细胞释放炎性介质的方式和种类均有较多差异。

由 IgE 介导的肥大细胞释放介质的机制主要为：①过敏原进入机体使肥大细胞膜表面 IgE 受体分子间的搭桥交联；②搭桥交联后使细胞膜发生磷脂甲基化；③细胞膜磷脂甲基化导致的 Ca^{2+} 内流和传递激活信息以及 Ca^{2+} 内流前后的一系列酶的激活；④cAMP 的参与。

非 IgE 介导的肥大细胞和嗜碱细胞释放介质是借助 48 - 80 化合物、抗 IgE、钙离子载体 A23187、P 物质、刀豆素 - A 和右旋糖酐等的诱发，这些非特异性的介质促发剂在探讨肥大细胞释放炎性介质机制的实验中起重要作用。48 - 80 化合物诱发的介质释放过程与 IgE 介导的介质释放有许多相似之处，如作用潜伏期短，有钙离子内流过程等。48 - 80 化合物可以诱发迟发性的肥大细胞介质释放，其作用部位可能在细胞膜上，而不在细胞内。

近年的研究表明，肥大细胞表面存在着 IgG_4 受体，它们与 IgE 受体相似。变应原进入机体时，IgG_4 可以介导肥大细胞释放介质。同时还表明，在由 IgE 介导的迟发性介质释放中，IgG_4 可能担任重要角色。此外，C_{3a}、C_{5a} 等补体碎片、某些白细胞介素也可以引起肥大细胞的免疫性激活。

2. 嗜酸性粒细胞 变应性炎症是Ⅰ型变态反应的主要病理学特征。传统认为，Ⅰ型变态反应是由肥大细胞脱颗粒引起的，但近年来发现，嗜酸性粒细胞、巨噬细胞或单核细胞、淋巴细胞、中性粒细胞甚至血小板均在变应性炎症中起一定的作用，而且相继在嗜酸性粒细胞、巨噬细胞等细胞表面发现了低亲和力的 IgE 受体（FcR Ⅱ），提示 IgE 在Ⅰ型变态反应中不仅激活肥大细胞 - 嗜碱细胞，还能激活其他炎性细胞。

以嗜酸性粒细胞为主的炎性细胞浸润是变应性炎症的特征，它具有炎性损伤作用，是一种重要的炎症效应细胞。嗜酸性粒细胞可释放多种活性物质参与变应性炎症的调节，而且其表面具有大量的低亲和力 IgE 受体，在变应性炎症的维持和发展中起重要作用。

嗜酸性粒细胞活化后可以释放多种炎性介质，如白三烯（Leukotriene，LT）B_4、LTC_4和血小板激活因子（PAF）。现已知嗜酸性粒细胞是所有参与变应性炎症的细胞中合成 LTC_4和 D_4 能力最强的细胞。在某些刺激下低密度嗜酸细胞可比正常密度嗜酸性粒细胞产生更多的 LTC_4 和 D_4，但人类嗜酸性粒细胞仅产生少量 LTB_4。嗜酸性粒细胞活化后还可产生大量 PAF，后者具有强烈的嗜酸性粒细胞趋化活性，又可吸引大量嗜酸性粒细胞在炎症区域浸润，以致产生更多的 PAF，这种恶性循环是造成持续性变应性炎症的重要因素之一。

嗜酸性粒细胞还可合成多种上皮毒性物质如主要碱性蛋白（major basic protein，MBP）、嗜酸细胞阳离子蛋白（eosinophil cation protein，ECP）、嗜酸细胞过氧化物（eosinophil peroxide，EPO）和嗜酸细胞衍生的神经毒素（eosinophil derieved neurotoxin，EDN）等，这些物质对气道上皮、鼻黏膜上皮以及其他炎区组织均有较强的损伤作用。

3. 单核细胞或巨噬细胞　研究表明，单核细胞或巨噬细胞在变应性炎症中起主要效应细胞的作用，而且在支气管哮喘的发病机制中属于较为早期的效应细胞。它们的主要免疫功能是递呈抗原信息给 T 淋巴细胞，促其分泌多种细胞因子和炎性介质前体。

研究还证实在单核细胞或巨噬细胞表面有大量低亲和力 IgE 受体，激活这些受体（尤其是巨噬细胞的受体）可以产生数十种细胞因子和炎性介质，参与支气管哮喘的发病。巨噬细胞激活后可以释放 LTB_4、LTC_4、前列腺素和血小板激活因子等直接参与气道炎症的调节。还可通过合成组胺释放因子、IL-1、IL-8 和颗粒细胞单核细胞集落刺激因子（GM-CSF）等作用于其他细胞，间接参与变应性炎症的调节。总之，单核细胞或巨噬细胞以多种效应参与了变应性炎症的调节，它与 T 淋巴细胞、嗜酸性粒细胞、肥大细胞和中性粒细胞等相互作用以及巨噬细胞对变应性炎症的直接参与均对变应性炎症的形成有较复杂的相互影响。

4. 淋巴细胞　T 淋巴细胞和 B 淋巴细胞是变应性炎症中的重要调节细胞。IgE 既是在 T 淋巴细胞的控制和调节下，由 B 淋巴细胞合成的。如果能从 T 淋巴细胞调控 B 淋巴细胞的各种细胞因子中寻找出抑制 IgE 合成的因子，无疑将使变态反应疾病的治疗从目前的拮抗炎性介质来控制症状的水平上大大提高。通常认为 T 辅助细胞（Th）可以促进 B 淋巴细胞合成 IgE，而 T 抑制细胞（Ts）则可抑制 IgE 的合成。近年的研究发现，特应性患者周围血中 Th 细胞数目增多，功能增强，而 Ts 细胞数目减少或功能缺陷，Th/Ts 比例失调。

Th 可分 Th1 和 Th2 两种亚型。Th1 可以产生 γ-干扰素和 IL-2，而 Th2 则主要产生 IL-4、IL-5、IL-6 等。Th1/Th2 失衡在哮喘发病机制中起着非常重要的作用，他们通过各自的细胞因子作用于不同的效应细胞，引起一系列的病理生理反应，但 Th1/Th2 失衡并不能解释所有的病理生理现象。

T 淋巴细胞主要借助 IL-4 来促进 B 淋巴细胞合成 IgE。另一方面，T 淋巴细胞分泌的 γ-干扰素又可抑制 B 淋巴细胞合成 IgE。由此推测 IL-4 和 γ-干扰素的比例失调可能是 IgE 增高的主要原因，但从目前的临床研究来看，γ-干扰素并不能有效地控制变应性炎症的发生和发展，这主要可能与 γ-干扰素是一种多功能淋巴因子有关，值得进一步研究以得到更有效的抑制 IgE 合成的物质。

5. 中性粒细胞　动物实验表明，多形核白细胞在变应性炎症的发生和发展中也起一定作用。在变应性炎症发生前、发生过程中和发生后的炎区组织中均有不同程度的中性粒细胞增高,提示变应性炎症与多形核白细胞有一定关系。初步研究表明,多形核白细胞在变应性炎症中也可释放白三烯、前列腺素和血小板激活因子等,亦可以产生可引起皮肤肥大细胞再次释放炎性介质的组胺释放的活性物质,在迟发相皮肤反应中起重要作用。

6. 血小板 近十余年的研究已逐渐了解,血小板可能是变应性炎症中的效应细胞之一,血小板表面有低亲和力的 IgE 受体。在特应性患者的周围血中,具有 IgE 受体的血小板数目增加,并发现了在变应性炎症发生过程中有血小板激活的证据。血小板激活因子作为变应性炎症中的重要炎性介质而引起广泛重视,它可在变应性炎症中激活血小板,并使血小板释放血小板激活因子和组胺释放因子。近年还证实血小板对迟发相哮喘反应亦有一定作用。

(四)介质的致炎效应

随着肥大细胞、嗜酸性粒细胞、巨噬细胞等炎性细胞的激活,大量原发性炎性介质如组胺和大量继发性介质如白三烯、血小板激活因子、前列腺素等被释放到炎症局部区域组织中。根据释放炎性介质的种类、浓度和炎区的部位不同而引起相应的变应性炎症,导致不同的临床症状。但是不论原发性介质还是继发性介质,其致炎效应过程都依赖以下三种作用:

1. 促炎作用 这些介质可以使炎症区毛细血管扩张充血,渗漏增加,水肿形成甚至微血栓形成,这就是组织的炎性损伤。除支气管黏膜以外,皮肤、鼻黏膜、消化道黏膜也易发生变应性炎症。其特征因发生的组织不同而有所区别,但其共同特征是在炎症早期以渗出性炎症为主,而长期反复发作可导致增生性炎症,并可形成不可逆转的炎性损伤。

2. 炎性细胞趋化作用 这些介质多具有对炎性细胞的趋化作用,吸引嗜酸性粒细胞、巨噬细胞、中性粒细胞和淋巴细胞聚集在炎症部位。某些介质还可激活这些炎性细胞,从而加重局部的炎症反应。炎性细胞的趋化与多种细胞膜上的糖蛋白黏附分子的激活有密切关系。

3. 致痉作用 这些介质多具有对支气管平滑肌、肠道平滑肌的致痉作用,这可以导致管腔狭窄从而引发哮喘和肠痉挛,使气道的气流受限。

(五)白细胞介素在哮喘发病中的作用

白细胞介素(简称白介素,IL)是与哮喘发病有密切关系的一组细胞因子,1979 年在瑞士召开的第二届国际淋巴因子会议上,将白细胞间相互作用的一类细胞因子统一命名为白细胞介素(IL),当时主要为白细胞介素 1~8,其后又发现许多白细胞介素,如 IL-1α、IL-1β 及 IL-9~14。目前已知与哮喘发病关系比较密切的白细胞介素为以下数种:

1. 白介素 4(IL-4) 1982 年发现,由活化的 T 细胞产生,是一种促进白细胞增殖的因子,也称为 B 细胞生长因子(BCGF-I)或 B 细胞刺激因子(BSF-I)。不同浓度的 IL-4 可使 B 细胞合成不同类型的免疫球蛋白(Ig),例如产生 IgE 及部分 IgG。IL-4 促进肥大细胞增殖并使 CD23 表达 IgE 受体。IL-4 和 IL-3 共同作用时可进一步促进肥大细胞增殖,因此 IL-4 与 IgE 的产生和其受体表达,即与 I 型变态反应的发病有关。哮喘属 IgE 介导的 I 型变态反应性疾病,现已有文章报道,哮喘发作期和缓解期外周血中 IL-4 水平升高、分泌 IL-4 细胞增加,IL-4 值和分泌 IL-4 细胞阳性率与血清中 IgE 水平有显著相关性。γ-IFN 对 IL-4 有拮抗作用,它不仅可抑制 IL-4 刺激 IgE 的生成,也可抑制 IgE 受体的产生。哮喘的发病可能与 IL-4/γ-IFN 平衡失调有关;临床应用 γ-IFN 来抑制 IL-4 的产生,减少 IgE 合成,从而达到抗哮喘的作用。

2. 白介素 5（IL-5） 又称 B 细胞生长因子-Ⅱ（BCGF-Ⅱ）、嗜酸性粒细胞集落刺激因子（E-CSF）或嗜酸性粒细胞分化因子（EDF），有促进抗原刺激 B 细胞分化成为产生抗体的浆细胞、调节抗体水平及激活、增殖、分化吸引嗜酸性粒细胞的作用。这些作用都可能参与哮喘过敏性炎症的发生。

3. 白介素 8（IL-8） 1986 年发现，1989 年命名为白细胞介素 8（IL-8）。它主要为单核细胞产生的一种中性粒细胞趋化因子。内皮细胞、成纤维细胞和表皮细胞等也能产生 IL-8。白介素 8 能吸引中性粒细胞、T 细胞和嗜碱性粒细胞，尤其使中性粒细胞黏附在上皮细胞上，使之激活并释放溶菌酶。它还能刺激中性粒细胞产生白细胞三烯 B_4（LTB_4）。白细胞三烯 B_4 进一步吸引多形核白细胞到气道，参与气道炎症反应。白介素 8 还可刺激嗜碱性粒细胞，使它释放组胺，参与哮喘的发病。

4. 白介素 3（IL-3） 1981 年发现，它与其他细胞因子一起共同促进巨噬细胞、中性粒细胞、嗜酸性粒细胞、嗜碱性粒细胞、肥大细胞、巨核细胞的产生和分化，还可促进嗜酸性粒细胞与血管内皮细胞的粘连，加强它们之间的作用，从而加重气道过敏性炎症。

5. 白介素 10（IL-10）和白介素 12（IL-12） 哮喘是以 Th2 亚型的 T 辅助细胞（Th）反应为特征的气道炎症性疾病。许多实验证明可以受 IL-10 和 IL-12 调节，IL-10 使 T 细胞去活化，因此造成过敏性哮喘时 Th2 的耐受性，而 IL-12 可使反应适于 Th1 类型。肺泡巨噬细胞（AM）可分泌这两种细胞因子，因而调节哮喘时 T 细胞的作用。IL-10 和转移生长因子 β（TGF-β）可以抑制 B 和 T 细胞、IgE 产生、肥大细胞增生，而且可引起嗜酸性粒细胞的凋亡。因此这些细胞因子是与哮喘和过敏有关的候选基因。流行性感冒 A 病毒感染可使 IL-10 产生减少 IL-10，而甲泼尼龙却可以上调单核细胞 IL-10 的产生。

（六）白细胞三烯在哮喘发病中的作用

白细胞三烯（简称白三烯，LTs）是由普遍存在的花生四烯酸（AA）合成的重要介质，在哮喘发病中起着重要的作用。目前有足够的根据说明哮喘患者体内的白三烯增加，实验结果表明，哮喘和特应性体质患者血中白细胞的 LTB_4 和 LTC_4 要比正常人高 3~5 倍。哮喘稳定期患者血浆的 LTC_4 和 LTD_4 的含量也高于健康人。白三烯参与了哮喘发病的各种病理生理过程，如：支气管痉挛、支气管黏膜的微血管渗漏、黏液分泌增加和富含嗜酸细胞的炎症细胞浸润。

1. 收缩支气管 半胱氨酰白三烯有强力收缩气道平滑肌的功能，LTC_4、LTD_4 收缩平滑肌的能力相当，比组胺至少强 1 000 倍，因此以往称之为过敏性慢反应物质（Slow Reacting Substance of Anaphylaxis，SRS-A）。LTE_4 收缩平滑肌效应的有关报告不一，有的作者认为与其他半胱氨酰白三烯相当，但也有报告 LTE_4 收缩平滑肌的活性只有其他半胱氨酰白三烯的 1/100~1/1 000。

半胱氨酰白三烯对健康人和哮喘患者的支气管均有收缩作用，但哮喘患者吸入白三烯后的反应比健康人强烈得多。其中 LTC_4 和 LTD_4 的作用相当，而 LTE_4 则只有它们的 1/30~1/100。就起效时间而言，LTD_4 和 LTE_4 在服药后 4~6 分钟即开始发挥作用，而服 LTC_4 后需 10~20 分钟才起作用。因为人类与豚鼠不同，豚鼠有 LTC_4 和 LTD_4 的对应受体，而人只有 LTD_4 受体，而无 LTC_4 受体。LTC_4 必须首先转化为 LTD_4 方能起作用，因此它对支气管的收缩是"迟到"的作用。白三烯受体的分子结构目前还不清楚。

Adelroth 等以呼气峰流速下降 30% 为额度，对健康人和哮喘患者进行气道激发试验，结果发现哮喘患者所需的乙酰甲胆碱的累积量只相当健康人的 1/80，所需的 LTD_4 量只有健康人的 1/13。这表明乙酰甲胆碱对支气管的非特异刺激强度为 LTD_4 的 6 倍（也有报告 1～10倍）。LTB_4 具有很强的趋化作用，但不引起平滑肌收缩。

有些学者还报道，雾化吸入半胱氨酰白三烯时，药物对支气管的激发效果与呼吸状态有关，深呼吸可减弱激发效应。通常认为深呼吸使外周气道打开，深呼吸减弱激发效应表明半胱氨酰白三烯对外周气道也有作用。因此可见，半胱氨酰白三烯对气道具有外周和中心双重效应。

2. 增加血管通透性　在炎症反应中，血管通透性增加发生于毛细血管后静脉，由于血管内皮裂隙形成或扩大，使大分子物质外漏，继而水分渗出，水肿即形成。前列腺素、缓激肽和血小板激活因子（PAF）等介质参与这一过程。实验证明半胱氨酰白三烯可明显增加血管的渗漏。

3. 促进黏液分泌　哮喘发作的病理特征之一是黏液分泌增多，并进而引起气道阻塞。严重哮喘时可形成黏液栓塞，其栓子是黏膜下腺分泌的黏液与富含嗜酸性粒细胞及中性粒细胞的炎性渗出液的混合物。组胺、前列腺素、血栓素及血小板激活因子等介质参与这个过程。现已证明半胱氨酰白三烯是所研究的促黏液分泌素中最活跃者之一。狗的实验也证明 LTC_4 的存在使气管黏膜下腺分泌的黏液增加。

4. 细胞浸润　LTB_4 是中性白细胞的强趋化剂，但其他半胱氨酰白三烯似无趋化作用。

5. 提高气道高反应性　半胱氨酰白三烯可提高气道反应性，但较组胺或乙酰甲胆碱的作用弱。然而，吸入半胱氨酰白三烯能够增加哮喘患者的气道对组胺的敏感性，这种作用可持续 7 天。这些效应说明白三烯在哮喘患者气道高反应的发生机制中起着重要作用。

半胱氨酰白三烯至少须与两种不同的高亲和性立体选择性膜结合受体，即 cys LT_1 和 cys LT_2 相互作用。cys LT_1 受体（其性质目前已比较了解）存在于包括人在内的多种动物的肺。半胱氨酰白三烯与哮喘有关的病理生理学基础均由受体的刺激所介导。根据上述原理，科学家们新近研究并生产了白三烯受体阻断剂（如"安可来"和"顺尔宁"），经临床实践证明对于控制哮喘的临床症状有较好的疗效。

（七）气道炎症与气道高反应性

通过大量动物实验和哮喘患者的支气管激发试验，包括乙酰甲胆碱及组胺等非特异性激发试验和各种变应原的特异性激发试验，均证明支气管哮喘患者都有程度不等的气道高反应性（airway hyper reactivity，AHR）。所谓 AHR 实际上就是气道的易收缩性和易舒张性，它基于气道的变态反应性炎症，可能的机制有以下几种。

（1）炎症导致的气道上皮损伤，使黏膜屏障功能下降。

（2）炎症使气道神经末梢受损或裸露，使对各种刺激的敏感性提高。

（3）炎症使气道黏膜纤毛黏液毡的清除功能下降，利于变应原或刺激物的沉积，激发特异性抗原抗体反应。

（4）炎症导致嗜酸性粒细胞释放各种毒性蛋白，包括主要碱性蛋白（major protein）、嗜酸性粒细胞阳离子蛋白（eosinophil cationprotein）、嗜酸性粒细胞神经毒素（eosinophil neurotoxin）、嗜酸性粒细胞过氧化物（eosinophil peroxidate）等。此类生物活性物质均可提高气道上皮对外界刺激的敏感性。

（5）变态反应性炎症细胞激活后释放芳基硫酸酶、透明质酸酶、溶酶体酶等激动气道平滑肌受体，使平滑肌应激功能降低。

（6）变应性炎症使毛细血管扩张血流变慢，导致各种血管内细胞的黏附分子表达，向血管外转移，加重局部的炎症反应，使气道反应性呈持续而循环反复地增高。

实际上气道高反应性的形成机制十分复杂，少数慢性支气管炎患者，甚至有些正常人，气道激发试验也可显示"气道高反应性"。据文献报道，无哮喘病、无 COPD、不吸烟的正常成人作气道反应性测定时，约 20% 的受试者可有不同程度反应性升高，说明除变态反应性炎症以外，还有一些体质性因素可以影响气道高反应性的发生。这些人日后可能成为支气管哮喘的潜在发病者。

（刘颖慧）

第二节　诊断与鉴别诊断

支气管哮喘是一个全球性的严重健康问题。它是一种慢性疾病，累及各年龄组。病情严重者可致命。中国约 2000 万人患有哮喘。患病率在不断增加，尤其是在青少年。哮喘诊断不足是一个普遍的问题。全世界范围内都存在哮喘未能得到充分诊断的问题。儿童和成人（尤其是老年人）的流行病学研究都一致表明，哮喘诊断不足的情况非常普遍，后果是许多患者得不到治疗。出现这种情况的一部分的原因是许多患者在得到医师的诊断意见前已经耐受了间歇发作的呼吸道症状（胸痛例外）。引起哮喘诊断不足的另一个重要因素是症状的非特异性，这可能使接诊的卫生保健专业人员将哮喘诊断为其他疾病。必须记住，建立正确的哮喘诊断是给予合适药物治疗的基础。在儿童中，哮喘被诊断为各种类型支气管炎的情况并不少见，其结果是，连续采用多个疗程的抗生素和止咳药物对患者进行不恰当和无效的治疗。虽然，"哮鸣并不都是哮喘"这句格言经常被人引用，而且在"鉴别诊断"章中谈到许多疾病可以呈现哮鸣音或哮喘样症状，但哮喘是哮鸣和相关症状主要原因的事实是客观的。因此，更可取的观点是"除非已证实是其他疾病，所有哮鸣都应首先被视为是哮喘"。

一、临床诊断

哮喘经常可以根据症状做出诊断。但是，肺功能测定，尤其是肺功能异常的可逆性可以大大增强诊断的可靠性。

1. 病史和症状　夜间咳嗽、反复喘鸣和胸闷、阵发性呼吸困难等临床病史经常能提示哮喘的临床诊断。症状常在夜间出现，患者被唤醒；过敏性鼻炎、荨麻疹常伴随哮喘。症状常因以下情况加剧：上呼吸道病毒感染、屋尘螨、动物皮毛，包括羽毛、运动花粉、气候变化、情绪变化（大笑，大哭）、化学气体等。另外，有哮喘和特发性疾病的阳性家族史也有助于指导诊断。平喘药物治疗有效，除外其他疾病引起的喘息也有助于诊断。

2. 体格检查　本病患者多呈呼气性呼吸困难，严重时口唇与指甲出现发绀。颈静脉于呼气时怒张。胸部呈过度充气征象，胸廓饱满，叩诊过清音，听诊呼气音延长，布满哮鸣音，严重者有明显的三凹征。两肺以呼气期为主的哮鸣音，是诊断哮喘的主要依据。一般哮鸣音的强弱和气道狭窄及气流受限的程度相一致，哮鸣音越强说明支气管痉挛越严重。但不能仅靠哮鸣音的强弱和范围来估计哮喘的严重程度，因为气道极度收缩加上黏痰阻塞时，气流减弱或完全受阻，哮鸣音反而减弱，甚至完全消失，这可能是病情极重的表现。应当进行血液气体分析，准确判断。合并肺部感染时，可闻及湿啰音。如果就诊时肺部听诊未闻及哮鸣音，但既往病历中有过两肺闻及哮鸣音的记载，也是诊断的依据。

3. 变应原　变应原的测试通过皮肤试验或测定血清特异性 IgE 来确定哮喘是否有过敏成分。变应原的测试无助于哮喘的诊断，但有助于发现哮喘的危险因素以便向患者建议合适的环境控制措施。在儿童、反复咳嗽的个人、老年人以及暴露已知可引起哮喘的职业接触物质的个人，应考虑哮喘的诊断。

4. 肺功能检查　哮喘患者对自己的症状和疾病严重程度通常都认识非常不足，尤其是对轻中度哮喘和慢性持续性的哮喘，主要是患者已经耐受，不能引起重视。相反，医师对重度哮喘患者症状如呼吸困难和哮鸣的评估可能也是不准确的，也就是说：哮鸣音的多少与气流阻塞的程度并不成比例。因而肺功能测定，尤其是肺功能异常的可逆性，可对气流受限做出直接评估。测定肺功能的变异性可对气道高反应性做出间接评估。

哮喘患者肺功能检查有呼吸生理性改变包括有呼气流速受限的肺功能表现（发作时）、气道功能可逆性改变（支气管扩张试验阳性或峰流速变异）、气道对外界刺激的（支气管激发试验阳性）高反应性等是哮喘重要的诊断手段。

（1）在年龄 >5 岁的患者中，最有助于哮喘诊断的肺功能指标包括：1 秒用力呼气容积（FEV_1）、用力肺活量（FVC）、呼气峰流速（PEF）和气道高反应性。

（2）肺容量测定：FEV_1 和 FVC 可在用力呼气时用肺量仪检测。肺量测定可以反复进行，但有赖于患者的用力情况；因此必须正确指导患者做好用力呼气动作，记录 2 次或 3 次记录中的最佳值。

（3）呼气峰流速：对哮喘的诊断和治疗有重要作用的一项辅助工具是峰流速仪。在一些国家，可以根据医师的处方给予提供峰流速仪。最近生产的峰流速仪相当便宜，为便携式，用塑料制成，可以理想地用于患者在家中对哮喘进行每日客观监测。

（4）气道高反应性：对于症状与哮喘一致但肺功能检查正常的患者，乙酰甲胆碱和组胺的气道反应性测定或运动激发试验可能有助于确定哮喘诊断。

5. 测定气道炎症的无创性标志物　可以通过检查自发生成痰液中或高渗盐水诱发痰液中的嗜酸细胞和异染细胞来评估与哮喘相关的气道炎症。

二、诊断标准

1. 2002 年支气管哮喘诊断标准

（1）反复发作喘息、气急、胸闷或咳嗽，多与接触变应原、冷空气、物理、化学性刺激、病毒性上呼吸道感染、运动等有关。

（2）发作时在双肺可闻及散在或弥漫性，以呼气相为主的哮鸣音，呼气相延长。

（3）上述症状可经治疗缓解或自行缓解。

（4）症状不典型者（如无明显喘息或体征）应至少具备以下一项试验阳性：①支气管激发试验或运动试验阳性；②支气管舒张试验阳性：1 秒钟用力呼气容积（FEV_1）增加 15% 以上，若基础 FEV_1（或 PEF）<80% 正常值，吸入 β_2 激动剂后 FEV_1（PEF）增加 15% 以上且 FEV_1 增加绝对值 >200ml；③最大呼气流量（PEF）日内变异率或昼夜波动率≥20%（PEF 变异率用呼气峰速仪测定，清晨及入夜各一次）。

24 小时 PEF 变异率 = （$PEF_{最高}$ － $PEF_{最低}$）/ [1/2（$PEF_{最高}$ ＋$PEF_{最低}$）] ×100%

（5）其他疾病所引起的喘息、气急、胸闷和咳嗽。

符合（1）~（4）条或（4）、（5）条者，可以诊断为支气管哮喘。

2. 评价哮喘气道炎症的方法　近年来对哮喘气道炎症的存在和严重性的诊断有以下几种，可供临床选择：

（1）气道反应性测定：一般采用组胺或乙酰甲胆碱雾化吸入法或蒸馏水吸入法测定，气道高反应性（BHR）的程度与炎症的程度有显著相关。经抗炎治疗后，BHR 可消失或明显降低。见表 3 - 1。

表 3 - 1　组胺吸入顺序和剂量

顺序	1	2	3	4	5	6	7	8	9
浓度（mg/ml）	3.125	3.125	6.25	6.25	25	25	25	50	50
吸入次数	1	1	1	2	1	2	4	4	8
累积量（μmol）	0.03	0.06	0.12	0.24	0.49	0.98	1.8	3.9	7.8

如以组胺浓度计算，按浓度 0.03 ~ 16mg/ml，倍倍递增稀释，潮气呼吸，每一浓度吸 2 分钟，吸完后测 FEV_1，至 FEV_1 较基础值降低 20%，试验终止，吸入适量支气管扩张剂。吸入浓度（使 FEV_1 较基础值下降 20%）< 8mg/ml，或累积量（使 FEV_1 较基础值下降 20%）< 7.8μmol/ml 为气道反应性增高。

（2）呼出气一氧化氮（NO）浓度测定：采用化学发光法连续测定呼出气 NO 浓度。正常人一般 < 20ppb，哮喘患者一般达到 80ppb 以上，且炎症越明显，NO 呼出浓度越高，经抗炎治疗后，又明显降低。

（3）血清嗜酸性阳离子蛋白（ECP）浓度测定：在实验性吸入抗原激发试验中，迟缓型哮喘反应的发现及严重程度与血清中 ECP 浓度密切相关，在运动激发性哮喘亦有类似现象。血清 ECP 浓度亦与气道高反应性程度（组胺激发）呈正相关，因而血清 ECP 测定是判定哮喘气道炎症程度的参考指标。血清 ECP 的正常值为 6.0μg/L（2.3 ~ 15.9μg/L）。

3. 非典型哮喘的诊断　典型支气管哮喘容易诊断，非典型哮喘易被疏忽，致造成误诊，临床需予重视。

（1）咳嗽变异型哮喘：这类哮喘常被误诊为支气管炎，但按支气管炎治疗效果不佳。该型哮喘主要症状为咳嗽，多为干咳，或有少许黏液痰，夜间及凌晨发作多，遇冷空气或刺激性气体易诱发发作，有一定季节性。体查常无阳性体征，肺功能检查正常、胸片正常。确诊有赖气道反应性测定，组胺或乙酰甲胆碱激发试验阳性，或支气管舒张试验阳性。按支气管哮喘使用支气管扩张剂或皮质激素治疗有效。

（2）慢性支气管炎合并支气管哮喘：以往常将这型支气管哮喘统称为喘息型慢性支气管炎，这类患者常有多年慢性咳嗽、咳痰史，近年来间有发作性喘息症状者，需注意本症可能。确诊可用 24 小时呼气峰速 PEF 变异率。若变异率 ≥ 20% 为阳性；亦可用支气管舒张试验，吸入支气管扩张剂（如舒喘灵、叔丁喘息）后 15 分钟，FEV_1（或 FVC）增加 15% 以上为阳性，两项中任何一项阳性都可确诊并存支气管哮喘。

（3）支气管扩张合并哮喘：有资料统计约有 28% 支气管扩张患者合并哮喘，对患者的确诊亦可采用上述同样方法。

（4）隐匿型哮喘：具有气道高反应性的患者，虽临床上未发现有哮喘症状，但在接触过敏原或存在呼吸道感染时可出现咳嗽或胸闷等非典型哮喘症状，有人认为这类患者属隐匿型哮喘。血清 ECP 浓度显著高于正常值（6μg/L）者易受一些刺激因子刺激而诱发哮喘，所以血清 ECP 浓度可作为这类哮喘诊断的参考指标。其中部分患者可以发展为典型哮喘。

三、鉴别诊断

从支气管哮喘的概念中我们可以得到这样的信息：支气管哮喘是多种细胞和细胞组分参与的气道慢性炎症性疾患。气道的慢性炎症导致气道高反应性，并引起反复发作性的喘息、气急、胸闷或咳嗽症状，常在夜间和/或清晨发作、加剧，通常出现广泛多变的可逆性气流受限为特征，大部分患者经一段时间后可自行缓解或经药物治疗而缓解。但临床上除哮喘外，还有一些疾病在慢性气道炎症基础上反复加重的特点，需要鉴别。

从哮喘的病理生理学出发，哮喘有以下几个特点：①哮喘是一种可逆性气流受限性疾病，气流受限可自行缓解或经支气管舒张剂治疗而缓解；②哮喘存在气道的高反应性，在各种刺激的作用下可引起炎性细胞激活，释放大量炎性介质引起支气管平滑肌痉挛，使气道的气流受限；③气流受限呈反复发作特点。存在发作与缓解交替的特点，发作可有一定的规律性。但当哮喘与其他疾病混合存在时应注意甄别，特别是 COPD。

从支气管哮喘的临床表现来看，哮喘患者有长期性和发作性的特点，临床上表现为反复发作性的喘息、气急、胸闷或咳嗽症状。喘息、气急、胸闷，即为呼吸困难，哮喘患者发作时以呼气性呼吸困难为特点。某些特殊类型的哮喘如咳嗽变异性哮喘在临床上表现为反复发作性的咳嗽为特点。体征上哮喘发作时可见双肺广泛性呼气期为主的高调哮鸣音，呼气期明显延长，称为哮鸣音。哮鸣音的强弱与气流受限程度相关。而缓解期可无任何阳性体征。但不典型左心衰竭可以有相似发作性喘息征象，甚至急性肺栓塞早期都可能与不典型哮喘发作症状相似，而需要鉴别。

总之，所有可引起呼吸困难症状、肺内可闻及呼气相高调喘鸣音、可引起气流受限的疾病都应与支气管哮喘相鉴别。

（一）慢性阻塞性肺疾病（COPD）

COPD 也是一种以气流受限为特征性的肺部疾病，这种气流受限表现为不完全可逆并呈进行性发展为其特点，临床上可以伴有喘息甚至以喘息为主，特别是需要与老年哮喘患者鉴别。

首先，COPD 与慢性支气管炎密切相关。绝大多数 COPD 患者先有 10 年左右慢支病史。慢性支气管炎的诊断要求患者每年慢性咳嗽、咳痰 3 个月以上，并连续 2 年。慢性支气管炎也属于气道的慢性炎症，不同于哮喘的关键要素是：慢性支气管炎是呈进行性发展的、以咳嗽咳痰为主要临床特点的疾病。在一部分患者伴有气流受限，因而加重时有喘息症状；而另一部分早期尚无气流受限，通常不伴有喘息，鉴别不难。在疾病稳定期或缓解期，肺功能检查对慢支与哮喘诊断有重要提示价值。当肺功能检测存在不完全可逆的气流受限时，慢支COPD 可能性增加；而在缓解期肺功能正常、发作时明显气流阻塞者提示哮喘。COPD 患者不但存在不完全可逆气流阻塞，而且通常程度比慢性支气管炎明显。

另外，从病理和病理生理方面，肺气肿与哮喘差异巨大。了解这些对临床鉴别非常重要。COPD 是指肺部远端的呼吸单位出现异常持久的扩张（包括呼吸性细支气管、肺泡管、肺泡囊和肺泡），并伴有肺泡壁和细支气管的破坏而无明显的纤维化，"破坏"是指呼吸性气室扩大且形态缺乏均匀一致，肺泡及其组成部分的正常形态被破坏和丧失。各种有害物质引起气道上皮损伤，纤毛运动减弱和巨噬细胞吞噬功能降低；黏液腺肥大，杯状细胞增生，黏液分泌增多，气道净化能力下降；黏膜充血水肿、黏液积聚，容易合并感染。慢性炎症及吸烟刺激黏膜下感受器，引起副交感神经亢进，支气管平滑肌收缩，引起气道狭窄，气流受限。同时烟雾中的有害物质可以激活巨噬细胞、中性粒细胞等炎性细胞，可以释放大量炎性介质，诱发周围气道及肺实质的炎性反应，炎性细胞释放多种蛋白酶，其中有中性粒细胞弹性酶、组织蛋白酶、基质金属蛋白酶等，蛋白酶造成肺组织弹性结构的破坏，降解弹性蛋白和胶原。香烟的烟雾中也存在大量的氧化剂，活化的炎性细胞也能产生大量的内源性氧化剂。氧化剂可加强弹性酶的活性和增加黏液的分泌，并能抑制蛋白酶抑制剂，引起蛋白酶-抗蛋白酶失衡，从而加强了蛋白酶对肺组织的破坏作用。环境因素中还包括感染。感染是COPD发病和加剧的另一个重要因素，下呼吸道感染和慢性炎症加剧肺的损伤，造成了呼吸道纤毛清除系统的破坏，使寄植于上呼吸道的细菌移植于下呼吸道。肺组织的炎症导致气道壁的损伤和修复过程反复的循环发生。修复过程导致气道壁结构的重塑，胶原含量增加及瘢痕形成，这些病理改变是COPD气流不完全可逆受限的主要病理基础。COPD的病理改变包括4个部分，中心气道（内径>2mm的有软骨环的气道）、外周气道（内径<2mm的无软骨环的气道），肺实质和肺血管。在中心气道表现为支气管腺体肥大，杯状细胞化生、气道上皮鳞状化生、纤毛缺失及功能障碍，平滑肌及结缔组织增生，炎性细胞浸润。外周气道改变与中心气道类似，随病情进展，气道壁有胶原沉积和纤维化。肺实质终末细支气管远端气腔异常扩张，形成肺气肿。肺血管病变于早期为管壁增厚，内皮功能障碍，逐渐出现血管壁平滑肌增生，晚期有胶原沉积和毛细血管床破坏，与缺氧等因素引起功能性肺血管收缩共同作用，引起肺循环阻力增加，最终导致肺动脉高压和肺心病。

在以上病理和病理生理改变下，COPD患者的临床症状通常以慢性咳嗽为首发症状，初期咳嗽为间歇性，体位改变时重，通常为晨起排痰，随病情发展以后早晚或整日均有排痰，咳痰通常为少量黏液性痰，合并感染时痰液性状及量均改变，表现为咳大量脓性痰。气短和呼吸困难是COPD的标志性症状，提示已合并肺气肿，初起为劳力后发生，随肺功能逐年恶化以至静息状态下也可有气短症状。喘息和胸闷不是COPD的特异症状，见于重症患者。体征上表现为肺部过度充气、膨胀引起形态改变，桶状胸及呼吸浅速、辅助呼吸肌参与呼吸运动，重症患者表现为胸腹矛盾运动，提示呼吸肌疲劳，患者采用缩唇呼吸以对抗呼气相气道过早关闭而增加呼出气量，相当PEEP的作用。叩诊肺部过清音，心浊音界缩小，肺肝界下移。听诊双肺呼吸音低，呼气延长，偶可闻及干、湿性啰音，合并感染时啰音明显。

而哮喘的病理与病理生理改变与COPD不同。如前所述，主要是不同级别气道的慢性炎症，虽然也包括上皮、黏膜增厚、肌层组织增生，但早期并不明显，因而缓解期气流阻塞不明显。只在发作期出现喘息或伴随咳嗽、少量咳痰。除非合并COPD，一般无上述肺气肿征象。

COPD的诊断主要根据病史、危险因素接触史、体征及实验室检查等资料，综合分析而确定。其中肺功能检查为COPD诊断的金指标，不完全可逆性气流受限是诊断的必备条件。在吸入支气管舒张剂后行肺功能检查，$FEV_1 < 80\%$预计值及$FEV_1/FVC < 70\%$可确定患者存在不可逆性气流受限。气流轻度受限时可有或无临床症状。

（二）变应性支气管肺曲菌病

变应性支气管肺曲菌病（ABPA）简称变应性曲菌病。其特征为对存在于支气管分支的烟曲菌抗原呈现免疫反应，并引起肺浸润和近端支气管扩张。ABPA 属嗜酸性粒细胞肺炎中较常见的一种。由于其主要临床症状包括哮喘样发病，在疾病早期大多数按哮喘处理，目前认为从发病机制及病情演变上 ABPA 与哮喘完全不同，常常需要反复评估、动态观察，并进一步收集相关证据明确诊断。但是，随着研究深入，是否会将其纳入特殊类型哮喘有待进一步探讨。下面主要论述 ABPA 的特点，以资鉴别。

引起 ABPA 变应原主要为曲菌属，其中以烟曲菌（Af）最为常见。病理有如下特点：①支气管中含有大量稠厚的黏液，其中有纤维素、嗜酸性粒细胞和夏科—雷登晶体，还可能见到曲菌菌丝，但曲菌不侵入支气管壁。后者是将其排除侵袭性曲菌感染的主要证据；②上叶支气管可能有扩张和由于小支气管黏液堵塞致部分萎缩；③显微镜检查有支气管中心性肉芽肿，支气管壁充满炎症细胞，包括组织细胞、淋巴细胞、浆细胞和嗜酸性粒细胞；④支气管壁被断续损坏，以胶原代替黏膜下层的腺体和平滑肌纤维。

发病机制认为是 Af 孢子吸入到中等大小的段支气管的黏痰中，生长繁殖，发出菌丝，释放抗原，致敏肌体，引起系列免疫反应如特异性 IgE 和 IgG 的产生等。免疫反应和 Af 分泌的蛋白溶酶引起肺浸润、组织损伤和中心性支气管扩张。同时 Af 分泌的蛋白溶解酶也会损伤纤毛的功能。

临床无特征性表现，最常见的症状是哮鸣，同时也可有发热、咳嗽、头痛、胸痛、腹痛、全身不适、乏力、食欲减退和消瘦等酷似感冒的非特异性症状。胸痛的部位和肺浸润的部位一致，若出现杵状指和持续发绀体征表示疾病已进入晚期。体征可不明显，在肺浸润部位可能听到捻发音、支气管呼吸音或哮鸣音。支气管黏液嵌顿可引起肺不张甚至肺萎陷，体检时呼吸音减低或出现管样呼吸音。当 ABPA 的肺浸润波及胸膜可引起胸膜炎，吸气时可伴胸壁活动受限和胸膜摩擦音。存在中心性支扩患者可有不同程度咯血。

痰液呈白色黏痰或呈泡沫痰，合并感染时为脓性痰，偶可咳出棕色或墨绿色胶冻样痰栓，真菌涂片可能查到真菌菌丝。曲菌的速发型皮肤反应阳性；皮肤双向反应在部分患者呈阳性，双向反应于速发型反应 4~8 小时局部出现一边界不十分清楚的红斑和硬结，24 小时后消失。外周血检查嗜酸性粒细胞明显增多，分类≥8% 或计数≥0.6×10^9/L，大多数在（1.0~3.0）×10^9/L，若嗜酸性粒细胞分类>40% 时，患 ABPA 的可能性反而不大。血清总 IgE 水平明显增高，大于正常值 2 倍有诊断意义。应在使用糖皮质激素之前检查。血清中可检出抗 Af 的沉淀抗体。抗 Af 的特异性 IgE 和特异性 IgG 增高。升高的抗 Af 的特异性 IgE 和特异性 IgG 是 ABPA 活动的敏感指标。若引起疾病的变应原非 Af，则特异性抗体检测无意义。应用血清反应并结合临床症状将 ABPA 分为活动期、中间期与缓解期。活动期特异性 IgE – Af 和 IgG – Af 明显增高。胸部 X 线检查可见包括肺浸润、肺气肿、肺不张、肺纤维化、肺叶收缩伴肺上移、空泡、气胸等非特异性表现。浸润阴影是胸片中常见和最早出现的异常改变，并且有暂时性、反复性、移行性的特点，应用糖皮质激素可促进浸润阴影的消散。若同一部位反复出现浸润阴影应考虑局部形成中心性支气管扩张的可能性。中心性支气管扩张为 ABPA 特异性影像变化，在胸部平片上表现为特征性的平行线阴影、环形阴影、带状或牙膏样阴影、指套样阴影等。HRCT 对诊断中心性支气管扩张较敏感且特异。肺功能检查于急性发作时存在可逆的阻塞性通气障碍，以及限制性通气障碍。

对于 ABPA 的诊断应有如下标准，参考 1997 年 Greenberger 等制订的 5 个必需的诊断条件。

1. ABPA – CB 诊断标准

（1）哮喘，甚至是咳嗽变异性哮喘或运动诱发哮喘。

（2）中心性支气管扩张（CB）。

（3）血清总 IgE 升高（≥1 000mg/ml）。

（4）对 Af 出现阳性的速发型皮肤反应。

（5）血清 IgE – Af 或 IgG – Af 升高，或两者兼有。

若 HRCT 未发现 CB，则诊断 ABPA – S。

2. 分期　本病分 5 期

第 I 期（急性期）：具备所有诊断条件。治疗 1 个月后，肺部浸润消散，哮喘好转，痰栓减少，痰 Af 转阴，外周血嗜酸性粒细胞减少，至第 6 周血总 IgE 下降 35% 以上。

第 II 期（缓解期）：以泼尼松治疗后至少 6 个月肺部未再出现浸润阴影，血清总 IgE 下降而稳定，但仍维持在较高水平。泼尼松可减量或停用，而 ABPA 未加重。

第 III 期（恶化期）：在缓解期后又出现了如第 1 期的症状。新的肺浸润出现，总 IgE 水平升高，可伴有呼吸困难、哮喘、发热（一般 38.5℃ 左右）、咳嗽等不适症状。再次应用泼尼松可使肺浸润消散，总 IgE 下降。

第 IV 期（依赖皮质激素哮喘期）：患者无法停用激素，总 IgE 可正常或显著升高，血清 IgE – Af 或 IgG – Af 升高。

第 V 期（纤维化期）：反复发作引起肺纤维化，导致不可逆性阻塞性和限制性通气功能障碍。出现呼吸衰竭表现，可合并肺心病。

对于 ABPA 的治疗目的首先是及时尽早诊断发作期的 ABPA，以预防在肺浸润部位发生支气管扩张；其次为治疗伴发的哮喘和（或）不可逆性阻塞性和限制性通气功能障碍，并尽可能找出环境中可能的致敏真菌来源。

全身应用糖皮质激素为首选治疗，泼尼松的用量为 0.5mg/（kg·d），可以使大部分患者肺部浸润病变消退，痰培养曲菌转阴，血总 IgE 下降，IgE – Af 和 IgG – Af 下降。一般应用 2 周左右 X 线异常消失，可减量至隔日 1 次，一般疗程 2～3 个月，可使 IgE 下降至原来的基数水平。若 X 线好转，但 IgE 未下降至正常水平，且稳定，仍可慢慢减量泼尼松用量。IgE 为监测病情指标，若 IgE 升高为正常 2 倍以上，即使未出现临床症状及肺浸润，仍需立即增加糖皮质激素用量。若病情已达稳定，但仍有哮喘症状，可吸入糖皮质激素治疗。

抗真菌治疗不能替代糖皮质激素，伊曲康唑对曲菌有效，可作为辅助治疗药物。

FEV_1 ≤0.8L 及合并顽固性细菌感染是预后不良的征兆。

（三）自发性气胸

气体进入胸膜腔称为气胸，无创伤或其他原因而发生的气胸称为自发性气胸，自发性气胸又可以分为原发性与继发性气胸。原发性气胸发生于无基础肺疾病的患者，而继发性气胸是某种肺部疾病的一个并发症。某些气胸患者，特别是老年患者因胸痛症状不明显，以突发呼吸困难为主要表现，伴随不同程度的喘息，常常需要与老年哮喘鉴别。当然，更多见的情形是在不同程度肺气肿基础上发生的气胸更需要与哮喘发作鉴别。

根据发生气胸后胸腔内压力及病理生理改变，可将气胸分为闭合性气胸、交通性气胸和张力性气胸三类。气胸的临床症状包括呼吸困难、胸痛、刺激性干咳等症状。呼吸困难的严重程度与气胸发生的快慢、气胸的类型、肺压缩程度及基础肺功能相关。胸痛可表现为突发的刺痛或刀割痛，吸气时加重。持续性胸骨后疼痛常提示纵隔气肿的存在。体征包括呼吸增快、口唇发绀、气管及心脏向健侧移位，患侧呼吸运动减弱，肋间隙增宽，叩鼓音，呼吸音减弱或消失。部分患者出现喘鸣音。张力性气胸患者可见大汗、四肢湿冷、血压下降等休克表现。此时与重症哮喘发作更难鉴别，通常需要胸部 X 线检查。

另一种情况是长时间未良好控制的哮喘患者，可形成局限性肺气肿和肺大泡，患者在哮喘急性发作时并发气胸，作为哮喘并发症出现，更容易误诊为哮喘症状的急性加重。往往反复应用大量糖皮质激素及平喘药物，而忽视了可能并发的气胸而延误治疗。并发气胸大多数为单侧，呼吸困难加重，查体双侧呼吸音不对称，患侧更低，可通过仔细查体发现气胸体征，或通过胸部 X 线检查发现无肺纹理的均匀透亮的胸腔积气带，其内侧可见弧形的肺压缩边缘。

一种特殊类型的气胸称为"月经性气胸"，月经性气胸是一种与月经相伴出现的气胸。气胸常发生于月经来潮后 24~48 小时，常在 30 岁左右首发，常发生于右侧，偶有出现于左侧及双侧。若没有干预性治疗，月经性气胸常可复发。患者常在反复多次发作后经会诊修正诊断。目前认为反复气胸的发作与胸膜下子宫内膜移位症或隔膜缺陷有关。任何 25 岁以上女性反复发生在月经来潮 48 小时内的气胸应考虑到月经性气胸的可能。治疗可选用抑制排卵的药物或开胸手术仔细寻找隔膜是否存在缺陷及是否存在胸膜下肺大疱。

（四）胸腔积液

引起胸腔积液的原因可为恶性胸腔积液、感染相关胸腔积液、胶原血管疾病、充血性心力衰竭等。少量胸腔积液一般不会引起相关症状，但如果积液量增多，可因肺组织受压迫而引起通气/血流比例失调及机械性刺激而引起呼吸困难、胸闷、气短、干咳等呼吸症状。

但与支气管哮喘发作的突发性呼气困难不同，胸腔积液的呼吸困难症状是随着积液量的逐渐增加而渐渐加重。支气管哮喘与胸腔积液的鉴别相对容易，通过查体可发现胸腔积液体征，X 线检查或胸腔 B 超可证实积液的存在和程度。X 线检查尚可发现肺部的伴随病变。通过胸腔积液的生化及病理学检查可明确积液的性质。最常见的胸腔积液病因为结核性胸膜炎，常伴有结核中毒症状，包括午后低热、乏力、盗汗等。胸腔积液引起的呼吸困难症状经胸腔穿刺或闭式引流后症状可很快缓解，而应用平喘药物无效。

需要注意的是，无论是胸腔大量积气还是积液，患者萎缩的肺组织经引流积液（或气）后复张过快时可出现复张后肺水肿，临床表现为胸腔引流术后出现顽固性咳嗽及胸闷症状。症状可在 24~48 小时内加重，胸片可示患侧肺水肿，偶可累及健侧。有效的治疗措施包括吸氧、利尿剂，必要时在通畅引流的前提下，可酌情选用有创或无创正压通气治疗。复张性肺水肿有致命的可能性，重在预防，主要是避免过多过快地引流胸腔积气或积液。

（五）高通气综合征

高通气综合征是由于过度通气超过生理代谢而引起的一组综合征。其临床症状可累及多器官系统，表现为呼吸困难、憋气、气促、胸部不适、胸痛、呼吸深快、心悸、头昏、视物模糊、手指上肢强直、手指针刺麻木感、手足搐搦、口周麻木、晕倒、焦虑、恐惧、精神紧张、对死亡的恐惧等。临床症状可由通气过度而引起的呼吸性碱中毒来解释。高通气综合征有很多精神和躯体症状，引起症状与过度通气有关，过度通气与呼吸调节异常相关联，而许多"症状"与呼吸调节异常有因果关系。

高通气综合征的临床诊断标准：

（1）有典型的症状，Nijmegen 症状学问卷总积分达到或超过 23 分。

（2）过度通气激发试验阳性。

（3）生病前有精神创伤史或过度劳累、精神紧张、应激等心因性诱因。

符合以上三个条件，可诊断为典型高通气综合征，符合第三条，前两条部分满足，列为可疑高通气综合征，三条均不符合，可排除高通气综合征。但是，诊断高通气综合征的前提是排除能引起相同综合征的心肺器质性疾病。

高通气综合征不同于哮喘，不存在气道高反应性，肺功能检查正常，无相关过敏原接触。症状无季节性，发作时肺部无哮鸣音。过度通气试验可诱发本病症状，而支气管激发试验阴性。应用糖皮质激素及平喘药物无效。通过腹式呼吸训练治疗，认知行为疗法，对呼吸治疗反应差伴抑郁、焦虑症状突出的患者应在精神科医师指导下应用精神药品。

（六）肺血栓栓塞

肺血栓栓塞是由于肺动脉或肺动脉的某一级分支被血栓堵塞而引起的病理过程。是许多种疾病的一种严重并发症。个别大面积肺栓塞以突发呼吸困难、活动受限、低氧血症伴有喘鸣音为主要症状。后者与反射性支气管痉挛有关，可以与哮喘发作混淆。特别是基层医院对肺血栓栓塞认识不足，更易误诊，应提请注意。

引起肺栓塞最常见的原因是来源于下肢深静脉及盆腔静脉系统的栓子脱落。引起深静脉血栓形成的危险因素包括长期卧床、外科手术、恶性肿瘤、妊娠和口服避孕药、凝血因子异常及遗传因素等。较小的深静脉血栓可无任何临床症状，较典型的可有下肢红斑、疼痛和肿胀三联征表现。当下肢深静脉血栓脱落即可发生肺栓塞。按血栓的大小和阻塞的部位不同，可将肺栓塞分为急性大面积肺栓塞、急性次大面积肺栓塞、中等肺栓塞和小肺动脉栓塞四种情况。临床上表现有呼吸困难及气短、胸痛、昏厥、咯血、休克等症状。呼吸困难的症状是肺栓塞最主要的临床表现，其严重程度和持续时间的长短与栓子的大小有关。临床体征包括肺部可闻及少量湿啰音，由于神经反射及介质作用引起小支气管痉挛、间质水肿，肺部可闻及哮鸣音。这些介质包括组胺、5-羟色胺、血栓素 A_2 及缓激肽等。由于右心负荷增加，肺动脉高压等引起心界向右扩大，肺动脉瓣第二音亢进及分裂，肺动脉瓣区收缩期喷射样杂音。反复发作，病史较长者可有颈静脉回流征阳性等。血气分析示低氧血症及过度通气。D-dimer 可作为高度怀疑肺栓塞者的首选检查，D-dimer 水平低于 $500\mu g/L$ 可排除肺栓塞诊断，若 D-dimer 高于 $500\mu g/L$ 可进一步检查肺动脉造影、CT 肺动脉造影、磁共振、核素肺通气/血流灌注显像，证实肺栓塞的存在。肺动脉造影为"金标准"，但 CT 肺动脉造影有逐渐取代肺动脉造影的趋势。

存在肺栓塞高危因素，突发呼吸困难、发绀、低血压、大汗淋漓、四肢厥冷，甚至猝死的患者，特别是查体肺内可闻及哮鸣音的患者，需与哮喘的重度急性发作相鉴别。特别是哮喘重度发作患者，突然呼吸困难加重，而又无明显诱因，应用大剂量糖皮质激素 β_2 受体激动剂吸入治疗无效的患者，需考虑到哮喘并发急性肺栓塞的可能性。毕竟重症哮喘患者因症状持续而限制活动，并因喘息而大量脱水造成血黏度升高，存在下肢深静脉血栓形成的危险因素。还有就是当肺栓塞的范围较小时，呼吸困难症状常持续时间短暂，可仅持续数分钟而缓解。若患者反复发生小的肺栓塞，则临床上可表现为反复突发性的呼吸困难，需与哮喘症状的反复发作相鉴别。从血气分析来分析，一般哮喘急性发作患者仅有过度通气而无明显低氧血症，而肺栓塞同时存在低氧血症及过度通气，但小的肺栓塞低氧血症也可以不明显。

（七）弥漫性肺部疾病

1. 弥漫性肺间质纤维化　这是一组发病原因极其复杂的疾病。大部分间质性肺疾病不是由已知的病原微生物感染所致，也不是某种肺部的恶性疾病或恶性疾病的肺部表现。常常临床过程隐匿，进展缓慢，但也存在着急性期或病情迅速恶化。肌体的最初疾病过程发生在肺泡和肺泡壁内的炎症反应，导致肺泡炎，常常症状轻微，随着疾病的慢性进展，炎症侵及临近的间质部分和血管，最终形成肺间质纤维化。按病因分为原发性肺间质纤维化和继发性肺间质纤维化，原发性肺间质纤维化即特发性肺间质纤维化，病因未明，继发性肺间质纤维化常继发于自身免疫性疾病，如系统性红斑狼疮、类风湿性关节炎、硬皮病、皮肌炎、干燥综合征等。病情进展可表现为急性、亚急性和慢性，大部分为慢性经过，临床突出表现为进行性恶化的呼吸困难，可因病情进入急性期或合并感染而短时间内加重，多数患者主诉胸闷、憋气，也可有刺激性干咳。与哮喘反复发作性呼吸困难不同，肺间质纤维化症状无季节性，呈持续性加重。肺部查体可闻及 Velcro's 啰音。X 线检查可有"磨玻璃"样改变、网状改变、弥漫性结节影及蜂窝肺等表现。肺功能检查示限制性通气功能障碍及弥散障碍。这些病情特点均与哮喘不同。因此，主要限于弥漫性肺间质纤维化未诊断阶段并发肺部感染引起呼吸困难时，需要与哮喘鉴别。

2. 弥漫性泛细支气管炎与闭塞性细支气管炎伴机化性肺炎　弥漫性泛细支气管炎（DPB）是以肺部呼吸性细支气管炎为主要病变区域的特发性、弥漫性、炎性和阻塞性气道疾病。可表现为慢性咳嗽、多痰和劳力性呼吸困难，并伴有气流受限。与哮喘症状有部分重叠，应注意区别（表 3-2）。

表 3-2　哮喘与弥漫性泛细支气管炎、闭塞性细支气管炎伴机化性肺炎的鉴别

		哮喘	弥漫性泛细支气管炎（DPB）	闭塞性细支气管炎伴机化性肺炎（BOOP）
年龄		青少年多见	各年龄组 40~50 岁多见	20~80 岁
既往史		常有过敏史	约 80% 合并慢性鼻窦炎	无
家族史		常有	偶见	无
临床症状		发作时有喘息，可有咳嗽及咳痰	连续性咳嗽、咳痰及活动后气短	气急多见、干咳和低热
体征		发作时有哮鸣音	间断性啰音，有时可有干啰音或捻发音	发绀，Velcro's 啰音
胸部 X 线		发作时肺透过度增加，肺部过度充气，缓解时正常	两肺弥漫性散在结节影，常有肺过度充气	无肺气肿征肺部斑片影和气柱征
胸部 CT		正常或肺野透过度增加	小叶中心性小结节影可见细支气管扩张、管壁增厚	结节影和气柱征
肺功能及	FEV$_1$	发作时降低	<70% 预计值	>70% 预计值
血气分析	肺活量	发作时降低	<80%	<80%

		哮喘	弥漫性泛细支气管炎（DPB）	闭塞性细支气管炎伴机化性肺炎（BOOP）
	残气容积	发作时增加	>150%	DLco<70%
	闭合气量	增加	增加	限制性通气功能障碍
	PaO$_2$	发作时下降	<80mmHg	<80mmHg
痰		黏液性，嗜酸性粒细胞增加	脓痰、量多（>100ml/d）	无痰
血液检查		嗜酸性粒细胞增加，血清总IgE增加	90%冷凝集试验>1：64，部分HLAW54阳性，CRP增加，WBC增加，ESR增加，IgA增加	血沉增快ANAP阳性CRP增加
病变部位		支气管、细支气管、1~16级支气管	呼吸性细支气管、17~18级支气管	非呼吸性细支气管、13~15级支气管

1995年1月日本厚生省特定疾患弥漫性肺疾患调查研究班提出弥漫性泛细支气管炎的诊断标准：

（1）临床表现：持续性咳嗽、咳痰及劳力性呼吸困难。

（2）体征：断续性湿性啰音（多数为水泡音，有时伴有连续性干啰音或高调哮鸣音）。

（3）影像学：两肺弥漫散在的颗粒状阴影（常伴肺过度充气，病情进展可见两下肺支气管扩张，有时伴有局灶性肺炎）。肺CT：小叶中心性颗粒状阴影。

（4）肺功能及血气分析：FEV$_1$/FVC<70%，PaO$_2$<80mmHg，随病情进展，VC下降，RV增加，RV/TLC增加，一般无弥散障碍。

（5）血液检查：冷凝集效价增高（1：64以上）。

（6）合并慢性副鼻窦炎或有既往鼻窦炎病史（尽可能X线检查证实）。

符合以上（1）~（6）条可做出临床诊断。

3. 闭塞性细支气管炎伴机化性肺炎 其为一种侵犯肺实质的限制性通气障碍的疾病。临床表现差异巨大，常见的症状有发热、干咳、呼吸困难伴周身不适、厌食和体重下降。查体可见Velcro's啰音，在肺实变区可闻及粗啰音或支气管呼吸音。

以下特点提示闭塞性细支气管炎伴机化性肺炎：

（1）起病缓慢，具有迁延性的呼吸道症状（干咳、发热、气急），Velcro's啰音和周身症状，体重下降，周身不适。

（2）实验室检查：血象中白细胞增多、血沉增快如C-反应蛋白阳性。

（3）胸部CT及胸片：双肺多发性斑片状浸润影，双肺弥漫性网状间质阴影或呈大叶分布的肺泡性浸润影。阴影有游走性。

（4）支气管肺泡灌洗液中淋巴细胞、嗜酸性粒细胞和中性粒细胞均增加。

（5）临床上不支持肺结核、支原体和真菌感染，抗生素治疗无效。

（6）肾上腺皮质激素疗效显著。

4. 变应性肉芽肿性血管炎 是一组表现为支气管哮喘、发热、血中嗜酸性粒细胞增多、多器官血管炎的疾病。通常也称为Churg-Strauss综合征。本病的诊断标准：①有支气管哮喘病史；②血中嗜酸性粒细胞增多 >10%；③存在单神经病或多神经病；④胸片表现为肺浸润；⑤鼻窦炎；⑥活检见血管外有嗜酸性粒细胞浸润；该诊断标准敏感性为 85%，特异性为 100%。肺活检是诊断的金标准。可见哮喘及嗜酸性肺炎的特点，也可见血管炎及坏死性肉芽肿。嗜酸性血管炎主要侵犯小到中等大小的动脉，在肺及其他受侵的器官均可见到。而哮喘不应有坏死性肉芽肿。

5. 过敏性肺炎 又称外源性过敏性肺泡炎，其是易感人群反复吸入各种具有抗原性的有机气雾微粒，低分子量化学物质所引起的一组肉芽肿性、间质性、细支气管性及肺泡填塞性肺部疾病。本病的典型表现为淋巴细胞性肺泡炎及肉芽肿性肺炎，停止接触抗原后则病情改善或完全恢复。连续不断地接触抗原常导致进行性肺间质纤维化。能够引起本病的抗原大致分为动物蛋白、微生物性抗原、小分子量化学物质三类。按接触和吸入抗原不同可被命名为农民肺、甘蔗尘肺、蘑菇工人肺、救生员肺、湿化器肺、养鸟者肺、伐木工人肺、磨房工人肺等。临床可表现为急性型、亚急性型和慢性型。急性型通常在接触抗原后 4 ~ 12 小时发病，出现呼吸系统及全身症状，包括咳嗽、呼吸困难、胸闷、发热、寒战、全身不适、肌痛等，可能出现发热、呼吸急促、心动过速、吸气相的啰音等体征。亚急性型和慢性型劳力性呼吸困难与咳嗽为其主要症状。体检可无阳性发现，也可能闻及肺底部啰音，一些患者可出现喘息。支持本病的诊断标准包括复发性发热、胸片出现浸润影、DLco 下降、针对致敏性抗原的沉淀抗体阳性、肺活检证实肉芽肿、避免接触则好转。治疗措施包括避免接触抗原及全身应用糖皮质激素。典型的淋巴细胞性肺泡炎及肉芽肿性肺炎是区别于哮喘的要点。

（八）心力衰竭

心力衰竭是各种心脏疾病导致心功能不全的一种综合征。心力衰竭时通常伴有肺循环和（或）体循环的被动性充血，故又称之为充血性心力衰竭。急性发作的左心衰竭常以喘息发作为特点，因此又称为心源性哮喘，应与支气管哮喘鉴别。这也是临床工作中经常面临的挑战，特别在老年患者尤为多见。

心源性哮喘常见的原因分为原发性心肌损害和心脏负荷过重，前者包括缺血性心肌损害、心肌炎和心肌病、心肌代谢障碍性疾病，后者包括心脏的前、后负荷过重。在存在基础心脏病的患者，心力衰竭症状往往由感染、心律失常、血容量增加、过度体力劳动或情绪激动，治疗不当或原有心脏病加重，并发其他疾病等诱因诱发心衰加重。按发病缓、急分为急性心衰和慢性心衰。慢性心衰，也称慢性充血性心衰。后者与哮喘不难鉴别。

临床上以左心衰常见，表现为肺淤血及心排血量下降。症状上可有夜间阵发性呼吸困难，即患者已入睡后突然因憋气而惊醒，被迫采取坐位。呼吸深快，重者可有哮鸣音，称之为"心源性哮喘"。大多于端坐休息后可自行缓解，应与哮喘患者的夜间症状相鉴别，特别是既患有哮喘，又存在心脏病的患者，需仔细区分夜间的症状是由哮喘引起，亦或是心衰造成。充血性心衰患者肺部体征为随着病情由轻到重，肺部湿性啰音从局限于肺底部至全肺。急性心力衰竭是以肺水肿或心源性休克为主要表现的最严重的急危重症。急性肺水肿是"心源性哮喘"的进一步发展，常发生于心脏解剖或功能突发异常，如急性广泛前壁心肌梗死、乳头肌梗死断裂、室间隔穿孔、瓣膜穿孔、血压急剧升高、突发严重心律失常等的病情急剧变化。临床表现为突发严重呼吸困难、呼吸增快、呼吸窘迫、强迫坐位、发绀、大汗、烦躁、频繁咳嗽、咳粉红色泡沫状痰。肺部查体可闻及双肺满布湿性啰音和哮鸣音。发生急性肺水肿时抢救是否及时合理与预后密切相关。治疗反应本身对哮喘与心衰鉴别有帮助，后

者对大量激素及 β_2 受体激动剂吸入效果明显差于哮喘，而心衰对强心、利尿剂及扩血管治疗反映良好。

（九）气道疾病

1. 肺癌　支气管肺癌自 1996 年以来已上升为中国人群肿瘤的第一位死因。由于症状在早期不典型，几乎 2/3 的肺癌患者在就诊时已是晚期。原发肿瘤引起的首发症状占 27%，症状与原发肿瘤的部位有关。中心型肺癌表现为咳嗽、憋气、反复发作的肺炎、咯血或哮喘症状，咳嗽多表现为刺激性干咳。症状与肿瘤生长增大逐渐阻塞支气管管腔引起气道狭窄，引起通气功能障碍，进一步引起缺氧，使患者喘息，气道狭窄部位往往可闻及哮鸣音，往往可被误诊为哮喘，特别是在局部继发阻塞性肺炎时，在感染与肺炎形成以后，患者的喘息、咳嗽、局限性哮鸣音更加明显，甚至哮鸣音响亮在双侧肺野均可闻及，更易误诊为支气管哮喘。发生于肺周的周围型肺癌更常见的症状是胸痛、憋气或胸腔积液的表现，较易与哮喘鉴别。值得注意的问题是，肺癌引起的咳嗽、喘息症状往往是逐渐形成，渐进性加重的，常有痰中带血或咯血，应用平喘药物治疗无效。咳嗽的特征为金属样声响的咳嗽。肺癌患者常有与肿瘤相关的症状，例如进行性消瘦、发热等，肿瘤压迫引起的咽下困难、声音嘶哑、上腔静脉压迫综合征、Horner 综合征等远处转移引起的中枢症状、骨骼局部疼痛及压痛、局部转移性淋巴结肿大、肝转移引起的肝脏症状及副癌综合征如肥大性肺性骨关节病、男性乳房发育、Cushing 综合征、神经肌肉综合征、高钙血症等。重要的是当患者有引起肺癌的危险因素，有相关症状时，适时行胸部影像学检查或气管镜等检查，及早发现可能存在的肺部肿瘤或远隔转移病灶，以便明确诊断。同时应注意肺部的一些少见肿瘤如软组织肉瘤、大血管起源的肉瘤、肺淋巴瘤等也可引起类似症状，需一并考虑。

2. 下呼吸道的良性肿瘤　下呼吸道的良性肿瘤约占呼吸道肿瘤的 5%，绝大多数良性肿瘤位于肺实质内，而位于气管内者仅占 6%。实质型 60% 以上无症状，少数因瘤体大，侵袭邻近支气管等原因可引起压迫症状，表现为咳嗽、胸闷、咳血丝痰等症状，特别是刺激性干咳症状，需与哮喘鉴别。而管腔型是否有临床症状，与瘤体大小与部位密切相关。瘤体大，可因不完全阻塞气管而引起咳嗽、咳痰、阻塞性肺炎等表现，查体可闻及喘鸣音，需与支气管哮喘患者相鉴别。

3. 大气管肿瘤　无论是发生于气管或支气管的良性或恶性肿瘤均不多见。症状主要与发生的部位相关。气管肿瘤无论是良、恶性，症状的产生主要是管腔受阻、通气障碍。在管腔阻塞 1/2～2/3 时，才出现严重的通气障碍，引起临床症状。第一症状往往是活动后气短，进行性加重，少数患者除坐位外均不能呼吸，甚至不能讲完一句话。几乎所有的患者均曾被误诊过支气管哮喘，按哮喘治疗，但无明显疗效。气管肿瘤常见症状是干咳、气短、哮喘、喘鸣、呼吸困难、发绀等，体力活动、体位改变、气道分泌物均可使症状加重。除气道梗阻症状外，有时持续性顽固的咳嗽是原发性气管肿瘤的唯一表现，需与咳嗽变异性哮喘相鉴别。胸外气道肿瘤可因阻塞而引起呼吸困难，但与哮喘不同，表现为吸气性呼吸困难，即空气吸不进肺，而查体时干性啰音在吸气相明显，可传导至全肺野，但呼气相无哮鸣音。支气管肿瘤无论良、恶性，当不完全阻塞时常表现为反复发生的阻塞性肺炎，而完全梗阻时，表现为肺不张，临床可有发热、喘息等症状。临床确诊需行纤维支气管镜检查，气管体层相、CT 对诊断有一定帮助。

4. 支气管结核　当结核菌感染支气管，引起管腔狭窄时可引起局限性哮鸣音，需与结核病相鉴别。结核病有结核中毒症状，午后低热、盗汗、乏力等。PPD 试验阳性或强阳性。痰涂片可见结核菌。而纤维支气管镜检查是诊断的主要手段。

（刘颖慧）

第三节　支气管哮喘的治疗原则、目标和控制标准

一、总的原则

哮喘治疗的总原则是分为缓解期和急性加重期治疗，缓解期以防护为主，急性加重期按病情严重程度分级施治。GINA 2006 方案虽然不再强调分级的概念，侧重对哮喘控制程度的评估，以达到最大限度的症状减轻与发作减少为目标，不断调整治疗方案。但仍能体现分级的概念。

二、哮喘治疗的目标

近年来，几乎所有的哮喘防治指南都大同小异地叙述哮喘的治疗目的，这是由于哮喘是一种对患者及其家庭和社会都有明显影响的慢性疾病。然而，许多患者貌似治疗，实际上并不规范，并没有以最佳的方式进行治疗，因此效果不佳，而如果治疗指南能从初级防治水平做起，患者的保护及其结果就会有所改善。有些哮喘防治指南以临床为出发点，而忽视了公共卫生的重要性，这是非常遗憾的，因为没有社会的支持和协调，防治工作是很难做好的。在哮喘防治指南中一个非常重要但往往被忽略的问题是如何评价防治效果的问题，从社会效益的角度，评价哮喘指南的方法应包括指南对某一人群的影响，如误工、误学的时间，因哮喘住院次数和时间、死亡率、患者的生命质量等。因此，以澳大利亚为代表的各国哮喘防治指南都包含相互结合的两部分：①哮喘防治策略及其实施；②面向基层医师和开业医师的哮喘治疗手册。这种类型的指南使哮喘防治水平得到明显的提高，进一步体现了指南的学术和社会价值。

哮喘是一种对患者及其家庭和社会都有明显影响的慢性疾病。气道炎症是所有类型的哮喘的共同病理、症状和气道高反应性的基础，它存在于哮喘的所有时段。虽然目前尚无根治办法，但以抑制气道炎症为主的适当的治疗通常可以使病情得到控制。哮喘治疗的目标为以下几项。

（1）有效控制急性发作症状并维持最轻的症状，甚至无任何症状。

（2）防止哮喘的加重。

（3）尽可能使肺功能维持在接近正常水平。

（4）保持正常活动（包括运动）的能力。

（5）避免哮喘药物治疗过程发生不良反应。

（6）防止发生不可逆的气流受限。

（7）防止哮喘死亡，降低哮喘死亡率。

三、哮喘控制的标准

（1）最少（最好没有）慢性症状，包括夜间症状。

（2）最少（不常）发生哮喘加重。

（3）无需因哮喘而急诊。

（4）基本不需要使用 β_2 激动剂。

（5）没有活动（包括运动）限制。

（6）PEF 昼夜变异率低于 20%。

（7）PEF 正常或接近正常。

（8）药物不良反应最少或没有。

四、哮喘治疗方案的组成

哮喘的治疗可以根据采用不同治疗类型的可能性、文化背景、不同的医疗保健系统通过不同途径进行，一般应包括 6 个部分。

（1）患者教育，并使哮喘患者在治疗中与医师建立伙伴关系。

（2）根据临床症状和尽可能的肺功能测定评估和监测哮喘的严重度。

（3）脱离与危险因素的接触。

（4）建立个体化的儿童和成人的长期的治疗计划。

（5）建立个体化的控制哮喘加重的治疗计划。

（6）进行定期的随访监护。

五、哮喘急性加重期的治疗

哮喘急性加重的严重性决定其治疗方案，根据检查时所确定的哮喘急性加重严重度而制订的指南，各类别中的所有特征并不要求齐备。如果患者对起始治疗不满意，或症状恶化很快，或患者存在可能发生死亡的高危因素，应按下一个更为严重的级别治疗。哮喘急性发作的治疗应当包括家庭治疗和住院治疗两部分。

六、哮喘诊断治疗中应注意的事项

（1）哮喘患者就诊时通常有 3 种情况：主诉某些与哮喘有关的症状，但没有经过必要的检查，诊断尚不明确；哮喘急性发作；哮喘经过有效治疗而处于缓解期。对于第一类患者，医生的首要任务是进行胸部 X 线、肺功能、变应原等的系统检查，以确定诊断，并了解肺功能受损情况和哮喘的严重程度，是否具有变应体质，主要变应原是什么。这些基本病情的了解对患者长期的治疗方案的制订，对病情变化的随访都是非常重要的；第二类患者首先应给予紧急处理，缓解症状，改善肺功能，不要勉强进行过多的检查。其他必要的检查可等症状缓解以后进行；第三类患者可以进行全面的诊断性检查，但重要的是要仔细分析患者的病情变化，导致病情进行性发展的因素，对各种药物治疗的反应，调整治疗方案。

（2）在哮喘的诊断依据中，最主要是临床的典型症状、体征和肺功能检查的结果。变应原的确定不是哮喘的主要诊断依据，变应原阳性是哮喘诊断的有利旁证和治疗方案设计的重要根据，但变应原阴性不能否定哮喘的诊断。胸部 X 线检查虽然意义不很大，但也必不可少，因为该检查对于了解肺部的并发症和鉴别诊断非常重要。

（3）哮喘的治疗应当尽量按"哮喘防治指南"规范化进行，而且治疗过程应根据症状和肺功能的变化，适时重新评估，调整治疗方案。

（4）哮喘的治疗药物很多，用药的途径也比较特别。大量的研究证明吸入疗法（包括糖皮质激素和支气管舒张药）既有效，而且全身不良反应少，因此是首选的用药途径。但不应滥用吸入途径，如地塞米松不同于丙酸倍氯米松、布地奈德和氟替卡松，不能作为吸入药物。茶碱类药物也不能用于吸入治疗。

定量雾化吸入器（MDI）便于携带，使用方便，因此在临床上广泛使用。但肺功能很差的体弱和重症患者以及不容易合作的幼儿，往往使用困难，很难真正把药吸到下呼吸道，因此疗效差。对于这些患者，建议使用适当类型的储雾器，使由 MDI 释出的药物暂时漂浮在储雾器内，从容吸入。碟式和干粉制剂不含氟利昂，不对气道产生刺激，也不污染大气，使用也比较方便。

哮喘急性发作时，或喘息症状比较明显时，通过以压缩空气或高流量氧为动力的射流式雾化吸入装置吸入 β_2 激动剂或抗胆碱药可望得到较快的效果。

（5）在哮喘的治疗中，对患者的科普教育，让患者了解什么是哮喘，处方药的作用和可能出现的不良反应，吸入药物及其器械的正确使用都是疗效的基本保证。

（刘颖慧）

第四节　危重症哮喘诊治

一、危重症哮喘

（一）概述

重症哮喘是指患者虽经吸入糖皮质激素（$\leq 1000\mu g/d$）和应用长效 β 受体激动剂或茶碱类药物治疗后、哮喘症状仍持续存在或继续恶化；或哮喘呈暴发性发作，从哮喘发作后短时间内即进入危重状态，临床上常常难以处理。这类哮喘患者可能迅速发展至呼吸衰竭并出现一系列的并发症，既往也称之为"哮喘持续状态"。

（二）病因

1. 哮喘触发因素持续存　在吸入性过敏原或其他刺激因素持续存在，使机体持续产生抗原-抗体反应，发生气道炎症、气道高反应性和支气管平滑肌痉挛，导致严重的气道阻塞。

2. 呼吸道感染　细菌、病毒、肺炎支原体和衣原体等引起的呼吸道感染，引起黏膜炎症、充血、水肿和黏液的大量分泌，使小气道阻塞，也使气道高反应性加重，导致支气管平滑肌进一步缩窄。

3. 糖皮质激素使用不当　长期应用糖皮质激素后突然减量或停用，可造成体内糖皮质激素水平的突然降低，致使哮喘恶化且对支气管扩张剂反应不佳。尤其是长期吸入或口服大剂量的激素（每日使用丙酸倍氯米松超过 $800\mu g$）者，常伴有下丘脑-脑垂体-肾上腺皮质功能抑制，突然停用皮质激素往往相当危险。

4. 水、电解质紊乱和酸中毒　哮喘急性发作时，患者有不同程度的脱水，使痰液更为黏稠，形成难以咳出的痰栓，可广泛阻塞中小支气管，加重呼吸困难且难以缓解。此外，由于代谢性酸中毒，气道许多支气管扩张药物的反应性降低，进一步加重病情。

5. 精神因素　哮喘患者由于精神过度紧张、不安、恐惧和忧虑等因素均可导致哮喘病情的恶化和发作加剧。精神因素也可通过影响某些神经肽的分泌等途径而加重哮喘。

6. 出现严重的并发症　哮喘患者如合并气胸、纵隔气肿或肺不张等，以及伴发其他脏器的功能衰竭时均可导致哮喘症状加剧。

（三）病理生理

危重型哮喘的病理生理特点为气道阻力明显增加，进行性低氧血症，最终发展致呼吸衰竭。

1. 气道动力学　由于气道阻塞和肺弹性回缩力下降，气道阻力明显增加，表现为所有气流速指数均降低，包括最大呼气流速（PEF），用力呼气容积（FEV），1秒用力呼气容积（FEV_1），FEV/FVC，FEF 25%~75%，V_{max} 50%，V_{max} 75%，且支气管舒张剂吸入治疗改善不明显，流速 - 容积曲线呈典型阻塞性改变，

2. 肺容积　右下标由于气道管腔狭窄，呼气延长，直至下一次吸气时，仍有气体残留肺内，造成肺内气体潴留，使肺容积增加，表现为肺总量、残气量、功能残气量以及残气/肺总量均增加。

3. 呼吸力学　肺容积增加，呼吸动作在较高肺容积条件下进行，使潮气呼吸处于压力 - 容积曲线的上部进行，增加吸气肌做功，即须以较大的经肺压改变，以克服肺、胸弹性回缩的增加，产生足够的潮气量。并且气道陷闭，阻力增加，以及呼吸肌在静息程度较少条件下进行工作，容易引起呼吸肌疲劳，最终发生呼吸肌衰竭。

4. 气体交换　哮喘急性发作期气道阻塞，造成吸入气分布不均和肺内通气/灌流失衡，生理死腔和分流均异常增大，因此在发病早期即可出现不同程度低氧血症（PaO_2 降低），在此阶段，由于代偿性过度通气和较强的呼吸驱动，因此出现过度通气现象，血 CO_2 排出增多，形成低碳酸血症（PaO_2 降低）和呼吸性碱中毒（pH 值增高），但随病情发展，气道阻塞进行性加重，肺泡通气不足区域增加，以及出现呼吸肌疲劳，甚至呼吸衰竭，出现通气不足现象，血 CO_2 排出逐渐减少，甚至在体内潴留，因此 PaO_2 由早期降低而逐渐恢复，甚至出现高碳酸血症（PaO_2 增高）和呼吸性酸中毒（pH 值降低），由于严重缺氧，体内乳酸积聚，产生代谢性酸中毒，因此出现混合性酸中毒（呼吸、代谢性酸中毒），pH 值降低更显著，随时可发生呼吸、心跳骤停。

5. 血流动力学　胸内负压增高，且胸内压波动大，心室充盈受限，心排出量减少。为维持心排量，心率代偿增速，心肌负荷增加，心肌劳损。

（四）诊断

1. 临床诊断　多有喘息、咳嗽、呼吸困难，呼吸频率增加 >30 次/分。常呈现极度严重的呼吸性呼吸困难、吸气浅呼吸延长且费力，强迫端坐呼吸，不能平卧，不能讲话，大汗淋漓，焦虑，表情痛苦而恐惧。病情严重者可出现意识障碍，甚至昏迷。

2. 体格检查　典型发作时，患者面色苍白、口唇发绀、可有明显的三凹征。常有辅助呼吸肌参与呼吸运动，胸锁乳突肌痉挛性收缩，胸廓饱满。有时呼吸运动呈现为矛盾运动，即吸气时下胸部向前、而上腹部则向侧内运动。呼气时明显延长，呼气期双肺满布哮鸣音。但危重哮喘患者呼吸音或哮鸣音可明显降低甚至消失，表现为所谓"静息胸"。可有血压下降，心率 >120 次/分，有时可发现"肺性奇脉"。如果患者出现神志改变、意识模糊、嗜

睡、精神淡漠等，则为病情危重的征象。

3. 动脉血血气分析　重症哮喘患者均有中等度的低氧血症，甚至是重度低氧血症。动脉血气分析是客观评估哮喘病情严重程度的重要手段，应及时做检查。尤其是临床表现严重或肺通气功能显示 $FEV_1 < 1L$，$PEF < 120L/min$ 或 $PEV \leqslant$ 预计值 50% 者，更应不失时机进行检查，并进行随访，以确定低氧血症和酸碱失衡状态。

脉搏血氧仪（pulse oximeter）设备简单，可无创测定和连续观察血氧饱和度，避免反复做动脉穿刺抽血，可用作病情演变的随访观察，但其准确性受外周循环变化的影响，而且不能反映血 CO_2 和酸碱值的变化，因此必要时仍做动脉血气分析检查。

4. 实验室检查　可有低钾血症，低钾血症与 β_2 激动剂及糖皮质激素的临床应用有关。呼吸性酸中毒代偿后也可有低磷血症。重症哮喘时中性粒细胞和嗜酸性粒细胞升高也常见，中性粒细胞升高提示可能存在阻塞性感染。

5. 胸部 X 线检查　常表现为肺过度充气，也可有气胸、纵隔气肿、肺不张或肺炎等。

6. 心电图检查　急性重症哮喘患者的心电图表现常见为窦性心动过速、电轴右偏，偶见肺性 P 波。重症哮喘患者在使用大量糖皮质激素（甲泼尼龙）和 β_2 激动剂后，可有房性或室性的期前收缩、室上性心动过速。

7. 肺通气功能检查　仅凭症状和体检往往难以精确判断病情严重程度。床旁肺通气功能检查可较客观地反映气道阻塞程度，最好在用药前即进行检查，既可客观判断病情，又可作为判断疗效和病情演变的依据。

在急诊室条件下，亦可采用微型峰流速仪做肺通气功能检查，重危型哮喘患者应用支气管舒张剂后，PEF 仅达预计值或个人最佳值的 60%，PEF 绝对值 < 100L/min（成人），疗效维持 < 2 小时。微型峰流速仪设备简单，便于在急诊室配备和检查，其准确性和可重复性虽不如用肺量计做 FVC 和 FEV_1 检查，但可作为初步判断。肺通气功能检查仍有一定局限性，不能准确反映气体交换障碍情况，且病情严重，呼吸窘迫者，无法配合正确进行检查，影响检查结果的可靠性。

（五）鉴别诊断

重症哮喘鉴别诊断包括充血性心力衰竭、上气道梗阻和肺栓塞等。

1. 气道阻塞性疾病　上气道梗死（声带麻痹、肿瘤、狭窄、异物）、慢性阻塞性肺病、支气管扩张、细支气管炎、囊性肺纤维化。

2. 心血管疾病　充血性心力衰竭（心源性哮喘）、肺动脉栓塞。

3. 严重的呼吸道感染　支气管肺炎、严重的气管支气管炎、寄生虫感染。

4. 其他　血管炎（过敏性血管炎和肉芽肿）、类癌综合征、吸入性肺炎、吸入可卡因、气压伤。

（六）治疗

1. 氧疗　患者有低氧血症者，应通过鼻导管或面罩氧疗，且采用较高吸入氧浓度 FiO_2 0.4~0.5 或短期内更高，并随时注意调节，使 PaO_2 恢复到 60~80mmHg，SaO_2 为 0.9 以上，以纠正威胁生命的低氧血症，改善组织供氧，并缓解因低氧所致肺动脉高压，提高药物治疗的支气管舒张效果。纠正低氧血症，缓解呼吸肌疲劳状态，亦有利于改善体内 CO_2 潴留，减轻并发的高碳酸血症，对气道阻塞严重，常规氧疗无效者，有采用氦氧（He，O_2）

混合气（混合气内氧25%～40%）作氧疗，因为该混合气体密度低，减轻因气道阻力增加所致呼吸肌做功，有利于减轻呼吸肌疲劳，改善肺泡通气。

2. 支气管扩张剂　β_2激动剂可以迅速缓解支气管收缩，而且起效快、不良反应小、易于被患者接受。

常用药物为沙丁胺醇（salbutamol 5mg/ml）或特布他林（terbutaline）雾化吸入液（0.5～2ml），或非诺特罗（fenoterol 0.1～0.4ml）稀释后做连续雾化吸入。用压缩氧气驱动做雾化吸入治疗，可同时为患者提供氧疗，以减少用β_2受体激动剂治疗引起通气/灌流失衡所致低氧血症的发生。采用定量型吸入器（MDI）结合储雾器（spacer）做吸入治疗，可得相仿疗效，且设备较简单，机械通气患者通过呼吸机进气管道侧管雾化吸入治疗，可能在5～10分钟显效，疗效维持4～6小时，且心悸、震颤等不良反应较轻。联合应用抗胆碱能药异丙托溴铵（ipratropium bromide）雾化吸入液（0.025%）2ml可能有协同作用，并延长疗效维持时间，亦可配合糖皮质激素或茶碱类药物进行治疗，青光眼，前列腺肥大患者慎用，以后根据症状、肺功能，支气管舒张剂量可渐减，直到恢复发作前状态。

哮喘急性危重发作，可能因气道严重阻塞而影响吸入治疗的效果，故有人采用静脉途径给药，如沙丁胺醇0.5mg静滴，借助输液泵以控制注入速度，但不良反应发生率较高，如心动过速、心律失常等，宜极慎重，亦可引起低K^+，应及时补充。部分哮喘急性发作患者就诊前在家庭已自行反复使用β_2受体激动剂做吸入治疗，导致细胞表面β_2受体功能下调，故就诊时继续使用β_2受体激动剂即使采用大剂量雾化吸入，疗效亦不明显，β_1受体受到进一步激动，引起心动过速、心律不齐等不良反应，应予注意避免，注意EKG检查，严重高血压，心律失常，近期心绞痛者禁用。就诊前过量使用，心率>120次/分，不宜用。

3. 糖皮质激素　重症哮喘患者宜及早使用糖皮质激素。

糖皮质激素全身应用指征：①哮喘急性危重发作；②应用速效β_2受体激动剂或茶碱做初始治疗临床表现未见好转，甚至加重；③过去急性发作曾应用糖皮质激素类药物者；④近期曾用口服糖皮质激素者。早期大剂量口服糖皮质激素，如甲泼尼龙20～40mg/d，或泼尼松30～60mg/d，可防止哮喘进一步加剧。病情危重者更应尽早采用糖皮质激素做静脉滴注或推注，以便及时控制病情，由于糖皮质激素起效较慢，常须用药后4～6小时才显效，因此对诊断为哮喘急性危重发作者，原则上应在急性发病后1小时内全身应用，而不应在重复使用β_2激动剂等支气管舒张剂无效时才考虑应用，从而避免和减少因病情恶化，而须做机械通气抢救治疗。首选甲泼尼龙，常用剂量为每次40mg，静注，每4～6小时重复用药，或氢化可的松每次200mg，静滴，每4～6小时重复用药，疗程3～5天，部分病情极严重者可能需要更大剂量，但应仔细权衡疗效和可能出现的不良反应，如兴奋、烦躁、血压升高、消化道溃疡和低钾血症等。应根据病情调整剂量，儿童及青少年，以往无长期使用糖皮质激素史，本次急性发作<48小时者，糖皮质激素静脉滴注可迅速控制急性发作，经3～5天治疗即可撤除静滴，短期应用很少出现HPA抑制现象，但年龄较大，曾反复用糖皮质激素，甚至有激素依赖者则恢复较慢，往往需要10天左右时间才能撤除。应在症状控制后，逐步减少每日静滴用量，必要时在减量过程中联合使用丙酸倍氯米松800～1 200μg/d做吸入治疗（或相当剂量其他吸入糖皮质激素），或口服泼尼松（甲泼尼龙）做叠加和替代治疗，待病情控制后，可在1～2周内撤除口服糖皮质激素，有主张口服泼尼松0.5～1.0mg/（kg·d），直到症状、体征、PEF恢复正常，而吸入糖皮质激素治疗则应根据病情分级，用做长期预防

性治疗，避免或减轻哮喘急性发作。有学者曾组织多中心，临床协作观察，对哮喘急性中、重度哮喘患者以甲泼尼龙 80mg 静滴，每天 2 次，共 2 天，再随机分为两组，即甲泼尼龙 8mg 或 16mg 口服，每天 2 次，共 5 天，结果显示静脉治疗 160mg/d，2 天后，哮喘症状、动脉血氧分压及肺功能均有明显改善，继而以序贯口服治疗 8mg 或 16mg，2 次/日，治疗 5 天，均能使临床症状和肺功能进一步改善，两组有效率均达 90% 以上，不良反应少，患者耐受好，安全性高。但注意溃疡病、高血压、糖尿病、结核病用量不可过大。

4. 纠正水、酸碱失衡和电解质紊乱

（1）通常每日静脉补液 2 500 ~ 3 000ml 足以纠正脱水。但对无明显脱水的哮喘患者，则应避免过量补液，过多的补液并不能降低呼吸道分泌物的黏稠度，也不可能增加分泌物的清除，反而增加肺水肿的危险性。尤其在哮喘急性发作的情况下，胸腔内的负压急剧增加，更易造成液体渗出的增加。

（2）重症哮喘患者由于抗利尿激素分泌增多，可出现低钾、低钠，如补液量过多可使低钾、低钠加重，故大量补液时更应注意补充钾、钠等电解质，防止电解质紊乱。

（3）重症哮喘患者由于缺氧、呼吸困难、呼吸功能增加等因素使能量消耗明显增加，往往合并代谢性酸中毒。由于严重的气道阻塞造成 CO_2 潴留，又可伴发呼吸性酸中毒，故及时纠正酸中毒尤为重要。临床上通常把 pH 低于 7.2 作为补碱指征。但补充碳酸氢钠中和氢离子后可生成 CO_2，从而加重 CO_2 潴留。所以，临床上以呼吸性酸中毒为主的酸血症，应以改善通气为主。如 pH 失代偿明显且不能在短时间内迅速改善通气，以排出 CO_2，则可补充少量 5% 碳酸氢钠 40 ~ 60ml，使 pH 升高到 7.2 以上，以代谢性酸中毒为主的酸血症可适当增加补碱量。

5. 二线治疗药物的应用

（1）茶碱（黄嘌呤）类药物：

1）24 小时内未使用过茶碱类药物的患者：氨茶碱的负荷剂量 5 ~ 6mg/kg 静注 20 ~ 30 分钟，继以 0.6mg/（kg·h）静滴维持。成人每日氨茶碱总量一般不超过 1 ~ 1.5g。

2）若患者正在使用茶碱类药物，不必急于静脉注射，首先查氨茶碱的血药浓度，氨茶碱适宜的血药浓度为 8 ~ 12μg/ml，此浓度为治疗浓度且不良反应小。茶碱类药物的不良反应有恶心、焦虑、手颤、心悸、心动过速。充血性心衰、肝功能衰竭、甲氧咪胍、喹诺酮类抗菌药物、大环内酯类抗生素、奎尼丁可通过肝细胞色素 P_{450} 提高茶碱类药物的血药浓度。

（2）抗胆碱药：急性重症哮喘对标准治疗反应差时，联用溴化异丙托品和沙丁胺醇雾化吸入 3 小时，可能会取得良好的效果。溴化异丙托品可定量吸入（18μg/喷）或雾化吸入（0.5mg 溶于生理盐水）。

6. 抗生素 一般不宜使用抗生素。但目前有报道大环内酯类抗生素除具有抗感染作用外，对支气管哮喘也有治疗作用，还可升高茶碱的血浓度和刺激肾上腺皮质增生的效应。

二、重症哮喘的辅助通气技术

大多数哮喘患者的治疗并不困难，通常可经过治疗或自行缓解。但是，极少数患者的病情可能非常顽固且严重，导致普通氧疗不能缓解的 Ⅰ 型或 Ⅱ 型呼吸衰竭甚至呼吸骤停、猝死，这时机械通气就成为重要的治疗手段。

目前已经确认两种临床类型的哮喘需要机械通气，这包括慢性哮喘急性发作和急性重度或危重度哮喘。慢性哮喘急性加重比较常见，约占哮喘需要机械通气的患者的 2/3，其中以女性多见，这些患者多有亚急性或慢性持续性气流阻塞的病史，以慢性炎症、黏液分泌过度和黏液栓塞为主要气道病理改变。这类患者通常都有数天哮喘控制不良的病史。由于病理改变以炎症为主，所以对支气管扩张药效果较差而需要大剂量糖皮质激素和较长的疗程才能达到病情的缓解。这类患者病情会在多天严重喘息基础上，因为呼吸肌疲劳的出现而导致呼吸衰竭由 I 型转为 II 型，并急进性加重从而需要机械通气治疗。另外一种情况是急性重度或危重度哮喘发作，也被称为超急性哮喘或急性窒息性哮喘。多见于有气道高反应性的青年男性，通常在急性发作前并无哮喘控制不良的病史。这类患者可在出现症状后数小时，偶尔会在数分钟内从无症状发展到严重的呼吸衰竭或呼吸骤停甚至猝死。这类患者气流阻塞的主要原因是支气管痉挛和广泛支气管黏液栓的形成，从而导致气道阻力的大幅度增加和肺过度充气，短时间内出现呼吸功能不全和 II 型呼吸衰竭或呼吸骤停、猝死，即使机械通气有时也无法改善这种动态过度肺充气、气道阻力急剧增加和通气量的不足。

气管插管和机械通气是哮喘导致严重呼吸衰竭患者的重要治疗手段，但是由于并发症的出现，大约有 12% 的病死率。这些并发症包括低血压、肺气压伤、呼吸肌相关性肺炎、激素诱发的肌溶解性肌病等。因此，正确掌握机械通气的指征尤其重要。最新的研究表明，无创正压机械通气（NPPV）很可能对于重度哮喘引起的呼吸衰竭的治疗能够很大程度上做到两全其美，既改善通气又避免了大多数并发症的出现，如果结合正确的药物治疗手段、合理的胸部物理治疗可能预后会更好。虽然 NPPV 被鼓励用于各种形式的急性呼吸衰竭救治，但其对于哮喘急性加重的经验却不多。因此，对于 NPPV 治疗哮喘急性发作的研究还需进一步加强。

（一）机械通气的适应证

是否采用机械通气应该包括以下几个方面的综合评估。

1. 患者的意识状态、呼吸中枢及循环系统的状况　意识障碍、呼吸停止、血流动力学不稳定的患者需要立即气管插管；而神志清楚的患者则要根据呼吸困难的程度及对于气流受限程度的判断；患者呼吸节律正常的可进行 NPPV，呼吸浅快甚至浅慢濒临呼吸停止的应立即有创机械通气（IPPV）。

2. 呼吸肌疲劳的程度　可以通过辅助呼吸肌参与呼吸的情况来判断，呼吸肌疲劳不太显著时可进行 NPPV 治疗，如果效果不佳或呼吸肌疲劳严重自主呼吸微弱则需立即 IPPV；另外一个重要的体征是胸腹矛盾式呼吸，也反映了严重的呼吸肌（膈肌）疲劳；客观指标包括最大吸气压力（MIP），不足 25cmH$_2$O 代表呼吸肌疲劳。

3. 气流受限的情况　包括 1 秒量（FEV$_{1.0}$）、1 秒率（FEV$_{1.0}$/FVC）、用力肺活量（FVC）及呼气峰流速（PEF）等。如果经过积极治疗以后，FEV$_{1.0}$仍旧低于预计值的 50% 以下或较以前恶化，则是机械通气的指征。值得提出的是在严重患者均存在配合欠佳的情况，这些指标值可作为参考而不可仅仅依赖其作为选择机械通气指征。

4. 血气分析　在哮喘患者出现呼吸衰竭即可考虑进行机械通气，也就是 PaO$_2$ < 60mmHg 伴有（或不伴有）PaO$_2$ > 50mmHg。和慢性阻塞性肺疾病（COPD）不同的是，哮喘患者一旦出现 PaO$_2$ > 50mmHg，往往代表严重的呼吸肌疲劳，甚至提示弥漫性小气道痰液阻塞，患者病情将会迅速恶化，应该立即进行机械通气。一旦发现患者由呼吸急促转为微弱，应立即建立人工气道。

5. 药物治疗的效果　如果积极的支气管扩张药物和糖皮质激素治疗后患者病情有明显改善则可继续常规治疗，如病情顽固或逐渐加重则应及时机械通气。

把握机械通气的时机十分关键，总体上的原则是 NPPV 应尽早使用，有 IPPV 指征时应果断实施。反之，如果等到意识丧失、呼吸极度窘迫、减慢甚至呼吸心跳停止才进行机械通气，就会因为合并症或并发症出现而影响到预后，甚至失去救治机会。

（二）无创机械通气（NPPV）

关于在严重哮喘治疗中使用 NPPV 的资料近年来已逐渐增多，虽然其临床地位没有能够正式确立，但是大量临床资料、回顾性研究和一部分前瞻性随机对照实验的结果已显示 NPPV 能够有效改善患者呼吸困难、减少气管插管率和病死率。

Martin 等较早进行的可行性对照研究表明，使用大约 $12cmH_2O$ 的持续气道正压通气（CPAP）来治疗吸入组胺引起气道痉挛以模仿哮喘急性发作的患者，能够减少潮气呼吸时胸内压力波动和呼吸功。CPAP 或双水平气道正压通气（BPV）产生这种益处的原因，被认为与减少吸气触发做功有关，也就是在肺脏处于动态过度充气（DHI）时，产生了内源性呼气末正压（intrinsic PEEP 或 autoPEEP，iPEEP），这使得自主吸气需要更多的做功，而 CPAP 或 BPV 能够改善这种状态。

BPV 相对 CPAP 的优势在于：吸气时给予较高压力而呼气时压力降低，增大了潮气量和更加减少呼吸做功，对患者更为舒适，但这需要传感器具有较高的灵敏度和识别能力的呼吸机，否则反而造成误触发或不触发，导致人 – 机不同步，机械通气失败。

已有许多研究证实了无创正压机械通气对于哮喘急性加重的治疗作用。Meduri 等报道 17 例使用 NPPV 治疗的哮喘急性发作患者，NPPV 在最早的几个小时就能减少 PaO_2 和改善呼吸困难，最终只有 2 例患者进行了气管插管，没有发现与 NPPV 有关的并发症。在一个急性哮喘发作的回顾性分析中，有学者进行了 NPPV 和其他治疗手段的比较，7 年里因为哮喘急性发作入住 ICU 的 58 例患者中，22 例（38%）使用了 NPPV，这其中有 3 例患者最终需要气管插管。成功适应 NPPV 的患者，在治疗的早期 PaO_2 明显下降。Soroksky 等在一个随机前瞻对照实验（安慰剂）中，30 例急性哮喘加重患者随机接受 BPV 治疗或单独使用传统治疗相比，结果显示：BPV 组有更多的患者 $FEV_{1.0}$、PEF、FVC 等指标改善迅速，同时呼吸频率减慢更显著，并且这种效果还能持续到 BPV 结束后至少 1 小时；经过 3 小时治疗，BPV 组肺功能指标改善程度是对照组 2 倍左右；两组之间住院率也有显著差别，分别是 BPV 组（3/17，17.6%）和对照组（10/16，62.5%）。由此看来，在可能发生或已经发生呼吸衰竭的哮喘急性发作患者，NPPV 有理由被使用并可能成为气管插管的一种补充或替代手段。

成功地使用 NPPV 有赖于对患者的教育和患者对呼吸管路的配合与适应，当患者病情不十分严重时这并不困难；但是，对于反应迟钝或意识欠佳的患者 NPPV 却很难稳定，并且还存在误吸的可能。首先，应根据患者的脸型、面部肌肉和脂肪丰满程度、有无面部外伤，为患者选择合适的口鼻面罩或鼻面罩。然后，将选择的面罩平稳地安放在患者的脸上，观察面罩与面部结合的情况以判断是否合适，合适就用带子捆绑固定好让患者适应一下，固定的力量以面罩侧壁稍微弯曲为佳，并可在开机后根据漏气情况再进行调整。如果患者低氧血症明显，在等待 NPPV 时可通过面罩进行吸氧。一部分患者对于面罩不能接受，而迅速出现与病情加重无关的呼吸急促和胸闷症状，此时进行必要的心理辅导非常重要，医生必须让患者获得对于 NPPV 的足够信任，获得坚持治疗的信心。面罩安放妥当以后，即可和呼吸机回路相连。初始的呼吸机参数设定推荐吸气压力（IPAP）或压力支持（PSV）大约 8cmH$_2$O，CPAP 或呼气末正压（EPAP 或 PEEP）大约为 5cmH$_2$O。如果患者潮气量太小（<7ml/kg 体重），IPAP 或 PSV 应该逐渐增加。如果患者存在吸气时难以触发呼吸机而导致人－机不同步，则需要增加 EPAP 或 PEEP。较为先进的 NPPV 呼吸机还可调整压力上升斜率（ramp 或 risetime），以满足患者不同吸气流速的需求。NPPV 总的压力一般不应超过 25cmH$_2$O，这时患者通常会出现漏气增加、人－机不同步、幽闭感、胃胀气等不适并导致 NPPV 治疗失败。

对于哮喘急性加重患者而言，在使用 NPPV 后病情改善并能持续数小时，可以尝试逐渐减小压力或间断去掉面罩，这使患者获得休息、防止面部压创形成，还可保证患者咳痰、进食水或服药、吸入药物的进行。如果使用 NPPV 后患者病情没有改善，或处于一种临界状态（即判断患者在去掉 NPPV 后，病情会迅速恶化），这时应该果断选择气管插管和 IPPV。总之，对于 NPPV 在哮喘急性加重的应用还需要进行更多的研究，特别是多个中心随机前瞻性的研究。

（三）人工气道的建立和辅助治疗

当患者经过积极药物治疗病情仍然明显加重，特别是使用 NPPV 2 小时病情仍无改善甚至恶化，就应及时气管插管，建立人工气道进行 IPPV。

气管插管可以在清醒状态或快速诱导麻醉后进行。总的来说，应尽量选择较大内径的气管导管，这主要由于两个原因：内径大的导管阻力小，患者呼气阻力小，气体流出快，减少了因为导管因素出现 DHI 的可能；另外，哮喘急性发作多存在气管内黏液痰栓，大的痰栓松动脱落后无法顺利排出，可能会引起气管插管导管的阻塞，引起患者急性窒息，出现危险。还应尽量避免经鼻气管插管，因为在哮喘患者鼻炎、鼻窦炎发生率很高，并可能存在鼻息肉，引起插管困难、鼻腔出血或插管相关性鼻窦炎及呼吸机相关性肺炎（VAP）发生率增加；另外一个原因就是经鼻插管所能选择的气管导管内径往往偏小。虽然经鼻气管插管相对于经口痛苦较少，但由于哮喘急性加重机械通气时间往往较短，平均为 24～72 小时，患者耐受性一般不是问题。

机械通气治疗后可引起发生率大约 20% 的呼吸循环功能突然恶化，出现这种状况的原因有 DHI、低血容量和镇静药物的使用。在气管插管后，如果错误地试图使患者的通气迅速稳定和恢复到正常水平，则可能导致使患者被过度"膨胀"，DHI 发展到非常危险的程度。哮喘急性加重患者存在严重的气流阻塞，即使给予正常的通气量也可导致持续的气体陷闭，引起 DHI、静脉回心血量和心排血量的减少。加之患者由于气道水分丢失过多和摄入不足引起的低血容量、镇静肌肉松弛药物使用均导致平均动脉压力降低，更进一步减少静脉回心血量。为证实低血压产生的原因，短时间（60～90 秒）脱离机械通气有助于判断。如果 DHI 是产生低血压的原因，应该采用较慢的呼吸频率，补充血容量（通常 1 000～2 000ml 或更多）和适当使用镇静剂有助于人－机同步等手段。上述措施实施后，如果患者仍存在顽固低血压应警惕张力性气胸的可能，及时拍 X 线胸片明确诊断和紧急胸腔闭式引流处理。

（四）机械通气的策略和技巧

哮喘患者接受机械通气的目的是保证充足的氧合、防止呼吸衰竭发生，同时还应尽量避免循环系统受累和肺损伤，直至抗生素、激素和支气管扩张药起效、气流受限改善，机械通气方可撤离。

针对减轻 DHI 设定呼吸机模式和参数的策略可能会有较好的疗效。DHI 可以通过给予足够长的呼气时间呼出肺泡内气体和积极治疗呼气气流受限来使之对患者的影响控制在最小程度。其中呼气时间的延长可以通过减少分钟通气量（改变呼吸频率和潮气量均可）或缩短吸气时间（加大吸气流速或采用矩形流速波形）来实现。在临床工作中两种策略均可采用，但是需要指出的是分钟通气量对于呼气时间的决定作用比吸气时间重要，当分钟通气量加大时，加大吸气流速所能带来的益处也随之减小。总之，我们希望看到较低的吸气/呼气时间比，这标志着一个以延长呼气时间为原则的通气策略，有助于减轻或消除 DHI。

针对哮喘患者机械通气呼吸力学的研究正逐年增多。这些研究建议在一个一般身材的成人，初始分钟通气量在 6～8L/min（100～120ml/kg），即潮气量（tidal volume，V_T）5～7ml/kg，呼吸频率（respiratory rate，RR）8～12 次/分，吸气流速 60～100L/min，吸呼比（I：Eratio）约为 1：2，吸气压力 30～35cmH_2O 或气道高压极限为 40cmH_2O，PEEP < 5cmH_2O，这些参数的设定在大多数患者能预防危险性 DHI 的发生。吸入氧浓度（FiO_2）的调节不影响呼吸力学指标，根据低氧血症情况而定，通常为 40%～70%，保证 $SaO_2 \geq 95\%$ 为宜。

此外，机械通气开始后还需要进行一些针对 DHI 的测量，来保证这些参数设置是真正安全的。Villiams 等证实吸气末时肺内功能残气量之上的肺容积（在一个延长的呼吸中断时，肺内释放的气体容量）是鉴别是否存在 DHI 的最佳方法。但是，由于这种方法技术上太复杂故不常用。能较好替代这种方法的是内源性呼气末正压（iPEEP）和吸气末气道平台压力（plateau airway pressure，$P_{plateau}$）水平的测定。这两种方法测得的压力与气体陷闭容量并不能良好相关，可能的原因有胸壁机械特性的改变或有些肺区没有和大气道相通。不过为防止 DHI 发生，应保证吸气末气道平台压力 < 35cmH_2O 和 iPEEP < 15cmH_2O 的床旁监测目标。如果吸气末 $P_{plateau}$ 及 iPEEP 达到了上述提到的目标，这时气道峰值压力（peak airway pressure，P_{peak} 或 P_{aw}）多数情况下也会出现不相关的增高，并可能超过设定的报警极限。

为了达到适当吸气末 $P_{plateau}$ 及 iPEEP 而减慢呼吸频率和减少潮气量时，低通气和高碳酸血症就会随之出现。值得一提的是，分钟通气量的减少并不一定伴随着高碳酸血症的出现，因为如果减少分钟通气量减轻了 DHI，受累肺单位的血流灌注也会随之改善，则死腔通气占潮气量的比例减少，即有效肺泡通气量并不减少或增加，所以 PaO_2 可能并不升高甚至降低。但是，对大多数患者为了减少 DHI 的目的，可能必须降低通气量。原则上，只要 PaO_2 不超过 90mmHg，并且上升速度不要太快，那么对哮喘患者是可以耐受的，即容许性高碳酸血症策略（PHC）。动脉血 pH 降低如果不低于 7.20 在大多数患者也可耐受，但是在孕妇和颅内压力升高的患者应尽量避免急性高碳酸血症，这会造成因子宫血流减少引起的胎儿宫内窘迫和脑血流增加导致的颅内压进一步升高。PHC 是一种策略，是在常规通气模式和参数调节及药物治疗无效时的一种利弊权衡和取舍，是一种不得已而为之的结果，不可曲解和盲目扩大指征。

在机械通气开始时，因为目的是控制呼吸，即通过镇静剂的帮助保持较慢的呼吸频率，所以模式的选择并不是十分重要。通常对于没有自主呼吸或自主呼吸微弱不能满足生理需求者，可采用压力模式如压力控制模式（PCV）、双相正压通气模式（BiPAP），或容量模式包括辅助/控制模式（assist/control mode，A/C）及同步间歇指令通气模式（SIMV）均可。在压力模式下设定吸气压力和一定的呼吸频率，输送的潮气量受患者呼吸系统特性如气道阻力和肺顺应性的影响，这是需要设定潮气量、分钟通气量的报警极限，保证适度的通气量。容量模式下设定潮气量和一定的呼吸频率，这时需要设定适当的压力报警极限，防止气压伤的出现。如果突然的气道高压报警或潮气量下降，气管导管阻塞、气胸、肺不张需要紧急排除。对于患者病情好转，自主呼吸改善的可采用压力支持通气模式（PSV），它可保证较好的人 - 机同步性和舒适性，也能防止呼吸肌废用性萎缩的发生。其他的模式如压力调节容量控制模式（PRVC）、适应性压力通气（APV）也可用于哮喘患者。

传统的观点认为不应该通过呼吸回路外加 PEEP，这也可能导致 DHI 的加重并易引起气压伤。但是，也有学者认为适当程度的 PEEP（≤85% iPEEP），能够起到对抗 iPEEP，减少吸气做功，改变小气道"等压点"，机械扩张支气管等有益作用。

呼吸机吸入气的加温加湿对于哮喘患者来讲非常重要，冷空气可导致很多患者气道高反应和阻力增加；干燥空气会导致气道黏膜变干，这也导致气道高反应出现，同时会引起分泌物黏稠难以排出，导致黏液栓形成和病情难以治疗。

（五）机械通气时的辅助治疗手段

在一些情况下，以上的措施仍不能使 DHI 控制在安全的范围内，这时可考虑一些其他治疗手段。

1. 镇静剂　有助于呼吸机的调节，为防止 DHI 发生而设定的参数在清醒患者通常不能很好耐受，这会引起人 - 机不同步和导致患者呼吸频率更快，反而加重 DHI。在气管插管过程中，建议使用一些起效快的镇静剂，这样使插管后能较早地从手捏呼吸球通气转换到呼吸机。首选的药物是咪达唑仑（midazolam），1～2 分钟起效，如果需要可以重复给药。氯胺酮（ketamine）、地西泮（benzodiazepines）和异丙酚（propofol）可用于插管时，也可用于哮喘患者机械通气时静脉注射达到长期镇静目的。由于氯胺酮在成人可引起心率增快和血压上升，有时还可造成谵妄和精神错乱，所以主要用于儿童。异丙酚是一种比较理想的镇静药物，特点是起效快，作用时间短，撤药后迅速清醒，且镇静深度呈剂量依赖性，镇静深度容易控制，亦可产生遗忘作用和抗惊厥作用，但是在哮喘患者可能需要配合其他药物才能达到足够程度的镇静。因为即使仅仅气管插管不做其他创伤性操作，患者也会觉得很疼，实际上几乎所有患者都会需要配合使用阿片类药物，例如硫酸吗啡（morphine sulfate）、芬太尼（fentanyl）。当患者疼痛剧烈需要立即起效时，选用芬太尼较佳。当镇静药物应用的剂量比较大时，可以采用日间中断使用的策略，从而防止药物蓄积并有助于缩短机械通气的时间。

2. 肌松剂　通常用来实现哮喘患者与呼吸机的同步，帮助容许性高碳酸血症策略（PHC）的实施，减少呼吸肌做功和避免 DHI 产生。但是，大量的研究表明了一个人们不愿接受的事实，因哮喘呼吸衰竭而接受机械通气的患者容易出现肌松剂后肌病（paralytic myopathy）。在大多数病例，这种肌病是可逆的但可能需要数周时间。可能是大剂量糖皮质激素和肌松剂联用在这些患者导致了肌肉无力，但是两者与肌病之间相关程度还未明确。如果多种镇静剂和镇痛药物配合使用，可以达到满意的效果。因此，我们强烈提倡避免在哮喘患者使用神经肌肉阻断剂。推荐的去极化药物（depolarizing agents）有泮库溴铵（pancuronium）、维库溴铵（vacuronium）和顺阿曲库铵（cisatracurium）。在哮喘患者，顺阿曲库铵是一种较好的选择，这是因为它的清除是经酯酶降解并自行在血清内耗竭。肌松剂的使用可采用间歇性单次快速静脉注射或持续静脉输注均可，如果采用持续静脉输注方式，应该每4～6小时停用或采用床旁神经刺激方法，防止药物蓄积造成过长时间的肌肉麻痹。肌肉松弛治疗应严格控制指征，并且不可用于神志处于清醒状态的患者。通常只有在气道阻力过大，患者烦躁不安，在给予镇静药物的基础上仍然不能实现人－机同步，并且影响氧合状态；或者反复咳嗽，有较高气压伤的危险时，需要酌情使用肌松药。切不可未给予有效镇静剂时先使用肌松剂，这会给患者一种非常痛苦的窒息感。

3. 吸入全身麻醉药　用于接受机械通气哮喘患者的治疗也已很多年，但这需要麻醉专科知识，并且这些措施的有效性和安全性还没有通过对照试验证实。氟烷（halothane）和安氟醚（enflurane）都是支气管扩张剂，能够迅速降低气道峰压并降低 PaO_2，但是这种作用在停药后却不能持续。氦－氧混合气（beliox）和一氧化氮气（NO）也可用于接受机械通气哮喘患者的治疗。氦－氧混合气和 NO 在存在严重低氧血症的哮喘患者也可使用，因为这可改善肺通气/灌注（ventilation/perfusion，V/Q）比值的匹配。但是吸入氦－氧混合气和 NO 在实际应用中有很多问题，比如呼吸机上的流速表与空气密度有关，吸入氦－氧混合气和 NO 时测定数值会偏低。

4. 患者开始机械通气　当患者开始机械通气并稳定下来以后，必须要使用各种药物来治疗呼吸衰竭的基础疾病即支气管哮喘，这包括糖皮质激素、大剂量的 β 受体激动剂和 M_1、M_3 受体阻断剂，其中一种重要的给药方式就是雾化吸入，如爱全乐雾化液、万托林雾化液等。详见"药物治疗"部分。为接受呼吸机治疗的患者雾化吸入需要考虑一些因素的影响，包括雾化器的类型、怎样将定量吸纳器（MDI）接入呼吸回路上的储雾罐（spacer）、MDI使用与患者呼吸配合的时机、呼吸机模式的影响、潮气量的影响、气道湿化的影响等。为机械通气的哮喘患者进行吸入治疗是一种挑战，因为一些有利于药物输送的参数设定，比如采用较大的潮气量和较慢的吸气流速，将会使 DHI 加重。一种折衷的办法是将雾化器紧密连接在气管插管上，持续地给予药物吸入，虽然效率较低但也可起到一定的疗效。

5. 胸部物理治疗　也是一种重要的辅助治疗手段。近来研究认为，黏液分泌过多和气道黏液蓄积促成急性严重哮喘发生，纤毛清除功能因为黏液黏附和气流减弱出现障碍，广泛的气道黏液栓阻塞在某些致死性哮喘发作中起关键作用。20 世纪 80 年代，Bateman 等和Sutton 等研究表明胸部物理治疗能促进吸入的具有放射活性的气溶胶的排出，King 等在动物和人的试验中均证明胸部物理治疗能促进气道黏液清除。Varekojis 等在对囊性纤维化患者研究表明，胸部物理治疗至少和熟练工作人员的体位引流及拍背等清除分泌物的手段疗效相当，并且需要时间短、节省人力并对患者体位要求不严格。Toshihiko 等报道 1 例 18 岁学生吸入有机溶剂后哮喘急性发作，表现为严重呼吸窘迫、低氧血症和显著 DHI。在使用鼻罩NPPV 的同时，结合高频胸壁震荡物理治疗（HFCWO）。患者开始咳出大量痰液和支气管黏液栓，同时症状逐渐好转。因此，可能在 NPPV 或 IPPV 的同时，结合适当的胸部物理治疗会取得更好的疗效。以上这些手段均可用于临床，但是确切疗效还需进一步对照试验证实。

6. 手法压迫　最初在 1984 年由 Watts 描述，通过呼气时压迫患者胸壁，肺过度充气得到缓解。这种方法在 NPPV 或 IPPV 患者均有成功的例子，但是还没有针对人的对照试验。

7. 黏液溶解剂和祛痰剂　是必要的辅助治疗，常用药物包括盐酸氨溴索、重组链激酶（r－DNase）等。至于应用 1～3g 大剂量盐酸氨溴索治疗弥漫性痰液阻塞的效果仅见个别报道，尚无循证医学研究支持，理论上应当有效，值得进一步探索。

8. 支气管肺泡灌洗（BAL）　用于接受 IPPV 治疗的哮喘患者，可能有助于清除黏液分泌物、黏液栓及炎症介质等，但是对于存在气道阻力高、有效通气量不足及严重低氧血症的患者可能导致病情临时加重和危险，还需进一步探讨。

（六）机械通气的撤离

针对哮喘患者撤机的指标并未完全统一，总的原则是尽早撤机和拔管。随 IPPV 时间延长，呼吸机相关性肺炎（VAP）的发生率也逐渐增加，将导致治疗时间延长、撤机困难和病死率增加。

为顺利撤机应及早停止使用神经肌肉阻滞剂，当病情允许时也应尽早停用镇静剂。伴随神经肌肉阻滞剂和镇静剂的停用，由于患者呼吸肌肉力量、气流受限已经恢复和维持正常 PaO_2 的需要，分钟通气量会一定程度增加，体现在呼吸频率和潮气量的增加。但是，应该识别可能重新出现的呼吸肌疲劳：即呼吸再次变得浅快。

如果患者气流受限明显减轻，呼吸肌疲劳明显改善，肺内哮鸣音减少；呼吸机指标在 PSV 模式下 PS < 5 ~ 10cmH₂O，PEEP < 5cmH₂O，FiO_2 < 40% 患者生命体征稳定，血气分析结果良好即可考虑拔管。拔管后常规监测 24 小时，如果患者出现病情反复可采用 NPPV 序贯治疗，防止重复插管。必要时可以直接由有创通气过渡到无创，实现有创—无创序贯治疗。

（七）机械通气治疗的预后

针对急性哮喘患者的控制性低通气策略在限制 DHI 和预防肺气压伤方面十分有效，多个研究证实，和以往研究的病死率相比，采用这种策略使患者预后大为改善。但是，不幸的是有一部分患者尽管到达医院时有机会救治，而且采取了上述治疗，但最终仍旧死亡。这其中大多数是由于诊断、治疗不当未达到应有效果；或者引起并发症，如气胸或 VAP 等；部分患者属于机械通气实施过晚，因严重呼吸衰竭出现心跳骤停或脑损伤；另外部分患者哮喘本身合并 COPD 等其他疾病，尽管积极治疗仍无法挽救生命。但在有 ICU 设施的呼吸科或急诊科，上述情况应很少发生。

以往的研究中，因为年龄和随访时间不同，入住 ICU 的急性哮喘患者死亡率在 0 ~ 22%，最近的两个试验详细研究了各种因素和预后之间的关系。

Afessa 等分析了 3 年内收入医院 ICU 的 89 例哮喘患者：其中 36% 的患者进行了 IPPV，20% 患者开始使用了 NPPV；11 名患者死亡，占全部患者的 12%，却占接受机械通气患者的 21%；和病死相关的因素有较低的 pH 值、较高的 PaO_2、较高的急性生理和慢性健康状态 Ⅱ（APACHE Ⅱ）评分和其他器官功能衰竭。直接的死亡原因包括：张力性气胸（3 例）、院内感染（3 例）、急性呼吸衰竭（2 例）、消化道出血（1 例）、肺心病（1 例）及可疑肺栓塞（1 例）。

Gehlbach 等研究了 78 例收入 ICU 进行机械通气的哮喘患者：其中 56 例在不同时间进行了气管插管和 IPPV，而另外 22 例患者仅使用了 NPPV；3 例患者死亡，死亡率为 3.8%；中位住院时间为 5.5 天，COX 相关分析显示，女性患者接受气管插管、使用神经肌肉阻断剂 >24 小时、较高的 APACHEⅡ评分及入院前吸入激素治疗与住院时间延长相关。在很多哮喘患者预后的研究中，男女之间住院时间有明显差别，在 Gehlbach 等研究中分别是 4.8 天和 7.1 天。Skobeloff 还报道，女性哮喘患者入住 ICU 的时间是男性的 2.5 ~ 3 倍。Osborne 等研究发现，即使在平常气流阻塞情况相似的情况下，女性患者的症状更多、生活质量也更差。生理和社会双重因素的影响可能是女性患者发病多的原因，生理因素的一个表现是女性绝经期后，哮喘发病率由原来多于男性而变为少于男性，另一个表现是绝经期女性使用激素替代治疗的哮喘发病率高于其他人。入院前吸入激素治疗会引起住院时间延长问题的答案显而易见，这部分患者实际上在缓解期哮喘程度较重，基础条件差，在入住 ICU 时病情凶险，即使充分治疗肺功能难以理想恢复，因此住院时间长、预后差。同样的道理来分析接受气管插管的患者住院时间长，也是因为这部分患者病情较重，但是也表明选择恰当的患者进行 NPPV 能缩短住院时间，病死率也较低。

总之，世界范围内哮喘发病率逐年增加，总的住院率和入住 ICU 人数增加。虽然，大多数患者从症状出现到需要机械通气时间越来越短，但是治疗技术的进步使并发症更少、死亡率更低。

（韩珊珊）

第五节　特异性免疫治疗

特应性哮喘的治疗包括变应原的避免、药物治疗和变应原特异性免疫治疗。特异性免疫治疗（SIT）又称为脱敏疗法（desensitization）或减敏疗法（hyposensitization），是在临床上确定变应性疾病患者的变应原后，将相应的变应原制成的变应原提取液配制成不同浓度的制剂，经反复注射或通过其他给药途径与患者反复接触，并逐渐提高剂量和浓度，从而提高患者对该种变应原的耐受性，以达到当再次接触此种变应原时，不再产生过敏现象或过敏现象得以减轻和/或用药减少或不再用药的一种治疗方法。SIT 是针对致敏原而采取的病因治疗措施，由于针对性强，所以临床效果较好，不良反应也很少。

一、特异性免疫治疗的发展历程

SIT 始于 1911 年，Noon 和 Freeman 首次用花粉变应原治疗"花粉症"或过敏性鼻炎取得了成功。此后逐渐改进治疗方法，用于吸入性变应原诱发的变应性疾病，并且被证实对季节性或常年性过敏性鼻炎 - 结膜炎和哮喘有显著疗效。在过去的几十年里，由于该疗法可能激发严重的全身反应以及吸入糖皮质激素治疗哮喘取得了较好的疗效后，SIT 一度受到忽视。近年来，很多医务工作者发现局部糖皮质激素治疗哮喘存在一定局限性，它只能控制和抑制气道炎症而不能改善患者的特应性体质和彻底消除气道炎症，骤然停用糖皮质激素治疗后，哮喘病情会经常出现反复。随着 SIT 的疗效被重新评估和证实，20 世纪 50 年代后 SIT 被广泛使用，随着科学的进步，各国专家的不断努力，使其更加规范和安全，1988 年世界卫生组织（WHO）确认了高质量、标准化 SIT 对变应性哮喘及过敏性鼻炎的疗效，并向全球推荐。

经过大量的基础和临床研究以及对相关文章的回顾性总结，肯定了该疗法的有效性和安全性，指出 SIT 可调节变应性疾病的免疫应答是唯一可能影响其发病的自然病程的治疗措施，同时也可预防对新的变应原产生过敏，并防止由过敏性鼻炎发展到哮喘。1998 年刊登于《Allergy》增刊和《Journal of Allergy and Clinical Immunology》的指导性文章"Allergen Immunotherapy：Therapeutic Vaccines for Allergic Diseases"称为全球变态反应性疾病的治疗指南。2001 年由 WHO 组织专家撰写的工作报告《过敏性鼻炎其对哮喘的影响》（Allergic Rhinitis and its Impacton Asthma，ARIA）在总结既往大量研究后充分肯定了变应原免疫治疗对过敏性鼻炎/结膜炎、变应性哮喘等变态反应性疾病的疗效。同时将"变应原提取物（Allergen Extract）"更名为"变应原疫苗（Allergen Vaccine）"，并要求在免疫治疗中应使用标准化的变应原疫苗。2003年《全球哮喘防治创议（GINA）》也将 SIT 纳入哮喘的治疗规范中。

随着分子生物学和变应原制备技术的发展及日益标准化，越来越多的抗原纯度和免疫原性较高的变应原疫苗已广泛用于临床，加上治疗方法的改变，使得 SIT 的疗效和安全性得以逐年提高，成为治疗缓解期哮喘的重要措施之一，在目前以抗炎、解痉为主的哮喘治疗方案中成为新的治疗措施。

二、SIT 治疗变应性哮喘的作用机制

SIT 治疗的机制还不完全清楚，处于深入研究阶段。关于 SIT 治疗包括变应性哮喘在内的变态反应性疾病的机制，早期的研究主要着眼于免疫治疗对效应细胞和循环抗体的影响，最近的研究表明，抗体和效应细胞改变只是 T 细胞效应的次级反应。随着 SIT 机制研究的进展，研究提出 SIT 调节 T 淋巴细胞分泌功能，即调节 Th1/Th2 细胞平衡分泌的平衡机制；T 细胞的"克隆无能"、T 细胞的"克隆排除"和抑制定向抗原递呈作用机制。免疫治疗的机制可能并不完全相同，这取决于变应原性质、病变部位、免疫治疗的途径、剂量、免疫治疗持续的时间、不同佐剂以及患者的遗传状态。

1. 特异性 IgG 抗体 20 世纪 80 年代关于 SIT 的研究提示免疫机制主要是诱导 IgG_4 抗体的产生，IgG_4 不仅可阻断变应原诱导的 IgE 依赖性组胺释放，还可以通过抑制变应原 – IgE 复合物与抗原呈递细胞（APC）的结合，从而抑制迟发的变应原特异性 T 细胞反应。但有临床研究发现血清 IgG_4 含量和临床疗效之间似无明显相关，对变应原特异性 IgG 封闭抗体假说提出了质疑。近来有学者提出不应仅依靠清封闭抗体水平来判断 SIT 疗效，也应同时考虑变应原 – 特异性 IgG 复合物的活性及其与 APC 的亲和力。

2. 淋巴细胞应答 近 20 年来的研究表明，Th0 细胞分化为 Th1 和 Th2 细胞的失平衡是变应性疾病发病机制的主要环节之一，在变应性疾病中 Th0 细胞向 Th2 细胞过度分化，表达 IL – 4、IL – 5、IL – 13 等细胞因子，在感染性疾病中 Th0 细胞向 Th1 细胞分化，表达 IL – 12 和 IFN – γ 等细胞因子。因此近年来针对免疫治疗机制的研究也转向探讨免疫治疗是否能调节 Th1/Th2 平衡。最初的研究关注于免疫治疗能否诱导 Th2 型反应向 Th1 型反应转化，最近发现，具有调节作用的 T 细胞（Regulatory T cell）在免疫治疗中可能发挥着重要的作用。

Th1 和 Th2 型细胞还没有特征性的表型标志，更多的研究都是通过对其功能的研究（Th1 和 Th2 型细胞因子）来进行的。对花粉过敏的患者的研究发现：免疫治疗后在花粉季节外周血单核细胞表达 IL – 4mRNA 明显减少，但未检测到 IFN – γ 明显变化。研究发现，对屋尘螨过敏的哮喘患者接受免疫治疗后，外周血单核细胞分泌 IL – 4 和 IL – 5 比未接受免疫治疗的患者明显减少。大量研究发现尘螨过敏的免疫治疗 3 个月能够显著升高外周血 CD_4^+ T 细胞分泌 IFN – γ/IL – 4 的比例。有些研究指出，免疫治疗过程中首先出现 Th2 反应抑制，然后激发 Th1 反应，另外一些研究提出免疫治疗可以诱导变应原特异性的 CD_4^+ T 细胞凋亡。

3. 调节性 T 细胞和免疫耐受机制 研究发现，有多种 T 细胞具有调节作用，称为调节性 T 细胞，包括 TR 细胞、CD_4^+、CD_{25}^+ T 细胞和 Th3 细胞等，这些调节性 T 细胞对 Th2 反应

和 Th1 反应均有抑制作用，调节肌体对变应原和自身抗原的免疫耐受。TR 细胞和 Th2 细胞的分化可能存在相关性，在正常情况下呼吸黏膜接触变应原后分化为 TR 细胞，表现为耐受，在异常情况下分化为 Th2 细胞，表现为变态反应。而变应原免疫治疗可能通过诱导各种调节性 T 细胞分化来抑制变态反应。

4. 免疫治疗期间效应细胞和炎症介质的变化　免疫治疗可以减少炎症细胞的聚集、活化或介质释放。对尘螨过敏的患儿进行免疫治疗，可以减少鼻腔中肥大细胞的数量；对草类花粉过敏的成人进行免疫治疗，可以使皮肤、结缔组织和黏膜内肥大细胞以及鼻分泌物中组胺和前列腺素 D_2（PGD_2）减少。常规免疫治疗能够抑制变应原激发试验中肥大细胞介质的迅速释放，减少支气管肺泡灌洗液中嗜酸性粒细胞数量和嗜酸细胞阳离子蛋白（ECP）浓度的升高；毒液冲击快速免疫治疗使嗜碱性粒细胞释放组胺和白三烯的数量减少。免疫治疗早期阶段的治疗效应可能与诱导 T 细胞耐受，通过 IL－10 等细胞因子下调嗜酸性粒细胞和肥大细胞等效应细胞的活性有关。免疫治疗的直接效应，可以理解为快速改变炎症细胞的反应性。同时，免疫治疗还有延迟效应，表现在终止免疫治疗几年后可能还有治疗作用。

三、SIT 治疗变应性哮喘的疗效

免疫治疗对于所给予的抗原来讲是特异性的，治疗前需要对变态反应进行全面的评估。因为变应原可以与鼻、支气管、眼结膜相互作用，免疫治疗的疗效取决于变应原疫苗的剂量和变应原种类，而不是某一特定的疾病。

随着 SIT 的疗效的不断评估和证实，近年来大多数医生对 SIT 疗效持肯定态度。由于 SIT 具有药物治疗所没有的一些特点，其本身是一种治疗手段和一种预防措施。根据目前研究所得出的观点，哮喘患者接受了 3～5 年 SIT 后症状可以得到缓解，并可能终身受益。免疫治疗的短期目标是减轻变应原激发反应，长期目标是减少炎症反应和阻止疾病进展。

（一）近期疗效

SIT 治疗变应性哮喘的疗效取决于多种因素。

1. 变应原疫苗的剂量　变应原疫苗的剂量定义为在大多数患者中能诱导产生临床效果，而不引起难以接受的不良反应的变应原疫苗剂量。免疫治疗的剂量关系到疗效和安全性。低剂量免疫治疗是无效的，而剂量过高可能引起严重全身反应。WHO 指出，标准化的大多数变应原疫苗，其中主要变应原的最适剂量是 5～20μg。

2. 变应原种类　皮下免疫治疗对下列变应原所诱发的过敏性鼻炎/哮喘是有效的：白桦和桦木科花粉、河草花粉、蒿属花粉、豚草花粉、墙草属花粉等其他种类花粉；屋尘螨、粉尘螨、猫、狗变应原。而屋尘、白色念珠菌、细菌疫苗或其他未定义变应原的 SIT 治疗是无效的，不作推荐。

（二）远期疗效

最近越来越多的研究显示，草、树花粉过敏患者在免疫治疗结束后，疗效还能维持几年。可能是由于再次致敏时，集体具有免疫记忆，而且这些患者对新免疫治疗有良好的反应。在一项双盲、安慰剂对照研究中，经过 1 年 SIT 治疗的儿童，换以安慰剂治疗，大部分在数月内症状复发，而继续进行 SIT 治疗的儿童仍保持良好的效果。用标准化屋尘螨疫苗进行为期 1～6 年的免疫治疗，治疗中断 3 年后再次免疫治疗，结果疗效更好。

四、SIT 治疗的适应证及禁忌证

（一）适应证

一般来说，所有已经明确变应原的哮喘病患者均是 SIT 的适应证，特别是由一些难以避免的变应原所诱发的哮喘患者，应早期进行 SIT，因为早期治疗可改变其自然病程，避免或减轻不可逆的气道炎症损伤。而且，大多数变态反应学家认为，SIT 的适应证应该和长期预防性用药的适应证相同，即缓解期的抗炎治疗（包括吸入糖皮质激素或色甘酸钠等）与 SIT 可同步进行，共同构成变应性哮喘的防治战略，以期达到最佳的防治效果，尤其对于每日须接受药物治疗的变应性哮喘患者均应附加 SIT。

SIT 治疗支气管哮喘的主要适应证如下：①证实为 IgE 介导并已明确吸入变应原（体内 IgE 抗体阳性或皮肤变应原试验阳性，如有可能，进行吸入变应原激发试验呈阳性）的支气管哮喘患者，尤其对一些难以避免的变应原过敏的患者；②通过采用避免变应原措施或应用适当药物治疗后病情仍有进展，或从过敏性鼻炎发展为哮喘的患者；③需常年使用支气管解痉剂控制症状或常年使用吸入糖皮质激素等抗炎药物的轻、中度哮喘患者，或同时患有支气管哮喘及过敏性鼻炎的患者。虽重度患者亦可应用，但其有效率较低，不良反应较大，一般不主张应用；④由于哮喘儿童免疫系统发育尚不完善，可塑性较强，SIT 疗效优于成人，因此对变应性哮喘的患儿应尽早进行 SIT。

由于诱发支气管哮喘的变应原很多，如吸入性（室内灰尘、螨、花粉、真菌、动物毛垢等）、食物、药物、化学物质等。其中动物、食物、药物、化学物质等是可以避免接触的变应原，通常不作为 SIT 的对象。室内灰尘、螨等吸入性变应原在生活环境中则常年存在，不可能完全避免，因此是 SIT 的良好适应证。尤其在我国居住条件尚不完善的情况下，完全避免吸入性变应原对多数患者难以做到，因此 SIT 在我国具有更广泛的适应证。而真菌类变应原注射后会产生沉降抗体，可能会使病情更加恶化，所以很少应用 SIT。欧美正在对真菌的 SIT 进行临床评价，结果尚未确定。另外，职业性哮喘、鼻炎等职业变应性疾病，如其环境中的变应原不能去除或不能变换工作，如面包制作工作（面粉）、荞麦面条加工工人（荞麦）、海鞘加工业（海鞘）、果树种植业（花粉）等，也适宜进行 SIT。蜜蜂养殖者如果被蜜蜂蜇后有过敏反应，则可以用蜂毒进行 SIT 预防。

虽然 SIT 具有较广泛的适应证，但临床医生在制订治疗方案前应综合考虑患者哮喘病情的严重程度、可能取得的疗效，结合全身情况分析判断是否适合 SIT，并充分斟酌 SIT 可能带来的好处以及风险，同时还应根据患者的实际情况（如经济状况、时间），选择合适的方案。

（二）禁忌证

由于进行 SIT 有潜在的危险性和不良反应，可能发生全身过敏反应甚至过敏性休克，使临床应用受到一定的限制，因此有相应的禁忌证，主要分为绝对禁忌证和相对禁忌证。

1. 绝对禁忌证

（1）合并其他严重免疫性疾病：患者伴有结缔组织病、自身免疫性或者淋巴组织增生性疾病等较为严重的免疫性疾病或者恶性肿瘤时，不应进行免疫治疗。

（2）合并肾上腺素禁忌疾病：肾上腺素是治疗过敏性休克的最有效药物，对患冠心病、高血压等不宜使用肾上腺素治疗以及正用 β 受体阻断剂治疗的患者，不应进行免疫治疗。被膜翅目昆虫刺螫后，出现危及生命反应，以及由于基础病存在致命反应危险的患者例外。

（3）患者缺乏依从性：成功的免疫治疗取决于患者和医生的积极配合，如患者缺乏良好的协作性或有严重心理障碍，则不宜进行 SIT。

2. 相对禁忌证

（1）幼儿：对幼儿（小于 5 岁的儿童）的免疫治疗，应当在对小儿变态反应疾病的治疗有丰富经验的专家指导下进行。

（2）妊娠：虽然至今没有证实 SIT 有致畸作用，但在剂量增加阶段，存在过敏性休克和流产，或者其他对胎儿不利影响的危险，因此在妊娠期间不应开始免疫治疗。然而，在耐受性良好的免疫治疗过程中怀孕，则不必中断治疗，但如果患者对继续治疗存在犹豫，则应停止治疗。

（3）重度哮喘、病情不稳定或急性发作期的患者。经适当的药物治疗，FEV_1 仍低于预计值的 70%，说明病变的可逆性差，免疫治疗的效果差，而且发生全身不良反应的几率明显增加，应慎用免疫疗法。

五、SIT 治疗变应性哮喘安全性

SIT 不良反应可引起局部反应和全身反应，局部反应是指发生在注射部位的不良反应，引起局部不适，如注射部位红肿、硬结比较常见，一般不影响疗效。其分为两种情况：一种是发生在注射后 20~30 分钟；另一种情况是发生在注射 30 分钟以后。发生局部不良反应时，应调整注射疫苗的剂量。铝吸附疫苗往往在注射部位出现皮下结节，持续一段时间后通常会消失，因此不必调整治疗剂量。如果持续存在并进一步发展，则应更换不含铝制剂。全身反应是指远离注射部位发生的不良反应，包括全身性荨麻疹、诱发哮喘急性发作，严重者可诱发过敏性休克甚至死亡，其发生率一般在 0.1% 左右。一般发生于注射后数分钟，极少超过 30 分钟。当发生全身反应时，应重新评估免疫治疗方案。中重度哮喘是免疫治疗和皮肤试验中的独立危险因素。难以控制的哮喘也是免疫治疗首要的危险因素。另外，在家中和不具备抢救条件的非正规医疗场所进行免疫注射应该是被禁止的。而一旦全身反应出现，未能及时地给予足量的肾上腺素也是造成患者死亡的重要原因。

应高度重视免疫治疗的危险因素，采取积极的措施，将风险降到最低。一些指南强调相关人员的培训，正确处理全身不良反应，鼓励研发和使用标准化疫苗。已明确的危险因素包括：①剂量不当；②哮喘呈急性发作状态；③高度过敏状态（通过皮试或特异性 IgE 检测明确）；④注射新批号疫苗；⑤存在一些其他的相关症状。另外还应注意对于高危人群或冲击性（也称快速）免疫治疗和/或免疫治疗同时应用 β 受体阻滞剂等情况下，留观时间必须延长。

欧洲变态反应和临床免疫学会（EAACI）在关于免疫治疗的意见书中提出了全身不良反应的严重度分级。全身不良反应严重度分析包括：①非特异性反应：可能是非 IgE 介导性反应，如不适、头痛、关节痛等；②轻度全身反应：轻度鼻炎和/或哮喘（PEFR > 预测值或个人最佳值 60%），抗组胺药或受体激动剂治疗效果好；③非致命性全身反应：荨麻疹、血管性水肿、严重哮喘发作（PEFR < 预测值或个人最佳值 60%），治疗效果好；④过敏性休

克：迅速出现瘙痒、面部充血潮红、支气管痉挛，需采取抢救措施。

六、特异性免疫治疗的新途径

皮下注射是免疫治疗的主要方法，由于需要多次注射很不方便，注射局部也有不适感，造成患者的顺应性差。有些学者开始研究并实践通过局部途径进行免疫治疗。如口服、鼻内、支气管、舌下途径，其目的是取得同样的效果的同时，减少不良反应、节省时间和费用。根据一些回顾性研究，经鼻内和支气管给药途径因其局部不良反应已基本被废弃，口服途径也因其所需剂量过大而常导致胃肠道不良反应而限制其应用。而舌下途径免疫治疗（SLIT）目前在欧洲正被许多研究所支持并深入研究。大部分临床试验显示 SLIT 能改善过敏性鼻炎临床症状，有效率为 20% ~ 50%，接近于皮下途径免疫治疗。最常见的不良反应为口腔、舌下刺痒感。目前为止还没有 1 例严重的全身不良反应的报道。近年来的很多项研究提示 SLIT 能降低哮喘症状的天数，能够减少使用 β_2 受体激动剂及全身糖皮质激素的用量。一项研究还显示 SLIT 可以改善患者生活质量。一项花粉提取物的开放对照研究显示 SLIT 明显降低非花粉季节时对乙酰胆碱的非特异性气道高反应性。

SLIT 作用机制还不是很清楚，有部分患者在 SLIT 过程中特异性 IgG_4 水平升高和特异性 IgE 水平降低。有研究发现经过 1 年的 SLIT 后，变应原刺激下的淋巴细胞增殖反应明显降低，但变应原特异性 T 细胞克隆产生的细胞因子没有任何变化。

七、变应性哮喘 SIT 治疗的新动向

很多学者致力于安全性更高、疗效更好的免疫治疗方法的研究。虽然其中有些方法尚未应用于临床，但许多方法已取得了突破性进展。

1. 抗 IgE 抗体和免疫治疗　对于变应性疾病，消除 IgE 是一种效果肯定的治疗方法，其原理是基于无论在速发相还是迟发相反应中，IgE 都在变应性疾病中起着极其重要的作用。抗 IgE 抗体（omalizumab）和变应原免疫治疗的结合可能会提供一个前所未有的治疗上的优势。免疫治疗能降低血清中 IgE 水平但极为有限，抗 IgE 措施能有效降低 IgE 介导的变态反应，且在免疫治疗维持剂量阶段使用抗 IgE 抗体较之单独免疫治疗可减轻 50% 的症状负荷。缺点是其价格昂贵限制了其应用。

2. 重组变应原蛋白质免疫疗法　重组变应原蛋白质免疫疗法是利用 DNA 重组技术，对编码天然变应原蛋白质的基因进行改编。主要为 mRNA 表达产物，即蛋白质组分。重组变应原纯度高，无杂质蛋白污染，免疫学活性与天基数变应原蛋白质非常接近，且变应原性弱，其标准化较易保证，安全性好。但有学者认为天然变应原提取物除蛋白组分外，还含有非蛋白质（如多糖等）抗原活性成分，重组变应原疗效可能不及高度纯化的标准化变应原提取物。

3. DNA 免疫治疗　DNA 免疫治疗是指将编码变应原蛋白的 DNA 疫苗接种入宿主体内或细胞内，由宿主在体内合成相应的变应原蛋白。在很多情况下，使用编码病毒蛋白质的 DNA 作为相关疫苗可以获得明显的免疫应答。研究表明，带有变应原基因片断的质粒表达载体或"裸露 DNA"导入小鼠体内，极微量的变应原基因可产生持续的免疫耐受效应。与传统治疗相比，DNA 疫苗有以下优点：只有少量变应原在体内持续表达，不足以引起 I 型变态反应；疗效维持时间长；插入含有 CpG 结构的质粒 DNA 可诱导更加强烈的抗原特异性

Th1 反应，促使 Th2 反应向 Th1 反应转变。但是有人注意到这些 DNA 有可能在不恰当的部位整合进入人基因组，导致某些启动子（promoter）或者癌基因（oncogene）的激活。

还有一些新的免疫治疗方法，如新的佐剂治疗促进 Th1 反应、T 细胞肽免疫法、免疫刺激序列等。新型免疫疗法为治疗哮喘和变态反应一免疫性疾病提供了真正革新的希望。随着各种免疫治疗方法的基础和临床研究不断深入发展，人类变应性疾病的治疗也将会进入一个崭新的时代。

八、变应原疫苗研究进展

变应原制剂既是特异性免疫诊断的重要试剂，也是 SIT 的重要药物，其质量直接关系到特异性免疫诊断的准确性和 SIT 的疗效和安全性。为提高变应原制剂的质量，20 世纪 70 年代后期以来，世界各国变态反应实验室和临床医生共同协作对各种变应原的抗原成分进行了深入细致的研究，在德国的牵头下召开了多次国际变应原制剂规范化和标准化管理研讨会，并成立了国际变应原标准化委员会。在该组织的领导下对改进各种变应原制剂做了大量工作，包括通过盐析、凝胶层析和超滤技术对变应原进行纯化以及变应原制剂的标准化等。在花粉、尘螨、动物皮毛和真菌等多种变应原的纯化、抗原决定簇的定位和标准化方面取得较大进展，许多纯化变应原制剂已经得到了 WHO、美国食品和药品管理协会（FDA）的认可批准。随着对各种变应原的纯化和标准化，SIT 的临床治疗和观察更加科学和统一，不仅提高了疗效，而且不良反应也相应减少，使 SIT 的开展更加广泛。

在 1998 年 WHO 公布的全球变应原免疫治疗指南中，建议将"变应原浸液"（allergen extract）改称为"变应原疫苗"（allergen vaccine），归入药品管理和注册范围，鼓励应用和发展标准化的变应原疫苗，指出成功的免疫治疗取决于标准化、可以持续生产的高质量变应原疫苗。

在 WHO 的指导下，国际变应原标准化委员会已经制订了纯化变应原制剂在生物学效应、免疫学参数和理化指标等方面的国际统一标准。通过运用交叉免疫电泳、交叉放射免疫电泳、ELISA、结合等电点、RAST 抑制试验和点免疫试验来精确地分析纯化后变应原制剂的变应性蛋白的含量和活性，对监控变应原制剂的质量起着重要作用。

为了进一步提高 SIT 的疗效和减少不良反应的发生，许多变态反应实验室对变应原的剂型通过物理或化学的方法进行了改进，出现了修饰变应原制剂。近年来，随着分子生物学和免疫学的发展，研制开发高质量标准化的变应原疫苗成为了国内外研究热点。现将已在临床应用及新研制的几种主要变应原疫苗制剂介绍如下。

（一）水性变应原

大多数用于免疫治疗的水性变应原是不同种类变应原与非变应原的混合物，其缺点是降解快、不良反应的发生率高，国内的大多数变应原疫苗制剂是水性制剂。

（二）缓释和修饰变应原疫苗

缓释和修饰变应原疫苗是通过物理或化学的方法进行修饰，即把变应原的抗原决定簇掩蔽在聚合体结构内，使之成为高分子聚合物，使变应原疫苗制剂的变应性降低（即降低了 IgE 介导的变态反应），同时保存或提高了免疫原性。由于提高了制剂的分子量，皮下注射后弥散速度减慢，作用维持时间延长，减少了注射次数。与水性非修饰变应原相比，其中的高分子成分稳定，疗效明显，不良反应少。

1. 聚乙二醇改良变应原疫苗　聚乙二醇改良变应原疫苗是经过化学修饰的变应原制剂，动物实验证实反复注射此种变应原疫苗后可以刺激小鼠体内 T 抑制细胞的活性，抑制 IgE 的合成。经临床观察证实聚乙二醇改良变应原疫苗有着较为满意的临床疗效，而且全身过敏反应发生率低，注射间隔时间延长，是目前使用较广泛的修饰变应原制剂。

2. 类变应原（allergoid）　类变应原是一种经甲醛进行化学处理的修饰变应原制剂，使其仍然保持原有免疫原性并使其变应原性降低。类变应原制剂已在临床应用 10 余年，其优点是可以减少注射后的不良反应，危险性较小，是很有发展前途的一种变应原制剂，许多文献已推荐临床广泛应用。

3. 聚合变应原疫苗　聚合变应原疫苗是目前美国和欧洲等地使用最多的一种变应原制剂。制备方法是将变应原疫苗经沉淀、层析后，用戊二醛作置换剂，使变应原聚合成 20 万 ~ 2000 万分子量的多聚合体变应原制剂，使其变应原性降低 100 ~ 1 000 倍或以上，但仍保持其免疫原性。由于聚合变应原疫苗疗效持续时间长，减少了注射次数，而且制剂性质稳定，已广泛用于临床。

4. "储存型"变应原疫苗（"depot" allergen vaccine）　"depot"变应原疫苗也称酪氨酸戊二醛变应原疫苗，是一种改良的、经物理和化学双重修饰的长效变应原疫苗制剂，其原理是将变应原与酪氨酸结合后，再加入戊二醛制成的混悬制剂。"depot"变应原疫苗的特点是进入体内后缓慢释放，几次注射即可完成脱敏阶段的治疗，全身过敏反应等不良反应较常规制剂明显减少。

（三）混合性变应原疫苗

当患者对相关或不相关的变应原具有多重敏感性时，可采用变应原的混合疫苗。但应用混合疫苗时，可能会出现两个问题：第一，过度稀释可以导致各个过敏原低于最佳浓度；第二，当稀释或与其他过敏原混合后，各个过敏原的活性可能很快降解，而且相关的变应原可能含有共同的抗原决定簇从而导致交叉反应。因此，目前临床上一般使用单一变应原制剂，不主张使用混合制剂。

（四）重组变应原

目前所用变应原疫苗包含成分较复杂，含变应原、非致敏物质和毒性蛋白及其他成分，很难进行标准化，注射后可引起全身过敏反应或导致新的致敏而使疾病恶化。越来越多的研究表明，通过基因工程技术获得纯的和标准化重组变应原能取代传统的天然变应原浸液。这种重组变应原主要是从相应致敏物质的互补脱氧核糖核酸（cDNA）文库中筛选出来的，通过点突变、变应原杂合体、分子繁殖、变应原片段与变应原寡聚物等基因工程技术，减少重组变应原 IgE 结合的抗原表位，能有效降低 IgE 介导的变态反应，同时通过保留变应原 T 细胞识别所必须的结构域，具有较好的免疫原性，增强疗效。

（五）其他

为了提高疗效和患者的依从性，目前正在研制开发编码特异变应原蛋白质的质粒 DNA（pDNA）。动物试验发现，应用 pDNA 进行 SIT 可降低血中 IgE 水平，肺嗜酸粒细胞（Eos）浸润，并且只需注射 2 ~ 3 次即可获持久免疫。另有报道，应用同时编码数种常见变应原蛋白质和细菌 DNA 片段的 pDNA 来进行免疫治疗也在开发之中，其作用机制包括了 SIT 和诱导 Th1 型细胞分泌细胞因子的双重作用。

（韩珊珊）

第六节 非特异性免疫治疗

尽管支气管哮喘的治疗药物不断增多，但全球哮喘的患病率反而逐年增加，特别是在发达国家，过去 20 年来这些病例增加了 1 倍以上，我国的哮喘患病率亦同步增高。通过现有的治疗手段，虽然可以使大部分哮喘症状得到良好的控制，但是患者需要长期的维持治疗，少数重症哮喘患者的治疗仍然是一个棘手的问题。哮喘是一种系统免疫功能紊乱的变态反应性疾病，现在流行的糖皮质激素吸入治疗只是一种局部的抗炎治疗，而且仅作用于哮喘发病环节的最后阶段。如何从更早期的阶段阻断哮喘的发病过程是目前哮喘治疗研究的一个重要方向。随着对哮喘发病的免疫学机制认识不断加深，及分子生物学和基因工程的进步，哮喘的免疫治疗亦取得了较大的进步。因此，新的免疫治疗可能是解决上述问题的根本途径。

免疫治疗分为非特异性免疫治疗和特异性免疫治疗，下面主要讨论非特异性免疫治疗的现状和一些进展。非特异性免疫治疗包括免疫增强剂和免疫抑制剂，但两者的区分不是绝对的，在某些方面可能互有交叉。

一、免疫增强剂

体内 T 淋巴细胞按其功能不同分为 Th1 和 Th2 两个亚群。Th1 细胞分泌 IL－2、IFN－γ 等细胞因子，主要参与抗感染免疫，促进巨噬细胞吞噬病原微生物及细胞毒性反应。

Th2 细胞分泌 IL－4、IL－5、IL－13 等细胞因子，与 IgE 的合成、嗜酸粒细胞浸润和激活密切相关。正常情况下 Th1 与 Th2 反应相互制约，处于一种平衡状态。现有研究表明，支气管哮喘是以 Th2 反应为优势的变态反应性疾病，Th1/Th2 失衡是哮喘的一个重要特征。包括哮喘在内的变应性疾病持续增加，有学者提出"卫生学说（hygiene hypothesis）"来解释这一现象。

卫生学说认为，由于生活卫生条件的改善，使得人类居住的周围环境过于清洁，人们特别是儿童接触病原微生物的机会明显减少，使肌体免疫系统受到 Th1 刺激相应减少，从而导致哮喘和过敏症发病率增高。随着对哮喘发病机制研究的深入，Th1/Th2 免疫失衡在哮喘发病中的作用越来越受重视，人们期望通过纠正 Th1/Th2 失衡达到从根本上治疗哮喘的目的。因此，如何增强哮喘的 Th1 反应、抑制 Th2 反应可能是将来哮喘治疗的一个重要方向。

（一）卡介苗（BCG）相关组分

Shirakawa 的流行病学调查显示，日本儿童 BCG 迟发反应强度与特异质（atopy）呈负相关，结核菌素反应阳性者的变应症发生率、血清 IgE、Th1 细胞因子水平明显低于结核菌素阴性者。Shirakawa 的研究引起了人们广泛的关注和极大的兴趣，此后有多个调查支持 Shirakawa 的结论，提示 BCG 及其组分能够用于哮喘的预防和治疗。完整的 BCG 接种对哮喘气道炎症具有明显的抑制作用，但不良反应大，不能用于临床。BCG 的主要成分包括脂类、多糖、蛋白和核酸，TB、BCG 及其相关组分能够诱导很强的 Th1 反应。目前国内临床初步临床研究表明，从 BCG 提取出来的多糖核酸（BCG－PSN）对过敏性鼻炎和支气管哮喘具有一定的治疗作用。

（二）γ-干扰素

γ-干扰素（IFN-γ）属于 Th1 细胞因子，能够抑制 Th2 反应和 IgE 合成，理论上应能减轻变应性炎症。动物实验表明，雾化吸入 IFN-γ 可抑制抗原诱发的嗜酸粒细胞炎症，但用于哮喘患者治疗结果并不理想，分析可能与气道组织局部难以获得较高浓度有关。雾化吸入 IFN-γ 对轻症过敏性哮喘具有一定的疗效，对重症哮喘疗效不佳。IFN-α 能减少严重哮喘患者的激素用量，由于所需剂量高，疗效不明显，不良反应大，近年来已少有应用。

二、免疫抑制剂

免疫抑制剂包括特异性免疫抑制剂和非特异性免疫抑制剂。非特异性免疫抑制剂作用较为广泛，对多种细胞因子、炎性介质或炎性细胞的功能均有抑制作用。特异性免疫抑制剂则仅作用于单一细胞因子、炎性介质或抗体。

（一）非特异性免疫抑制剂

1. 环孢菌素　是从真菌的代谢产物中提取出来的环状多肽，属脂溶性代谢产物。

环孢素通过抑制 IL-2、IL-4、IL-5 及 GM-CSF 基因转录，调节 T 淋巴细胞分泌这些细胞因子水平。降低抗凋亡因子 bcl-2 的表达，诱导 T 细胞凋亡。另外环孢霉素 A 还能抑制 IL-4 诱导的 IgE 合成。有报道能减少激素用量，但其毒性作用限制了它的临床应用，主要用于一些重症哮喘和激素依赖型哮喘。由于环孢霉素 A 属于非水溶性化合物，不能用于吸入治疗。为了降低环孢霉素 A 全身用药的不良反应，Novartis 公司新近研发了一种水溶性环孢霉素 A 衍生物环糊精（cyclodextrin），通过于粉吸入时能够显著抑制哮喘模型嗜酸粒细胞气道炎症，与环孢霉素 A 联用时，可使后者的用量减少 10 倍。

2. PDE4 抑制剂　氨茶碱用于治疗支气管哮喘和其他呼吸道疾病已经半个多世纪，既往认为其药理作用主要为舒张支气管平滑肌，改善黏液清除功能，增强膈肌收缩力，降低肺动脉压和兴奋呼吸中枢。近年来研究发现，氨茶碱还有广泛的免疫调节和抗炎作用，其抗炎作用与其磷酸二酯酶（PDE）抑制活性有关。PDE 是催化水解细胞内第二信使分子环磷酸腺苷（cAMP）及环磷酸鸟苷（cGMP）的超级酶家族，调节细胞内 cAMP 和 cGMP 浓度。氨茶碱属于 PDE 抑制剂，通过提高细胞 cAMP 水平发挥生物效应，但作用为非特异性，PDE 活性较弱，有效浓度与中毒浓度非常接近，对血管、胃肠道及中枢神经等有诸多不良反应，临床应用受到限制。近年来，已研制多种特异性 PDE 抑制剂用于哮喘和 COPD 的治疗，有些已完成了临床试验。

根据对激动剂和抑制剂作用的特异性、敏感性、酶动力学特性及氨基酸序列进行分类，目前发现 PDE 至少含有 11 种同工酶，相对应合成有多种特异性抑制剂，其中 PDE4 抑制剂是最有前景的抗炎药物。PDE4 广泛表达于各种炎性细胞和结构细胞，包括嗜酸粒细胞、嗜碱粒细胞、中性粒细胞、T 淋巴细胞、B 淋巴细胞、肥大细胞、单核细胞、巨噬细胞、气道平滑肌细胞、上皮细胞和血管内皮细胞等。PDE4 选择性抑制剂主要有第一代的 rolipram（咯利普兰）及第二代的 cilomilast（西咯米司特）、roflumilast（咯拉米司特）、piclamilast（吡拉米司特）等，主要抗炎作用包括：①抑制 T 细胞增殖及 IL-4、IL-5、IL-13、GM-CSF、LTC4、eotaxin 的合成与分泌，从而抑制嗜酸粒细胞的成熟、趋化、黏附及激活，诱导嗜酸粒细胞凋亡；②抑制中性粒细胞合成超氧阴离子和脱颗粒；③促进单核细胞分泌 IL-10，抑制 TNF-α

的产生；④抑制嗜碱粒细胞的激活、脱颗粒，从而抑制组胺、白三烯的释放；⑤降低肺微血管内皮细胞的通透性，减轻微血管渗漏；⑥抑制树突状细胞、CD_4^+ T 细胞产生 TNF - α。

PDE4 选择性抑制剂不仅具前述的抗炎作用，且不良反应显著低于非特异性 PDE 抑制剂。西咯米司特目前已进入Ⅲ期临床试验，可以显著改善 COPD 患者的肺功能和生活质量，对哮喘的治疗反应相对没有那么令人满意。运动性哮喘患者服用西咯米司特（cilomilast）后明显改善肺功能，不良反应发生率低，与糖皮质激素、$β_2$ 受体激动剂、氨茶碱、地高辛等常用药物没有相互作用，但一些受试者出现明显的恶心、呕吐不良反应，故临床应用可能受到限制。新近研发的 PDE4 抑制剂咯拉米司特（roflumilast）抗炎作用强而不良反应少，目前正在进行Ⅲ期临床试验。若在抗原激发前服用能减轻哮喘患者的速发反应，对迟发反应的抑制作用更为明显。

3. NF - κB 抑制剂　核因子 - κB（NF - κB）属于 DNA 结合蛋白，最早发现 NF - κB 存在于 B 细胞，能够与免疫球蛋白 κ 链基因增强子上的 10 个寡核苷酸结合。此后人们发现 NF - κB 不仅存在于 B 细胞，几乎存在于所有细胞。NF - κB 调控肌体多种细胞因子、黏附分子、趋化因子等基因的表达，变应原、前炎因子、氧化剂、病毒等均能导致 NF - κB 的激活，这些因素首先作为活化信号激活胞浆内的 IKB 激酶，使 IKB 磷酸化。磷酸化的 IKB 与 NF - κB 解离，游离的 NF - κB 则可由胞浆进入胞核与炎性因子基因启动子区域中的 κB 位点结合，启动炎性因子基因转录，从而促进多种哮喘炎性因子的合成。因此，NF - κB 成为疾病干预治疗的重要目标。

目前许多 NF - κB 抑制剂的作用机制主要是抑制 NF - κB 活化或抑制其与靶 DNA 的结合。IKB - α 磷酸化、泛素化，继而被蛋白酶体或其他蛋白酶降解，这些步骤提供可干预治疗的目标。证实有作用的药物包括糖皮质激素、阿司匹林、水杨酸盐、前列腺素 E、金制剂、FKS06 和环孢素及 IL - 10。蛋白酶体和钙蛋白酶抑制剂如 MGI32、lactacytin 和钙蛋白酶抑制蛋白等能显著抑制 IKB 磷酸化，阻断 IKB - α 的降解，但蛋白酶体和钙蛋白酶同样调控正常细胞周期和细胞功能。

4. 氨甲蝶呤　为叶酸合成抑制剂，具有较强的免疫抑制作用和抗炎作用，临床研究发现对一些激素依赖的重症哮喘患者，应用氨甲蝶呤可以减少激素用量，减轻哮喘症状。这些患者平均每天需用 16.6mg，每周给予氨甲蝶呤 15mg，平均治疗时间为 15 个月，结果发现 13 例患者激素用量减少，其中 4 人减少 50% 以上。为了观察小剂量氨甲蝶呤的长期疗效和安全性，Mullarkey 等对 25 例激素依赖患者进行了 18 ~ 28 周的治疗，每周口服或肌注氨甲蝶呤 15 ~ 50mg，结果表明每日泼尼松平均剂量由 26.6mg 减为 6.3mg，15 例患者中止了口服激素，9 例患者激素用量减少 50% 以上。在激素用量减少的情况下肺功能和哮喘症状均有所改善，15 例出现不良反应，但程度较轻，不必中断治疗。氨甲蝶呤毒副反应较多，包括消化道反应、骨髓抑制、肝功能损害、肾功能损害等，但小剂量应用时可以减轻不良反应。

5. 雷公藤多甙　是从中药雷公藤提取出来的化合物，其主要化学成分包括萜类、甙类和生物碱，具有显著的免疫抑制作用。临床上最早用于肾小球肾炎的治疗，取得了良好的效果。后来用于重症哮喘和激素依赖哮喘亦有一定的效果，可以减少激素的用量。研究表明，雷公藤多甙与糖皮质激素具有相似的抗炎作用，抑制哮喘炎性细胞 IL - 5、GM - CSF 的表达，诱导嗜酸粒细胞凋亡。雷公藤多甙的不良反应与其他免疫抑制剂类似，包括消化道反应和骨髓抑制等。

6. 糖皮质激素　广义上，糖皮质激素亦是一种免疫抑制剂，能够抑制多种细胞因子和炎性介质的表达。由于抗炎作用过于广泛，同时带来一些不必要的不良反应。

（二）特异性免疫抑制剂

从广义上来说，抑制某些与哮喘炎症相关的细胞因子、黏附分子和 IgE 的单抗或拮抗剂亦属于特异性免疫治疗的范畴，但习惯上仍将变应原疫苗免疫治疗称为特异性免疫治疗，而将细胞因子等单抗归入非特异性免疫治疗的范畴，为与其他非特异性免疫治疗药物相区别，将其称为特异性免疫抑制剂，如抗 IL-4 单抗、抗 IL-5 单抗和抗 IgE 单抗等。

（刘颖慧）

第七节　吸入疗法

一、概述

吸入疗法是把制成气溶胶、干粉或溶液的药物，通过呼吸动作吸入气道的给药方法。由于抗哮喘药物的靶器官是支气管和肺，因此治疗哮喘时采用吸入疗法与常规应用的口服给药方法相比，具有作用迅速、剂量小、全身不良反应小等优点，是一种较为理想的给药方法。

哮喘从发病机制和病理生理改变的角度来讲，是特别适合使用吸入疗法来治疗的疾病。哮喘的基础病理改变是气道慢性炎症。其发病机制复杂，主要与变态反应和免疫调节的异常有关，多种细胞和细胞组分，以及众多的炎症介质和细胞因子参与气道炎症的过程。气道炎症、气道上皮损伤和气道高反应性是哮喘的病理生理学的主要特征，是导致反复发作的喘息、气促、胸闷和/或咳嗽等症状的基础。尽管气道炎症释放的介质和细胞因子可以进入循环系统，影响骨髓的嗜酸粒细胞增生等全身性的生理学反应，但无论在急性发作期和非急性发作期，哮喘的主要病理生理学改变都是在气道。因此，气道局部的药物治疗是重要的治疗作用位点。

通过吸入疗法，以期达到增加局部的药物浓度，降低全身的药物吸收，提高疗效和减少不良反应的目的。经过多年的实验和临床研究证明，吸入疗法是哮喘急性发作期和长期治疗的首选的用药途径。然而，吸入疗法在临床实际应用中的普及率低，使用过程的错误率高。如何提高对吸入疗法的认识，规范临床应用的方法和程序，对提高哮喘的防治水平具有重要的意义。

二、吸入疗法的解剖和生理基础

（一）吸入疗法的解剖基础及作用位点

（1）呼吸系统通过鼻、咽、喉、气管、支气管与外界密切相通。

（2）呼吸道黏膜及黏膜下富含多种神经及药物受体。

（3）肺泡表面积巨大，正常成年人的肺泡总数多达 2.8×10^8，总面积达 $90m^2$，便于吸入药物的吸收。

（4）药物从肺泡进入血液方便肺泡与其周围的毛细血管上皮之间的间隔仅为 $0.5 \sim 1\mu m$，而小肠黏膜微绒毛人血的距离约为 $40\mu m$，皮肤表面到达皮下毛细血管的距离为 100μm。

（5）吸入药物在气道发挥抗炎和平喘作用之前不受肝脏首过效应的影响。

（二）气道吸入疗法的药代动力学

吸入药物在气道内经过吸收、局部分布、转化、进入血液循环和最终代谢的过程。不少药物在气道内的药代动力学与口服或注射用药有明显的区别。吸入用药的优点包括有：①直接作用于靶位，疗效提高和起效时间加快；②减少剂量，减少不良反应；③避免胃酸对药物的作用；④避免肝脏首过效应的代谢。

1. 气道黏膜吸收　用于治疗哮喘的气道吸入药物必须能够快速通过气道黏膜吸收。采用气道内给药后检测血液中药物浓度的方法，可以研究药物吸收的方式和速度。多数的吸入平喘药物的吸收形式主要是被动扩散，因此药物的脂溶性和分子量与吸收速度有关。少数水溶性的药物同时通过被动扩散和特殊的通道吸收。

2. 局部分布　通过黏膜后的药物在局部进行分布，通过扩张形式到达作用的靶位，如气道平滑肌、炎症细胞等。部分脂溶性的药物（如布地奈德）对肺组织有比较高的亲和力，以结合的形式在组织中起到储存的作用，随后缓慢释放。这一机制有利于延长在肺组织中的作用时间。此外，部分药物进入支气管血液循环系统，在气道内再次分布药物。

3. 局部转化（代谢）　肺内存在众多的酶，具有很强的代谢功能。与平喘药物局部转化或代谢相关的酶有水解酶、儿茶酚胺氧位甲基转移酶（COMT）、单胺氧化酶（MAO）、混功能氧化酶（MFO）等。二丙酸倍氯米松（BDP）在气道内经过水解作用后，转化成对糖皮质激素受体亲和力更高的单丙酸倍氯米松（BMP）而起作用。异丙肾上腺素在气道内被 COMT 代谢后失去活性，所以维持作用时间短。此外，部分口服的药物也有经过肺代谢（如本身没有平喘作用活性的班布特罗等），在肺内经过混功能氧化酶代谢后转化成有平喘活性的特布他林而起作用，从而增强肺部作用的选择性。

4. 肺循环的药物吸收　吸入的药物最终有部分药物进入血循环，按照全身性药物的途径进行代谢和排泄。吸入药物进入血循环的量比较低，进入血循环后的代谢和排泄与药物本身的分子结构有关。例如吸入激素有 10% ~15% 吸收入体循环后，经过肝脏迅速代谢灭活，从而达到减少全身不良反应的目的。

三、吸入疗法的药代影响因素

（一）吸入颗粒在肺内沉积的形式

吸入颗粒在肺内沉积的方式包括有：重力沉降、惯性碰撞和布朗运动。

1. 重力沉降　根据 Stoke's 定律，颗粒重力沉降率 $\approx M \times D^2$（M 为颗粒的密度；D 为直径）。可见，颗粒直径是影响重力沉降率的重要因素，颗粒直径越大，沉降率越快，在气道内可以移动的距离就越短。因此，直径较大的颗粒主要沉积在上呼吸道，而直径较小的颗粒可以在气道内移动比较长的距离，主要沉积在比较小的气道。

2. 惯性碰撞　气溶胶随气流进入气道时，惯性大小与其质量和速度成正比。颗粒的质量与直径的 4 倍成正比。换而言之，惯性与颗粒的直径的 4 倍成正比。惯性越大，越倾向于直线运动，在气道弯曲处（如口咽部和气道分叉处）的碰撞沉积量越多。大于 10μm 的颗粒几乎 100% 在口咽部碰撞沉积。

3. 布朗（Brownian）运动　特别小的颗粒（<0.5μm）悬浮于空气中，以类似分子运动的形式浮动。这种运动过程中，雾粒之间和雾粒与气道壁之间相互碰撞，形成沉积。这种沉积方式需要时间比较长，主要发生在气流缓慢的肺泡区域。

（二）吸入颗粒对肺内沉降率作用

吸入疗法的特点不同于口服给药时的药代动力学。吸入微粒在肺内的分布直接影响到微粒的作用，也影响到吸入微粒的目的。

研究认为直径 1~5μm 的微粒最容易在气道内沉积。有研究比较了 1.5μm、2.8μm 和 5.0μm 直径微粒的沙丁胺醇和溴化异丙托品两种气雾剂的疗效，结果显示微粒 2.8μm 左右的产品疗效最好。

不同大小的气溶胶在气管 - 支气管树中的沉积大致为以下三种。

1. 气管大粒子　特别是粒径 >60μm 的粒子。

2. 一级支气管　5~20μm 的粒子。

3. 二级支气管以下　<2μm 的微粒开始在此沉积。

大于 20μm 的粒子不能到达呼吸细支气管以下，大于 6μm 的粒子不能到达肺泡管以下，大于 2μm 的粒子不能到达肺泡。另一方面，小于 0.6μm 的微粒不能沉积到终末支气管以下，因为粒子质量太小，沉积慢，悬浮在吸入气中的时间长，很容易在呼气过程中被排出体外。

四、吸入疗法的优点

1. 作用直接　哮喘的病变部位在呼吸道，吸入疗法使药物直接作用于气道，而不必使药物受口服时生物利用度和肝脏首过效应的影响。

2. 作用迅速　由于作用直接，有一些平喘药物（如短效 β_2 受体激动剂气雾剂和长效 β_2 受体激动剂中的福莫特罗）吸入后 3~5 分钟即可发挥平喘作用。

3. 所需药物剂量小　如 β_2 受体激动剂特布他林口服时每次剂量为 1.25~2.5mg，而其气雾剂吸入时的推荐剂量仅为 0.25mg。

4. 全身不良反应小　由于所需药物剂量小，其中仅仅有部分被吸收入血，因此药物引起的全身性不良反应明显地少于口服给药。例如吸入型糖皮质激素在推荐剂量内很少出现口服激素引起的全身性不良反应（如满月脸、水牛背、高血压、糖尿病和骨质疏松等）。因此，吸入疗法是治疗哮喘的一种较为理想的给药方法。

五、常用吸入装置

药用气溶胶吸入器种类很多，大致上有下列几种。

（一）定量吸入器

定量吸入器（MDI）于 20 世纪 50 年代开始使用，实际上是一种加压的定量吸入器，是目前临床上用得最多的吸入器之一，是利用手揿压驱动，定量喷射气雾药物微粒的装置。根据贮药罐内药物微粒溶解与否而分成二相气雾剂和三相气雾剂。前者是将药物溶解于液体抛射剂中，故只有液相和气相。三相气雾剂的药物微粒悬浮于液体抛射剂中，因此为含液、气、固三相共同组成的混悬液气雾剂。MDI：抛射剂为氟氯碳，贮药罐内保持 300~500kPa

的相对恒定压力（因此需在低温或高压下充装），贮药罐内所含药物微粒与氟氯碳的比例通常为1：2~1：3，因此可以达到气雾剂所需的压力和喷射能力。气雾中的药物微粒直径为1~5μm。

MDI的主要部件是定量阀门，每揿可送出的氟氯碳，含0.05~5mg的药物微粒。临床上常用的气雾剂，如必可酮气雾剂、普米克气雾剂、沙丁胺醇气雾剂、特布他林气雾剂所用的吸入装置都属于MDI。

目前虽然MDI的使用非常普遍，但仍然存在许多缺点：①至今仍有不少患者不能很好使用未经改良的MDI，幼儿也很少能够使用；②至少10%长期使用MDI的成人患者对其使用技术的掌握不正确；③吸入器中所用的表面活性剂、润滑剂和防止药物颗粒集聚的成分可能使某些患者咳嗽和支气管收缩；④目前多数MDI仍然使用氟氯碳作为抛射剂；⑤只有吸入总剂量为部分（<25%）能够沉积到肺。

（二）干粉吸入器（dry powder inhaler，DPD）

干粉吸入器是借吸入空气的动能分散药物微粒的装置。自1969年开始将DPI用于临床以来，干粉吸入器几经改进，目前基本分为被动式和主动式两大类。

1. 被动式干粉吸入器 目前临床应用最多，其基本原理是：借患者吸气驱动装置分散药物，并吸入药物微粒。优点是结构简单，缺点是通常需要有一定的吸力，因此比较衰弱、无力的患者效果差，而且价格比较昂贵。

（1）单剂量吸入器：目前临床使用的干粉吸入装置有单剂量给药吸入器，如Fison公司的spinhaler、halermatic，葛兰素史克的转盘式吸入器（rotahaler）。这类吸入器中的药物常与赋料混合在一起，装在无缝胶囊中，使用前先由装置内的针戳破胶囊，或由刮板挤碎胶囊，吸气过程将散落、飞扬的药物颗粒吸入到气道里。上海天平药厂生产的二丙酸倍氯米松粉雾剂（贝可乐），沙丁胺醇粉雾剂（沙普尔），色甘酸钠粉雾剂（喘可平）就属于这一类。

单剂量给药吸入器的优点是结构简单，价格便宜，吸气阻力较小，缺点是药物生物利用度低，且可能同时吸入辅料和胶囊碎片。

（2）多剂量吸入器：典型代表是阿斯利康公司的都保（turbuhaler）和葛兰素史克公司的粉碟（diskhaler）和准纳器。这类吸入器所用药物（不加辅料）装于贮药器，粉碟的贮药器可拆卸更换，而都保和准纳器的贮药器与装置融为一体，不能拆卸。装置中安装计量室和气流通道，后者连通计量室和接口器。

多剂量吸入器的优点：抗湿性好，有防潮和防凝聚作用；药物流动性好，容易被吸入气流分散成气溶胶而吸入气道；吸入方便；药物生物利用度较高。缺点是：结构较复杂，价格高，重症和衰弱患者效果差。

2. 主动式干粉吸入器 为20世纪90年代以来开发的全新干粉吸入装置，它综合了原来的干粉吸入装置和传统的定量吸入气雾剂装置的优点，如法国Valois Pharm，德国Pfeiffer所开发生产的主动式干粉吸入装置。这些装置按功能由四部分组成：接口部、计量室、贮药室和空气预压泵。其设计的特色在于：计量室与空气预压泵相连，手拧旋空气预压泵时，腔内气体即被压缩，手指揿压时被压缩的空气经计量室把药物微粒喷出，因此这种装置具有气雾剂喷雾功能。"主动"的含义就在于揿压时能主动喷药，但不需特殊抛射剂，也不需要患者吸气驱动。

主动式干粉吸入器的优点是：不需患者吸气驱动，使用方便；剂量准确，不致过量；吸药与药物释放协调一致；吸入药物比例高而恒定；贮药室可更换，吸入装置可重复使用。

有些国家还设计生产电动干粉吸入装置。Valois Pharm 公司还设计鼻干粉吸入装置。

3. 干粉吸入器的优点和缺点　干粉吸入的主要优点有：①不含有氟利昂或其他推进剂；②无需表面活性物质等添加剂；③无异常气味和气道刺激性小；④利用吸气气流作为动力，同步性好，容易掌握操作；⑤患者的接受性增加。主要缺点有：①对吸气气流有一定的要求，不适合于幼儿或吸气流量低的患者；②需要将药物干粉打开或从储存室取出的操作过程，操作步骤相对增加；③部分药物不含乳糖等添加剂，完全无味，患者不知道是否有药物，而含有乳糖的药物，对个别敏感的患者有一定的刺激性；④吸入不完全时，残留的药粉有可能阻塞吸入通道；⑤难与储雾罐配合使用，不适合于幼儿或无法控制呼吸节律者使用。

（三）喷射式雾化器

喷射式雾化器是利用高速气流（压缩空气或高压氧）所形成的射流，并根据 Venturi 原理，在贮液器液面上方造成负压区，将药液通过毛细管及其前端狭窄口快速喷射、撞击到前方球形屏障上，从而将药液切割、分散成雾状气溶胶。雾粒大小和气雾的产量与气流速度有直接关系，而气流速度又与驱动气流的压力，毛细管的口径，特别是毛细管前端的孔径有关。气压越大，气流速度越快，产生的雾量就越多，雾粒也越小。

一般情况下，喷射式雾化器产生的雾粒直径为 $0.5 \sim 15\mu m$，但大多数为 $2 \sim 4\mu m$。直径 $2 \sim 4\mu m$ 的雾粒可以进入中小支气管，但实际上只有 10% ～ 20%（有报道少于 25%）的药液微粒可在气管树内沉积，大的液滴碰撞并凝聚在贮液器壁上或被屏障挡板截流回到贮液器，太小的雾粒因沉积较慢，在吸入气中飘浮时间过长，在患者呼气过程中飘逸到周围空气中。

目前临床上使用较多的喷射式雾化器是德国百瑞（Pari）的空气压缩机驱动的雾化器。其最大的优点是设计了手控阀门，使吸气与给药同步，即吸气时打开阀门，马上开始给药，呼气时，关闭阀门，给药即停止。这样的设计既可减少药物的浪费，又可防止药物气溶胶污染周围环境。

用喷射式雾化器进行治疗时，每次雾化药液一般为 $4 \sim 6ml$，吸入时间酌情控制在 $5 \sim 15$ 分钟，一般不宜超过 20 分钟，以免导致气道的过度湿化，引起咳嗽和支气管痉挛。

通过喷射式雾化器可以给予生理盐水、半渗盐水、β - 受体激动剂（如沙丁胺醇）、溴化异丙托品、氨溴索（ambroxol），也可酌情给予 α - 糜蛋白酶或抗生素（通常用氨基糖苷类抗生素），但糜蛋白酶量不宜过大，抗生素的雾化给药容易造成耐药。

（四）超声雾化器

超声雾化器是利用压电晶体片的震动所产生的高频超声波（$1 \sim 2MHz$）达到雾化目的，其效果是：①高频超声波的震动冲击使药液产生雾状微粒；②压电晶体片高速震荡产生的能量除了供雾滴形成以外，部分转化为热能，对药液及其雾滴加温，减少吸入雾滴对气道的刺激。

超声雾化器产生的雾滴大小与超声震动频率成反比，一般为 $0.5 \sim 10\mu m$，颗粒的总平均直径（MMD）为 1.0～3.7μm，几何标准差（GSD）为 1.4～2.0μm，超声雾化器产生的雾滴较喷射雾化器小，而且均匀，在肺内沉积的量较多，较适合于有黏痰患者进行气道湿化。

（五）挤捏式雾化器

挤捏式雾化器是用手挤压弹性物体（一般为橡皮球），形成压缩空气气流，使其前端贮液器内形成负压区，贮液器内的药液即经毛细管喷射而出，并受高速气流冲击而成雾状气液流，达到雾化目的。该类型的雾化器目前多用于咽喉部疾病的治疗和表面麻醉。由于产生的雾量少，雾滴大，因此很难达到下呼吸道。

（六）泵式雾化器

泵式雾化器（pump nebulizer）是由手指运动的机械能击碎药液形成气溶胶的装置，不需抛射剂，临床上主要经皮肤、咽喉、鼻腔疾病的治疗。

上述各种气溶胶发生器的功能，产生的气溶胶量，微粒的大小不同（表 3 - 3），应根据需要进行选择。在国外，对呼吸道疾病的吸入疗法已相当普遍，其中干粉吸入疗法的发展尤其迅速。据报道，瑞典的干粉吸入疗法已占吸入疗法的 80%。

表 3 - 3　常用气溶胶发生器比较

	定量吸入器	干粉吸入器	雾化器
药物释放的动力	吸入器内压力释放	患者吸气动作	高速气流或超声波
抛射剂	现仍多为氟氯碳	不需	高速气流及液流
吸入药量	由吸入器设定，与患者吸气动作无关	由吸入器设定，但患者吸气动作可影响吸入药量及其深度	取决于雾化器类型；可根据需要调节用量
吸气与驱动的同步性	吸气需与驱动阀门开放同步	只需用力吸气	取决于雾化器类型
治疗时间	约 30 秒	约 30 秒	5～15 分钟
主要用途	药物治疗	药物治疗	药物治疗或气道湿化
临床应用	哮喘，COPD，儿童可接受（加储雾器）	哮喘、COPD，儿童可接受，幼儿较差	哮喘、COPD；稀化痰液；儿童不能自用
防潮性能	很好	单剂型防潮性极佳，贮药型装置防湿性能较差	以水为介质，不必防湿
技术操作	简单	简单	较复杂
携带	方便	方便	需要相应设备和电源，携带不便

六、吸入装置的临床选用

（一）常用的吸入方法的比较和选择

吸入治疗方法的临床选用取决于患者的年龄、疾病的严重程度、对吸入方法的掌握情况、使用的简便性和药效经济学等。常用吸入方法的比较和临床选择原则见表 3 - 4。

表3-4 常用吸入方法的比较和临床选用

吸入方法	优点	缺点	临床选用
定量气雾剂	轻便、使用快捷、每次剂量准确、价廉、无交叉感染。部分新的产品具有吸气同步始动功能	需要协调同步吸气和撤压、使用的错误率较高、口咽部沉积率高、剩余剂量难以确定、含有氟利昂或其他推进剂、对气道有一定的刺激作用	7岁以上可以掌握吸入技术者；长期控制治疗；轻中度急性发作（对重症急性发作效果欠佳）
定量气雾剂+储雾罐	很好解决操作协调性问题、使用的错误率较低、明显减少口咽部的药物沉积和相应的不良反应	携带不方便、操作步骤增加、部分储雾罐内表面对药物有一定的吸附作用、需要定期清洗、储雾罐增加了费用负担。部分整合的储雾罐有可能改变气雾的特性	适用于任何年龄（5岁以下通常需要与面罩配合使用）；长期规范治疗；轻中度急性发作（对重症急性发作也有一定的效果）
干粉吸入	吸气为动力，减少同步气压的需要，相对容易掌握、操作协调性要求较低、轻便、使用快捷、不含抛射剂等（减少对气道刺激的可能）。部分产品有目前的剂量计数	需要较高的吸气流速、口咽部沉积量较大、价格相对昂贵、不能与储雾罐联合使用	适用于4~5岁以上可以掌握吸入技术者（其余与定量气雾剂相似）
射流雾化	对吸气流速无依赖性、不需要患者的配合、容易调整剂量、可以给予较大剂量的药物、可以同时给予多种药物（如果配伍允许）、可以同时给氧、不含有氟利昂或其他推进剂	需要压缩气体或压缩泵、携带不方便、治疗时间较长、需要清洗吸入器和存在交叉感染的可能性、肺内沉积量相对较低（10%或以下）、需要用药剂量较大、价格相对昂贵	适用于任何年龄的患者，尤其是严重哮喘发作、有呼吸困难或用其他吸入方法效果欠佳或无法使用其他吸入方法者
超声雾化	与射流雾化类似的优点、雾化的速度较快、新的产品小型便携	与射流雾化类似的缺点、需要电源、对混悬液雾化效果较差、对气道可能有一定的刺激性、部分药物受到超声的降解	作为射流雾化的一种补充，主要用于需要方便携带时

（二）人工通气时的吸入疗法

在严重哮喘发作需要人工通气（无创或有创的人工通气）的患者中，吸入方法的选用是临床上常见的问题。目前可以选用的方法包括有射流雾化吸入和专用接头连接的pMDI吸入。合理使用吸入疗法对抢救重症哮喘发作具有非常重要的意义。

1. 射流雾化 在呼吸机吸入通路接近患者端通过"T"型管将雾化器连接到吸气管道上，进行持续雾化吸入。这时，正压通气与雾化吸入治疗同时进行。然而，由于持续雾化时在吸气通路上增加了5~6L/min的持续气流，对吸气流量、潮气量和同步触发等均有一定的干扰。需要对吸气压力、吸气容量、人机同步和患者呼吸情况等进行监测。如果出现气道压力过高，需要将呼吸机的吸气流量相应降低5~6L/min。如果有明显的人机不同步，需要将辅助通气改为控制通气。此外，雾化的雾粒影响部分呼吸机的呼出气监测系统的正常工作，甚至造成损害，使用前需要参考呼吸机的使用说明。

2. pMDI 与呼吸机连接　通过专用的接头，将 MDI 连接到呼吸机的吸气管道接近患者端，每次吸气时医务人员欺压 pMDI 喷药。对于常用的沙丁胺醇，或沙丁胺醇与异丙托溴铵复方制剂而言，通常每次给予 12 喷的药物，其临床疗效等于或优于常规的雾化吸入。pMDI 吸入方法的优点是护理简便，对吸气流量、潮气量和同步触发无影响。

七、吸药前的操作

吸药前的操作对药物微粒在肺内的分布也有影响，为了保证吸入药物的效果，在打开吸入器帽以后应注意进行下列操作：①摇动吸入器数次，使药物在抛射剂中均匀散开；②呼气，但不必过深；③张口，然后将吸入器的接口部置于上下唇间，紧密包拢；④开始缓慢吸气以后，撤压储药器底部以释放药物微粒；⑤屏气，并数 1、2……10（也有人以 10 秒计算），或更长，以使尽量多的药物微粒沉积到气道里。

八、吸入疗法慎用者

衰弱、吸气无力、肺容量低、气道阻塞严重、肺残气量很多，甚至老年人缺齿或面神经麻痹、松弛者都会影响微粒在肺内的沉积。对于这些患者不应勉强进行吸入疗法，特别是干粉吸入疗法，即使已经使用吸入疗法，其疗效的评价也应考虑到这些因素。

九、常用吸入药物

常用哮喘吸入药物，见表 3 - 5。

表 3 - 5　哮喘常用吸入药物

类型	药物
1. β_2 受体激动剂	
沙丁胺醇气雾剂	沙丁胺醇气雾剂，万托林气雾剂
沙丁胺醇干粉剂	喘宁碟
沙丁胺醇雾化溶液	万托林溶液
特布他林气雾剂	喘康素气雾剂
特布他林干粉剂	特布他林都保
特布他林雾化液	特布他林溶液
奥西拉林气雾剂	异丙肾上腺素气雾剂
氯丙那林气雾剂	氯喘气雾剂
比妥特罗气雾剂	比托特罗气雾剂
瑞米特罗气雾剂	利米特罗气雾剂
非诺特罗气雾剂	备劳特气雾剂
沙美特罗气雾剂	施立稳气雾剂
沙美特罗干粉剂	施立碟干粉剂
福莫特罗气雾剂	奥克斯气雾剂
福莫特罗干粉剂	奥克斯都保

类型	药物
2. 糖皮质激素	
二丙酸倍氯米松气雾剂	必可酮气雾剂、信可松气雾剂、安得新气雾j
二丙酸倍氯米松干粉剂	必酮碟
布地奈德气雾剂	普米克气雾剂、英福美气雾剂
布地奈德干粉剂	普米克都保
布地奈德雾化混悬液	普米克令舒
丙酸氟替卡松气雾剂	辅舒酮气雾剂
丙酸氟替卡松干粉剂	辅舒酮准纳器
3. 抗胆碱药	
溴化异丙托品气雾剂	爱全乐气雾剂
溴化异丙托品雾化液	爱全乐雾化溶液
噻托溴铵气雾剂	思力华气雾剂
4. 复方吸入制剂	
可比特气雾剂	沙丁胺醇 + 溴化异丙托品
舒利迭准纳器	沙美特罗 + 丙酸氟替米松
信必可都保	氟美特罗 + 布地奈德
5. 其他药物	
色甘酸钠气雾剂	
奈多罗米钠气雾剂 Tilade 气雾剂	
磷酸二酯酶Ⅲ、Ⅳ抑制剂气雾剂 Zardaverine 气雾剂	

十、吸入疗法临床应用需要注意的常见问题

吸入疗法治疗哮喘，已经过众多的基础和临床的研究，证实其有效性和安全性。然而，目前临床上实际应用的情况不容乐观。提高哮喘的治疗效果、合理应用吸入疗法，应该特别重视下列的问题。

1. 提高认识，普及应用吸入疗法　吸入 β_2 受体激动剂是首选的缓解症状的治疗，吸入激素是首选的哮喘长期控制治疗，这一学术观点已经经过众多的临床研究得到证实，是 GINA 的推荐的建议。但是，在基层医生和非专科医生中，仍然没有得到普遍的认识。导致在基层医院吸入疗法的使用率低于 5%。

2. 重视使用方法错误的问题　吸入疗法未能普及应用的原因之一是应用的错误率高。曾经使用过吸入疗法而认为没有明显效果的患者中，吸入方法的错误是最常见的原因。没有接受过指导的患者，pMDI 使用的错误率达到 79%。此外，也存在医务人员本身没有掌握吸入方法的问题。在欧洲的调查中发现，非专科医生使用吸入疗法的错误率也有 30% ~ 50%。尽管目前已经有较多的新的吸入方法，但同样存在使用方法的错误问题。规范的指导和定期的检查吸入治疗的使用方法应该作为临床工作的常规。

3. 建立规范的指导和教育规程　在国外不少的哮喘治疗中心都配备有经过规范培训和

资格认证的护理队伍，负责对吸入疗法的指导和教育。教育的内容包括：①吸入治疗的具体操作是否能对患者的实际操作进行指导；②介绍每一种吸入药物的主要作用、用法和用量、常见的不良反应和防治方法。特别需要强调什么药物需要长期规律应用，什么药物只是在出现症状时使用；③建立随访检查的规程，这是保证吸入方法正确性的重要措施。在广州呼吸疾病研究所的调查中发现，一次指导患者后，吸入 pMDI 的正确率只有48%，需要在随访中反复检查和指导4次，才能够将吸入 pMDI 的正确率提高到93%。此外，在随访中也需要检查对治疗的依从性。长期吸入激素的依从性低是导致治疗失败的重要问题。

4. 认识吸入治疗的不足和常见不良反应　吸入治疗是提高疗效、减少不良反应的重要措施，但并不是哮喘治疗的唯一选择。对于严重的哮喘发作，重度持续哮喘（非急性发作期4级）等哮喘症状，需要全身应用药物与吸入治疗同时使用。最后过渡到以吸入治疗为主的长期治疗。吸入治疗也有一定的不良反应，包括以下几方面内容。

（1）与使用的药物有关的不良反应：吸入激素可以引起咽喉部不适、口咽炎、口咽念珠菌感染、声音嘶哑等；吸入 β_2 受体激动剂偶尔也可以引起心悸、手颤等不良反应。特别值得提出的是，哮喘患者不宜吸入蛋白酶等对气道有明显刺激作用和可能导致变态反应的药物。

（2）与吸入方法本身有关的不良反应：吸入药物对气道的直接刺激症状主要见于 pMDI，偶尔也见于含有乳糖的干粉吸入；超声雾化吸入对气道也有一定的刺激作用；长时间雾化吸入导致患者疲劳（尤其是严重的 COPD 患者）而促使呼吸困难加重也是常见的问题之一。尽管吸入治疗相关的不良反应少见，但应该在临床应用中注意及时发现和处理。

总之，吸入治疗已经证明是可以提高疗效和降低不良反应的重要治疗方法，无论在哮喘急性发作或长期治疗中，都应该是首选的治疗方法之一。目前已经有定量气雾剂、干粉吸入、雾化吸入等多种吸入治疗的方法供临床选用。通过重视吸入疗法的普及教育，提高临床合理使用率，对提高哮喘的防治水平具有重要的意义。

十一、吸入疗法的护理

（1）对于任何一种吸入装置和药物必须在医护人员的指导下购买和使用。

（2）使用吸入疗法给药前，一定彻底清理呼吸道，确保呼吸道通畅以达到最佳吸入疗效。

（3）仔细阅读说明书，了解吸入装置的特点，必要时医护人员反复指导患者掌握正确的吸入技术，确保药液不浪费，达到最佳吸入疗效。

（4）采用雾化吸入的患者，每次雾化前均应检查管路是否通畅，最好使患者采取半卧位。

（5）吸入过程中密切观察患者反应，调节好雾流量以患者能耐受为宜，对于不能耐受凉和对雾化有不适反应的患者，请示医生改用其他给药方法。

（6）雾化后观察患者雾化效果，注意患者哮喘症状是否有所改善，痰液是否易于咳出，鼓励患者采用二步咳痰法清理呼吸道。所谓二步咳痰法的要领：患者取坐位，深呼吸3～4次，轻咳2～3次，将深部痰液集中于大气道；然后用力咳嗽2～3次将痰咳出。配合雾化吸入会提高疗效。

（7）每次吸入前检查患者口腔黏膜是否完整、有无真菌感染，完毕后一定要彻底漱口，防止药液残留在口腔或咽喉部。

（刘颖慧）

第四章

冠状动脉疾病

第一节　稳定型心绞痛

一、概述

稳定型心绞痛（stable angina pectoris，SAP）是由于劳力等引起心肌耗氧量增加，而病变的冠状动脉不能及时调整和增加血流量，从而引起可逆性心肌缺血，但不引起心肌坏死。SAP 应为近 60d 内心绞痛发作的频率、持续时间、诱因或缓解方式没有变化；无近期心肌损伤的证据。

SAP 患者年病死率在 1%～3.2%。女性心绞痛的发病率低于男性，但年病死率高于男性。有阻塞性睡眠暂停的患者患冠心病的危险是一般人群的 4.5 倍。

（一）病因

最常见的基本病因是冠状动脉粥样硬化引起动脉管腔狭窄。其次，在不同程度动脉粥样硬化病变基础上或正常冠状动脉发生的血管痉挛亦可引起心绞痛。其他原因的冠状动脉病变如先天性冠状动脉起源畸形或冠状动脉炎等较为少见，但心肌桥（冠状动脉的一段在心肌内，当心肌收缩时可对这一段冠状动脉造成压迫，出现狭窄，而舒张期狭窄明显减轻或消失）引起胸痛者并不少见。此外，严重的主动脉瓣狭窄或关闭不全、梗阻性肥厚型心肌病、明显心肌肥厚或心室扩张，未控制的高血压病以及甲状腺功能亢进症、严重贫血等也可引起心绞痛。梅毒性主动脉炎可引起冠状动脉口狭窄及主动脉瓣关闭不全而导致心绞痛。

（二）发病机制

心绞痛是心肌缺血的后果，是心肌耗氧和供氧之间的不平衡造成的。心脏是需氧器官，几乎完全依靠自身所含物质的氧化来产生能量。在稳定状态测定心肌耗氧的速率（MVO_2）能提供心脏总代谢率的准确结果。心肌氧耗的多少由心肌张力、心肌收缩强度和心率所决定，故常用"心率×收缩压"作为估价心肌氧耗的指标。心肌能量的产生要求大量的氧供。心肌平时对血液中氧的吸取已接近于最大值（静息时 75%，缺血时达 90%）。氧供需要增加时已难从血液中更多地摄取氧，只能依靠增加冠状动脉的血流量来提供。正常冠状动脉循环有很大的储备量。平静时冠状动脉循环血流量为 250～300ml/min 或 0.8ml/g；在剧烈体力活动时冠状动脉适当地扩张，血流量可增加到休息时的 5～6 倍。这种自我调节是由交感和副交感，代谢因素（主要为腺苷），以及其他重要血管活性物质，如一氧化氮和内皮素完成。

冠状动脉灌注主要在舒张期，此时室壁张力和冠状动脉阻力最低。根据 Laplace's 定律，跨室壁的心内膜张力最高，心外膜张力最低，使得心内膜最容易缺血。

随着冠状动脉管腔阻塞程度的增加，会产生阻塞两端的压力差。而压差的大小主要由狭窄处的横截面决定。狭窄远端压力下降常伴有血管扩张，这限制了可能的冠状动脉储备（即冠状动脉血流进一步增加的能力）。诊断性试验如应用腺苷和双嘧达莫并测定血流储备分数就是基于这一现象。

在没有足够的侧支循环情况下，冠状动脉粥样硬化使管腔狭窄超过 75% 横截面（相当于造影上超过管腔直径 50%），心肌的血供减少，但尚能满足心脏平时需要，休息时可无症状。一旦心脏负荷突然增加，如劳累、激动、饱餐、左心衰竭等，使心肌张力增高、心肌收缩力增强和心率增快而致心肌氧耗量增加时，心肌血液供求矛盾加深，引起心绞痛。这种情况称为需氧量增加性心肌缺血（demand ischemia），是大多数慢性稳定型心绞痛发作的机制。随着狭窄程度的加重，引起心绞痛的阈值降低，轻微的活动就会引起心绞痛。

慢性稳定型心绞痛的斑块纤维帽厚，脂质核小，炎症反应轻，不容易破裂，为稳定性斑块。有些心绞痛如变异性心绞痛，主要是由冠状动脉痉挛引起。冠状动脉阻力血管的内皮细胞功能异常，使内皮相关性扩张性功能受损，可表现为 X 综合征（syndrome X）。此类患者有心绞痛样不适，运动试验阳性，而冠状动脉造影正常。严重贫血的患者，心肌供血量虽未减少，但由于红细胞减少使血液携氧量不足，也可引起心绞痛。

二、临床诊断

（一）临床表现

1. 疼痛　是心绞痛的主要症状。典型发作为突发性疼痛，有如下特点。

（1）疼痛的部位：以胸骨后痛最常见，也可以是心前区痛。疼痛的范围为一区域，而不是一点，常放射至左肩及左上肢前内侧，达环指和小指。有时疼痛放射至右上肢，背部，颈部、下颌、咽部或上腹部并伴消化道症状。偶尔放射区疼痛成为主要症状，而心前区痛反而不明显。每次心绞痛发作部位往往是相似的。

（2）疼痛的性质：因人而异，常呈紧缩感、绞榨感、压迫感、烧灼感、胸憋、胸闷或有窒息感、沉重感，有的患者只述为胸部不适。心绞痛的特征是疼痛的程度逐渐加重，然后逐渐减轻、消失，很少呈针刺样或搔抓样痛，也不受体位或呼吸的影响。疼痛的程度可轻可重，取决于血管阻塞或痉挛程度、个人痛阈、心功能、心脏肥大、心脏做功及侧支循环情况。重者常迫使患者停止动作，不敢活动和讲话，伴面色苍白、表情焦虑，甚至出冷汗。重症心绞痛，特别是多支病变者，对硝酸甘油反应迟钝或无反应。卧位心绞痛，发作时必须坐起甚至站立方能缓解。有的心绞痛首次发作在夜间平卧睡眠时，冠状动脉造影常显示多支冠状动脉严重阻塞性病变或左主干病变。有些患者否认疼痛和不适，主诉气短，眩晕，疲乏，出汗或消化道不适，当这些症状出现在运动时或其他应激时，心肌缺血的可能性很大。

（3）疼痛持续时间：多数为 1~5min，很少时长 >15min，也不会转瞬即逝或持续数小时。

（4）诱发因素及缓解方式：慢性稳定型心绞痛的发作与劳力（走快路、爬坡、饱餐）

或情绪激动（发怒、焦急、过度兴奋）和突然受冷有关，停下休息即可缓解，多发生在劳力当时而不是之后。舌下含服硝酸甘油可在 2~5min 内迅速缓解症状。

心绞痛严重程度的判断可参照加拿大心血管学会（CCS）分级（表 4-1）。

表 4-1 加拿大心血管学会（CCS）的心绞痛分级

级别	心绞痛临床表现
Ⅰ级	一般体力活动不引起心绞痛，如行走和上楼，但紧张、快速或持续用力可引起心绞痛发作
Ⅱ级	日常体力活动稍受限，快步行走或上楼、登高、饭后行走或上楼、寒冷或风中行走、情绪激动可发作心绞痛，或仅在睡醒后数小时内发作，在正常情况下以一般速度平地步行 200m 以上或登一层以上楼梯受限
Ⅲ级	日常体力活动明显受限，在正常情况下以一般速度平地步行 100~200m 或登一层楼梯时可发作心绞痛
Ⅳ级	轻微活动或休息时即可出现心绞痛症状

2. **危险因素** 在收集与胸痛相关的病史后，还应了解冠心病相关的危险因素：如吸烟、高血压病、高脂血症、糖尿病、肥胖以及冠心病家族史等。

3. **体征** 一般冠心病心绞痛患者不发作时多无异常体征。发作时常呈焦虑、恐惧状态，以手紧按心前伴出汗、心率增快和血压增高。由于局部心肌缺血，收缩不协调，可见收缩期心前区局部反常搏动，心尖 S_1 减弱。因心肌顺应性降低，左心室舒张末压增高，心房收缩力增强，可闻及 S_1。如乳头肌缺血及功能障碍可引起二尖瓣关闭不全，心尖部可闻及收缩期杂音或高调杂音，如海鸥鸣。此外，由于一过性左心室收缩功能减弱或一过性左束支传导阻滞，左心室收缩期延长，可致主动脉瓣关闭延迟，而延至肺动脉瓣关闭之后，从而产生 S_2 逆分裂。

（二）辅助检查

1. **心电图** 约有半数病例平时静息心电图在正常范围内，也可能有陈旧性心肌梗死或非特异性 ST-T 改变。有时有室性、房性期前收缩或传导阻滞等心律失常。

在胸痛发作或发作后即刻做心电图对诊断缺血特别有用，还能知道缺血的部位、范围和严重程度。以 R 波为主的导联上可有 ST 段降低及 T 波低平或倒置等心内膜下心肌缺血改变，左心室心内膜下心肌由冠状动脉分支末梢供血，在心脏收缩时承受的压力最大，故容易发生缺血。有时心绞痛由心外膜冠状动脉的较大分支痉挛引起，心电图可见部分导联 ST 段抬高，称为变异型心绞痛。有时仅出现 T 波倒置，或在平时 T 波倒置的病例，于发作时 T 波反而变为直立，即所谓假性正常化。T 波改变对心肌缺血的意义虽不如 ST 段，但如与平时心电图相比有明显差别，有动态变化者也有助于诊断。在胸前导联深的 T 波倒置，有时在心绞痛发作后几小时或几天更明显，提示左前降支明显狭窄。弥漫性 ST 段压低伴 aVR 导联 ST 段抬高提示左主干病变或多支血管病变。少数患者出现一过性 Q 波，可能与心肌缺血引起一过性局部缺血心肌电静止有关。

24h 动态心电图表现如有与症状相一致 ST-T 变化，则对诊断有参考价值，还能发现无症状性心肌缺血。

2. 心电图运动试验　运动试验不仅可检出心肌缺血，提供诊断信息，而且可检测缺血阈值，估测缺血范围及严重程度。该试验对诊断冠心病的敏感性70%，对排除冠心病的特异性75%。

3. 胸部 X 线检查　对稳定型心绞痛并无诊断性意义，多为正常。但有助于了解心肺疾病的情况，如有无充血性心力衰竭、心脏瓣膜病、心包疾病等。

4. 超声心动图　可估价左心室功能和心瓣膜情况。对提示有主动脉瓣狭窄，肥厚性心肌病或二尖瓣反流的收缩期杂音者应该做心脏超声。在心绞痛当时或心绞痛缓解后 30min 内做心脏超声可发现缺血区室壁运动异常。在有陈旧心肌梗死史或心力衰竭症状的心绞痛患者应该用超声或核素技术定量评估左心室功能。

5. 负荷超声心动图、核素负荷试验（心肌负荷显像）　多数患者用运动试验检查，对不能运动的患者可用双嘧达莫、腺苷或多巴酚丁胺等药物负荷试验检查。多巴酚丁胺通过增加心率和加强心肌收缩而增加心肌对氧的需求，从而诱发心肌缺血。腺苷，扩张血管使缺血区产生不一致的灌注，非狭窄血管扩张可能"盗走"已经最大扩张的狭窄远端血管的血流，使之缺血加重，所谓的"窃血现象"。双嘧达莫通过腺苷释放而产生"窃血现象"。在超声心动图上缺血区室壁运动异常或收缩期室壁变薄，在单光子发射计算机断层核素扫描（ECT）或正电子发射断层扫描（PET）上显示缺血区灌注缺损，最新的 PET - CT 可以同时了解冠状动脉解剖、心肌灌注和代谢。适应证：①静息心电图异常、LBBB、ST 段下降 > 1mm、起搏心律、预激综合征等心电图运动试验难以精确评估者；②运动试验不能下结论，而冠心病可能性较大者；③既往血管重建（PCI 或 CABG），症状复发，需了解缺血部位者；④在有条件的情况下可替代运动试验。

6. 多层 CT 或电子束 CT　多层 CT 或电子束 CT 平扫可检出冠状动脉钙化并进行积分。人群研究显示钙化与冠状动脉病变的高危人群相联系，但钙化程度与冠状动脉狭窄程度却并不相关，因此，一般不推荐将钙化积分常规用于心绞痛患者的诊断评价。

64 层螺旋 CT 造影为显示冠状动脉病变及形态的无创检查方法。有较高阴性预测价值，若冠状动脉 CT 造影未见狭窄病变，一般可不进行有创检查。但 CT 冠状动脉造影对狭窄病变及程度的判断有一定限度，特别当钙化存在时会显著影响狭窄程度的判断，而钙化在冠心病患者中相当普遍，因此，仅能作为参考。

7. 实验室检查　血常规有助于排除贫血，甲状腺功能测定可排除甲状腺功能亢进或减退症，这些可能诱发或加重心绞痛的因素。常规检测血脂、血糖、C - 反应蛋白、肾功能等来寻找危险因素。当鉴别不稳定型心绞痛和非 ST - 段抬高性心肌梗死时，需测定肌钙蛋白和 CK - MB。

8. 冠状动脉造影术　对心绞痛或可疑心绞痛患者，冠状动脉造影可以明确诊断心血管病变情况并决定治疗策略及预后。是目前诊断冠心病的"金标准"。

（三）诊断与鉴别诊断

根据疼痛的特点，一般典型心绞痛不难诊断。胸痛可以由许多心脏和非心脏原因引起，心脏原因又分为缺血性和非缺血性。在鉴别诊断时需很好考虑（表 4 - 2）。不典型者宜结合病史、体征、心电图检查、运动试验、连续心电图监测，甚至冠状动脉造影明确诊断。鉴别诊断（表 4 - 2）要考虑下列情况。

表4－2 胸痛的鉴别诊断

	缺血性痛	非缺血性痛
心源性	(1) 氧供减少：冠状动脉粥样硬化性：明显的粥样硬化；冠状动脉血栓形成；冠状动脉，非粥样硬化原因：主动脉或冠状动脉夹层；冠状动脉痉挛，微血管痉挛；可卡因引起的血管收缩； (2) 需氧增加：肥厚性心肌病；主动脉狭窄；扩张性心肌病；前负荷增加（即主动脉或二尖瓣反流）；心动过速；心肌桥；先天性冠状循环异常	心包炎；主动脉夹层
非心源性	(1) 氧供减少：贫血，镰状细胞病；缺氧：睡眠呼吸暂停，肺纤维化，慢性肺病，肺动脉栓塞；一氧化碳中毒；高凝状态：红细胞增多症；血丙种球蛋白增多症； (2) 需氧增加：甲状腺功能亢进症；高温；高正性肌力状态（例如肾上腺素能刺激）	(1) 胃肠道：食管（炎症，痉挛，反流，破裂，溃疡）；胆道（结石，胆囊炎）；胃（溃疡）；胰腺炎 (2) 精神性：焦虑症（过度通气，惊慌）；抑郁症；失眠；心脏神经症 (3) 肺：肺动脉栓塞；气胸，胸膜炎，肺炎，肺动脉高压 (4) 神经肌肉：肋软骨炎，纤维织炎，Tietze's 综合征，肋骨骨折，带状疱疹，胸腔出口综合征，胸骨锁骨关节炎

1. 非心脏性疾病引起的胸痛

(1) 消化系统：①食管疾病：反流性食管炎，常呈烧心感，与体位改变和进食有关，饱餐后、平卧位易发生，可进行相关检查，如食管 pH 值测定等；食管裂孔疝症状类似反流性食管炎；食管动力性疾病包括食管痉挛、食管下段括约肌压力增加或其他动力性疾病，可伴吞咽障碍，常发生在进餐时或进餐后；②胆道疾病：包括胆石症、胆囊炎、胆管炎引起的疼痛常在右上腹部，但也可在上腹部、胸部，可伴消化道症状，腹部 B 超等检查有助于诊断；③溃疡病、胰腺病：有相应消化系统症状。

(2) 胸壁疾病：肋骨炎、肋软骨炎、纤维织炎、肋骨骨折、胸锁骨关节炎等，局部常有肿胀和压痛。带状疱疹，疼痛沿肋间神经分布，伴有相应部位的皮肤疱疹。颈椎病，与颈椎动作有关。肋间神经痛，本病疼痛常累及1~2个肋间，但并不一定局限在前胸，为刺痛或灼痛，多为持续性而非发作性，咳嗽、用力呼吸和身体转动可使疼痛加剧，沿神经行径处有压痛，手臂上举活动时局部有牵拉疼痛，故与心绞痛不同。

(3) 肺部疾病：肺动脉栓塞、肺动脉高压，伴气短、头晕、右心负荷增加，可做相应检查。肺部其他疾病：肺炎、气胸、胸膜炎、睡眠呼吸暂停综合征等。

(4) 精神性疾病：过度换气、焦虑症、抑郁症等。心脏神经症的胸痛为短暂（几秒钟）的刺痛或较持久（几小时）的隐痛，患者常喜欢不时地深吸一大口气或作叹息性呼吸。胸痛部位多在左胸乳房下心尖部附近，或经常变动。症状多在疲劳之后出现，而不在疲劳的当时，作轻度活动反觉舒适。含硝酸甘油无效或在 10min 后才"见效"，常伴有心悸、疲乏及其他神经症的症状。

(5) 其他：心肌需氧量增加，如高温、甲状腺功能亢进、拟交感毒性药物可卡因的应用、高血压病、重度贫血（Hb < 70g/L），低氧血症等。

2. 非冠心病的心脏性疾病 可以诱发胸痛的有心包炎、严重未控制的高血压病、主动脉瓣狭窄、肥厚型心肌病、扩张型心肌病、快速性室性或室上性心律失常、主动脉夹层等，均有相应的临床表现及体征。

3. 冠状动脉造影无明显病变的胸痛

（1）冠状动脉痉挛：常在夜间发生，发作时心电图 ST 段抬高，发作后 ST 很快恢复正常。

（2）心脏 X 综合征：为小冠状动脉舒缩功能障碍所致，也称为冠状动脉微血管病变，以反复发作劳累性心绞痛为主要表现，疼痛亦可在休息时发生。发作时或运动负荷心电图可示心肌缺血，放射性核素心肌灌注可示缺损，超声心动图可示节段性室壁运动异常，但冠状动脉造影正常。

（3）非心源性胸痛：非心脏性疾病引起的胸痛。

（四）稳定型心绞痛的危险评估

危险分层可根据临床评估、对负荷试验的反应、左心室功能及冠状动脉造影显示的病变情况综合判断。

有下列情况的为高危，预后不良，需积极治疗，血管重建可降低病死率。

1. 临床评估　典型心绞痛；外周血管疾病、心力衰竭；有陈旧性心肌梗死、完全性 LBBB、左室肥厚、二至三度房室传导阻滞、心房颤动、分支阻滞者。吸烟和血脂异常，加上高血压病、糖尿病、腹型肥胖、心理压力大、蔬菜和水果吃得少、缺乏规律锻炼等，可以预测心肌梗死危险的 90%。

2. 负荷试验　运动心电图早期出现阳性（ST 段压低 >1mm）；ST 段压低≥2mm；ST 段压低持续至运动结束后 5min 以上；血压下降≥1.33kPa（10mmHg）；在运动期间或以后当心率在 120 次/分时，出现严重室性心律失常；Duke 评分≤ -11 分。放射性核素检查缺血范围大于左心室的 15%、多于一个血管床的多处灌注缺损、大而严重的灌注缺损、运动负荷时肺内有核素摄取、运动后左心室扩大。超声负荷试验多处可逆性室壁运动异常和更严重更广泛的异常。

Duke 活动平板评分 = 运动时间（min）- 5 × ST 段下降（mm）-（4 × 心绞痛指数）。心绞痛指数定义为：运动中未出现心绞痛评 0 分，运动中出现心绞痛为 1 分，因心绞痛终止运动试验为 2 分；Duke 评分≥5 分属低危，-10 ~ 4 分为中危，≤ -11 分为高危。

3. 左室功能　LVEF <35%。

4. 冠状动脉造影　多支病变，左主干病变或左前降支近端病变者。

三、治疗

稳定型心绞痛治疗的主要目的：减轻症状和缺血发作，改善生活质量；预防心肌梗死和猝死，延长寿命。

在选择治疗药物时，应首先考虑预防心肌梗死和死亡。此外，应积极处理危险因素。

（一）控制危险因素

控制危险因素是冠心病一级预防和二级预防的核心。生活方式的干预包括戒烟、限酒、减轻体重（体重指数 <28kg/m²，男性腰围 <90cm，女性腰围 <85cm）、体育锻炼和饮食疗法。通常要给予能明显改善预后的药物（例如阿司匹林、他汀类，降压药等），其中调脂治疗（按照相应的指南使 LDL - C 达到目标值）；降压治疗，一般患者血压降低≤18.7/

12.0kPa（140/90mmHg），糖尿病者≤17.3/10.7kPa（130/80mmHg）；控制糖尿病使糖化血红蛋白（GHbA1c）在正常范围（≤6.5%）。必须要查找出并治疗能加重冠心病和诱发心肌缺血的并存疾病如贫血、甲状腺功能亢进症、发热、感染、慢性肺疾患、睡眠呼吸暂停综合征、糖尿病、肾衰竭和抑郁症。对相关的心脏疾病，如瓣膜性心脏病、缓慢性心律失常和快速性心律失常以及心力衰竭给予相应的治疗。

（二）药物治疗

1. 预防心肌梗死和死亡　有抗栓治疗、他汀类、β受体阻滞剂、ACEI类，对严重冠状动脉狭窄的患者CABG和PCI也能延长寿命和降低心肌梗死危险。

（1）抗栓治疗

1）阿司匹林：通过抑制环氧化酶和血栓烷（TXA_2）的合成达到抗血小板聚集作用。阿司匹林可降低心肌梗死、脑卒中或心血管性死亡的风险，所以只要没有用药禁忌证，所有冠心病患者都应服用阿司匹林。阿司匹林首剂300mg，可抑制治疗前循环中的血小板。最佳的维持剂量为75～150mg/d，抑制每天新生血小板的10%。主要不良反应为胃肠道出血或阿司匹林过敏。不能耐受阿司匹林者，可改用氯吡格雷作为替代治疗。

2）氯吡格雷：通过选择性不可逆的抑制血小板ADP受体而阻断ADP依赖激活的GPⅡb/Ⅲa复合物，有效减少ADP介导的血小板激活和聚集。主要用于支架植入后及阿司匹林有禁忌证的患者。该药起效快，顿服300mg后2h即能达到有效血药浓度。常用维持剂量为75mg/d，1次口服。

3）华法林：作为二级预防的疗效与阿司匹林相仿，但出血并发症较多。华法林与阿司匹林合用比单用阿司匹林效果好，前提是国际标准化比值（INR）控制为2.0～3.0。在冠心病合并心房颤动时可考虑联合应用，但需严密观察出血并发症的出现。

（2）调脂治疗：从TC>4.68mmol/L（180mg/L）开始，TC水平与发生冠心病事件呈连续的分级关系，最重要的危险因素是LDL-C。研究表明，他汀类药物能有效降低TC和LDL-C，并因此降低心血管事件；能延缓斑块进展，使斑块稳定和抗炎等有益作用。冠心病患者调脂治疗的主要目标为降低LDL-C，次要目标为降低非高密度脂蛋白胆固醇（non-HDL-C）和apoB。根据危险程度不同，LDL-C的目标值不同。

在他汀类治疗效果不明显的基础上，可加用胆固醇吸收抑制剂依折麦布（ezetimibe）10mg/d。高三酰甘油血症或低高密度脂蛋白血症的高危患者可考虑联合服用降低LDL-C药物和一种贝特类药物（如非诺贝特）或烟酸。

在应用他汀类药物时，应严密监测转氨酶及肌酸激酶等生化指标，及时发现药物可能引起的肝脏损害和肌病。采用强化降脂治疗时，更应注意监测药物的安全性。临床常用的他汀类药物剂量见表4-3。

表4-3　临床常用他汀类药物

药品名称	常用剂量（mg）	服用方法
洛伐他汀	25～40	晚上1次，口服
辛伐他汀	20～40	晚上1次，口服
阿托伐他汀	10～20	每天1次，口服

药品名称	常用剂量（mg）	服用方法
普伐他汀	20～40	晚上1次，口服
氟伐他汀	40～80	晚上1次，口服
瑞舒伐他汀	5～10	晚上1次，口服
血脂康	600	每天2次，口服

（3）血管紧张素转化酶抑制剂（ACEI）：稳定型心绞痛合并糖尿病、心力衰竭或左心室收缩功能不全的高危患者应使用 ACEI（表4-4）。所有冠心病患者均能从 ACEI 治疗中获益，但低危患者获益可能较小。其有益作用与 ACEI 的降压、保护内皮功能及抗炎作用有关。

表4-4　临床常用的 ACEI 剂量

药品名称	常用剂量（mg）	服用方法	分类
卡托普利	12.5～50	3次/日，口服	巯基
伊那普利	5～10	2次/日，口服	羧基
培哚普利	4～8	1次/日，口服	羧基
雷米普利	5～10	1次/日，口服	羧基
贝那普利	10～20	1次/日，口服	羧基
西那普利	2.5～5	1次/日，口服	羧基
赖诺普利	10～20	1次/日，口服	羧基
福辛普利	10～20	1次/日，口服	磷酸基
卡托普利	12.5～50	3次/日，口服	巯基

（4）β受体阻滞剂：可降低陈旧性心肌梗死、高血压或左心功能不全患者的病死率，并能有效控制缺血，减轻症状，因而被推荐常规应用于心绞痛患者的治疗。具有内在拟交感活性的β受体阻滞剂心脏保护作用较差。推荐使用无内在拟交感活性的β受体阻滞剂。β受体阻滞剂的使用剂量应个体化，从较小剂量开始，逐级增加剂量，以能缓解症状，心率≥50次/分（平静清醒状态下）为宜（表4-5）。

表4-5　常用β受体阻滞剂

药品名称	常用剂量（mg）	服用方法	选择性
普萘洛尔	10～20	每天2～3次，口服	非选择性
美托洛尔	25～100	每天2次，口眼	β₁ 选择性
美托洛尔缓释片	50～200	每天1次，口服	β₁ 选择性
阿替洛尔	25～50	每天2次，口服	β₁ 选择性
比索洛尔	5～10	每天1次，口服	β₁ 选择性
阿罗洛尔	5～10	每天2次，口服	α₁、β 选择性
卡维地洛	12.5～25	每天2次，口服	α₁、β 选择性

2. 减轻症状和改善缺血　目前减轻症状及改善缺血的主要药物包括三类：β受体阻滞剂、硝酸酯类药物和钙拮抗剂。

（1）β受体阻滞剂：能抑制心脏β受体，从而减慢心率、减弱心肌收缩力、降低血压，以减少心肌耗氧量，从而减少心绞痛发作和增加运动耐量。用药后要求静息心率降至55～60次/分，严重心绞痛患者如无心动过缓症状，可降至50次/分。只要无禁忌证，β受体阻滞剂应作为稳定型心绞痛的初始治疗药物。β受体阻滞剂能降低心肌梗死后稳定型心绞痛患者死亡和再梗死的风险。目前可用于治疗心绞痛的β受体阻滞剂有很多种，当给予足够剂量时，均能有效预防心绞痛发作。更倾向于使用选择性β受体阻滞剂，如美托洛尔、阿替洛尔及比索洛尔。同时具有α和β受体阻滞的药物，在慢性稳定型心绞痛的治疗中也有效。

β受体阻滞剂的禁忌证：一度房室传导阻滞（PR间期＞0.24s）、任何形式的二度或三度AVB而无起搏器保护、严重的心动过缓＜50次/分、低血压SBP＜12.0kPa（90mmHg）、有哮喘病史或严重慢性心力衰竭。慢性阻塞性肺病患者应当非常小心地使用β受体阻滞剂，使用高度选择性β_1受体阻滞剂，如比索洛尔2.5mg/d，根据患者病情逐渐增加剂量。

推荐使用无内在拟交感活性的β受体阻滞剂。β受体阻滞剂的使用剂量应个体化，从较小剂量开始。长期使用β受体阻滞剂，可使效应细胞上β受体数目增加。一旦停用β受体阻滞剂，已增加的β受体将增加与内源性儿茶酚胺的结合，呈现过度反应，可出现不稳定型心绞痛甚至心肌梗死，称β受体阻滞剂撤药综合征，故应逐渐减量停药，不能突然大幅度减量或停药。

（2）硝酸酯类制剂：为非内皮依赖性血管扩张剂，能较快松弛血管平滑肌，使全身血管尤其是静脉扩张，从而减少回心血量，降低前后负荷；减少心室容量，降低室壁张力，减少心脏机械活动、心输出量和血压，因而降低心肌耗氧量；轻度扩张冠状动脉，降低其阻力，增加其血流量，从而缓解心绞痛，并有预防和减少心绞痛发作的作用。

终止发作：心绞痛发作时应立即休息，一般患者在停止活动后症状即可缓解。较重的发作可选用作用较快速的硝酸酯类制剂。硝酸甘油片：舌下含化（0.5mg），1～3min开始起效，约30min后作用消失。对大约92%的患者有效，其中76%在3min内见效。延迟见效或完全无效时可能提示患者并非患冠心病或患严重冠心病，也可能所含的药物已失效或未溶解，如属后者可嘱患者将药片轻轻嚼碎后继续含化。硝酸甘油气雾剂：将气雾剂喷于颊黏膜或皮肤上，前者吸收易、作用快。硝酸甘油静脉注射液：起始剂量5～10μg/min，根据血压、心率及症状逐渐增加剂量，最大到200μg/min，适用于用硝酸甘油片无效的频发心绞痛。二硝基异山梨酯：即消心痛，舌下含用量每次5～10mg，2～5min见效，持续2～3h。用喷雾剂喷入口腔，每次1.25mg，1min见效。

预防心绞痛：硝酸甘油：在可能引起发作的活动前，舌下含服此药可预防胸痛发作。硝酸甘油贴膜：每张含硝酸甘油25mg或50mg，通过药膜缓慢释放，每小时释放硝酸甘油0.2mg或0.4mg，24h释放入血量为5～10mg，贴敷后1～2h到达有效浓度，作用持续24h，但一般在贴敷后12～16h去除，以预防耐药性产生。

二硝酸异山梨酯：口服每次10～30mg，3～4次/日，服后15～30min起效，续持4～5h。其缓释片或胶囊：20mg或40mg，每天服用1～2次。

单硝酸异山梨酯：是硝酸异山梨酯有活性的代谢产物，通过口服给药能完全利用，因不经过肝脏首次通过代谢，口服与静脉注射血药浓度相近，持续作用12h。口服20mg，每天2次。其缓释片或胶囊：40～60mg，每天1次，口服。

长效硝酸酯制剂用于减低心绞痛发作的频率和程度，并可能增加运动耐量。长效硝酸酯类不适宜用于心绞痛急性发作的治疗，而适宜用于慢性长期治疗。每天用药时应注意给予足够的无药间期，以减少耐药性的发生。如劳力型心绞痛患者日间服药，夜间停药，皮肤敷贴片白天敷贴，晚上除去。

硝酸酯类药物的不良反应包括头痛、面色潮红、心率反射性加快和低血压，以上不良反应以给予短效硝酸甘油更明显。第 1 次含用硝酸甘油时，应注意可能发生体位性低血压。使用治疗勃起功能障碍药物，如西地那非者 24h 内不能应用硝酸甘油等硝酸酯制剂，以避免引起低血压，甚至危及生命。对由严重主动脉瓣狭窄或肥厚型梗阻性心肌病引起的心绞痛，不宜用硝酸酯制剂，因为硝酸酯制剂降低心脏前负荷和减少左室容量能进一步增加左室流出道梗阻程度，而严重主动脉瓣狭窄者应用硝酸酯制剂也因前负荷的降低进一步减少心搏出量，有造成晕厥的危险。

（3）钙离子拮抗剂：此类药物可阻止钙离子流入心肌细胞和平滑肌细胞，减弱心肌收缩，减少心肌氧耗；扩张冠状动脉，解除冠状动脉痉挛，改善心内膜下心肌的血供；扩张周围血管，降低动脉压，减轻心脏负荷；还降低血液黏度，抗血小板聚集，改善心肌的微循环。其扩张冠状动脉及解痉作用较硝酸甘油强而持久，对变异性心绞痛或以冠状动脉痉挛为主的心绞痛，钙离子拮抗剂是一线药物（表 4 - 6）。尤其是非二氢吡啶类钙离子拮抗剂。

表 4 - 6　临床常用钙离子拮抗剂剂量

药品名称	常用剂量（mg）	服用方法
硝苯地平控释片	30 ~ 60	1 次/日，口服
氨氯地平	5 ~ 10	1 次/日，口服
非洛地平	5 ~ 10	1 次/日，口服
尼卡地平	40	2 次/日，口服
贝尼地平	2 ~ 8	1 次/日，口服
地尔硫䓬普通片	30 ~ 90	3 次/日，口服
地尔硫䓬缓释片或胶囊	90 ~ 180	1 次/日，口服
维拉帕米普通片	40 ~ 80	3 次/日，口服
维拉帕米缓释片	120 ~ 240	1 次/日，口服

1）维拉帕米：对冠状动脉及周围血管都有扩张作用，但对心率、心肌收缩和房室传导有抑制作用。口服吸收良好，但生物利用度只有 10% ~ 20%，服后 2h 起效，维持 6 ~ 8h。可用 40 ~ 80mg，每天 3 次。缓释维拉帕米 120 ~ 240mg 每天 1 次，疗效持续 12h。不良反应有胃肠道不适、头痛、眩晕、神经过敏等。病态窦房结综合征、房室传导阻滞及心力衰竭者禁用。

2）硝苯地平：二氢吡啶类钙拮抗剂，其扩血管作用最强，口服 90% 可吸收，服后 20min 起效，维持 4 ~ 8h，对心肌收缩、房室传导没有明显影响。主要不良反应有头痛、颜面潮红、乏力、血压下降、心率增快、下肢水肿等，短效硝苯地平目前已不主张用于冠心病治疗。硝苯地平控释剂 30 ~ 90mg，每天 1 次，大多数不良反应减少。因其强力扩血管作用，禁用于低血压患者、患重度主动脉瓣狭窄和肥厚梗阻性心肌病的患者。

3）地尔硫䓬：其作用介于硝苯地平和维拉帕米之间。对冠状动脉和外周血管阻力均有降低作用，对心排出量无明显影响，对房室传导的抑制作用轻微。在基础情况下，地尔硫䓬虽然很少引起心外膜冠状动脉扩张，但可增加冠状动脉狭窄部位远端的心内膜下心肌的血液灌注，并能阻滞运动引起冠状动脉收缩；减低后负荷和改善左心室舒张功能，使运动试验中无症状的运动时间延长。因而是高效的抗心绞痛药物。口服吸收快而完全，约30min血药浓度即达高峰，半衰期约为4h。适用于因血管痉挛引起的心绞痛。一般剂量为30～90mg，每天3次口服。地尔硫䓬缓释片或胶囊，90～180mg，每天1次。不良反应有头晕、头痛、失眠、皮肤潮红以及胃肠道不适。严重心动过缓、高度房室传导阻滞和病态窦房结综合征的患者禁用。

当稳定型心绞痛合并心力衰竭必须应用长效钙离子拮抗剂时，可选择氨氯地平或非洛地平。非二氢吡啶类钙拮抗剂地尔硫䓬和维拉帕米能减慢房室传导，常用于伴有心房颤动或心房扑动的心绞痛患者，也可作为对β受体阻滞剂有禁忌的患者的替代治疗。对单种药物疗效不理想者可采用联合用药。β受体阻滞剂和长效钙䓬拮抗剂联合用药比单用一种药物更有效。此外，两药联用时，β受体阻滞剂还可减轻二氢吡啶类钙拮抗剂引起的反射性心动过速不良反应。老年人、已有心动过缓或左室功能不良的患者，维拉帕米或地尔硫䓬不宜与β受体阻滞剂的联合应用，以免加重传导阻滞和诱发心力衰竭。停用本类药时也宜逐渐减量然后停服，以免发生冠状动脉痉挛。

（4）活血化瘀、芳香温通类中药：如冠心苏合丸、麝香保心丸、人工合成麝香含片、复方丹参滴丸、苏冰滴丸以及中医辨证施治等。

（5）代谢治疗药：曲美他嗪，能有效抑制缺血时的游离脂肪酸的β氧化，促进葡萄糖的有氧氧化，更有效地利用有限的氧产生ATP，保持心脏收缩功能；并促进糖酵解和葡萄糖有氧氧化偶联，避免细胞酸中毒，防止钙离子过载，同时促进游离脂肪酸合成磷脂，保护心肌细胞膜，从而保护心肌细胞。其特点是改善心肌缺血，减少心绞痛发作次数，提高运动耐量而不影响血压和心率。剂量为20mg，3次/天，口服。偶见胃肠道不适。

（三）血管重建

对于稳定型心绞痛患者，治疗的目的为改善预后和缓解症状。血管重建需从这两个方面进行全面评价。用PCI或CABG行冠状动脉血管重建术对下列患者能改善成活率、缓解症状：①左主干病变；②2～3支血管病变伴中、重度左心功能不全；③累及前降支近端的2支血管病变不管左心室功能如何；④不管症状如何但有左心室功能不全；⑤左前降支近端病变；⑥药物治疗下仍有3～4级的心绞痛；⑦无创检查存在大面积缺血者。没有上述情况者，冠状动脉血运重建对控制心绞痛仍有用，但对心肌梗死和死亡的影响则与药物治疗相似。

（叶科峰）

第二节 急性ST段抬高型心肌梗死

一、概述

急性心肌梗死（acute myocardial infarction，AMI）是指因持久而严重的心肌缺血所致的部分心肌急性坏死，临床表现常有持久的胸骨后剧烈疼痛、急性循环功能障碍、心律失常、心力衰竭、发热、白细胞计数和血清心肌损伤标记酶和肌钙蛋白的升高以及心肌急性损伤与坏死的心电图进行性演变。急性心肌梗死分为ST段抬高型心肌梗死（ST-segment elevation myocardial infarction，STEMI）和非ST段抬高型心肌梗死（Non ST-segment elevation myocardial infarction，NSTEMI）。本节主要讨论急性 ST 段抬高型心肌梗死。

冠状动脉粥样硬化造成管腔狭窄和心肌供血不足，而侧支循环尚未建立时，由于下述原因加重心肌缺血即可发生心肌梗死。

1. 冠状动脉完全闭塞　病变血管粥样斑块内或内膜下出血，管腔内血栓形成或动脉持久性痉挛，使管腔发生完全的闭塞。

2. 心排血量骤降　例如休克、脱水、出血、严重的心律失常或外科手术等引起心排血量骤降，冠状动脉灌流量严重不足。

3. 心肌需氧需血量猛增　重度体力劳动、情绪激动或血压剧升时，左心室负荷剧增，儿茶酚胺分泌增多，心肌需氧需血量增加。

4. 其他　急性心肌梗死亦可发生于无冠状动脉粥样硬化的冠状动脉痉挛，偶尔由于冠状动脉栓塞、炎症、先天性畸形所致。

二、诊断要点

（一）临床表现

1. 先兆症状　50% 以上心肌梗死患者在发病前数日可有下述表现：①原有心绞痛症状加剧，发作频繁且时间延长，对硝酸甘油疗效明显降低；②一向健康的中老年，突然出现心绞痛，并呈进行性加重；③劳力性心绞痛突然转为夜间或安静时发作，或同时并发自发性心绞痛；④心绞痛发作时伴心律失常、心功能不全或血压明显下降；⑤心绞痛发作时，心电图 ST 段明显抬高，或胸前导联出现 T 波高耸，或原有缺血性图形（ST 段压低及 T 波）倒置进行性加重。凡遇上述情况均应警惕近期内可能会发作心肌梗死，必须严密观察或入院诊治。

2. 症状

（1）胸痛：为本病最突出的症状。发作多无明显诱因，且常发作于安静时，疼痛部位和性质与心绞痛相同，但疼痛程度较重，持续时间久，有长达数小时甚至数天，用硝酸甘油无效。患者常烦躁不安、出汗、恐惧或有濒死感。但有 20% ~30% 患者症状不典型，可有下述表现：①疼痛部位改变，部分患者疼痛发生在上腹部，尤其是下壁梗死，可误诊为消化性溃疡穿孔、急性胰腺炎、胆囊炎等急腹症。有些患者疼痛发生在头颈部、咽喉、下颌处，可误诊为咽喉炎、牙痛或偏头痛等；②胸痛轻微或无痛，这种情况多见于高龄、糖尿病患者，偶尔小范围梗死在整个病程中也可无痛；③以其他症状作为首发症状或掩盖胸痛，最常见的可表现为不明原因或难以解释的突然出现心力衰竭（尤其是左心衰竭）、昏厥、血压明显下降或休克、脑卒中，有时脑卒中和心肌梗死可互为因果或同时并存，产生所谓心脑卒中或脑心卒中，急性胃肠道症状如恶心、呕吐、腹胀、呃逆，严重心律失常而误诊为其他疾病；④可表现为心搏骤停或猝死；⑤少数患者因心脏破裂可表现为心脏压塞征象；⑥右心室梗死可主要表现为右心衰竭征象。总之，中老年患者出现上述症状，其原因尚无满意解释者均应考虑有心梗可能，应及时做心电图和（或）心肌酶、肌钙蛋白鉴别之。

（2）全身症状：发热、心动过速、白细胞增高和血沉增快等，此主要由于组织坏死吸收所引起，发热多在疼痛发生后 24~48h 后出现，体温多在 38℃ 左右。

（3）心律失常：75% ~95% 的患者伴有心律失常，多见于起病 1~2 周，而以 24h 内为最多见，心律失常中以室性心律失常最多见，如室性期前收缩，部分患者可出现室性心动过速或心室颤动而猝死。房室传导阻滞、束支传导阻滞也不少见，室上性心律失常较少发生。

前壁心肌梗死易发生束支传导阻滞，下壁心肌梗死易发生房室传导阻滞，室上性心律失常多见于心房梗死。

（4）低血压和休克：休克多在起病后数小时至 1 周内发生，患者表现为面色苍白、烦躁不安、皮肤湿冷，脉搏细弱，血压下降 <10.7kPa（80mmHg），甚至昏厥，若患者只有血压降低而无其他表现者称为低血压状态。休克发生的主要原因：由于心肌遭受严重损害，左心室排血量急剧降低（心源性休克）；其次，剧烈胸痛引起神经反射性周围血管扩张；此外，尚有因呕吐、大汗、摄入不足所致血容量不足的因素存在。

（5）心力衰竭：主要是急性左心衰竭，为梗死后心肌收缩力减弱或收缩不协调所致。

3. 体征

（1）心脏体征：心界可扩大，也可无明显增大，心率多增快，若下壁梗死累及窦房结动脉，也可表现为心动过缓或房室传导阻滞，心尖部第一心音减弱，可出现第三、四心音奔马律，在发病 2~3d 后有时可闻及心包摩擦音。心尖区可出现粗糙的收缩期杂音或收缩中、晚期喀喇音，提示二尖瓣乳头肌功能失调或断裂所致，在病程中可出现各种心律失常，其中以室性心律失常最常见，其次可出现心房颤动或室上性心律失常。

（2）除极早期血压可能增高外，多数患者出现血压降低。

（3）与心律失常、休克和心力衰竭有关的其他体征。

（二）诊断依据

根据病史（主要包括胸痛特征、冠心病危险因素）、体征（包括左心功能不全、严重心律失常、休克体征）、实验室检查（主要包括心电图改变、心脏标记物、冠状动脉造影），是否为 STEMI；确定为 STEMI 后，然后进行危险性分层。

1. 典型的胸痛症状　突发胸前区压榨样疼痛，持续时间超过 30min 以上，有长达数小时甚至数天，一般用硝酸甘油无效，伴有患者常烦躁不安、出汗、恐惧或有濒死感。

2. 动态的心电图（ECG）演变　心电图是诊断急性心肌梗死最重要的检查手段之一，它可以起到定性、定时、定位、定情的作用。一次心电图检查未能作出判断者，应连续监测、定期复查，并作前后对比。少数仅有 T 波改变的小灶性梗死，或合并室性心律、完全性左束支或房室传导阻滞、预激综合征等心律失常者，心电图改变不典型、不明确者均应结合临床及心肌损伤标记物改变作出判断。

3. 血清心肌损伤标记物的动态改变　急性心肌梗死（AMI）后一些心肌标志物蛋白从坏死组织大量释放到循环血液中，不同蛋白的稀释速度因其在细胞的位置、分子质量大小以及局部的血液和淋巴流量不同而异。心肌标志蛋白释放的动态曲线对心肌梗死的诊断非常重要，但紧急再灌注的治疗措施需要尽早明确诊断和决定，因此以往主要是根据症状和心电图检查。但随着床旁全血心肌标志物监测的应用，对早期心肌梗死的诊断（特别是心电图不能确定的病例）提供了帮助。

（1）心肌钙蛋白 T（cTnT）和肌钙蛋白 I（cTnI）：为氨基酸序列不同于骨骼肌来源的肌钙蛋白，为心肌特异性的标记物。用特异的抗体可以定量检测到心脏的 cTnT 和 cTnI。通常 cTnT 和 cTnI 在正常健康人群中不能检测到，在 AMI 发病后 2~4h 开始升高，可增高到正常上限的数 10 倍，持续时间可达 7~14d。因此，cTnT 和 cTnI 对心肌梗死的诊断具有重要意义。

（2）肌酸激酶（CK）：在 AMI 后 4~8h 内增高，但 CK 的主要缺点是缺乏心脏特异性，因为 CK 在骨骼肌损伤时也可增高,如肌内注射后可有 2~3 倍的总 CK 增高。因此,在胸痛或其他原因患者注射镇痛药后可有总 CK 的假性增高,导致心肌梗死的误诊。

(3)肌红蛋白:是一种心肌和骨骼肌中的低分子蛋白。它在心肌梗死时是出现最早的心肌标记物,同时,肾脏清除较快,通常在心肌梗死后 24h 内恢复正常水平,而且缺乏特异性,需与其他指标如 CK - MB 同时分析才能有助于心肌梗死诊断,其临床意义不大。

4. 脂联素 脂联素可沉积在受损的人动脉壁,能抑制内皮细胞中血管细胞黏附因子、细胞间黏附因子及 E - 选择素的表达,从而减少由肿瘤坏死因子 - A(TNF - A)诱导的单核细胞对人主动脉内皮细胞的黏附。这种作用通过环磷酸腺苷蛋白激酶通道抑制内皮细胞的转录因子 - κB 信号系统实现。脂联素可显著抑制成熟巨噬细胞的吞噬活性及其产生 TNF - A 的能力,还具有诱导骨髓单核细胞凋亡的作用,该结果表明,脂联素对血细胞的形成和免疫反应起负调控作用,可能具有终止炎症反应的作用。最新报道,心肌梗死的早期、肉芽形成阶段,脂联素分布于病灶的间质组织、周围存活心肌细胞四周;而在疤痕组织中未发现。这表明脂联素在缺血性损伤后的心肌重构中起到一定的作用。实验测定发现,脂联素水平存在动态变化,究其原因可能也和参与心肌梗死后心肌的重构有关。研究确认了在 AMI 患者中血清脂联素水平存在动态变化,其可能在 AMI 发病过程以及血管内皮和心肌的修复过程中起到一定的作用。

(三)鉴别诊断

注意与下列疾病相鉴别。

1. 心绞痛 不稳定型心绞痛的症状可类似于心肌梗死,但胸痛程度较轻,持续时间短,硝酸甘油效果好,心电图动态 ST - T 演变时间短,多在 30min 内恢复正常,无心肌酶学及肌钙蛋白的动态变化。

2. 急性心包炎 尤其是病毒性心肌心包炎胸前区疼痛可持久而剧烈,深吸气时加重,疼痛同时伴有发热和心包摩擦音。ECG 除 aVR 外,其余多数导联 ST 段呈弓背向下型抬高,T 波倒置,无 Q 波,可资鉴别。

3. 急性肺动脉栓塞 常有突发胸痛、咯血、呼吸困难、发绀、昏厥和休克,多有骨折、盆腔或前列腺手术、静脉血栓或长期卧床史。肺动脉栓塞后,尤其是大块肺动脉栓塞使右心室射血阻力增加,右心室后负荷急剧增加,可表现为急性右心衰竭征象,包括 P_2 亢进、颈静脉怒张、肝大等。另一方面,肺栓塞致肺血减少,导致肺静脉回流入左心房血量减少,左心室射血减少,可出现低血压甚至休克征象。心电图提示肺性 P 波、电轴右偏,典型者 I 导联出现深 S 波,III 导联有明显 Q 波(<0.03s)及 T 波倒置。X 线胸片可显示肺梗死阴影。放射性核素肺灌注扫描可见放射性稀疏或缺失区。

4. 主动脉夹层或动脉瘤 前胸出现剧烈撕裂样锐痛,常放射至背、胁肋、腹部及腰部。在颈动脉、锁骨下动脉起始部可听到杂音,两上肢血压、脉搏不对称。胸部 X 线提示纵隔增宽,血管壁增厚。超声心动图、CT 和 MRI 可见主动脉双重管腔图像,具有确诊价值。心电图无典型的心肌梗死演变过程。

5. 急腹症 急性胰腺炎、消化性溃疡穿孔、急性胆囊炎和胆石症等均有上腹部疼痛,易与上腹部疼痛剧烈为突出表现的心肌梗死相混淆,但腹部有局部压痛或腹膜刺激征。无心肌酶、肌钙蛋白及心电图特征性变化。

三、急性 ST 段抬高型心肌梗死治疗

（一）院前急救

院前急救的基本任务是帮助 AMI 患者安全、迅速地转运到医院，以便尽早开始再灌注治疗；重点是缩短患者就诊时间和院前检查、处理、转运所需的时间。尽量识别 AMI 的高危患者，直接送至有条件进行冠状动脉血管重建术的医院。

医疗救护系统在接到救护电话后应立即派救护车到达现场，将患者转运到就近的能够开展介入的医院，凡有下列情况的患者：①心源性休克；②有溶栓禁忌证；③死亡危险性特别高，应尽快行血管成形术。

1. 早期识别 AMI 症状　我国急性心肌梗死的死亡高发时段仍集中在院前阶段，大量急性心肌梗死患者到院时已丧失最佳时机，患者若能够对早期症状有足够的警惕是急性心肌梗死抢救中的关键环节。因此，对患者及家属进行冠心病教育非常重要，使患者症状被及早发现，达到早期治疗的目的。当有剧烈胸痛发作时，患者舌下含服硝酸甘油 0.5mg，5min 后胸痛不能缓解或加重，此时患者或家属必须联系急救中心，并由急救中心就近送往有急性心肌梗死处理能力的医院。

2. 院外心搏骤停　心室颤动是急性 ST 段抬高型心肌梗死患者早期死亡的最重要原因，且死亡多发生在症状发生后的 1～2h。心室颤动转复成功率与发生时间至终止时间呈负相关，在心搏骤停 1min 内进行除颤成功率可达到 70%～90%，每延迟 1min 患者抢救成功率下降 7%～10%，若在心搏骤停后 12min 以上进行除颤，成功率只有 2%～5%。因此，救护人员早期到达，早期识别，早期开始心肺复苏，早期除颤，对提高急性心肌梗死的抢救成功率非常重要。此外，有研究显示，经过训练的非医务人员，能够进行有效的心脏转复治疗，因此培训公共服务系统人员，熟练掌握简易的心脏复苏基本操作，熟悉自动体外除颤器（AED）的使用，并在公共区域适当地配备 AED，有望提高急性心肌梗死患者的生存率。

3. 院前溶栓　许多随机、对照临床研究结果表明，急性 ST 段抬高心肌梗死后溶栓开始时间越早，患者受益越大，如发病最初 2h 内进行溶栓，能明显降低患者死亡率，发病 3h 内溶栓和执行急诊 PCI 有同等疗效。法国 USIC2000 SURVEY 研究发现院前溶栓患者 1 年死亡率低于院内溶栓和院内急诊 PCI 的患者。但是，院前溶栓对医疗中心的医务人员和急救中心的急救人员的要求均极高。有条件的地方可考虑开展院前溶栓治疗。

（二）住院治疗

1. 监护和一般治疗

（1）休息：一旦诊断 AMI 应绝对卧床休息，可以降低心肌耗氧量，减少心肌损害。休息包括体力上的休息和精神上的休息。因此一方面要求患者卧床休息，对血流动力学稳定且无并发症的患者一般卧床休息 1～3d，对病情不稳定及高危患者卧床时间可适当延长，另一方面对患者进行必要的解释和鼓励，使其积极配合治疗而又解除焦虑和紧张，必要时可适当给予镇静药物，以便患者得到充分休息及减轻心脏和心理负担。

（2）吸氧：急性心肌梗死患者常有不同程度的动脉血氧张力降低，在休克和左心室功能衰竭时尤为明显。吸氧对有休克或左心室功能衰竭的患者特别有用，对一般患者也有利于防止心律失常，并改善心肌缺血缺氧，也有助于减轻疼痛。

（3）监护：在CCU进行持续心电、血压和呼吸的监测，必要时还需监测肺毛细血管压和静脉压。根据心率、心律、血压和心功能的变化及时调整治疗措施、避免猝死的发生。

（4）护理：饮食方面，在最初2~3d应以流质为主，以后随着症状的减轻而逐渐增加其他容易消化的半流质，宜少量多餐，钠盐和液体的摄入量应根据出汗量、尿量、呕吐量及有无心力衰竭作适当评估。保持大便通畅，大便时避免用力，给予缓泻药如乳果糖（杜密克）20~40ml/d治疗便秘。除病重、血流动力学不稳定者，卧床时间不宜过长，症状控制并且稳定者应鼓励早期活动，有利于减少并发症和及早康复。目前，在美国AMI的平均住院天数为5~6d。

2. 解除疼痛　急性心肌梗死时剧烈胸痛可使患者交感神经过度兴奋，产生心动过速、血压升高和心肌收缩功能增强，从而增加心肌耗氧量，并容易诱发快速心律失常。因此，应该给予有效的镇痛治疗。心肌再灌注治疗开通梗死相关血管、恢复缺血心肌的供血是解除疼痛最有效的方法。但再灌注治疗前可选用下列药物尽快解除疼痛。

（1）吗啡或哌替啶（杜冷丁）：吗啡2~4mg静脉注射，必要时5~10min后重复，总量不超过15mg。吗啡既有明显的镇痛作用和减轻患者交感神经过度兴奋和濒死感，还有扩张血管降低左心室前、后负荷和心肌耗氧量的作用。注意低血压和呼吸功能抑制的不良反应，但很少发生。或可使用哌替啶50~100mg肌内注射。

（2）硝酸酯类药物：通过扩张冠状动脉，增加冠状动脉血流量以及增加静脉容量，而降低心室前负荷。大多数心肌梗死患者有应用硝酸酯药物指征，而在下壁心肌梗死、可疑右心室梗死或明显低血压的患者（收缩压低于90mmHg），尤其合并心动过缓时，不适合应用。

硝酸酯类禁忌证如下：SBP<90mmHg或下降>30mmHg；HR<50/min或>100/min；可疑右心室心肌梗死；肥厚性心肌病；严重主动脉狭窄；近24h内服用过治疗勃起功能障碍的磷酸二酯酶抑制药，如西地那非（万艾可）、伐地那非（艾力达）等。其常见的不良反应有头痛、头晕、低血压、心率加快和恶心等胃肠道不适反应。个别患者应用小剂量硝酸甘油后即可发生严重心动过缓和低血压。此时应立即停止用药，抬高下肢，迅速补液及静注阿托品，必要时可给予多巴胺升压。

（3）β受体阻滞药：大量研究表明，在AMI发病最初几个小时内应用β受体阻断药，能缩小梗死范围，降低并发症的发生率，降低溶栓治疗患者的再梗死率。早期应用还可降低AMI患者心室颤动的发生率和具有镇痛作用。无禁忌证的情况下应尽早常规应用，窦性心动过速和高血压的患者最适合使用β受体阻滞药。

β受体阻滞药的禁忌证包括：①心率低于60/min；②动脉收缩压低于100mmHg；③急性左心衰竭；④二、三度房室传导阻滞；⑤哮喘病史；⑥严重慢性阻塞性肺部疾病；⑦末梢循环灌注不足。另外，β受体阻滞药可能加重冠状动脉痉挛，故禁用于可卡因诱发的心肌梗死者。值得注意的是，尤其是应用高选择性β₁受体阻滞药后，2型糖尿病、慢性阻塞性肺病以及外周血管疾病不再列为β受体阻滞药的禁忌证。现在的临床研究显示此类患者能从β受体阻滞药中获益。

3. 抗栓治疗

（1）抗血小板治疗：冠状动脉内斑块破裂诱发局部血栓形成是导致急性心肌梗死的主要原因。在急性血栓形成中血小板活化起着十分重要的作用，抗血小板治疗已成为急性心肌梗死的常规治疗。目前临床上常用的抗血小板药物主要有阿司匹林、氯吡格雷（clopidogrel）

和血小板膜糖蛋白Ⅱb/Ⅲa（GPⅡb/Ⅲa）受体拮抗药。

（2）抗凝治疗：目前主张对所有急性心肌梗死患者只要无禁忌证，均应给予抗凝治疗，它可预防深静脉血栓形成和脑栓塞，还有助于梗死相关冠状动脉再通并保持其通畅。抗凝剂包括肝素、低分子肝素、X因子抑制剂、水蛭素等。

4. 再灌注治疗　早期开通闭塞的冠状动脉，使缺血心肌得到再灌注称之为再灌注治疗（re - perfusion therapy），濒临坏死的心肌可能得以存活，或坏死范围缩小，改善预后，是一种积极的治疗措施。目前再灌注治疗方法主要有溶栓治疗、紧急经皮冠状动脉介入术（PCI）和急诊冠状动脉搭桥术（CABG）。

一般认为，下列情况应首选溶栓治疗：①发病早期（症状出现≤3h且不能及时行介入治疗）；②导管室被占用或不能使用；③不能及时行介入治疗，转运延迟，从就诊到球囊扩张时间>90min。

下列情况应首选介入治疗：①有熟练PCI技术的导管室及心外科支持。从就诊到球囊扩张时间<90min，从就诊到球囊扩张比就诊到开始溶栓治疗时间<1h；②高危STEMI患者。心源性休克、Killip 3级以上；③有溶栓禁忌证患者；④发病超过3h；⑤STEMI的诊断有疑问。

（1）溶栓治疗：溶栓治疗（fibrinolytic treatment）是指通过静脉或冠脉内注入溶栓剂溶解梗死相关冠状动脉内的新鲜血栓，使梗死相关冠状动脉再通的治疗方法。早期静脉应用溶栓药物能提高AMI患者的生存率，在患者症状出现后1~2h内开始用药，治疗效果最显著。有研究显示，在AMI 3h以内溶栓，其效果与急诊介入治疗相当。而且溶栓治疗相对简单、方便易行，尤其适用于基层医院，现在仍然是一种重要的再灌注手段之一。

溶栓药物：溶栓药物（thrombolytic）应该称为纤溶药物（fibrinolytic）更为确切，因为所有这些药物都是纤溶酶原激活剂，进入体内激活纤溶酶原形成纤溶酶，使纤维蛋白降解，溶解已形成的纤维蛋白血栓，同时不同程度地降解纤维蛋白原。纤溶药物不能溶解血小板血栓，甚至还激活血小板。

纤溶药物按照纤维蛋白选择性可大致划分为以下几类。

第一代纤溶药物：尿激酶、链激酶，不具有纤维蛋白选择性，对血浆中纤维蛋白原的降解作用明显，可致全身纤溶状态。

第二代纤溶药物：组织型纤溶酶原激活药，瑞替普酶（rPA）、单链尿激酶型纤溶酶原激活药（scu-PA）、重组葡萄球菌激酶及其衍生物等，具有纤维蛋白选择特性，主要溶解已形成的纤维蛋白血栓，而对血浆中纤维蛋白原的降解作用较弱；乙酰化纤溶酶原-链激酶激活剂复合物（anistreplase，APSAC）是具有相对纤维蛋白选择特性的纤溶药物。

第三代纤溶药物：主要特点是半衰期延长，血浆清除减慢，有的还增加了纤维蛋白亲和力，更适合静脉推注给药，包括tPA的变异体r-PA（reteplase）、替奈普酶（TNK-tPA，tenecteplase）、拉诺替普酶（n-PA，lanoteplase）等。

（2）介入治疗：直接经皮冠状动脉介入术（primary coronary intervertion，PCI），发病数小时内进行的紧急PTCA及支架术已被公认为是一种目前最安全、最有效的恢复心肌再灌注的手段，其特点是梗死相关血管再通率高和残余狭窄小。溶栓失败未达到再灌注也可实行补救性PCI。心肌梗死发生后，尽早恢复心肌再灌注能降低近期病死率，预防远期的心力衰竭发生。但是该技术需要有经验的介入心脏病科医生和心血管造影设备，目前在国内基层医院尚无法推广。

（3）急诊冠状动脉旁路搭桥术：由于外科技术、术中心肌保护、低温体外循环已取得了很大的进步，使得急性心肌梗死患者外科再灌注治疗术近期及远期死亡率相当低，这一结果使 CABG 成为急性心肌梗死患者挽救濒死心肌的一个可能方法。

急性心梗冠状动脉旁路手术再灌注治疗能挽救濒危心肌和改善生存率，然而，除非极早期进行，否则手术能达到再灌注的时间显然迟于溶栓或直接 PTCA 治疗，而且手术本身有危险性。目前的观点是再灌注旁路手术应仅限于那些冠状动脉解剖适于手术的，不适合溶栓治疗或溶栓治疗不成功和（或）直接 PTCA 不成功的，发病在 4~6h 内的高危患者。而且，只适宜在已实施了做紧急冠状动脉旁路手术再灌注这一治疗程序的某些中心进行。需行急诊 CABG 的患者应该接受新鲜冰冻血浆来纠正他们凝血机制障碍，并在术中尽量减少输血。

四、急性心肌梗死的二级预防

急性心肌梗死康复后，患者应接受二级预防（secondary prevention）以减少心脏性死亡（包括猝死）和再梗死的发生率，以达到改善患者的生活质量和长期生存率。主要有以下措施。

（一）生活方式改变

1. 戒烟　心肌梗死后的患者吸烟极其有害，Rallidis 报道 135 名年轻（<35 岁）患者 10 年随访结果显示，首次心肌梗死后继续吸烟的患者占 56%，有 1/3 的患者在随访期间发生了心血管事件。吸烟可以使冠脉痉挛，降低 β 受体阻滞药的抗缺血作用，增加死亡率。戒烟后 1 年内，再梗死及死亡率均可以降低。二级预防的试验证明，戒烟可使心脏事件发生率下降 7%~47%。因此，应对患者说明戒烟的重要性并力劝患者戒烟。戒烟有困难者需要心理医师治疗。口服或经皮给予尼古丁制剂对戒烟可起暂时的辅助作用，但不能在心肌梗死后 3 个月内使用，也不能在吸烟的同时给予尼古丁制剂。也可应用戒烟药物辅助戒烟，盐酸安非他酮可减轻吸烟的戒断症状。比如近年来出现的伐尼克兰全新的双重作用机制戒烟药物，是 $\alpha_1\beta_2$ 受体的部分激动药，可以有效减轻吸烟的戒断症状，同时大大提高戒烟的成功率。文献报道服用伐尼克兰 3 个月可使戒烟成功率达到 40% 以上，而一般干戒（即仅凭毅力戒烟）成功率不足 3%。该药没有明显的药物相互作用，特别适合在有心血管疾病患者中应用。

2. 合理饮食　饮食治疗是冠心病二级预防的一项重要内容，饮食治疗的目的是降低血浆胆固醇，均衡营养，降低过多的总热量摄入（饮食中脂肪入量 <30% 总热量，饱和脂肪酸占 8%~10%）。如治疗效果不佳，饱和脂肪酸降至 7% 以下，饮食中应提高蔬菜、水果、谷物的比例。

3. 运动　心脏病患者进行有氧运动对生理、心理和代谢都有益处，这也适用于急性心肌梗死后的患者。有氧运动有助于减轻体重，降低血压，降低三酰甘油水平和升高高密度脂蛋白胆固醇水平。运动应在病情稳定后开始，并在运动试验开出的运动处方基础上，由医师指导进行。

4. 控制体重　目标 BMI 为 $18.5~24.9kg/m^2$ 或腰围男性 <90cm，女性 <85cm。控制体重超过正常标准体重，应减少每日进食总热量，给予低脂、低胆固醇饮食，限制酒和含糖食品摄入，尽量以植物油为食用油。避免食用过多的动物性脂肪和富含胆固醇食物。

5. 心理治疗 研究表明，孤独、抑郁、生气等是心肌梗死后的危险因子，对心脏缺血事件和心律失常事件的发生有促发作用。对这类有心理障碍的患者应给予心理治疗。出现上述心理障碍的原因与脑内 5 - 羟色胺的缺乏有关，5 - 羟色胺再吸收抑制药氟西汀（fluoxetine）等有良好的抗抑郁作用，可缓解抑郁、生气等症状。这类药物还可降低患者对烟和酒的渴望，降低交感神经活性。

（二）阿司匹林

急性心肌梗死发病后应即给予阿司匹林，并无限期口服用于二级预防。单个研究和荟萃分析显示，阿司匹林能降低病死率 10%～15%，降低再梗死 20%～30%，降低脑卒中 20%～30%。阿司匹林剂量为口服 75～150mg，1 次/d。应用阿司匹林的反指征包括对该药过敏和有活动性消化性溃疡；阿司匹林不耐受者，可考虑使用氯吡格雷；双联抗血小板主要应用于 ACS、支架置入后患者，指南要求联用 9～12 个月。

（三）β 受体阻滞药

大量资料表明，β 受体阻滞药用于急性心肌梗死后二级预防有很好的效果，是二级预防最有效的药物之一，大面积梗死或前壁梗死等高危患者受益更大。β 受体阻滞药可应用于代偿良好的心力衰竭和无症状左心功能不全的患者。对心功能 Ⅱ～Ⅲ 级的心力衰竭患者也可应用，但应从小剂量开始并在应用中密切观察病情变化。著名的哥德堡美托洛尔研究显示，美托洛尔显著降低心肌梗死急性期和长期死亡率。此外，哥德堡美托洛尔研究、斯德哥尔摩研究、阿姆斯特丹研究、贝尔法斯特研究和 Loptessor 研究，5 474 例心肌梗死患者分别接受美托洛尔 200mg/d 或安慰剂治疗，美托洛尔显著降低心肌梗死患者猝死风险 42%，而且目前只有 β 受体阻滞药能降低猝死，其他任何药物没有这种作用。TIM Ⅰ～Ⅱ 研究显示美托洛尔显著降低急性心肌梗死的再梗风险。

因此，除低危患者外，所有无使用 β 受体阻滞药禁忌证的患者，应在发病后 5～7d 开始使用，并长期用药。对发病后立即开始 β 受体阻滞药治疗的患者，如用药过程中无禁忌证发生，可不中断持续用药。低危组患者如无禁忌证，也可应用 β 受体阻滞药作二级预防，但由于该组患者本来预后良好，也可不应用 β 受体阻滞药作二级预防。无选择性或有 β₁ 受体选择性的 β 受体阻滞药都可应用，但有内源性拟交感作用的 β 受体阻滞药不宜应用。

（四）他汀类

长期用他汀类药是安全的。他汀类药可使富含胆固醇的脂质核心缩小，巨噬细胞减少，纤维帽变得致密，起到稳定斑块的作用。除降脂因素外，他汀类药能改善受损的内皮细胞功能，对有炎症的斑块并有消除炎症的作用。

（五）血管紧张素转化酶抑制药

无低血压及其他禁忌证的急性心肌梗死患者应早期使用血管紧张素转化酶抑制药（ACEI），ISIS - 4、GISSI - 3、AIRE、SAVE、TRACE、SMILE 这些试验都显示了 ACEI 在急性心肌梗死治疗中的益处。对有左心功能不全、左心室射血分数 < 0.40 和前壁心肌梗死的患者应长期用药。对无合并症的患者，ACEI 可在应用 6 周后停药。也有认为即使这类低危患者长期使用 ACEI 有降低再梗死的可能性。

（六）控制高血压、血糖

急性心肌梗死后的患者如有高血压，1 年病死率增加 50%，因此急性心肌梗死后控制高血压能改善患者的预后。治疗包括限盐饮食和药物治疗。药物推荐使用 β 受体阻滞药、血管紧张素转化酶抑制药和血管紧张素 II 受体拮抗药,目标血压应控制在 ≤130/80mmHg,但舒张压不宜 <70mmHg。有糖尿病患者应控制好血糖。

(七) 抗心律失常药

目前认为 I 类抗心律失常药不宜用于急性心肌梗死后室性心律失常的治疗。减少心律失常死亡和猝死的最理想药物依然是 β 受体阻滞药。对于心肌梗死后的严重室性心律失常,可应用胺碘酮 (amiodarone) 作二级预防。胺碘酮可减少梗死伴或不伴左心室功能障碍的室性心律失常,但对总死亡率无明显影响。为抑制梗死后严重的、有症状的心律失常,可考虑使用胺碘酮。治疗过程中宜用低剂量维持,注意监测胺碘酮的不良反应如甲状腺功能亢进症、角膜色素沉着、肺纤维化以及心脏不良反应。对致命性室性心律失常的幸存者应该考虑置入埋藏式体内除颤器。

(叶科峰)

第三节 心脏性猝死

心脏性猝死 (sudden cardiac death,SCD) 是指由各种心脏原因引起的、急性症状发作后 1h 内出现的、以意识突然丧失为特征的自然死亡。不论是否存在已知心脏病史,其死亡的时间和方式无法预料。

美国心肺血研究所新近发布的 SCD 预告及预防工作组会议报告对 SCD 的定义又做了进一步阐述:无明确的心脏以外的原因导致的突然死亡,包括有目击者的迅速死亡和没有目击者的在症状发生后 1h 内的死亡,可确诊 SCD;无明确的心脏以外原因导致 24h 内的死亡为疑似 SCD。

一、流行病学概况

流行病学调查显示,SCD 居人类死亡原因的首位,且占各类猝死的 80% 以上,占老年人猝死的 90% 以上。西方国家每年 SCD 发生率为 (51~53) /10 万人,我国最新统计数据为 41.8/10 万人。由于 SCD 发病突然、进展迅速,且多在家中甚至睡眠中发生,不易及时发现并抢救,导致存活率极低,美国 SCD 抢救成功率为 28.7%,而我国不到 1%,严重威胁公共卫生健康。

1. 年龄、性别特点 SCD 的发生率随年龄的增高而增加,50 岁人群的发病率约 0.1%,75 岁人群中该数值升至 0.8%。在我国,男性 55~60 岁、女性 65~70 岁发生率最高。在任何年龄的人群中,SCD 的男性发病率均高于女性,但性别差异随年龄的升高而减弱。原因可能与男性吸烟、饮酒人数相对多于女性,以及男性社会竞争压力较大,较女性更加容易出现不良情绪等有关。同时女性由于雌激素的保护作用,冠心病的发病率低于男性,但绝经后女性冠心病及心脏性猝死的发病率明显增高。美国最新统计数据显示,心脏性猝死发病的总体男女比例为 2.5:1。

2. 时间、季节特点 根据美国 Framingham 资料随访 38 年,SCD 发生的第一高峰时间为 7~10AM,第二高峰时间为 16~20PM。在这段时间内交感神经相对兴奋,糖皮质激素水平、血浆肾上腺素水平和血黏度达到高峰。心率增快,血压升高,血小板聚集增加,纤维蛋白酶活性降低。而 0~6AM 迷走神经张力增高，猝死相对较少。SCD 发病率存在季节差异，冬春季多发，夏秋季较少。原因考虑与冬春季天气寒冷影响人体的自主神经调节，使交感神经兴奋有关。寒冷诱发动脉收缩使血管阻力增加，血液循环外周阻力上升，血压升高，使心脏负荷增加，且冬春季天气干燥，血黏度增高，纤维蛋白原水平升高，易形成血栓。

二、病因

1. 器质性心脏病　主要是冠心病及其并发症，其次是心肌病，少见的病因包括心脏瓣膜疾病、先天性心脏病、主动脉夹层破裂等。

（1）冠心病：冠心病及其并发症所引起的 SCD 占所有病因的80%以上，其中20%的冠心病患者首发表现即为 SCD，临床称为冠心病猝死。冠心病患者特别是冠状动脉多支严重病变者，容易发生急性血栓事件，斑块破裂出血，冠状动脉痉挛引起急性心肌缺血、坏死，导致局部心电生理功能紊乱、严重心律失常及心功能障碍。尸体解剖证实猝死患者90%以上有明显的冠状动脉粥样硬化，其中75%患者合并有陈旧性心肌梗死，而表现为急性心肌梗死者约20%。

还有一些非冠状动脉粥样硬化性病变如冠状动脉先天性异常、冠状动脉炎、冠状动脉夹层分离、心肌桥等也与 SCD 有关。

（2）心肌病：心肌病患者本身存在心肌结构异常，导致心电学不稳定，易出现室性心律失常。各种类型的心肌病是青年 SCD 的主要原因，占 SCD 病因的5%~15%，80%心肌病患者以 SCD 为首发症状。其中扩张型心肌病及肥厚型心肌病最为常见，SCD 发生率分别为10%及4%。致心律失常型右室心肌病以右室进行性纤维脂肪变为特征，其发病率虽低，但猝死发生率较高，约30%患者以猝死为首发表现。

（3）心脏瓣膜疾病：主动脉瓣狭窄引起 SCD 最为常见，通常由快速性室性心律失常诱发。其他瓣膜病如主动脉瓣关闭不全、二尖瓣狭窄及关闭不全、二尖瓣脱垂、机械瓣膜功能失调等也可引发 SCD。

2. 非器质性心脏病　有不超过10%的 SCD 患者并无器质性心脏疾病，而是由影响离子通道的遗传异常（长 QT 间期综合征、儿茶酚胺敏感型多形性室性心动过速、Brugada 综合征、短 QT 间期综合征等）或未知离子通道异常（如早期复极异常综合征、特发性室颤等）所引起。

（1）长 QT 间期综合征：先天性长 QT 间期综合征患者常表现为晕厥，通常发生在运动时，少见于休息状态。可引发尖端扭转型室速及室颤而产生晕厥及猝死。

（2）儿茶酚胺敏感型多形性室性心动过速：是一种少见但严重的恶性心律失常，临床上以运动或情绪激动后诱发双向、多形性室性心动过速、晕厥和猝死为特征，多见于儿童及青少年，但成人也可患病。

（3）Brugada 综合征：是一种编码离子通道基因异常所致的常染色体显性遗传病。心电图具有特征性的"三联征"：右束支传导阻滞、右胸导联（$V_1~V_3$）ST 段呈下斜形或马鞍形抬高、T 波倒置。临床常因室颤或多形性室速引起反复晕厥，甚至猝死。患者多为亚洲青年男性，尤以东南亚国家发生率最高。发病年龄多数在30~40岁，常有晕厥或心脏猝死家族史，多发生在夜间睡眠状态，发作前无先兆症状。

（4）早期复极综合征：早期复极综合征一直被认为是正常变异心电图，然而当前研究表明：部分特发性室颤猝死患者心电图下壁导联和左胸导联表现为早期复极综合征，并在室颤刚出现时 J 波会出现幅度增大的情况。2008 年 Ha Yssaguerre 等指出绝大多数特发性室颤患者都并发早期复极综合征。因此早期复极综合征不应该被完全认为是良性，在一定条件下其诱发 ST 段抬高，从而导致潜在的心律失常。

三、病理生理机制

SCD 最常见的机制是快速性室性心律失常，75% ~ 80% 的 SCD 由室性心动过速引起的心室颤动所致，余 15% ~ 25% 为缓慢性心律失常所致，包括高度房室传导阻滞及窦房结功能紊乱。较少见的原因为无脉性电活动，包括假性电机械分离、特发性室性心律、室性逸搏心律、除颤后特发性室性心律等。由于缓慢性心律失常可能进展为心室颤动，而心室颤动可引起心脏停搏，所以 SCD 的电生理学机制往往比较复杂，可能在一个过程中包含多种电生理紊乱。SCD 时的心电图主要有四种类型：心室颤动、无脉性室速、无脉性电活动、心脏停搏。

四、诱发因素

1. 精神因素　在 SCD 的诱发因素中，精神因素起着非常重要的作用。精神紧张、情绪激动可影响大脑皮质兴奋延髓的心血管中枢，使交感 - 肾上腺素神经张力增高，肾上腺素、去甲肾上腺素、异丙肾上腺素、多巴胺等释放增多，引起心率加快、血管收缩、血压升高，病变的心肌细胞不能适应突然增加的负荷，导致急性心力衰竭而猝死。

2. 剧烈体力活动或过度疲劳　可使心脏负荷急速增加，对于患有潜在心脏疾病的人，可因血液循环剧变而引起急性心肌缺血或心功能不全而猝死。

3. 饱餐　所引起的 SCD 多出现在饱餐后 15 ~ 30min，通过胃肠反射引起冠状动脉收缩，提高迷走神经张力，诱发心室停搏、室房传导阻滞。

4. 用力便秘　用力排便时，心脏负荷可达正常排便时的 4 ~ 5 倍，因屏气用力使心房压力升高，造成舒张期过度充盈，诱发心力衰竭。

5. 电解质紊乱　尤其钾离子的失衡是 SCD 的重要触发因素。高血钾对心肌兴奋性有抑制作用，易导致心脏停搏于舒张期；低血钾引起心肌细胞膜的自律性和兴奋性增高，直接导致心律失常而发生猝死。

6. 药物　多种药物可引起机体代谢异常、酸碱失衡、电解质紊乱致心律失常甚至 SCD。利尿剂导致的低钾血症可延长复极，与尖端扭转型室性心动过速有关联。某些抗心律失常药可产生新的功能性阻滞区而促发折返。Ⅰ、Ⅲ类抗心律失常药及戊脘脒、红霉素、特非那定等非心血管系统药物都有致心律失常作用。洋地黄类药物如使用剂量不当可诱发室颤而导致 SCD。

五、临床表现

SCD 的过程一般有 4 个组成部分：前驱症状、终末事件期、心搏骤停及生物学死亡

（1）前驱症状：包括新发现的心血管症状或原有症状加重（如胸痛、心悸、呼吸困难、疲劳等），可发生在心搏骤停前数天至数月，但发生在心搏骤停前 24h 内者更为特异。也有患者可没有前驱症状而在瞬间即进入心搏骤停。

（2）终末事件期：导致心搏骤停前的急性心血管改变时期，通常不超过 1h。典型表现

包括：长时间的胸痛，急性呼吸困难，持续心动过速，头晕目眩等。若心搏骤停瞬间发生，事前无预兆，则95%为心源性，并有冠状动脉病变。从SCD者所获得的连续心电图记录中可见在猝死前数小时或数分钟内常有心电活动的改变，其中以心率增快和室性期前收缩的恶化升级最为常见。

（3）心搏骤停：有效循环突然中断，患者出现意识丧失和呼吸停止等一系列严重征象。如不及时进行心肺复苏和给予生命支持，患者通常在几分钟内进入生物学死亡阶段。其症状和体征为：①心音消失；②大动脉搏动消失；③意识突然丧失或伴有短阵抽搐；④呼吸断续，呈叹息样，以后即停止；⑤昏迷；⑥瞳孔散大。此期尚未到生物学死亡。如给予及时恰当的抢救，尚有复苏的可能。

（4）生物学死亡：从心脏骤停向生物学死亡的演变，主要取决于心搏骤停心电活动的类型和心脏复苏的及时性。心室颤动或心室停搏，如在头4~6min内未予心肺复苏，则预后很差。如在头8min内未予心肺复苏，除非在低温等特殊情况下，否则几无存活可能。从统计资料来看，由目击者立即施行心肺复苏术和尽早除颤，是避免生物学死亡的关键。

六、高危人群及预测指标

合并以下高危因素的患者为SCD的高危人群：①心肌梗死后左室射血分数（LVEF）<35%；②心肌梗死后室性期前收缩>10次/小时、多源成对成串室性期前收缩、短阵室性心动过速、R-on-T波；③曾经发生过心搏骤停或室性心动过速事件；④有SCD家族史；⑤扩张型心肌病伴心力衰竭；⑥离子通道病，如长QT间期综合征、短QT间期综合征、Brugada综合征等。用于高危因素筛查的方法早期有心脏电生理检查，但由于其为有创性，且敏感性和特异性不高，故目前已较少应用，现临床上常用的无创性预测指标有：

1. T波电交替（TWA）　TWA是指体表心电图上T波的形态、极性和振幅的逐步交替变化。TWA在识别猝死危险性指标中的应用价值已经得到了充分的认可，2006年ACC/AHA/ESC发布的《室性心律失常和心脏性猝死指南》，将TWA列为致命性室性心律失常危险性分层的Ⅱa类指标。

2. T波峰末间期（Tp-e）/QT间期　Tp-e是指T波顶峰至T波终末之间的一段时间，代表心外膜心肌与中层心肌复极时间的差异，即跨室壁复极离散。心室肌跨壁复极离散度增大是多种室性心律失常及SCD发生的主要机制。QT间期是指从QRS波的起点到T波降支与基线交点的时间，是心室开始除极至心室复极完毕全过程的时间。如果Tp-e/QT间期大，说明中层心肌细胞的平台电位与心内膜下、心外膜下心室肌之间形成的电位差增大，发生折返，导致室性心动过速和心室颤动。

3. 心率变异性（HRV）　HRV是指心跳节奏快慢或RR间期长短随时间所发生的变化情况。HRV的大小实质是反映神经体液因素对窦房结的调节作用，也是反映交感及副交感神经活性及其平衡协调的关系，当交感神经兴奋时，HRV下降，当副交感神经兴奋时，HRV增大，一旦两者失调，将导致心血管系统功能紊乱，以致发生严重心律失常及SCD。

4. 窦性心率震荡（HRT）　HRT是指自发性室性期前收缩之后有压力反射介导的心动周期的短期震荡，表现为短暂的初期心率加速和紧随其后的心率减慢，是心脏对压力感受器和自主神经紧张性的反映。HRT主要机制目前认为是反射和室性期前收缩的直接作用。它是检测心肌梗死后猝死高危患者的可靠方法。

5. 心脏磁共振 由冠心病导致心肌瘢痕形成的缺血性心肌病患者 SCD 发生率明显升高。心脏磁共振可显示缺血性心肌病患者的心肌瘢痕及瘢痕边缘区，测出心肌瘢痕容积大小，有助于 SCD 的危险分层及预测，可作为众多预测指标的补充。

6. 超声心动图 猝死的主要征兆之一是左心室收缩功能下降，以 LVEF≤40% 为界可识别高危患者，LVEF<30% 者发生 SCD 风险明显升高。但此项检查预测价值不高，可作为辅助参考。

七、预防及救治

SCD 的相关危险因素为性别、年龄、冠心病家族史、高血压与左室肥厚、心力衰竭、吸烟、酗酒、肥胖和糖尿病、电解质紊乱、血脂代谢异常及不良生活方式等。识别高危人群，控制危险因素，进行积极的一级和二级预防，有助于降低 SCD 的发生率。

所谓一级预防是指对未发生过但可能发生 SCD 的高危人群采取积极有效的措施，以预防及减少 SCD 的发生。二级预防是指针对既往发生过心搏骤停的幸存者，预防致命性心律失常或心搏骤停的复发。

SCD 的抢救需分秒必争，原则：①快速识别 SCD 的发生；②尽早行心肺复苏术；③尽早除颤；④尽早加强生命支持。心跳搏动停止 4～6min 后，脑细胞会发生不可逆转的损害，心脏停搏 10min 后脑组织基本死亡；在 1min 内实施心肺复苏术成功率近 100%；4min 内行心肺复苏约 50% 的患者可以被救活；每延迟 1min，存活率下降 10%，延迟 10～12min，生还者已不足 20%，故 SCD 抢救成功的关键是尽早进行心肺复苏术。心肺脑复苏的目的是在给予有效除颤前，先维持中枢神经系统、心脏及其他重要器官的生命力，即：恢复循环、建立通气、恢复呼吸（CAB：Circulation，Airway，Breathing）。目前强调，以有效的心脏按压最为重要。最新版《心肺复苏指南》改为 CAB，强调心外按压的重要性，并指出按压的幅度一定要 >5cm，按压频率不得少于 100 次/分，方能使心脏产生有效搏动。

器质性心脏病是 SCD 的主要病因，在进行药物治疗的同时，需对严重的冠状动脉病变进行积极的血运重建，对心脏瓣膜疾病和主动脉夹层及时进行外科手术治疗。致命性室性心律失常通常为 SCD 的即刻原因，早期给予 β_2 受体阻滞剂、ACEI、阿司匹林及他汀类等药物，可减少急性心肌梗死、梗死后及心力衰竭患者室性心律失常的发生率，改善猝死高危患者的预后。其中 β_2 受体阻滞剂是目前唯一能降低 SCD 发生率的抗心律失常药物。埋藏式心脏复律除颤器（ICD）是预防 SCD 最有效的方法，ICD 能在十几秒内感知致命性室性心律失常，并放电终止其发作，转复持续性室速和室颤有效率几乎 100%。无论患者有何种心脏病或心律失常触发机制，ICD 都能有效防止快速性或缓慢性心律失常所导致的 SCD。根据目前的指南，植入 ICD 的指征为：NYHA Ⅰ级的患者，心肌梗死后 40 天以上、LVEF≤30%；NYHA 心功能 Ⅱ～Ⅲ级、LVEF≤35% 的患者，缺血性心力衰竭发生在急性心肌梗死 40 天后；有心肌梗死病史并有非持续性室速的患者，LVEF≤40%，电生理检查诱发室颤或持续性室速。亚低温治疗是目前复苏研究的热点，大量研究表明亚低温对脑及其他脏器组织有保护作用。实施方式分为局部及全身亚低温、有创性及无创性操作。但具体哪种方法更有效、更安全，尚无定论。各种亚低温疗法均存在不同程度副作用及并发症，并且因性价比不高、技术难度大等因素，尚未得到广泛应用，今后还有待进一步研究。

（叶科峰）

第四节 非粥样硬化性冠状动脉疾病

非粥样硬化性冠状动脉疾病（nonatherosclerotic coronary artery diseases）：是指有心肌缺血临床表现，以及心电图检查显示缺血性 ST-T 改变或心肌梗死，而冠状动脉造影正常或无临床意义的斑块狭窄。除了动脉粥样硬化外，其他任何原因引起的冠状动脉血液供应减少和（或）心肌耗氧量增多，均可导致心肌缺血或心肌梗死。

一、冠状动脉肌桥

（1）发生率：正常冠状动脉行走于心外膜下的结缔组织中，如果其中某部分行走于心肌内，包绕冠状动脉的心肌纤维称为心肌桥（myocardial bridge），被包绕的冠状动脉称为壁冠状动脉，两者统称为冠状动脉肌桥。文献报道发生率为 0.5%~33%，造影发现率通常为 0.5%~7.5%，低于尸检的检出率（有报道尸检发现率高达 80%）。以前降支中段的心肌桥多见。

（2）临床特点：心肌桥属于解剖上的变异。由于壁冠状动脉在心动周期的收缩期中被挤压，产生暂时性狭窄，很少引起心肌缺血以及临床症状。大量报道认为孤立的心肌桥是良性的，少数报道认为心肌桥可引起心绞痛、AMI、心室颤动和猝死，因此冠状动脉肌桥并非既往所认为的一种良性病变。当壁冠状动脉在严重受到挤压，或在心动过速时舒张期相对缩短、收缩期相对延长时，可产生远端心肌缺血，临床上常表现为劳累或运动后类似心绞痛的胸痛，也可发生心律失常，甚至心肌梗死和猝死。由于壁冠状动脉狭窄，血流产生湍流而导致内膜损伤，可诱发冠状动脉痉挛或继发血栓形成，从而引起急性冠状动脉综合征。

（3）确诊方法：CT 冠状动脉造影表现为壁冠状动脉的表面有厚度和范围不同的心肌纤维覆盖，但尚不能测定冠状动脉收缩期受压程度。冠状动脉造影时，可显示冠状动脉肌桥部位的壁冠状动脉在心脏收缩期血管管腔被挤压，舒张期又恢复正常。血管内超声更能准确地反映冠状动脉肌桥的存在，冠状动脉内多普勒超声可呈现特征性的舒张早期血流加速及收缩期前向血流减弱或逆流现象。

（4）治疗原则：对于有症状的冠状动脉肌桥，要注意休息，避免情绪激动和过度运动，同时选用药物治疗。常用药物有 β 受体阻滞剂、非二氢吡啶类钙离子拮抗剂，其负性变时和变力作用可改善壁冠状动脉受压，延长舒张期的灌注时间，从而改善心肌缺血。β 受体阻滞剂从小剂量开始并逐渐加量，使静息心率控制在 60~70 次/分。有人认为冠状动脉肌桥患者的心肌缺血的发作可能与冠状动脉痉挛有关，因此不主张使用 β 受体阻滞剂。对于药物治疗不佳者可考虑使用心肌松解术。有报道对于药物治疗无效的冠状动脉肌桥采用支架置入治疗，缺血症状明显改善。目前报道的支架治疗冠状动脉肌桥的病例中，>50% 的患者出现再狭窄和冠状动脉穿孔等并发症。鉴于冠状动脉肌桥预后良好，引起严重缺血症状并对药物治疗无反应的患者非常少见，同时冠状动脉肌桥支架置入的严重并发症和再狭窄率高，不推荐采用冠状动脉内支架置入治疗。

二、心脏 X 综合征

（1）病因：由 Kemp 于 1973 年提出，Cannon 等建议命名为"微血管性心绞痛"。心脏 X 综合征是稳定性心绞痛的特殊类型，病因尚未完全明确，目前被认为是小冠状动脉内皮依赖性舒张功能障碍、自主功能紊乱、异常的神经刺激或代谢障碍等多种因素所致。

（2）临床特点：以反复发作的劳力性心绞痛为主要表现，可在休息时发生。心绞痛发作时或负荷心电图检查显示缺血性 ST－T 段改变，部分患者超声心动图检查显示室壁节段运动异常。核素心肌灌注显像可发现节段心肌灌注减低和再分布征象，选择性冠状动脉造影正常，但常见血流缓慢和冠状动脉血流储备降低，且可除外冠状动脉痉挛。多见于绝经期前女性，常无冠心病的危险因素，对治疗反应效果不一，但预后良好。

（3）治疗原则：主要是缓解症状。硝酸酯类药物对半数患者有效，可使用长效硝酸酯类药物作为初始治疗。如果症状持续，可联合使用长效钙离子拮抗剂或 β 受体阻滞剂。ACEI 和他汀类药物有利于改善血管内皮功能障碍，应考虑使用。2007 年国内指南建议：①Ⅰ类推荐：使用硝酸酯类、β 受体阻滞剂和钙离子拮抗剂单一治疗或联合治疗；合并高脂血症者使用他汀类药物；合并高血压、糖尿病者使用 ACEI 治疗；②Ⅱa 类推荐：其他抗心绞痛药物，包括尼可地尔和曲美他嗪等；③Ⅱb 类推荐：心绞痛持续而使用Ⅰ类推荐药物无效时，可试用氨茶碱（aminophylline）；心绞痛持续而使用Ⅰ类推荐药物无效时，可试用抗抑郁药物。

三、冠状动脉夹层

（1）病因：冠状动脉夹层（coronary artery dissection）常见于近端主动脉夹层的延伸、PCI 过程中、心肺复苏后、胸部钝性外伤，也可为自发性。自发性冠状动脉夹层比较罕见，文献报道年轻女性 AMI 患者 80% 是由自发性冠状动脉夹层所致，尤其是产后多见。

（2）临床表现：临床症状取决于内膜撕裂的程度和继发血栓形成的强度。轻微内膜撕裂时，临床上常无任何症状；发生严重撕裂时，可出现致命性的冠状动脉阻塞。文献报道约 88% 的左冠状动脉夹层患者临床上出现 AMI 表现，而右冠状动脉夹层仅有 55% 发生 AMI。经皮冠状动脉球囊扩张导致的夹层常见，夹层于术中发现。自发型夹层患者多见于女性，多表现为心源性猝死，无心血管疾病的危险因素。

（3）确诊方法：冠状动脉造影是确诊夹层的唯一手段。其特征性的改变为：血管腔内的充盈缺损和管外造影剂滞留以及扩张部位内膜撕裂片。美国国立心肺血液研究所（National Heart，Lung and Blood Institute9NHLBI）根据冠状动脉损伤的形态学特点，分为 6 种类型：①管腔内可见 X 线可透区少量或无造影剂滞留；②由可透 X 线区分开两个平行管腔，少量或无造影剂滞留；③冠状动脉管外有造影剂滞留；④冠状动脉管腔呈螺旋形造影剂充盈缺损；⑤内膜撕裂伴持续的造影剂充盈缺损；⑥内膜撕裂伴冠状动脉闭塞。

（4）临床诊断：由于病因不同其临床特点有所不同。继发于主动脉夹层者以主动脉夹层为主要表现，CT 冠状动脉造影可确诊；医源性夹层近期有 PCI 史或术中发现；自发性夹层发生于年轻女性，常见于分娩后，无心血管危险因素。如果伴有心电图缺血性 ST－T 段改变或 AMI 演变图形，应高度提示冠状动脉夹层。

（5）治疗原则：治疗主要取决于冠状动脉夹层的程度和病因。如果撕裂较小，且临床无症状，一般可自行愈合，无需特殊处理。如果夹层导致冠状动脉阻塞，患者出现胸痛、显著 ST 压低或 AMI 的心电图改变，需要积极处理，常规给予抗血小板、抗凝治疗和 PCI 处理。医源性夹层可视夹层程度随时给予处理，球囊扩张后支架置入是最好的处理方法。除非冠状动脉夹层已置入支架，否则不宜溶栓治疗，因溶栓可导致冠状动脉夹层扩大。

四、冠状动脉炎

（1）病因：冠状动脉炎（arteritis coronaria）继发于心脏感染性疾病，如病毒性心肌炎、感染性心内膜炎、急性心包心肌炎等，也可继发于全身系统性疾病如川崎病、结节性多动脉炎、巨细胞动脉炎及大动脉炎等。主要病理改变为管壁增厚、血栓形成、血管阻塞，或炎症导致血管壁变薄，形成动脉瘤或夹层，引起心肌缺血或心肌梗死。

（2）临床特点：不同病因临床表现不同。结节性多动脉炎临床特点为网状青斑、睾丸疼痛、周围神经炎、肌痛、肌无力，多普勒血管超声或血管造影有助于诊断。大动脉炎特点为多发的大血管狭窄，病变节段之间正常，血管造影或多普勒血管超声有助于明确诊断。巨细胞动脉炎特点为颞部头痛、间歇性下颌运动障碍、视力障碍，颞动脉活检可确诊。川崎病的特点为发热、黏膜充血、淋巴结增大、手足硬肿等，超声心动图和冠状动脉造影可帮助诊断。冠状动脉受累部位和程度不同其临床表现差异较大，且常为原发病的临床表现所掩盖，临床上应引起注意。如具有明确的病因并出现缺血性 ST–T 段改变或 AMI 图形，应考虑冠状动脉炎的诊断。

（3）治疗原则：治疗主要针对原发病，同时应用血管扩张剂、抗血小板和抗凝药物。但抗凝治疗并不能预防感染性心内膜炎患者的栓塞事件，而且可能伴有重要脏器如颅脑出血的危险，尤其近期有脑梗死或感染性动脉瘤的患者。冠状动脉单纯球囊扩张和冠状动脉支架置入风险很大，存在支架感染以及感染迁移问题，可引起致命性并发症如感染性动脉瘤、血管破裂、感染播散、全心炎等。发生 AMI 时禁忌溶栓治疗。

五、冠状动脉栓塞或原位血栓形成

（1）冠状动脉栓塞（coronary embolism）：Virehow 早在 1956 年报道了首例因冠状动脉栓塞导致的心肌梗死，此后受到重视。冠状动脉的栓子主要来源于心脏瓣膜，包括自体和人工瓣膜，也可源于心腔和静脉，如左心室附壁血栓、心房黏液瘤、右心室和深静脉血栓形成（反常栓塞）。感染性心内膜炎导致的菌栓曾经是冠状动脉栓塞的主要原因，目前人工瓣膜引起的无菌性栓子已成为冠状动脉栓塞的最主要原因，冠状动脉介入治疗和其他有创手术操作引起的空气栓塞成为医源性冠状动脉栓塞的主要原因之一。冠状动脉栓塞主要发生在左冠状动脉，尤多见于左前降支，与主动脉瓣形态导致的血液流向有关。冠状动脉栓塞的临床表现及预后与栓子的大小及栓子的性质（感染性与非感染性）有关，如果微血管栓塞患者，可无临床症状；冠状动脉大分支发生栓塞，则可出现 AMI，甚至猝死。感染性栓子可引起栓塞，因栓子治疗较大而栓塞较大的冠状动脉，并发生冠状动脉及其周围感染，因此不能给予溶栓和 PCI 治疗，常常预后不良。

（2）冠状动脉原位血栓形成：无动脉粥样硬化基础病变，因血液成分异常导致的高凝或高黏状态而发生冠状动脉内血栓形成，继而发生心肌缺血或 AMI，甚至猝死。

（3）治疗原则：冠状动脉原位血栓形成与动脉粥样硬化性 AMI 相似，而冠状动脉栓塞者可给予抗血小板治疗，应用 β 受体阻滞剂和 ACEI 或 ARB 等。但在抗凝、溶栓和 PCI 方面应当根据病因而采取不同的措施：感染性心内膜炎引起者应避免抗凝、静脉溶栓和 PCI 治疗，人工瓣膜引起者应避免溶栓治疗，以免发生脑栓塞或脑出血。对于非感染性栓子引起者，可考虑冠状动脉内去除栓子或冠状动脉内溶栓，但效果往往不佳，而且临床上部分患者的栓子可自行溶解；空气栓子引起的栓塞可采用高压氧治疗。

（叶科峰）

第五章

心脏瓣膜病

第一节 二尖瓣狭窄

一、病因和病理改变

临床上所见的二尖瓣狭窄（mitral stenosis），绝大多数都是风湿热的后遗病变，因二尖瓣狭窄而行人工瓣膜置换术的患者中，99%为风湿性二尖瓣狭窄。但有肯定的风湿热病史者仅占60%；在少见病因中，主要有老年人的二尖瓣环或环下钙化以及婴儿及儿童的先天性畸形；更罕见的病因为类癌瘤及结缔组织病；有人认为，病毒（特别是 Coxsackie 病毒）也可引起慢性心脏瓣膜病，包括二尖瓣狭窄。淀粉样沉着可以发生在风湿性瓣膜病变的基础上并导致左房灌注障碍。Lutembacher 综合征为二尖瓣狭窄合并房间隔缺损。左房肿瘤（特别是黏液瘤）、左房内球瓣栓塞以及左房内的先天性隔膜如三房心，也可引起左房血流障碍，而与二尖瓣狭窄引起的血流动力学改变相似，但这些情况不属于二尖瓣器质性病变的范畴。风湿性心脏病患者中大约25%为单纯二尖瓣狭窄，40%为二尖瓣狭窄合并关闭不全。二尖瓣狭窄的患者中约2/3为女性。

在风湿热病程中，一般从初次感染到形成狭窄，估计至少需要2年，一般常在5年以上的时间，多数患者的无症状期在10年以上。

风湿性二尖瓣狭窄的基本病理变化是瓣叶和腱索的纤维化和挛缩，瓣叶交界面相互粘连。交界粘连、腱索缩短，使瓣叶位置下移，严重者如漏斗状，漏斗底部朝向左房，尖部朝向左室。在正常人，血流可自由通过二尖瓣口，经乳头肌间和腱索间进入左室。在风湿性二尖瓣狭窄的患者，腱索融合，瓣叶交界融合，造成血流阻塞，引起一系列病理生理改变。

正常二尖瓣口面积约4~6cm^2。当二尖瓣受风湿性病变侵袭后，随着时间的推移，瓣口面积逐渐缩小。瓣口面积缩小至1.5~2.0cm^{2}时，属轻度狭窄；1.0~1.5cm^{2}时，属中度狭窄；<1.0cm^{2}时属重度狭窄。

二、病理生理

二尖瓣狭窄时，基本的血流动力学变化是：在心室舒张期，左房左室之间出现压力阶差，即跨二尖瓣压差。轻度二尖瓣狭窄，"压差"仅见于心室快速充盈期；严重狭窄，"压差"见于整个心室舒张期。值得注意的是在同一患者，跨二尖瓣压差的高低还与血流速度有关。后者不仅决定于心排血量，还决定于心室率。心室率加快，舒张期缩短，左房血经二尖瓣口流入左室的时间缩减，难于充分排空。在心排量不变的情况下，心室率增快，跨二尖瓣压差增大，左房压力进一步升高。临床可见不少原来无症状的二尖瓣狭窄患者，一旦发生心房颤动，心室率增快时，可诱发急性肺水肿。流体力学研究证明，瓣口面积恒定的情况下，跨瓣压差是血流速度平方的函数，也就是说，流速增加一倍，跨瓣压差将增加三倍。

（一）左房 - 肺毛细血管高压

瓣口面积大于 $2.0cm^2$ 时，除非极剧烈的体力活动，左房平均压一般不会超过肺水肿的压力阈值（$25\sim30mmHg$），因此患者不会有明显不适。瓣口面积 $1.5\sim2.0cm^2$ 时，静息状态，左房 - 肺毛细血管平均压低于肺水肿的压力阈值；但在中度活动时，由于血流加快，再加上心跳加快，心室舒张期缩短，二尖瓣两侧压差增大，左房 - 肺毛细血管平均压迅速超过肺水肿的压力阈值，因此可出现一过性间质性肺水肿。活动停止，左房，肺毛细血管压又迅速下降，肺间质内液体为淋巴回流所清除，肺水肿减轻或消失。这类患者，安静时无症状，但在较重的体力活动时，则表现出呼吸困难。

瓣口面积 $1.0\sim1.5cm^2$，左房 - 肺毛细血管压持续在高水平，轻微活动，甚至休息时，也可能超过肺水肿的压力阈值，因此，患者常主诉劳力性气促和阵发性夜间呼吸困难。稍微活动，即可诱发急性肺泡性肺水肿。左房 - 肺毛细血管高压期，心排血量大体正常，患者无明显疲乏感。

（二）肺动脉高压

二尖瓣狭窄患者肺动脉高压产生机制包括：①左房压力升高，逆向传导致肺动脉压被动升高；②左房高压，肺静脉高压触发反射性肺小动脉收缩；③长期而严重的二尖瓣狭窄导致肺小动脉壁增厚。从某种意义上说，肺血管的这些变化有一定的保护作用，因毛细血管前阻力增高，避免较多的血液进入肺毛细血管床，减少肺水肿的发生。然而，这种保护作用是以右心排血量减少为代价的。

随着肺动脉压力进行性增高，劳力性呼吸困难、阵发性夜间呼吸困难、急性肺水肿等表现会逐渐减轻。但右室功能受损表现及心排血量减少的症状逐渐明显。

瓣口面积 $1.5\sim2.0cm^2$ 时，可有阵发性左房 - 肺毛细血管高压，但肺动脉压一般不高。

瓣口面积 $1.0\sim1.5cm^2$，持续性左房 - 肺毛细血管高压，肺动脉压也可以被动性升高。

瓣口面积 $<1.0cm^2$，肺动脉压主动性地、明显地升高，而左房 - 肺毛细血管压略有下降，心排出量也下降。患者常诉疲乏无力，劳动耐量减低。

（三）左心房电活动紊乱

二尖瓣狭窄和风湿性心脏炎可引起左房扩大、心房肌纤维化、心房肌排列紊乱。心房肌排列紊乱，进一步导致心房肌电活动传导速度快慢不一，不应期长短有别。由自律性增高或折返激动所形成的房性期前收缩，一旦落在心房肌易损期即可诱发心房颤动。心房颤动的发生与二尖瓣狭窄的严重程度、左房大小、左房压高低密切相关。开始时，心房颤动呈阵发性。心房颤动本身又可促进心房肌进一步萎缩，左房进一步扩大，心房肌传导性和不应性差距更为显著，心房颤动逐渐转为持续性。

$40\%\sim50\%$ 症状性风湿性二尖瓣狭窄患者，合并有心房颤动。

二尖瓣狭窄早期，一般为窦性心律。

当瓣口面积 $1.0 \sim 1.5 cm^2$，可发生阵发性心房颤动。心房颤动发作时，心室率快而不规则，心室舒张期短，每可诱发急性肺水肿。

当瓣口面积 $< 1.0 cm^2$，常为持久性心房颤动。因此，持久性心房颤动，多提示血流动力学障碍明显。

（四）心室功能改变

二尖瓣口面积 $> 1.0 cm^2$，左房，肺毛细血管压升高，肺动脉压力也可被动性升高。但是，这种程度的肺动脉高压，不会引起明显的右室肥厚，更不会引起右室衰竭。二尖瓣口面积 $< 1.0 cm^2$ 时，肺动脉压主动性地、明显地升高，甚至超过体循环压水平。长期压力负荷增重，右室壁代偿性肥厚，继之右室扩大，右室衰竭。

Grash 等研究发现，约 1/3 的风湿性二尖瓣狭窄患者存在左室功能异常，其原因尚有争议。一般认为，二尖瓣口狭窄，舒张期左室充盈减少，前负荷降低，导致心排血量降低。Silverstein 则认为，风湿性炎症造成的心肌损害、心肌内在收缩力降低为其主要原因。临床上，外科二尖瓣分离术后，左室射血分数不能随二尖瓣口面积的扩大而增加，也支持 Silverstein 的观点。Holzer 则指出，二尖瓣狭窄时，心排血量降低与冠状动脉供血不足、心肌收缩力受损有关。还有人提出，二尖瓣狭窄时，右室后负荷增重，收缩状态改变，可影响左室功能。汤莉莉等对 20 例风湿性二尖瓣狭窄患者行球囊扩张术，术前及术后测定多种左室功能指标，发现术前各项左室功能降低主要与前负荷不足有关。这一结论与外科二尖瓣分离术所得结论相矛盾，其原因可能是外科手术中全麻开胸等多种因素改变了心肌收缩力以及心脏的前、后负荷的结果。

（五）血栓前状态出现

血栓前状态是指机体促凝和天然抗凝机制的平衡失调，具体地讲，是血管内皮细胞、血小板、血液抗凝、凝血、纤溶系统及血液流变等发生改变所引起的有利于血栓形成的病理状态。

血栓栓塞是二尖瓣狭窄的常见的、严重的并发症。据统计，该病血栓栓塞并发症的发生率约 20%，二尖瓣狭窄合并心房颤动时，血栓栓塞的危险性较窦性心律时提高 $3 \sim 7$ 倍。有学者对 34 例二尖瓣狭窄患者的止血系统多项指标进行过研究，结果发现，这类患者止血系统多个环节发生异常，即存在着血栓前状态。其严重程度与二尖瓣口狭窄严重程度相关，合并心房颤动者较窦性心律者更为严重。

（六）心血管调节激素的改变

如前所述，随着二尖瓣狭窄的发生和发展，左房压力逐渐增高，继之肺动脉压力升高，右室负荷增重，最终将导致右心衰竭。这些血流动力学改变必然会启动机体一系列心血管调节激素的代偿机制。

1. 心钠素分泌的变化 近年来发现，心脏具有分泌心钠素的功能，在一些心血管疾病中，其分泌可发生程度不等的变化。Leddome 在狗的左心房放置一气囊，造成二尖瓣口的部分阻塞以模拟二尖瓣狭窄。研究结果显示血浆心钠素浓度随左房压力升高而升高。Daussele 发现严重二尖瓣狭窄但不伴右心衰竭的患者，外周血心钠素浓度为正常人的 $7 \sim 10$ 倍。多数学者（包括外国学者）认为二尖瓣狭窄时，血心钠素水平升高的主要原因是左房压力升高刺激心房壁肌细胞分泌心钠素。Waldman发现二尖瓣狭窄时，血心钠素水平不仅与左房压力有关，而且与左房容积和左房壁张力有关。Malatino通过对24例二尖瓣狭窄患者的研究发现，心房颤动组与窦性心律组相比，左房内径较大，血心钠素水平较高；心房颤动组血心钠素水平与左房压力高低无关。这一结果说明，心房快速颤动，心房容量增大，心房壁显著扩张是二尖瓣狭窄合并心房颤动患者血心钠素升高的主要原因。

二尖瓣狭窄患者血心钠素水平升高的意义在于：①促进水钠排泄；②抑制肾素-血管紧张素-醛固酮系统的分泌；③扩张肺动脉、降低肺动脉压或推迟肺动脉高压的发生；④降低交感神经兴奋性。

2. 肾素-血管紧张素-醛固酮系统的变化　二尖瓣狭窄时，肾素-血管紧张素-醛固酮系统（RAS）随病程的变化而有不同的改变。早期，即左房高压期，心肺压力感受器兴奋，交感神经活性减弱，血中肾素-血管紧张素-醛固酮系统水平降低。一旦肺动脉压力明显升高或右心衰竭出现，心排血量下降，重要脏器供血不足，交感神经及RAS兴奋，相关心血管调节激素分泌增加，血中去甲肾上腺素、肾素、醛固酮水平升高。体外试验证明，心钠素与RAS是一对相互拮抗的心血管调节激素。但对二尖瓣狭窄患者的研究发现，血浆心钠素水平与RAS系统的变化似乎相关性不大。Luwin等发现，经皮二尖瓣球囊扩张（PBMV）术后10~60分钟，心钠素水平下降同时肾素、醛固酮水平上升；Ishikura等报告，PBMV术前，心钠素水平显著升高，肾素、醛固酮水平也显著升高，血管紧张素水平无明显变化；术后，血心钠素水平显著下降，同时肾素、血管紧张素Ⅱ、醛固酮水平未见明显上升。

上述资料说明，二尖瓣狭窄患者，体内RAS变化是很复杂的，可能受多种机制所控制。

3. 血管加压素分泌的变化　血管加压素由垂体分泌，左房也有感受器，其分泌受血浆晶体渗透压和左房容量双重调节。二尖瓣狭窄患者，左房容量增加，左房内感受器兴奋，血管加压素水平升高；PBMV术后，左房容量下降，血管加压素水平也降低。

三、临床表现

（一）症状

1. 呼吸困难　劳力性呼吸困难为最早期症状，主要由肺的顺应性减低所致。由于肺血管充血和间质水肿而使活动能力降低。日常活动时即有左室灌注受阻和呼吸困难的患者，一般有端坐呼吸并有发生急性肺水肿的危险。后者可由劳累、情绪激动、呼吸道感染、性交、妊娠或快速房颤等而诱发。肺血管阻力显著升高的患者，右室功能受损，致右室排血受阻，因此，这类患者很少有突然的肺毛细血管压力升高，故反而较少发生急性肺水肿。由于二尖瓣狭窄是一种缓慢进展性疾病，患者可以逐渐调整其工作和生活方式，使之接近于静息水平，避免了呼吸困难发生。若行运动试验，方可客观判断心功能状态。

2. 咯血　可表现为下列几种形式。

（1）突然的咯血（有时称之为肺卒中），常为大量，偶可致命。系由于左房压突然升高致曲张的支气管静脉破裂出血所造成，多见于二尖瓣狭窄早期，无肺动脉高压或仅有轻、中度肺动脉高压的患者；后期因曲张静脉壁增厚，咯血反而少见。

（2）痰中带血或咳血痰，常伴夜间阵发性呼吸困难，此与慢性支气管炎、肺部感染和肺充血或毛细血管破裂有关。

（3）粉红色泡沫痰，为急性肺水肿的特征，由肺泡毛细血管破裂所致。

（4）肺梗死，为二尖瓣狭窄合并心力衰竭的晚期并发症。咳血性痰是由于毛细血管有渗血和肺组织有坏死的缘故。

3. 胸痛　二尖瓣狭窄的患者中，约15%有胸痛，其性质有时不易与冠状动脉疾患所致的心绞痛相区别。有人认为可能是由于肺动脉高压以致肥大的右室壁张力增高，同时由于心排血量降低致右室心肌缺血所致，或继发于冠状动脉粥样硬化性狭窄，其确切机制尚不明。大多数患者通过成功的二尖瓣分离术或扩张术，胸痛症状可以得到缓解。

4. 血栓栓塞　为二尖瓣狭窄的严重并发症，约20%的患者在病程中发生血栓栓塞，其中约15%～20%由此导致死亡。在开展抗凝治疗和外科手术以前，二尖瓣狭窄患者中约1/4死于血栓栓塞。血栓形成与心排血量减低、患者的年龄和左心耳的大小有关。此外，瓣膜钙质沉着可能是一危险因素，有10%的二尖瓣钙化的患者，在施行瓣膜分离术后发生栓塞。有栓塞病史的患者，在手术时左房中常见不到血栓。发生栓塞者约80%有心房颤动。若患者发生栓塞时为窦律，则可能原有阵发性房颤或合并有感染性心内膜炎，或原发病为心房黏液瘤而并非是二尖瓣狭窄。栓塞可能是首发症状，甚至发生在劳力性呼吸困难以前。35岁以上的房颤患者，尤其是伴有心排血量降低和左心耳扩大者是发生栓塞最危险的因素，因此应该给予预防性的抗凝治疗。

临床所见约半数的栓塞发生在脑血管。冠状动脉栓塞可导致心肌梗死和（或）心绞痛，肾动脉栓塞可引起高血压。约25%的患者可反复发生或为多发性栓塞，偶尔左房内有巨大血栓，似一带蒂的球瓣栓子，当变换体位时可阻塞左房流出道或引起猝死。

5. 其他　左房显著扩大、气管－支气管淋巴结肿大、肺动脉扩张可压迫左侧喉返神经，引起声嘶；此外，由于食管被扩张的左房压迫可引起吞咽困难。发生右心衰竭者，常有纳差、腹胀、恶心、呕吐等消化系统症状，小便量亦少。

（二）体征

1. 望诊和触诊　严重二尖瓣狭窄可出现二尖瓣面容，特征是患者两颊呈紫红色。发生机制是，心排血量减低，周围血管收缩。二尖瓣狭窄，尤其是重度二尖瓣狭窄，心尖搏动往往不明显（左室向后移位）。若能触及与第一心音（S_1）同时出现的撞击（tapping）感，其意义与S_1亢进等同，提示二尖瓣前内侧瓣活动性好。令患者左侧卧位，可在心尖区触及舒张期震颤。肺动脉高压时，胸骨左缘第2肋间触及肺动脉瓣震荡感，胸骨左缘触及右室抬举感；当右室明显扩大，左室向后移位，右室占据心尖区，易将右室搏动误为左室搏动。

2. 听诊　二尖瓣狭窄，在心尖区多可闻及亢进的第一心音，它的存在提示二尖瓣瓣叶弹性良好，当二尖瓣瓣叶增厚或钙化，这一体征即告消失。随着肺动脉压增高，肺动脉瓣关闭音变响，传导也较广，甚至在主动脉瓣听诊区及心尖区可闻及；第二心音分裂变窄，最后变成单一心音。重度肺动脉高压，还可在胸骨左缘第2肋间闻及喷射音，吸气时减弱，呼气时增强；在胸骨左缘2～3肋间闻及肺动脉关闭不全的格－史（Graham－Steell）杂音；在胸骨左下缘闻及三尖瓣关闭不全的收缩期杂音以及右室源性的第三心音和第四心音。

二尖瓣开瓣音（opening snap），在心尖区采用膜型胸件易于闻及，往往与亢进的S_1同时存在，二者均提示二尖瓣瓣叶弹性良好。钙化仅累及二尖瓣瓣尖，该音依然存在，但累及二尖瓣瓣体时，该音即告消失。开瓣音与主动脉瓣关闭音之间的时距愈短，提示二尖瓣狭窄愈重；相反，则愈轻。

二尖瓣狭窄最具诊断价值的听诊是，在心尖区用钟型胸件听诊器听诊可闻及舒张期隆隆样杂音，左侧卧位尤易检出。该杂音弱时，仅局限于心尖区；强时，可向左腋下及胸骨左缘传导。杂音响度与二尖瓣狭窄轻重无关，但杂音持续时间却与之相关，只要左侧房室压力阶差超过3mmHg，杂音即持续存在。轻度二尖瓣狭窄，杂音紧跟开瓣音之后出现，但持续时间短暂，仅限于舒张早期，但舒张晚期再次出现；严重二尖瓣狭窄，杂音持续于整个舒张期，若为窦性心律，则呈舒张晚期增强。二尖瓣狭窄舒张期隆隆样杂音在下述情况下可能被掩盖：胸壁增厚，肺气肿，低心排血量状态，右室明显扩大，二尖瓣口高度狭窄。这种二尖瓣狭窄谓之"安静型二尖瓣狭窄"。对疑有二尖瓣狭窄的患者，常规听诊未发现杂音，可令患者下蹲数次，或登梯数次，再左侧卧位，并于呼气末听诊，可检出舒张期隆隆性杂音。

（三）辅助检查

1. X线检查　X线所见与二尖瓣狭窄的程度和疾病发展阶段有关，仅中度以上狭窄的病例在检查时方可发现左房增大（极度左房扩大罕见），肺动脉段突出，左支气管抬高，并可有右室增大等。后前位心影如梨状，称为"二尖瓣型心"。主动脉结略小，右前斜位吞钡检查可发现扩张的左房压迫食管，使其向后并向左移位，左前斜位检查易发现右室增大。老年患者常有二尖瓣钙化，青壮年患者亦不少见，以荧光增强透视或断层X线检查最易发现二尖瓣钙化。肺门附近阴影增加，提示肺静脉高压所致的慢性肺淤血和肺间质水肿。

2. 心电图检查　轻度二尖瓣狭窄者，心电图正常。其最早的心电图变化为具特征性的左房增大的P波，P波增宽且呈双峰型，称之为二尖瓣型P波（$P_{II} > 0.12$秒，$PtfV_1 \leq -0.03mm \cdot s$，电轴在$+45° \sim -30°$之间），见于90%显著二尖瓣狭窄患者。随着病情发展，当合并肺动脉高压时，则显示右室增大，电轴亦可右偏。病程晚期，常出现心房颤动。

3. 超声心动图检查　超声心动图对二尖瓣狭窄的诊断有较高的特异性，除可确定瓣口有无狭窄及瓣口面积之外，尚可帮助了解心脏形态，判断瓣膜病变程度及决定手术方法，对观察手术前后之改变及有无二尖瓣狭窄复发等方面都有很大价值。

超声诊断的主要依据如下：

（1）二维超声心动图上见二尖瓣前后叶反射增强，变厚，活动幅度减小，舒张期前叶体部向前膨出呈气球状，瓣尖处前后叶的距离明显缩短，开口面积亦变小。

（2）M型超声心动图示二尖瓣前叶曲线上，舒张期正常的双峰消失，E峰后曲线下降缓慢，EA间凹陷消失，呈特征性城墙状。根据狭窄程度的不同，下降速度亦有差异，与此相应，E峰后下降幅度即EA间垂直距离减小；二尖瓣前叶与后叶曲线呈同向活动；左房扩大，右室及右室流出道变宽，有时还可发现左房内有血栓形成。

（3）Doppler图像上舒张期可见通过二尖瓣口的血流速率增快。

（4）Doppler超声心动图运动试验：运动试验可用于某些二尖瓣狭窄患者，以了解体力活动的耐受水平，揭示隐匿的二尖瓣狭窄的相关症状。运动试验可与Doppler超声心动图相结合，以评价二尖瓣狭窄在运动时的血流动力学。Doppler超声心动图运动实验通常是在运动中止后静息状态下行Doppler检查。Doppler超声心动图主要用于下列情况：①证实无症状的二尖瓣狭窄，患者具有良好的运动能力，在强度和日常生活活动相等的工作负荷状态下可以无症状；②评价运动期间肺动脉收缩压；③对于那些有症状但静息状态下检查却只有轻度二尖瓣狭窄的患者，可用这种方法了解运动时血流动力学变化。

四、并发症

（一）心房颤动

见于重度二尖瓣狭窄的患者，左房明显增大是心房颤动能持续存在的解剖基础；出现心房颤动后，心尖区舒张期隆隆样杂音可减轻，收缩期前增强消失。

（二）栓塞

常见于心房颤动患者，以脑梗死最为多见，栓子也可到达四肢、肠、肾脏和脾脏等处；右房出来的栓子可造成肺栓塞或肺梗死；少数病例可在左房中形成球瓣栓塞，这种血栓可占据整个左房容积的1/4，若堵住二尖瓣口则可造成晕厥，甚至猝死。

（三）充血性心力衰竭或急性肺水肿

病程晚期大约有50%~75%发生充血性心力衰竭，并是导致死亡的主要原因，呼吸道感染为诱发心力衰竭的常见原因，在年轻女性患者中，妊娠和分娩常为主要诱因。急性肺水肿是高度二尖瓣狭窄的严重并发症，往往由于剧烈体力活动、情绪激动、感染、妊娠或分娩、快速房颤等情况而诱发，上述情况均可导致左室舒张充盈期缩短和左房压升高，因而使肺毛细血管压力增高，血浆易渗透到组织间隙或肺泡内，故引起急性肺水肿。

（四）呼吸道感染

二尖瓣狭窄患者，由于常有肺静脉高压、肺淤血，故易合并支气管炎和肺炎。临床上凡遇心力衰竭伴发热、咳嗽的患者时，即应考虑到合并呼吸道感染的可能，应及时给予抗生素治疗，以免诱发或加重心力衰竭。显著二尖瓣狭窄的患者，一般不易感染肺结核。

五、自然病程

由于介入治疗和外科治疗的飞速发展，使得了解二尖瓣狭窄以及其他类型瓣膜病的自然病程相当困难。仅有少数资料能提供二尖瓣狭窄病程信息。在温带地区，如美国和西欧，首次风湿热发生后15~20年才出现有症状的二尖瓣狭窄。从心功能Ⅱ级进展为心功能Ⅲ~Ⅳ级约需5~10年；在热带和亚热带地区，病变进展速度相对较快。经济发展程度和种族遗传因素也可能起一定作用。如在印度，6~12岁儿童即可患有严重的二尖瓣狭窄，但在北美和西欧，有症状的二尖瓣狭窄却见于45~65岁。Sagie采用Doppler超声心动图对103例二尖瓣狭窄患者进行随访后指出，二尖瓣口面积减小速率为$0.09cm^2/$年。

外科治疗二尖瓣狭窄出现前的年代，有关二尖瓣狭窄自然病程的资料提示，症状一旦出现，预后不良，其5年存活率在心功能Ⅲ级为62%，Ⅳ级为15%。1996年，Horstkotte报告一组拒绝行手术治疗的有症状的二尖瓣狭窄患者，5年存活率为44%。

六、治疗

二尖瓣狭窄患者，可发生肺水肿、心力衰竭、心律失常以及血栓栓塞等并发症，已如前述。一般来说，二尖瓣狭窄患者，若未出现并发症，可不必治疗，但应防止受凉，注意劳逸结合，应用长效青霉素预防乙型溶血性链球菌感染；有并发症者，宜选择适当方式进行治疗。

二尖瓣狭窄的治疗方式分内科治疗和外科治疗两方面。此处只介绍内科治疗部分。

（1）β受体阻滞剂：由于二尖瓣狭窄合并间质性肺水肿或肺泡性肺水肿的主要成因是二尖瓣口的机械性阻塞，二尖瓣跨瓣压差增大，左房压力和肺静脉－肺毛细血管压力增高。二尖瓣跨瓣压差与心率、心排血量之间的关系是：压力阶差＝心排血量/（K·舒张充盈期）（K为一常数，包含二尖瓣口面积）。心排血量增加或舒张充盈期缩短可导致压力阶差上升。若能减慢心率及（或）降低心排出量，就可降低二尖瓣跨瓣压差，降低左房、肺静脉－毛细血管压，减轻患者肺淤血症状。

1977年，Steven等对8例单纯二尖瓣狭窄呈窦性心律的患者进行了研究，用普萘洛尔2mg静脉注射，注射前及注射后10分钟测心率、肺小动脉楔嵌压、左室收缩压、左室舒张压以及心排血量。结果显示心率下降（13.0±2.6）次/分（P<0.01），心排血量下降（0.5±0.2）L/min（P<0.05），二尖瓣跨瓣压差下降（7.1±1.6）mmHg（P<0.05），肺小动脉楔嵌压下降（6.9±1.2）mmHg（P<0.01），左室收缩压下降（5.1±2.6）mmHg（P>0.05），左室舒张末期压力无变化。

有学者也曾用普萘洛尔静脉注射抢救单纯二尖瓣狭窄合并急性肺水肿的患者，还曾用普萘洛尔口服治疗单纯二尖瓣狭窄合并慢性肺淤血的患者，疗效均非常满意。β受体阻滞剂能有效地减慢窦房结冲动，因此可用于：①二尖瓣狭窄合并窦性心动过速；②二尖瓣狭窄合并窦性心动过速和急性肺水肿；③二尖瓣狭窄合并快速型室上性心律失常。

（2）钙通道阻滞剂：如维拉帕米和硫氮草酮，这两种药物均能直接作用于窦房结，减慢窦性频率；还可作用于房室结，延缓房室传导。但是这两种药物还能扩张周围血管，引起交感神经兴奋，间接地使窦性频率加快，房室结传导加速。因此，钙通道阻滞剂对房室结和窦房结的净效应与剂量相关，为有效减慢窦性心律，延缓房室传导，常须用中等剂量或大剂量。由于用量较大，常发生诸如头痛、便秘、颜面潮红及肢体水肿等副作用。所以这种药物，多用作洋地黄的辅助用药，以减慢快速心房颤动患者的心室率。

（3）洋地黄制剂：对窦房结基本无直接作用，但能有效地抑制房室结，延缓房室传导。对二尖瓣狭窄、窦性心动过速合并肺水肿的患者，临床应用价值有限，甚至有人认为有害。对二尖瓣狭窄快速心房颤动合并肺水肿者，应用洋地黄制剂，疗效满意。

应该指出的是：洋地黄对静息状态下的快速心房颤动，能显著减慢心室率，在应激状态下，洋地黄控制心房颤动的心室率的能力较差。其原因在于：洋地黄减慢房室结传导的作用，主要是通过兴奋迷走神经实现的，在应激状态下，交感神经兴奋，房室传导加速，这种交感神经的兴奋作用超过迷走神经的抑制作用，因此心房颤动患者心室率难以减慢，为解决这一问题，可加用β受体阻滞剂或钙通道阻滞剂，辅助洋地黄控制应激状态下心房颤动患者的心室率。

经皮球囊二尖瓣成形术的禁忌证包括：①左房内血栓形成；②近期（3个月）内有血栓栓塞史；③中、重度二尖瓣关闭不全；④左室附壁血栓；⑤右房明显扩大；⑥心脏、大血管转位；⑦主动脉根部明显扩大；⑧胸、脊柱畸形。

（叶科峰）

第二节　二尖瓣关闭不全

一、病因和病理改变

二尖瓣装置包括瓣环、瓣叶、腱索和乳头肌，它们在功能上是一个整体。正常的二尖瓣功能，有赖于上述四成分的结构和功能的完整，其中任何一个或多个成分出现结构异常或功能障碍便可产生二尖瓣关闭不全（mitral regurgitation），当左室收缩时，血液便可反流入左房。以前，在人群中，风湿热、风湿性心瓣膜炎发生率很高，因此认为风湿性二尖瓣关闭不全极为常见，即使临床未发现伴有二尖瓣狭窄的二尖瓣关闭不全，若未查到其他病因，也认为是风湿性二尖瓣关闭不全。随着心脏瓣膜病手术治疗的开展及尸检资料的累积，对二尖瓣关闭不全的病因的认识也随着发生了变化。据报告，风湿性单纯性二尖瓣关闭不全占全部二尖瓣关闭不全的百分数逐渐在减少。1972 年，Seizer 报告风湿性二尖瓣关闭不全占 44%；1976 年，Amlie 报告占 33%；1987 年，Kirklin 及中尾报告为 3% ~21%。非风湿性单纯性二尖瓣关闭不全的病因，以腱索断裂最常见，其次是感染性心内膜炎、二尖瓣黏液样变性、缺血性心脏病等。缺血性心脏病之所以造成二尖瓣关闭不全，其机制可能与左室整体收缩功能异常、左室节段性室壁运动异常以及心肌梗死后左室重构等有关。

二尖瓣关闭不全的病因分类，详见表 5 - 1。

表 5 - 1　二尖瓣关闭不全的病因分类

病损部位	慢性	急性或亚急性
瓣叶 - 瓣环	风湿性	感染性心内膜炎
	黏液样变	外伤
	瓣环钙化	人工瓣瓣周漏
	结缔组织疾病	
	先天性，如二尖瓣裂	
腱索 - 乳头肌	瓣膜脱垂	原发性腱索断裂
	（腱索或乳头肌过长）	继发性腱索断裂
	乳头肌功能不全	感染性心内膜炎或慢性瓣膜病变所致
		心肌梗死并发乳头肌功能不全或断裂
		创伤所致腱索或乳头肌断裂
心肌	扩张型心肌病	
	肥厚性梗阻型心肌病	
	冠心病节段运动异常或室壁瘤	

（一）瓣叶异常

由于瓣叶受累所致的二尖瓣关闭不全，常见于慢性风湿性心瓣膜病，男性多于女性，其主要病理改变为慢性炎症及纤维化使瓣叶变硬、缩短、变形，或腱索粘连、融合、变粗等，病程久者可钙化而加重关闭不全。风湿性二尖瓣关闭不全的患者中，约半数合并二尖瓣狭窄。此外，结缔组织疾病、感染性心内膜炎、穿通性或非穿通性创伤均可损毁二尖瓣叶；心内膜炎愈合期二尖瓣尖的回缩也能引起二尖瓣关闭不全。

（二）瓣环异常

1. 瓣环扩张　成人二尖瓣环的周径约 10cm，在心脏收缩期，左室肌的收缩可使瓣环缩小，这对瓣膜关闭起重要作用，因此，任何病因的心脏病凡引起严重的左室扩张者，均可使二尖瓣环扩张，从而导致二尖瓣关闭不全。一般原发性瓣膜关闭不全比继发于二尖瓣环扩张引起的关闭不全严重些。

2. 瓣环钙化　在尸检中，二尖瓣环特发性钙化甚为常见。一般这种退行性变对心脏功能影响很小，严重的二尖瓣环钙化，则是引起二尖瓣关闭不全的重要原因。高血压、主动脉瓣狭窄和糖尿病以及 Marfan 综合征等，均可使二尖瓣环的钙化加速，并可使二尖瓣环扩张，因而更易造成二尖瓣关闭不全；此外，慢性肾衰竭和继发性甲状旁腺功能亢进的患者，也易发生二尖瓣环钙化。严重钙化的患者，钙盐可能侵入传导系统，导致房室或（和）室内传导阻滞，偶尔钙质沉着扩展可达冠状动脉。

（三）腱索异常

这是引起二尖瓣关闭不全的重要原因。腱索异常可由下列原因引起，先天性异常、自发性断裂或继发于感染性心内膜炎、风湿热的腱索断裂。多数患者腱索断裂无明显原因，后叶腱索断裂较前叶腱索断裂多见，常伴有乳头肌纤维化，腱索断裂也可由创伤或急性左室扩张引起。根据腱索断裂的数目和速度而引起不同程度的二尖瓣关闭不全，临床上可表现为急性、亚急性或慢性过程。

（四）乳头肌受累

任何妨碍乳头肌对瓣叶有效控制的因素，均可导致二尖瓣关闭不全。乳头肌是由冠状动脉的终末支供血，因此，对缺血很敏感，乳头肌血供的减少，可引起乳头肌缺血、损伤、坏死和纤维化伴功能障碍。唯乳头肌断裂在临床上罕见。若缺血呈一过性，乳头肌功能不全和二尖瓣关闭不全也呈一过性，且伴有心绞痛发作。若缺血严重而持久，引起慢性二尖瓣关闭不全。后内侧乳头肌的血供较前外侧少，故较易受缺血的影响。引起乳头肌受累的原因，归纳起来有下列几种：①乳头肌缺血，常见者为冠心病；②左室扩大，使乳头肌在心脏收缩时发生方位改变；③乳头肌的先天性畸形，如乳头肌过长、过短、一个乳头肌缺如等；④感染性心内膜炎时合并乳头肌脓肿，可引起急性瓣下二尖瓣关闭不全；⑤其他，如肥厚型心肌病、心内膜心肌纤维化、左房黏液瘤、外伤等。

根据乳头肌受累的程度及速度，临床上可表现为急性二尖瓣关闭不全或慢性二尖瓣关闭不全的征象。

二、病理生理

二尖瓣关闭不全时，左室排血可经两个孔道，即二尖瓣孔和主动脉瓣孔，因此排血阻力降低。在主动脉瓣打开之前，几乎半量的左室血液先期反流左房。反流量的多少，决定于二尖瓣孔的大小和左室-左房压力阶差。而二尖瓣孔的大小和左室-左房压力阶差又是可变的。左室收缩压或者左室-左房压力阶差决定于周围血管阻力；正常二尖瓣环有一定弹性，其横截面可由多种因素调节，如前负荷、后负荷、心肌收缩力。当前负荷和后负荷增加，心肌收缩力降低，左室腔扩大，二尖瓣环扩张，反流孔增大，反流量增加；当采用某些措施

（如正性肌力药物、利尿剂、血管扩张剂）使左室腔缩小，反流孔变小，反流量减少。

（一）左室功能的变化

当急性二尖瓣关闭不全发生开始时，左室以两种方式来代偿，一是排空更完全，二是增加前负荷。此时，左室收缩末压降低，内径缩短，室壁张力明显下降，心肌纤维缩短程度和速率增加。当二尖瓣关闭不全持续而变为慢性二尖瓣关闭不全，特别是严重二尖瓣关闭不全，左室舒张末期容量增大，收缩末期容量恢复正常。根据 Laplace 定律（心肌张力与心室内压和心室半径乘积相关），由于左室舒张末期容量增大，室壁张力增加至正常水平或超过正常水平，此谓严重二尖瓣关闭不全的慢性代偿阶段。左室舒张末期容量增加，即前负荷增加，二尖瓣环扩大，二尖瓣关闭不全加重，即进入二尖瓣关闭不全引起二尖瓣关闭不全的恶性循环。在慢性二尖瓣关闭不全，左室舒张末期容量及左室质量均是增加的，左室发生典型的离心性肥厚，肥厚的程度与扩大的程度不成比例。二尖瓣关闭不全，由于左室后负荷降低，射血分数（EF）可以维持于正常水平或超过正常水平。

多数严重二尖瓣关闭不全患者，心功能代偿期可持续多年；部分患者，由于左室长期容量超负荷，最终发生心肌失代偿，收缩末期容量，前负荷后负荷均增加，而射血分数和每搏出量降低。左室功能失代偿者，神经内分泌系统激活，循环炎性因子增加，磷酸肌酸与三磷酸腺苷比例降低。

严重二尖瓣关闭不全患者，冠状动脉血流速度加快，而与主动脉瓣病变相比较，心肌氧耗量的增加并不显著，因为这类患者心肌纤维缩短程度和速度虽然增高，但这不是心肌氧耗量的主要决定因素，主要决定因素是室壁张力，心肌收缩力和心率，前者（平均左室壁张力）实际是降低的，而后两者变化不大。因此，二尖瓣关闭不全的患者很少出现心绞痛。

反映心肌收缩力强弱的各种射血指标（如射血分数，左室短轴缩短率）是与后负荷大小成反比的，二尖瓣关闭不全早期，上述射血指标增高。许多患者最终之所以有症状，是因为二尖瓣反流量大，左室压和肺静脉压增高，而各种射血指标却无变化，甚至增高。也有部分患者，症状严重，提示左室收缩功能严重减低，各种射血指标降至低于正常水平或正常低水平。即使二尖瓣关闭不全合并明显左室衰竭，左室射血分数及短轴缩短率仅有轻、中度降低。因此，当射血分数为正常低水平时，即提示左室收缩功能受损。当射血分数中度减低（0.40～0.50），则提示左室收缩功能严重受损，而且在二尖瓣矫治术后常难以逆转；当射血分数低于 0.35，提示左室收缩功能极度受损，二尖瓣矫治术的风险很大，术后疗效不佳。

（二）左房顺应性的变化

左房顺应性是严重二尖瓣关闭不全患者血流动力学和临床表现的主要决定因素。依据左房顺应性的差别，可将二尖瓣关闭分为三个亚组。

1. 左房顺应性正常或降低组　该组左房扩大不明显，左房平均压显著增高，肺淤血症状突出。见于急性二尖瓣关闭不全，如腱索断裂、乳突肌头部梗死、二尖瓣叶穿孔（外伤或感染性心内膜炎）。数周、数月后左房壁逐渐增厚，收缩力增强，排空更充分，左房顺应性低于正常；急性二尖瓣关闭不全发生后 6～12 个月，肺静脉壁增厚，肺动脉壁也增厚，肺动脉血管阻力增加，肺动脉压力增高。

2. 左房顺应性显著增高组　该组左房明显扩大，左房平均压正常或略高于正常。见于严重慢性二尖瓣关闭不全。这类患者，肺血管阻力和肺动脉压力正常或稍高于正常，常有心房颤动和心排血量减低的表现。

3. 左房顺应性中度增高组 该组介于第一组和第二组之间，临床上最常见。见于严重二尖瓣关闭不全，左房可有不同程度扩大，左房平均压升高，肺静脉压力、肺血管阻力和肺动脉压力可能升高，心房颤动迟早也会发生。

三、临床表现

（一）症状

慢性二尖瓣关闭不全患者临床症状的轻重，取决于二尖瓣反流的严重程度、二尖瓣关闭不全进展的速度、左房和肺静脉压高低、肺动脉压力水平以及是否合并有其他瓣膜损害和冠状动脉疾病等。

慢性二尖瓣关闭不全的患者在出现左室衰竭以前，临床上常无症状。部分慢性二尖瓣关闭不全合并肺静脉高压或心房颤动患者可于左室衰竭发生前出现症状。从罹患风湿热至出现二尖瓣关闭不全的症状，一般常超过 20 年。二尖瓣关闭不全的无症状期比二尖瓣狭窄长，急性肺水肿亦比二尖瓣狭窄少见，可能与左房压较少突然升高有关，咯血和栓塞的机会远比二尖瓣狭窄少，而由于心排血量减少所致的疲倦、乏力则表现较突出。

轻度二尖瓣关闭不全的患者，可能终身无症状，多数患者仅有轻度不适感。但如有慢性风湿活动、感染性心内膜炎或腱索断裂，则可使二尖瓣关闭不全进行性加重，由低心排血量或肺充血引起之症状亦会逐渐明显，有时甚至发展为不可逆的左心衰竭。二尖瓣关闭不全的患者出现心房颤动时，虽会影响病程的进展，但不如二尖瓣狭窄时明显，可能因为二尖瓣关闭不全患者出现快速房颤时，不至于使左房压明显升高之故。

严重二尖瓣关闭不全的患者，由于心排血量很低，因此患者有极度疲乏力、无力的感觉，活动耐力也大受限制，一旦左心衰竭，肺静脉压力升高，患者即可出现劳力性呼吸困难，亦可有夜间阵发性呼吸困难，进而可出现右心衰竭的征象，表现为肝脏淤血肿大、踝部水肿，甚至出现胸、腹水；合并冠状动脉疾病患者，可出现心绞痛的临床症状。

（二）体征

心界向左下扩大，心尖区出现有力的、局限性的收缩期搏动，亦表示左室肥厚、扩张。二尖瓣瓣叶病变所致二尖瓣关闭不全，第一心音常减低。由于左室排空时间缩短，主动脉瓣关闭提前，常可出现第二心音宽分裂。合并肺动脉高压时，肺动脉瓣关闭音增强。在左室快速充盈期，流经二尖瓣口血流量增大、增速，常可在心尖部闻及左室源性第三心音，有时伴有短促的舒张期隆隆性杂音。

二尖瓣关闭不全最重要的体征是心尖区收缩期杂音。多数患者，杂音在 S_1 后立即发生，持续于整个收缩期，超过甚至掩盖主动脉关闭音，该杂音响度稳定，呈吹风性，调较高，可向左腋下和左肩下放射，若为后外侧瓣病变，杂音还可向胸骨和主动脉瓣区放射，后者特别多见于二尖瓣后叶脱垂时。二尖瓣关闭不全杂音，不随左室每搏输出量大小变化而变化，其强弱也与二尖瓣关闭不全的严重程度无关。某些患者，因左室扩大、急性心肌梗死、人工瓣瓣周漏、严重肺气肿、肥胖、胸廓畸形，虽有严重二尖瓣关闭不全，杂音很难听到，甚至完全听不到，此谓安静型二尖瓣关闭不全（silent mitral regurgitation）。

风湿性二尖瓣病，可表现为单纯二尖瓣狭窄、二尖瓣关闭不全，但更多表现为二尖瓣狭窄合并二尖瓣关闭不全。在二尖瓣狭窄合并二尖瓣关闭不全的患者，如果听诊发现心尖部 S_1 减低，又可闻及第三心音，说明以关闭不全为主；若发现心尖部 S_1 亢进，有明显开瓣音，收缩期杂音柔和而又短促，提示以狭窄为主。

（三）辅助检查

1. X 线检查　轻度二尖瓣关闭不全，X 线检查无明显异常发现，较严重者可有左房增大及左室增大。严重二尖瓣关闭不全者，可呈巨大左房，有时可使食管向右、向后移位，并组成右心缘的一部分。若有心力衰竭或肺动脉高压症存在，则出现右室增大。透视下可见二尖瓣钙化，有时可见左房收缩期搏动。有肺静脉高压时，可见 Kerley B 线。急性严重二尖瓣关闭不全常有肺水肿的征象，而左房、左室扩大不显著。左室造影对二尖瓣关闭不全的诊断，很有帮助，且能提示反流量的大小。

2. 心电图检查　轻度二尖瓣关闭不全者，心电图正常；较重者，主要示左室肥大和劳损，当出现肺动脉高压后，可有左、右室肥大或右房肥大的表现。病程短者，多呈窦性心律，约 1/3 的慢性二尖瓣关闭不全者示心房颤动。窦性心律者，标准导联中 P 波可增宽并出现切迹，V_1 导联 ptf 负值增大，提示左房增大。

3. 超声心动图检查　对重症二尖瓣关闭不全的诊断准确率很高，轻症者因反流量小，心脏形态改变不显著，故较难肯定。

（1）M 型图可示左房左室增大及容量负荷过重的现象，有时可见瓣膜钙化。右室及肺动脉干亦可能扩大或增宽。

（2）切面超声心动图上可见瓣叶增厚、反射增强，瓣口在收缩期关闭对合不佳。

（3）Doppler 检查时，在左房内可见收缩期血液返回所引起湍流。

（4）左心声学造影时，可见造影剂在收缩期由左室返回左房。

（5）腱索断裂时，二尖瓣可呈连枷样改变，在左室长轴切面观可见瓣叶在收缩期呈鹅颈样钩向左房，舒张期呈挥鞭样漂向左室（二尖瓣脱垂的改变详见后）。

运动超声心动图可协助判断二尖瓣关闭不全的严重程度，了解运动期间血流动力学的异常改变，尤其对那些轻度二尖瓣关闭不全但有症状患者以及病情稳定而无症状的二尖瓣关闭不全患者，运动超声心动图可客观地评价其心功能状态。

4. 放射性核素检查　超声心动图是诊断二尖瓣关闭不全最常用的影像学方法，但在下述情况下可进一步考虑门控血池核素造影或一期心血管造影：超声检查结果不甚满意；临床与超声诊断有出入；有必要更准确测定左室射血分数。此外，通过该法还可测量左室功能和反流分数；也可用于定期随访患者，若在随访期，静息射血分数进行性下降达正常值下限，或左室舒张末期以及（或）收缩末期容量进行增加，提示患者应考虑手术治疗。

四、自然病程

二尖瓣关闭不全的自然病史，取决于基本病因、反流程度及心肌功能状态。轻度二尖瓣关闭不全，可多年无症状，其中仅少数患者因感染性心内膜炎或腱索断裂而使病情加重。一般慢性风湿性二尖瓣关闭不全在诊断后的 5 年存活率为 80%，10 年存活率为 60%，但如已出现明显症状（心功能已达Ⅲ～Ⅳ级），则 5 年和 10 年存活率均明显降低，分别为 40% 和 15%。瓣膜脱垂综合征的病程大多为良性，寿命与正常人相近，但约有 15% 可进展为严重的二尖瓣关闭不全，若并发感染性心内膜炎或腱索断裂，则预后与急性二尖瓣关闭不全相同。

五、治疗

慢性瓣膜病由于相当时期内可无症状，因此，在诊断确立后仅需定期随访，内科治疗的重点是预防风湿热和感染性心内膜炎的发生及适当地限制体力活动。血管扩张剂特别是减轻后负荷的血管扩张剂，通过降低射血阻抗可减少反流量和增加心排出量，对急性二尖瓣关闭不全可产生有益的血流动力学效应，对于慢性二尖瓣关闭不全是否如此，目前尚无定论。洋地黄类药物对负荷过重的左室具正性肌力作用，故控制本病的心力衰竭症状较二尖瓣狭窄者更适宜，对伴有心房颤动者更有效。

六、急性二尖瓣关闭不全

有关急性二尖瓣关闭不全的病因详见表 5 - 1。其中，最重要的是自发性腱索断裂，感染性心内膜炎致瓣膜毁损和腱索断裂，缺血性乳头肌功能不全或断裂，人工瓣功能不全。急性二尖瓣关闭不全也可发生在慢性二尖瓣关闭不全的病程中，使病情突然加重。

急性二尖瓣关闭不全多发生于左房大小正常，房壁顺应性正常或降低的患者，当二尖瓣反流突然发生，左房压、肺静脉压迅速升高，可引起急性肺水肿，甚至引起肺动脉压升高，右心衰竭。而左室前向搏出量显著减少，收缩末期容量稍降低，但舒张末容量增加，压力升高。

（一）临床表现

1. 症状　突然发作呼吸困难，不能平卧。频频咳嗽，咳大量粉红色泡沫痰，伴极度乏力。

2. 体征　端坐位，精神紧张，全身大汗，皮肤青紫。听诊肺部满布哮鸣音或哮鸣音与湿性啰音混杂。重症者，可有血压下降，甚至发生心源性休克。心尖搏动位置大多正常。听诊心脏可发现心跳快速；第二心音宽分裂，左室源性第三心音或第四心音；肺动脉瓣关闭音增强；心尖区可闻及收缩早期递减型杂音，呈吹风性，调低而柔和，传导方向视受累瓣膜不同而不同。

（二）辅助检查

1. X 线检查　左房、左室不大，但有明显肺淤血或肺水肿。若发生于慢性二尖瓣关闭不全的基础上，则可见左房、左室扩大。

2. 心电图　一般为窦性心动过速，无左房、左室扩大表现。

3. 超声检查　左房、左室稍大；收缩期，二尖瓣闭合不全；有时可发现二尖瓣在整个心动周期内呈连枷样运动；Doppler 超声检查可发现严重二尖瓣反流。

（三）治疗

吸氧，镇静，静脉给予呋塞米。内科治疗最重要的是使用血管扩张剂，特别是静脉滴注硝普钠。该药可以扩张动脉系统，降低周围血管阻力，从而减轻二尖瓣反流；同时可扩张静脉系统，减少回心血量，缓解肺淤血。临床实践证明，硝普钠可以减轻症状，稳定病情，为下步手术治疗创造条件。急性二尖瓣关闭不全伴血压下降时，可同时使用正性肌力药，如多巴酚丁胺等；如有条件，应尽早应用主动脉内球囊反搏。

（叶科峰）

第三节　二尖瓣脱垂综合征

一、概述

1961年，Reid提出收缩中期喀喇音（click）和收缩晚期杂音均起源于心脏瓣膜。1963年，Barlow将收缩中期喀喇音、收缩晚期杂音、心电图T波改变和心室造影显示二尖瓣脱垂归纳为独特的综合征。以后人们称之为Barlow综合征，即本文所称的二尖瓣脱垂综合征（mitral valve prolapse syndrome）。二尖瓣脱垂综合征，又名听诊-心电图综合征，收缩中期喀喇音-收缩晚期杂音综合征，气球样二尖瓣综合征等。

目前认为，二尖瓣脱垂综合征是多种病因所造成的，在左室收缩时二尖瓣叶部分或全部突向左房，并同时伴有相应临床表现的一组综合征。

二瓣脱垂是一种最常见的瓣膜疾病。其患病率，根据受检人群及诊断标准的不同而异，文献报告的患病率为0.4%～17%。

2002年发表的Framingham心脏研究，采用新的超声诊断标准（下面将讨论）对人群进行检查，二尖瓣脱垂综合征患病率为2.4%，女性患病率为男性两倍。

虽然大多数原发性二尖瓣脱垂综合征是散发的，但有少数研究显示其家族性聚集倾向。有一报道在17例肯定受累的先证者家庭中，近50%的第一代亲族呈现二尖瓣脱垂的超声心动图特征。本病还曾在几对孪生儿中发现。Framingham首次检出100例二尖瓣脱垂病例中，30%的人至少有1名亲戚也有二尖瓣脱垂。从现有资料看，大多数为垂直遗传，在二代或多代中有听诊异常，提示为常染色体显性遗传。

二、病因

二尖瓣脱垂综合征的病因至今尚未完全澄清。有人曾试图从病因角度将该病分为原发性二尖瓣脱垂和继发性二尖瓣脱垂（表5-2）。

表5-2　二尖瓣脱垂综合征病因分类

原发性	家族性
	非家族性
继发性	Marfan综合征
	风湿性心内膜炎
	冠心病
	扩张型心肌病
	特发性肥厚性主动脉瓣下狭窄
	心肌炎
	外伤
	甲状腺功能亢进
	左房黏液瘤
	结节性动脉周围炎

系统性红斑狼疮
肌营养不良
骨发生不全
Ehlers – Danlos 综合征
假性弹性纤维黄色瘤先天性心脏病（第 2 孔型房间隔缺损、室间隔缺损、动脉导管未闭、爱伯斯坦畸形、矫正型大血管转位）
运动员心脏
Turner 综合征
Noonan 综合征
先天性 QT 间期延长综合征

从二尖瓣脱垂综合征猝死者和瓣膜置换术者的病理检查发现，这类患者均有不同程度的瓣膜和腱索的黏液瘤样变性。由于原发性二尖瓣脱垂患者死亡数少，换瓣者也不多，因此目前尚难确定是否大多数或所有原发性二尖瓣脱垂者均有瓣膜和腱索的黏液瘤样变性。

前已述及，部分患者有家族性发病倾向，常合并有骨骼异常和某些类型的先天性心脏病，因此应怀疑本综合征与胚胎期发育障碍有关。胚胎学研究业已证明，二尖瓣、三尖瓣、腱索、瓣环、房间隔、胸椎、肋骨和胸骨的发育均在胚胎的 35～42 天进行。因此这些成分的两种或两种以上异常并存就不足为怪了。

二尖瓣脱垂常与某些遗传性结缔组织疾病并存。其中知道最多的是 Marfan 综合征和 Ehlers – Danlos 综合征。在一组研究中，35 例 Marfan 综合征患者，91% 有二尖瓣脱垂；另一组 13 例典型 Marfan 综合征患者，超声证实 4 例有二尖瓣脱垂，尸检和组织学发现所有病例二尖瓣均有酸性黏多糖沉积所致的黏液瘤样改变。在Ⅳ型 Ehlers – Danlos 综合征一个家系 10 例患者中，经切面超声心动图证实 8 例有二尖瓣脱垂。Ⅲ型胶原异常是Ⅳ型 Ehlers – Danlos 综合征的基本生化缺陷。最近有人报告，19 例瓣膜替换术时切除的黏液样变性的二尖瓣，多种胶原含量增加，特别是Ⅲ型胶原。故在原发性二尖瓣脱垂与遗传性胶原合成障碍疾病所致的二尖瓣脱垂之间，瓣叶的超微结构基础是不同的。Marfan 综合征，Ehlers – Danlos 综合征等结缔组织疾病，由于二尖瓣、瓣环、腱索组织脆弱，容易引起二尖瓣脱垂。

心室与瓣叶大小之间正常的平衡关系失调可引起解剖学卜的二尖瓣脱垂，这时，二尖瓣叶或腱索可无任何病理改变。左室明显缩小或几何形状发生显著改变时，二尖瓣叶 – 于收缩期不能保持正常的位置和形状，从而形成某种程度的脱垂，如特发性梗阻性肥厚型心肌病、继发孔房间隔缺损、直背综合征、漏斗胸等。风湿性心肌炎、病毒性心肌炎、扩张型心肌病、冠心病，由于左室整体或节段性运动异常，也可引起二尖瓣脱垂。预激综合征患者，由于左室激动顺序异常，也可引起二尖瓣脱垂。

Tomaru 曾对 42 例脱垂瓣叶的切除标本作了病理分析，发现脱垂瓣叶有慢性炎症者 22 例。病变主要表现为瓣叶结构有明显破坏，有弥漫性小血管增生和瘢痕形成，因而瓣叶的海绵组织层变窄甚至消失。有作者据此称之为炎症后瓣叶脱垂。说明二尖瓣脱垂不仅可由黏液样变引起，也可由炎症后病变所致。

三、病理解剖

正常二尖瓣主要包括三层：第一，心房面层，含弹力纤维结缔组织；第二，中层，又称海绵组织层，含疏松的、黏液样的结缔组织；第三，心室面层，又称纤维质层，含浓密的胶原纤维。腱索也是由浓密的胶原纤维所构成，插入纤维质层。

原发性二尖瓣脱垂的基本病理改变是，海绵组织层组织含量增加（瓣叶肥大），侵入纤维质层，使之断裂；在纤维质层和腱索的连续部位胶原分解或发育不全，腱索分支点减少、附着点增加，排列杂乱无章，中央索呈退行性变，黏液样变性，腱索延长，位于腱索间的瓣膜节段脆弱、伸长，心室收缩时在压力的作用下异常的向左房鼓出，但二尖瓣关闭尚属正常。瓣膜病理改变不是均一的，后瓣受累最重；瓣环发生黏液样变，周径扩大。

由于瓣叶、腱索和左室内壁之间频繁接触摩擦，相应部位纤维增厚，即出现继发性摩擦病灶（friction lesion）。

在瓣叶，继发性摩擦病灶位于瓣叶间的接触处，局部纤维组织特别是胶原纤维沉积，细嫩的透明的瓣叶变为粗糙的不透明的瓣叶，形态也发生改变。尽管如此，前后叶交界处绝无粘连，这是区别于风湿性二尖瓣病的特征之一。

摩擦病灶也可出现于左室心内膜面与腱索接触处。其开始病变为在与有关腱索相对应的心室内膜出现线状纤维增厚，后者可以扩展并汇合。病程后期，有关腱索也被融合于左室内壁的纤维组织中。这样一来，腱索可以缩短。若左室内膜有广泛的纤维化，纤维化组织也可出现少有的钙化现象。

四、病理生理

二尖瓣脱垂是一种慢性进行性病理过程。绝大多数无并发症的二尖瓣脱垂，其血流动力学正常。

多数报道认为二尖瓣脱垂患者心室活动呈高动力状态，射血分数增加。少数研究者发现，这类患者左室有节段性收缩异常。偶有报道指出，左室后基底段和膈段强烈收缩，前壁向内凹陷，后者似乎与二尖瓣脱垂相应腱索张力增高有关。

二尖瓣环呈中度或显著扩大，其周径可较正常大 2/3 以上。瓣环扩大本身就可影响瓣叶的正常关闭。

曾有少数报道，可同时伴有三尖瓣脱垂及右室收缩功能异常。

五、临床表现

（一）症状

大多数二尖瓣脱垂患者无症状，只是在健康检查通过听诊或心电图有 T 波改变而被发现，实践证明，仅有收缩中期喀喇音而不伴收缩晚期杂音者多无明显症状。

常见症状有胸痛、心悸、呼吸困难、疲乏无力，头昏或晕厥，少数患者主诉焦虑和恐惧感。还有个别患者有神经精神症状。

胸痛发生率 40%～80%，多与劳力无关，部位局限而不向他处放射，性质如刀割样或撕裂样，可持续半小时、数天，硝酸甘油疗效差，个别患者，胸痛呈典型心绞痛样。胸痛机制不明。

心悸，见于半数以上病例。心悸的发生，可能与心律失常有关，但动态心电图检查发现，主观感觉心悸与记录到的心律失常之间相关性不高。

约40%患者主诉呼吸困难。不论活动时还是静息状态下均如此。经仔细询问有这种主诉者，多诉说"气不够用"，"长吸一口气好些"，并非真正的呼吸困难。这样异常感觉可能与换气过度有关。

少数患者有黑朦和晕厥。Wigle等报告7例晕厥者均为短阵心室颤动引起。但晕厥也可在无心律失常时出现，其中部分患者可能为脑栓塞引起的一过性脑缺血发作，栓子来自于心房壁或二尖瓣叶。

（二）体征

在体征方面，二尖瓣脱垂患者最重要的表现为体型、胸廓和脊柱以及心脏听诊的异常发现。

这类患者，多为无力体型。胸廓和脊柱常有异常，如正常脊柱胸段后曲消失（直背综合征），脊柱侧弯以及漏斗胸等。

听诊心脏时可能发现包括收缩中期或晚期喀喇音、收缩期杂音和第一心音改变。其中，以喀喇音和杂音尤为重要，是二尖瓣脱垂综合征特征性标志。这类患者听诊发现变化甚大，时有时无，时强时弱。有的患者既有收缩中期喀喇音又有收缩晚期杂音，另一些患者可能只有收缩中期喀喇音或只有收缩晚期杂音。因此应多次听诊、多体位听诊。Fontana等强调至少需要在四个体位进行听诊，如仰卧位、左侧卧位、坐位和立位。

收缩中晚期喀喇音，为收缩期的高调的额外音，持续时间短暂，在心尖部和胸骨左缘近二尖瓣处最易闻及。喀喇音可以缺如，可呈单个或多个，多发生于收缩中期和晚期，偶尔发生于收缩早期。多个喀喇音可酷似心包摩擦音，这可解释何以过去易将二尖瓣脱垂综合征误诊为心包炎。经选择性左室造影和心脏超声检查证明，喀喇音出现的时间正好与脱垂二尖瓣叶活动达最高峰的时间相一致，此时瓣叶腱索结构突然被拉紧而产生振动，所以，曾被称之为"腱索拍击音"或瓣叶"帆样拍击"现象。由于收缩期喀喇音与喷血无关，因此又称为非喷射性喀喇音。喀喇音出现时间可随左室舒张末期容量及几何形态改变而改变，可提前也可错后。

收缩期杂音为一种高调、柔和的吹风性杂音，常紧跟喀喇音之后，也可在喀喇音稍前出现，因此，位于收缩中晚期，也可呈全收缩期。杂音为递增型，也可为递增–递减型，常超越第二心音的主动脉瓣成分。收缩期杂音是由二尖瓣脱垂、瓣口不能紧密闭合而使血液反流所致。杂音的最佳听诊部位在心尖区。和喀喇音一样，其发生时间也随左室舒张末期容量变化而变化，既可提前也可错后，可增强也可减弱。少数患者，可间歇闻及收缩期"喘息"（systolic whoop）音或"吼鸣"（honk）音。心尖部喘息音或吼鸣音是一种高频乐音，传导广泛并常伴震颤。其产生的可能机制是，由于脱垂瓣叶震荡，或从一侧脱垂瓣叶边缘漏出的非对称性血流冲击另一侧瓣叶所致。

心尖部第一心音的强度可有不同变化，这与二尖瓣脱垂发生的时间及特点有关。第一心音增强，提示二尖瓣呈早期脱垂或全收缩期脱垂。第一心音正常，提示二尖瓣中晚期脱垂。第一心音减弱，提示腱索断裂，二尖瓣呈连枷样脱垂。第一心音之所以增强，是由于喀喇音和第一心音几乎同时发生；第一心音之所以减弱，是由于二尖瓣关闭时，瓣叶不能很好弥合。

二尖瓣脱垂综合征的动态听诊（dynamic auscultation）详见表 5 – 3。

表 5 – 3　二尖瓣脱垂综合征的动态听诊

方　法	喀喇音出现时间	收缩期杂音		
		出现时间	持续时间	响度
运动	↑	↑	↑	↑
站立	↑	↑	↑	↑
蹲踞	↓	↓	↓	↓
等长握拳	↓	↓	↓	↓
Valsalva 动作（屏气）	↑	↑	↑	↑
Valsalva 动作（呼气）	↓	↓	↓	↓
亚硝酸异戊酯吸入	↑	↑	↑	↓
去氧肾上腺素滴入	↓	↓	↓	↑
异丙肾上腺素滴入	↑	↑	↑	↑
普萘洛尔	↓	↓	↓	↓

注：↑：提前，延长，增强；↓：后移，缩短，减弱。

二尖瓣脱垂综合征的听诊表现可因为某些生理性措施和药物的影响使其发生时间、持续时间、响度明显改变，这一特点对于该综合征的诊断价值很大。其发生基础是左室舒张末期容量的改变，凡能降低左室射血阻力、减少静脉回流、加快心率、增加心肌收缩力的药物或生理性措施，均可使左室舒张末期容量减少，腱索与左室长轴相比相对过长，瓣叶较接近于脱垂位置，左室收缩一开始，二尖瓣瓣叶即迅速达到最大脱垂，因此喀喇音和杂音提前发生，并靠近第一心音。相反，凡能增加左室舒张末期容量的药物和生理性措施，均能使二尖瓣叶脱垂延迟发生，喀喇音和杂音则错后出现，并靠近第二心音。

一般来说，如果杂音出现时间后移，说明二尖瓣反流程度减轻，那么，杂音响度减轻，持续时间缩短。但是，某些措施却可引发矛盾性表现，如吸入亚硝酸异戊酯时，左室舒张末期容量减少，杂音提前发生，持续时间延长，但由于左室压力下降，反流减少，杂音减轻。相反，静脉滴入去氧肾上腺素时，杂音发生延迟、持续时间缩短、杂音却增强。对二尖瓣脱垂综合征的诊断来说，了解各种生理性措施和药物对杂音发生时间的影响比对杂音响度的影响更为重要。

值得注意的是，不少经选择性左室造影或超声检查证实有二尖瓣脱垂的患者，听诊时甚至动态听诊时完全无异常，此即所谓"隐匿性二尖瓣脱垂"。这类患者发生率究竟多高，尚未确定。据 Framingham 对 2 931 例人调查，经 M 型超声心动图证实有二尖瓣脱垂者中，不到 15% 的可听到喀喇音和（或）杂音。这个报告是否可靠，不少人提出质疑。因为 M 型超声心动图本身对二尖瓣脱垂的诊断标准须进一步审订。

最后，需要提及的是，除二尖瓣脱垂能产生收缩中期喀喇音外，还有三尖瓣脱垂、心房间隔瘤、心腔内肿瘤、肥厚型心肌病以及胸膜 – 心包疾病，应该注意鉴别。

六、辅助检查

(一) 心电图

大多数经心脏听诊和心脏超声检查证实有二尖瓣脱垂而无症状的患者，心电图检查都为正常；少数无症状患者及许多有症状患者，心电图检查时有异常发现，尤其是吸入亚硝酸异戊酯及运动期间更为明显。这些心电图异常，多属非特异性的。

最常见的心电图异常是 ST－T 改变，表现 Ⅱ、Ⅲ、aVF、$V_{4~6}$ 导联 T 波低平或倒置，可伴有 ST 段抬高或压低。这些表现可随体位变化而变化，还随时间推移而变化。ST－T 改变的发生率随各组选择病例的不同而不同，约占 30%～50%。心电图改变的机制可能是：二尖瓣叶和（或）腱索张力增高，乳头肌和心内膜应激，发生相对性缺血。

二尖瓣脱垂综合征的患者，可发生多种心律失常，其中以室性期前收缩最常见。这里，特别应指出的是，二尖瓣脱垂综合征患者，常有阵发性室上性心动过速。Kligfield 认为这与这类患者预激综合征发生率高有关。在一般人群，有室上性心动过速发作史者仅 20% 有旁道存在；但在二尖瓣脱垂又有室上性心动过速发作史的患者中，60% 有旁道存在。而且旁道总在左侧。上述事实说明，二尖瓣脱垂合并阵发性室上性心动过速的患者，必须进一步做心脏电生理检查。

Bekheit 等通过研究发现，二尖瓣脱垂患者心电图上常有 QT 间期延长，这可能是室性心律失常的发生机制之一。

(二) 动态心电图

二尖瓣脱垂综合征患者进行动态心电图监测时，85% 患者可检出频发性室性期前收缩，50% 可检出短暂性室性心动过速，30% 可检出室上性心律失常。心律失常的出现与性别、年龄、瓣膜脱垂程度、喀喇音有无、ST－T 改变、QT 间期延长与否等因素无明显相关性。

动态心电图监测时，偶可检出窦性心动过缓、窦性停搏、窦房阻滞及不同程度的房室传导阻滞。

(三) 运动心电图

二尖瓣脱垂综合征患者运动心电图常呈异常，但冠脉造影正常。运动对心电图的影响报道不一。例如，在一组有心绞痛史的二尖瓣脱垂患者，50% 于亚极量或极量运动试验时，出现缺血性 ST 段压低，这种 ST 段压低与心律失常的检出无关；另组病情相似，但静息心电图有 ST－T 改变和严重心律失常，运动心电图却无 ST 段压低。原有静息心电图 ST－T 波改变人中，部分于运动时可转为正常，另一部分却在运动时变得更为明显，更为广泛；原无ST－T 改变的患者，运动时可发生 ST－T 改变。

运动试验时，75% 以上二尖瓣脱垂综合征患者可检出心律失常，特别是室性心律失常。一般来说，心律失常出现于运动终末，心率减慢时。

(四) X 线表现

胸部骨骼异常为二尖瓣脱垂综合征患者最常伴随的 X 线征象（60%～70%），大多数为直背、漏斗胸或胸椎侧突。

无并发症的二尖瓣脱垂患者，心影多为正常。合并二尖瓣关闭不全者，可有左房和左室扩大。

（五）负荷闪烁显像（stress scintigraphy）

对于某些既有胸痛又有心电图异常的二尖瓣脱垂患者，为除外冠心病合并二尖瓣脱垂，心电图运动试验固然有些帮助，但采用负荷闪烁显像检查更有价值。若检查结果阴性，即无运动诱发的局限性心肌缺血，则可排除冠心病；但阳性结果，则无鉴别诊断价值。

七、并发症

绝大多数二尖瓣脱垂综合征患者不会发生严重并发症。只有少数患者可发生进行性二尖瓣关闭不全、心律失常、心脏性猝死、体循环栓塞、感染性心内膜炎等严重并发症。

（一）进行性二尖瓣关闭不全

进行性二尖瓣关闭不全在二尖瓣脱垂综合征的患者中确切发生率尚不明确。Pocock 组患者随访时间 10~15 年，进行性二尖瓣脱垂发生率为 15%，既有喀喇音又有收缩期杂音的患者较仅有喀喇音的患者进行性二尖瓣关闭不全的发生率高。严重二尖瓣关闭不全多见于 50 岁以上男性二尖瓣脱垂综合征患者。

二尖瓣关闭不全呈进行性加重的机制：①二尖瓣叶退行性变和腱索延长呈进行性加重，致使二尖瓣脱垂加重；②二尖瓣环呈进行性扩大，早期阶段这种扩大属原发性（即与左室腔与左房腔大小无关的）扩大，随之而来的是继发性（即与二尖瓣关闭不全所致的左室和左房扩张相关的）扩大；③自发的或因某种应激所致腱索断裂；④感染性心内膜炎。后两者常使二尖瓣反流突然加重。

进行性二尖瓣关闭不全的结果是左房、左室扩大，左心衰竭。

（二）心律失常

早期一些报告认为二尖瓣脱垂综合征的患者中，室上性和室性心律失常的发生率较高。动态心电图记录发现，二尖瓣脱垂综合征的患者，室性期前收缩发生率为 50%~80%；频发或复杂性室性期前收缩 30%~50%；持续性和非持续性室性心动过速 10%~25%。这类患者，室上性心律失常也相当常见；阵发性室上性心动过速发生率最高，少数患者可表现为窦房结功能不全，不同程度的房室传导阻滞以及各种束支和分支阻滞。

Framingham 地区调查时，采用 M 型超声心动图和动态心电图对 179 名无二尖瓣脱垂者和 61 例有二尖瓣脱垂者进行对比研究，发现二尖瓣脱垂患者复杂或频发室性期前收缩发生率较高，但与无二尖瓣脱垂者比较，统计学上无显著差异。

二尖瓣脱垂综合征患者室性心律失常发生率，运动时增高，休息时降低；Boudoulas 发现，室性心律失常发生率与尿中儿茶酚胺浓度明显相关；情绪不良时，室性心律失常频繁发生。这些事实均证明，室性心律失常与神经体液因素有着密切联系。另外，也有人认为脱垂瓣膜过度牵拉腱索，激惹心肌，也是室性心律失常发生的机制之一。

室上性心动过速的基础是存在房室结双通道或房室旁道。近年来，有关二尖瓣脱垂综合征与预激综合征并存的报告颇多（7%~68%），但它的发生机制不同于过去概念，认为并非由于二尖瓣黏液样变性破坏引起，而是由于旁道的存在改变了心室肌的电－机械活动顺序，导致二尖瓣脱垂。二尖瓣脱垂后期患者，可出现心房颤动，这多由于进行性二尖瓣关闭不全，血流动力学改变，左房扩大所致。

（三）心脏性猝死

心脏性猝死与二尖瓣脱垂之间的关系尚未完全弄清。二尖瓣脱垂综合征的患者，可发生心脏性猝死。猝死可发生于运动中，也可发生于睡眠时，可有先兆症状，也可无先兆症状。有明确家族史者、严重二尖瓣关闭不全者、有复杂室性心律失常者及有 QT 间期延长者，猝死的危险较大。

猝死的直接原因多为心室颤动，Boudoulas 报告 9 例二尖瓣脱垂合并猝死者，8 例记录到心室颤动。也有个别报告猝死是由病态窦房结综合征或完全性房室传导阻滞引起。

尽管这类患者可以发生心脏性猝死，但发生率相当低。Devereux 组 387 例二尖瓣脱垂者中，4 例发生猝死。

（四）感染性心内膜炎

Corrigall 等经对照研究证实，二尖瓣脱垂综合征患者易于发生感染性心内膜炎，其发生率为对照组的 5~8 倍。临床报告说明，不论有无收缩期杂音都可能发生感染性心内膜炎，有收缩期杂音者、瓣叶增厚者、脱垂严重者更易于发生。

有学者报告 25 例二尖瓣脱垂合并感染性心内膜炎患者，除 1 例的诊断仅根据患者具有一清楚的喀喇音和收缩期杂音外，所有患者都是以超声心动图、心血管造影或病理检查确诊的。17 例于感染性心内膜炎发生前 2~49 年就有心脏杂音史。血培养结果以甲型链球菌最多，其次是 D 组链球菌、金黄色葡萄球菌等。

二尖瓣脱垂综合征之所以易于发生感染性心内膜炎与脱垂加于二尖瓣的应力，以及二尖瓣关闭不全时，血液由左室高速射向左房有关。

（五）体循环栓塞

Barnett 等收集众多文献说明，二尖瓣脱垂综合征是一过性脑缺血或脑卒中病因之一。许多神经科文献也证明了这一点。45 岁以上脑卒中患者中，50%~7% 有二尖瓣脱垂；45 岁以下的患者，二尖瓣脱垂发现率为 40%。

栓塞除发生于脑动脉外，还可发生视网膜动脉、冠状动脉及其他体动脉。

二尖瓣脱垂综合征者之所以易发生体循环栓塞，原因尚未澄清。可能由于瓣膜肥大、增厚、表层出现裂隙，有利于血小板聚集。Steele 研究证明，二尖瓣脱垂综合征患者的血小板活性是增强的。

八、病程经过

有关二尖瓣脱垂综合征自然病史报告不多，Zuppiroli 曾对经超声心动图检查证实的 316 例患者进行前瞻性研究，随访时间（102±32）个月。随访期间 29 例发生 33 种严重或致死性并发症，每年总发生率为 1.2%；心脏性死亡 6 例（0.2%）；体循环栓塞 7 例（0.3%）；行二尖瓣置换者 11 例（0.4%）。Avierinos 等报告（2002）一组 833 例二尖瓣脱垂综合征患者，平均随访 10 年，19% 死亡，20% 发生与二尖瓣脱垂相关事件（如心力衰竭、心房颤动、脑血管事件、动脉血栓栓塞、感染性心内膜炎）。高龄、男性、存在全收缩期杂音是死亡和心血管并发症的独立预测指标。

一般认为，绝大多数二尖瓣脱垂综合征患者预后良好，可多年无症状，病情长期稳定。少数患者可发生进行性二尖瓣关闭不全，而且多见于瓣膜显著肥大，瓣叶增厚的年龄较大的男性患者。罕有发生心脏性猝死者，这类患者死前多有严重二尖瓣关闭不全或 QT 间期延长，或级别较高的室性心律失常。感染性心内膜炎发生率也相当低，而且多可采取措施加以防范。但体循环栓塞也并非少见，表现为一过性脑缺血发作、脑梗死、黑矇、视网膜动脉阻塞，瓣膜肥大而又增厚的患者易于发生，应注意预防。

九、诊断

关于二尖瓣脱垂综合征的诊断标准，尚未完全统一。这里引用 Perloff 诊断标准，以供参考。该标准分为肯定诊断标准和可疑诊断标准。

具有下述一项或多项即可确诊为二尖瓣脱垂。

（一）听诊

心尖部闻及收缩中晚期喀喇音和收缩晚期杂音或者仅在心尖部闻及哮鸣音。

（二）二维超声心动图

（1）心室收缩时，二尖瓣叶明显向心房侧移位，而且瓣叶结合点位于或高于（≥2mm）二尖瓣环平面。

（2）心室收缩时，二尖瓣叶呈轻中度向心房侧移位，同时应伴有腱索断裂或多普勒显示二尖瓣反流，或二尖瓣环扩大。

（三）心脏听诊加上超声心动图

超声检查时，心室收缩期，二尖瓣叶呈轻中度向左房侧移位，同时应伴有下述之一者。

（1）心尖部可闻及明显的收缩中晚期喀喇音。

（2）年轻人心尖部可闻及收缩晚期杂音或全收缩期杂音。

（3）收缩晚期吼鸣音。

下述各项只能作为诊断二尖瓣脱垂综合征的怀疑线索，而不能作为确诊的依据。

1. 心脏听诊　心尖部可闻及响亮第一心音以及全收缩期杂音。

2. 二维超声心动图

（1）心室收缩时，二尖瓣后叶呈轻中度向左房侧移位。

（2）心室收缩时，二尖瓣前、后叶呈中度向左房侧移位。

3. 超声心动图加上病史　心室收缩时，二尖瓣叶呈轻中度向左房侧移位，同时伴有下述条件之一者。

（1）年轻人有局灶性神经症状发作史或一过性黑矇病史。

（2）按肯定诊断标准确诊的二尖瓣脱垂综合征患者的第一代亲属。

在二尖瓣脱垂综合征的诊断方面，超声心动图占有十分重要的地位。超声检查时，应十分准确地了解瓣环与瓣叶的相对关系。许多研究表明，二尖瓣环并不是一平面结构，而是前后缘靠近左房侧，内外侧结合部靠近左室侧，构成所谓"马鞍"样形态。二维超声心动图检查时，在心尖四腔图上，瓣环连线位置较左心长轴切面瓣环连线的位置低，靠近左室，故诊断的假阳性率高。近年发展的三维超声心动图和四维超声心动图，能重建二尖瓣装置的马鞍形立体结构，直接显示瓣环和瓣叶的解剖关系，对正确诊断二尖瓣脱垂、重新评价其诊断标准可能有较大价值。

十、治疗

二尖瓣脱垂综合征的治疗包括下述四个方面。

(一) 指导并安慰患者

无明显并发症的二尖瓣脱垂患者，一般预后良好，无须特别治疗，可每 2～4 年在门诊随访一次。心尖部有收缩期杂音者，每年门诊随访一次。应给患者作耐心说服教育工作，安慰患者，消除顾虑。

(二) 对症治疗

因为许多症状缺乏器质性改变的基础，如心悸、胸痛、眩晕等。对此，除向患者说明病情外，可考虑使用镇静剂，也可用 β 受体阻滞剂如美托洛尔等。

(三) 预防并发症

1. 感染性心内膜炎　对于确诊为二尖瓣脱垂的患者，是否一律应采取预防感染性心内膜炎的措施，一直存在着争议。因为这种患者感染性心内膜炎的发生率仅 5/10 万人口，所以预防感染性心内膜炎的措施仅适用于：①超声证实二尖瓣叶肥大而且增厚者；②心尖部有明显收缩期杂音者；③易于发生菌血症者（如有药瘾者）。

2. 心律失常和心脏性猝死　前已述及，这类患者可以发生猝死，猝死最常见的原因是心律失常。心律失常的发现常有赖于动态心电图监测。由于二尖瓣脱垂综合征患者很常见，这么多的患者均作动态心电图，显然不实际。下述患者应考虑行动态心电图监测：①常规心电图存在心律失常者；②常规心电图存在 QT 间期延长者；③常规心电图有 ST－T 改变者；④从事特殊职业者（如飞行员、高空作业工人）。

根据动态心电图所发现的心律失常类型和恶性程度，选择药物如美托洛尔、苯妥英钠、奎尼丁及胺碘酮等。极个别患者甚至要埋植心脏转复除颤器。

3. 进行性二尖瓣关闭不全　目前尚缺乏有效的预防措施。

4. 体循环栓塞　有体循环栓塞史的患者，可用抗凝剂及血小板聚集抑制剂，防止再次发生栓塞。

(四) 治疗并发症

1. 感染性心内膜炎　治疗原则同一般感染性心内膜炎。若血流动力学改变明显，或者因瓣膜上有赘生物存在而反复发生栓塞者，应考虑换瓣手术。

2. 心律失常　根据心律失常类型及复杂程度，选择适合的抗心律失常药物，如美托洛尔、苯妥英钠、胺碘酮等。

3. 体循环栓塞　可选用抗凝剂和血小板聚集抑制剂，但是近期发生的脑梗死，这类药物应用宜谨慎。

（叶科峰）

第四节　主动脉瓣狭窄

一、病因和病理改变

主动脉狭窄（aortic stenosis）的病因主要有三种，即先天性病变，炎症性病变和退行性病变。单纯性主动脉瓣狭窄，极少数为炎症性，多为先天性或退行性，而且多见于男性。

（一）先天性主动脉瓣狭窄

先天性主动脉瓣狭窄，可来源于单叶瓣畸形，双叶瓣畸形，也可来源于三叶瓣畸形。

单叶瓣畸形，可引起严重的先天性主动脉瓣狭窄，是导致婴儿死亡的重要原因之一。

双叶瓣畸形本身不引起狭窄，但先天性瓣膜结构异常致紊流发生，损伤瓣叶，进而纤维化，钙化，瓣膜活动度逐渐减低，最后造成瓣口狭窄。这一过程常需数十年，因此此型狭窄多见于成人。部分双叶瓣畸形患者，也可表现为单纯先天性主动脉瓣关闭不全，或者既有狭窄又有关闭不全。双叶瓣畸形患者，常伴有升主动脉扩张，主动脉根部扩张也可引起主动脉瓣关闭不全。

三叶瓣畸形表现为三个半月瓣大小不等，部分瓣叶交界融合。虽然三叶瓣畸形主动脉瓣的功能可能终身保持正常，但不少患者，由于瓣叶结构异常，紊流发生，导致瓣膜纤维化，钙化，最终也可出现瓣口狭窄。

（二）炎症性主动脉瓣狭窄

引起炎症性主动脉瓣狭窄的病因主要为风湿热，其他少见病因如系统性红斑狼疮、风湿性心脏病等。主动脉瓣受风湿热侵袭后，主动脉瓣交界粘连，融合，瓣叶挛缩，变硬，瓣叶表面可有钙化沉积，主动脉瓣口逐渐缩小。风湿性主动脉瓣狭窄常同时有关闭不全，而且总是与二尖瓣病并存。

（三）退行性主动脉狭窄

与年龄相关的退行性（钙化性）主动脉瓣狭窄现已成为成年人最常见的主动脉瓣狭窄。Otto 等报告，65 岁以上的老年人中退行性钙化性主动脉瓣狭窄的发生率为 2%，主动脉瓣硬化（超声表现为主动脉瓣叶不规则增厚）但无明显狭窄的发生率为 29%。一般认为后者为一种早期病变。退行性病变过程包括有增生性炎症，脂类聚集，血管紧张素转化酶激活，巨噬细胞和 T 淋巴细胞浸润，最后骨化，该过程类似于血管钙化。瓣膜钙化呈进行性发展，起初仅发生于瓣叶与瓣环交界处，继之累及瓣膜，使之僵硬，活动度减低。

退行性钙化性主动脉瓣狭窄，常与二尖瓣环钙化并存，二者具有相同的易患因素，这些易患因素也同时是血管壁粥样硬化的易患因素，包括低密度脂蛋白胆固醇升高、糖尿病、吸烟、高血压等。回顾性研究提示，长期应用他汀类药物，可使退行性钙化主动脉瓣狭窄进展减缓。前瞻性试验研究也证实了这一结论。

二、病理生理

正常主动脉瓣口面积为 $3\sim4\mathrm{cm}^2$。当瓣口面积缩小至 $1.5\sim2.0\mathrm{cm}^2$ 为轻度狭窄；$1.0\sim1.5\mathrm{cm}^2$ 为中度狭窄；$<1.0\mathrm{cm}^2$ 为重度狭窄。主动脉瓣狭窄的基本血流动力学特征是左室前

向射血受阻。一般来说，只有当主动脉瓣口面积缩小至正常的 1/3 或更多时，才会对血流产生影响。随着瓣口面积缩小，狭窄程度加重，心肌细胞肥大，左室呈向心性肥厚，左室游离壁和室间隔厚度增加，舒张末期左室腔内径缩小。

由于主动脉瓣狭窄在若干年内呈进行性加重，为维持同样的心排血量，左室腔内收缩压代偿性上升，收缩期跨主动脉瓣压差增大，左室射血时间延长。

主动脉瓣重度狭窄时，反映左室收缩功能的各种指标可能保持在正常范围内，但却有明显的舒张功能异常，表现为左室壁顺应性减低，左室壁松弛速度减慢，左室舒张末期压力升高；左房增大，收缩力增加。

左室肥厚，室壁顺应性降低，舒张末期压力上升。随之而来的是左房压、肺静脉压和肺毛细血管压力升高。反映这种左室舒张功能异常的临床表现是劳力性呼吸困难。病程的早期阶段，即在左室舒张功能减低的时候，收缩功能仍保持正常。随着时间的推移，收缩功能也逐渐下降，反映收缩功能的各项指标如心排血量、射血分数、射血速率相继减低，收缩末期容积稍增加，左室腔轻度增大，左室舒张压和左房压进一步升高。

左室一旦显著肥厚，心房对心室充盈的重要性就更为突出。心房收缩，可使左室舒张末期压提高至 20 ~ 35mmHg，即使无左室收缩功能或舒张功能不全时也是如此。但是，左房平均压升高却不甚明显，因而不会引起肺淤血或劳力性呼吸困难。这类患者，一旦出现心房颤动，说明左室舒张压和左房压显著升高，极易发生急性肺水肿。

左室心内膜下心肌，在正常情况下就易于发生缺血、缺氧，在有显著的心室壁向心性肥厚时，情况更是如此。之所以如此，原因有多种：①左室肥厚，氧耗增加；②血管增长，尤其是毛细血管的增长不能与心肌肥厚同步进行；③从心肌毛细血管到肥大心肌细胞之间的弥散距离增大；④收缩时间延长，一方面使收缩期张力 - 时间曲线乘积增大，氧耗增加；另一方面使舒张期缩短，冠状动脉灌注减少，供氧减少；⑤左室舒张末期压力升高妨碍心内膜下心肌灌注；⑥心肌内压力升高，也限制了收缩期及舒张期的冠状动脉血流；⑦主动脉腔内压力减低，冠状动脉灌注压下降。因此，某些严重的主动脉瓣狭窄的患者，虽无冠状动脉疾病，也可发生心绞痛或心肌梗死。

还有一种较少见的情况是，主动脉瓣狭窄的患者，由于肥厚的室间隔妨碍了右室向肺动脉射血，肺动脉 - 右室收缩压差增大，此即所谓 Bernheim 现象。

三、临床表现

生后即发现主动脉瓣区收缩期杂音，以后又持续存在，提示为先天性主动脉瓣狭窄。

生命后期出现杂音，提示获得性主动脉瓣狭窄。晚发心脏杂音患者，又有风湿热病史，提示风湿性主动脉瓣狭窄；单纯主动脉瓣狭窄而又缺乏风湿热病史患者，90% 以上为非风湿性主动脉瓣狭窄；70 岁后，出现主动脉瓣区收缩期杂音，提示退行性钙化性病变。

（一）症状

主动脉瓣狭窄患者，无症状期长，有症状期短。无症状期，3% ~ 5% 患者可因心律失常猝死。有症状期，突出表现为所谓三联征，即心绞痛、晕厥和心力衰竭。未经手术治疗患者，三联征出现，提示预后不良，有心绞痛者，平均存活 5 年；有晕厥者，3 年；有心力衰竭者，2 年。预期寿限一般不超过 5 年。此期，也有 15% ~ 20% 发生猝死。

1. 心绞痛　对于重度主动脉瓣狭窄来说，这是一种最早出现又是最常见（50% ~ 70%）

的症状。

与典型心绞痛所不同的是，这种患者的心绞痛发生于劳力后的即刻而不是发生在劳力当时；含服硝酸甘油也能迅速缓解疼痛，但易于发生硝酸甘油晕厥。

心绞痛产生的原因有三：①心肌氧耗增加。心肌氧耗决定于左室收缩压和收缩时间的乘积。主动脉瓣狭窄患者，这两项参数皆增高，因而氧耗增高；②50%主动脉瓣狭窄患者可合并冠状动脉粥样硬化性狭窄；③极少数患者，主动脉瓣上钙化性栓子脱落后引起冠状动脉栓塞。

2. 晕厥　发生率为15%～30%。多发生于劳力当时，也可发生于静息状态下。晕厥发生前，多有心绞痛病史。

也有部分患者，并无典型晕厥发生，只表现为头晕、眼花或晕倒倾向，此谓之近晕厥（near syncope）。近晕厥与晕厥具有同样的预后意义。

晕厥发生的机制可能为：①劳力期间，全身小动脉发生代偿性扩张，此时心脏不能随之增加心排血量；②劳力期间，并发室性心动过速或心室颤动；③劳力期间，并发房性快速性心律失常或一过性心脏阻滞。

3. 左心衰竭　表现为劳力性呼吸困难、端坐呼吸、阵发性夜间呼吸困难，乃至急性肺水肿。

左心衰竭之所以发生，开始阶段是由于左室舒张功能不全，以后又有左室收缩功能不全的参与。

此外，严重主动脉瓣狭窄的患者，可发生胃肠道出血，部分原因不明，部分可能由于血管发育不良，特别是右半结肠的血管畸形所致，较常见于退行性钙化性主动脉瓣狭窄。主动脉瓣置换术后一般出血可停止。年轻的主动脉瓣畸形患者较易发生感染性心内膜炎；钙化性主动脉瓣狭窄可发生脑栓塞或身体其他部位的栓塞，如视网膜动脉栓塞可引起失明。

疾病晚期可出现各种心排血量降低的临床表现，如疲倦、乏力、周围性发绀等，最后亦可发展至右心衰竭乃至全心衰竭。偶尔，右心衰竭先于左心衰竭，此可能由于Bernheim现象所致。

（二）体征

1. 动脉压　主动脉瓣明显狭窄者，脉压一般小于50mmHg，平均为30～40mmHg，收缩压极少超过200mmHg。但是，合并主动脉瓣关闭不全者以及老年患者的收缩压可达180mmHg，脉压可达60mmHg。因此不能单凭动脉脉压来预测狭窄的严重程度。

2. 颈动脉搏动　主动脉瓣狭窄患者，颈动脉搏动减弱或消失。如果将触诊颈动脉与听诊心脏结合起来，可以发现颈动脉搏动上升缓慢，搏动高峰紧靠主动脉瓣关闭音（A_2）或与A_2同时发生。颈动脉搏动消失或者只有收缩期震颤，提示极严重的主动脉瓣狭窄。主动脉瓣狭窄合并关闭不全，或者合并动脉硬化者，颈动脉搏动可以正常。

3. 主动脉瓣关闭音　主动脉瓣狭窄，A_2延迟或减低，因此在心底部只听到单一第二心音；也可出现第二心音的反常分裂。

4. 主动脉瓣喷射音　在主动脉瓣狭窄的患者中，年龄越轻，越可能闻及主动脉瓣喷射音；年长患者，多半不能闻及。这种喷射音多发生在心尖部，其存在与否与主动脉瓣关闭音的响度密切相关。A_2减低，多无喷射音；A_2正常，多有喷射音。

5. 主动脉瓣狭窄性杂音　这种杂音的特征是：响亮、粗糙、呈递增、递减型，在胸骨右缘 1～2 肋间或胸骨左缘听诊最清楚，可向颈动脉，尤其是右侧颈动脉传导，10% 主动脉瓣狭窄患者，收缩期杂音最响部位在心尖部，特别是老年患者或者合并有肺气肿的患者易于发生这种情况。一般来说，杂音愈响，持续时间愈长，高峰出现愈晚，提示狭窄程度愈重。主动脉瓣狭窄患者，出现左心衰竭时，由于心排血量减少，杂音响度减低，甚至消失，隐匿性主动脉狭窄可能是顽固性心力衰竭的原因，应该注意搜寻。

四、实验室检查

（一）心电图

心电图的序列变化能较准确地反映"狭窄"的病程经过和严重程度：①轻度狭窄，心电图多属正常；②中度狭窄，心电图正常，或者 QRS 波群电压增高伴轻度 ST - T 改变；③重度狭窄，右胸前导联 S 波加深，左胸前导联 R 波增高，在 R 波增高的导联 ST 段压低、T 波深倒置。心电轴多无明显左偏。偶尔，心电图呈"微性梗死"图形，表现为右胸导联 R 波丢失。

心电图变化，还具有一定的预后意义。在主动脉瓣狭窄而发生猝死患者中，70% 患者心电图呈现左室肥厚伴 ST - T 改变，只 9% 的患者心电图正常。如果一系列心电图上，左室肥厚呈进行性加重，提示狭窄性病变在加重。

主动脉瓣狭窄患者，不论病情轻重，一般为窦性心律。如果出现心房颤动，年龄较轻者，提示合并有二尖瓣病变；年龄较长者，说明病程已属晚期。如前所述，这类患者，特别是同时有二尖瓣环钙化者，可出现各种心脏阻滞，其中以一度房室传导阻滞和左束支传导阻滞最常见，三度房室传导阻滞较少见。

（二）X 线检查

主动脉瓣狭窄患者，心影一般不大。但心形略有变化，即左心缘下 1/3 处稍向外膨出。

75%～85% 患者可呈现升主动脉扩张，扩张程度与狭窄的严重性相关性差，显著扩张提示主动脉瓣二瓣畸形或者合并有关闭不全。主动脉结正常或轻度增大。部分患者可见主动脉瓣钙化，35 岁以上的患者，透视未见主动脉瓣明显钙化可排除严重主动脉瓣狭窄。

左房呈轻度增大。如果左房明显扩大，提示二尖瓣病变、肥厚性主动脉瓣狭窄，或者主动脉瓣狭窄程度严重。

（三）超声心动图检查

可显示主动脉瓣开放幅度减小（常小于 15mm），开放速度减慢，瓣叶增厚，反射光点增大提示瓣膜钙化；主动脉根部扩大，左室后壁及室间隔呈对称性肥厚，左室流出道增宽。二维超声心动图可以发现二叶、三叶主动脉瓣畸形，如有瓣膜严重钙化、瓣膜活动度小、左室肥厚三项同时存在，则提示主动脉瓣狭窄严重。

Doppler 超声可测定心脏及血管内的血流速度，通过测定主动脉瓣口血流速度可计算出最大跨瓣压力阶差，亦可计算出主动脉瓣口面积，此结果与通过心导管测定的数字有良好的相关性。若将 Doppler 超声与放射性核素心血管造影联合检查，则计算出的主动脉瓣口面积的准确度更大。

（四）导管检查

对于 35 岁以上的患者，特别是具有冠心病危险因素的患者，应加作冠状动脉造影，以了解有无冠心病伴存。这类患者，不宜行左室造影。

（五）磁共振显像

可了解左室容量、左室质量、左室功能。也可对主动脉瓣狭窄严重程度作定量评价。

五、治疗

（一）无症状期处理

对于无症状的主动脉瓣狭窄患者，内科治疗包括：①劝告患者避免剧烈的体力活动；②各种小手术（如镶牙术、扁桃体摘除术等）术前，选用适当的抗生素以防止感染性心内膜炎；③风湿性主动脉瓣狭窄可考虑终生应用磺胺类药物或青霉素，预防感染性心内膜炎；④一旦发生心房颤动，应及早行电转复，否则可导致急性左心衰竭。

（二）有症状期

1. 手术治疗　凡出现临床症状者，即应考虑手术治疗。

2. 主动脉瓣球囊成形术（balloon aortic valvuloplasty）　这是20世纪80年代狭窄性瓣膜病治疗的一个进展，其优点在于无需开胸、创伤小、耗资低，近期疗效与直视下瓣膜分离术相仿。经30多年临床实践证明，该治疗方法有许多不足之处，诸如多数患者术后仍有明显的残余狭窄，主动脉瓣口面积增加的幅度极为有限，远期再狭窄发生率及死亡率均很高，因此应用受到限制。具体内容见心脏瓣膜病介入治疗章节。

（叶科峰）

第五节　主动脉瓣关闭不全

一、病因和病理变化

主动脉瓣关闭不全（aortic regurgitation）可因主动脉瓣本身的病变（原发性主动脉瓣关闭不全）和升主动脉的病变或主动脉瓣环扩张（继发性主动脉瓣关闭不全）所引起，根据发病情况又分为急性和慢性两种，临床上以慢性主动脉瓣关闭不全较多见，也是本节的重点。其病因分类详见表5-4。

表5-4　主动脉瓣关闭不全的病因分类

病损	慢性	急性或亚急性
瓣膜病变（原发性）	风湿性	感染性心内膜炎
	退行性钙化性	外伤性
	先天性	自发性脱垂或穿孔
	主动脉二叶瓣	
	室间隔缺损伴主动脉瓣受累	
	主动脉瓣穿孔	
	瓣膜脱垂综合征	
	结缔组织疾病	

病损	慢性	急性或亚急性
升主动脉病变（继发性）	系统性红斑狼疮 类风湿关节炎 强直性脊柱炎 年龄相关的退行性变 主动脉囊性中层坏死 二叶主动脉瓣 主动脉夹层	急性主动脉夹层 急性主动脉炎

主动脉瓣本身病变引起主动脉瓣关闭不全的常见病因有：风湿性心脏病、先天性畸形及感染性心内膜炎等。

风湿性心脏病所致的主动脉瓣关闭不全，系由风湿性主动脉瓣炎后瓣叶缩短、变形所引起，常伴有程度不等的主动脉瓣狭窄和二尖瓣病变，以男性多见。老年退行性钙化性主动脉瓣狭窄中75%合并有关闭不全（一般为轻度）。先天性主动脉瓣关闭不全，常见于二叶式主动脉瓣；偶尔，瓣膜呈筛网状发育不全，可引起单纯关闭不全。虽然先天性主动脉瓣叶窗孔是一常见畸形，但因它发生在主动脉瓣关闭线上方，因而罕有显著的主动脉瓣反流。此外，高位室间隔缺损亦可使主动脉瓣受累。

因单纯性主动脉瓣关闭不全而行主动脉瓣置换术的患者中，50%以上为继发于主动脉显著扩张的主动脉瓣关闭不全。升主动脉扩张的病因为主动脉根部病变，后者包括与年龄相关的退行性主动脉扩张、主动脉囊性中层坏死（单纯性或与Marfan综合征并存）、二叶主动脉瓣相关性主动脉扩张、主动脉夹层、成骨不全、梅毒性主动脉炎、Behcet综合征和体循环高血压等。

二、病理生理

正常时，主动脉与左室在舒张期的压力相差悬殊，如存在主动脉瓣关闭不全，则在舒张期即可有大量血液反流入左室，致使左室舒张期容量逐渐增大，左室肌纤维被动牵张。如左室扩张与容量扩大相适应，则左室舒张末期容量（LVEDV）虽增加，而左室舒张末期压（LVEDP）不增高，扩张程度在Starling曲线上升段，可以增强心肌收缩力。加之，由于血液反流，主动脉内阻抗下降，更有利于维持左室泵血功能，故能增加左室搏出量。随后，左室发生肥厚，室壁厚度与左室腔半径的比例和正常相仿，因此得以维持正常室壁张力。由于LVEDP不增加，左房和肺静脉压也得以保持正常，故多年不发生肺循环障碍。随着病情的进展，反流量必然越来越大，甚至达心搏出量的80%，左室进一步扩张、心壁肥厚，心脏重量可增加至1 000g以上，心脏之大（"牛心"），为其他心脏病所少见。此时，患者在运动时通过心率增快、舒张期缩短和外周血管扩张，尚可起到部分代偿作用。但长期的容量负荷过重，必然导致心肌收缩力减弱，继之心搏出量减少，左室收缩末期容量和舒张末期容量均增大，LVEDP升高，当后者逆传至左房、肺静脉时，就可引起肺淤血或发生急性肺水肿。此外，主动脉瓣关闭不全达一定程度时，主动脉舒张压即会下降，致冠状动脉灌注减少；左室扩大，室壁增厚，心肌氧耗量增加。两者共同促成心肌缺血加重。左心功能不全，最后亦可发展至右心功能不全。

三、临床表现

（一）症状

慢性主动脉瓣关闭不全患者，可能耐受很长时间而无症状。轻症者一般可维持 20 年以上。

1. 呼吸困难　最早出现的症状是劳力性呼吸困难，表示心脏储备功能已经降低，随着病情的进展，可出现端坐呼吸和阵发性夜间呼吸困难。

2. 胸痛　患者常诉胸痛，可能是由于左室射血时引起升主动脉过分牵张或心脏明显增大所致。心绞痛比主动脉瓣狭窄少见。夜间心绞痛的发作，可能是由于休息时心率减慢，舒张压进一步下降，使冠状动脉血流减少之故；亦有诉腹痛者，推测可能与内脏缺血有关。

3. 心悸　左室明显增大者，由于心脏搏动增强，可致心悸，尤以左侧卧位或俯卧位时明显，室性期前收缩伴完全性代偿间歇后的一次收缩可使心悸感更为明显。情绪激动或体力活动引起心动过速时，也可感心悸。由于脉压显著增大，患者常感身体各部位有强烈的动脉搏动感，尤以头颈部为甚。

4. 晕厥　罕见出现晕厥，但当快速改变体位时，可出现头晕或眩晕。

（二）体征

颜面较苍白，头随心搏摆动。心尖搏动向左下移位，范围较广。心界向左下扩大。心底部、胸骨柄切迹、颈动脉可触到收缩期震颤，颈动脉搏动明显增强。

主动脉瓣关闭不全的主要体征为：主动脉瓣区舒张期杂音，为一高音调递减型哈气样杂音，最佳听诊区取决于有无显著的升主动脉扩张。原发性者在胸骨左缘第 3～4 肋间最响，可沿胸骨左缘下传至心尖区；继发性者，由于升主动脉或主动脉瓣环可有高度扩张，故杂音在胸骨右缘最响。轻度关闭不全者，此杂音柔和、高调，仅出现于舒张早期，只在患者取坐位前倾、呼气末才能听到；较重关闭不全时，杂音可为全舒张期且粗糙；在重度或急性主动脉瓣关闭不全时，由于左室舒张末期压高至几乎与主动脉舒张压相等，故杂音持续时间反而缩短。有时由于大量急速反流可致二尖瓣提前关闭，而出现中、晚期开瓣音。如杂音带音乐性质，常提示瓣膜的一部分翻转、撕裂或穿孔。主动脉夹层分离有时也出现这种音乐性杂音，可能是由于舒张期近端主动脉内膜通过主动脉瓣向心室脱垂或中层主动脉管腔内血液流动之故。

严重主动脉瓣关闭不全时，在主动脉瓣区常有收缩中期杂音，向颈部及胸骨上凹传导，为极大量心搏量通过畸形的主动脉瓣膜所致，并非由器质性主动脉瓣狭窄所引起。反流明显者，在心尖区可听到一低调柔和的舒张期隆隆性杂音，称为 Austin-Flint 杂音，其产生机制为：①从主动脉瓣反流入左室的血液冲击二尖瓣前叶，使其震动并被推起，以致当左房血流入左室时产生障碍，出现杂音；②主动脉瓣反流血与由左房流入的血液发生冲击、混合，产生涡流，引起杂音，因为在置换了 Star-Edwards 球瓣患者并无可开合的瓣叶，也可听到此杂音。听到此杂音时，应注意与器质性二尖瓣狭窄所引起的舒张期杂音相鉴别。吸入亚硝酸异戊酯后，因反流减少，此杂音即减弱。左室明显增大者，由于乳头肌向外侧移位，在心尖区可闻及全收缩期杂音。主动脉瓣关闭不全，心尖区 S_1 正常或减低；A_2 可正常或增强（继发性），也可减低或缺失（原发性）。可在胸骨左缘闻及收缩早期喷射音，此与大量左室血流喷入主动脉，主动脉突然扩张而振动有关。若在心尖区听到第三心音奔马律，提示左室功能减退。

重度主动脉瓣关闭不全可致主动脉舒张压下降，根据直接测压，主动脉瓣关闭不全的舒张压最低可至 30 ~ 40mmHg。如舒张压 < 50mmHg，提示为严重主动脉瓣关闭不全。收缩压正常或升高，脉压增大。可出现周围血管征，如水冲脉（water - hammer）、"枪击音"（pistol shot sound）、毛细血管搏动及股动脉收缩期与舒张期双重杂音（Duroziez 征），有的患者其头部随心搏摆动（De - Musset 征）。

（三）辅助检查

1. X 线检查　左室增大，升主动脉扩张，呈"主动脉型"心脏。透视下见主动脉搏动明显增强，与左室搏动配合呈"摇椅样"搏动。病情严重者，左房亦显示扩大。如为继发性主动脉瓣关闭不全，可见升主动脉高度扩大或呈瘤样突出。在 Valsalva 动作下作逆行性升主动脉根部造影，大致可以估计关闭不全的程度，如造影剂呈喷射样反流仅见于瓣膜下，提示为轻度；如左室造影剂密度大于主动脉者，提示为重度；如造影剂已充填整个左室但密度低于主动脉，提示为中度关闭不全。荧光增强透视，有时可见主动脉瓣及升主动脉钙化。

2. 心电图检查　常示左室肥厚劳损伴电轴左偏；左室舒张期容量负荷过重可显示为：Ⅰ、aVL、$V_{3~6}$ 等导联 Q 波加深以及 V_1 出现小 r 波，左胸导联 T 波可高大直立，也可倒置。晚期左房也可肥大。如有心肌损害，可出现室内传导阻滞及左束支传导阻滞等改变。

3. 超声心动图检查　对主动脉瓣关闭不全有肯定的诊断价值，不但可以观测房室大小及主动脉的宽度，而且也可提示主动脉瓣的改变。慢性主动脉瓣关闭不全可见左室腔及其流出道与升主动脉根部内径增大，如左室代偿良好，尚可见室间隔、左室后壁及主动脉搏动增强；二尖瓣前叶舒张期可有快速振动。二维超声心动图可见主动脉关闭时不能合拢，有时也可出现扑动。Doppler 超声可见主动脉瓣下方舒张期涡流，其判断反流程度与心血管造影术有高度相关性。

超声心动图检查可帮助判断病因，如可显示二叶式主动脉瓣、瓣膜脱垂、破裂及升主动脉夹层等病变，还可显示瓣膜上的赘生物。

4. 放射性核素心血管造影　结合运动试验可以测定左室收缩功能，判断反流程度，和心导管检查时心血管造影术比较，有良好的相关性，此法用于随访有很大的实用价值。

四、预后

Bonow 等报告一组患者，患有严重主动脉瓣关闭不全，但无症状，左室射血分数正常。经 10 年随访，45% 以上患者仍保持无症状且有正常左室功能。美国 ACC/AHA 曾在关于瓣膜性心脏病处理指南中指出：①无症状主动脉瓣关闭不全患者，若左室收缩功能正常，那么每年症状性左室功能不全发生率不足 60%，无症状左室功能不全发生率不足 3.5%，猝死发生率不足 0.2%；②无症状主动脉瓣关闭不全患者，若左室收缩功能减低，每年将有 25% 患者出现心力衰竭症状；③有症状主动脉瓣关闭不全，年死亡率超过 10%。

一般来说，与主动脉瓣狭窄患者一样，一旦出现症状，病情常急转直下。心绞痛发生后，一般可存活 4 年；心力衰竭发生后，一般可存活 2 年。Dujardin 等对未经手术治疗的主动脉瓣关闭不全患者长期随访证明，心功能Ⅲ ~ Ⅳ级组 4 年存活率约 30%。

五、治疗

1. 随访 轻中度主动脉瓣关闭不全，每 1～2 年随访一次；重度主动脉瓣关闭不全，若无症状且左室功能正常，每半年随访一次。随访内容包括临床症状，超声检查左室大小和左室射血分数。

2. 活动 轻中度主动脉瓣关闭不全患者，或重度主动脉瓣关闭不全但无症状且左室射血分数正常患者，可从事一般体力活动；若有左室功能减低证据的患者，应避免剧烈体力活动。

3. 预防感染性心内膜炎 只要有主动脉瓣关闭不全，不论严重程度如何，均有指征应用抗生素类药物以预防感染性心内膜炎。

4. 血管扩张剂 慢性主动脉瓣关闭不全伴有左室扩大但收缩功能正常者，可以应用血管扩张剂，如口服肼屈嗪、尼群地平、非洛地平和血管紧张素转化酶抑制剂等。已有不少的随机性、前瞻性研究证明，上述药物具有良好的血流动力学效应。但是，有症状的慢性主动脉瓣关闭不全者，应首选主动脉瓣置换术，若患者不宜或不愿行手术治疗，也可应用血管扩张剂。

六、急性主动脉瓣关闭不全

急性主动脉瓣关闭不全最常见的病因是感染性心内膜炎、急性主动脉夹层、心脏外伤。其特征是心跳加快，左室舒张压增高。急性主动脉瓣关闭不全通常发生于左室大小正常的患者，后者对于突然增加的容量负荷不能适应。收缩期，左室难于将左房回血和主动脉反流充分排空，前向搏出量下降；舒张期，左室充盈突然增加，而室壁顺应性不能随之增加，因此舒张压快速上升（少数可与主动脉舒张压相等），在舒张早期即可超过左房压致使二尖瓣提前关闭。二尖瓣提前关闭，一方面，避免升高的左室舒张压向左房 - 肺静脉逆向传递；另一方面，左房排空受限，左房 - 肺静脉淤血，房壁和静脉壁顺应性又不能随之增加，因而左房压、肺静脉压、肺毛细血管压很快升高，肺淤血、肺水肿接踵而至。心跳加快，虽可代偿左室前向搏出量减少，使左室收缩压和主动脉收缩压不致发生明显变化，但在急性主动脉瓣关闭不全患者，血压常明显下降，甚至发生心源性休克。

（一）症状

突然发作呼吸困难，不能平卧，全身大汗，频繁咳嗽，咳白色泡沫痰或粉红色泡沫痰。严重者，烦躁不安，神志模糊，乃至昏迷。

（二）体征

面色灰暗，唇甲发绀，脉搏细数，血压下降，甚至呈休克状。

心尖搏动位置正常。第一心音减低，肺动脉瓣关闭音可增强，常可闻及病理性第三心音和第四心音。

急性主动脉瓣关闭不全也可在胸骨右缘第 2 肋间或胸骨左缘 3、4 肋间闻及舒张期杂音，与慢性主动脉瓣关闭不全杂音不同的是，该杂音仅限于舒张早期，调低而短促。其原因是随着左室舒张压上升，主动脉 - 左室压差迅速下降，反流减少或消失。常可在上述听诊部位闻及收缩期杂音，后者与舒张期杂音一起，组成来回性（to and fro）杂音。另外，可在心尖区闻及短促的 Austin – Flint 杂音。

听诊肺部，可闻及哮鸣音，或在肺底闻及细小水泡音，严重者满肺均有水泡音。

（三）辅助检查

1. 心电图　常见非特异性 ST 段和 T 波改变；病程稍长者，可出现左室肥厚图形。

2. X 线检查　常见肺淤血、肺水肿表现；心影大小多属正常，但左房可略显扩大。若为继发性急性主动脉瓣关闭不全，可见升主动脉扩张。

3. 超声检查　可见二尖瓣开放延迟，幅度减低，关闭提前。左室舒张末期内径正常。偶尔，随着主动脉和左室舒张压变化，可见主动脉瓣提前关闭。

（四）处理

急性主动脉瓣关闭不全的危险性比慢性主动脉瓣关闭不全高得多。常可因急性左室衰竭致死，因此应及早考虑外科手术。内科治疗只能作为外科手术术前准备的一部分。内科治疗包括吸氧，镇静，静脉应用多巴胺，或多巴酚丁胺，或硝普钠，或呋塞米。药物的选择和用量大小依血压水平确定。对于这类患者，禁止使用 β 受体阻滞剂，后者减慢心率，延长舒张期，增加主动脉瓣反流，使病情进一步恶化。主动脉内球囊反搏术也禁忌使用，该术可增加舒张期周围血管阻力，增加反流量，使病情加重。

（叶科峰）

第六节　三尖瓣狭窄

一、病因和病理

三尖瓣狭窄（tricuspid stenosis）几乎均由风湿病所致，少见的病因有先天性三尖瓣闭锁、右房肿瘤及类癌综合征。右房肿瘤的临床特征为症状进展迅速，类癌综合征更常伴有三尖瓣反流。偶尔，右室流入道梗阻可由心内膜心肌纤维化、三尖瓣赘生物、起搏电极及心外肿瘤引起。

风湿性三尖瓣狭窄几乎均同时伴有二尖瓣病变，在多数患者中主动脉瓣亦可受累。尸检资料提示，风湿性心脏病患者中大约 15% 有三尖瓣狭窄，但临床能诊断者大约仅 5%。

风湿性三尖瓣狭窄的病理变化与二尖瓣狭窄相似，腱索有融合和缩短，瓣缘融合，形成一隔膜样孔隙，瓣叶钙化少见。

三尖瓣狭窄也较多见于女性，可合并三尖瓣关闭不全或与其他任何瓣膜的损害同时存在。右房明显扩大，心房壁增厚，也可出现肝脾大等严重内脏淤血的征象。

二、病理生理

当运动或吸气使三尖瓣血流量增加时，右房和右室的舒张期压力阶差即增大。若平均舒张期压力阶差超过 5mmHg 时，即足以使平均右房压升高而引起体静脉淤血，表现为颈静脉充盈、肝大、腹水和水肿等体征。

三尖瓣狭窄时，静息心排血量往往降低，运动时也难以随之增加，这就是为什么即使存在二尖瓣病，左房压、肺动脉压、右室收缩压正常或仅轻度升高的原因。

三、临床表现

（一）症状

三尖瓣狭窄致低心排血量引起疲乏，体静脉淤血可引起消化道症状及全身不适感，由于颈静脉搏动的巨大"a"波，使患者感到颈部有搏动感。虽然患者常同时合并有二尖瓣狭窄，但二尖瓣狭窄的临床症状如咯血、阵发性夜间呼吸困难和急性肺水肿却很少见。若患者有明显的二尖瓣狭窄的体征而无肺淤血的临床表现时，应考虑可能同时合并有三尖瓣狭窄。

（二）体征

主要体征为胸骨左下缘低调隆隆样舒张中晚期杂音，可伴舒张期震颤，可有开瓣拍击音。增加体静脉回流方法可使之更明显，呼气及 Valsalva 动作屏气期使之减弱。风湿性者常伴二尖瓣狭窄，后者常掩盖本病体征。

三尖瓣狭窄常有明显体静脉淤血体征，如颈静脉充盈、有明显"a"波，吸气时增强，晚期病例可有肝大、腹水及水肿。

（三）辅助检查

1. X 线检查　主要表现为右房明显扩大，下腔静脉和奇静脉扩张，但无肺动脉扩张。

2. 心电图检查　示 P_{II}、V_1 电压增高（ $>0.25mV$ ）；由于多数三尖瓣狭窄患者同时合并有二尖瓣狭窄，故心电图亦常示双房肥大。

3. 超声心动图检查　其变化与二尖瓣狭窄时观察到的相似，M 型超声心动图常显示瓣叶增厚，前叶的射血分数斜率减慢，舒张期与隔瓣呈矛盾运动，三尖瓣钙化和增厚；二维超声心动图对诊断三尖瓣狭窄较有帮助，其特征为舒张期瓣叶呈圆顶状，增厚、瓣叶活动减低、开放受限。

四、诊断及鉴别诊断

根据典型杂音、右房扩大及体循环淤血的症状和体征，一般即可做出诊断。对诊断有困难者，可行右心导管检查，若三尖瓣平均跨瓣舒张压差大于 2mmHg，即可诊断为三尖瓣狭窄。应注意与右房黏液瘤、缩窄性心包炎等疾病相鉴别。

五、治疗

限制钠盐摄入及应用利尿剂，可改善体循环淤血的症状和体征。严重三尖瓣狭窄（舒张期跨三尖瓣压差 $>5mmHg$，瓣口面积 $<2.0cm^2$），应考虑手术治疗。由于几乎总合并有二尖瓣病，两个瓣膜病变应同期进行矫治。

（叶科峰）

第七节　三尖瓣关闭不全

一、病因和病理

三尖瓣关闭不全（tricuspid regurgitation）罕见于瓣叶本身受累，而多由肺动脉高压致右室扩大、三尖瓣环扩张引起，常见于二尖瓣狭窄及慢性肺心病。一般来说，当肺动脉收缩压超过55mmHg，即可引起功能性三尖瓣关闭不全。少见者如风湿性三尖瓣炎后瓣膜缩短变形，常合并三尖瓣狭窄；先天性如艾伯斯坦畸形；亦可见于感染性心内膜炎所致的瓣膜毁损，三尖瓣黏液性退变致脱垂，此类患者多伴有二尖瓣脱垂，常见于Marfan综合征；亦可见于右房黏液瘤、右室心肌梗死及胸部外伤后。

后天性单纯性三尖瓣关闭不全可发生于类癌综合征，因类癌斑块常沉着于三尖瓣的心室面，并使瓣尖与右室壁粘连，从而引起三尖瓣关闭不全，此类患者多同时有肺动脉瓣病变。三尖瓣关闭不全时常有右房、右室明显扩大。

二、病理生理

三尖瓣关闭不全引起的病理生理变化与二尖瓣关闭不全相似，但代偿期较长；病情若逐渐进展，最终可导致右室右房扩大，右室衰竭。肺动脉高压显著者，病情发展较快。

三、临床表现

（一）症状

三尖瓣关闭不全合并肺动脉高压时，方才出现心排血量减少和体循环淤血的症状。

三尖瓣关闭不全合并二尖瓣疾患者，肺淤血的症状可由于三尖瓣关闭不全的发展而减轻，但乏力和其他心排血量减少的症状可更为加重。三尖瓣关闭不全若不伴肺动脉高压，患者可长期无症状。

（二）体征

主要体征为胸骨左下缘全收缩期吹风性杂音，吸气及压迫肝脏后可增强；如不伴肺动脉高压，杂音见于收缩早期，有时难以闻及。当反流量很大时，有第三心音及三尖瓣区低调舒张中期杂音。颈静脉脉波图V波增大；可扪及肝脏搏动。瓣膜脱垂时，在三尖瓣区可闻及非喷射性喀喇音。其体循环淤血体征与右心衰竭相同。

四、辅助检查

1. X线检查　可见右室、右房增大。右房压升高者，可见奇静脉扩张和胸腔积液；有腹水者，横膈上抬。透视时可看到右房收缩期搏动。

2. 心电图检查　无特征性改变，可示右室肥厚劳损，右房肥大；并常有右束支传导阻滞。

3. 超声心动图检查　可见右室、右房、三尖瓣环扩大；上下腔静脉增宽及搏动；二维超声心动图声学造影可证实反流，多普勒可判断反流程度。

4. 右心导管检查　当超声检查尚难得出明确结论性意见，或临床判断与超声检查有矛盾时可考虑行右心导管检查。做该检查时，无论三尖瓣关闭不全病因如何，均可发现右房压和右室舒张末压升高；右房压力曲线可见明显V波或C-V波，而无X谷。若无上述发现，可排除中重度三尖瓣关闭不全。随着三尖瓣关闭不全程度加重，右房压力波形愈来愈类似于右室压力波形。令患者深吸气，右房压力不像正常人那样下降，而是升高或者变化不大，是三尖瓣关闭不全的特征性表现。若肺动脉或者右室收缩压高于55mmHg，提示三尖瓣关闭不全为继发性（或功能性）；若肺动脉或右室收缩压低于40mmHg，说明三尖瓣关闭不全为原发性，即三尖瓣本身或其支持结构病变。

五、诊断及鉴别诊断

根据典型杂音，右室右房增大及体循环淤血的症状和体征，一般不难做出诊断。但应与二尖瓣关闭不全、低位室间隔缺损相鉴别。超声心动图声学造影及多普勒可确诊，并可帮助作出病因诊断。

六、治疗

三尖瓣关闭不全若不伴肺动脉高压，一般无症状，无需手术治疗；若伴肺动脉高压，可行三尖瓣环成形术，后者为目前广泛应用的术式，实践证明疗效良好。

某些严重的原发性三尖瓣关闭不全可能需行人工瓣膜置换术。鉴于三尖瓣位人工机械瓣发生血栓栓塞的风险大，因此多采用生物瓣，生物瓣的优势是无需长期抗凝治疗，而且耐久性也不错（可达10年以上）。

（叶科峰）

第八节　肺动脉瓣疾病

一、病因和病理

原发性肺动脉狭窄，最常见的是先天性肺动脉瓣狭窄，可合并房间隔缺损或主动脉骑跨；可继发或伴发漏斗部狭窄。风湿性心脏病多累及多个瓣膜；其他少见的病因有右心感染性心内膜炎后粘连、类癌综合征、Marfan综合征等。

肺动脉瓣关闭不全，多由肺动脉高压引起的肺动脉干根部扩张所致，常见于二尖瓣狭窄，亦可见于房间隔缺损等左至右分流先天性心脏病。罕见的病因有风湿性单纯肺动脉瓣炎、Marfan综合征、先天性肺动脉瓣缺如或发育不良，感染性心内膜炎引起瓣膜毁损、瓣膜分离术后或右心导管术损伤致肺动脉瓣关闭不全。

二、病理生理

肺动脉瓣狭窄时，右室收缩压升高，右室肥大；肺动脉压正常或偏低，收缩期肺动脉瓣两侧出现压力阶差。在严重狭窄时，其跨瓣压力阶差可高达240mmHg。狭窄愈重，右心衰竭的临床表现出现愈早。如合并先天性房间隔缺损等左至右分流先天性心脏病，则右至左分流出现较早。

肺动脉瓣关闭不全不伴肺动脉高压者，由于反流发生于低压低阻力的小循环，故血流动力学改变通常不严重。若瓣口反流量增大可致右室容量负荷增加，引起右室扩大、肥厚，最后导致右心衰竭。伴发肺动脉高压、出现急性反流或反流程度重者，病情发展较快。

三、临床表现

轻中度肺动脉瓣狭窄，一般无明显症状，其平均寿命与常人相近；重度狭窄者，运动耐力差，可有胸痛、头晕、晕厥、发绀。主要体征是肺动脉瓣区响亮、粗糙、吹风样收缩期杂音，肺动脉瓣区第二心音（P_2）减弱伴分裂，吸气后更明显。肺动脉瓣区喷射音表明瓣膜无重度钙化，活动度尚可。先天性重度狭窄者，早年即有右室肥厚，可致心前区隆起伴胸骨旁抬举性搏动。持久发绀者，可伴发杵状指（趾），但较少见。

不伴肺动脉高压的单纯肺动脉瓣关闭不全，右室前负荷虽有所增加，但患者耐受良好，可多年无症状。伴肺动脉高压的肺动脉瓣关闭不全，其临床症状多为原发疾病所掩盖，这种继发性肺动脉瓣关闭不全通常伴有右室功能不全发生，前者可使后者进一步加重。主要体征为肺动脉瓣区舒张早期递减型哈气样杂音，可下传至第 4 肋间。伴肺动脉高压时，肺动脉瓣区第二心音亢进、分裂。反流量大时，三尖瓣区可闻及收缩期前低调杂音（右侧 Austin – Flint 杂音）。如瓣膜活动度好，可听到肺动脉喷射音。

四、辅助检查

（一）X 线检查

肺动脉瓣疾病者示右室肥厚、增大。单纯狭窄者，肺动脉干呈狭窄后扩张，肺血管影稀疏；肺动脉瓣关闭不全伴肺动脉高压时，可见肺动脉段及肺门阴影尤其是右下肺动脉影增大。

（二）心电图检查

示右室肥厚劳损、右房增大，肺动脉瓣狭窄者，常有右束支传导阻滞。

（三）超声检查

肺动脉瓣狭窄，超声心动图检查可发现右房、右室内径增大，右室壁肥厚，室间隔与左室后壁呈同向运动；肺动脉干增宽；肺动脉瓣增厚，反光增强，开放受限，瓣口开放面积缩小；采用多普勒技术可测量跨肺动脉瓣的压力阶差。

肺动脉瓣关闭不全，若有肺动脉高压，超声检查除可发现原发病表现外，还可发现肺动脉增宽，右室肥厚，扩大；若无肺动脉高压，右室改变相对较轻。采用多普勒技术可半定量测定肺动脉瓣口反流量。

五、诊断及鉴别诊断

根据肺动脉瓣区典型收缩期杂音、震颤及肺动脉瓣区第二心音减弱可作出肺动脉瓣狭窄的诊断。借助二维超声心动图及右室 X 线造影，可帮助鉴别肺动脉瓣狭窄、漏斗部狭窄及瓣上狭窄。

根据肺动脉瓣区舒张早期杂音，吸气时增强，可作出肺动脉瓣关闭不全的诊断。多普勒图像可帮助与主动脉瓣关闭不全的鉴别。

六、治疗

肺动脉瓣狭窄者，当静息跨瓣压力阶差达 40mmHg 以上时，可作直视下瓣膜分离术或切开术，或行经皮球囊瓣膜成形术，但以后者为首选。

无肺动脉高压的肺动脉瓣关闭不全，患者通常无症状，无需治疗。有肺动脉高压的肺动脉瓣关闭不全，治疗包括：①酌情治疗原发病（如二尖瓣狭窄、房间隔缺损、室间隔缺损）；②治疗肺动脉高压，可使用血管扩张剂（包括血管紧张素转化酶抑制剂）；③治疗右室衰竭。

（叶科峰）

第六章

心脏性猝死

第一节　心脏性猝死的病理生理与病因

在美国，每年有超过 25 万人突然死于心血管疾病的某些形式。在过去 30 年来，由于很多医疗技术取得的进展，医生确定和改善与突发死亡相关的危险因素，对受害者的心脏复苏，规定为防止复发的具体抗心律失常治疗的能力提高，年龄调整后的猝死病死率大幅度下降。然而，老年人的人口在增多，心搏骤停仍然是一个重要问题。

从简单的意义上而言，任何死亡都可以考虑为突然死亡。然而，为了一般临床用途，"心脏性猝死"一词通常是保留给那些直到终末事件之前，心脏功能稳定的患者，死亡发生在症状出现的短时间内（通常定义为少于 1h）。一些专家更喜欢用"瞬间死亡"，即无前驱症状，死亡立即发生。瞬时死亡通常被假定为是由于原发性心律失常，但其他灾难性事件，如大的肺动脉栓塞、主动脉瘤破裂、卒中也可能导致瞬间死亡；必须注意的是，并非所有心律失常死亡都是突然的，例如，心脏复苏的患者可能在几天或几周后死于心搏骤停的并发症。这种死亡是由于心律失常，但不符合瞬间或突然死亡定义的标准。

有效地评估和治疗有心搏骤停和猝死风险的患者，需要认识有关的病理生理学机制、主要的预防措施、复苏的技术和结果、发作后的幸存者的治疗和预防。

心脏性猝死有数种不同的电生理机制。从院外检查心搏骤停的动态心电图记录看出，最常见的初发心律失常为心室颤动或快速心室性心动过速。也观察到缓慢性心律失常，包括房室传导阻滞、心脏停搏或电机械分离。在有严重的基础性心脏病，老人和有突发灾难如肺栓塞、急性心肌梗死、主要血管破裂或主要神经系统病变的患者心律失常的患病率较高。本章的重点主要讨论心律失常是突然死亡的首要原因。

（一）冠状动脉疾病

虽然猝死可能发生在所有形式的心脏病，在美国和欧洲，冠状动脉疾病是心脏性猝死受害者中最常见的诊断（表 6-1）。在冠心病患者中，有几个机制可以产生致命性心律失常，而且往往难以准确界定引起发作的因素。一个极端的病例是：以往心室正常的患者，有一支主要的外膜冠状动脉急性闭塞，可以在急性心肌梗死的第 1min 发生心室颤动。这类患者代表事先没有相关的瘢痕，纯粹是缺血性损伤的例子。另一极端的例子是病史上有单个冠状动脉闭塞和陈旧性心肌梗死的患者，梗死后的瘢痕为导致血流动力学紊乱和突然死亡的快速折返性室性心动过速提供了解剖学的基础,急性缺血无须参与。在冠状动脉疾病的患者中,猝死风险最高的患者可能是有多支冠状动脉疾病和以前梗死后的一处或多处心肌瘢痕。即使这样的人,心搏骤停也可能是冠状动脉疾病的第一个临床表现。在过去的 20 年,由于急性心肌梗死的治疗变得更加积极,心肌梗死导致典型瘢痕的性质也已改变。动脉瘤形成瘢痕组织的密度与单形性室性心动过速相关的典型基质,现在已不太常见。经现行的标准治疗后,经过药理或机械灌注,梗死区展示多片状纤维化,在此领域内,紊乱性心律失常占主导地位。在有这种复杂基质的患者,猝死被认为是由于某些触发事件之间复杂的相互作用,如缺血、自主神经系统功能紊乱、电解质不平衡或药物毒性、不稳定的电生理环境和以前的梗死导致。

尸体解剖和临床研究都强调这种复杂性。在猝死的受害者中发现,冠状动脉血栓或斑块破裂的可能性高达 50%,但在医院外复苏成功的患者中,发现有新 Q 波的心肌梗死者,只有大约 25%。在心搏骤停幸存者的血管造影研究结果表明,冠状动脉的病变长而弥漫不规则,有溃疡,与急性冠状动脉综合征患者看到的类似。针对缺血的治疗,可减少猝死的发生率。现已证明,积极的心肌血运重建的外科手术可减少猝死的病死率。在冠状动脉旁路手术(CABG - Patch)试验中,在做血运重建手术时,置入心脏除颤器(ICD)患者的生存率没有高于对照组。在此混乱的基础上,对任何冠状动脉疾病的患者都应谨慎地考虑到,缺血是突然死亡的一个重要、潜在、可逆的危险因素,即使临床没有心绞痛。在以前无症状的人,冠状动脉疾病仍可能是猝死的原因。严重的冠状动脉疾病可能无症状或无法识别,在一般人口中有大量的这种人。在所有由于冠状动脉疾病突发心脏病死亡者中,高达 50% 可能为以前不知道已有冠状动脉疾病者。

引起猝死的其他冠状动脉疾病罕见。冠状动脉起源异常可能引起心肌瘢痕或心室晚电位性心动过速或急性间歇性缺血介导的心律失常。与冠状动脉痉挛、栓塞、外伤、夹层或动脉炎患者可能会导致猝死的机制类似。

表 6 - 1　与猝死相关的心脏状况

冠状动脉疾病	先天性心脏病
动脉粥样硬化	浸润型心肌病
急性缺血或梗死	原发性肺动脉高压
陈旧性心肌梗死	心肌炎
先天性冠状动脉异常	南美锥虫病
其他	心脏受累的神经肌肉疾病
痉挛	原发性电生理异常
动脉炎	长 QT 综合征:获得性和先天性
夹层	Brugada 综合征
主动脉疾病	儿茶酚胺多形性室性心动过速　预激综合征
马方综合征	先天性房室传导阻滞
主动脉瘤	其他
心肌疾病	药物摄入
肥厚型心肌病	心脏震荡
扩张型心肌病	电解质紊乱
心脏瓣膜病	与饮食有关
致心律失常性右心室心肌病	

（二）肥厚型心肌病

在肥厚型心肌病，猝死往往发生在事先没有心脏病症状的年轻人。似乎是剧烈运动时的过量事件。在有肥厚型心肌病家族史的家系中，一些青少年或年轻人猝死的发病率比老年成员的发病率较高。其他家庭年轻成人的猝死少见，但可能会出现在发生心力衰竭之后。

已确定肥厚型心肌病患者猝死的几个临床危险因素。包括猝死家族史、复发性、不明原因的晕厥，在动态监测中发现的非持续性室性心动过速、运动时的低血压和重度左心室肥厚（＞30mm）。对肥厚型心肌病患者的遗传研究已发现，有基因突变的心肌蛋白质超过10个。有些突变（例如在肌钙蛋白 T 的突变）可能与猝死的高风险相关，甚至在没有左心室肥厚的情况下，也可发生突然死亡。多形性室性心动过速或心室颤动被认为是肥厚型心肌病患者心搏骤停时的最初心律失常，而不是与瘢痕有关的心肌内折返的单形性室性心动过速。在肥厚型心肌病患者发现，由于严重的肥厚和传导系统疾病，在浦肯野系统出现的折返可导致持续性室性心动过速，进而导致血流动力学的虚脱和猝死。肥厚型心肌病患者也有由于房室传导阻滞和室上性心律失常而导致猝死的风险，因为任何可引起严重肥厚室壁缺血的节律变化都可能产生致命的心律失常。

（三）非缺血性扩张型心肌病

在心搏骤停后复苏的患者中，大约有10%的原发性心脏病诊断为非缺血性扩张型心肌病。在所有死于非缺血性扩张型心肌病的患者中，约有一半患者为猝死。与某些形式的肥厚型心肌病的情况相反，在扩张型心肌病患者，猝死往往发生在血流动力学症状已发生一段时间后，病程相对较晚的时期。各种不同的心律失常都与猝死相关，单形和多形室性心动过速都可在非缺血性心肌病、扩张型心肌病患者中看到。室内传导延迟可能由浦肯野系统内的微折返造成室性心动过速。在有此种心律失常的患者，可用束支之一的导管消融治疗。在心肌病和非常严重心力衰竭的患者，记录到的心搏骤停初始节律为缓慢性心律失常者，多达50%，而非快速性心律失常。

（四）其他心脏疾病

在心脏瓣膜疾病，可能在几个方面发生猝死。在先天性主动脉瓣狭窄的青年患者，猝死往往与用力有关。至于其他形式的心脏瓣膜疾病，猝死的发生通常较晚，常见于有严重心力衰竭和心室肥厚的患者。虽然有症状的房性、室性心律失常在二尖瓣瓣膜脱垂的患者中常见，真正危及生命的心律失常罕见，除非在一些复杂的情况下，如长 QT 综合征、电解质不平衡或药物毒性。在肺动脉高压的患者，可能由于血流动力学的原因、缓慢性心律失常或快速性心律失常，发生突然死亡。

致心律失常性右心室心肌病（ARVC）主要是右心室受累的区域性心肌病。已经完成的基因研究发现，桥粒蛋白中的1个基因突变。这些患者通常有左束支传导阻滞型室性心动过速。在有致心律失常性右心室心肌病和室性心动过速的患者，可能有或没有右心功能不全的症状和体征，临床病程的变异很大。

在大多数形式的先天性心脏病患者，如无严重心力衰竭、心室肥厚或低氧血症的情况，突然性心律失常的死亡少见。然而，法洛四联症经历成功的外科手术患者，心室切开术或室间隔修补后的瘢痕可引起晚电位性室性心动过速。

（五）遗传性心律失常综合征

先天性长 QT 综合征是一种家族性的疾病，以心脏复极延长为特点，心电图上 QT 间期延长，有可能发生多形性室性心动过速，并可能发展为心室颤动。编码离子通道蛋白基因突变所致的长 QT 综合征是最常见的类型。由此产生的离子通道功能障碍导致心室动作电位的复极相延长。可促进多形性室性心动过速，是由除极后动作电位的早期振荡引发。在这些有突变的患者，电解质不平衡、心动过缓或暂停、突然交感神经刺激与药物作用都可能进一步延长复极和触发急性发作。重要的是要认识长 QT 综合征的患者，因为标准抗心律失常药物可能使状况恶化。

短 QT 综合征是由钾离子流复极功能变异，使钾离子流增多造成，已有报道与猝死有关。

Brugada 综合征是另一个与猝死有关的家族性疾病。这些人有不完全或完全性右束支传导阻滞，其心电图上在 V_1 和 V_2 导联的 ST 段抬高。这些患者表现自发性多形性室性心动过速和心室颤动，通常在睡眠时发作。有一些 Brugada 综合征患者，在钠离子通道的基因（SCN5A）突变，在动作电位的平台期钠离子内流减少。认为不寻常的心电图表现是由右心室心外膜的离子通道功能明显障碍所致。

儿茶酚胺引起的多形性室性心动过速是一种罕见的综合征，即在交感神经受刺激或锻炼时暴发的快速性室性心动过速。此综合征是遗传性异质，有心肌肌质网 Ryanodine 受体 II 型和肌钙蛋白编码基因的突变。

（六）药物诱发的心律失常

药物毒性也可导致猝死。各种药可影响心脏的电生理，并导致致命性的心律失常。即使以上描述的用于心房颤动和室上性心动过速的所有抗心律失常药，也可能在心室导致心律失常的反应。其他的心脏性和非心脏性药物也可引起心律失常。最常见的机制是 IKr 阻滞。药物的致心律失常作用有多个因素。危险因素包括：电解质紊乱、年龄、女性、基因多形性或突变、左心室肥厚和心动过缓。

在严重电解质紊乱和异常饮食病史（如神经性厌食症和液体蛋白饮食历史），甚至在无明显心脏疾病的情况下，也可能发生潜在、致命的室性心律失常。

（七）其他心律失常

在无明显结构性心脏病的人，若干电生理异常可发生猝死。如果为非常迅速心室率的室上性心律失常，可引起血流动力学的虚脱，演变为心室颤动。预激综合征者通过旁路快速传导而伴发心房颤动，是与猝死相关最常见的心律失常，但偶尔也有其他室上性心律失常可诱发猝死。虽然由于预激综合征导致的猝死罕见，但猝死可能是此综合征的第一临床表现。

缓慢性心律失常也可能和猝死有关。在先天性完全房室传导阻滞，逸搏起搏点随着时间的推移可能会退化，使心动过缓的患者对出现的室性心律失常变得越来越不能适应。大多数以前健康成年人的心动过缓是窦房结功能障碍或心脏传导阻滞所致，常有一些逸搏起搏点，至少可支持重要器官。因此，在没有严重心功能不全、其他并发疾病、电解质不平衡、药物毒性或长期拖延对心动过缓治疗的心律失常患者，突然死亡的病例很少见。

最近认识到，心脏结构正常的年轻人的猝死综合征是心脏震荡。在运动中，胸部受到一个尖锐的打击后发生心室颤动。动物模型显示，在 T 波易损段，适时的胸部撞击可诱发心室颤动。据推测，其机制与人类综合征的机制类似。

不是所有的心脏结构正常的室性心律失常患者都有猝死的风险。在心脏结构正常，有单形性室性心动过速的患者，猝死是非常罕见的。在心脏结构正常的患者，持续性单形室性心动过速有两种最常见的形式：或发自与有左束支传导阻滞的右心室流出道，或发自有右束支传导阻滞的下间隔区和左轴模式。这两种形式的室性心动过速通常血流动力学耐受性良好，很少导致血流动力学性虚脱。

（遇　准）

第二节　心搏骤停的治疗

一、心搏骤停的处理：初步复苏

40年前已应用经胸除颤，从以社区为基础的方案发展为抢救医院外心搏骤停的患者。一个成功的系统包括：教育市民，使他们能够提供至少基本的心肺复苏（CPR）和一个有组织的结构，以提供院外更有效的生命支持。由于从心搏骤停到实施有效的治疗之间的时间很短，即使是最好的社区方案，从成功复苏到患者能生存到出院者，仅有20%~30%。已经确定几个因素有利于良好的结果。也许最重要的是从心搏骤停到有组织的心律恢复的时间。如果有效的节律没有在4~8min恢复，生存者不太可能保存完好的神经功能。现场的人做及时的心肺复苏可以使这个生存窗口延长几分钟。

由于早期除颤是生存的关键，以加快除颤知识的社会方案，已被广泛采用，但成果有限。初步努力为训练急救医疗技术人员，使他们掌握基本心肺复苏和先进的心脏生命支持技术，能更好地完成紧急电话的急救任务。这些计划的成功与否决定于患者心搏骤停后，急救人员达到的最初的几分钟，以及这些受过训练的急救医疗技术人员的反应能力。公众可获取自动体外除颤器（AEDS）为医院外心搏骤停的患者进一步提高生存率提供了潜力。自动体外除颤器通过放置在胸部的电极片与失去知觉的人连接，除颤器内有个分析患者节律的微处理器。心室颤动和快速室性心动过速被准确地证实为"电击"的节律，自动体外除颤器可识别和指示救援人员按下按钮，提供一次电击。最近已推出，为非专业的家庭成员设计的自动体外除颤器是可穿戴的背心，只要稍经培训就会应用，不需要救援人员操作。当前强调现场的人做心肺复苏技术的重要性，可及时维持有效的胸外按压。

基本和先进的心脏生命支持技术的讨论超出了本章的范围。对于室性心动过速或室颤，除颤或早期复苏是患者生存的关键。对于心脏停搏或无脉搏的电活动患者的生存前景暗淡，除非为可逆的原因所致，并可以立即识别和纠正。

二、心搏骤停幸存者的处理：住院期

入院前即使在有效心脏护理方案的社区也只有一小部分心搏骤停的患者能够活到入院。为了这些心搏骤停幸存者的优化管理，需要一个系统化的方法。首先，必须确定复苏潜在的并发症和治疗。其次，应当决定可能的原因，包括可逆的诱发事件，任何潜在心脏病的性质和严重程度，造成此次心搏骤停的心律失常。最后，可以选择的治疗和评估其成功的潜力。

（一）复苏的并发症

只有一部分心搏骤停早期除颤的幸存者是清醒的，并在入院后获得功能的完全恢复。多数患者会有从心搏骤停或复苏本身造成的肺、心脏和神经系统的并发症。肺部并发症通常是由于是胃内容物的误吸或胸部按压造成的胸廓机械损伤。应仔细检查胸壁，触诊，如果必要时需固定。在极端情况下，胸椎骨骨折可能导致连枷胸，或可能发生肝、脾撕裂伤。胸部 X 线检测可能有助于发现吸入物，但为了证实延迟出现的浸润性炎症，可能需要多次检查。如果胸部 X 线片已经放置在中央线，也可用以确认气管的位置，以排除气胸。在入院后早期阶段，往往需要机械通气，允许适当的氧合和肺部净化，这可能需要使用肌肉松弛药和镇静药。

心搏骤停产生一个时期的全心脏缺血，往往造成心脏的休克期，定义为可逆的心脏收缩功能减低。这有两个重要的意义。首先，在复苏后的早期阶段，强心药甚至机械支持（如主动脉内球束反搏）可能是必要的，以维持重要器官的灌注。其次，任何急性的心室功能评估可能会高估永久性功能障碍。因此，在心搏骤停几天后测量的低射血分数可能不是最终准确衡量的心脏功能。心搏骤停后的心电图和酶的数据往往难以解释。通常，只在心搏骤停前有胸部疼痛、并记录到 ST 段抬高或新 Q 波的患者，可确定急性心肌梗死作为患者的主要事件。没有新的心肌梗死记录的患者，患者的心脏功能可能有希望最终恢复到心搏骤停之前，但是这可能需要几个星期。在立即复苏后期间，心律失常常见。它们可能类似于那些最初产生骤停的心律失常，也可能是由血流动力学异常及多器官功能衰竭导致新的心律失常。没有任何单一的针对这些心律失常的有效治疗，必须试用抗心律失常药、β 肾上腺素能受体阻滞药、强心药和其他措施，以改善血流动力学。最近，在入院前使用静脉胺碘酮的研究表明，有改善自发恢复循环和入院的生存率，但对入院至出院的生存率没有明确的有利影响。

心搏骤停后神经损伤迅速发生。除非除颤后循环几乎是立即自发恢复，患者入院时为昏迷状态，在早期阶段往往是很难准确地评估功能恢复的潜力。可能保留脑干的反射，但它们的存在并不一定可预测为有利的结果。广泛或局部癫痫发作、去大脑或去皮质状态、非自主呼吸可能使机械通气困难。经常需要神经肌肉阻断药，抗惊厥药和镇静药，及进一步阻碍了做出准确的神经学评估的能力。在没有严重并发症的患者，支持治疗至少应持续 24h。最近的研究表明，心搏骤停复苏后昏迷的患者，轻度低温（32～34℃的 12～24h）可改善神经功能的恢复。在心搏骤停后 72h 之内，意识恢复的患者预后良好，其中许多将完全恢复及很少或没有长远的神经系统损害。如果昏迷持续时间超过 72h，少数患者可存活。这些患者往往有持续性严重的运动和认知缺陷。对于后者，关于延长人工支持的决定，往往很困难，需要结合各种医疗、道德和社会因素加以考虑。

（二）诊断性研究

1. 无创评估心脏结构性疾病　一旦患者恢复，就可能长期生存，应该努力确定基本心脏疾病的类型和程度。

（1）心电图：虽然除颤后的初始心电图提供第一次信息，可能会产生误导。以前有 Q 波的导联，常见暂时性 ST 段抬高，不总是意味着新的心肌梗死是心搏骤停的主要原因。只有在心搏骤停之前、正常节律时记录到 ST 段抬高或者出现新的 Q 波，才可做出急性心肌梗死的明确诊断。这种区分很重要，有两个原因：①新的 ST 段抬高型心肌梗死患者是急性机械或药物灌注的候选人；②与新的心肌梗死诱发心室颤动复苏有关的预后，与有同样大小的下壁梗死而无心搏骤停的患者无显著的不同。如果有疑问，急性期做心导管可能是必要的。更常见的是，复苏后心电图将显示这些慢性疾病的证据，包括陈旧性 Q 波、传导缺陷或肥厚。

ST 段和 T 波异常，几乎出现在所有复苏后的患者，但其意义有限。心电图还可以用于诊断先天性和获得性长 QT 综合征、Brugada 综合征、预激综合征、心肌病和先天性心脏病。

（2）超声心动图：在复苏后不久，可在冠心病监护病房做超声心动图，为了解心脏的功能和解剖，提供无创性评估。在早期，二维超声心动图可提供有关心室的大小、瓣膜异常、心室功能的有价值信息。系列研究往往有助于休克后初期及其后心功能恢复的记录。

（3）其他非侵入性试验：其他非侵入性检测在一些病例可能有价值。磁共振成像对致心律失常性右心室心肌病和心肌炎的患者特别有价值。正电子发射断层扫描、磁共振成像和同位素灌注扫描可能有助于评估心功能差的区域内心肌的存活性。存活的心肌，可能影响任何企图做适当的心肌血运重建术可行性的决策。

2. 结构性心脏病的介入性评估　心导管检查可为心脏结构、功能和血液供应提供最完整的评估，实质上，几乎所有心搏骤停的幸存者都应考虑履行。在美国和欧洲，发现心搏骤停的患者中大约 80% 的患者是冠状动脉疾病。在冠状动脉疾病，意外的心搏骤停主要发生在两个临床情况：有和没有陈旧性心肌梗死的急性梗死和短暂缺血。

心肌梗死急性阶段发生心搏骤停存活者的预后，决定于心室损伤的总量、残留严重缺血以及心搏骤停的任何非心脏性并发症是否完全恢复。这些患者的治疗应与其他的急性心肌梗死患者类似，特殊的是不需要确定长期的抗心律失常治疗。在没有新的 Q 波心肌梗死心搏骤停的患者，缺血的作用是有争议的。正如前述，在心搏骤停幸存者的冠状动脉造影或猝死者的尸体解剖中，往往看到长的、溃疡性冠状动脉病变。如果在左心室功能完全正常的患者，发现这些病变，被认为单从这些病灶引起的缺血可能是心搏骤停的原因。纠正心肌缺血的血运重建术是最合适的，而且有时也是唯一需要的治疗。更常见的是既有潜在的急性缺血，又有固定的瘢痕，两者间复杂的相互作用是心搏骤停的原因。

3. 心律失常的诊断　各种不同的心律失常可导致心搏骤停和猝死。室上性快速性心室率的心律失常和原发性缓慢性心律失常是心搏骤停的罕见原因。然而，重要的是对这些心律失常患者的诊断，因为他们会需要不同的治疗方法。室性心动过速和心室颤动是医院外心搏骤停最常见的原因，评估和治疗这些心律失常将是本章的重点。

（1）无创评估：无创检测在遭受心搏骤停患者的作用是有限的，因为心搏骤停的历史已经证明他们是高危险群。但是，在已知有心脏疾病的患者，无创检测常常被用以评估未来的事件与风险。

在某些运动诱发室性心动过速或确定心脏性猝死是否由缺血诱发的患者，运动试验可能有用。长 QT 综合征患者的 QT 间期的异常延长，与先天性心脏传导阻滞患者的心律失常，也可能用以确定未来风险的标记。但是，在大多数情况下，运动试验可提供潜在缺血的有关资料，而不是诊断心律失常的机制或指导治疗。

在心搏骤停的幸存者中，动态心电图监测很少有益，但在有不同心脏病的患者，心搏骤停复苏后的随访中，如有频繁和复杂的室性早搏和不正常的心率变异为猝死危险因素。人口研究中发现频繁或复杂的心室异位早搏与猝死和非心脏性猝死的危险增加有关。不幸的是，动态心电图监测数据的预后价值在任何患者都是有限的，因为每日间的数据的重复性很差。使用抑制室性异位活动的抗心律失常药物并没有被证实可以改善存活率。其他非侵入性试验已用于患者的危险分层。平均信号心电图测试、评估运动时微伏 T 波的改变、晚电位、心率变异和压力感受器的敏感性已经被提出，但它们在每个患者中的价值仍有争议。

（2）介入性评估：介入性评估涉及基础电生理研究，使用编程电刺激诱发和显示患者心律失常的特点。由于心脏除颤器已公认为防止心搏骤停最有效的治疗，电生理研究已经退居到次要地位。现在，如果有任何不寻常的机制或心律失常，可能容易被消融治疗，可用电生理研究帮助确定此种心律失常的机制。用序列的电生理测试确定有效的抗心律失常药物的能力有限，用电生理研究选定治疗药物的技术失败率很高，因而不可接受。电生理研究可用于描述治疗心动过速药物的作用。药物治疗可以改变许多心动过速的心室率，并能影响除颤阈值。在药物治疗中，从电生理研究中获得的数据可以用来指导心脏除颤器的编程。

三、心搏骤停幸存者的治疗

治疗心搏骤停幸存者需要一个全面的策略，必须兼顾对基本心脏疾病过程的积极和适当的处理，以及具体的抗心律失常治疗。

（一）抗心律失常药物治疗

在过去 15 年，在心搏骤停幸存者中，抗心律失常的药物治疗已有很大改变。这种策略上的变化是基于对猝死的一级和二级预防随机临床试验的结果。这些试验显示，Ⅰ 类抗心律失常药物治疗用于心肌梗死后患者的预防，生存率没有改善，并可能恶化。在有持续性室性心动过速或心室颤动病史的患者，用 Ⅰ 类抗心律失常药物的结果不如索他洛尔和胺碘酮。但已证实，索他洛尔和胺碘酮对改善生存率的疗效又低于置入心脏除颤器的疗效。

但是，抗心律失常药物对个别患者仍有价值。在复苏后的初期，不稳定性心律失常常见。对这种情况，静脉用胺碘酮和 β-受体阻滞药是最有效的治疗。许多置入心脏除颤器而没有用药物治疗的患者，可能会经常发作有持续或非持续性室性心动过速，而触发心脏除颤器治疗。在随机试验中已证明，索他洛尔为 β 肾上腺素能阻断活性的 Ⅲ 类药，胺碘酮可以减少 ICD 治疗的频率。索他洛尔的通常剂量范围为 120~160mg，每日两次。索他洛尔是由肾清除，在肾功能不全患者应调整剂量。d-L 索他洛尔是一种强力 β-肾上腺素能受体阻滞药，心动过缓可能限制其治疗。索他洛尔也可以降低除颤阈值。在用胺碘酮的前 1~2 周的治疗中，通常是用 5~10g 的负荷剂量，以后的每天剂量为 200~300mg。胺碘酮治疗常见的不良反应包括：甲状腺功能异常、光敏性和皮肤变色、神经肌肉的症状和肝功能试验异常。胺碘酮对肺的毒性，如果没有认识，可危及生命。在治疗第一年，发生在 1%~2% 的患者，以后的每年约为 0.5% 的患者。有些不适于或不愿意用 ICD 治疗的患者，索他洛尔或胺碘酮将是可选择的药物。有效的药物治疗可防止缺血和心力衰竭的进展，重要的是需长期治疗。

（二）心肌血运重建术

在心搏骤停的幸存者和有猝死风险的患者，血运重建可能在治疗中发挥重要的作用。在缺血性心脏病和稳定型心绞痛患者，冠状动脉血运重建可减少猝死率，并观察到：对有多支血管病与左心室功能降低的患者有最大的效益。在心搏骤停幸存者，有心肌缺血或冬眠证据、广泛领域的功能失调但仍存活的心肌是血管重建术的适应证。选择的患者如果以往没有明显的瘢痕，仅血运重建术可提供有效的治疗。但是以往有瘢痕的患者仅用血运重建可能不会有效地防止未来的心律失常。在顽固性缺血或严重心力衰竭和用任何形式的治疗不能控制的心律失常的患者，心脏移植起着重要作用。

（三）外科手术或导管消融

已经制定，有折返循环引起室性心动过速的心肌区可用外科手术或导管的方法直接消除或消融。两种方法都需用程控刺激、标测的方法来决定心动过速的关键部分，以确定切除或消融的地点。由于标测导引手术切除术的死亡率高，通常此方法已不再用。虽然，导管射频消融已成功用于治疗持续室性心动过速，成功率最高的患者是对心动过速具有良好耐受性或无结构性心脏病者。目前，在心搏骤停患者，导管射频消融经常用于已有心脏除颤器的患者，成为减少心律失常发作的频率的一种辅助治疗。旨在孤立大面积心律失常性心肌的新消融办法现正在研究中，并可能对某些快速和不稳定的心律失常患者有效。对房性心律失常导致心搏骤停的患者，导管消融房室连接处的附加通道是有效的。对浦肯野系统内微折返导致的室性心动过速，右束支的消融将消除进一步的发作。

（四）置入式心脏除颤器

于1980年，临床置入第一个ICD。按照今天的标准，早期的设置已清楚地表明完全置入的除颤器可自动终止危及生命的心律失常。除颤器技术的进展扩大了这些设置的应用，目前ICD被认为是心搏骤停幸存者的主要治疗方法，并为许多高危患者的一级预防。

ICD由两个基本部分组成：ICD的发生器和起搏导联与电击释放系统。ICD的发生器包含感应电路、记忆存储、电容器、电压促进剂、遥测模块和一个控制的微处理器。研究的进展使得所有的这些组件可小型化和复杂化，尽管发生器的功能增加，但体积明显减小。原始设计的置入式除颤器的目的只是能认识心室颤动杂乱无章的电活动的特点。此后不久，又能够认识到室性心动过速。随后一代又一代的设置又有了广泛的编程选项：抗心动过速起搏、为心动过缓的单、双心腔心率反应性起搏、双相除颤波形、提高心律失常检测功能、创新导联系统和心脏再同步。原来的系统需要开胸在心外膜放置电极片，因此置入手术本身就有相当的发病率和死亡率。后开发了经静脉导联并可成功除颤，发生器体积减小，使在胸部地区皮下置入成为标准。在当前的系统，心脏电生理专科医生可在导管室通过局部麻醉置入除颤器。

从他们的介绍来看，毫无疑问，该除颤器可非常有效地终止室性心动过速和心室颤动事件。最初，主要是通过心电图监测或电生理测试重复评估，对抗心律失常药物治疗无效的患者置入除颤器。由于抗心律失常药物的限制变得更加明显，心脏除颤器开始作为一线治疗方案。在抗心律失常药物与置入除颤器（AVID）的研究中，1016例患者随机分配到药物治疗（胺碘酮或很少，索他洛尔）或置入除颤器组。生存分析显示，在3年的随访中，总病死率分别下降39%，27%和31%。汉堡（Hamburg）心搏骤停的研究（CASH）将346例心搏骤停幸存者随机分配到除颤器组或用三种药物（胺碘酮、美托洛尔或普罗帕酮）中的一种。由于普罗帕酮组患者的病死率过高，而提前终止。在2年的随访中，ICD组的病死率比美托洛尔和胺碘酮合并治疗组低37%。在加拿大置入除颤器研究（CIDS）中，有心搏骤停、持续性室性心动过速或室性心动过速诱导的不明原因晕厥的659例患者，用除颤器或胺碘酮治疗。在2年的随访中，ICD组的病死率低了19.7%。这三个研究令人信服的证据表明，ICD

应为心搏骤停幸存者的一线治疗。

但是，ICD 治疗也有一些限制。除颤器通过使用抗心动过速性起搏或直流电除颤终止心律失常时，可使患者产生显著的不适。据报道，受多次除颤的患者的生活质量产生了负面影响。虽然一 ICD 的编程可使用各种起搏战略，可能会降低心律失常的频率，但这些步骤并不总是有效，往往需要用抗心律失常药物作为辅助治疗。索他洛尔、胺碘酮和 β 肾上腺素能受体阻滞药是 ICD 患者用于减少除颤频率最常用的制剂。病情发展往往限制了 ICD 的作用，非常严重的患者用心脏除颤器是否最有效是有争议的。硬件的退变虽然很少有生命危险，仍然是一个问题，并可能导致需要多次介入性操作。

最后，ICD 的治疗是很昂贵的。在 AVID 和 CIDS 的研究中，估计每人每年的增加成本比药物治疗者超过 10 万美元。

（遇　准）

第三节　心脏性猝死的风险评估与预防

即使在有对医院外急救反应的最先进系统的社区，只有一部分复苏生存的患者在出院时无明显的后遗症。在许多地区，心搏骤停后的患者仅有一小部分人可存活。因此，重要的是能够识别猝死高风险的患者，并确定对这些患者的具体而有效的治疗措施。

（一）风险评估研究

对猝死风险因素的最全面的评估认为，近期心肌梗死的患者是预测猝死的危险因素。通常，实验室或临床发现的缺血、心功能不全和电不稳定与不良预后相关。一些研究结果已确定慢性电不稳定的标志。心肌梗死后存在频繁或复杂的室性早搏（VPBs）是猝死的危险因素。在动态心电图24h 记录中，室性早搏仅为 3~6/h，预示猝死的风险增加。在个别患者，自发性室性心律失常的频率和类型的重复性越来越差，限制了这一发现的价值。动态监测中的其他结果可能有用。在动态心电图监测中，RR 间期的变异减少是肾上腺素张力和猝死危险增加的标记。平均信号心电图可用以检测，并从常规心电图的噪声中区分出心室激动晚电位。这些晚电位往往出现在有持续单形性室性心动过速的患者，并可作为心肌梗死后患者的病死率预测因子。运动时，T 波上微伏振幅的交替被认为是危险性增加的另一种标记。压力感受器的敏感性减少和心率变异性异常也被用来确定高危者。所有的非侵入性试验由于阳性预测的准确度低，其应用受限，它们对个别患者决定的价值是有争议的。目前，ICD 置入指南是以证据为基础，适应证的基础是：心律失常的病史、左心室射血分数以及纽约心脏协会心功能分级（NYHA）。

（二）猝死的一级预防

猝死的一级预防仍然是一个难以达到的目标。虽然许多风险因素已经确定，在临床试验中，很难证明任何针对单一风险因素的治疗方法是有效的。已证明，β 肾上腺素受体阻断药、降胆固醇药物、血管紧张素转化酶（ACE）抑制药可减少心力衰竭患者或心肌梗死后猝死或非猝死的病死率，但这些药物不是通过治疗心律失常，而是以一个特定的方式生效。临床试验显示，I 类抗心律失常药物不减少猝死的病死率。事实上，最确定的心律失常抑制试验（CAST）发现，被随机分配到药物治疗的患者中，他们的自发性 VPBs 可以被抑制，但病死率较高。几项使用胺碘酮的经验性研究报道可改善心肌梗死后的存活率，但最大的安慰剂对照研究——欧洲和加拿大胺碘酮治疗心肌梗死试验（EMIAT 和 CAMIAT）和心脏性猝死、心力衰竭试验（SCD - HeFT）并没有显示出任何好处。多非利特和阿米利特已在心肌梗死后患者中测试，多非利特用于慢性心力衰竭患者。用这两个药物治疗后，没有明显改变病死率。心脏再同步化治疗有严重心力衰竭，宽 QRS 波的患者证实可以改善心功能分类，减少住院病死率和减少心脏性猝死和非心脏性病死率。随机试验表明，ICD 治疗对猝死的一级预防在许多人中有效。最近的试验使用的标准主要基于左心室射血分数（低于 30% 或 35%）和心功能的 NYHA 分级。最主要的一级预防试验报告中的相对危险性降低的范围与在二级预防试验中看到的类似（20% ~ 30%）。在急性心肌梗死的冠状动脉搭桥术及除颤器试验（DINAMIT）中，冠状动脉血运重建时或急性心肌梗死 40d 之内分别置入 ICD 的患者，未能证明有利于患者。根据这些试验的结果，现行的准则，排除了这类患者。

（遇 准）

第七章

老年高血压

欧美国家一般以 >65 岁为老年的界限。中华医学会老年医学会于 1982 年根据世界卫生组织西太平洋地区会议所定而提出的老年界限为 >60 岁。由于老年人的绝对人数和占人口的构成比正在不断增长；在影响老年人健康长寿和生命质量的主要疾病（如脑血管病、心力衰竭、心肌梗死等）中，高血压是一个重要的危险因素；老年高血压在发病机制、临床表现、治疗与预后等方面具有某些特殊性。因此，老年高血压的问题日益成为医学界乃至全社会关注的焦点。老年高血压是指年龄 60 岁以上，血压值持续或非同日 3 次以上升高，即收缩压（SBP）达到或超过 140mmHg 和（或）舒张压（DBP）达到或超过 90mmHg。若收缩压达到或超过 140mmHg 而舒张压低于 90mmHg，称为老年单纯收缩期高血压。

一、流行病学

1991 年全国高血压抽样调查结果，年龄 55 ~ 64 岁、65 ~ 74 岁与 ≥75 岁的高血压患病率分别为 29.4%、41.9% 和 51.2%；60 岁以后各年龄组女性的高血压患病率均高于男性；60 岁以上单纯收缩期高血压的患病率为 7.13%，女性高于男性，南方高于北方。在大多数人群中，SBP 和 DBP 随年龄而上升。在 50 ~ 60 岁以后，SBP 继续上升直至 70 ~ 80 岁，但 DBP 稍有下降。老年高血压患者中，一部分患者是由老年期前的各种高血压延续而来；而另一些患者随着年龄的增加伴有血脂异常、糖尿病，在此基础上大动脉发生粥样硬化，其大动脉的顺应性减低及弹性变弱，使血管壁的纤维增生，从而使血压增高。

二、发病机制

老年高血压的发病机制和病理生理特点除了与中青年人有相同之处外，其心血管等系统的老龄化与高血压发病也有密切关系。老年高血压发病率高的原因可能为：

（一）大动脉顺应性减退

老年人动脉壁发生许多变化，包括粥样硬化与纤维性硬化。前者分布呈局灶性，例如冠状动脉、腹主动脉、股动脉、颈动脉，病变主要在内膜层，引起管腔狭窄，影响血流传输导致组织缺血或梗死；后者分布呈弥漫性，病变累及动脉壁全层，以中层为主，引起管腔扩张，影响缓冲功能。大动脉纤维性硬化导致大动脉弹性减退，管壁扩张性降低，管腔舒张顺应性下降，使压力波传导速度加快，压力反射波的叠加从舒张期提前至收缩期，最终导致心脏射血阻力增加、收缩压增高；舒张期顺应性降低、舒张压下降；脉压增大。在老年高血压患者可见收缩期压力波经常有一个突然跃升的增强阶段，而舒张期压力波形的切迹则消失，这个增强阶段就是提前到达的压力反射波叠加所致。因此，无论心排出量正常或降低，随着年龄增长，收缩压逐步升高，脉压增大。动脉内皮功能异常以及局部组织肾素，血管紧张素系统激活也是大动脉顺应性减退的原因。血压升高本身可降低大动脉顺应性，随着血压升高，动脉壁上压力负荷的主要承担部分由弹性纤维向非弹性胶原转移。影响大动脉顺应性减退的其他因素有身材较矮、糖尿病、血脂异常、高盐摄入等。近年还发现血管紧张素 II 受体 AT_1 的基因多态性与大动脉顺应性有关。

（二）周围血管阻力升高

老年人随着年龄增长，由于小动脉壁的透明样变性和结构重塑，小动脉管壁增厚，壁/腔比值增加，管腔变小，血流阻力增大，小动脉对血管活性物质的收缩反应性也增强，收缩压也随之增高。因此，老年高血压以收缩压升高为主要特征，血流动力学特点是低心排血量和系统血管阻力明显增高，而心排血量比血压水平相同的年轻高血压患者约低 25%。

（三）肾脏排钠能力减退

随着年龄增长，肾脏皮质变薄，有效的肾单位减少，肾小球滤过率降低，肾曲小管的浓缩能力减弱。尽管尿量未减少甚至夜尿反而增多，但肾脏的排钠能力却下降。钠盐摄入量增加即可导致钠水潴留，致使血压增高。因此，老年人盐敏感性高血压的发病率也有随增龄而增高的趋势。此外，肾脏血液灌注减少这种增龄性改变在老年高血压患者中更为显著。

（四）交感神经系统仅受体功能亢进

老年人灭活和清除去甲肾上腺素的能力减弱，血浆去甲肾上腺素浓度上升。同时，血管平滑肌细胞上的 β 受体数目随年龄增长而减少，而 α 受体数目不变或相对增多。这样导致 α 受体功能亢进，血管收缩力加强，尤其在体力活动和外界环境条件（如气温等）改变时。

（五）血小板功能增强

血小板释放功能也随年龄增长而增强，储存于血小板内的血管活性物质，如血栓素 B_2（TXB_2）、血栓球蛋白（β-TG）、血小板第 4 因子（PF4）、5-羟色胺（5-HT）等较多的释放入血浆。已经证实，在老年高血压患者血浆中 TXB_2、3-TG、PF4、5-HT 等物质的浓度升高。5-HT 是一个较弱的缩血管活性物质，但对有粥样硬化的血管则有较强的缩血管作用。另外，伴随血流动力学改变，血流速度缓慢以及纤维蛋白原含量增加或立体构型改变，可使血液黏滞度增大，进一步增加血管阻力。

近年来发现，老年高血压患者有动脉内皮功能改变，抗黏附性减退促使血小板聚集释放；内皮细胞合成释放一氧化氮（NO）与前列环素减少又进一步加强血小板聚集释放。

（六）压力感受器缓冲血压能力减退与失衡

随着年龄增长，位于主动脉弓和颈动脉窦的压力感受器敏感性降低，影响对体循环血压波动的缓冲能力。然而，位于心肺循环的低压压力感受器功能则仍然正常。因此，老年人对体循环血压的调节能力明显减退。

三、临床特点

(一) 单纯收缩期高血压多见

老年高血压的临床特点是单纯收缩期高血压多见，即收缩压和舒张压有分离现象。根据 2003 年 WHO/ISH 的定义，单纯收缩期高血压的概念为：SBP≥140mmHg 和 DBP<90mmHg。由于收缩压增高、舒张压下降，因此脉压常增大（>50mmHg）。

据统计，老年单纯收缩期高血压占半数以上，而且随着年龄的增加逐渐增多。Framingham 研究对年龄在 65~89 岁的老年人进行了统计，男性单纯收缩压增高占 57.4%，单纯舒张压增高仅占 12.4%；女性单纯收缩压增高占 65.1%，单纯舒张压增高仅占 7.1%；老年人群中单纯收缩期高血压约占 60%。

我国统计资料显示，60 岁及 60 岁以上的人群中，单纯收缩期高血压患病率为 21.5%，占老年高血压总人数 53.2%，因此，单纯收缩期高血压是老年高血压最常见的类型，也是老年高血压最重要的特征。收缩期高血压的患病率随着年龄的增长而升高，老年女性比老年男性更为常见，农村老年人单纯收缩期高血压的患病率高于城市。

老年人主动脉弹性下降是导致单纯收缩压增高的主要原因。有实验证实，年轻人要大容量心室输出才能使主动脉的压力达到 200mmHg，而老年人相当小的心排出量即可使主动脉压力超过 200mmHg。主动脉收缩压升高的主要机制是每次心脏收缩产生压力波，由主动脉将压力波传向远端动脉分支，当压力波遇到阻力后即产生反射波折回主动脉，此时主动脉的压力为压力波和反射波的叠加。正常情况下，大动脉压力波的传导速度比较慢，反射点主要在小的阻力血管，因此反射波返回主动脉的时间是在心脏的舒张期，这种状态可以保持较好的平均血压水平，以及心脏和血管之间的良好耦联。老年人增龄和高血压导致大动脉粥样硬化时，大动脉僵硬度增高，顺应性下降，使大动脉压力波的传导速度明显加速，反射点在靠近心脏的大动脉，反射波的折回时间提前至收缩期，因此主动脉血压出现收缩晚期高峰，同时导致了舒张压降低，脉压增大。因此，老年人单纯收缩期高血压发病率增加，主动脉粥样硬化、主动脉弹性下降是主要原因。

收缩期高血压及脉压的增大，增加了左心室后负荷，导致左心室肥厚，增加了心肌的氧耗量，改变冠状动脉的灌注及血流分布，降低了冠状动脉血流储备，加重了血管内皮功能紊乱及动脉壁的损害。因此单纯收缩期高血压对心血管损害很大。

(二) 血压波动大

老年高血压患者对情绪、体力活动或晨间清醒时的血压生理反应较中青年患者表现出较大的波动性。老年高血压无论 SBP 或者 DBP 均比中青年患者有较大的波动，尤其 SBP，这主要是因为老年患者主动脉弓压力感受器敏感性降低，血压调节功能减退，加上大动脉弹性减退，在心排血量变化时可出现较大的血压改变。因此，老年人血压波动范围明显大于中青年人。老年人一天内血压波动常在 40/20mmHg 以上，个别可达 90/40mmHg。尤其是老年女性，24 小时收缩压的变化很大。此外，很多老年高血压患者（尤其是 80 岁以上的高龄患者）的血压特点是昼夜节律变化消失，夜间血压常升高。老年人收缩压在一年之中的变化范围也很大，大多表现为夏季较低、冬季较高。

(三) 假性高血压较多见

老年人中假性高血压表现也较多。由于临床上多以水银柱式血压计或电子血压计袖带法测定血压，这种无创性方法测定的血压并不能完全代表中心动脉血压。假性高血压产生的原因在于有严重动脉硬化的患者在使用仪器间接测量血压时，气袖压力常难于压迫住僵硬的肱动脉，以致出现测量值过高，产生"假性高血压"。间接法测量血压常获得较高的读数，甚至比直接法高30mmHg以上。老年人动脉硬化发病率明显高于中青年人，也是老年患者中假性高血压较多，或实际中心动脉血压明显低于无创性血压测量值的原因。所以，如果发现患者有持续较高的血压，但无靶器官受累，而周围脉搏触诊缺乏弹性或上臂X线检查有血管钙化影，这时应高度怀疑假性高血压。由于假性高血压的血压测量值并非代表真正的中心动脉压，这些老年患者常不易耐受降压药物治疗，在服用降压药后可出现严重症状或并发症。因此，对于高龄或有明显主动脉硬化表现的老年患者，在首次应用降压药时应特别注意观察服药后的症状及表现。在评估老年人主动脉粥样硬化程度时，既往心血管等病史、X线胸片、胸部CT及脉搏波速（PWV）测量等有一定的参考价值。

（四）高血压并发症的发病率高

老年高血压的发病基础之一是动脉硬化，而收缩压的增加又会加重和加速动脉硬化。老年高血压患者靶器官损害和心脑血管并发症较中青年高血压患者多而重。有时可发生高血压性肥厚型心肌病，表现为左心室严重肥厚、左心室腔径狭小、舒张功能减退、收缩功能增强。由于老年人高血压多以收缩压增高为主，大动脉顺应性明显减退，加重了左心室后负荷与心脏做功，导致左心室肥厚，加以胶原纤维增多和淀粉样变，导致心脏舒张与收缩功能受损明显，容易发生心力衰竭。有资料统计，老年高血压患者心力衰竭发生率是非老年患者的2倍，冠心病发病率可以高3倍，冠心病患者中，有高血压病史者其病死率比无高血压病史者高2.3~5.0倍，特别是单纯收缩期高血压发生心脑血管疾病的风险更大。多危险因子干扰试验研究（MRFIT）显示，单纯收缩期高血压患者冠心病病死率较一般高血压患者更高，发生脑卒中和冠心病的危险分别增加4倍和5倍。

（五）代谢综合征患病率高

1988年，Reaven首先提出胰岛素抵抗和胰岛素抵抗综合征。胰岛素抵抗是指胰岛素生理功能反应受损现象。代谢综合征是由于胰岛素抵抗所致糖脂代谢失调和高血压，并伴有纤溶酶原激活抑制物（PAI-1）升高、内皮细胞功能紊乱、动脉粥样硬化的炎性反应及微量蛋白尿等。以高血压为主要临床表现的代谢综合征，老年人发病率较高，它与心血管疾病密切相关，是老年患者的常见病和致残、致死的重要原因。

代谢综合征的老年患者多与体重超重和腹型肥胖有关。有资料显示，50岁以上人群代谢综合征的患病率是年轻人的2~3倍，60岁以上老年人中，患代谢综合征者可达20%以上，且患病率随年龄的增长而上升。因此，老年人是代谢综合征的高危人群。老年人糖尿病或糖耐量下降并发的代谢性高胰岛素血症是导致血压水平升高的常见原因。

（六）直立性低血压发生率高

直立性低血压在老年高血压中较多见，尤其常见于降压治疗过程中。测定患者平卧10分钟时和被动站立1分钟及5分钟时的血压值，发现约1/3患者发生直立性低血压，并伴随头晕等症状。这些患者恢复到基础立位血压所需的时间也延长，而心率则无相应的改变，仅个别人表现为立位比卧位时的血压升高。老年人直立性低血压的发生可能与老年人血压调节机制障碍有关。老年人肾素活性偏低，肾素-血管紧张素-醛固酮系统水平随年龄增高而下调；老年人由于缺血或老年退行性改变，导致自主神经反应性血管收缩调节作用消退；老年人主动脉压力感受器敏感性减弱；以及老年人窦房结功能下降，在血压降低时心率反应性增速功能消退，使体位变化时心排血量代偿作用丧失等，均可能是老年人直立性低血压发生率较高的原因。它对于选择适宜的降压药和确定降压治疗时的血压目标值具有指导意义。α受体阻滞剂、交感神经抑制剂等降压药加重直立性低血压，尤其在合并使用利尿剂时。由于压力感受器难以迅速调整或建立新的工作阈值，老年人不能承受急剧迅速的降压，故应避免短时间内大幅度降压。临床上必须强调经常测量立位血压。

（七）盐敏感性高血压的发病率高

血压的盐敏感性系指在某些人群中，钠盐摄入量增加可明显导致血压增高。有资料提示，血压的盐敏感性与种族有明显相关性，同时盐敏感性高血压的发病率随年龄的增长而增加，在老年高血压患者特别是老年女性中更为明显，且有遗传倾向。

（八）诊所高血压发现率高

诊所高血压又称"白大衣性高血压"，即有些患者在医院诊室检查时显示高血压，而在诊室外测血压正常，24小时血压动态监测（ABPM）的平均血压也为正常（白昼血压＜135/85mmHg）。据有关资料统计，老年人诊所高血压表现者可高达40%。诊所高血压虽多不引起心脏结构和功能的改变，但对靶器官的损害仍高于正常人，特别是男性病死率增高较明显。目前认为，诊所高血压可能与动脉硬化、胰岛素抵抗、左心室舒张功能不全及血管阻力变化等因素有关，治疗需要从改变生活方式、危险因子控制等方面进行干预。对于可能考虑为诊所高血压患者，ABPM显然较诊所检测血压更为准确，因此应当推荐使用。此外，ABPM还能观察24小时血压动态变化，为临床提供正确治疗的依据。最近，国外有临床资料显示，在家自测血压的患者比诊所测血压者具有更高的准确性和治疗依从性，高血压治疗效果也更明显。因此，提倡老年患者在医师指导下在家庭自测血压，可以避免诊所高血压，识别隐蔽性高血压，从而客观反映患者长期、真实的血压水平，有较积极的临床意义。

隐蔽性高血压是指在医院诊室内测血压正常，而在诊室外测血压高于正常的现象，AB-PM也高于正常（24小时平均血压≥130/80mmHg）。此情况多见于吸烟、饮酒的老年男性，以及患有糖尿病、血清肌酐值偏高、体重指数（BMI）过高的老年人。这些患者易发展为单纯收缩期高血压，以后心血管事件及脑卒中的发生率也较高，因此，必须进行积极的抗高血压治疗。对血压的观察也应采用ABPM结合定期自测血压的方法。

（九）体液成分改变常见

周围血浆肾素活性（PRA）随增龄而降低，约半数老年高血压是低肾素型。老年人血浆醛固酮水平常比中年人有显著降低，细胞外容量和血容量也显著减少。血浆儿茶酚胺常随增龄稍有增加，但β受体反应性随增龄与血压的升高反而减弱，因此老年高血压在运动时心率增快以及β受体阻滞剂治疗中心率减慢等效应均减弱。然而，在有些应激情况下，如握力、冷加压时，老年高血压患者出现异常高的升压反应。

四、诊断与鉴别诊断

对老年高血压的诊断评价主要包括以下三方面：确定是否有高血压存在，血压水平或严重程度；检查靶器官受损程度以及与心脑血管病有关的危险因素；测定某些有助于制订治疗方案的指标。

对于首次就诊的老年患者应确定其基础血压状况。在老年人中测量血压的方法与在年轻人中相同，但由于血压变异随年龄的增长而增加，因此对于血压测量应注意：①应至少测非同日血压（每次测量3遍）3次才能确诊（血压很高、靶器官损伤很重而需紧急治疗者例外）。②怀疑有体位血压改变者，除测坐位血压外，还应测卧位、立位血压，当第一次就诊发现立位低血压时应在以后降压治疗过程中加测立位血压，用以确定治疗前血压和治疗终点血压，避免产生药物性立位低血压，准确合理选用降压药物、剂量和服药方式。③对已进行降压药物治疗，或需了解昼夜血压变化的老年患者可做24小时动态血压监测。④高血压患者在柯氏音第Ⅰ时相与第Ⅲ时相起始间可产生静止间歇，称"听诊间歇"。在听诊间歇前先扣及桡动脉大致确定SBP水平，然后充气皮囊至此水平以上约20mmHg，以避免误以第Ⅲ时相起始点为SBP。听诊间歇在老年高血压患者中发生率较高。⑤如发现患者有较高血压读数，无靶器官受累，或诉低血压症状，但测左右臂血压仍很高的，应高度怀疑假性高血压。可采用简易的Osler试验辅助诊断，即袖带充气加压较患者收缩压高20~30mmHg，如果这时仍可明显触摸到僵硬的桡动脉，表示Osler试验阳性。不过，现在发现Osler试验的个体内和个体间变异性很大，难以准确鉴别是否存在假性高血压。肯定的诊断需要做直接动脉内测压。这类患者不易耐受降压治疗，服用降压药可出现严重症状或并发症。⑥左右上臂DBP相差10mmHg以上，需考虑存在动脉粥样硬化或血栓形成、外周动脉（锁骨下动脉、上肢动脉等）闭塞或狭窄改变。

为评估患者靶器官损害及心血管疾病情况，应做常规12导联心电图、Holter、心脏超声以及相关实验室检查。对于老年高血压患者，还需要根据其血压值，靶器官损害程度，存在的心血管疾病危险因素（如吸烟、肥胖、血脂异常和心血管病家族史等），并存的心、脑、肾、血管疾病及糖尿病等情况进行危险性评估，以制订治疗计划和判断患者的预后。

老年高血压的诊断需要排除继发性高血压，老年人继发性高血压发病率较年轻人低，主要为肾血管性高血压，而老年人肾动脉狭窄多为动脉粥样硬化所致。有些内分泌疾病如原发性醛固酮增多症、嗜铬细胞瘤、甲状腺功能亢进等也是老年人继发性高血压的病因。不少老年患者夜尿增加，容易失水、失钾，低血钾和夜尿并非一定是原发性醛固酮增多症的表现。如为经典性高血压，但近期有明显DBP上升，就要考虑是否因动脉粥样硬化病变引起肾动脉狭窄，但多数不宜手术治疗。老年人中如出现严重或顽固性高血压、原来控制良好的高血压突然恶化、高血压为突然发病表现以及合并有周围血管病者，应高度怀疑继发性高血压的可能。

五、治疗

（一）治疗的益处

现有的大规模临床试验资料均已证明，在老年人中，无论是收缩压和舒张压均增高，或单纯收缩期高血压者，通过降压治疗对减少心血管疾病的发病和死亡均有益。例如EW-PHE、SHEP、MRC、STOP证实老年人高血压采用利尿剂和β受体阻滞剂降压治疗有益，可以显著减少心、脑血管病的发生率与死亡率。而且，在老年高血压患者中降压治疗获得的绝对益处甚至超过中青年患者。1995年以后，STONE、Syst-Eur、Syst-China临床实验相继发表，报道了二氢吡啶类钙拮抗剂长期治疗老年高血压和老年单纯收缩期高血压的结果，证实该疗法也能显著降低心、脑血管病的发生率，尤其是脑卒中。

（二）适应证

根据我国和欧美各国目前的高血压治疗指南，对于符合高血压诊断的老年人，均应进行降压治疗。

80 岁以上的高龄老年人降压治疗的益处在 HYVET 研究中有望得到证实。

（三）治疗原则

与中青年人高血压治疗原则基本相同，但应根据老年人病理生理特点和个体差异制订治疗方案。

1. 遵循高血压总的治疗原则 即应充分注意效益－危险比，将不良反应降至最小而获得最佳降压疗效，以达到防止靶器官损害的目的。

2. 积极控制血压力 求达到血压的目标值。

3. 个体化原则 老年高血压初始治疗宜从小剂量开始，逐渐加量。2、3 级高血压也可以使用标准剂量的多药联合，直至血压得到控制。

高血压治疗的主要目的是最大限度降低心血管病死亡和病残的总危险，在治疗高血压的同时，还应干预所有可逆性危险因素和处理同时存在的各种临床情况。

（四）治疗目标和方法

1. 治疗目标 根据 2003 年 ESC/ESH 高血压指南、2004 年 BHSⅣ指南以及 2005 年中国高血压防治指南中提出的降压治疗目标，提出老年人与中青年人相同，应将血压降至 <140/90mmHg。对糖尿病和肾病患者，收缩压应降至 130mmHg 以下，舒张压应降至 80mmHg 以下。对老年人收缩压降至 140mmHg 以下有困难者，可先控制在 150mmHg 以下，但仍然应强调严格控制血压，如能耐受，还可进一步降低。

合并有冠心病的老年人，舒张压不宜过低，以免加重心肌缺血。有脑血管疾病的老年人，在脑血管疾病稳定或好转以前，可将血压控制在 160/100mmHg 左右。在脑卒中急性期，为了维持脑梗死区域血流灌注压，对原有高血压的老年人，收缩压可维持在 220mmHg 以下，舒张压可维持在 120mmHg 以下。在收缩压 <180mmHg，舒张压 <105mmHg 时可不急于降压。

在英国有学者提出，治疗后舒张压在 95～100mmHg 或较低（<85mmHg）时，患者心肌梗死的发病率和病死率较高。而舒张压为 85～90mmHg，则冠心病死亡率较低，其解释为机体通过自动调节，在一定范围的灌注压下，维持重要器官供血。

2. 非药物治疗 非药物治疗是安全、有效的降压治疗，也是药物治疗的基础。

生活方式的优化与调整应首先考虑，包括降低超重（>标准重10%）、适当限制盐过多摄入、减少饱和脂肪酸和胆固醇摄入、戒烟酒、足够的钾钙镁摄入。坚持适量体力活动，可进行步行等轻中强度体育活动。经上海市高血压研究所 30 多年的观察，证明长期气功锻炼不但能稳定降压疗效，且可使脑卒中发生率降低 50% 左右，特别在老年患者依从性尤好，值得推广。

TONE 试验对 60～80 岁 1 级高血压患者给予减轻体重和限钠摄入干预，随访 15～36 个月，结果发现干预组血压下降与对照组相比有显著性差异。

心理因素是影响老年高血压的重要因素，精神抑郁状态可增高血浆儿茶酚胺水平及交感神经活性，影响降压药物的疗效，因此，应对可能影响降压疗效的心理因素进行干预。

3. 药物治疗　国内外大量随机临床研究的资料已经显示，利尿剂、钙拮抗剂、血管紧张素转换酶抑制剂、血管紧张素Ⅱ受体阻滞剂、β受体阻滞剂等 WHO 推荐的一线药物对老年高血压患者均有效。由于老年高血压的病理基础是低肾素、低交感神经张力和高容量负荷，根据此特点，长效钙拮抗剂等扩血管药及利尿剂应为较好的选择。以往有些老的降压药，如萝芙木制剂（利血平等），可诱发老年患者忧郁症和消化性溃疡，并可能加重帕金森症症状；神经节阻断剂如胍乙啶等可导致或加重老年人直立性低血压，故均不宜用于老年高血压患者；仅受体阻滞剂也有引起直立性低血压的副作用，对已有或可能发生该并发症的老年人也应慎用或禁用。

老年人降压治疗时，应注意降压不宜过快、过猛，治疗应选择有更高安全性和耐受性地药物，逐步降压，尤其是在体质较弱和高龄老年患者中。许多老年高血压患者存在其他危险因素及靶器官损害等情况，这类患者治疗药物的选择要十分慎重。老年高血压患者在药物治疗期间，应注意体位血压变化情况，需同时测量立位血压，以排除直立性低血压，并评估降压治疗的体位效应。

（1）钙拮抗剂（CCB）：CCB 可作为治疗老年高血压的一线药物。CCB 治疗高血压的主要特点是对老年患者有较好降压疗效，高钠摄入时不影响降压疗效，与非甾体抗炎药物合用时不干扰降压作用，对嗜酒患者仍有显著降压作用。它能降低外周血管阻力，有抗血小板凝集、防止动脉粥样硬化的形成、保护血管内膜、改善心肌供氧的作用。

Syst - China 和 Syst - Eur 研究的观察对象均为老年单纯性收缩期高血压患者，同样使用二氢吡啶类钙拮抗剂硝苯地平为初始治疗，并与安慰剂做对照。结果显示，两个治疗组脑卒中危险性和所有心血管危险同对照组相比均有明显降低，试验提前结束。根据以上临床试验结果，2004 年，ESH/ESC 指南提出，老年收缩期高血压治疗的一线用药应选择二氢吡啶类 CCB 的长效制剂。CCB 可以延缓或减轻动脉粥样硬化，使大动脉的顺应性改善，适合老年高血压和合并多种心血管危险因素的患者。

NORDIL 研究是试用非二氢吡啶类 CCB 地尔硫䓬，观察治疗药物对减少致死性和非致死性脑卒中、致死性和非致死性心肌梗死以及对其他心血管病死亡事件的作用。研究结果显示，地尔硫䓬能显著减少脑卒中的发生。由于非二氢吡啶类 CCB 除了有降低血压的作用外，还有降低心肌收缩力、降低心率及抗心肌缺血的作用，并能减少心房颤动的发生，对肾脏则有增加肾血流的作用。长期应用在逆转左心室肥厚方面可能优于二氢吡啶类 CCB。

应该注意的是，非二氢吡啶类 CCB 与 β 受体阻滞剂合用时，仍要小心。因为到目前为止，依然有学者坚持 CCB 的负性肌力作用将诱发或加重心力衰竭。

（2）利尿剂：迄今为止，利尿剂始终被列为一线抗高血压药物，多年来一直用于轻型高血压的治疗。由于随年龄增加钠水的处理能力降低，用噻嗪类药物可有助于缓解钠水潴留，但长期服用此类药物可造成多种代谢障碍，如低血钾、高血糖、高尿酸、脂代谢紊乱。故在应用时需密切注意代谢变化。

老年单纯收缩期高血压试用利尿剂的第一大型临床试验是 1991 年的 SHEP 研究，结果显示，收缩压下降了 12mmHg，脑卒中和脑卒中死亡率减少了 36%。ALLHAT 研究是观察比较利尿剂与氨氯地平和赖诺普利降压疗效的大型临床试验，结果显示，氯噻酮降低收缩压作用较其他两种降压药物更好。氯噻酮与氨氯地平或赖诺普利比较，在减少致命性冠心病或非致命性心肌梗死危险性方面效果相同。氯噻酮与赖诺普利相比，更有效减少脑卒中。与氨氯地平相比，能更有效减少充血性心力衰竭。

噻嗪类利尿剂长期使用可通过降压作用和减慢脉搏波的作用改善动脉的扩张性。吲达帕胺则兼有利尿及血管扩张作用，也可作为老年人常用的利尿剂类型。

（3）血管紧张素转换酶抑制剂（ACEI）：近年来，ACEI 类药物发展迅速。发现 ACEI 除了抑制 Ang Ⅱ 生成外，还能增加组织内缓激肽（BK）和血管紧张素（1～7）的水平。血管紧张素Ⅱ（Ang Ⅱ）有引起血管收缩、平滑肌增殖、纤溶减弱及氧化应激作用，由此导致高血压及靶器官的损害。缓激肽和血管紧张素（1～7）的作用与 Ang Ⅱ 的作用完全相反，它们分别作用于特异性的 BK 受体与 AT（1～7）受体，引起血管扩张、血压下降及抗增殖等作用，协同拮抗 Ang Ⅱ 的不良作用，从而对心脏起到保护作用。

ANBP2 是比较 ACEI 与利尿剂对老年高血压效果的前瞻、开放性研究，对象为 65～84 岁高血压患者，随访 4.1 年。与利尿剂组相比，依那普利组首发心肌梗死的发生率降低了 32%，致死性心肌梗死与非致死性心肌梗死分别降低了 9% 和 32%。

ACEI 作为高血压治疗的一线用药，有较强的血管扩张作用，可有效降低血压，无直立性低血压及反射性心率加快的不良反应，很适用于老年患者。尤其是对于高肾素活性和糖尿病患者，以及联合治疗时血压控制效果不理想的患者，该类药物有抗重塑效应，可逆转心室肥厚，改变心室结构，在逆转左心室肥厚方面作用明显优于其他降压药物。大量临床和实验证明，ACEI 不仅能降低血压，还能降低血糖和改善糖耐量，有明确的改善胰岛素抵抗的作用，因此有明显的心、脑、肾保护作用。ACEI 增加胰岛素敏感性的主要机制是通过扩张外周血管，增加骨骼肌的血流量，提高骨骼肌对葡萄糖的摄取和利用，降低血糖和改善了糖耐量，从而改善胰岛素抵抗。因此，对高血压合并胰岛素抵抗的老年糖尿病患者是较好的降压药物。

（4）血管紧张素受体阻滞剂（ARB）：血管紧张素Ⅱ受体亚型有两种：AT_1 和 AT_2。血管紧张素Ⅱ与 AT_1 受体结合产生的作用为血管收缩、醛固酮释放、交感张力增高和氧化应激反应。血管紧张素Ⅱ与 AT_2 受体结合则产生血管舒张、抗增殖等作用。ARB 可在血管紧张素受体水平阻断 Ang Ⅱ 与 AT_1 受体结合的不良作用，如血管收缩、醛固酮分泌、交感张力增高等，从而起到降低血压和靶器官保护作用。同时 ARB 还能发挥 AT_2 受体的有益作用，即扩张血管、抗增殖、调控凋亡等。ARB 通过激活 AT_2 受体，增加缓激肽、一氧化氮和环磷酸鸟苷这三种有益扩血管物质的释放，同时抗细胞增生，有利于保护心血管系统。

已有很多临床和实验研究显示，ARB 可以减少血管紧张素Ⅱ刺激产生的许多类型胶原纤维及生长因子，有调节动脉粥样硬化作用，因此也可以作为老年单纯收缩期高血压的较好治疗药物，适于较长期应用。此外，ARB 对改善心功能、降低蛋白尿有较明显的效果，临床应用不良反应少见，绝少发生咳嗽。

（5）β受体阻滞剂：高血压是慢性心力衰竭最常见的危险因子，高血压患者存在慢性β肾上腺素能刺激，神经内分泌因子促进了心脏的重塑，最终导致心功能减退。而左心室重构则是心力衰竭进展和恶化的主要机制。β受体阻滞剂可以通过抑制交感神经活性，防止心力衰竭进展或恶化。

然而，β受体阻滞剂可能出现不良反应，如收缩血管、增加心脏后负荷、减少肾脏血流灌注、中枢神经不良反应，如嗜睡、乏力等，而且β受体阻滞剂撤药时可能出现反跳，停药还必须逐步进行。β 受体阻滞剂禁用于一度以上的房室传导阻滞、病态窦房结综合征和血流动力学不稳定的心力衰竭患者。伴有肥胖、血脂异常、糖耐量异常、代谢综合征的老年高血压患者长期应用 β 受体阻滞剂会导致胰岛素抵抗及糖耐量下降、血清总胆固醇和甘油三酯升高，并可能增加新发糖尿病。

因此 β 受体阻滞剂用于治疗高血压一直存在争议。2006 年，英国成人高血压管理指南建议，除了合并心绞痛或心肌梗死外，不推荐 β 受体阻滞剂作为初始治疗高血压的一线药物，特别是 55 岁以上的高血压患者。

此外，很多基础及临床研究显示，β 受体阻滞剂对中心动脉压和血管弹性的改善效果逊于钙拮抗剂和 ACEI，因此对于没有特殊强适应指征的老年高血压患者，对于预防高血压的主要并发症——脑卒中，选用其他降压药物如长效钙拮抗剂或 ACEI 似更为合理。

然而，有资料认为，新型抗高血压药物卡维地洛具有 α 受体和 β 受体双重阻断作用，并有抗氧化、减少细胞因子不利作用，降低凋亡。其降压效果主要基于其 α 受体阻断介导的血管扩张、降低外周血管阻力，但又不影响心排血量和肾功能，因此有别于单纯 β 受体阻滞药物，不会导致传统 β 受体阻滞剂出现的代谢紊乱。因此，卡维地洛适用于老年高血压患者，以及伴有肾功能不全、外周动脉疾病、血脂异常、脑卒中后和合并糖尿病的患者，并有防治心力衰竭进展或恶化的作用。

（6）其他：有研究发现，口服硝酸酯类药物可选择性地降低收缩压，对舒张压则降低不明显。可能是硝酸酯在体内形成 NO，能直接舒张大动脉平滑肌，使大动脉的扩张性和顺应性增加，改善了大动脉弹性的结果。

近年来有临床实验显示，他汀类药物（阿托伐他汀）强化降低胆固醇治疗，能够缓解大动脉僵硬度及降低收缩压，可能与其影响内皮功能、调节肾素－血管紧张素系统、改善大动脉血管弹性有关。最近的 ASCOT－LLA 研究也表明，他汀类药物既可以减少高血压患者又可以减少非高血压患者的心血管病发病率及死亡率。

胰岛素增敏剂治疗高血压的临床研究也取得一定效果，可能为今后高血压的治疗开辟新途径。

4. 降压药的联合应用　老年高血压降压药联合应用，可选择固定复合制剂或单药的联合使用。目前固定复合制剂多为 ARB 与利尿剂的复方剂型。两种单药联合近年来有大型临床试验研究结果的报道，ASCOT－BPLA 研究显示，ACEI 与 CCB 的联合明显优于 β 受体阻滞剂和利尿剂的联合。因此，临床对老年高血压联合用药多推荐 CCB 加 ACEI 或 ARB。此外，利尿剂加 ARB 或 ACEI 也是较好选择。需要三种药物联合应用时，可在 CCB、利尿剂基础上加用 ACEI 或 ARB。当选择四种药物联合应用时，可考虑在以上三种药物联合应用中增加 β 受体阻滞剂或选择性 α 受体阻滞剂。

5. 注意事项

（1）平稳降压：老年人全身动脉硬化，急剧降压可能影响重要脏器的血流灌注，因此需要缓慢降压，在几周甚至更长时间逐渐将血压降至目标水平，为此应选起效平稳的长效或缓释型降压药。为防止血压骤降，服药应从小剂量（成人常用剂量的半量）开始，根据血压的变化情况逐步增加剂量或联合用药。有条件应做动态血压监测，根据血压昼夜变化规律决定患者何时服药与调整剂量，使血压保持平稳下降。

（2）重视药物不良反应：在老年人，药物的代谢动力学参数发生了许多变化，例如生物利用度、分布、代谢与排泄。一般而言，老年人体内水分减少而脂肪含量相对增加，药物在体内的分布就有改变；老年人血浆白蛋白有所降低，药物与白蛋白结合减少，具有活性的游离药物浓度增加；老年人肝脏血流量减少，肝细胞药物代谢酶的合成能力降低，影响药物灭活；随着年龄增长，肾血流量相应降低，肾小球滤过功能也减弱，使老年人肾脏排泄药物的能力降低。上述改变导致同剂量的药物在老年人中往往血药浓度偏高，不良反应发生率可高于年轻人 2~3 倍。

（3）注意降压药物不良作用及有选择地使用降压药：对合并慢性阻塞性肺疾病及二度以上心脏传导阻滞的老年患者，应避免使用非选择性 β 受体阻滞剂。对合并痛风、明显低钠或低钾血症者需慎用利尿剂。老年糖尿病患者不要首选利尿剂。ACEI 或 ARB 不宜应用于有血管神经性水肿病史者。此外，对合并前列腺肥大致排尿困难而无直立性低血压的老年高血压患者，可选择利尿剂或与其他药物联合应用。

（4）降压药物的停药问题：当血压达到了目标值并控制稳定后，应当坚持按时服药，不能随意停药，也不宜任意改变服药时间和剂量，以免血压发生大的波动。因为血压波动过大可导致靶器官的损害，对于已有动脉硬化的老年患者危害更大。如服药后血压下降幅度过大，或产生低血压的相关症状，则应逐渐减少药物的种类和剂量，直至完全停药。

老年患者在应用国内外高血压指南推荐的降压药物时，只要血压控制理想，没有明显不良反应，则不论已用药物时间多长，可不必更换其他降压药物，因为这些药物长期应用均有保护靶器官的作用。但如使用降压药物后出现了不应产生的有关症状，并且与血压下降程度无关时，应考虑药物副作用、患者可能为假性高血压或已有某些靶器官严重损害的可能，应及时停药并寻找原因，作出适当的处理。

六、预后

老年高血压的主要并发症是脑卒中与心力衰竭，合并冠心病心肌梗死、猝死事件也较多。年龄本身就是病残和死亡的主要原因，血压升高更使患者处于相对较高的危险状态。美国 Framingham 地区对 5 000 多人长期随访了 26 年，发现在 65~74 岁年龄组，高血压患者比同年龄的正常血压者发生心脑血管病危险性增加 8 倍，单纯 SBP 升高的患者发生心脑血管病危险性也比正常血压者增加 2~5 倍。Logistic 多因素分析揭示，收缩压与年龄都是危险性的独立变量。因此，现在认为收缩压升高不是伴随大动脉硬化的一种无害因素，在老年人中收缩压甚至比舒张压更密切地与预后有关。

影响预后的因素，除了血压外，还包括左心室肥厚程度、心脏功能、血小板功能、血流流变状况等。

（遇　准）

第八章

胃、小肠疾病

第一节　急性胃炎

急性胃炎（Actlte gastritis）是指各种外在和内在因素引起的急性广泛或局限性胃黏膜炎症。病变可局限于胃底、胃体、胃窦或弥漫分布于全胃，病变深度大多仅限于黏膜层，严重时则可累及黏膜下层、肌层，甚至达浆膜层。临床表现多种多样，以上腹痛、上腹不适、恶心、呕吐最为常见，也可无症状或仅表现为消化道出血。胃镜下可见胃黏膜充血、水肿、糜烂、出血及炎性渗出物。组织学检查主要表现为中性多核细胞浸润。急性胃炎一般是可逆性疾病，病程短，经适当治疗或调整饮食在短期内痊愈；也有部分患者经过急性胃炎阶段而转为慢性胃炎。

急性胃炎的分类方法较多，目前尚未有统一的方案。临床上一般将急性胃炎分为四类：①急性单纯性胃炎。②急性糜烂性胃炎。③急性化脓性胃炎。④急性腐蚀性胃炎。以前两种较常见。

一、急性单纯性胃炎

急性单纯性胃炎（Acute simple gastritis）多由微生物感染或细菌毒素引起，少数也可因物理、化学等刺激因素造成。

（一）病因和发病机制

1. 微生物感染或细菌毒素　进食被微生物或细菌毒素污染的饮食是急性胃炎最常见的病因。常见的微生物有沙门菌属、嗜盐杆菌、幽门螺杆菌、轮状病毒（Rotavirus）、诺沃克病毒（Norwalk virus）等。细菌毒素以金葡菌毒素、肉毒杆菌毒素等引起的病变最严重。

2. 物理因素　暴饮暴食或进食过冷、过热及粗糙的食物等均可破坏胃黏膜屏障引起急性炎症反应。另外，食入异物和柿石等也可导致胃黏膜的改变。

3. 化学因素

（1）药物：部分药物可刺激胃黏膜而引起急性胃炎。较常见的是非甾体类抗炎药（NSAID），如阿司匹林、对乙酰氨基酚、吲哚美辛、保泰松等，以及含有这类药物的各种感冒药物、抗风湿药物。此类药能使细胞的氧化磷酸化解离，并降低细胞的磷酸肌酐水平，从而使上皮细胞的能量代谢发生障碍，Na^+、Cl^-的转运速度减慢，使H^+逆流，细胞肿胀并脱落；非甾体类药还可抑制环氧化物，减少内源性前列腺素的生成，使其分泌的碳酸氢钠和黏液减少，破坏了胃黏膜屏障；同时明显减少胃黏膜血流量，影响胃黏膜的氧和各种营养物质的供给，从而降低了胃黏膜的防御功能。

另外，铁剂、碘剂、氧化钾、洋地黄、抗生素类、激素类、组胺类、咖啡因、奎宁、卤素类及某些抗癌药物等均可刺激胃黏膜引起浅表的损伤。

（2）酗酒及饮料：酒精、浓茶及咖啡等饮料均能破坏胃黏膜屏障，引起 H^+ 逆流，加重胃黏膜上皮细胞的损伤；同时损伤黏膜下的毛细血管内皮，使血管扩张，血流缓慢，血浆外渗，血管破裂等导致胃黏膜充血、水肿、糜烂及出血。

（3）误食毒物：误食灭虫药、毒蕈、灭鼠药等化学毒物等均可刺激胃黏膜，破坏胃黏膜屏障，从而引起炎症。

4. 其他　胃的急性放射性损伤、留置胃管的刺激，以及某些全身性疾病如肝硬化、尿毒症、晚期肿瘤、慢性肺心病和呼吸功能衰竭等均可产生一些内源性刺激因子，引起胃黏膜的急性炎症。

（二）病理

胃窦、胃体、胃底或全胃黏膜充血、水肿、点片状平坦性糜烂，黏膜表面或黏膜下有新鲜或陈旧性出血，黏膜表面有炎性渗出物。大多数病变局限在黏膜层，不侵犯黏膜肌层。

镜检可见表层上皮细胞坏死、脱落、黏膜下出血，组织中有大量的中性粒细胞浸润，并有淋巴细胞、浆细胞和少量嗜酸粒细胞浸润。腺体的细胞，特别是腺体颈部细胞呈不同程度的变性和坏死。

（三）临床表现

临床表现常因病因不同而不同。细菌或细菌毒素所致的急性单纯性胃炎较多见，一般起病较急，多于进食污染物后数小时至 24 小时发病，症状轻重不一，大多有中上腹部疼痛、饱胀、厌食、恶心、频繁呕吐，因常伴有急性水样腹泻而称为急性胃肠炎。严重者可出现脱水、电解质平衡失调、代谢性酸中毒和休克。如沙门菌感染常有发热、脱水等症状；轮状病毒感染引起的胃肠炎多见于 5 岁以下儿童，好发于冬季，有发热、水样腹泻、呕吐、腹痛等症状，常伴脱水，病程 1 周左右。

由理化因素引起的急性单纯性胃炎一般症状较轻。非甾体类药物引起的胃炎临床表现常以呕血、黑便为主，为上消化道出血的重要原因之一。出血多呈间歇性发作，大出血时可发生休克。

并非所有急性单纯性胃炎均有症状，约 30% 的患者，仅有胃镜下急性胃炎的表现，而无任何临床症状。体格检查可发现上腹部或脐周有压痛，肠鸣音亢进。一般病程短，数天内可好转自愈。

（四）相关检查

（1）血常规：感染因素引起的急性胃炎患者白细胞计数增高，中性粒细胞比例增多。

（2）便常规：便常规有少量黏液及红白细胞。便培养可检出病原菌。

（3）内镜检查：内镜检查对本病有诊断价值。内镜下可见胃黏膜充血、水肿，有时有糜烂及出血灶，表面覆盖厚而黏稠的玻璃样渗出物和黏液。

（五）诊断和鉴别诊断

1. 诊断　根据饮食不当或服药等病史，对起病急，有上腹痛、恶心、呕吐或上消化道出血等临床表现的患者可做出诊断。少数不典型病例须做胃镜才能明确诊断。

2. 鉴别诊断

（1）急性阑尾炎：急性阑尾炎早期可表现为急性上腹部疼痛，但急性阑尾炎的上腹痛或脐周痛是内脏神经反射引起的，疼痛经过数小时至 24 小时左右，转移并固定于右下腹是其特点，同时可有右下腹腹肌紧张和麦氏点压痛阳性。腹部平片可见盲肠胀气，或有液平面，右侧腰大肌影消失或显示阑尾粪石。

（2）胆管蛔虫症：胆管蛔虫症也可表现为上腹痛、恶心、呕吐等症状，但其腹痛常常为突发的阵发性上腹部剧烈钻顶样痛，有时可吐出蛔虫，间歇期可安静如常。既往有排蛔虫或吐蛔虫的病史。

（3）急性胰腺炎：急性胰腺炎也可呈现上腹痛和呕吐，疼痛多位于中上腹或左上腹，呈持续性钝痛、钻痛或绞痛；仰卧位时加重，前倾坐位时可缓解。疼痛一般较剧烈，严重时可发生休克。血、尿淀粉酶升高有助于本病的诊断。

（4）急性胆囊炎：急性胆囊炎时上腹痛多位于右上腹胆囊区，疼痛剧烈而持久，可向右肩背部放射；疼痛常于饱餐尤其是脂肪餐后诱发，Murphy 征阳性。超声检查可见胆囊壁增厚、粗糙，或胆囊结石。

（六）治疗

1. 去除病因　本病患者急性期应卧床休息，停止一切对胃黏膜有刺激的饮食或药物；进食清淡流质饮食，多饮水，腹泻较重时可饮糖盐水；必要时可暂时禁食。

2. 对症治疗

（1）腹痛者可局部热敷，疼痛剧烈者可给解痛剂，如 654-2 10mg 或阿托品 0.3～0.6mg，每日 3 次口服。

（2）剧烈呕吐或失水者应静脉输液补充水、电解质和纠正酸碱平衡；肌肉注射甲氧氯普胺、氯丙嗪，或针刺足三里、内关等以止吐。

（3）伴有上消化道出血或休克者应积极止血、补充液体以扩充血容量，尽快纠正休克；静脉滴注或口服奥美拉唑、H_2 受体拮抗剂以减少胃酸分泌；应用胃黏膜保护剂如硫糖铝、胶体铋剂等，以减轻黏膜炎症。

（4）对微生物或细菌毒素感染，尤其伴腹痛者可选小檗碱、甲硝唑、诺氟沙星、氨苄西林等抗菌药物。

（七）预后

在去除病因后，多于数天内痊愈。少数可因致病因素持续存在，发展为慢性浅表性胃炎。

二、急性糜烂性胃炎

急性糜烂性胃炎（Acute erosive gastritis）是指不同病因引起胃黏膜多发性糜烂为特征的急性胃炎，也可伴急性溃疡形成。

（一）病因和发病机制

1. 应激因素　引起应激的因素有严重创伤、大面积烧伤、大手术、中枢神经系统肿瘤、外伤、败血症、心力衰竭、呼吸衰竭、肝和肾功能衰竭、代谢性酸中毒及大量使用肾上腺皮质激素等。发病机制可能为应激状态下体内去甲肾上腺素和肾上腺素分泌增多，使内脏血管收缩，胃血流量减少，引起胃黏膜缺血、缺氧，导致黏膜受损和胃酸分泌增多，黏液分泌不足，HCO_3^- 分泌减少，前列腺素合成减少，从而削弱了胃黏膜的抵抗力，结果加剧了黏膜的缺血缺氧，使 H^+ 反弥散，致使黏膜糜烂、出血。

2. 其他　引起急性单纯性胃炎的各种外源性病因，均可严重的破坏胃黏膜屏障，导致 H^+ 及胃蛋白酶的反弥散，引起胃黏膜的损伤而发生糜烂和出血。

（二）病理

本病病变多见于胃底和胃体部，但胃窦有时也可受累。胃黏膜呈多发性糜烂，伴有点片状新鲜或陈旧出血灶，有时见浅小溃疡。镜下可见糜烂处表层上皮细胞有灶性脱落，固有层有中性粒细胞和单核细胞浸润，腺体因水肿、出血而扭曲。

（三）临床表现

急性糜烂性胃炎起病前一般无明显不适，或仅有消化不良的症状，但由于原发病症状严重而被掩盖。本病常以上消化道出血为首发症状，表现为呕血和/或黑便，一般出血量不大，常呈间歇性，能在短期内恢复正常。部分患者可表现为急性大量出血，引起失血性休克，若不能及时正确处理，死亡率可高达 50% 以上。少数因烧伤引起本病者，仅有低血容量引起的休克，而无明显呕血或黑便，常易被误诊。

（四）诊断和鉴别诊断

1. 诊断　诊断主要依靠病前有服用非甾体类药、酗酒、烧伤、手术或重要器官功能衰竭等应激状态病史，而既往无消化性溃疡等病史；一旦出现上消化道出血症状应考虑本病的可能。但确诊最主要依靠急诊内镜检查，一般应在出血停止后 24～48 天内进行。

2. 鉴别诊断　急性糜烂性胃炎应与急性胰腺炎、消化性溃疡、急性阑尾炎、急性胆囊炎、胆石症等疾病相鉴别；合并上消化道出血时应与消化性溃疡、食管静脉破裂出血等鉴别，主要靠急诊胃镜检查确诊。

（五）治疗

1. 一般治疗　本病治疗首先应去除发生应激状态的诱因，让患者安静卧床休息，可给流质饮食，必要时禁食。

2. 止血措施

（1）抑酸剂：抑酸剂减少胃酸的分泌，防止 H^+ 逆向弥散，达到间接止血作用。如奥美拉唑、西咪替丁、法莫替丁等静脉滴注或口服。

（2）冰盐水：给胃内注入冰盐水 250ml，保留 15～20 分钟后吸出，可重复 4～5 次。冰盐水可使胃壁血管收缩并使胃酸分泌减少。

（3）药物止血：口服凝血酶、去甲肾上腺素、孟氏液等，如出血量较大可静脉输入巴曲酶、奥曲肽、酚磺乙胺等。

（4）内镜下止血：对上述止血措施效果不理想时，可酌情选用电凝、微波、注射药物或激光止血。

3. 胃黏膜保护剂　胃黏膜保护剂如硫糖铝、麦滋林－S 颗粒、得乐胶囊等可阻止胃酸和胃蛋白酶的作用，有助于黏膜上皮再生和防止 H^+ 逆向弥散；促进前列腺素合成，减少黏液中表皮生长因子（ECF）降解，刺激黏液和碳酸氢盐的分泌，增加黏膜血流供应，具有保护黏膜的作用。

4. 外科治疗　少数患者经内科 24 小时积极治疗难以控制出血者应考虑手术治疗。

（六）预防

对多器官功能衰竭、脓毒血症、大面积烧伤等应激状态患者应给予 H_2 受体拮抗剂或制酸剂（氢氧化铝凝胶、氢氧化镁等）及黏膜保护剂如硫糖铝等，以预防急性胃黏膜病变。

三、急性化脓性胃炎

急性化脓性胃炎（acute phlegmonous gastritis）是胃壁受细菌感染引起的化脓性疾病，是一种罕见的重症胃炎，又称急性蜂窝组织性胃炎，本病男性多见，男女之比约为 3∶1。

（一）病因和发病机制

本病多发生于免疫力低下，且有身体其他部位感染灶的患者，如脓毒血症、败血症、蜂窝组织炎等，致病菌通过血循环或淋巴播散到胃；或在胃壁原有病变如慢性胃炎、胃溃疡、胃息肉摘除的基础上繁殖，而引起胃黏膜下层的急性化脓性炎症。常见的致病菌为 α 溶血性链球菌，其他如肺炎球菌、葡萄球菌、绿脓杆菌、大肠杆菌、炭疽杆菌、产气荚膜梭状芽孢杆菌等也可引起本病。

（二）病理

急性化脓性胃炎的炎症主要累及黏膜下层，并形成坏死区，严重者炎症可穿透肌层达浆膜层，发生穿孔时可致化脓性腹膜炎。由产气芽孢杆菌引起者，胃壁增厚、胃腔扩张，其组织内有气泡形成。镜下可见黏膜下层有大量的白细胞浸润，亦可见到多数细菌，有出血、坏死、胃小静脉内也可见血栓形成。以化脓性感染范围可分为弥漫型和局限型。弥漫型炎症侵及胃的大部分或全胃，甚至扩散至十二指肠等胃的邻近器官；局限性炎症局限，形成单发或多发脓肿，以幽门区脓肿多见。

（三）临床表现

本病起病急骤且凶险，常有寒战、高热，剧烈的上腹部疼痛，也可为全腹痛，取前倾坐位可使腹痛缓解，称为 Deninger 征，为本病的特征性表现。恶心、频繁呕吐也是本病常见的症状，呕吐物中可见坏死脱落的胃黏膜组织；有时可出现呕血及黑便。部分患者有脓性腹水形成，出现中毒性休克。可并发胃穿孔、血栓性门静脉炎及肝脓肿。

体格检查上腹部有明显压痛、反跳痛和肌紧张等腹膜炎的征象。

（四）相关检查

（1）血常规：血白细胞计数一般大于 $10 \times 10^9/L$，以中性粒细胞为主，伴核左移现象。

（2）尿常规：尿常规镜检可见蛋白及管型。

（3）便常规：大便潜血试验可呈阳性。

（4）呕吐物检查：呕吐物中有坏死黏膜并混有脓性呕吐物。

（5）X线检查：腹平片示胃扩张，如产气荚膜梭状芽孢杆菌感染者可见胃壁内有气泡形成；伴有穿孔者膈下可见游离气体。钡餐检查相对禁忌。

（6）超声检查：超声检查可见患者胃壁增厚，由产气荚膜梭状芽孢杆菌引起者，胃壁内可见低回声区。

（7）胃镜检查：本病因可诱发穿孔，禁忌行内镜检查。

（五）诊断和鉴别诊断

1. 诊断　根据本病有上腹部疼痛、恶心、呕吐、寒战高热等症状，以及上腹部压痛、反跳痛和肌紧张等体征，结合血常规检查和X线检查等可做出诊断。

2. 鉴别诊断　急性化脓性胃炎应与急性胰腺炎、急性阑尾炎、急性胆囊炎、胆石症等疾病相鉴别，一般根据临床表现和辅助检查可资鉴别。

（六）治疗

本病治疗的关键在于早期确诊，给予足量抗生素以控制感染；及时行胃壁脓肿切开引流或胃次全切除术，能明显降低死亡率。

四、急性腐蚀性胃炎

急性腐蚀性胃炎（acute corrosive gastritis）是由于误服或自服腐蚀剂（强碱如苛性碱，强酸如盐酸、硫酸、硝酸，以及来苏儿、氯化汞、砷、磷等）而引起胃壁的急性损伤或坏死。

（一）病因和发病机制

腐蚀剂进入消化道引起损伤的范围和严重性与腐蚀剂的种类、浓度、数量、胃内有无食物及与黏膜接触的时间长短等有关。轻者引起胃黏膜充血、水肿；重者发生坏死、穿孔；后期出现瘢痕、狭窄而使胃腔变形，引起上消化道梗阻。强酸类腐蚀剂所至损伤主要为胃，尤其是胃窦、幽门和小弯；而强碱类腐蚀剂食管损伤较胃严重。强酸可使蛋白质和角质溶解、凝固，组织呈界限明显的灼伤或凝固性坏死伴有焦痂，受损组织收缩变脆，大块坏死组织脱落造成继发性穿孔、腹膜炎或纵隔炎。强碱由于能迅速吸收组织中的水分，与组织蛋白质结合形成胶冻样物质，使脂肪酸皂化，造成严重的组织坏死；因此，强碱的病变范围多大于其接触面积。

（二）病理

病变程度与吞服的腐蚀剂剂量、浓度、胃内所含食物量及腐蚀剂与黏膜接触的时间长短等有关。轻者引起胃黏膜充血、水肿，重者发生坏死、穿孔，后期可出现瘢痕和狭窄引起上消化道梗阻。

（三）临床表现

临床症状与吞服的腐蚀剂种类有关。吞服后黏膜都有不同程度的损害，多立即出现口腔、咽喉、胸骨后及上腹部的剧烈疼痛，频繁恶心、呕吐，甚至呕血，呕吐物中可能会含有脱落坏死的胃壁组织。严重时因广泛的食管、胃的腐蚀性坏死而致休克，也可出现食管及胃的穿孔，引起胸膜炎和弥漫性腹膜炎。继发感染时可有高热。但也有部分腐蚀剂如来苏儿由于它对表层迷走神经有麻醉作用，并不立即出现症状。此外，各种腐蚀剂吸收后还可引起全身中毒症状。酸类吸收可致严重酸中毒而引起呼吸困难；来苏儿吸收后引起肾小管损害，导致肾衰竭。急性期过后，可出现食管、贲门和幽门狭窄及梗阻的症状。

各种腐蚀剂引起的口腔黏膜灼痂的颜色不同，有助于识别腐蚀剂的类型，硫酸致黑色痂、盐酸致灰棕色痂，硝酸致深黄色痂，醋酸致白色痂，来苏儿致灰白色痂，后转为棕黄色痂，强碱则呈透明的水肿。

（四）诊断

本病根据病史和临床表现，很容易做出诊断和鉴别诊断。急性期一般不做上消化道钡餐和内镜检查，以免引起食管和胃穿孔。待急性期过后，钡餐检查可见胃窦黏膜纹理粗乱，如果腐蚀深达肌层，由于瘢痕形成，可表现为胃窦狭窄或幽门梗阻。

（五）治疗

本病是一种严重的内科急症，必须积极抢救。①一般洗胃属于禁忌，禁食水，以免发生穿孔；尽快静脉补液，纠正水、电解质和酸碱失衡。②去除病因，服强酸者尽快口服牛奶、鸡蛋清或植物油 100～200ml，避免用碳酸氢钠，以免产气过多而导致穿孔；服强碱者给食醋 500ml 加温水 500ml 分次口服，然后再服少量蛋清、牛奶或植物油。③有的学者主张在发病 24 小时内应用肾上腺皮质激素，以减少胶原、纤维瘢痕组织的形成，如每日氢化可的松 200～300mg 或地塞米松 5～10mg 静脉滴注，数日后改为口服醋酸泼尼松，使用皮质激素时应并用抗生素。④对症治疗，包括解痉、止吐，有休克时应给予抗休克治疗。⑤积极预防各种并发症。⑥急性期过后，若出现疤痕、狭窄，可行扩张术或手术治疗。

（赵 波）

第二节 慢性胃炎

慢性胃炎（Chronic gastritis）是由各种病因引起的胃黏膜慢性炎症。根据内镜及病理组织学改变将慢性胃炎分为非萎缩性胃炎（浅表性胃炎）及萎缩性胃炎两大基本类型。慢性非萎缩性胃炎是指不伴有胃黏膜萎缩性改变、胃黏膜层见以淋巴细胞和浆细胞为主的慢性炎症细胞浸润的慢性胃炎。根据病变分布，可再分为胃窦炎、胃体炎、全胃炎胃窦为主或全胃炎胃体为主。

一、慢性非萎缩性胃炎

（一）流行病学

HP 感染为慢性非萎缩性胃炎的主要病因。慢性非萎缩性胃炎的流行情况因不同国家、不同地区 HP 感染的流行情况而异。HP 感染呈世界范围分布，一般 HP 感染率发展中国家高于发达国家，感染率随年龄增加而升高，男女差异不大。我国属 HP 高感染率国家，估计人群中 HP 感染率为 40%～70%。流行病学研究资料显示，经济落后、居住环境差及不良卫生习惯与 HP 感染率呈正相关。由于 HP 感染几乎无例外地引起胃黏膜炎症，感染后机体一般难以将其清除而成为慢性感染，因此人群中 HP 感染引起的慢性非萎缩性胃炎患病率与该人群 HP 的感染率相平行。

（二）病因和发病机制

1. HP 感染　HP 感染是慢性非萎缩性胃炎最主要的病因，两者的关系符合 Koch 提出的确定病原体为感染性疾病病因的 4 项基本要求，即该病原体存在于该病的患者中，病原体的分布与体内病变分布一致，清除病原体后疾病可好转，在动物模型中该病原体可诱发与人相似的疾病。研究表明，80% ~95% 的慢性活动性胃炎患者胃黏膜中有 HP 感染，5% ~20% 的 HP 阴性率反映了慢性胃炎病因的多样性；HP 相关胃炎者，HP 胃内分布与炎症分布一致；根除 HP 可使胃黏膜炎症消退，一般中性粒细胞消退较快，但淋巴细胞、浆细胞消退需要较长时间；志愿者和动物模型中已证实 HP 感染可引起胃炎。

HP 具有鞭毛，能在胃内穿过黏液层移向胃黏膜，其所分泌的黏附素能使其贴紧上皮细胞，其释放尿素酶分解尿素产生 NH_3，从而保持细菌周围中性环境。HP 的这些特点有利于其在胃黏膜表面定植。HP 通过上述产氨作用、分泌空泡毒素 A（VacA）等物质而引起细胞损害；其细胞毒素相关基因（CagA）蛋白能引起强烈的炎症反应；其菌体胞壁还可作为抗原诱导免疫反应。这些因素的长期存在导致胃黏膜的慢性炎症。

HP 相关慢性非萎缩性胃炎有 2 种突出的类型：胃窦为主全胃炎和胃体为主全胃炎。前者胃酸分泌可增加，因而增加了十二指肠溃疡发生的危险性；后者胃酸分泌常减少，使胃溃疡和胃癌发生的危险性增加。

2. 其他因素　幽门括约肌功能不全时含胆汁和胰液的十二指肠液反流入胃，可削弱胃黏膜屏障功能，使胃黏膜遭到消化液作用，引起炎症、糜烂、出血和上皮化生等病变。其他外源因素如酗酒、服用 NSAIDs 等药物、某些刺激性食物等均可反复损伤胃黏膜。理论上这些因素均可各自或与 HP 感染协同作用而引起或加重胃黏膜慢性炎症，但目前尚缺乏系统研究的证据。

（三）临床表现

流行病学研究表明，多数慢性非萎缩性胃炎患者无任何症状，有症状者主要表现为上腹痛或不适、上腹胀、早饱、嗳气、恶心等非特异性消化不良症状。功能性消化不良患者可伴或不伴有慢性胃炎，根除 HP 后慢性胃炎组织学得到显著改善，但并不能消除多数组织学改善者的消化不良症状，提示慢性胃炎与消化不良症状无密切相关。内镜检查、胃黏膜组织学检查结果与慢性胃炎患者症状的相关分析表明，患者的症状缺乏特异性，且症状的有无及严重程度与内镜所见、组织学分级并无肯定的相关性。

（四）相关检查

1. 胃镜及活组织检查　胃镜检查并同时取活组织做组织学病理检查是最可靠的诊断方法。内镜下慢性非萎缩性胃炎可见红斑（点状、片状、条状）、黏膜粗糙不平、出血点/斑、黏膜水肿及渗出等基本表现，尚可见糜烂及胆汁反流。由于内镜所见与活组织检查的病理表现常不一致，因此诊断时应两者结合，在充分活检基础上以活组织病理学诊断为准。为保证诊断的准确性和对慢性胃炎进行分型，活组织检查宜在多部位取材且标本要足够大，根据病变情况和需要，建议取 2~5 块为宜。内镜医生应向病理科提供取材部位、内镜所见和简要病史等资料。

2. HP 检测　活组织病理学检查时可同时检测 HP，并可在内镜检查时多取一块组织做快速尿素酶检查，以增加诊断的可靠性。根除 HP 治疗后，可在胃镜复查时重复上述检查，亦可采用非侵入性检查手段，如^{13}C 或^{14}C 尿素呼气试验、粪便 HP 抗原检测及血清学检查（定性检测血清抗 HP IgG 抗体）。应注意，近期使用抗生素、质子泵抑制剂、铋剂等药物，因有暂对抑制 HP 作用，会使上述检查（血清学检查除外）呈假阴性。

（五）诊断

鉴于多数慢性胃炎患者无任何症状，有症状也缺乏特异性，且缺乏特异性体征，因此根据症状和体征难以做出慢性胃炎的正确诊断。慢性非萎缩性胃炎的确诊主要依赖于内镜检查和胃黏膜活检组织学检查，尤其是后者的诊断价值更大。

慢性胃炎的诊断应力求明确病因。HP 感染是慢性非萎缩性胃炎的主要致病因素，故应作为慢性胃炎病因诊断的常规检测。

（六）治疗

慢性非萎缩性胃炎的治疗目的是缓解消化不良症状和改善胃黏膜炎症。治疗应尽可能针对病因，遵循个体化原则。消化不良症状的处理与功能性消化不良相同。无症状、HP 阴性的非萎缩性胃炎无须特殊治疗。

1. 根除 HP　前已述及，慢性非萎缩性胃炎的主要症状为消化不良，其症状应归属于功能性消化不良范畴。目前国内外均推荐对 HP 阳性的功能性消化不良行根除治疗。因此，有消化不良症状的 HP 阳性慢性非萎缩性胃炎患者均应根除 HP。大量研究结果表明，根除 HP 可使胃黏膜组织学得到改善；对预防消化性溃疡和胃癌等有重要意义；对改善或消除消化不良症状具有效 - 价比优势。

2. 消化不良症状的治疗　由于临床症状与慢性非萎缩性胃炎之间并不存在明确关系，因此症状治疗事实上属于功能性消化不良的经验性治疗。慢性胃炎伴胆汁反流者可应用促动力药（如多潘立酮）和（或）有结合胆酸作用的胃黏膜保护剂（如铝碳酸镁制剂）。有胃黏膜糜烂和（或）以反酸、上腹痛等症状为主者，可根据病情或症状严重程度，选用抗酸剂、H$_2$ 受体阻滞剂或质子泵抑制剂。促动力药如多潘立酮、马来酸曲美布丁、莫沙必利、盐酸伊托必利主要用于上腹饱胀、恶心或呕吐等为主要症状者。胃黏膜保护剂如硫糖铝、瑞巴派特、替普瑞酮、吉法酯、依卡倍特适用于有胆汁反流、胃黏膜损害和（或）症状明显者。抗抑郁药或抗焦虑药可用于有明显精神因素的慢性胃炎伴消化不良症状患者。中药治疗可拓宽慢性胃炎的治疗途径。上述药物除具对症治疗作用外，对胃黏膜上皮修复及炎症也可能具有一定作用。

（七）预后

由于绝大多数慢性胃炎的发生与 HP 感染有关，而 HP 自发清除少见，故慢性胃炎可持续存在，但多数患者无症状。流行病学研究显示，部分 HP 相关性胃窦炎（<20%）可发生十二指肠溃疡，少部分慢性非萎缩性胃炎可发展为慢性多灶萎缩性胃炎，后者常合并肠上皮化生。HP 感染引起的慢性胃炎还偶见发生胃黏膜相关淋巴组织淋巴瘤者。在不同地区人群中的不同个体感染 HP 的后果如此不同，被认为是细菌、宿主（遗传）和环境因素三者相互作用的结果，但对其具体机制至今尚未完全明了。

二、慢性萎缩性胃炎

慢性萎缩性胃炎是一种以胃黏膜固有腺体萎缩为病变特征的常见的消化系统疾病，多见于中老年人。临床主要表现为食欲减退、恶心、嗳气、胃灼热，上腹出现持续或间断性胀满或隐痛，少数患者可发生上消化道出血，以及消瘦、贫血等营养不良表现。其发病率随年龄的增大而明显增多。慢性萎缩性胃炎分为自身免疫性（A型）和多灶萎缩性（B型）。胃黏膜活检是最为可靠的诊断方法。在第二届全国慢性胃炎共识中，重申"胃黏膜萎缩"是指胃固有腺体减少，组织学上有2种类型。①化生性萎缩：胃固有腺体被肠化或假幽门腺化生腺体替代。②非化生性萎缩：胃黏膜层固有腺体被纤维组织或纤维肌性组织替代或炎症细胞浸润引起固有腺体数量减少。

（一）流行病学

慢性萎缩性胃炎是原因不明的慢性胃炎，在我国是一种常见病、多发病，在慢性胃炎中占10%～20%。

（二）发病机制

胃内攻击因子与防御修复因子失衡是慢性萎缩性胃炎的发病机制。HP感染是慢性萎缩性胃炎的主要病因，其致病机制与以下因素有关：①HP产生多种酶如尿素酶及其代谢产物氨、过氧化氢酶、蛋白溶解酶、磷脂酶A等，对黏膜有破坏作用。②HP分泌的细胞毒素如含有细胞毒素相关基因（慢性萎缩性胃炎A）和空泡毒素基因（VagA）的菌株，导致胃黏膜细胞的空泡样变性及坏死。③HP抗体可造成自身免疫损伤。

此外，长期饮浓茶、烈酒、咖啡，食用过热、过冷、过于粗糙的食物，可导致胃黏膜的反复损伤；长期大量服用NSAIDs如阿司匹林、吲哚美辛等可抑制胃黏膜前列腺素的合成，破坏黏膜屏障；烟草中的烟碱不仅影响胃黏膜的血液循环，还可导致幽门括约肌功能紊乱，造成胆汁反流；各种原因的胆汁反流均可破坏黏膜屏障，造成胃黏膜慢性炎症改变；壁细胞抗原和抗体结合形成免疫复合体，在补体参与下破坏壁细胞；胃黏膜营养因子（如胃泌素、表皮生长因子等）缺乏；心力衰竭、动脉硬化、肝硬化合并门静脉高压、糖尿病、甲状腺病、慢性肾上腺皮质功能减退、尿毒症、干燥综合征、胃血流量不足及精神因素等均可导致胃黏膜萎缩。

（三）病理生理

慢性萎缩性胃炎分为A、B两型：A型是胃体弥漫萎缩，导致胃酸分泌下降，影响维生素B_{12}及内因子的吸收，因此常合并恶性贫血，与自身免疫有关；B型在胃窦部，少数人可发展成胃癌，与HP、化学损伤（胆汁反流、非皮质激素消炎药、吸烟、酗酒等）有关。我国80%以上属B类。

（四）临床表现

慢性萎缩性胃炎的临床表现不仅缺乏特异性，而且与病变程度并不完全一致。

1. 症状　临床上有些慢性萎缩性胃炎患者可无明显症状，但大多数患者可有上腹部灼痛、胀痛、钝痛或胀满、痞闷（尤以食后为甚）、食欲不振、恶心、嗳气、便秘或腹泻等症状。严重者可有消瘦、贫血、脆甲、舌炎或舌乳头萎缩，少数胃黏膜糜烂者可伴有上消化道出血。其中A型萎缩性胃炎并发恶性贫血在我国少见。

2. 体征　本病无特异性体征，上腹部可有轻度压痛。

（五）相关检查

1. 实验室检查

（1）胃液分析：测定基础胃液排泌量（BAO）及注射组胺或五肽胃泌素后测定最大胃

酸排泌量（MAO）和高峰胃酸排泌量（PAO）以判断胃泌酸功能，有助于萎缩性胃炎的诊断及指导临床治疗。A 型慢性萎缩性胃炎患者多无酸或低酸，B 型慢性萎缩性胃炎患者可正常或低酸。

（2）胃蛋白酶原测定：胃蛋白酶原由主细胞分泌，慢性萎缩性胃炎时血及尿中的胃蛋白酶原含量减少。

（3）血清胃泌素测定：胃窦部黏膜的 G 细胞分泌胃泌素。A 型慢性萎缩性胃炎患者血清胃泌素常明显增高；B 型慢性萎缩性胃炎患者胃窦黏膜萎缩，直接影响 G 细胞分泌胃泌素功能，血清胃泌素低于正常。

（4）免疫学检查：壁细胞抗体（PCA）、内因子抗体（IFA）、胃泌素分泌细胞抗体（GCA）测定可作为慢性萎缩性胃炎及其分型的辅助诊断。

（5）血清维生素 B_{12} 浓度和维生素 B_{12} 吸收试验：维生素 B_{12} 吸收有赖于内因子，只需少量内因子即可保证维生素 B_{12} 在回肠末端的吸收。正常人空腹血清维生素 B_{12} 的浓度为 300 ~ 900ng/L，若 <200ng/L 可肯定有维生素 B_{12} 吸收不良。维生素 B_{12} 吸收试验（Schilling 试验）能检测维生素 B_{12} 在回肠末端吸收情况。方法是用 ^{58}Co 和 ^{57}Co 标记的氰钴素胶囊同时口服，^{57}Co 氰钴素胶囊内加有内因子，口服后收集 24 小时尿液，分别测定 ^{58}Co 和 ^{57}Co 的排除率。正常时两者的排除率均应 >10%；恶性贫血患者因缺乏内因子，尿中 ^{58}Co 排除率 <10%，而 ^{57}Co 排除率则正常。

2. 影像学检查　胃肠 X 线钡餐检查，大多数萎缩性胃炎患者无异常发现。气钡双重造影可显示胃体黏膜皱襞平坦、变细，胃大弯的锯齿状黏膜皱襞变细或消失，胃底部光滑，部分胃窦炎胃黏膜可呈锯齿状或黏膜粗乱等表现。

3. 胃镜及活组织检查　胃镜检查及活检是最可靠的诊断方法。胃镜诊断应包括病变部位、萎缩程度、肠化生及异型增生的程度。肉眼直视观察萎缩性胃炎内镜所见有 2 种类型，即单纯萎缩和萎缩伴化生成。前者主要表现为黏膜红白相间以白为主、血管显露、皱襞变平甚至消失；后者主要表现为黏膜呈颗粒或小结节状。

4. 幽门螺旋杆菌检查　包括有创检查和无创检查。有创检查主要指通过胃镜检查获得胃黏膜标本的相关检查，包括快速尿素酶试验、病理 HP 检查（HE 或 warthin – statry 或 giemsa 染色）、组织细菌培养、组织 PCR 技术。无创检查指不需要通过胃镜获得标本，包括血清抗体检测、^{13}C 或 ^{14}C 尿素呼气试验、粪 HP 抗原检测等方法。

（六）诊断

慢性萎缩性胃炎在临床上无特异性表现，故诊断慢性萎缩性胃炎需要临床表现结合相关辅助检查，尤其是胃镜检查及胃黏膜活组织检查。胃镜及黏膜活检是确诊本病的唯一可靠方法。胃镜检查，镜下胃黏膜色泽红白相间，以白为主，或局部灰白色，胃黏膜变薄，黏膜下血管网透见。做胃镜时在胃部典型炎症部位取活体组织，胃黏膜腺体萎缩 1/3 为轻度萎缩性胃炎，萎缩 2/3 为中度萎缩性胃炎，重度为大部分腺体萎缩。

（七）鉴别诊断

主要鉴别的疾病有消化性溃疡、胃癌、功能性消化不良、胆囊炎、胆石症、慢性肝炎、慢性胰腺疾病等。

（八）治疗

慢性萎缩性胃炎的治疗原则是消除或削弱攻击因子，增强胃黏膜防御，改善胃动力，防止胆汁反流，改善萎缩和预防胃癌的发生。轻度无症状的萎缩性胃炎患者可不服药；有症状者，予药物对症治疗。中度以上，尤其是重度萎缩伴有重度肠上皮异型增生或化生者，因癌变可能性增大，要高度警惕，积极治疗，密切随访。

1. 一般治疗　慢性萎缩性胃炎患者不论其病因如何，均应戒烟、忌酒，避免使用损害胃黏膜的药物如 NSAIDs 等，以及避免对胃黏膜有刺激性的食物和饮品（如过于酸、甜、咸、辛辣和过热、过冷食物，浓茶、咖啡等），饮食宜规律，少吃油炸、烟熏、腌制食物，不食腐烂变质的食物，多吃新鲜蔬菜和水果，所食食品要新鲜并富于营养，保证有足够的蛋白质、维生素（如 β 胡萝卜素、维生素 C 及叶酸等）及铁质摄入，精神上乐观，生活要规律。

2. 对症治疗

（1）根除 HP 治疗：对慢性萎缩性胃炎来说，中至重度萎缩或中至重度肠上皮化生或异型增生或有胃癌家族史者应给予根除 HP 治疗。根除 HP 治疗能使很多患者改善症状，大量研究证实根除 HP 可使胃黏膜活动性炎症消失，且多数研究表明根除 HP 可防止胃黏膜萎缩和肠化的进一步发展，但萎缩、肠化是否能得到逆转尚待更多研究证实。对 HP 感染有效的药物包括铋剂、阿莫西林、克拉霉素、四环素、甲硝唑、替硝唑、呋喃唑酮（痢特灵）等。质子泵抑制剂对 HP 有较强的抑制作用，能加强抗菌药物的杀菌活性。临床常用的一线根除 HP 的治疗方案包括铋剂 +2 种抗生素和质子泵抑制剂 +2 种抗生素两种，一线治疗失败后可选择铋剂 + 质子泵抑制剂 +2 种抗生素的四联治疗方案。根除 HP 治疗方案见表 8 -1。

表 8 -1　推荐的根除 HP 的治疗方案

方案与用药	用　法	疗　程
铋剂 +2 种抗生素		
1. 铋剂标准剂量 + 阿莫西林 0.5g + 甲硝唑 0.4g	均每日 2 次	2 周
2. 铋剂标准剂量 + 四环素 0.5g + 甲硝唑 0.4g	均每日 2 次	2 周
3. 铋剂标准剂量 + 克拉霉素 0.5g + 甲硝唑 0.4g	均每日 2 次	1 周
质子泵抑制剂 +2 种抗生素		
1. 质子泵抑制剂标准剂量 + 克拉霉素 0.5g + 阿莫西林 1.0g	均每日 2 次	1 周
2. 质子泵抑制剂标准剂量 + 阿莫西林 1.0g + 甲硝唑 0.4g	均每日 2 次	1 周
3. 质子泵抑制剂标准剂量 + 克拉霉素 0.25g + 甲硝唑 0.4g	均每日 2 次	1 周
其他方案		
1. 雷尼替丁枸橼酸铋（RBC）0.4g 替代推荐方案二中的 PPI		
2. H_2 受体阻滞剂或质子泵抑制剂 + 推荐方案一，组成四联疗法		

注：①方案中甲硝唑 0.4g 可用替硝唑 0.5g 替代。

②HP 对甲硝唑耐药率已较高，耐药影响疗效。

③呋喃唑酮抗 HP 作用强，HP 不易产生耐药性，可用呋喃唑酮 0.1g 替代甲硝唑。

④质子泵抑制剂 + 铋剂 +2 种抗生素组成的四联疗法多用于治疗失败者。

（2）保护胃黏膜：加强胃黏膜屏障，避免黏膜损害，对于萎缩性胃炎的治疗尤为重要，可给予硫糖铝、胶体铋剂、前列腺素 E（米索前列醇）、替普瑞酮（施维舒）、吉法酯（惠加强 G）、谷氨酰胺类（麦滋林 S）、瑞巴派特（膜固思达）等药物。长期服用维酶素对黏膜保护可能有一定的积极作用。吉法酯能增加胃黏膜更新，提高细胞再生能力，增强胃黏膜对胃酸的抵抗能力，达到保护胃黏膜的作用。

（3）抑制胆汁反流促动力药：如多潘立酮可防止或减少胆汁反流；胃黏膜保护剂，特别是有结合胆酸作用的铝碳酸镁制剂，可增强胃黏膜屏障、结合胆酸，从而减轻或消除胆汁反流所致的胃黏膜损害。考来烯胺（消胆胺）可结合反流至胃内的胆盐，防止胆汁酸破坏胃黏膜屏障，方法为每次 3~4g，每日 3~4 次。

（4）改善胃动力：上腹饱胀或恶心、呕吐的发生可能与胃排空迟缓相关，促动力药如多潘立酮、马来酸曲美布丁、莫沙必利、盐酸伊托必利等可改善上述症状。具体应用方法：多潘立酮 10mg，每日 3 次；莫沙比利 5mg，每日 3 次。

（5）抑酸或抗酸治疗：对于慢性萎缩性胃炎伴有胃黏膜糜烂或以胃灼热、反酸、上腹饥饿痛等症状为主者，根据病情或症状严重程度，选用抗酸剂、H_2 受体阻滞剂或质子泵抑制剂。

（6）抗抑郁药或抗焦虑治疗：可用于有明显精神因素的慢性胃炎伴消化不良症状患者，同时应予耐心解释或心理治疗。

（7）消化治疗：对于伴有腹胀、纳差等消化不良症而无明显上述胃灼热、反酸、上腹饥饿痛症状者，可选用含有胃酶、胰酶和肠酶等复合酶制剂。

（8）改善萎缩和预防胃癌的发生：某些具有生物活性功能的部分抗氧化维生素和硒可降低胃癌发生的危险度。叶酸具有预防胃癌的作用，可能与改善萎缩性胃炎有关。维生素 C、维生素 E、茶多酚、大蒜素亦具有一定的预防胃癌的作用。维生素 A 类衍生物对胃癌可能有一定的预防作用。硒对胃癌的预防有一定作用。

（9）其他对症治疗：包括解痉止痛、止吐、改善贫血等。对于贫血，若为缺铁，应补充铁剂。大细胞性贫血者根据维生素 B_{12} 或叶酸缺乏分别给予补充。方法是维生素 B_{12} 50~100µg/d，连用 20~30 天；叶酸 5~10mg，每日 3 次，直至症状和贫血完全消失。

3. 中医中药治疗　常用的中成药有温胃舒胶囊、阴虚胃痛冲剂、养胃舒胶囊、虚寒胃痛冲剂、三九胃泰、猴菇菌片、胃乃安胶囊、胃康灵胶囊、养胃冲剂、复方胃乐舒口服液。

4. 手术治疗　中年以上慢性萎缩性胃炎患者，如在治疗或随访过程中出现溃疡、息肉、出血，或即使未见明显病灶，但胃镜活检病理中出现中、重度异型增生者，结合患者临床情况，可以考虑做部分胃切除，从这类患者的胃切除标本中可能检出早期胃癌。

5. 疗效评价　目前尚未有统一的疗效评价标准。建议疗效评判标准：显效，症状消失或基本消失，体征显著好转，黏膜组织学改变由萎缩性转变为浅表性；有效，症状明显减轻，体征改善，黏膜组织学改变减轻或病变范围缩小；无效，治疗前后症状、体征无显著变化，黏膜组织学无变化或加重。

（九）预后

慢性萎缩性胃炎绝大多数预后良好，少数可癌变，其癌变率为 1%~3%。目前认为慢性萎缩性胃炎若早期发现、及时积极治疗，病变部位萎缩的腺体是可以恢复的，其可转化为浅表性胃炎或被治愈，改变了以往人们对慢性萎缩性胃炎不可逆转的认识。单纯萎缩性胃炎尤其是轻、中度萎缩性胃炎癌变率低；而重度萎缩性胃炎伴中、重度肠上皮化生及异型增生者，或伴癌胚抗原阳性的患者，癌变率高，应引起高度重视，定期随访，每 3～6 个月复查胃镜一次，有条件者可查细胞 DNA 含量及肿瘤相关抗原；手术后萎缩性残胃炎者因其长期受胆汁反流的刺激，癌变率亦较高，应积极采取措施，减轻碱性反流液的刺激，预防癌变的发生。

（赵　波）

第三节　幽门螺杆菌感染相关性疾病

一、幽门螺杆菌与胃炎

胃黏膜的损伤包括上皮细胞的损害和再生，胃炎指的是与黏膜损伤有关的炎症，而胃上皮的损害和再生往往并不伴黏膜的炎症，因此称为胃病。幽门螺杆菌感染可导致胃黏膜急、慢性炎症。

（一）幽门螺杆菌感染是慢性胃炎的主要病因

临床重视慢性胃炎的意义在于其与消化性溃疡、胃癌和 MALT 淋巴瘤的关系，目前认为幽门螺杆菌感染是慢性胃炎的主要病因，这个结论是基于以下资料的。

（1）临床上绝大多数慢性胃炎患者的胃黏膜可检出幽门螺杆菌。

（2）健康志愿者的研究发现，吞服幽门螺杆菌菌液后不仅出现上腹不适，而且也观察到胃黏膜急性炎症过程，这一点在动物实验中观察最为详尽，研究者曾用幽门螺杆菌灌喂小鼠，观察到由急性炎症到慢性活动性炎症的动态变化。

（3）幽门螺杆菌在胃内的定植与胃内炎症分布是一致的。

（4）根除幽门螺杆菌后胃黏膜炎症消退。

（二）幽门螺杆菌相关性胃炎的发病机制

幽门螺杆菌虽然对上皮无侵袭性，但可引起强烈的炎症反应和免疫反应。幽门螺杆菌致病取决于细菌的黏附、酶的释放和机体对幽门螺杆菌抗原的免疫反应。幽门螺杆菌必须首先穿过黏液层而黏附于上皮细胞表面才能起致病作用，随后释放的一系列活性酶，如尿素酶、磷脂酶、过氧化氢酶和蛋白水解酶等对上皮有直接破坏作用，并引起炎症反应。幽门螺杆菌有众多抗原，如尿素酶、CagA、VacA、脂多糖和热休克蛋白等，产生的免疫反应可诱导细胞因子的释放，包括 IL-1、IL-6、IL-8、IL-10 和 TNF-α 等这些细胞因子能引起强烈的黏膜炎症，上述各种因素的长期作用导致了慢性炎症的形成。

（三）幽门螺杆菌相关性胃炎的组织学特征

幽门螺杆菌主要见于黏液层和胃黏膜上皮表面，而在肠化生和异型增生部位很少见到。炎症呈弥漫性分布，但以胃窦为主；萎缩和肠化呈多灶性分布，多起始于胃角小弯侧，后累及胃窦、胃体。急性炎症以中性粒细胞浸润为主，慢性炎症以淋巴细胞、浆细胞为主，也见散在的单核细胞和嗜酸粒细胞，淋巴滤泡也常见到。

二、幽门螺杆菌与功能性消化不良

幽门螺杆菌与功能性消化不良（FD）的关系一直未能有肯定的结论，这主要与以下几个方面的原因有关。

（1）尽管幽门螺杆菌感染是慢性活动性胃炎的主要病因，但胃炎可能不是 FD 患者症状产生的原因，内镜检查所见与 FD 症状之间缺乏一致性，而且 FD 断断续续的症状与慢性胃炎连续的症状也不一致。

（2）幽门螺杆菌感染引起的炎症和免疫反应可能影响胃平滑肌的功能，但并没有证据提示幽门螺杆菌感染与 FD 患者胃动力异常有关。

（3）由幽门螺杆菌感染导致的炎症反应可能降低患者对胃膨胀不适感的阈值，但内脏的高敏状态似乎不是主要因素，因为幽门螺杆菌阳性 FD 患者对机械胃膨胀的刺激反应与幽门螺杆菌阴性 FD 者相似。

（4）在 FD 患者中开展的多项根除研究结果矛盾，根除与否和 FD 症状缺乏相关性。

对此，我国专家组认为：①幽门螺杆菌感染与 FD 的关系不明确；②根据我国国情，对消化不良患者，在诊断程序上胃镜检查和 B 超检查仍然是优先考虑的检查方法，胃黏膜活检病理检查及有关幽门螺杆菌的检查是否列为常规检查，可视各地情况而定（如胃癌高发区可考虑列为常规检查）；③对幽门螺杆菌阳性的 FD，根除幽门螺杆菌治疗对大部分患者的消化不良症状可能帮助不大，但对改善胃黏膜的活动性炎症有肯定作用；④幽门螺杆菌阳性的慢性胃炎有明显异常者，可进行根除幽门螺杆菌治疗。

三、幽门螺杆菌与消化性溃疡

（一）幽门螺杆菌与十二指肠溃疡（DU）

1. 幽门螺杆菌感染是 DU 的主要病因　幽门螺杆菌感染是 DU 的主要病因基于以下事实：①大多数 DU 患者都存在幽门螺杆菌感染，早期的研究提示在 DU 患者中幽门螺杆菌感染率高，约为 90% ~ 100%。②幽门螺杆菌感染是 DU 发病的危险因子，在夏威夷 5 000 多人中进行的回顾性调查提示，经过 20 余年有 65 人发生 DU，其幽门螺杆菌感染率为 92%，而对照组人群为 78%，幽门螺杆菌感染明显增加 DU 发病的危险性（约 4 倍）；在另一项大样本的内镜研究也发现，与幽门螺杆菌阴性人群相比，幽门螺杆菌感染也增加 DU 的发病。③根除幽门螺杆菌降低 DU 的复发率，成功根除幽门螺杆菌可显著降低 DU 的复发，一项文献荟萃分析发现根除幽门螺杆菌后 DU 复发率低于 10%，而未根除者年复发率达 50% 以上。

2. 幽门螺杆菌感染增加 DU 发病的可能机制　有关幽门螺杆菌感染导致 DU 的确切机制尚未阐明，可能与下面几个方面有关：①幽门螺杆菌感染增加胃酸分泌，急性幽门螺杆菌感染产生短期的低胃酸分泌状态；相反，慢性感染则增加基础及 5 - 肽胃泌素刺激后胃酸分泌，根除幽门螺杆菌后 1 个月基础及 5 - 肽胃泌素刺激后胃酸分泌下降 50%，至 1 年后胃酸分泌恢复正常。幽门螺杆菌感染影响胃酸分泌可能与"高胃泌素血症"有关，幽门螺杆菌感染可增加基础和刺激后的血清胃泌素浓度，而血清生长抑素浓度降低，生长抑素浓度下降是"高胃泌素血症"的重要原因。有研究支持上述假说，研究发现根除幽门螺杆菌后，胃窦 D 细胞数明显增加，生长抑素 mRNA/rRNA 比例也增加，而 G 细胞数量和胃泌素 mRNA

无明显变化。然"高胃泌素血症"并不能完全解释幽门螺杆菌感染后的高胃酸分泌，人们观察到血清胃泌素在根除幽门螺杆菌后 1 个月即恢复正常，而基础（BAO）和高峰胃酸分泌（PAO）增加却持续相当长时间。②胃化生，指的是在十二指肠球部出现胃黏膜上皮，这种现象仅见于球腔 pH < 2.5 时，可能是黏膜对过度酸暴露的一种反应。化生的黏膜适宜幽门螺杆菌定植，继而引起十二指肠球炎，削弱黏膜屏障，促使溃疡形成。有资料显示，与没有胃化生者相比，有胃化生者发生十二指肠溃疡的危险性增加 5 倍，而同时伴幽门螺杆菌感染时，危险性显著增加至 50 倍。③免疫反应，尽管幽门螺杆菌是非侵袭性细菌，但其刺激机体产生的免疫反应在 DU 的发病中也有一定作用，感染幽门螺杆菌后黏膜的细胞因子分泌增加，包括 IL-1、IL6、IL-8 和 TNF-α 等，其中 IL-8 具有很强的致炎作用。根除幽门螺杆菌后黏膜的 TNF-αmRNA 和 IL-8MRNA 的表达下降，黏膜的炎症也好转，两者呈平行关系。④黏膜的防御因子，幽门螺杆菌感染可下调几种重要黏膜防御因子的表达，表皮生长因子（EGF）和转化生长因子（TGF-α）具有抑制胃酸分泌和保护黏膜作用，在幽门螺杆菌感染时两者表达均下降。DU 患者十二指肠黏膜的重碳酸盐分泌减少，是否与幽门螺杆菌感染有关仍不明确。幽门螺杆菌释放的某些蛋白酶对黏膜表面的糖蛋白有裂解作用，将损害黏膜屏障。⑤其他因素，虽然 DU 患者幽门螺杆菌感染率高，然而就人群而言仅有 10%～15% 的幽门螺杆菌感染者发生溃疡，这就提示可能还有其他因素影响幽门螺杆菌感染的后果。菌株是其中之一，流行病学调查发现约 85%～100% DU 患者感染的是 CagA$^+$ 菌株，而其他非溃疡患者仅为 30%～60%，由 CagA 基因编码的蛋白 CagA 具有致炎作用，VacA 基因编码的蛋白 VacA 对胃黏膜上皮细胞有损害作用。吸烟和 NSAIDs 的使用也增加幽门螺杆菌感染者发生溃疡的危险性。

（二）幽门螺杆菌与胃溃疡（GU）

GU 患者幽门螺杆菌感染率较 DU 稍低，约为 80%～90%，GU 与幽门螺杆菌感染关系的证据类似于 DU，据研究 70% 的 GU 的发病与幽门螺杆菌有关，其余与服用 NSAIDs 有关，根除幽门螺杆菌后 GU 不仅可愈合，而且复发率甚低。幽门螺杆菌引起 GU 的发病机制一般认为是幽门螺杆菌感染引起的胃黏膜炎症削弱了胃黏膜屏障功能，胃溃疡好发于非泌酸区与泌酸区交界处，这也反映了胃酸对胃黏膜的侵蚀作用。

四、幽门螺杆菌与胃癌

幽门螺杆菌与胃癌的关系一直存在争议，美国国立卫生研究院（NIH）认为幽门螺杆菌是胃癌的病因之一，随后国际癌症研究联盟（IARC）发布公告指出幽门螺杆菌是胃癌的 I 类致癌原。按组织学，胃癌主要是腺癌，占 90%，腺癌可分为两种类型，即肠型和弥漫型，幽门螺杆菌感染主要与肠型胃癌有关。

（一）幽门螺杆菌的作用

按肠型胃癌发病假说，由慢性浅表性胃炎开始，经过慢性萎缩性胃炎、肠化生、不典型增生，最后形成胃癌，幽门螺杆菌感染在慢性活动性胃炎和萎缩性胃炎形成和发展上具有重要作用。支持幽门螺杆菌与胃癌关系的资料有：①流行病学强烈支持两者的关系，国际多中心（11 个欧洲国家，美国和日本）研究发现，幽门螺杆菌阳性者的胃癌发生危险性是幽门螺杆菌阴性人群的 6 倍，多项病例对照研究也得到相似结果。对队列研究和病例对照研究资料进行分析提示幽门螺杆菌感染增加胃癌危险性约 2 倍，这种危险性在年轻人中尤高，为 9.29（<29 岁）。据 IARC 估计，36% 的发达国家胃癌和 47% 的发展中国家的胃癌与幽门螺杆菌感染有关，也就是说全球每年约有 350 000 例胃癌与此有关。②在组织学上，我们可以从慢性胃炎、胃癌前病变和胃癌患者的胃黏膜发现幽门螺杆菌感染的证据。③动物实验证实幽门螺杆菌感染可诱导鼠腺胃癌的形成。在蒙古沙土鼠中进行的实验发现 37% 的动物在长期幽门螺杆菌感染后发生胃癌，虽然沙土鼠可能是敏感动物，但也从一个侧面说明了幽门螺杆菌感染是胃癌的一个重要病因。

（二）幽门螺杆菌致胃癌的可能机制

目前有几种假说来解释幽门螺杆菌在胃癌中的作用。

1. 中性粒细胞活化　这一假说在体外得到证实，认为幽门螺杆菌感染可诱导 CD11a/CD18 和 CD11b/CD18 中性粒细胞，该细胞与细胞间黏附分子 - 1（ICAM - 1）结合导致中性粒细胞向感染部位迁徙，并与表面的上皮结合，这些细胞随后释放出活性氧代谢物，如过氧化物、氢氧根离子等，损伤 DNA，随后引起一系列的突变，最后形成肿瘤。

2. 低酸和维生素 C　在胃癌多阶段过程中，从萎缩到肠化伴随着泌酸的壁细胞丧失，胃腔 pH 升高，还原硝酸盐的细菌大量增殖，导致亚硝基化合物形成，已知该化合物具有致癌性。维生素 C 具有抑制亚硝基化合物的形成，并可清除自由基；病例对照研究发现维生素 C 摄入可明显降低胃癌发生的危险性，因此维生素 C 具有抗癌作用。在幽门螺杆菌相关性慢性胃炎患者的胃液中观察到维生素 C 水平下降，与对照组比较肠化生患者血清维生素 C 也明显下降。

3. 凋亡和过度增生　凋亡和过度增生是肿瘤发生过程中两个重要过程，凋亡是对严重 DNA 损伤的一个保护反应，以阻止突变的 DNA 大量复制。胃黏膜腺体的破坏和减少即可用凋亡来解释，幽门螺杆菌感染者的胃窦黏膜凋亡增加，根除后恢复正常，但幽门螺杆菌诱导凋亡的机制并不明确。过度增生可能是对凋亡的耐受，凋亡与增生的平衡打破即可能导致肿瘤的形成，在 CagA + 幽门螺杆菌患者的胃黏膜也发现过度增生，而凋亡并不增加。

4. 菌株和遗传因素　有研究表明 CagA + 幽门螺杆菌菌株与胃癌发病有关，然而不同研究者的结果不尽相同。遗传因素、幽门螺杆菌感染在胃癌发病上的作用不可轻视，研究者对胃癌高、低发区研究发现，IL - 1B - 511T/T 基因型者感染幽门螺杆菌后胃癌发生的危险性大幅增加。

（三）有待解决的问题

虽然大量的资料证明幽门螺杆菌感染与胃癌有关，但多数是间接证据，最有说服力的证据是根除幽门螺杆菌可降低胃癌发生率，目前国内、外正在进行这方面的前瞻性研究，期望将来有更充实资料来证明这两者的关系。

五、幽门螺杆菌与 MALT 淋巴瘤

胃是结外淋巴瘤最好发部位，淋巴瘤可起源于淋巴结或黏膜组织，后者即是黏膜相性淋巴组织淋巴瘤（简称 MALT 淋巴瘤）。正常胃并无明显的淋巴组织，在幽门螺杆菌感染情况下，可诱导 $CD4^+T$ 淋巴细胞和 B 细胞聚集于胃黏膜的固有层，继而激活 T 细胞，导致 B 细胞增殖，最后形成淋巴滤泡。

（一）幽门螺杆菌与 MALT 淋巴瘤的关系

许多研究已证实幽门螺杆菌感染与 MALT 淋巴瘤发病有关，然而机制未阐明。和胃癌一样，MALT 淋巴瘤与幽门螺杆菌菌株有关，在一项研究中发现 MALT 淋巴瘤患者血清 CagA 抗体阳性率显著高于对照组人群（95% vs 67%）。

（二）幽门螺杆菌根除治疗对 MALT 淋巴瘤的影响

人们惊奇地发现根除幽门螺杆菌使 MALT 淋巴瘤得到缓解。最初的报道来自 6 名患低度恶性 MALT 淋巴瘤的患者，根除幽门螺杆菌使 5 名 MALT 淋巴瘤患者得到改善；随后另一组报道 12 例 MALT 淋巴瘤根除幽门螺杆菌后有 11 例获得组织学改善；在一项平均随访达 41 个月的研究中发现有 50% 患者（14/28）获得完全缓解，认为肿瘤浅表且位于远端胃者更易获得完全缓解。

必须注意单纯的抗生素治疗仅是试验性治疗，仅适合于病变较平坦、局限、无淋巴结或远处转移、低度恶性 MALT 淋巴瘤病例。因此，建议治疗前进行多处的活组织检查和超声内镜检查，明确肿瘤的严重程度和浸润深度，以确定是否适合抗菌治疗，长期的组织学随访也颇为重要。

六、幽门螺杆菌感染的诊断

幽门螺杆菌感染的诊断方法分为侵入性方法和非侵入性方法。侵入性方法有活检组织快速尿素酶试验、病理组织学检查、细菌培养和聚合酶链反应（PCR）；非侵入性方法有血清学检测幽门螺杆菌抗体、$^{13}C/^{14}C$ - 尿素呼气试验（$^{13}C/^{14}C$ - UBT）和幽门螺杆菌粪便抗原检测（HPSA），各种检测的敏感性和特异性见表 8-2。

表 8-2 幽门螺杆菌感染的诊断方法的敏感性和特异性

检测方法	平均敏感性（%）	平均特异性（%）
侵入性方法		
快速尿素酶	88～95	95～100
病理组织学	93～96	98～99
细菌培养	80～98	100
非侵入性方法		
血清学	86～94	78～95
UBT	90～96	88～98
HPSA	86～94	86～95

我国发布了"幽门螺杆菌若干问题的共识意见"，对于幽门螺杆菌感染的诊断标准原则上要求可靠、简单，以便于实施和推广，建议有以下几个方面。

（一）幽门螺杆菌感染的科研诊断标准

幽门螺杆菌培养阳性或下列 4 项中任 2 项阳性者，诊断为幽门螺杆菌阳性：①幽门螺杆菌形态学（涂片、组织学染色或免疫组化染色）；②尿素酶依赖性试验快速尿素酶试验（RUT）、^{13}C 或 ^{14}C - 尿素呼气试验（UBT）；③血清学试验（ELISA 或免疫印迹试验等）；

④PCR检测。幽门螺杆菌的流行病学调查可根据研究目的和条件，在上述试验中选择1项或2项。

（二）幽门螺杆菌感染的临床诊断标准

下列2项中任1项阳性者，诊断为幽门螺杆菌阳性：①幽门螺杆菌形态学（涂片或组织学染色）；②尿素酶依赖性试验（RUT、^{13}C 或^{14}C - UBT）。

（三）幽门螺杆菌的根除标准

抗幽门螺杆菌治疗停药至少4周后复查：①幽门螺杆菌形态学阴性；②尿素酶依赖性试验（RUT、^{13}C 或^{14}C - UBT）阴性。用于临床目的，选做1项即可；用于科研目的，需2项均阴性。用于临床目的，取胃窦黏膜；用于科研目的，取胃窦和胃体黏膜。

七、幽门螺杆菌感染的治疗

基于幽门螺杆菌在胃肠疾病的重要作用，国内、外已对根除幽门螺杆菌达成了共识，然而迄今尚无一个理想的治疗方案，理想的疗法必须符合高效、价廉、方便和不良反应少的要求。

（一）根除对象的选择

由于幽门螺杆菌感染率相当高，不可能、也不现实对所有感染者进行幽门螺杆菌根除治疗，我国的观点见表8-3。

表8-3 我国幽门螺杆菌根除指征

Hp 阳性疾病	必须	支持	不支持	不明确
消化伴溃疡*	√			
低度恶性胃黏膜相关淋巴组织淋巴瘤（MALT）	√			
早期胃癌术后	√			
胃炎伴明显异常#		√		
计划长期使用或正使用非甾体类抗炎药（NSAIDs）		√		
有胃癌家族史		√		
预防胃癌			√	
无危险因素的个人希望治疗者			√	
功能性消化不良				√
胃、十二指肠以外疾病				√

注：*消化性溃疡（胃溃疡、十二指肠溃疡）不论溃疡活动或静止、有无并发症（出血、穿孔）史，均为根除指征；#指胃黏膜糜烂、中-重度萎缩、中-重度肠化、不典型增生。

（二）根除方案

由于大多数抗生素在胃内低 pH 环境中活性降低和不能穿透黏液层到达细菌，因此幽门螺杆菌感染不易根除。迄今尚无单一药物能有效根除幽门螺杆菌，目前主张采用抑酸药、抗生素或铋剂的联合治疗方案。根除 Hp 的治疗方案大体上可分为质子泵抑制剂（PPI）为基础和铋剂为基础的方案两大类。

1. PPI + 两种抗生素

（1）PPI 标准剂量（奥美拉唑 20mg，兰索拉唑 30mg）+ 克拉霉素 500mg + 阿莫西林 1 000mg，均每日 2 次 × 1 周。

（2）PPI 标准剂量 + 阿莫西林 1 000mg + 甲硝唑 400mg，均每日 2 次 × 1 周。

（3）PPI 标准剂量 + 克拉霉素 250mg + 甲硝唑 400mg，均每日 2 次 × 1 周。

2. 铋剂 + 两种抗生素

（1）铋剂标准剂量 + 阿莫西林 500mg + 甲硝唑 400mg，均每日 2 次 × 2 周。

（2）铋剂标准剂量 + 四环素 500mg + 甲硝唑 400mg，均每日 2 次 × 2 周。

（3）铋剂标准剂量 + 克拉霉素 250mg + 甲硝唑 400mg，均每日 2 次 × 1 周。

3. 其他方案

（1）雷尼替丁枸橼酸铋（RBC）400mg 替代方案 1 中的 PPI。

（2）H_2 受体阻滞药（H_2RA）或 PPI + 方案 2 组成四联疗法，疗程 1 周。

鉴于 Hp 对甲硝唑的耐药率高，可用呋喃唑酮 100mg 替代甲硝唑以提高疗效。对于上述方案的选择则以患者的具体情况而定，活动性消化性溃疡疼痛明显时，选用抑酸药为基础的方案，若经济欠佳者可选择 H_2RA 或铋剂 + 2 种抗生素（如甲硝唑、呋喃唑酮、阿莫西林等）。

（三）根除失败的原因及对策

临床上大约有 5% ~ 12% 的病例未能成功根除幽门螺杆菌，究其原因主要有：①幽门螺杆菌对抗生素产生耐药。资料显示幽门螺杆菌对甲硝唑的耐药已显著升高，达 60% 以上；对克拉霉素的耐药也在逐年增加，目前约为 10% 左右；对阿莫西林耐药尚低。美国的病例研究报道，幽门螺杆菌对克拉霉素、甲硝唑和阿莫西林的耐药率分别为 10.1%、36.9% 和 1.4%。耐药率的增加使幽门螺杆菌根除率明显下降。②患者的依从性。依从性差影响根除率是显而易见的，因此必须注意宣教工作，要求患者按医嘱定时、定量服药。

对于根除失败的患者必须认真寻找原因，必要时进行药敏试验以指导抗生素的使用。处理上，若原方案为 PPI 标准剂量 + 克拉霉素 500mg + 阿莫西林 1 000mg 每日 2 次 × 1 周，则仍可使用；若原方案含甲硝唑，则宜用呋喃唑酮或阿莫西林替代甲硝唑；也可使用 PPI（或 H_2RA）、铋剂合并两种抗生素的四联疗法。

（四）根除幽门螺杆菌治疗后的复查

根除幽门螺杆菌治疗后，了解幽门螺杆菌是否根除的检查应在疗程完成后不少于 4 周时进行。接受高效抗幽门螺杆菌方案（根除率大于等于 90%）治疗的患者没有必要进行有关检查，但对于难治性溃疡或有并发症史的 DU，应明确幽门螺杆菌是否根除。GU 有潜在的恶变危险性，原则上应在治疗后适当时间作胃镜和幽门螺杆菌复查。

（赵　波）

第四节　急性胃黏膜病变

急性胃黏膜病变（AGML）是与上皮细胞损伤和再生有关的急性胃黏膜损害。其特征是急性胃黏膜糜烂或多发性浅表性溃疡。临床上对于急性胃黏膜损害曾有许多不同命名，如应激性溃疡、急性糜烂性胃炎、急性出血性胃炎等。目前认为，从病理组织学的角度，将各种因素引起的与炎症无关的急性糜烂出血性胃病、应激性溃疡和感染引起的急性胃炎统称为急性胃黏膜病变（急性胃黏膜损害）更为合适。两者的病因、病史及治疗指征有所不同，但胃黏膜都可有充血、水肿、糜烂、出血等病变，甚至一过性浅表溃疡形成。病变以胃窦胃体为主，亦可弥漫分布于全胃。

一、病因

AGML 的病因多种多样，包括：各种理化因素、微生物感染、细菌毒素、急性应激状态等，主要有以下几类。

（一）药物

非甾体类抗炎药（NSAIDs）、抗肿瘤化疗药、铁剂及红霉素类抗生素、甲硝唑等。

（二）理化因素

酒精、酸碱化学制剂、农药等。

（三）胆汁反流

多见于 Billroth II 式胃切除术后。

（四）急性应激

休克、脓毒症、大面积烧伤、严重生理心理创伤或颅内病变均可造成急性应激反应。

（五）感染

细菌、病毒、寄生虫以及它们产生的毒素均能导致急性炎症。

（六）血管因素

急性肠系膜上动脉栓塞等，较少见。

二、发病机制

急性胃黏膜损害是一种复杂的病理生理过程，总的来说，其发生涉及机体神经内分泌失调、胃黏膜屏障保护功能削弱及胃黏膜损伤因素作用相对增强等，是多因素综合作用的结果。但不同的病因引起的急性胃黏膜损害又不尽相同。

（一）急性糜烂出血性胃病

通常由药物（如非甾体类抗炎药和酒精等）、胆汁反流、急性应激、血容量减少引起。特点是胃黏膜暴露于各种有害物质或胃黏膜血流量迅速减少，从而短期内发展为出血和糜烂性损害，严重者可有溃疡形成。

1. 药物及理化因素　药物以 NSAIDs 最常见。可能的机制有：①由于非甾体类抗炎药呈弱酸性，对胃黏膜造成直接损害；②抑制环氧合酶 1（COX-1）的合成，阻断花生四烯酸代谢为内源性前列腺素（PGs），削弱了前列腺素刺激黏液-碳酸氢盐分泌及维持胃黏膜血流量等保护作用；③国内、外动物实验发现 NSAIDs 能够抑制氧自由基（OFR）清除，氧自由基增加使膜脂质过氧化，造成胃黏膜的应激性损害。目前，研究学者又发现 NSAIDs 的胃肠道不良反应与肝脏细胞色素氧化酶 P4502C9 的基因多态性有一定的关联，但未有确定结论。如果存在以下诱因：既往有慢性胃炎及溃疡病史、年龄大于 60 岁、单次服用一种大剂量 NSAIDs 或同服几种 NSAIDs、同时服用糖皮质激素或华法林等抗凝剂者，发生急性胃黏膜损害的风险更大。酒精（乙醇）也是常见病因。乙醇有亲脂性和溶脂性能，能够破坏黏膜保护屏障，导致上皮细胞损害脱落，黏膜内出血水肿。值得一提的是，误服有毒的化学制剂或农药，其对胃黏膜的直接毒性和反复洗胃亦可造成胃黏膜糜烂出血。其他如抗肿瘤化疗药、铁剂及某些抗生素等均可造成黏膜刺激性损伤。

2. 急性应激　上述各种应激原导致急性胃黏膜损害，临床常称之为应激性溃疡。其中大面积烧伤导致 Curling 溃疡，颅内病变可致 Cushing 溃疡。上消化道出血为应激性溃疡常见特征。可能机制是：①机体产生应激反应，交感神经兴奋性增强，外周及内脏血管收缩，胃黏膜血流量减少，胃黏膜缺血、缺氧，对各种有害因子的敏感性增加；②儿茶酚胺分泌增加，胃酸分泌增加，促使自身消化；③对应激的整合中枢下丘脑、室旁核和边缘系统释放甲状腺素释放激素（TRH）、5-羟色胺（5-HT）、儿茶酚胺等中枢介质可能参与并介导了应激性溃疡的发生。

3. 胆汁反流　常常继发于 Billroth Ⅱ 式胃切除术，也可由原发性幽门括约肌功能失调和胃窦-十二指肠运动失调所致。反流液中的胆汁、胰液和溶血磷脂酰胆碱（磷脂酰胆碱的代谢产物）能削弱胃黏膜屏障，导致 H^+ 弥散，损伤胃黏膜；同时胰酶能催化磷脂酰胆碱形成溶血磷脂酰胆碱故而加强了胆盐的损害。现认为胆汁能促进 HP 相关性胃炎的发展或 NSAIDs 对胃黏膜的损伤。

（二）血管因素

有些老年动脉硬化患者发生急性肠系膜上动脉栓塞时也会伴随胃黏膜损害，主要是血管闭塞、胃黏膜缺血所致。

（三）急性感染

胃腔的高酸环境决定了急性感染性胃炎少见。不过一旦发生，病情可危及生命。细菌感染引起急性化脓性胃炎通常发生于自身免疫缺陷综合征（AIDS）、重度营养不良、高龄等情况。抵抗力低下、胃黏膜防御屏障减弱是其主要机制。幽门螺杆菌寄生于胃黏膜小凹内，短期大量繁殖，也会引起急性胃炎。

三、临床表现

总的来说，不同病因所致的临床表现不一。

短期内服用非甾体类抗炎药造成的胃病大多无症状，仅少数有上腹部疼痛不适、纳差、食欲减退等消化不良的表现；胃部出血较常见，但一般量少，呈间歇性，可自行停止。体征上可有上腹部轻压痛。

对于伴休克、脓毒症、大面积烧伤或颅内病变等应激的患者，有如下临床特征：①原发病越重，应激性溃疡的发生率越高，病情越加凶险，死亡率越高。②无明显的前驱症状（如胃痛、反酸等），主要临床表现为上消化道出血（呕血或黑便）与失血性休克症状。对无显性出血的患者，胃液或粪便潜血试验阳性、不明原因血红蛋白浓度降低 20g/L 或以上，应考虑有应激性溃疡伴出血的可能。③应激性溃疡发生穿孔时，可出现急腹症症状与体征。④应激性溃疡的发生大多集中在原发疾病产生的 3～5 天内，少数可延至 2 周。

急性酒精性胃病往往在饮酒后 0.5～8 小时突发上腹部疼痛、恶心、呕吐，剧烈呕吐可致食管贲门黏膜撕裂综合征，从而出现呕血、柏油样便等。

胆汁反流易引起上腹饱胀、食欲减退，严重者可呕吐出黄绿色胆汁，伴有烧心感。

以上情况除上腹部轻压痛外，一般无明显阳性体征。

细菌感染引起者突发上腹痛、恶心、呕吐，呕吐物可呈脓性或含坏死的黏膜，此外还伴有发热、乏力等全身中毒症状，可伴有局部肌紧张等腹膜炎征象。

四、实验室和其他检查

（一）血液检查

血常规一般正常。若短期内大量出血，可伴有血红蛋白浓度、红细胞计数及血细胞比容降低；存在感染时，白细胞计数可有不同程度的升高。嗜酸粒细胞计数升高值得注意，它往往提示体内有感染。必要时可做血培养加药敏实验明确病原体以及相应寄生虫抗体检查。

（二）大便常规及潜血试验

上消化道出血量每天大于 5~10ml 时大便潜血试验阳性。发生急性感染性胃炎时，患者大便常规检查可见到红细胞、白细胞及脓球、寄生虫（卵）。

（三）胃镜检查

24 小时内急诊胃镜检查是急性胃黏膜损害确诊的依据。内镜下以胃窦、胃体黏膜充血水肿，多发性糜烂灶及黏膜下出血点常见。下面分述不同病因造成的胃黏膜损害的内镜特征，同时附上内镜学等级评分标准（表 8-4）供临床研究。

表 8-4　胃、十二指肠损害的内镜学等级评分标准（Modified Lanza Score）

疾病	计分	内镜特征
胃黏膜损害	0 分	无糜烂/渗血
	1 分	不低于 2 处糜烂/渗血灶，但限于同一部位
	2 分	3~5 处糜烂/渗血灶，但限于同一部位
	3 分	糜烂/渗血灶，见于 2 个部位或者同一部位不低于 6 处且小于 10 处糜烂/渗血灶
	4 分	糜烂/渗血灶累及 3 个以上（≥3）不同部位；或者全胃多中心损害
	5 分	胃溃疡
十二指肠损害	0 分	无糜烂/渗血
	1 分	1~2 处糜烂/渗血灶
	2 分	3~5 处糜烂/渗血灶
	3 分	不低于 6 处糜烂/出血点
	4 分	十二指肠溃疡

1. NSAIDs 相关性胃病

（1）病变多累及胃底、胃窦部，亦可累及全胃及十二指肠球部。

（2）这些损伤包括从幽门部放射，范围从一个红色黏膜或黏膜下出血点到几个出血点融合，最后融合成条纹的出血灶，严重者见大面积活动性出血，甚至广泛累及全胃。

（3）还包括白色中心和周围红斑样的小糜烂，最终形成溃疡。

（4）NSAIDs 还能够导致直径超过 1.5cm 的巨大溃疡形成。

2. 急性应激性病变 常常发生在创伤、烧伤后数分钟或数小时，内镜特征有：病变以胃体部最多，也可见于食管、十二指肠及空肠；胃底部可见瘀斑和多发性表浅红色基底部糜烂，可扩散累及整个胃体和胃窦部；如果糜烂灶处组织坏死延伸至黏膜下层可导致溃疡；胃内大血管多位于黏膜下层，因此一旦形成深溃疡，临床上往往伴有严重出血。

3. 酒精性胃病 病变以胃体（尤以胃体上部）、胃体胃底交界处黏膜突出；伴有浅表糜烂出血和溃疡形成，出血多系渗出性；饮酒后胃内压升高，发生呕吐可致食管、胃黏膜撕裂，常为纵行裂痕，可由渗血或血凝块覆盖。

4. 胆汁反流性胃病 镜下见幽门口以开放为主，黄绿色胆汁随之涌出倒流入胃腔或者胃内黏液湖呈黄绿色，黏膜可有充血水肿糜烂；行胃大部切除术患者可见吻合口黏膜充血水肿糜烂，甚至浅溃疡，且见黄绿色胆汁黏附。

5. 急性细菌性胃炎 全胃明显充血出血，胃壁可见脓性分泌物，黏膜有坏死。

（四）组织学检查

药物、应激引起的急性胃病胃黏膜组织切片一般无变化，无明显炎性细胞浸润。而急性感染性胃炎则有显著组织学变化：黏膜固有层中性粒细胞和单核细胞浸润，以中性粒细胞为主；不同程度的上皮细胞破坏丧失并见血液渗入；胃小凹腺体歪曲，有含蛋白质样物质和中性粒细胞的渗出物。

五、诊断

主要根据临床表现、胃镜及活检组织学检查来确诊。有 NSAIDs 服用史、饮酒史、胃大部切除术后以及遭受各种创伤等应激刺激，短期内出现上腹部疼痛不适，甚至呕血、黑便者，应考虑胃黏膜病变的可能，再结合胃镜下胃黏膜多发性糜烂渗血、溃疡形成，不难诊断。根据组织学可判断胃病或胃炎。

六、治疗

防治原则：注意高危人群，积极治疗原发病，去除诱因，缓解症状，促进胃黏膜再生、修复，防止发病及复发，避免并发症，并根据病因和发病机制的不同，做到个体化治疗。

（一）一般治疗

卧床休息，保持安静，饮食上避免辛辣刺激性食物及咖啡、浓茶等饮料，宜少量、多次、进食流质或易消化清淡食物。生活规律、戒烟戒酒、保持乐观轻松心情。休克、脓毒症、大面积烧伤等病情危重患者要观察生命体征变化，进行心电监护。

（二）药物治疗

1. 抑制胃酸分泌 目前临床上多用组胺受体阻滞药（H_2RA）和质子泵抑制剂（PPI）两大类。常用 H_2RA 制剂有西咪替丁（每次 400mg，每日 2 次）、雷尼替丁（每次 150mg，每日 2 次）、法莫替丁（每次 20mg，每日 2 次）及尼扎替丁（每次 150mg，每日 2 次）等。PPI 制剂主要有奥美拉唑（每次 20mg，每日 1 次）、兰索拉唑（每次 30mg，每日 1 次）、潘托拉唑（每次 40mg，每日 1 次）、雷贝拉唑（每次 10mg，每日 1 次）以及埃索美拉唑（每次 40mg，每日 1 次）。

2. 保护胃黏膜 传统的胃黏膜保护剂主要有铝制剂、铋剂和前列腺素类药物米索前列醇。铝制剂可以黏附于糜烂出血灶或溃疡表面，阻止胃酸及蛋白酶侵袭病灶，还能刺激表皮生长因子分泌及内源性前列腺素合成；主要包括硫糖铝（每次1.0g，每日4次）、铝碳酸镁（达喜，每次1.0g，每日3次）。硫糖铝常引起便秘，另外其所含的铝吸收率很低，吸收入体的铝主要从肾脏排出，故肾功能不全者慎用。目前其水悬溶剂常用于内镜下直接喷洒于病变黏膜表面，疗效确定。铝碳酸镁释放的镁离子可使胃肠道排空加速，故其引起的便秘较轻，耐受性好过硫糖铝。铋剂同时具有杀灭幽门螺杆菌和黏膜保护作用，每次120mg，每日4次，主要有枸橼酸铋钾（CBS，得乐）、果胶酸铋钾（维敏）、复方铝酸铋等。米索前列醇能够补充内源性前列腺素，抑制胃酸分泌，增强黏液屏障，促进黏膜细胞再生修复，溃疡愈合，可有效防治NSAIDs及其他应激所致的胃病。临床上已将其作为判断其他药物防治NSAIDs相关性胃病疗效的"金标准"。美国FDA批准使用的剂量为每次200μg，每日4次。但剂量过大会带来一些不良反应，主要为腹泻、腹部不适。另外，米索前列醇能引起子宫收缩，孕妇忌服。国外有研究表明，低剂量米索前列醇（每次200μg，每日2次或每日3次）可以减少不良反应，提高患者耐受率。

其他的胃黏膜保护剂如施维舒和瑞巴派特（膜固思达），也有较好的疗效。施维舒能够提高胃黏膜氨基己糖的含量，促进内源性前列腺素合成，增强对胃黏膜的保护作用，常用剂量每次50mg，每日3次。瑞巴派特具有升高前列腺素、清除氧自由基及降低黏附因子表达等作用，能很好地防治NSAIDs引起的消化性溃疡，常用剂量每次100mg，每日3次。

3. 对症治疗 患者有恶心、呕吐症状时，可予甲氧氯普胺或多潘立酮1次10mg，1天3次服用，以促进胃正常蠕动。腹痛难忍时可予适当的解痉剂或镇痛剂缓解。

（三）内镜下治疗

急诊内镜检查发现胃黏膜广泛糜烂性渗血，或者NSAIDs导致大面积溃疡伴底部血管活动性出血，可予内镜下止血。常见有以下方法。

1. 药物喷洒 仅用于黏膜糜烂性出血的情况。可用普通导管或者专用多头喷洒导管将冰盐水去甲肾上腺素（8mg/100ml）、5%～10%孟氏溶液、凝血酶（200～400U加入20ml生理盐水）及巴曲酶等直接喷于病变部位。

2. 高频电凝和止血夹止血 适于溃疡底部血管性出血。高频电凝止血操作简单，适用于非喷射状出血、活动性渗血、有血凝块或黑苔、血管显露等。内镜下发现出血灶后，先用生理盐水冲洗，去除血凝块，然后连接高频电源，固定电极板于患者小腿部，功率通常用10～20W，时间1～2s。选用合适电凝头，内镜直视下正面对准出血灶，轻轻压在出血灶中央部位，适量注水，每次通电2s，反复数次，直至组织发白而出血停止。止血夹类似活检钳，钳瓣呈夹子状，夹住小血管数日后可脱落有凝血块形成，从而达到止血目的。其他微波、激光、热探头有时也用于止血治疗。

（四）几种主要急性胃黏膜损害的治疗

1. NSAIDs相关性胃病

（1）若患者患风湿性疾病需长期服用NSAIDs，或者有高龄、慢性胃病史、同服糖皮质激素或抗凝剂等危险因素者，应尽量选用胃肠毒性小的特异性COX-2抑制剂（塞来昔布）或者选择COX-2抑制剂（尼美舒利）等，同服PPI（如奥美拉唑每天20mg，兰索拉唑每天30mg）或胃黏膜保护剂（米索前列醇每次200μg，每日4次）来预防NSAIDs相关性胃病的发生。临床试验已证实组胺受体抑制剂预防效果不佳。

（2）胃黏膜损害发生后，应立即停用NSAIDs或减少其剂量，且予抑酸剂或胃黏膜保护剂治疗4~8周。如果并发溃疡出血可予内镜下高频电凝和止血夹止血或者药物喷洒局部。尽管对于NSAIDs和幽门螺杆菌的相互作用关系尚有争论，但对于幽门螺杆菌阳性的患者，仍建议根除治疗，一般采用7d三联疗法（如奥美拉唑每次20mg，每日2次；阿莫西林每次1.0g，每日2次；克拉霉素每次0.5g，每日2次）。

2. 急性应激性溃疡　患者大都有严重的原发疾病，要积极处理原发病，消除应激原。抗感染、抗休克，防治颅内高压，保护心、脑、肾等重要器官功能。警惕应激性溃疡的发生，行胃肠道监护，插入胃管，可定期定时检测胃液pH或作24h胃内pH检测、定期检测粪便潜血。同时采取相应预防措施。

（1）抑酸药：①术前预防：对拟作重大手术的患者，估计术后有并发应激性溃疡的可能者，围手术前1周内应用口服抑酸药，以提高胃内pH。如奥美拉唑每次20mg，每日1次或法莫替丁每次20mg，每日2次等；②对严重创伤、高危人群应在原发疾病发生后静脉滴注或推注PPI，使胃内pH迅速上升至4.0以上，如奥美拉唑（每次40mg，每日2次）。

（2）抗酸药：有氢氧化铝、铝碳酸镁、5%碳酸氢钠溶液等，可从胃管内注入，使胃内pH≥4。

（3）黏膜保护剂：硫糖铝、前列腺素E等，用药时间不少于2周。

一旦发现呕血或黑便等消化道出血症状，提示应激性溃疡已发生，此时除继续治疗原发病外，还必须立即采取各种止血措施及治疗应激性溃疡：①抑制胃酸分泌，迅速提高胃内pH，创造胃内止血必要的条件。多用PPI制剂（奥美拉唑首剂80mg后予每次40mg，8h1次维持）。也可胃管内灌注碱性药物（如氢氧化铝等），使胃液pH在6.0以上。条件允许可考虑使用生长抑素类药物，如奥曲肽1小时25~50μg静脉滴注，维持2~3d；待出血停止后，可改为每次0.1mg肌内注射，每12h1次，维持1~3d。②对烧伤等合并有细菌感染者，为防止菌群移位，应加强黏膜保护剂和广谱抗生素的应用。③对合并有凝血功能障碍的患者，可输注血小板、凝血酶原复合物等，以及其他促进凝血的药物。④药物治疗后，仍不能控制病情者，若病情许可，应立即紧急胃镜检查以明确诊断，并可在内镜下作止血治疗。⑤经药物和内镜介入治疗仍不能有效止血者，为抢救患者的生命，在情况许可下，也可考虑外科手术治疗。⑥在出血停止后，应继续应用抑酸剂4~6周，直至溃疡愈合。

3. 胆汁反流性胃病　治疗应以促进胃动力药为主，辅以抑酸药和胃黏膜保护剂。另外，考来烯胺作为一种阴离子交换树脂，能络合胆酸形成不溶复合物随粪便排出，减轻胆酸对胃黏膜的损伤，也有辅助治疗作用。通常每次2~4g，每日3~4次。内科治疗无效时可考虑行Rouxen-Y式手术解除反流。

4. 酒精性胃病　可适当给予抑酸剂，症状恢复快，预后好。

5. 急性化脓性胃炎　一旦确诊立即积极抗感染，可做血培养及黏膜活组织检查确定病原体以指导用药。若内科治疗无效，应及早行全胃切除术，以免延误抢救时机。

综上所述，我们应对急性胃黏膜损害有新的认识。首先，急性胃炎仅是急性胃黏膜损害的一种，并不是所有的胃黏膜损害都伴有炎症存在。其次，药物、各种应激造成的胃黏膜损害往往不伴有炎症存在，称之为胃病。患者病情往往较重，常以上消化道出血为首要表现，我们应提高警惕，争取采取各种防御措施，减少发生率，改善患者生活质量，增加耐受性。再次，急性胃黏膜病变恢复较快，数天后黏膜修复可不遗留任何损伤痕迹，故24小时内紧急胃镜检查是必需的，也是确诊的手段之一。

（赵　波）

第五节　消化性溃疡

消化性溃疡（Peptic ulcer, PU）通常是指发生在胃和（或）十二指肠的黏膜缺损，其发生与胃酸和（或）胃蛋白酶的消化作用有关。溃疡是一个病理学定义，指黏膜缺损的深度超过黏膜肌层，深入黏膜下层或者更深的层次，如果缺损深度未超过黏膜肌层，且无明显边界者，则称之为糜烂。严格说来，消化道中任何部位由于暴露在胃酸和（或）胃蛋白酶中而导致的溃疡都应归入消化性溃疡的范畴。例如胃食管反流病（Gastroesophageal reflux disease, GERD）患者可并发食管的消化性溃疡；Meckel 憩室中由于有泌酸性胃型黏膜的覆盖，因而可引发远端回肠的 PU。

一、病因

（一）胃酸和胃蛋白酶

1. 胃酸在 PU 发病中的作用　PU 的定义源于溃疡的发生与胃酸、胃蛋白酶的自身消化有关。尽管当今幽门螺杆菌在溃疡病发病机制中占重要地位，但传统的"无酸无溃疡"理念至今仍沿用不衰。

2. 胃蛋白酶、胃蛋白酶原与消化性溃疡　胃蛋白酶对胃黏膜具有侵袭作用，酸加胃蛋白酶比单纯酸更容易形成溃疡，由此说明胃蛋白酶在溃疡发生中起重要作用。胃蛋白酶的作用与酸密切相关，其生物活性取决于胃液 pH。因胃蛋白酶原的激活需要酸性环境，且对 H^+ 有依赖性。

3. 十二指肠溃疡（Duodenal ulcer, DU）中胃酸高分泌　DU 中的胃酸高分泌是由于：①壁细胞总数（PCM）增多，壁细胞基底膜胆碱能、胃泌素和组胺 H_2 受体的活性增加，在 $H^+ - K^+ - ATP$ 酶的作用下，使 H^+ 分泌增加，导致胃液中酸度增高，迷走神经的张力也相应增高，胃酸增多而激活胃蛋白酶，从而发生上消化道黏膜的自身消化。②G 细胞分泌胃泌素增加。

4. 胃溃疡（Gastric ulcer, GU）中胃酸正常或低于正常　有关胃溃疡形成的原因有 2 种说法：一种是胃黏膜抵抗力减弱；另一种是胃排空延迟，以至胃内食物淤积。长时间的食物滞留可以引起胃窦机械性膨胀，并持续与胃窦黏膜相接触，导致一过性胃泌素和胃酸的分泌大量增加，损害黏膜而形成溃疡。

（二）幽门螺杆菌（HP）

1. HP 是 PU 的重要病因　HP 是 PU 的主要病因已达成共识，其理由包括：①HP 在 PU 患者中有极高的检出率，GU 中的检出率通常在 70% 以上，DU 在 90% ~ 100%，尤其后者绝大多数为 HP 相关性溃疡。②大量临床研究表明，根除 HP 可促进溃疡愈合，显著降低或预防溃疡的复发。单纯抗 HP 感染即可促使溃疡愈合，且疗效与 H_2 受体拮抗剂相当。部分难治性溃疡在根除 HP 后溃疡得以愈合。关于 PU 的转归，目前已有新认识，"愈合"和"治愈"是两个不同的医学术语。传统的单纯抑酸治疗只能使溃疡"愈合"，达到近期治疗目标，且容易屡治屡发，而根除 HP 后则常能改变溃疡病的自然病程，达到远期"治愈"目标。③PU 与慢性胃炎几乎合并存在，而在 PU 前必先有慢性胃炎。流行病学研究表明，胃炎的分布部位、严重程度、进展情况与胃酸分泌及 DU 的发生有关。HP 感染是慢性胃炎的主要病因已被认可，这表明 HP 感染、慢性胃炎及 PU 之间存在着密切关系。有研究发现，HP 感染人群发生溃疡的危险性为无 HP 感染者的 9 倍以上。④许多研究资料表明，PU 只与某些特异的 HP 菌株相关，如 HP 空泡细胞毒素 A（VacA）和细胞毒素相关基因 A（CagA）等。

2. HP 感染对胃酸分泌和调节的影响

（1）HP 感染引起高胃泌素血症：一方面，HP 分泌大量尿素酶水解尿素产生氨，从而使胃上皮表面 pH 升高，干扰了正常胃酸对胃泌素的反馈抑制，促使 G 细胞大量分泌胃泌素；另一方面，HP 感染导致胃黏膜炎症并释放出炎症介质，也促使 G 细胞释放胃泌素。研究显示，HP 阳性的 DU 患者血中胃泌素水平明显高于 HP 阴性的 DU 患者。

（2）HP 感染可致生长抑素及其 mRNA 的表达明显减少：HP 水解尿素产生氨，使 pH 升高，减少了胃酸对分泌生长抑素的 D 细胞的刺激作用，导致 D 细胞功能低下和萎缩。胃窦部炎症产生的细胞因子影响胃窦部神经内分泌功能。HP 感染产生的 N 甲基组胺是一种 H_3 受体激动剂，可刺激 D 细胞上的 H_3 受体，从而抑制生长抑素释放，使胃泌素分泌增加，根除 HP 后，生长抑素水平可升高甚至恢复正常。

（三）遗传因素在 PU 发病中的作用

1. 溃疡病患者家族的高发病率　DU 患者的子女溃疡发病率较无溃疡病者的子女高 3 倍。GU 患者后代易罹患 GU，DU 患者后代易罹患 DU，提示这两种溃疡病的遗传是互相独立的，是两种不同的基因遗传病。对孪生儿的观察表明，单卵双胎发生溃疡的一致性概率高达 53%；双卵双胎发病的一致性也高达 36%。在一些罕见的遗传综合征如多发性内分泌腺病、系统肥大细胞增多症、Neuhauser 综合征中，PU 都是其主要临床表现之一。高胃蛋白酶原 I（PGI）血症属于常染色体显性遗传病。但近年来由于 HP 感染而发生的家庭聚集现象，使得溃疡病遗传因素的假说有所动摇，但这仅是一种初步研究，尚不足以否定遗传因素的作用。

2. PU 与血型的关系　O 型血者溃疡发生率高于其他血型。近年发现 HP 的特异定植是由于其黏附因子与胃上皮细胞上特异的受体相结合，在 O 型血者的胃上皮细胞表面，这种特异的黏附受体表达较多。

3. PU 与 HLA 的关系　HLA – B5、HLA – B12、HLA – BW35 型人群易罹患 DU。

（四）精神因素在 PU 发病中的作用

1. 精神因素对胃分泌的影响　精神因素可使胃酸分泌增加，但其对胃酸分泌的影响存在个体差异。

2. 精神因素对胰腺外分泌及胃排空的影响　急性应激会影响胰腺外分泌功能。有研究报道，应激状态下胰腺外分泌量下降，低于正常值。应激状态还可使胃排空率下降，使胃、十二指肠运动发生改变。

3. 精神因素与 PU　PU 的发病常与精神因素有关。慢性情绪波动及恐惧刺激与溃疡的发生明显相关。有学者设想心身因素与 PU 发生的关系：①许多 PU 患者发病前常处在长期精神冲突、焦虑、情绪紧张等心理状态中。②这些慢性情绪紧张、兴奋状态可引起胃酸分泌增加及胃、十二指肠黏膜抵抗力减弱，使得 PU 易感性增加。③一旦有加重上述两项因素的事件发生，常于 4~7 天内促发 PU 的发生。精神因素对溃疡愈合和复发也有影响。无精神因素、无应激事件者的溃疡愈合率明显高于有应激事件者，且溃疡愈合速度前者明显高于后者。

（五）其他因素

PU 的病因众多，可以某一因素为主或由多项因素综合作用所致。除上述主要因素外，还有其他一些相关因素的参与。

1. 环境因素　本病具有一定的地理位置差异和明显的季节性差异，但地理、环境、气候在溃疡发生中所起的作用尚无确切定论。

2. 吸烟　吸烟可抑制胰液和碳酸氢盐的分泌从而减弱十二指肠液对胃酸的中和作用，并通过降低幽门括约肌的功能促进十二指肠液的反流；吸烟能增加胃酸、胃蛋白酶的分泌和减少前列腺素 E 的分泌，从而增加溃疡病的发病率并影响溃疡的愈合。

3. 饮食因素　如酒精、咖啡、浓茶、辛辣调料等，以及不良饮食习惯，如不规则饮食、暴饮暴食等，都可使胃肠黏膜受到物理和化学损伤，导致黏液和黏膜屏障功能的下降，使溃疡的易感性增加。

4. 伴随疾病　如肝硬化、慢性肺部病变、冠心病、胰腺外分泌功能减退者及慢性肾功能不全等，其溃疡病发病率增加。

二、病理生理

胃黏膜有抵御各种物理和化学损伤的功能。黏膜屏障有上皮前、上皮及上皮后三道防线保护黏膜的完整性；当这些防御机制都受到损伤时，上皮固有的修复机制还能恢复黏膜的完整性；如果防御和修复机制都受损，就会在基底膜层形成创口，此时经典性创口愈合机制开始发挥作用重塑基底膜，并最终使上皮再生（表 8-5）。因此，只有在创口愈合机制也失效的情况下，才会有 PU 的发生。近 10 年来已经认识到，除了极少数患者，上述黏膜防御、黏膜修复及创口愈合机制只有在外源性因素的作用下才会被破坏。而导致 PU 发生的最常见的两个外源性因素就是服用阿司匹林及其他 NSAIDs 和 HP 感染。

表 8-5　黏膜防御、修复和愈合的防线

防御线
一线：黏蛋白和重碳酸盐
黏附的黏蛋白层隔离胃蛋白酶
重碳酸盐释出建立稳定的 pH 梯度，并由黏蛋白层稳定这种梯度
二线：上皮细胞机制
顶浆膜的屏障功能
细胞内在防御（谷胱甘肽、热激蛋白等）
"逆向扩散"（H^+ 经重碳酸盐载体挤出）
三线：黏膜血流（清除"逆向扩散"的 H^+，并供应能量基质）

修复及愈合防线

　　一线：上皮细胞整复（清理邻近细胞，填充腐脱细胞构成的缺损）

　　二线：上皮细胞复制

　　三线：经典性创口愈合（肉芽组织、新生血管形成，重塑基底膜，以利上皮细胞长入）

三、发病机制

　　许多药物可损伤胃、十二指肠黏膜，如解热镇痛药、抗癌药、某些抗生素、肾上腺皮质激素等。NSAIDs 可通过 2 个主要机制损害黏膜：①NSAIDs 多系脂溶性药物，能直接穿过黏膜屏障，导致 H^+ 反弥散，聚积的大量 H^+ 干扰黏膜细胞内的代谢活动，使得细胞膜和溶酶体膜发生破裂，并进而导致细胞死亡和上皮细胞层完整性的破坏。同时，这种局部酸性的环境也不利于上皮细胞层的新生更替，从而导致黏膜屏障功能受损。现临床使用的 NSAIDs 肠溶制剂和前药制剂可减少药物对黏膜的局部损害作用。②抑制前列腺素的合成，削弱黏膜的保护机制。NSAIDs 的系统作用是抑制环氧合酶（COX）。COX 是花生四烯酸合成前列腺素的关键催化酶，有两种异构体，即结构型 COX - 1 和诱生型 COX - 2。COX - 1 在组织细胞中恒量表达，催化生理性前列腺素合成并参与维持细胞数量相对稳定和调节机体生理功能；而 COX - 2 主要在病理情况下由炎症刺激等诱导产生，促进炎症部位前列腺素的合成，对胃肠道的细胞屏障也有一定的保护作用。传统的 NSAIDs，如阿司匹林、吲哚美辛等在抑制 COX - 2 减轻炎症反应的同时，也抑制了 COX - 1，导致胃肠黏膜生理性前列腺素 E 合成不足，使前列腺素 E 促进黏液和碳酸氢盐分泌、促进黏膜血流量、增强细胞保护等黏膜防御和修复功能减弱。同时，由于内源性前列腺素合成受阻，大量花生四烯酸通过脂肪加氧酸途径合成为白三烯，局部诱导了中性粒细胞黏附和血管收缩，使胃肠黏膜微循环障碍；被黏附的中性粒细胞很快被激活并释出氧自由基，直接干扰细胞的代谢和引起细胞分裂，破坏血管内皮细胞，从而进一步加重胃肠黏膜微循环障碍。

　　目前认为 HP 致 PU 的发病机制为：HP 的毒素引起胃黏膜损害、宿主对 HP 感染的免疫应答介导胃黏膜损伤及 HP 感染致胃酸分泌和调节异常。HP 导致 PU 的机制目前主要有 5 种学说。①漏屋顶学说：把有炎症的胃黏膜比喻为漏雨的屋顶，意思是说无胃酸（雨）就无溃疡。在给予抗胃酸分泌药物后溃疡可愈合，但这只能获得短期的疗效。如果能根除 HP，则溃疡的复发率可降至 5% 左右。②胃泌素 - 胃酸相关学说：HP 可使胃窦部 pH 升高，胃窦部胃泌素反馈性释放增加；继而胃酸分泌增加，这在 DU 的形成中起重要作用。③胃上皮化生学说：HP 定植于十二指肠内的胃化生上皮，引起黏膜损伤，导致 PU 形成。在十二指肠内，HP 仅在胃上皮化生部位附着定植是这一学说的一个有力证据。④介质冲洗学说：HP 感染导致多种炎症介质的释放，这些炎症介质在胃排空时进入十二指肠，从而导致十二指肠黏膜损伤。这一学说解释 HP 主要存在于胃窦，却可导致 PU 的发生。⑤免疫损伤学说：HP 通过免疫损伤机制导致溃疡形成。但是以上任何一种学说都不能充分解释溃疡病发病的全部机制，只能从不同角度阐明机制的某一部分，因此 HP 的致病机制还有待进一步深入研究。

四、临床表现

PU 的典型症状可表现为节律性、周期性发作的上腹部烧灼性疼痛，饭后 2~4 小时或夜间空胃时发生，可因抗酸剂及进餐而缓解，数月中常有起伏，特别是季节更迭时易发生，如有以上症状就可以考虑溃疡可能。这种情况即所谓"胃酸性消化不良"，因为它是在胃酸未被缓冲时发生的，而中和胃酸或抑制胃酸分泌，则可使之缓解，是主要的酸相关性疾病之一。人们曾经认为，溃疡病患者大多有上腹疼痛，但根据上消化道内镜资料，现已获悉约70% 上腹痛患者并无活动性溃疡证据，而有活动性溃疡的患者中无腹痛症状的多达40%（表 8-6）。此外，患者还可以溃疡并发症（特别是长期服用 NSAIDs 者的出血）为首要表现而无前驱症状。不过上腹痛症状虽不敏感又无特异性，但如有此症状，特别是饭后和夜间烧灼感，并可因进食及抗酸剂而缓解，仍提示存在 PU 的可能。

表 8-6 溃疡病及非溃疡病出现消化道症状的概率比较

症 状	出现率（%）		
	DU	GU	非溃疡消化不良
上腹痛	0~70	0~70	0~70
夜痛	50~80	30~45	25~35
进食可使疼痛缓解	20~65	5~50	5~30
发作性痛	50~60	10~20	30~40
嗳气、腹胀	30~65	30~70	40~50

注：有溃疡而无症状（10%~40%），有溃疡症状而无溃疡（30%~60%）。

很多情况都能引起上腹痛，最常见的如非溃疡性消化不良、胃食管反流病、胆管疾病、胰腺炎、冠状动脉/肠系膜动脉供血不足、腹腔内肿瘤（特别是胃、胰、肝肿瘤）、功能性肠病、炎症性肠病等。应注意与 PU 鉴别。

五、并发症

1. 上消化道出血 PU 是上消化道出血最常见的病因，15%~20% 患者会在溃疡病程中发生出血，患者可出现呕吐咖啡色液体或鲜血，亦可以黑便为主要表现。因服用 NSAIDs 所致上消化道出血的比例还在不断上升，因为此类药物的临床应用逐年增多，而 HP 感染的流行率则在减低。

PU 合并上消化道出血提示预后不良的临床特征主要包括：年龄 65 岁以上、呕血、曾经出现休克症状、需要多次输血的严重出血以及合并存在其他处于临床活动期的病变（如心血管系统、呼吸系统、肝脏疾病及恶性肿瘤等）。

2. 穿孔 溃疡穿孔的发生率为（2~10）/10 万，男性多于女性，为（4~8）∶1。但是随着目前中老年妇女中 NSAIDs 应用的逐渐增多，男女发生比例也开始随之变化。最常见的起病表现是突发性剧烈腹痛，继之出现腹膜炎体征。典型患者呈急性重病容，呼吸浅促，上腹部压痛明显，腹肌痉挛呈板样腹表现。外周血白细胞迅速增多，血清淀粉酶可轻度增高。如发现腹腔游离气体，诊断即可成立，但应注意以立位胸片或左侧卧位腹片最易发现，优于腹部平片检查。

3. 梗阻　约2%溃疡患者可并发胃流出道梗阻，其中有90%是幽门管溃疡合并既往或现有活动期十二指肠球部溃疡引起的。患者可出现频繁呕吐、腹痛及上腹部胃蠕动型。梗阻的原因主要包括溃疡周围的炎症性肿胀、溃疡附近的肌痉挛，以及瘢痕狭窄和纤维化等。炎症水肿引起的幽门梗阻经治疗后可缓解，由瘢痕收缩引起者则需手术治疗。

4. 癌变　癌变多见于年龄较大有慢性溃疡呜的患者，约占溃疡病的2%～5%，青年人偶有癌变者。但十二指肠球部溃疡并不引起癌变。

六、相关检查

1. 内镜与胃肠钡餐造影检查　根据病史和体检只能怀疑溃疡病的诊断，确诊须通过胃镜或钡剂胃肠造影，内镜诊断通常比常规放射检查更为准确。上述两种诊断方法一般只需择其一而行之，但在有些情况下例如放射学检查发现的损害（如GU），尚需继以内镜活检。DU绝大部分为良性，故一般无须活检及反复内镜检查以判断其是否愈合。而GU可有良、恶性之分，内镜下表现似为良性的病灶中约4%可为恶性病变，因此GU都应多点取材活检。有关GU患者经内科治疗8～12周后是否仍需内镜复查则尚有争议，但一般均赞成复查胃镜，如溃疡已愈合，则于瘢痕处再取活检，以排除恶性病变的假性愈合。

2. 测定血清胃泌素和胃分泌功能　难治性溃疡病和考虑Zollinger – Ellisorl综合征（胃泌素瘤）的患者应测定空腹和经胰泌素激发的血清胃泌素水平。一般而言，GU患者无论基础还是激发胃酸分泌，都比正常人为低，而DU者的酸分泌则增高或为正常高水平（>12mmol/h）。HP相关性DU患者，基础和食物刺激后胃酸分泌以及血清胃泌素水平皆增高，HP清除后可恢复正常。胃分泌试验由于临床很少利用，已不再用于诊断，除非是高胃泌素血症以及考虑胃泌素瘤或其他病因所致胃酸分泌亢进患者。

3. HP的诊断试验　由于HP能产生大量尿素酶，故可由呼吸试验（^{14}C – 尿素或^{13}C – 尿素）、黏膜活检释氨（NH_3）以及微生物组织学鉴定或培养等法检测其存在。HP还能诱导免疫学反应，故亦能由ELISA及快速血清学试验进行诊断。尿素呼吸试验是监测HP是否根治的最合适方法。但患者在接受检测前应停用一切抑制HP的药物（抗生素、铋、质子泵抑制剂等）4周以上，以免假阴性的结果。

七、治疗

PU的治疗目的是缓解症状，促使溃疡愈合，取得根治（HP溃疡）或预防复发（NSAIDs溃疡）。溃疡患者如无HP感染，就不必给予抗生素治疗，因为这样的治疗只能带来风险而不会收到效益，特别是可能破坏机体的正常微生态平衡，导致耐药菌株的增殖。治疗溃疡患者HP感染的步骤是检测、治疗和确认根治。现在非介入性检查方法（如血清学及尿素呼吸试验等）已广泛应用，因此治疗前检测甚易进行。

1. 抗酸治疗　无论溃疡病因为何，抗酸治疗是促进溃疡愈合的基本药物。现有的H_2受体拮抗剂主要包括西咪替丁、雷尼替丁、法莫替丁和尼扎替丁等。其主要差别在作用强弱和功效上：西咪替丁800mg相当于雷尼替丁/尼扎替丁300mg或法莫替丁40mg。西咪替丁可使华法林、茶碱和苯妥英钠代谢延长，因其均经相同的肝脏细胞色素P450酶代谢，故这些药如与西咪替丁同时服用，剂量应酌情作相应调整。质子泵抑制剂奥美拉唑（20mg/d）、兰索拉唑（30mg/d）、泮托拉唑（40mg/d）和雷贝拉唑是最有效和最常用的抑酸药，它们均

通过抑制 $H^+ - K^+ - ATP$ 酶发挥作用,其主要缺点是价格较高。近有慢代谢型的奥美拉唑(40mg/d)问世,其优越性还有待时间来证实。米索前列醇是目前仅有的合成前列腺素,它是一种较弱的抗酸药,200μg 米索前列醇的作用相当于西咪替丁 300mg。本品不是 PU 的一线治疗用药,主要用于 NSAIDs 治疗者的溃疡及其并发症的预防。上述药物的疗程,DU 为 4~6 周,GU 为 6~8 周,约90%以上的溃疡均可愈合。

2. 抗 HP 治疗 HP 是革兰阴性螺杆菌,体外试验对多种抗菌药物敏感。现有多种有效疗法,其中以 3~4 种药物联合治疗疗效最佳。可用于联合治疗的药物包括枸橼酸铋、质子泵抑制剂、四环素、替硝唑、甲硝唑、阿莫西林和克拉霉素等。质子泵抑制剂在体内也有一些抗 HP 作用,可能比 H_2 受体拮抗剂效益更佳,因为它们对 pH 的调控作用更强。抑酸治疗与抗生素联合应用的理由是当 pH 减至 <7.4 时,很多抗生素的作用将不断增强。抗生素治疗最短疗程持续多久,尚未明确。美国和欧洲的研究证明14日疗程的治愈率比7日及10日疗程皆好。

HP 感染治疗效果的评估必须延迟到任何残余细菌都有机会在胃内重建群体时再为进行。现已肯定,可靠结果应在抗菌治疗结束后4周以上取得。^{13}C 或 ^{14}C 标记的尿素呼吸试验是评估根除与否的较好方法。质子泵抑制剂抑制 HP 生长,故在检测是否成功前至少须停药1周以上。H_2 受体拮抗剂对培养、组织学检查及 ^{13}C - 尿素呼吸试验皆无不利影响,故如病情所需,整个随访期间仍可继续应用。但 H_2 受体拮抗剂对 ^{14}C - 尿素呼吸试验有不利影响,如选用该试验检测治愈与否,必须停。

3. NSAIDs 服用 NSAIDs 者现有资料提示,继续服用 NSAIDs 会使溃疡愈合推迟。因此在溃疡治疗期间应停用 NSAIDs,并以抗分泌药促使溃疡愈合。既服用 NSAIDs,又已感染 HP 的患者,也应接受 HP 根除治疗。很多高龄患者因骨关节炎而接受较大剂量的 NSAIDs,他们实际要求的只是镇痛。停用 NSAIDs 构成另一方面的治疗难题,此时医生应权衡得失,考虑患者是否确实仍需继续服用 NSAIDs。很多患者改用对乙酰氨基酚或作用更弱的小剂量非处方 NSAIDs 如布洛芬 200mg,疗效一样很好。因类风湿关节炎而需小剂量服用泼尼松(5~10mg/d)的患者,一般对溃疡愈合不致产生明显不利影响。待溃疡愈合后,如疾病仍需 NSAIDs 治疗者可恢复应用,并应合并使用米索前列醇或质子泵抑制剂。

4. 外科治疗 现在以择期手术方式治疗 PU 的患者已极为少见,择期手术的唯一指征是:HP 虽已根除,并已经过多个疗程的药物治疗,但溃疡仍顽固未愈,而且相关临床症状对患者生活质量产生不利影响者。而因发生溃疡并发症而需急症手术的患者则相对较为多见,主要包括穿孔、出血和胃出口梗阻经内科治疗无效者。

(赵 波)

第六节 胃息肉

一、概述

胃息肉是指胃黏膜局部向胃腔内隆起的一种良性病变,可以单独存在,也可以是遗传的胃肠道息肉综合征,如 Peutz - Jeghers 综合征的胃部表现,胃内各部位皆可发病,但好发于胃窦部。根据病理学改变,胃息肉可分为三类:①炎症性息肉,是最多见的一种;②腺瘤性息肉，有恶变倾向；③错构瘤性息肉，也可恶变。

二、病因及发病机制

1. 慢性胃炎 胃息肉中的大部分（约80%）为炎症性息肉，又称假性息肉。系炎症引起的胃黏膜上皮或腺体过度增生，并非真性息肉，一般不发生癌变。

2. 遗传因素 黑色素斑－胃肠多发性息肉综合征（P－J综合征），为胃肠道遗传性疾病，属常染色体显性遗传，男女均可得病，临床上半数病例有家族史。属于错构瘤性息肉病，具有非肿瘤性但有肿瘤样增殖的特征，癌变发生于错构瘤中的腺瘤成分，本征合并胃肠道内、外恶性肿瘤的危险性大大增加。P－J综合征胃息肉的发生约占25%，而大肠、小肠息肉的发生率更高。

3. 腺瘤性息肉 病因仍未明确，约占胃息肉的20%，恶变率较高，特别是大于2cm的腺瘤性息肉，应考虑有恶性的可能。

三、临床表现

胃息肉常无临床症状，仅在胃镜检查时发现。伴有慢性胃炎时可有上腹痛、上腹不适、饱胀、恶心等消化不良症状，息肉发生在贲门部时有吞咽梗阻感，发生在幽门管时，可出现幽门梗阻表现。少数患者有黑便，呕血少见。体征为部分患者有上腹压痛及贫血表现。

四、诊断方法

（1）少数患者有贫血改变及大便潜血阳性。

（2）X线钡餐检查可见胃腔内圆形或半圆形边缘整齐的充盈缺损，表面平整或分叶，有蒂者可移动，一般直径小于2cm。

（3）胃镜检查：为确诊的最佳方法并能进行内镜下活检及治疗。镜下可见胃壁黏膜上息肉呈球形或半球形突向胃腔，表面光滑或分叶，色泽与周围黏膜相同，质地柔软，边界清晰，有蒂或无蒂，单发或多发，部分息肉表面有糜烂或溃疡，甚至呈菜花样表现。

五、诊断要点

胃息肉诊断主要依靠X线钡餐和胃镜检查，特别是胃镜检查及病理活检排除胃恶性病变后方可做出诊断。

（王丽娟）

第七节　功能性消化不良

功能性消化不良（Functional dyspepsia，FD）是指过去6个月中至少3个月有餐后饱胀不适、早饱感、上腹痛、上腹烧灼感等其中一项或一项以上症状，而无器质性、代谢性、全身性疾病可解释的胃十二指肠功能性疾病。目前将FD分为两类：餐后不适综合征（postprandial distresssyndrome，PDS）和上腹痛综合征（epigastric pain syndrome，EPS）。患者可同时存在PDS和EPS。

一、病因和发病机制

FD 的发病机制尚未完全阐明，其病理生理学基础主要包括以下几方面：

1. 上胃肠道运动功能障碍　研究发现，30% ~ 80% 的 FD 患者存在上消化道运动障碍，包括近端胃容受性障碍、胃节律紊乱、胃排空延迟、移行性复合运动（Migrating motor complexes，MMC）Ⅲ期次数减少、Ⅱ期动力减弱及胃窦 - 幽门 - 十二指肠协调运动异常等，引起餐后饱胀、早饱等。

2. 内脏高敏感性　主要是指 FD 患者对生理刺激出现的不适感，对伤害性刺激呈现强烈的反应。FD 患者对胃扩张刺激产生不适感的严重程度明显高于健康对照者，FD 患者对酸的感觉阈值降低，表明 FD 患者存在内脏高敏感性。内脏高敏感可解释患者餐后出现的上腹饱胀或疼痛、早饱等症状。

3. 胃酸分泌　虽然 FD 患者基础胃酸分泌在正常范围，但刺激引起的酸分泌增加，临床上患者的酸相关症状，如空腹时上腹部不适或疼痛、进食后减轻以及抑酸治疗有效均提示其症状与胃酸的关系。

4. 胃肠激素紊乱　胃肠激素分泌失调是 FD 的发病机制之一。胃动素、胃泌素、胆囊收缩素、血管活性肠肽、生长抑素、降钙素基因相关肽及 P 物质（Substance，SP）分泌异常可能与 FD 患者胃肠道动力障碍及胃肠高敏感有关。

5. 幽门螺杆菌（Hp）感染　Hp 与 FD 的关系一直颇有争议，国内学者的共识意见为 Hp 感染是慢性活动性胃炎的主要病因。有消化不良症状的 Hp 感染者，可归属 FD 的范畴。鉴于根除 Hp 后确有部分患者近期症状改善，更重要的是可能获得临床症状的长期缓解，目前大部分学者肯定 Hp 感染在 FD 发病中的作用。Hp 感染所致的胃黏膜炎症可导致胃感觉和运动异常。

6. 精神心理因素　FD 是一种公认的心身疾病，精神、心理因素的研究进展表明其可能是 FD 的重要病因。约半数以上 FD 患者存在精神心理障碍，其人际关系敏感、抑郁、焦虑等因子积分均高于健康人。FD 症状的严重程度与抑郁、焦虑及恐惧等有关。

二、流行病学

美国社区居民的消化不良患病率为 25%，我国广东城镇居民的问卷调查显示患病率为 18.9%，天津城镇居民 FD 的患病率约为 23.29%；女性患病率高于男性，患病率随年龄增长而升高。有关消化不良发病率的流行病学资料相对较少，推测年发病率约为 1%。流行病学调查的患病率是指未经检查的消化不良症状，经检查后发现因器质性疾病所致者仅占消化不良患者的少数，多数患者为 FD。

三、临床表现

FD 常见的临床症状有：

（1）餐后饱胀，指食物长时间存留于胃内引起的不适感。

（2）早饱感，指进食少许食物即感胃部饱满，不能进常规量的饮食。

（3）上腹痛，位于胸骨剑突下与脐水平以上、两侧锁骨中线之间区域的疼痛，有时患者无腹痛主诉而表现为特别不适感觉。

（4）上腹烧灼感，指不适的上述区域的局部灼热感。

四、诊断

1. FD 诊断标准（罗马Ⅲ标准）　病程至少 6 个月，近 3 个月满足以下诊断标准且至少具备下列 1 个症状：①餐后饱胀。②早饱感。③上腹痛。④上腹烧灼感，同时无器质性、代谢性、全身性疾病原因可查（包括上消化道内镜检查结果）。

2. 报警症状　报警症状包括：消瘦、贫血、上腹包块、频繁呕吐、呕血或黑便、年龄 40 岁以上的初发病者、有肿瘤家族史等。对有报警症状的、经验性治疗或常规治疗无效的、有精神心理障碍者及怀疑胃肠外疾病引起的消化不良患者，应及时行相关检查明确有无器质性疾病。

3. 消化不良的相关检查　胃镜检查在我国已很普及，建议将胃镜检查作为消化不良诊断的主要手段。需要时，可进行 Hp 检查。其他辅助检查包括肝肾功能及血糖等生化检查、腹部超声及消化系统肿瘤标志物检查，必要时行腹部 CT 扫描。

五、治疗

消化不良的治疗目的在于迅速缓解症状，去除诱因，预防复发。

（一）一般处理

由于 FD 具有极显著的安慰剂效应（20% ~60%），向患者详细地告知病情和耐心解释非常重要。推荐戒烟、酒、咖啡，停止服用非甾体消炎药，但尚无有关其确切疗效的报道。每日少食多餐、低脂饮食值得推荐。

（二）药物治疗

1. 抗酸剂　抗酸剂如氢氧化铝、铝碳酸镁等可减轻症状，但疗效不及抑酸剂。铝碳酸镁除抗酸以外，还能吸附胆汁，伴有胆汁反流的患者可选用。

2. 抑酸剂　适用于以上腹痛、烧灼感为主要症状者。常用抑酸剂包括 H_2 受体拮抗剂（H_2RA）和质子泵抑制剂（PPI）两大类。常用 H_2RA 有西咪替丁、雷尼替丁及法莫替丁等。常用的 PPI 制剂有奥美拉唑、兰索拉唑、泮托拉唑、雷贝拉唑和埃索美拉唑等，治疗 FD 常用小剂量 PPI。

3. 促动力剂　促动力剂可明显改善上腹饱胀、早饱等。常用的促动力剂包括：①多巴胺受体拮抗剂：甲氧氯普胺具有较强的中枢镇吐作用，增强胃动力，因可导致锥体外系反应，不宜长期、大剂量使用。多潘立酮为选择性外周多巴胺 D_2 受体拮抗剂，不透过血脑屏障，因此无锥体外系不良反应。该药能增加胃窦和十二指肠动力，促进胃排空，明显改善消化不良患者上腹不适、早饱、腹胀等症状。个别患者长期服用可出现乳房胀痛或溢乳现象。伊托必利通过拮抗多巴胺 D_2 受体和抑制乙酸胆碱酯酶活性起作用，增强并协调胃肠运动，改善患者的临床症状。②5 – HT$_4$ 受体激动剂：莫沙必利在我国和亚洲的使用资料表明其可显著改善 FD 患者早饱、腹胀、嗳气等症状。目前未见心脏严重不良反应报道，但对 5 – HT$_4$ 受体激动剂的心血管不良反应仍应引起重视。

4. 助消化药　消化酶和微生态制剂可作为治疗消化不良的辅助用药。复方消化酶、益生菌制剂可改善与进餐相关的腹胀、食欲不振等症状。

5. 根除 Hp 治疗　根除 Hp 可使部分 FD 患者的症状得到长期改善，对合并 Hp 感染的

FD 患者，如应用抑酸、促动力剂治疗无效，建议向患者充分解释根除治疗的利弊、征得患者同意后给予根除 Hp 治疗。

6. 精神心理治疗　荟萃分析表明，合并焦虑者对抗焦虑、抗抑郁药有一定疗效，单纯抑酸药或促动力药无效。伴有明显精神心理障碍的患者，可选择三环类抗抑郁药或 5 - HT 再摄取抑制剂。除药物治疗外，行为治疗、认知疗法及心理干预等可能对这类患者也有益。精神心理治疗不但可以缓解症状，还可提高患者的生活质量。

（三）经验性治疗

对 40 岁以下、无报警征象、无明显精神心理障碍的患者可考虑经验性治疗。与进餐相关的消化不良（即 PDS）可首选促动力剂或合用抑酸剂；与进餐非相关的消化不良/酸相关性消化不良（即 EPS）可选用抑酸剂或合用促动力剂。经验治疗时间一般为 2 ~ 4 周。无效者应行进一步检查，明确诊断后有针对性地进行治疗。

（赵　波）

第八节　胃肠间质瘤

胃肠间质瘤（Gastro intestinal stroreal tumour，GIST）不是一种新的疾病，而是一个新概念，其内涵近年已发生了重大变动。GIST 是病理术语，此术语近年来被临床广泛使用，引起了临床的困惑和混乱，在诊断和交流上产生了问题。

近年来，随着组织化学、免疫组织化学、电镜及分子生物学技术的发展与应用，已证实以往临床及病理诊断的胃肠道平滑肌肿瘤并不是真性的平滑肌肿瘤，而是一种非定向分化的间质细胞瘤（Stromal tumour）。GIST 是消化道最常见的原发性间叶性肿瘤（Gastro ilatestinal mesenchymal tumour，GIMT），其发病率有逐年增高的趋势。GIMT 与 GIST 的概念、所含肿瘤范围不同，GIMT 中约 73% 为 GIST，其他 GIMT 有平滑肌瘤、平滑肌肉瘤、脂肪瘤、神经鞘瘤和胃肠道自主神经肿瘤等。

有关该肿瘤的组织起源、病理诊断、命名和生物学行为的认识仍然存在分歧。目前，国内外大多数学者研究认为，GIST 可能起源于胃肠道能向 Cajal 间质细胞、平滑肌细胞分化的多潜能干细胞，其特征性改变是 C - kit 基因突变及其产物 CD117 的阳性表达，为便于研究而将它命名为 GIST。大量研究证明，GIST 远比平滑肌肿瘤多见。尽管 GIST 是近年来才认识的一种独立的临床病理实体（梭形细胞肿瘤），但它已作为一组独立的疾病在消化道间叶性肿瘤中占有重要地位。

一、概述

（一）GIST 概念的提出和变迁

多年来 GIMT 主要是指平滑肌肿瘤（包括平滑肌瘤、平滑肌肉瘤和潜在恶性的平滑肌瘤）、神经鞘瘤、脉管肿瘤和脂肪瘤等。

自 20 世纪 60 年代发现胃肠道梭形及上皮样细胞肿瘤以来，近半世纪来 GIST 概念经历了 3 个阶段变迁史：GIST 等于平滑肌肿瘤；GIST 包含着平滑肌肿瘤；GIST 不是肌源性肿瘤。后两者为近 10 年临床所用，但 GIST 和平滑肌肿瘤关系，其中一个是包含关系，另一个是排斥关系。

1962 年外科病理权威 stout 就注意到平滑肌源性肿瘤的形态多样性，曾报道过一组胃的"奇异的平滑肌瘤"，认为其是一种特殊类型的平滑肌肿瘤。1983 年 Mazur 和 Clark 对原先病理诊断为胃肠道平滑肌源性的肿瘤进行免疫组化和超微结构研究，发现这组肿瘤缺乏向平滑肌和神经鞘膜分化证据，免疫表型 desimin 多为阴性，平滑肌肌动蛋白（SMA）阴性或灶性阳性，S-100 常为阴性或局部弱阳性，首先提出这组肿瘤起源于胃肠道原始间叶细胞，并命名为 GIST，引起了病理学者的极大兴趣。1986 年 Walker 应用电镜对胃肠道间质瘤的超微结构进行研究，发现在 GIST 中存在类似于肠自主神经细胞的超微结构，缺乏上皮性、Schwann 和平滑肌细胞分化特点。基于以上的研究基础，1996 年 Ackerman 外科病理学中将这一大类来源于胃肠道间叶的梭形细胞肿瘤总称为 GIST；根据有无向平滑肌或神经分化，分为 4 类：①平滑肌型（良性、交界性、恶性）。②神经型（恶性）。③平滑肌神经混合型（恶性或潜在恶性）。④未定型（恶性或潜在恶性）。其平滑肌型良性指平滑肌瘤，恶性指平滑肌肉瘤。此分类因实用和客观而很快被临床（尤其是内镜诊断）采用，极大地提高了与术后病理诊断的一致率。2000 年前的病理学书和多数临床文献采用分类，现在常称其为"广义的 GIST"。

1998 年 GIST 分子研究有了重大突破。Hirota 等发现大部分 GIST 中存在 C-kit 基因突变和特异性 CD117（KIT 蛋白产物）的阳性表达，为 GIST 诊断和治疗提供了一项有效的标志物。此后又发现多数 GIST 表达 CD34，但不表达平滑肌标记。GIST 概念遂又发生重大改变，现特指 GIMT 中 C-kit 基因蛋白表达阳性、组织学表现为梭形和上皮样细胞的一类肿瘤。无论其组织学表现或位置及良恶性的差异，几乎所有病例（98%~100%）都持续表达 CD117（KIT 蛋白）。2000 年版 WHO 消化系肿瘤分类把 GIST 独立出来，和平滑肌肿瘤、神经鞘瘤、脂肪瘤、脉管肿瘤等并列。平滑肌肿瘤则是指平滑肌分化的、CD34 和 CD117 阴性、SAM 和结蛋白（desmin）强阳性表达的肿瘤。

（二）GIST 的起源、分化、命名

Cajal 间质细胞（Interstitialcell of Cajal，ICC）分布在胃肠道壁平滑肌组织内，包绕奥尔巴赫神经丛形成细胞网络，起搏消化管运动，调节神经和平滑肌的神经传达。ICC 由西班牙神经解剖学家 SR Cajal 发现而命名的，近 20 年才引起人们的注意。现已证实 ICC 来源于中胚层，而非神经起源；它和 GIST 肿瘤细胞有共同的免疫表型和超微结构，均有 CD117、CD34 和波形蛋白（vimentin）阳性表达，故以前认为 GIST 由来于 ICC。但是 GIST 也有不向任何方向分化、完全是未分化的，部分病例仅表达肌性标记。现在认为 GIST 是能向 Cajal 间质细胞、平滑肌细胞分化的间叶起源的多潜能干细胞。其依据有：①间质干细胞广泛存在于消化系统的各部位，具有多向分化潜能，可较好地解释发生于肠系膜、网膜和腹膜后等消化道外的 GIST。②间质干细胞起源能解释 GIST 在消化道的高发病率。③在 GIST 中，CD34 有较高的阳性率，它是髓母细胞的抗原标记物，存在于骨髓造血干细胞等组织中，表明 GIST 的来源与原始的、未定向分化的间质干细胞有着密不可分的联系。

在最近 10 年内，对胃肠道间质肿瘤的认识有了显著提高，有不同的缩写形式来定义该病，但 GIST 仍是最常用的。

（三）GIST 好发部位

随着内镜和影像学检查广泛应用，GIST 的发病率有逐年增加的趋势。GIST 可以发生在

消化道从食管到肛门的任何部分，还可以原发在网膜、肠系膜甚至腹膜后，是发生在胃肠道结缔组织中最常见的恶性肿瘤。胃最常见（60%～70%），其中胃底和胃体最多见（50%），胃窦和贲门各为25%；胃的黏膜下肿瘤约80%是GIMT，其中80%～90%是GIST，仅10%～20%是平滑肌源性肿瘤，5%是神经源性肿瘤。其次为小肠（20%～30%，依次为空肠、回肠和十二指肠）；结/直肠<5%；食管<5%；肠系膜和网膜少见。

二、流行病学

过去对GIST不认识，难以确切统计发病情况。近年估计GIST的年发病率为（1～2）/10万，占肉瘤的5.7%。男性稍多于女性，或男女相等。GIST可发生于各年龄段，其高峰年龄为50～70岁，40岁以下少见。发病年龄越小，恶性可能越大。男女均可发病。

三、病理

1. 肉眼形态 肿瘤大小不等，直径为0.8～20cm，可单发或多发。肿瘤多位于胃肠黏膜下层（60%），少数位于浆膜下层（30%）和肌壁层（10%）。境界清楚，无包膜，向腔内生长呈结节状或息肉样，常伴发溃疡形成，向浆膜外生长形成浆膜下肿块。位于腹腔内的间质瘤，肿块体积常较大。切面肿瘤组织呈灰白色、红色，均匀一致，质地硬韧。较大的肿瘤可发生出血坏死或黏液样变性及囊性变。良性间质瘤体积通常较小，呈膨胀性生长，境界清楚，往往有假包膜，切面灰白，编织状，质韧。交界性间质瘤体积较大，境界较清，部分区域液化出血和坏死。恶性间质瘤直径往往>5cm，呈鱼肉状，出血、坏死常见，有局部浸润或（和）转移。

2. 组织学形态 GIST细胞形态多样，以梭形细胞多见，异型性可大可小。GIST组织学类型分为梭形细胞型（75%）、类上皮细胞型（7%）和混合型（18%）三型。梭形细胞和类上皮细胞可按不同比例混合性或单一性地出现在同一肿瘤中。间质瘤细胞呈旋涡状、栅栏状或弥漫性巢状排列。瘤细胞核两端钝圆，如"香烟卷"或"火腿肠"样；或瘤细胞核纤细，两端尖似神经纤维细胞。肿瘤间质常出现黏液和玻璃样变性。

3. 超微结构特点 电镜检查发现少部分瘤细胞表现出树枝样突起、神经内分泌颗粒、桥粒样连接等神经分化特点，或（和）胞质内出现密斑、密体等肌性分化。

4. 良恶性判断 目前普遍认为GIST没有绝对的良性，尚未发现可以特异性预测恶性转变的指标。估计GIST的良恶性最重要的预测标准是肿瘤大小（最大直径）和核分裂数量。核分裂比例≤5个/50HPF被认为是良性肿瘤。实际上仍有非常小的（甚至<2cm）和核分裂率十分低的病变（甚至<5个/50HPF）偶尔也会发生肝转移。不论GIST性质如何，临床都应长期随访。病理学家认为没有绝对良性的GIST，现在已用术语"低风险"和"高风险"，以及"未确定恶性倾向"来取代"良性"和"恶性"。现已达成共识，应根据肿瘤大小及核分裂率来评估GIST的恶性风险。恶性：①肿瘤具有浸润性。②肿瘤出现远、近脏器的转移。潜在恶性：①直径：胃>5.5cm，肠>4cm。②核分裂象：胃>5个/50HPF，肠≥1个/50 HPF。③肿瘤出现坏死。④肿瘤细胞有明显异型性。⑤肿瘤细胞生长活跃，排列密集。判断标准：1项恶性或2项及以上潜在恶性指标为恶性GIST；仅有1项潜在恶性指标为潜在恶性GIST；没有上述指标为良性GIST（同一肿瘤不同部位取材，其细胞的密度，核分裂数有较大的差异，建议多取材，观察不同切面，以利正确判断）。

GIST 发生部位虽以胃多见，但恶性、潜在恶性者在小肠、腹腔内、大肠者比较多，预后较差。GIST 中恶性占 30%，良性及潜在恶性占 70%，对于临床判定为潜在恶性者应密切监测随访。

四、临床表现

临床表现与肿瘤部位、大小、是否引起梗阻、良恶性等有关。肿瘤在 2cm 以下时多无症状或不明显，常因内镜检查偶然发现；肿瘤较大时可发生溃疡，引起症状和消化道出血；小肠 GIST 就诊时多数肿瘤已较大，出现腹痛和消化道出血、梗阻、肠套叠等，常成为手术对象而被术后诊断。约 60% 的十二指肠间质瘤可引起 Vater 壶腹梗阻，从而出现黄疸。约 30% GIST 患者在初次起病时呈现完全恶性的临床过程，如转移或浸润，它们转移的主要方式是腹腔内转移，包括腹膜种植和肝转移，但 GIST 极少侵犯淋巴结。

五、辅助检查

1. 免疫组化特点 KIT 是位于 4 号染色体长臂上的致肿瘤基因 C－kit 的蛋白产物，它是一种 145kDa 的Ⅲ型跨膜酪氨酸激酶受体，其细胞外部分可与生理性配体如干细胞因子（SCF）结合，而细胞内部分则包括具有酶促活性的区域。KIT 在结构上与其他具有致肿瘤作用的酪氨酸激酶受体相同，如血小板生长因子受体（PDGFR）A 和 B、集落刺激因子 1 受体（CSFIR）和 FCT3。KIT 还可以在造血祖细胞、肥大细胞、生殖细胞、增生的细胞和 ICCS 上表达。

免疫组化表型 CD117 是 GIST 的特异性标志物。CD117 是 C－kit 原癌基因的产物，是一种干细胞或肥大细胞生长因子的跨膜受体，具有内源性酪氨酸激酶成分，为 C－kit 受体酪氨酸激酶标志物。CD34 是一种单链跨膜蛋白，其特异性和敏感性都不如 CD117。

间质瘤细胞 CD117 弥漫性强阳性表达（80%～100%），多数瘤细胞 CD34 也弥漫阳性表达（60%～80%，胃几乎 100%，小肠约 1/3，）；可有灶性 SMA 阳性表达（胃 25%，小肠 80%）；而 desmirl、S－100 和 NSE 等则极少表达，如有阳性表达，也是很微弱的。所有的间质瘤细胞都强阳性表达 vimentin（100%）。

GIST 免疫组化特点与肿瘤发生部位、生物学行为、预后及细胞类型无明显关系。腹部以外的 GIST 虽有报道，但不宜轻易使用这一诊断。

2. 遗传学特点 遗传学研究显示 GIST 普遍存在原癌基因 C－kit 功能突变（80%）。C－kit 基因可发生多个位点突变，发生在外显子 11、9、13 及 17，另外不显示 C－kit 基因突变者还有 PDGFRA 突变。C－kit 原癌基因突变使酪氨酸激酶活化，引发细胞无序的增殖失控和凋亡抑制，这是 GIST 发病机制的关键，与 GIST 恶性程度及预后不良有关。采用 PCR 检测肿瘤组织中 C－kit 及 PDGFRA 突变情况，其与分子靶向药物伊马替尼疗效、疾病进展时间与总生存率相关。

六、诊断

1. 病理诊断 GIST 是病理诊断术语。病理诊断应根据特定组织学形态结合免疫组化结果判断，两者不可缺一。HE 染色切片为梭形细胞的消化道、腹膜后或腹腔肿瘤，须加做 CD117、CD34、destnin、SMA、S－100、keratin 和 PDGFR 等系列免疫标记，以和其他梭形细胞肿瘤鉴别。一般 CD117 阳性，加上 CD34 阳性就可诊断 GIST。如果 CD117 阴性，desrmin 阳性、SMA 阳性为平滑肌瘤；而 S－100 阳性则为神经源性肿瘤。

标本状态和染色上的问题常可造成 CD117 假阴性或假阳性，免疫染色应设阳性和阴性对照。正常的消化道黏膜组织中的肥大细胞表达的 CD117 可作为体内的阳性对照。

并非所有消化道、腹膜后或腹腔 CD117 阳性的梭形细胞肿瘤都是 GIST。利用 CD117 的表达辅助诊断时应慎重，同时有 CD117 阳性表达和特异性的组织学特点才能定义 GIST，一个有经验的病理学家应对 CD117 阳性的肿瘤再行分类，例如脂肪肉瘤、血管肉瘤、Ewing 肉瘤、精原细胞瘤都可以表达 CD117。当临床表现和组织学特点都符合 GIST 时，CD117 染色阳性才可以明确诊断。

正确诊断 GIST 非常重要，病理报告内容要包括：①疾病诊断：部位（胃、肠、网膜）。②间质瘤恶性程度：肿块大小和核分裂数/50HPF。③免疫组化 CD117、CD34、SMA、Des、S－100 等结果。若 CDll7 阴性、CD34 阴性，可作 PDGFR 检测。

2. 内镜和超声内镜诊断　GIST 发生在消化道壁（60% ～70% 发生在胃，20% ～30% 在小肠），可向腔内、腔外、壁内或混合型生长。腔外型常为无蒂大隆起，表现腔外压迫，故除了腔外生长的小肿瘤外，内镜多数能发现 GIST，呈黏膜下肿瘤型或腔外压迫。

内镜下 GIMT 可分两类：实质性和囊性。根据肿瘤表面色调、形态和活检钳感到的质地，很容易和脂肪瘤、淋巴管瘤、血管瘤等区分。实质瘤中神经性肿瘤等为极少数，故 GIST 需要鉴别的通常只是平滑肌肿瘤。目前，肿瘤在 2～3cm 以下的鉴别很难，如无大块活检组织支持，内镜和超声内镜诊断的 GIST 只能被理解为广义的 GIST。

内镜下肿瘤呈球形或半球形隆起，表面光滑，色泽正常，基底宽，可有黏膜桥皱襞。肿瘤在黏膜下，质硬可推动，表面黏膜可滑动。常规胃黏膜活检常阴性。内镜下黏膜切除或深凿活检可能获阳性结果。GIST 常在黏膜下层以下发生，瘤体多不能推动，随肿瘤增大而出现多结节状。

GIST 内镜所见不能与胃平滑肌瘤鉴别。良性 GIST 呈膨胀性生长，境界清楚；恶性的边缘不规则、多结节状，呈浸润性生长，境界不清。瘤体直径超过 3～4cm 时可局部发生囊性变、出血和坏死。与胃 GIST 相比，统计上食管和肠的恶性比例高，小肠呈腔外生长型的多为 GIST，且常恶性，较多患者出现向周围组织浸润。

内镜超声检查（EUs），GIST 多在肌层，可了解肿瘤部位、大小及瘤内性质如回声不均、伴无回声、边界不光滑等改变。

3. 内镜穿刺活检　内镜活检很难取到 GIST 组织，伴有溃疡的有可能取到，但诊断率很低。超声内镜穿刺吸引活检组织取到率 77% ～86%，术后符合率在 80% 以上。穿刺的目的在于：①做免疫组化检查供鉴别诊断用，以排除平滑肌和神经性肿瘤、异位胰腺、类癌、淋巴瘤、转移癌等。②活检组织量如足够，能鉴别良、恶性间质瘤，以决定能否用 Glivec 治疗。

活检时要注意：①恶性间叶肿瘤突破浆膜后易造成腹膜播散。穿刺时应慎重，不要刺破浆膜层。②除特殊患者外，腹壁外超声指引穿刺活检应列为禁忌。③食管周围有大血管、气管和心脏，应充分熟悉纵隔解剖；带彩色多普勒功能的超声内镜可显示有血流的脉管，避免出血并发症。

七、鉴别诊断

过去以病理形态学为诊断依据，将胃肠道非上皮性梭形或上皮样细胞肿瘤诊断为平滑肌肿瘤或神经源性肿瘤。根据病理特征分为良性和恶性。现在从组织形态、免疫组化、超微结构角度上认识既往病理诊断的平滑肌肿瘤大多数是 GIST。

1. 平滑肌瘤　平滑肌瘤仅多见于食管，胃、小肠、结/直肠少见。过去仅从影像与内镜发现胃肠道黏膜下肿物即做出平滑肌瘤的临床诊断，实质上大多数还是 GIST。病理形态瘤细胞稀疏，呈长梭形，富含酸性原纤维，免疫组化显示 MSA、SMA、desmin 强阳性，而 CD34 及 CD117 阴性。

2. 平滑肌肉瘤　消化道平滑肌肉瘤少见，大多数是 GIST。从临床诊断方法难以区分平滑肌肉瘤或 GIST。病理形态有平滑肌瘤特征，并伴有核异型或核分裂象增多，则为平滑肌肉瘤。免疫组化表型呈平滑肌肿瘤特点。

3. 神经鞘瘤　消化道神经鞘瘤极少见，仅占消化道间叶源肿瘤的3%～4%。其中发生于胃及结肠较多，起源于固有肌层，无包膜，瘤细胞呈梭形或上皮样，富含淋巴细胞，浆细胞浸润，免疫组化显示 S-100 强阳性，desmin、CD34、CD117、SMA 均阴性。

八、治疗

GIST 对化疗、放疗无效，以前只能用外科治疗，近年选择性酪氨酸激酶抑制剂伊马替尼面市，可用于高危险/恶性 GIST 和肝脏转移的 GIST 患者。GIST 的治疗原则是争取手术彻底切除或姑息切除原发灶。

1. 外科治疗　结合内镜和超声内镜所见的肿瘤层次，可决定手术方式，如内镜下肿瘤摘出术、腹腔镜手术和开腹手术。

局限性可切除的 GIST 的标准治疗是手术切除。根据肿瘤发生部位不同，可选择阶段性切除（如胃和肠）和广泛性切除（如食管、十二指肠和直肠）。网膜和系膜的 GIST，应对可见的肿瘤（包括与肿瘤粘连的邻近器官）进行完全的整块切除，以避免包块破裂引起腹腔内种植。一旦确诊 GIST，手术的目的是切除可见和镜下的病变，尽可能避免肿瘤破裂，保证切缘阴性。

由于存在肿瘤破裂和腹腔种植的高危风险，应避免行腹腔镜手术。如果是肠壁内的小病变（≤2cm），可采用腹腔镜手术。GIST 极少侵犯淋巴结，只有发现淋巴结转移时，才行淋巴结清除术。约85%原发 GIST 可以手术完全切除。

2. 辅助治疗　伊马替尼的术前、术后辅助治疗处于临床试验阶段。理论上伊马替尼能消除镜下病变、治愈疾病，但也可能降低复发 GIST 治疗的疗效，容易产生耐药细胞克隆的出现。

3. 晚期 GIST 治疗　在伊马替尼应用之前，晚期或复发转移不能切除的 GIST 的治疗效果令人失望。随着分子靶向药物伊马替尼的面市，高危险/恶性 GIST 和复发转移不能切除者可采取伊马替尼治疗。

伊马替尼是选择性酪氨酸激酶抑制剂，能抑制 KIT 蛋白、BCR-ABL 融合蛋白和 PDGRF 的酪氨酸激酶活性。伊马替尼在治疗 GIST 中，通过与 KIT 蛋白的膜内侧酪氨酸激酶功能区的 ATP 位点结合，取代 ATP，阻止受体膜内侧的自身磷酸化和下游信号的传导。

CD117 阳性的间质瘤才适合用伊马替尼治疗。最近发现 7% 的 GIST 有 PDGFRα 基因突变，对伊马替尼治疗有效。对 CD117 阴性的 GIST 患者有必要做 PDGFRα 检测。

（赵　波）

第九节　小肠吸收不良综合征

小肠吸收不良综合征（malabsorption syndrome）是指一种由各种原因所致的小肠营养物质消化和/或吸收功能障碍所引起的临床综合征。包括对脂肪、蛋白质、碳水化合物、维生素、矿物质及其他微量元素的吸收不足，以脂肪吸收障碍表现明显，各种营养物质缺乏可单一或合并存在。临床表现为腹泻、腹胀、体重减轻、贫血、皮肤色素沉着、关节痛等。

一、Whipple 病

Whipple 病又称肠源性脂肪代谢障碍综合征（intestinal lipodystrophy），是一种由 T. Whipple 杆菌引起的少见的吸收不良综合征。该病特点为在小肠黏膜和肠系膜淋巴结内有含糖蛋白的巨噬细胞浸润，临床表现为腹痛、腹泻、咳嗽、贫血、体重减轻等消化吸收不良综合征。病变可累及全身各脏器。若无有效治疗，患者可死于继发的严重的营养不良。

（一）流行病学

Whipple 于 1907 年首次报道本病，本病极其少见，至今全世界报告仅有 2 000 余例，我国自 1990 年首例报道以来，到目前为止仅报道了 2 例。多见于 30～60 岁男子，多为农民或与农产品贸易有关的商人。尚无人与人之间传播的证据。

（二）病因和发病机制

发病机制尚不清楚。现已明确本病与感染有关，病原体为 Whipple 杆菌，约 2.0μm 宽，1.5～2.5μm 长，具有革兰阳性细菌的特征。病原体经口侵入，通过淋巴系统进入小肠固有层内繁殖，进而侵犯小肠绒毛及毛细血管，并可侵犯全身各个脏器。经长期抗生素治疗后，患者可得以恢复，细菌亦逐渐消失。

Whipple 杆菌侵入人体组织后可导致大量的巨噬细胞集聚，产生临床症状。Whipple 病患者存在持续或暂时性的免疫缺陷，提示可能与免疫反应有关。

（三）临床表现

本病症状无特异性，诊断较困难。多数患者表现为胃肠道症状，以普遍性吸收不良为突出表现，典型症状为腹泻，每日 5～10 次，水样便、量多、色浅，逐渐出现脂肪泻，伴腹痛、腹胀、食欲下降，可引起体重减轻。少数患者出现消化道出血。肠道外症状最常见的是长期的多发的反复发作的关节炎和发热，可先于典型胃肠症状数年发生。还可表现为慢性咳嗽、胸痛、充血性心力衰竭、淋巴结肿大、皮肤色素沉着等，累及中枢神经系统，可出现神经精神症状。

体征主要取决于受累及的器官，腹部可有轻度压痛，可有消瘦、皮肤色素沉着、舌炎、口角炎、杵状指、肢体感觉异常、共济失调、淋巴结肿大等。

（四）实验室检查及特殊检查

1. 实验室检查　主要与严重的小肠吸收不良有关，如贫血、血沉增快、电解质紊乱、凝血酶原时间延长等。木糖吸收试验提示小肠吸收功能减损，脂肪平衡试验提示脂肪吸收不良。

2. 影像学检查　超声、CT、MRI 及小肠气钡对比造影可见肠黏膜皱襞增厚。中枢神经系统受累时，CT 及 MRI 可见占位性稀疏区。肺部受累时，胸片可显示肺纤维化、纵隔及肺门淋巴结肿大及胸水等。关节检查多无明显异常。

3. 活组织检查　小肠活组织检查是 Whipple 病确诊的最可靠依据。小肠黏膜或其他受侵犯部位活组织检查出现 PAS 染色阳性的巨噬细胞浸润，电镜证实有由 Whiple 杆菌组成的镰状颗粒的存在即可确诊。

（五）诊断和鉴别诊断

本病症状缺乏特异性。活检发现含有糖蛋白的泡沫状巨噬细胞，PAS 染色阳性，便可确立诊断。

Whipple 病与肠道淋巴瘤、麦胶等引起的肠道疾病鉴别不难。临床上主要与下列疾病相鉴别：

1. 风湿系统疾病　Whipple 病在胃肠道症状出现之前即可有关节症状存在，但多无关节变形，血清学检查阴性，抗生素治疗可能有效，有助于鉴别。

2. 获得性免疫缺陷综合征（AIDS）　伴发鸟型分枝杆菌感染的 AIDS 临床表现与本病相似，Whipple 杆菌抗酸染色阴性是最基本的鉴别方法。

3. 其他疾病　如不明原因的发热、巨球蛋白血症和播散性组织胞浆菌病等。

（六）治疗

1. 一般治疗　加强营养，增强体质，注意营养物质、维生素及矿物质的补充，纠正营养不良和电解质紊乱，必要时可施行全胃肠外营养。

2. 药物治疗　有效的抗生素治疗可挽救患者生命并迅速改善症状。多种抗革兰阳性细菌的抗生素都有疗效，如氯霉素、四环素、青霉素、氨苄西林、柳氮磺氨吡啶等。

目前尚无研究表明什么治疗方案及治疗疗程最好。有一推荐的治疗方案：肌注普鲁卡因青霉素 G120 万 U 及链霉素 1.0g，每日 1 次，共 10~14 天；继之口服四环素 0.25g，每日 4 次，共 10~12 个月。可显著改善临床症状，降低复发率。

中枢神经系统病变首次治疗宜选用可通过血脑屏障的药物，且疗程应达到 1 年。有研究发现，脑脊液缺乏溶菌素和调理素活性，可应用抗菌活性高的第 3 代头孢菌素及喹诺酮类药物清除脑组织中的残存活菌。利福平也可取得满意疗效。

抗生素长期应用不良反应较多，合理的疗程设计非常重要。一般来说，临床症状完全消失，病原菌被彻底清除，即可停药。

3. 其他治疗　伴严重腹泻时，可适当给予止泻药，但减少肠蠕动的止泻药慎用。肾上腺皮质激素仅用于伴发肾上腺皮质功能减退和重症患者。

（七）预后

经有效抗生素治疗后，本病预后良好。但复发率仍高。

二、麦胶肠病

麦胶肠病（Gluten - induced enteropathy），是由于肠道对麸质不能耐受所致的慢性吸收不良性疾病。又称乳糜泻、非热带脂肪泻。通常以多种营养物质的吸收减损、小肠绒毛萎缩及在食物中除去麸质即有临床和组织学上的改善为特征。

（一）流行病学

麦胶肠病在国外人群发病率为 0.03%，主要集中在北美、欧洲、澳大利亚等地，各地发病率存在差异。男女比为 1：（1.3~2），任何年龄皆可发病，儿童与青少年多见。在我国本病少见。

（二）病因和发病机制

本病与进食面食有关，目前已有大量研究表明麦胶（俗称面筋）可能是本病的致病因素。麦胶可被乙醇分解为麦胶蛋白，后者在致病过程中起主要作用。麦胶蛋白的发病机制尚不清楚，目前存在以下几种学说：

（1）遗传学说：本病有遗传倾向，在亲属中发病率远远高于一般人群，孪生兄弟的发病率为 16%，一卵双生达 75%，提示可能与遗传有关。

（2）酶缺乏学说：正常小肠黏膜细胞中有一种多肽水解酶，可将麦胶蛋白分解成更小分子而失去毒性。而在活动性麦胶肠病患者的小肠黏膜细胞，因此酶数量减少或活性不足，不能完全分解麦胶蛋白而致病，但经治疗病情稳定后此酶即恢复正常，故两者之间的因果关系尚有待进一步研究。

（3）免疫学说：本病的免疫病理研究发现，患者小肠黏膜层上皮淋巴细胞增多，主要是 CD8 淋巴细胞，这些细胞可分泌细胞毒素损伤黏膜，使绒毛丧失和隐窝细胞增生。此外，在患者的肠腔分泌物、血浆及粪便中可查出抗麦胶蛋白的 IgA、IgG 抗体增多，近来又有人检出抗网状纤维、抗肌内膜的 IgA 抗体。研究发现，患者在禁食麦胶食物一段时间后，再进食麦胶时，血中溶血补体及 C3 明显下降，并可测出免疫复合物。

（三）临床表现

本病的临床表现差异很大，常见的症状和体征如下。

1. 症状

（1）腹泻、腹痛：大多数患者表现为腹泻，典型者为脂肪泻，粪便呈油脂状或泡沫样、色淡，常有恶臭。每日从数次到 10 余次不等。腹泻可引起生长迟缓、身材矮小、疱疹样皮炎或复发性溃疡性口炎。很多成人患者是以贫血、骨质疏松、浮肿、感觉异常等症状出现，并没有典型的消化道表现，常被漏诊。

（2）乏力、消瘦：几乎所有的患者都存在不同程度的体重减轻、乏力、倦怠，严重者可发生恶病质。主要与脂肪、蛋白质等营养物质吸收障碍及电解质紊乱有关。

（3）电解质紊乱与维生素缺乏：其症候群主要表现为舌炎、口角炎、脚气病、角膜干燥、夜盲症、出血倾向、感觉异常、骨质疏松、骨痛、贫血等。

（4）浮肿、发热及夜尿：浮肿主要由严重低蛋白血症发展而来。发热多因继发感染所致。活动期可有夜尿量增多。还可有抑郁、周围神经炎、不育症、自发流产等征象。

2. 体征　腹部可有轻度压痛。还可出现面色苍白、体重下降、杵状指、水肿、皮肤色素沉着、口角炎、湿疹、贫血及毛发稀少、颜色改变等。

3. 实验室检查及特殊检查

（1）实验室检查：可有贫血、低蛋白血症、低钙血症及维生素缺乏。粪便中可见大量脂肪滴。血清中补体 C3、C4 降低，IgA 可正常、升高或减少。抗麦胶蛋白抗体、抗肌内膜抗体可阳性，麦胶白细胞移动抑制试验阳性。

（2）D 木糖吸收试验：本试验可测定小肠的吸收功能，阳性者反映小肠吸收不良。

（3）胃肠钡餐检查：肠腔弥漫性扩张；皱襞肿胀或消失，呈"腊管征"；肠曲分节呈雪花样分布现象；钡剂通过小肠时间延缓等可提示诊断。此检查尚有助于除外其他胃肠道器质性病变引起的继发性吸收不良。

（4）小肠黏膜活组织检查：典型改变为小肠绒毛变短、增粗、倒伏或消失，腺窝增生，上皮内可见淋巴细胞增多及固有层内浆细胞、淋巴细胞浸润。

（四）诊断

根据长期腹泻、体重下降、贫血等营养不良表现，结合实验室检查、胃肠钡餐检查、小肠黏膜活检可做出初步诊断，而后再经治疗性试验说明与麦胶有关，排除其他吸收不良性疾病，方可做出明确诊断。

（五）鉴别诊断

（1）弥漫性小肠淋巴瘤：本病可有腹泻、腹痛、体重减轻等表现，是由于淋巴回流受阻引起的吸收障碍。如同时伴淋巴组织病，应怀疑本病可能，进一步行胃肠钡餐检查及小肠活检，必要时剖腹探查可明确诊断。

（2）Whipple 病：由 Whipple 杆菌引起的吸收不良综合征，抗生素治疗有效，小肠活组织检查有助于鉴别。

（3）小肠细菌过度生长：多发生于老年人，慢性胰腺炎及有腹部手术史的患者，抗生素治疗可改善症状，小肠 X 线摄片及小肠活检可资鉴别。

（六）治疗

1. 一般治疗　去除病因是关键，避免各种含麦胶的饮食，如大麦、小麦、黑麦、燕麦等。多在 3～6 周症状可改善，维持半年到 1 年。

2、药物治疗　对于危重患者或对饮食疗法反应欠佳及不能耐受无麦胶饮食者可应用肾上腺皮质激素治疗，改善小肠吸收功能，缓解临床症状。

3. 其他治疗　给予高营养、高热量、富含维生素及易消化饮食。纠正水电解质紊乱，必要时可输注人体白蛋白或输血。

（七）预后

本病经严格饮食治疗后，症状改善明显，预后良好。

三、热带脂肪泻

热带脂肪泻（Tropical sprue），又称热带口炎性腹泻，好发于热带地区，以小肠黏膜的结构和功能改变为特征，是小肠的炎症性病变。临床上表现为腹泻及维生素 B_{12} 等多种营养物质缺乏。

（一）流行病学

本病主要好发于热带居民及热带旅游者，南美、印度及东南亚各国尤多。任何年龄均可患病，无明显性别差异，成人多见。

（二）病因和发病机制

病因尚未完全明确，本病具有地区性、流行性、季节性，抗生素治疗有效的特点。现多认为与细菌、病毒或寄生虫感染有关，但粪便、小肠内容物及肠黏膜中均未发现病原体。尚有人认为是大肠杆菌易位所致。

（三）临床表现

本病常见症状为腹泻、舌痛、体重减轻三联征。可出现吸收不良综合征的所有表现，经过 3 个临床演变期：初期为腹泻吸收不良期，出现腹泻、乏力、腹痛及体重下降，脂肪泻常见；中期为营养缺乏期，表现为舌炎、口角炎、唇裂等；晚期为贫血期，巨幼红细胞贫血多见，其他期临床表现加重。以上三期演变需 2～4 年。

（四）实验室检查及特殊检查

右旋木糖吸收试验尿排出量减少可见于 90% 以上的病例。24 小时粪脂测定异常，维生素 B_{12}、维生素 A 吸收试验亦不正常，经抗生素治疗后，可恢复正常。白蛋白、葡萄糖、氨基酸、钙、铁、叶酸吸收均减低。

胃肠钡餐透视早期可出现空肠结构异常，渐累及整个小肠，表现为吸收不良的非特异性改变。小肠黏膜活检及组织学可见腺窝伸长、绒毛变宽、缩短，腺窝细胞核肥大，上皮细胞呈方形或扁平状，固有层可见淋巴细胞、浆细胞等慢性炎细胞浸润。

（五）诊断和鉴别诊断

依据热带地区居住史、临床表现，结合实验室检查及小肠活组织检查异常，可做出热带脂肪泻诊断。需与下列疾病鉴别：

（1）麦胶肠病：二者临床表现相似，但麦胶饮食、地区历史及对广谱抗生素的治疗反应不同，麦胶肠病最关键的是饮食治疗，有助于鉴别。

（2）炎症性肠病：溃疡性结肠炎及克罗恩病亦可有营养物质吸收障碍，但其各有特征性 X 线表现。

（3）肠道寄生虫病：如肠阿米巴病、贾第虫病等，大便虫卵检查及相关寄生虫检查可以鉴别，另外，也可给予米帕林或甲硝唑进行试验性治疗，或叶酸、维生素 B_{12} 及四环素口服，可资鉴别。

（4）维生素 B_{12} 缺乏：此病也可引起空肠黏膜异常，贫血纠正后吸收功能可恢复。

（六）治疗

1. 一般治疗　以对症治疗为主，给予富含营养的饮食，辅以补液，纠正水电解质平衡失调，必要时可行胃肠外营养。腹泻次数过多，可应用止泻药。

2. 药物治疗　维生素 B_{12} 及叶酸治疗需达 1 年，同时服用广谱抗生素疗效较好，可使病情明显缓解。如四环素 250～500mg，4 次/日，持续 1 个月，维持量为 250～500mg，3 次/日，持续 5 个月。磺胺药同样有效。

慢性病例对治疗反应很慢，症状改善不明显，治疗应维持半年或更长时间，热带居民在 5 年内可复发，而旅居热带者经治疗离开后一般将不再发生。

（七）预后

本病经积极治疗后预后较好，贫血及舌炎可很快恢复，食欲增强，体重增加。肠道黏膜病变减轻，肠黏膜酶活性增加。持续居住在热带的患者仍可复发。

（赵　波）

第十节　小肠动力障碍性疾病

小肠动力障碍性疾病系指由于小肠动力低下或失调所致的一种综合征。主要表现为类似机械性肠梗阻的症状和体征，如腹痛、腹胀、腹泻和便秘等，但肠腔通畅而无机械性肠梗阻的证据存在，故又称小肠假性梗阻（Intestinal pseudo – obstruction，IPO）。IPO 按病程可分为急性和慢性两类；按病因可分为原发性和继发性。原发性又分为家族性和非家族性，病因主要是肠道肌肉神经病变。继发性的病因较多，如血管胶原病、内分泌失调、肌肉浸润性病变、神经系统病变、电解质紊乱等，涉及全身各个系统。

一、急性小肠假性梗阻

急性小肠假性梗阻（Acute intestinal pseudo – obstruction，AIP）由小肠动力异常引起的急性广泛的小肠扩张、缺血、坏死和穿孔，出现肠梗阻的临床表现和影像学特征，而缺乏机械性肠梗阻的证据，如存在肠内或肠外病变，或有肠腔狭窄或闭塞等。本病病死率较高。

常见的急性小肠假性梗阻相关性疾病见表 8 – 7。

表 8 – 7　常见的急性小肠假性梗阻相关性疾病

感染	全身脓毒血症、带状疱疹、腹腔或盆腔脓肿
创伤	大面积烧伤、挤压伤、盆腔创伤、腰椎骨折、股骨骨折
手术后	心脏搭桥术、房室隔缺损修补术、肾移植、剖宫产术、颅骨切开术
药物	阿片类或麻醉药、抗抑郁药、抗帕金森病药、滥用泻药
心血管系统	心肌梗死、充血性心衰、恶性高血压、心脏骤停复苏后
神经系统	脑膜炎、脑膜瘤、脑血管意外、帕金森病、阿尔茨海默病、急性脊髓炎
消化系统	急性胰腺炎、急性胆囊炎、自发性细菌性腹膜炎、消化道出血
呼吸系统	慢性阻塞性肺疾患、发作性睡眠呼吸暂停综合征、急性呼吸窘迫综合征
泌尿系统	急、慢性肾功能衰竭

（一）流行病学

多见于 50 岁以上人群，男多于女。目前尚无详细流行病学资料可查。

（二）病因和发病机制

本病为麻痹性肠梗阻，是一种暂时性或可逆性的综合征。严重的腹腔内感染、手术、创伤，消化系统、呼吸系统、循环系统、泌尿系统、神经系统疾病及药理学、代谢紊乱等均可诱发。本病的发病机制目前尚不清楚。

（三）临床表现

1. 症状　小肠假性梗阻患者多在住院期间发病，起病急，常继发于手术、外伤、应用抗抑郁药或其他系统疾病后。全腹痛常见，呈持续性阵发性加剧，部位不固定，伴进行性腹胀，持续 3~5 天。多数患者可有肛门排便、排气减少或消失。其他症状如恶心、呕吐、腹泻及发热等，多轻于机械性肠梗阻的患者。

2. 体征 多有明显的腹部膨隆，全腹膨隆常见。腹部压痛可见于 64% 无缺血的患者，而有缺血和穿孔的患者上升至 87%，气体及肠内容物进入腹腔，出现腹膜刺激征。肠鸣音多可闻及，变化不定，但金属样高调肠鸣音少见。

3. 实验室检查及特殊检查

（1）实验室检查：可有低钾、低钠、低镁血症、高磷酸盐血症等。血常规一般无明显改变，出现中性粒细胞升高，常提示有穿孔或腹膜炎发生。肌酐、尿素氮亦可有异常。

（2）腹部 X 线平片：小肠假性梗阻显示小肠内有大量气体，十二指肠尤为明显，远端小肠气体较少。可有或无气液平面。

结肠假性梗阻患者可见回盲部明显扩张及节段性升结肠、横结肠、降结肠扩张，但结肠袋存在，在结肠脾曲、直肠和乙状结肠连接处及肝曲等处，可见肠腔内充盈的气体突然中断，出现特征性的"刀切征"，气液平面少见。测量盲肠的直径具有重要的临床意义。当盲肠直径小于 12cm 时，一般不会发生穿孔；盲肠直径大于 14cm 时，穿孔的危险性极大。

出现肠穿孔时，可见横膈下游离气体。若穿孔较小，可迅速闭合，则平片上难以显示。

（3）其他检查：结肠镜检查和泛影葡胺灌肠有助于排除机械性肠梗阻，但在穿孔或腹膜炎已经明确的情况下，这两种检查则不宜进行。当与机械性肠梗阻区分困难时，可考虑剖腹探查。

（四）鉴别诊断

依据典型的病史、症状、体征，结合腹部 X 线检查，排除机械性肠梗阻可以做出诊断。本病主要需与下列疾病相鉴别：

（1）急性机械性肠梗阻：急性机械性肠梗阻与小肠假性梗阻的症状和体征非常相似，但二者的治疗原则不同，故其鉴别诊断十分重要。机械性肠梗阻存在器质性病变，常能找到梗阻的证据，如肠内或肠外病变压迫致肠腔狭窄或闭塞等；起病急，临床表现为腹部剧烈绞痛，呈阵发性，其他症状还有呕吐、腹胀、恶心及肛门排气、排便停止等；腹部膨隆，可见胃肠型及蠕动波，腹部有压痛、反跳痛及肌紧张，可闻及肠鸣音亢进，呈高调金属音；腹部平片可见较多气液平面；保守治疗无效，宜早期手术。

（2）急性血运性肠梗阻：常是由于肠系膜血管栓塞或血栓形成所致的肠壁血运循环障碍，引发肠麻痹而使肠内容物不能正常运行。本病发病急，呈渐进性发展，初期腹部绞痛明显，腹胀、腹泻少见，腹部平片可见肠管明显扩张。选择性动脉造影可以明确栓塞部位，有助于诊断。

（3）急性麻痹性肠梗阻：常由于急性弥漫性腹膜炎、腹膜后血肿或感染、腹部大手术、脓毒血症或全身性代谢紊乱等引起，为肠道运动障碍性疾病。主要表现为高度的肠胀气，腹部绞痛少见。腹部平片可见肠管扩张，肠壁变薄。该病若能去除病因，可较快恢复，预后较好。

（五）治疗

急性小肠假性梗阻的治疗原则是解除梗阻病因，恢复肠道动力，使肠内容物正常运行；积极补液，纠正水电解质失衡；应用抗生素防治各种感染。应根据病情选择具体的治疗方案。

1. 一般治疗　对于诊断明确而无严重并发症者通常采用内科保守治疗，包括胃肠减压、禁饮食、补充有效循环血量、纠正水电解质平衡紊乱、营养支持及治疗原发病。停用能引起或加重本病的药物，如麻醉剂、泻药、三环类抗抑郁药、抗胆碱类药等。可指导患者不断更换体位，定期采取俯卧位，以利于肠内气体排出。

2. 药物治疗　目前应用的治疗小肠假性梗阻的药物疗效尚缺乏循证医学证实。主要的几种药物包括胆碱酯酶抑制剂、5-羟色胺受体激动剂、胃动素受体激动剂、毒蕈碱受体激动剂、亲神经物质、一氧化氮合成酶抑制剂和生长抑素类似物。急性小肠假性梗阻的患者，因长期低营养状态，致机体抵抗力较低，肠内的细菌繁殖过度，发生细菌移位，引起菌群失调。可应用抗生素防治感染。

3. 其他治疗

（1）结肠镜减压治疗：结肠镜减压是一种安全而有效的治疗方法。但应首先排除炎症性肠病所致的中毒性巨结肠，并由有经验的医师进行。治疗前可先用生理盐水谨慎灌肠，以便于肠腔的观察和吸引减压。治疗后应立即行腹部立位和侧卧位平片检查，了解有无肠穿孔发生。

（2）手术治疗：剖腹探查的指征包括：①内科保守及结肠镜减压治疗无效；②临床体征提示即将或已经发生肠穿孔（出现腹膜炎体征或盲肠直径＞12cm或腹腔内出现游离气体）。若术中确诊有肠管坏死或穿孔，可行肠切除术。

（3）硬膜外麻醉：如已有肠穿孔征象，则不宜再使用此法。

（六）预后

本病死亡率为25%~30%，若发生肠穿孔，则死亡率更高。

二、慢性小肠假性梗阻

慢性小肠假性梗阻（Chronic intestinal pseudoobstruction，CIP）系指一组以慢性肠梗阻为主要表现，但无机械性肠梗阻的证据的临床综合征，它是由于胃肠道缺乏有效的推动力所致，属胃肠道神经肌肉病。

（一）流行病学

CIP可出现在任何年龄，女性多于男性。内脏异常可发生于任何年龄，与病因有关。如同时侵犯泌尿系统，出现泌尿道的症状；发育异常多见于婴儿或儿童；而退行性病变则出现较晚。

（二）病因和发病机制

Weiss于1939年首先报告在一个家族内发现了本病。CIP病变可累及整个胃肠道和其他脏器肌肉，如膀胱，但主要是小肠。CIP的病变基础在于肠道平滑肌发育不全或衰退和/或自主神经功能障碍，使小肠动力低下或紊乱，引起慢性肠管扩张而无内分泌系统异常。CIP可分为原发性和继发性两组。

1. 慢性原发性小肠假性梗阻　通常无明显诱因，起病突然，病因尚不明确，常有内脏肌病和内脏神经病变。原发性CIP具有明显的遗传倾向，分为家族性和非家族性两类。前者约占3%，多为常染色体隐性或显性遗传。后者多为散发。

2. 慢性继发性小肠假性梗阻　继发性CIP多见，其病因达数十种，常继发于其他疾患。

（1）内脏平滑肌病：进行性系统性硬化、系统性红斑狼疮、皮肌炎、进行性肌萎缩、肌营养不良、线粒体肌病、淀粉样变、弥漫性淋巴滤泡样浸润、放射性损伤、Ehlers - Danlos 综合征等可引发继发性小肠平滑肌病变。其组织学特征为小肠固有层肌肉的退行性变和纤维化，而空泡样变性少见。

（2）神经系统疾病：帕金森病、脊髓横断、脑干肿瘤、神经元核内包涵体病、多发性硬化症等可致肠道及肠外神经系统中的胆碱能神经功能紊乱，引起 CIP。

（3）小肠憩室病：小肠多发、弥漫性憩室常伴有肠道肌肉和神经病变，引起慢性小肠假性梗阻。

（4）其他疾病：内分泌病（甲亢或甲减、糖尿病、嗜铬细胞瘤）、结缔组织病（进行性系统性硬化症早期、淀粉样变性）、药物（抗帕金森病药、酚噻嗪、三环类抗抑郁药、麻醉药、长春新碱等）、恶性肿瘤、手术后等。

（三）临床表现

（1）症状：慢性小肠假性梗阻主要表现为腹痛、腹泻、呕吐、便秘和腹泻等肠梗阻症状，有的表现为腹泻与便秘交替发生，多为反复发作性或持续发作性。腹部疼痛可能与肠腔胀气及平滑肌痉挛或内脏高敏性有关，程度轻重不等。腹胀程度差异很大，主要取决于病变的性质、部位和程度，重度腹胀者常难以忍受，腹部明显膨隆。

CIP 主要在小肠者多发生细菌过度生长及停滞襻综合征，引起脂肪痢和腹泻。侵犯结肠时，则结肠明显扩张，发生顽固性便秘。十二指肠、胃及食管亦可累及，产生胃轻瘫、吞咽困难、胸痛等症状。

由于病程较长，且常反复发作，长期腹胀、便秘等可致水电解质及酸碱平衡紊乱、营养吸收障碍，出现食欲下降、体重减轻、营养不良等。

（2）体征：体检常见有恶病质和腹胀。腹部膨隆，小肠受侵为主者，通常在中腹有振水音，胃受累者则多在左上腹部。叩诊呈高度鼓音。听诊肠鸣音低下或消失，偶有肠鸣音亢进，但无气过水声及金属样高调肠鸣音。

（四）实验室检查及特殊检查

（1）实验室检查：实验室检查异常多反映吸收不良和营养不良的严重程度。腹泻患者可发生脂肪泻，继发小肠细菌过度增殖。有的患者存在维生素 B_{12} 吸收不良，可做小肠活检，明确有无黏膜损害。

（2）影像学检查：本病影像学表现类似麻痹性或机械性肠梗阻。当疑及肠梗阻时，可行全消化道钡餐透视，检查胃肠道有无机械性肠梗阻的证据，如能确认多个部位异常，更有利于本病的诊断。对于便秘的患者，应在清肠后，根据情况选择适当的检查方法，以免导致粪便嵌塞。CIP 的影像学表现与病变受累的部位相关，且可能对病变的性质有提示作用。内脏肌病主要特征是结肠增宽增长，缺少结肠袋；内脏神经病的特点是平滑肌收缩不协调，转运迟缓。

（3）肠道动力学检查：小肠动力学检查显示小肠动力低下或紊乱。

（4）其他检查：内镜检查、病理学检查有助于诊断。

（五）诊断和鉴别诊断

CIP 诊断较困难。对于有肠梗阻的临床表现、辅助检查，并排除机械性肠梗阻者方能诊断。

CIP 主要与机械性肠梗阻相鉴别：

（1）机械性肠梗阻：因 CIP 与机械性肠梗阻两者临床表现及腹部 X 线检查相似，但二者的治疗方法完全不同，故必须排除机械性肠梗阻。机械性肠梗阻多能找到梗阻的病因，如肿瘤、寄生虫、外压等。

（2）麻痹性肠梗阻：根据临床症状、体征、辅助检查及病情变化可以鉴别。

（3）血运性肠梗阻：多是由肠系膜上动脉血栓形成或来自心脏的栓子所致。起病急，发展快，初期腹部绞痛明显，腹部平片及选择性动脉造影有助于诊断。

（六）治疗

CIP 的诊断确定后，应区分原发性和继发性，对于继发性 CIP 应明确病因，治疗原发病。一般以对症支持治疗为主，辅以促胃肠动力药，恢复肠动力。

1. 一般治疗　急性发作期，应禁饮食、静脉输液支持，纠正水电解质失衡；非急性期，可进低糖、低脂、低纤维饮食，此外还需补充维生素、微量元素。对于重症患者，可行胃肠造瘘饲管或全胃肠外营养。

2. 药物治疗

（1）促胃肠动力药：在排除机械性肠梗阻的情况下，可应用促胃肠动力药，改善肠道动力。

1）西沙必利：其作用机制在于选择性地作用于胃肠道 5－HT 受体，使肌间神经末稍释放乙酰胆碱，加强肠壁收缩力，提高传输速度。近年发现西沙必利存在心脏副作用，其广泛应用受到限制。

2）莫沙必利：是新一代 5－HT 受体激动剂，克服了西沙必利在心血管系统的副作用，且不受进食的影响，目前临床上应用较多。

3）替加色罗：是 5－HT 受体部分激动剂，与西沙必利类似，具有促进胃排空和增加消化道动力作用，但没有心脏毒性。对于肠易激综合征亦有效。

4）红霉素：最新的研究表明，低于抗感染剂量的红霉素具有胃动素样作用，直接作用于胃肠道平滑肌，从而产生收缩效应，促进胃肠蠕动。

（2）抗生素：CIP 多伴有肠道内细菌过度生长，可适当给予抗生素抑制细菌生长，减轻腹胀、腹泻，如环丙沙星，甲硝唑等。但对有严重梗阻症状或便秘的患者抗生素应禁用。调节肠道菌群的制剂亦可应用，如思连康、整肠生等。

（3）生长抑素：大剂量生长抑素类似物可减轻腹泻，而小剂量则能引发 MMC，促进肠蠕动，同时抑制细菌生长。因其抑制胆囊排空，故不宜长期应用。

3. 其他治疗　食管受累患者如症状似贲门失弛缓症，可行球囊扩张治疗；腹胀明显者，可予结肠镜减压治疗，减压后应行腹部立位平位片，防止发生肠穿孔。其他方法还有硬膜外麻醉等。必要时采用手术治疗。

（七）预后

原发性 CIP 因目前缺乏有效的治疗方法，预后差，死亡率较高。继发性 CIP 明确病因后，通过病因治疗及支持对症治疗后，症状可明显减轻或消失，预后较好。儿童 CIP 死亡率高，预后极差。

（孟庆寺）

第十一节　小肠克罗恩病

本病于 1932 年首先由 Crohn 报道，故命名为克罗恩病（Crohn disease，CD），也有人称之为"局限性回肠炎、节段性肠炎或肉芽肿性肠炎"，但这些名称都不能反映本病的特点。1973 年世界卫生组织正式定名为 Crohn disease（克罗恩病）。以前国内曾翻译为"克隆病"、"克隆氏病"等，现已废弃不用。全国科学技术名词审定委员会（原全国自然科学名词审定委员会）已规定统一使用"克罗恩病"这一名称。克罗恩病是一种病因不明的慢性肉芽肿性非特异性炎症性肠病，病变呈节段性分布，可累及从口腔到肛门消化道的任何部位，以末端回肠多见。该病与溃疡性结肠炎一起统称为炎症性肠病（Inflamatary Bowel Disease，IBD）。

其病因迄今未完全明了，可能与下列因素有关：①感染因素。克罗恩病的炎症反应在一定程度上与分枝杆菌感染相类似，某些患者抗生素治疗有一定疗效。②免疫因素。克罗恩病的肠外表现高度提示，肠外各部位存在抗原 – 抗体复合物。③炎症介质。临床上使用一些可阻断炎症介质作用的药物如前列腺素、白细胞介素等具有一定疗效；有人发现白细胞介素 – 6 在克罗恩病的活动期明显升高。④遗传因素。约有 5% ~ 15% 患者的血缘亲属罹患此病。病因中 3 个最主要的学说是：特殊感染学说，肠黏膜屏障减低导致的抗原暴露学说，不正常的宿主对肠腔内容物或食物抗原反应学说等，均未完全阐明。

本病可发生于任何年龄段，多见于中青年人。克罗恩病发病有双峰特征，15 ~ 30 岁是一高峰，55 ~ 80 岁是另一较小的高峰。男女发病率相近或女多于男（1.6 : 1）。在欧美发病率最高，自然人群的发病率和患病率分别为 5/10 万和 50/10 万。我国尚缺乏有关流行病学方面的统计数据，据文献报道，我国发病率较低，至 1999 年 8 月已报道 1 006 例。近来发病率呈上升趋势，可能与对本病的重视及诊断检测技术的提高有关。

一、临床表现

本病临床表现多变，因起病急缓、病变范围、程度及有无并发症而异。其临床特点为：

1. 起病隐匿、病程长，反复发作　克罗恩病起病多缓慢隐匿，数月、数年，甚至数十年，有时呈发作与缓解交替出现。反复发作，迁延不愈。少数病例起病急骤，类似急性阑尾炎，或因出现严重并发症如急性肠梗阻、肠穿孔等急诊入院。

2. 腹痛　约 77% 的患者出现腹痛，多表现为脐周及上腹间歇性疼痛，主要是一段肠管肠壁增厚导致不全肠梗阻所致。如为持续性疼痛，多提示炎症波及腹膜。

3. 腹泻　发生率 37%，是由于肠道炎症刺激、肠蠕动过速和肠黏膜有效吸收面积减少所致。患者多主诉大便次数增多，每日 3 ~ 5 次，呈糊状，一般无脓血便。也可有腹泻与便秘交替出现。若存在内瘘，肠液可由小肠经瘘口直接进入结肠，导致严重水样泻。如病变广泛且累及回肠，则胆盐吸收减少，脂肪吸收障碍出现脂肪泻。

腹痛、腹泻、体重减轻是克罗恩病特征性的三联症。

4. 腹块　发生率 40%，多数为病变肠管与增厚的肠系膜或邻近器官粘连炎性肿块，常位于右下腹部。如合并肠间脓肿，可有压痛性肿块。

5. 合并直肠肛门周围病变　克罗恩病累及直肠肛门者达 20% ~ 80%。可表现为肛裂、肛周脓肿等。因此，对疑有克罗恩病者应常规作肛门指检。

6. 全身性表现　在活动性肠道炎症期间，可出现中等程度的间歇性发热，如伴腹腔脓肿可出现高热、全身性脓毒症。此外，可有乏力、食欲不振，贫血、消瘦、体重减轻、营养不良、低蛋白血症等。

7. 并发症　克罗恩病可发生多种并发症。

（1）肠瘘：发生率为 15% ~ 30%，死亡率达 6.0% ~ 10.5%。以肠内瘘常见，如肠间瘘、小肠膀胱瘘、小肠阴道瘘等。肠间瘘以回结肠瘘最多见，占肠间瘘的 50%。肠外瘘的瘘口多在前腹壁，在会阴、臀部及腰部少见。

（2）肠穿孔：发生肠穿孔者少见，发生率 3%。因本病是一种慢性病变，炎性肠管易与周围粘连形成腹部肿块。但少数裂隙状溃疡（Fissuring ulcer）急性穿孔可导致急性腹膜炎。

（3）出血：小肠克罗恩病大量出血少见，占 1% 左右。但结肠、直肠克罗恩病肠道出血率较高，分别占 25% 及 86%。

（4）肠梗阻：25% 合并肠梗阻，大多数为不全性肠梗阻，完全性肠梗阻少见。主要为肠壁增厚、肠腔狭窄所致。克罗恩病的肠成纤维细胞具有增强胶原再构成和收缩的活力，这一活力可能是引起肠狭窄的原因。

（5）腹腔脓肿：发生率高达 40%，可反复发作。常形成于肠管之间、肠管与肠系膜或腹膜之间。

8. 可有肠外损害　现已认识到的系统性并发症有 100 余种，可累及身体各个器官和系统，既可出现在肠道症状出现之前，也可出现在之后。①与肠外炎症活动相关的关节、皮肤、口腔和眼损害的表现，发生率分别为 20%、15%、4% 和 4%，如周围关节炎、坏疽性脓皮病、阿弗他口炎、虹膜睫状体炎等。②与小肠病理生理有关损害表现，如胆固醇性胆囊胆石、泌尿道结石和尿道梗阻，发生率分别为 34%、1% 和 5.5%。③非特异性肠外表现，如骨质疏松和淀粉样变性，分别为 3% 和 1%。因此对于克罗恩病患者不能忽视肝脾肿大和口腔病变等全身性并发症的进一步检查。

9. 癌变　Ginzburg 于 1956 年报告了第 1 例克罗恩病伴发腺癌，20 世纪 80 年代开始有文献报道克罗恩病患者肠癌的发生率比正常人群高 4 ~ 20 倍。总的癌变率 0.3% ~ 1%，手术旷置的炎症肠管更容易发生癌变（约 5.3%），克罗恩病的癌变多位于近端肠管，约 20% 为多中心性。发生癌的年龄为 45 ~ 55 岁。从炎症到癌变的时间平均为 15 ~ 20 年。克罗恩病癌变的肠管改变与炎症时非常相似，即使是内镜下也很难做出正确诊断，大约 67% 的癌变都是外科医生手术时偶然发现的。

总之，克罗恩病的临床特点主要为"四多"：术前误诊多（误诊率达 66.7%）；需要手术者多（56%）；术后复发多（35% ~ 75%）；并发症多。

按初诊临床症状，克罗恩病可分为 7 型：阑尾炎型、腹膜炎型、肠梗阻型、腹块型、腹泻型、出血型及瘘管型。

二、诊断与鉴别

小肠克罗恩病的诊断是基于其临床表现、相应的辅助检查和正确的鉴别诊断。由于临床表现无特异性且变化多端，加之起病隐匿，反复发作，故正确诊断并不容易，误诊率高达 66.7%。根据放射影像学、内镜或病理可诊断 Crohn 病。

1. X线诊断　胃肠钡餐X线检查是诊断小肠克罗恩病的常用方法。可插管至空肠上段，分段注入钡剂行双重对比造影，有利于发现空肠早期黏膜病变。

纵形龛影、卵石征、肠管偏心性狭窄和病变节段性分布为肠道克罗恩病的典型X线表现。如果同时出现3种征象（占29%）应考虑克罗恩病的诊断，出现2种征象（18%）应拟诊克罗恩病。值得注意的是，超过一半（53%）的病例并无典型X线征象：仅有一种征象甚至无X线阳性发现。

2. 内镜检查　应用小肠镜可观察距Treitz韧带以远40～100cm上段空肠的黏膜病变。有经验的内镜医师可将结肠镜送至回肠末端20～30cm处。因此，剩余大部分小肠仍是内镜检查的空白区域。其镜下表现不一，包括：①小溃疡、深的线样溃疡、纵向溃疡。②黏膜水肿，鹅卵石征。③肠腔纤维性狭窄。④病变呈非连续性分布，尤以末端回肠受累常见。⑤黏膜活检发现肉芽肿可明确诊断。

3. 其他检查　有报道[111]铟标记的粒细胞扫描能发现克罗恩病的确切解剖部位。^{99m}Tc HAMPAO淋巴细胞闪烁扫描可鉴别克罗恩病和溃疡性结肠炎，且精确性远高于钡灌肠。但这些方法都还处在临床研究阶段，远未达到普及的程度。B超和CT检查可发现肠壁和肠外疾患，如腹腔脓肿、腹部肿块等。

4. 病理诊断　病变节段性分布，肠壁全层性、穿透性、慢性非干酪性肉芽肿是克罗恩病的特征性病理改变。病理诊断标准如下：①肠壁和肠系膜淋巴结无干酪样坏死。②节段性病变。③裂隙状溃疡。④黏膜下层高度增宽。⑤淋巴样聚集。⑥结节病样肉芽肿。凡具备①及②～⑥中的4点可确诊。

5. 术前诊断　目前对该病尚无统一诊断标准。1976年日本消化器协会制定的诊断标准为：①肠管非连续性或区域性病变。②肠黏膜卵石样征象或纵形溃疡。③肠壁全层性炎症。④镜下见类肉瘤样非干酪性肉芽肿。⑤瘘管。⑥肛周病变。凡具备①②③项为可疑，再加上④⑤⑥中任何一项可确诊。如具备④项，再加上①②③中任何两项，也可确诊。

需要指出的是，有些病例临床症状缺乏特征性，仅有慢性腹痛腹泻，往往被忽视，在病理上同样缺乏特异性，仅见黏膜下层水肿、炎性细胞浸润、肠黏膜溃疡，这些"不典型"的表现，正是克罗恩病的"典型"表现，应引起重视。

6. 术中诊断　由于克罗恩病术前诊断并不容易，且大多数外科病例是因为并发肠穿孔、肠梗阻、消化道大出血等急症而住院治疗的，术前难以完成各项检查以明确诊断，因此如何在术中判断本病，选择恰当的手术方式就显得尤为重要。

术中所见有下列情况时，应考虑本病：①病变位于小肠、回盲部或累及结肠。②病变肠管充血水肿明显，浆膜面有纤维素性附着物，肠管粘连成团。③穿孔灶四周充血肿胀明显。④透光检查可见肠系膜侧纵形裂隙性溃疡或片状溃疡灶。⑤肠壁增厚僵硬，呈节段性分布。⑥肠系膜增生明显，呈环形包绕肠管。⑦肠系膜淋巴结肿大，有时直径可达4cm。⑧切除的肠管标本应立即在手术台上切开，检查黏膜病变情况。对于仍不能确诊的病例，可行术中快速切片检查，但一般意义不大，仅能排除恶变可能。

7. 鉴别诊断　小肠克罗恩病在急性期需与急性阑尾炎、急性末端回肠炎等鉴别。慢性发作期应与肠结核、小肠淋巴瘤等鉴别。其中与增殖型肠结核的鉴别诊断最为困难（两病误诊率高达65%），其主要鉴别要点如表8-8。

表 8 - 8　小肠克罗恩病与肠结核的鉴别

鉴别要点		克罗恩病	肠结核
临床	性别	无差异或女多于男	女多于男
	肠外结核表现	无	常伴随
	肠腔狭窄	多发性、跳跃性	单一环形狭窄
	瘘管	多见	少见
	消化道出血	常见	罕见
	直肠肛门病变	常伴发	无
内镜	纵形裂隙性溃疡	特征性改变	罕见
	卵石征	特征性改变	罕见
	病变特征	节段性分布	局限于一处，呈环形分布
病理	裂隙性溃疡	特征性	少见
	淋巴细胞集聚	特征性	少见
	干酪性肉芽肿	无	特征性改变
检验	抗酸染色	阴性	阳性
	结核杆菌 DNA - PCR	阴性	阳性

三、非手术治疗

非手术治疗的主要目的是减轻肠道炎症，减轻肠外的症状，纠正营养不良，但不能预防复发。也可作为手术治疗术前准备的一部分。

1. 营养支持　由于小肠克罗恩病是一种慢性消耗性疾病，故大多数患者都存在不同程度的营养不良。给予营养支持，可改善患者营养状况和体液免疫，纠正水电解质失衡，有利于肠道炎症的控制。在重度克罗恩病的急性期，采用 TPN 治疗的疗效已得到公认，其主要机制可能是：①使消化道休息。②减少抗原负荷。越来越多的研究表明，克罗恩病是机体对肠腔内抗原（主要是细菌抗原）过度免疫反应的结果，肠黏膜是抗体作用的靶器官，因此减少细菌增殖的能量来源，可减少抗原负荷。③随着体重的增加，营养不良的改善，机体的合成代谢加强，有利于创面的修复，减轻免疫反应。

2. 抗生素　抗生素可降低肠腔内细菌浓度，减少由于继发病变、微脓肿、细菌易位等使克罗恩病复杂化的因素，并可抑制厌氧菌生长和免疫反应。

水杨酰偶氮磺胺吡啶类药物作用机理是抑制前列腺素和白三烯合成，主要用于治疗结肠克罗恩病，对小肠克罗恩病的疗效一般。甲硝唑可抑制肠内厌氧菌，并有免疫抑制、影响白细胞趋化等作用。资料表明甲硝唑对小肠克罗恩病有效，并能显著降低回肠及结肠切除术后的复发率。

3. 糖皮质激素　皮质激素早已用于治疗中、重度急性小肠或大肠克罗恩病，其作用机理在于抑制合成细胞膜的脂类以及预防花生四烯酸的释放，同时有免疫抑制的作用，75% ～90% 的患者治疗反应良好。

泼尼松每天 40～60mg，分次口服。重症者可用氢化可的松静脉滴注。长期应用应注意防止激素的严重不良反应。

4. 免疫抑制剂 对于重度难治性克罗恩病，可选用免疫抑制剂与皮质激素联合应用，可有效缓解症状，降低复发率。

必须指出，对于克罗恩病的保守治疗，无论何种药物均不能达到根治目的，因为大多数药物的全身给药或局部给药都是针对非特异性炎症反应的，而克罗恩病是多因素作用的结果。

四、手术治疗

现在内、外科医生已经达成共识：外科手术并不能治愈克罗恩病，也不能改变克罗恩病的基本病理过程，因此克罗恩病一般应以内科治疗为主。但病史在 10 ~ 20 年的克罗恩病患者中，大约 74% ~ 96% 的患者最终需要手术治疗来处理难以控制的并发症。手术的原则就是缓解症状，降低治疗的危险性和疾病复发率。

1. 手术指征 出现下列情况时，即应考虑手术治疗：①慢性消耗，药物治疗无效。②并发急性完全性肠梗阻，保守治疗无效。③消化道反复出血。④急性肠穿孔。⑤一部分并发肠瘘者。⑥疑有恶变者。⑦急性腹痛诊断不明需剖腹探查。

2. 手术时机的选择 除因合并急性穿孔、消化道大出血、完全性肠梗阻保守治疗无效者需行急症手术外，其他情况均应先行内科治疗和充分的术前准备，待病情趋于稳定，炎症活动症状得到缓解，患者营养状态得到改善，水电解质紊乱得到纠正后择期手术。

3. 手术方式的选择

（1）并发肠梗阻的治疗：在需要外科手术治疗的并发症中，肠梗阻占 60% ~ 70%。

1）肠切除术：传统观点认为至少应切除病变两侧正常肠管 10 ~ 15cm，尤其是病变近端肠管的切除更应彻底，因为术后吻合口瘘及复发均在近端肠管。但近年来的一些研究发现，克罗恩病是潜在于整个胃肠道的，总有复发的危险，任何一种手术都不能达到根治目的，且这种疾病发展过程中往往需要再次手术切除肠段，因此，切除肠管范围不能过广。目前，"最小手术"的概念正被广泛地接受。严仲瑜对 48 例克罗恩病患者全部于 10cm 内切除，绝大多数未复发。对于小肠多发病灶，既可分段切除，又可整段切除，但应保留正常小肠至少150cm，以免术后发生短肠综合征。

系膜肿大淋巴结切除与否并不影响克罗恩病的复发，故不必全部切除。

当患者一般情况差，不能耐受肠切除时，可行回肠造瘘术，待二期处理。

2）狭窄成形术：1982 年 Lee 等将幽门狭窄成形术引入到克罗恩病小肠狭窄的治疗当中。对狭窄长度不超过 10cm 者行 Heineke - Mikulicz 成形术，即纵切横缝。对狭窄长度超过100cm 者，行 Finney 成形术，即纵形病变切开后作长的侧侧缝合。该术式安全有效、术后感染和肠瘘的发生率明显低于肠切除肠吻合。现在，多数学者认为狭窄成形术由于保留了小肠而达到了"最小手术"的要求，为克罗恩病的治疗提供一个安全、有效和快速的方法，现已被外科医生广泛采用。文献报道该术式术后再手术率为 13% ~ 15%。

3）病变肠段旷置转流术：因粘连或炎症，手术切除病变肠管有困难时，可将病变肠管旷置行捷径转流术。

（2）腹腔脓肿及炎性肿块的处理：炎性肿块中，有半数会形成脓肿。因此对于腹部肿块首先应弄清是否已形成脓肿。继发于克罗恩病的脓肿，可在 B 超或 CT 定位引导下，经皮穿刺置管引流以及辅以抗生素治疗。如穿刺困难或感染不能控制，病情恶化，则需行手术治疗，为避免切口直接与脓腔相通引起切口裂开或肠外瘘，应作远离脓肿的腹部切口，进入腹腔后找出脓腔两端的肠管后作短路手术，注意封闭输入肠襻断端，术后脓肿可能缩小或愈合。

（3）并发肠瘘的处理：单纯并发肠瘘行手术治疗的克罗恩病并不多见，但约 1/3 的病例手术中可见到肠瘘。尽管肠瘘在克罗恩病患者中相当普遍，但只有少数引起吸收障碍、严重腹泻或与泌尿生殖系统相通者才需要外科手术。低流量瘘对生理影响不大，不必手术。

肠瘘好发于回肠，肠瘘是克罗恩病活动进展的结果，因此术前控制克罗恩病炎症活动对保证手术的成功至关重要。此外，术前应通过放射性检查，了解瘘口的位置及瘘管的解剖关系。

肠内瘘的手术指征：腹部存在压痛性肿块并发热；急性或亚急性肠梗阻；腹泻或泌尿系症状（气尿或粪尿）等。

肠内瘘处理原则：一般切除原发病灶和瘘管即可。根据瘘管部位、局部情况及全身状况来决定是否行临时造瘘。对于瘘管与十二指肠相通者，除切除原发病变及瘘管外，还需封闭十二指肠缺损。可用空肠浆膜片缝合于十二指肠缺损处，也可用十二指肠空肠侧侧吻合或 Rouxen - Y 吻合来封闭十二指肠缺损。小肠 - 膀胱瘘手术时机的选择，取决于慢性泌尿系感染对肾功能影响的程度以及小肠病变本身的症状。切除瘘管后，由于膀胱上的瘘管开口通常位于膀胱顶部，所以必要的清创及Ⅰ期缝合不会影响到膀胱三角区。修补之后，常规留置导尿管直至术后造影证实膀胱修补已愈合为止。

肠外瘘的处理：克罗恩病肠外瘘分两型，它们的处理截然不同。

Ⅰ型肠外瘘多发生于克罗恩病急性期，瘘管内口在末端回肠，外口在右髂窝或近期手术切口的内侧。这类瘘管几乎都需要手术治疗才能愈合。手术时可根据术中患者的营养状况、感染范围来确定手术方式：或切除瘘管的肠段一期吻合；或先切开瘘管、肠造瘘后二期处理。

Ⅱ型肠外瘘多发生在克罗恩病行肠切除肠吻合术后。如患者出现腹膜刺激征，则行腹腔冲洗；如无弥漫性腹膜炎，可行保守治疗，约 60% ~ 70% 的瘘可自行愈合。

（4）合并消化道大出血的处理：急性大出血少见，约占 1.5%。术前可行选择性肠系膜动脉造影，以了解出血的部位，造影时还可行灌注止血，多能奏效。对于小肠出血，栓塞治疗要慎重，否则，易导致肠缺血坏死。血管造影找到出血血管后可将导管留置，手术中通过留置的导管注入亚甲蓝溶液，切除蓝染的肠管可达到彻底止血的目的。

五、复发与预后

早在 1932 年，Crohn 就发现克罗恩病行远端回肠和近端结肠切除后，其复发易累及近端小肠的特点。

克罗恩病术后 15 年内复发率高达 35% ~ 75%。复发的真正原因尚不清楚，但与下列因素有关：病灶切除不彻底（也有人认为该因素并不影响复发率）；炎症活动未能控制；粪便和结肠内容物反流至回肠。

术后复发的特点：①年龄越轻者越容易复发。②术前病程 < 2 年者，复发率高。③回结肠型克罗恩病复发率最高，小肠型次之，结肠型最低。④第 2 次手术复发率明显高于第 1 次手术者。⑤术前穿孔者高于未穿孔者。⑥病变肠管长度 > 50cm 者复发率高。⑦肠管切缘病变程度严重者复发率高。⑧切除肠壁和淋巴结中有肉芽肿存在者复发率低。⑨肠切除后端侧吻合较端端吻合复发率高。⑩术后预防性用药并不能降低复发率。

克罗恩病的复发率高，应重视预防：①应提倡禁烟。研究表明，吸烟与克罗恩病的发生发展密切相关，与不吸烟者相比较，吸烟者症状更明显，术后复发率更高。②对已婚妇女不宜服用避孕药。Katschinski 的研究表明，口服避孕药 5 年以上人群患克罗恩病危险性上升，当避孕药物停服后，危险性逐渐降低，5 年后消失。③避免肠道感染和乳制品摄入，提倡母乳喂养。与克罗恩病有关的食物因素包括提炼糖和淀粉摄入过高，新鲜水果摄入过低，而膳食中纤维和脂肪在克罗恩病发病中的作用仍有争议。

克罗恩病手术死亡率为 4%，远期死亡率约 10% ~ 15%，死亡原因多为感染和消耗衰竭。

（王丽娟）

第十二节　肠结核

肠结核是结核分枝杆菌侵犯肠道引起的慢性特异性感染，绝大多数继发于肺结核，特别是开放性肺结核。尽管在欧美国家极为罕见，但在发展中国家仍然常见。在我国虽曾一度明显下降，近年来随着人口流动、耐药菌株感染、艾滋病等猖獗、结核病发病率的回升，肠结核亦相应增多。多为青壮年发病，40 岁以下占91.7%，男性多于女性，约为 1.75 ：1。

一、病因及发病机制

肠结核一般都由人型结核分枝杆菌引起，偶有因饮用带菌牛奶或乳制品罹患牛型结核者。结核分枝杆菌侵犯肠道的主要途径有：

1. 胃肠道感染　胃肠道是肠结核的主要感染途径，患者原有开放性肺结核，因经常吞咽含有结核分枝杆菌的自身痰液而继发感染；或经常与肺结核患者密切接触，又忽视消毒隔离措施可引起原发性肠结核。

结核分枝杆菌被食入后，因其具有含脂外膜，多数不被胃酸杀灭。病菌到达肠道（特别是在回盲部）时，含有结核分枝杆菌的食物已成食糜，有较大机会直接接触肠黏膜，同时因回盲部存在着生理性潴留及逆蠕动，更增加感染机会。加之回盲部有丰富的淋巴组织，对结核的易感性强，因此，回盲部即成为肠结核的好发部位。

2. 血行播散　血行播散也是肠结核的感染途径之一。常见于粟粒性结核经血行播散而侵犯肠道。

3. 邻近结核病灶播散　肠结核还可由腹腔内结核病灶直接蔓延而引起，如输卵管结核、结核性腹膜炎、肠系膜淋巴结结核等。此种感染系通过淋巴管播散。

结核病和其他许多疾病一样，是人体和细菌（或其他致病因素）相互作用的结果。只有当人侵的结核分枝杆菌数量较多、毒力较强，并有机体免疫功能异常、肠道功能紊乱引起局部抵抗力削弱时才会发病。

二、病理

肠结核好发于回盲部，依次为升结肠、空肠、横结肠、降结肠、阑尾、十二指肠及乙状结肠等处，偶有位于直肠者。结核分枝杆菌侵入肠道后，其病理变化由人体对结核分枝杆菌的免疫力与过敏反应的情况而定。当机体过敏反应强时，病变往往以渗出为主；当感染细菌量多、毒力大时，可有干酪样坏死，形成溃疡，成为溃疡型肠结核；若感染较轻，机体免疫力（主要是细胞免疫）较强时，则表现为肉芽组织增生和纤维化，成为增生型肠结核。兼有这两种病变者并不少见，称为混合型或溃疡增生型肠结核（图8-1）。

1. 溃疡型病变　结核分枝杆菌侵入肠壁后，首先肠壁集合淋巴组织有充血、水肿及渗出等病变，进一步发生干酪样坏死，随后形成溃疡并向周围扩展，溃疡边缘可不规则、深浅不一，有时可深达肌层或浆膜层，甚至累及周围腹膜或邻近肠系膜淋巴结。溃疡底部多有闭塞性动脉内膜炎，所以很少引起大出血。溃疡型肠结核常与肠外组织粘连，因此肠穿孔发生率低，但可发生慢性穿孔，形成腹腔内包裹性脓肿或肠瘘。肠结核的溃疡可随肠壁淋巴管扩展，多呈环状。在修复过程中，因有大量纤维组织增生和瘢痕形成，易导致肠腔环形狭窄。

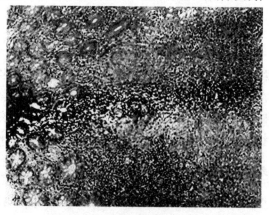

图8-1　肠结核（HE×200）

2. 增生型病变　常见于盲肠，有时可累及末段回肠和升结肠。初期局部水肿、淋巴管扩张。慢性期有大量结核性肉芽组织和纤维组织增生，局部肠壁增厚、僵硬，亦可见肿块样突入肠腔，上述病变可致肠狭窄，甚至引起肠梗阻。

三、临床表现

多数起病缓慢，病程较长，多见于中青年，女性稍多于男性。疾病早期缺乏特异症状，但随病情进展可有以下几种表现。

1. 腹痛　一般为隐痛或钝痛，多位于右下腹，是肠结核好发于回盲部之故，而小肠结核疼痛则多在脐周。如果发生不全性肠梗阻，则可为持续性疼痛、阵发性加剧，伴肠鸣音活跃，排气后缓解。有时进餐可诱发腹痛和排便，排便后腹痛缓解。此为进食引起胃回肠反射或胃结肠反射所致，促发病变肠段痉挛或蠕动增强。

2. 腹泻与便秘　腹泻是溃疡型肠结核的主要症状之一。排便次数因为病变范围和严重程度不同而异，一般每日2~4次，重者可达每日10余次。不伴里急后重，粪便多为糊状，一般无黏液、脓血，重者可含少量黏液及脓液，血便较少见。有时会出现腹泻与便秘交替，与病变引起的胃肠功能紊乱有关。增生型肠结核多以便秘为主要表现。

3. 腹部肿块　常位于右下腹，一般比较固定，中等硬度，有时表面不平，可有轻压痛。主要见于增生型肠结核，也可见于溃疡型肠结核合并局限性腹膜炎，病变肠段和周围组织粘连，或合并肠系膜淋巴结结核等，均可形成肿块。

4. 全身症状及肠外结核表现   结核毒血症引起的全身症状多见于溃疡型肠结核，表现为不同热型的长期发热，伴盗汗，可有乏力、消瘦、贫血，随病程进展而出现维生素缺乏等营养不良的表现。可同时存在肠外结核特别是活动性肺结核的表现。增殖型肠结核病程较长，全身情况一般较好，无发热或时有低热，多不伴肠外结核表现。

5. 并发症   以肠梗阻多见，慢性穿孔可有瘘管形成，肠出血较少见，偶有急性肠穿孔。可因合并结核性腹膜炎而出现相应表现。

四、实验室及其他检查

1. 血常规与血沉   白细胞总数一般正常，红细胞及血红蛋白常偏低，呈轻中度贫血，以溃疡型患者为多见。在活动性病变患者中，血沉常增快。

2. 粪便检查   溃疡型肠结核粪便多为糊状，一般无肉眼黏液和脓血，但镜下可见少量脓细胞和红细胞。粪便浓缩找结核分枝杆菌阳性率低，临床一般少有。

3. 结核菌素试验（PPD）   PPD 皮试或血 PPD 抗体阳性有助于诊断，但阴性不能排除本病。

4. X 线检查   X 线钡餐造影或钡剂灌肠检查对肠结核诊断具有重要意义。在溃疡型肠结核，钡剂于病变肠段呈激惹征象，充盈不佳，排空很快，而在病变上下肠段则充盈良好，称为 X 线钡影跳跃征象。病变肠段如能充盈，则显示黏膜壁粗乱，肠壁边缘不规则，有时呈锯齿状。也可见肠腔变窄、肠段缩短变形、回肠盲肠正常角度消失。

5. 结肠镜检查   可直接观察全结肠和末段回肠，并可行活检。病变主要在回盲部，内镜下可见病变黏膜充血水肿、糜烂、溃疡形成，溃疡常呈环形、边缘呈鼠咬状。此外，还可见大小不等的炎性息肉、肠腔变窄等。活检找到干酪样肉芽肿或抗酸杆菌具有确诊意义。

五、诊断

典型病理诊断并不困难，如有以下情况应考虑本病：①青壮年患者，原有肠外结核，特别是开放性肺结核，或原发病灶好转而一般情况及消化道症状加重；②有腹痛、腹泻或腹泻、便秘交替等消化道症状；③有发热、盗汗、纳差、消瘦等全身症状；④腹部特别是右下腹压痛、肿块或不明原因的肠梗阻表现；⑤X 线钡餐提示回肠激惹、跳跃征或充盈缺损、狭窄等表现；⑥结肠镜见右半结肠为主的炎症、溃疡、瘢痕，回盲部畸形、溃疡以及回肠的炎症、溃疡等；⑦病理活检发现干酪性肉芽肿等结核特征改变或抗酸染色发现抗酸杆菌。不典型病例，高度怀疑尚不能确诊者可给予诊断性抗结核治疗 4~6 周以助确诊。不能除外肠癌、肠道恶性淋巴瘤者应考虑早期剖腹探查。

六、鉴别诊断

肠结核主要表现为腹痛、大便习惯改变、腹部包块等，因此易与多种肠道疾病混淆，主要应与以下疾病鉴别。

1. 克罗恩病   由于具有慢性腹泻、腹痛、包块、发热、营养障碍等相似临床表现，每每不易鉴别。

2. 肠道恶性淋巴瘤   具有发热、腹痛、肠道溃疡等症状，应与肠结核鉴别。肠道淋巴瘤有以下特点可鉴别：①青年男性多见，病程短，进展快，发热、贫血、体重下降明显；

②便血、腹部包块多见；③X 线或结肠镜可见病变广泛，溃疡偏大而不规则，极少有狭窄或梗阻表现；④抗结核治疗无效；⑤活检可发现大而不规则的淋巴细胞浸润，免疫组化和分子病理学技术可证实其恶性克隆。

3. 阿米巴或血吸虫性结肠炎　常有可疑的感染史。常见脓血便。粪便常规或检查可找到病原体。结肠镜检查有助鉴别诊断。相应的特效治疗有明显疗效。

4. 升结肠癌　发病年龄比肠结核偏大，常在 40 岁以上。可能以腹泻、贫血为主要表现，病情进行性发展，可有腹部包块、出血、梗阻表现。但无肠外结核史，发热、盗汗等结核中毒症状少见。结肠镜及病理活检可资鉴别。

5. 溃疡性结肠炎　如有倒灌性回肠炎时鉴别稍难。但本病以便血为主，结肠镜可发现左半结肠黏膜炎症等典型大体改变，可以鉴别。

6. 其他　如小肠吸收不良综合征、肠易激综合征、慢性阑尾炎和肠套叠也应注意鉴别。

七、治疗

肠结核的治疗目的是消除症状、改善全身情况、促使病灶愈合及防治并发症。与肺结核一样，均应强调早期、联合、适量及全程用药。

1. 休息与营养　合理的休息与营养应作为治疗结核的基础。活动性肠结核应强调卧床休息，减少热量消耗，改善营养，增加机体抗病能力。

2. 抗结核药物治疗　是本病治疗的关键。抗结核药物的选择、用法参考肺结核的治疗。过去抗结核药物治疗要求 1～1.5 年，由于有效杀菌剂的问世，合理的联合用药使疗效提高，现多主张 6～9 个月短程治疗，效果甚佳。治疗方案可选用 2 个月的强化期和 4～6 个月的继续期化疗方案，即 3～4 种药物联合 2 个月，继以 2 种药物合用 4 个月，如 2SHRZ/4HR 或 2EHRZ/4HR，亦可用 2SHR/6HR 或 2HRZ/4HR。应注意强化期和维持治疗阶段都必须含有两种杀菌剂。

不少患者病程长，治疗不正规，纤维病变妨碍药物渗入，影响疗效。对这些病例，应认真分析主要病变性质或治疗失败的原因，适当更换方案或新药，必要时延长疗程。

3. 对症处理　腹痛可用颠茄、阿托品或其他抗胆碱药物；不完全性肠梗阻有时需行胃肠减压，并纠正水、电解质紊乱。有贫血及维生素缺乏症表现者应对症用药。

4. 手术治疗　手术治疗的适应证包括：①完全性肠梗阻，或部分性肠梗阻经内科治疗未见好转。②急性肠穿孔，或慢性肠穿孔瘘管形成经内科治疗未闭合。③肠道大量出血经积极抢救未能有效止血。④诊断困难需剖腹探查。

（王丽娟）

内科学基础与诊疗精要

（下）

吴治德等◎主编

吉林科学技术出版社

第九章

肝脏疾病

第一节 甲型病毒性肝炎

甲型病毒性肝炎（甲型肝炎）是由甲型肝炎病毒（hepatitis A virus，HAV）感染引起的、主要通过粪－口途径传播的自限性急性肠道传染病。我国是甲型肝炎的高发区，自20世纪80年代在上海暴发流行后，近年呈现散发和小规模流行的特点。大部分HAV感染表现为隐性或亚临床性感染，少部分感染者在临床上表现为急性黄疸/无黄疸型肝炎。一般而言，甲型肝炎不会转为慢性，发展为重型肝炎者也十分少见，大部分预后良好。

一、病原学

HAV属微小RNA病毒科（picornavirus），1973年Feinston等应用免疫电镜在急性肝炎患者的大便中发现，1987年获得HAV全长核苷酸序列。HAV基因组由7478个核苷酸组成，包括3个部分：①5'－非编码区；②结构与非结构编码区，单一开放读码框架（ORF）可编码一个大的聚合蛋白和蛋白酶，后者将前者水解为至少3~4个结构蛋白和7个非结构蛋白；③3'－非编码区。目前HAV只有一个血清型和一个抗原—抗体系统，感染HAV早期产生IgM抗体，一般持续8~12周，少数持续6月以上。

HAV对外界抵抗力较强，耐酸碱，能耐受60℃至少30min，室温下可生存1周；于粪便中在25℃时能存活30d，在贝壳类动物、污水、淡水、海水、泥土中能存活数月。采用紫外线（1.1W，0.9cm）1min、85℃加热1min、甲醛（8%，25℃）1min、碘（3mg/L）5min或氯（游离氯浓度为2.0~2.5mg/L）15min可将其灭活。

二、流行病学

（一）传染源

急性期患者和隐性感染者为主要传染源，后者多于前者。粪便排毒期在起病前2周至血清ALT高峰期后1周；黄疸型患者在黄疸前期传染性最强；少数患者可延长至其病后30d。一般认为甲型肝炎病毒无携带状态，近年有报道部分病例表现为病程迁延或愈后1~3个月再复发，但比例极小，传染源的意义不大。

（二）传染途径

HAV 主要由粪 - 口途径传播。粪便污染水源、食物、蔬菜、玩具等可引起流行。水源或食物污染可致暴发流行，如 1988 年上海市由于食用受粪便污染的未煮熟的毛蚶而引起的甲型肝炎暴发流行，4 个月内发生 30 余万例，死亡 47 人。日常生活接触多为散发病例，输血感染或母婴垂直传播极为罕见。

（三）易感人群

人群普遍易感。在我国，大多在儿童、青少年时期受到隐性感染，人群抗 HAV - IgG 阳性率可达 80%。感染 HAV 后可获持久免疫力，但与其他型肝炎病毒无交叉免疫性。

三、发病机制及病理组织学

甲型肝炎的发病机制尚未完全阐明。经口感染 HAV 后，由肠道进入血液，引起短暂病毒血症。目前认为，其发病机制倾向于以宿主免疫反应为主。发病早期，可能由于 HAV 在肝细胞中大量复制及 $CD8^+$ 细胞毒性 T 细胞杀伤作用共同造成肝细胞损害；在疾病后期，体液免疫产生的抗 HAV，可能通过免疫复合物机制破坏肝细胞。

其组织病理学特点包括：以急性炎症病变为主，淋巴细胞浸润，小叶内可见肝细胞点状坏死；也可引起胆汁淤积（淤胆型肝炎）和大块或亚大块坏死（重型肝炎）。

四、临床表现

感染 HAV 后，不一定都出现典型的临床症状，大部分患者感染后没有任何症状，甚至肝功能也正常，而到恢复期却产生抗 HAV - IgG，为亚临床型感染。经过 2 ~ 6 周的潜伏期（平均为 30d），少部分患者可出现临床症状，主要表现为急性肝炎，少数患者可表现为淤胆型肝炎（可参见"戊型肝炎"部分）和急性或亚急性重型肝炎（肝衰竭）（可参见"乙型肝炎"部分）。

（一）急性黄疸型肝炎

80% 患者以发热起病，伴乏力，四肢酸痛，似"感冒"。热退后患者出现食欲缺乏，伴恶心或呕吐，腹胀等消化道症状，临床似"急性胃肠炎"。皮肤及巩膜出现黄染，尿颜色深，似浓茶色。极少数患者临床症状重，可出现腹水、肝性脑病及出血倾向等肝功能衰竭的表现。总病程为 2 ~ 4 个月。

（二）急性无黄疸型肝炎

占 50% ~ 90%，尤以儿童多见。起病较缓，症状较轻，恢复较快，病程大多在 2 个月内。

（三）HAV 双重或多重感染

按与其他肝炎病毒感染的时间顺序，可分为混合感染、重叠感染。例如，甲肝病毒感染和乙肝病毒感染同时发生，称混合感染。在慢性乙型肝炎或乙肝表面抗原携带者基础上又发生甲肝病毒感染，称重叠感染。无论 HAV 是同时感染或重叠感染所引起的临床症状，少部分患者与单纯 HAV 感染所致的急性肝炎相似。大部分 HAV 与其他肝炎病毒同时感染或重叠感染患者的临床症状严重，病情也较复杂。重叠感染的预后取决于原有肝脏病变的严重程度，大多数患者预后良好。

五、辅助检查

（一）肝功能及凝血象检查

丙氨酸转氨酶（ALT）、天冬氨酸转氨酶（AST）明显升高，AST/ALT 比值常 <1。如果患者可出现 ALT 快速下降，而胆红素不断升高（即所谓酶、胆分离现象）或 AST/ALT > 1，常提示肝细胞大量坏死。如果直接胆红素/总胆红素 >70%，且伴血清谷氨酰转肽酶(γ-GT)、碱性磷酸酶（ALP）升高，则提示肝内胆汁淤积。绝大部分患者人血白蛋白及 γ 球蛋白、凝血酶原活动度（PTA）均在正常范围。PTA <40% 是诊断重型肝炎（肝衰竭）的重要依据之一，亦是判断其预后的重要指标。

（二）病原学检查

1. 抗 HAV－IgM　在病程早期即为阳性，3～6 个月后转阴，极少部分患者的抗 HAV－IgM 在 6 个月后才转阴，因而是早期诊断甲型肝炎最简便而可靠的血清学标志。但应注意，接种甲型肝炎疫苗后 2～3 周，有 8%～20% 接种者可呈抗 HAV－IgM 阳性。

2. 抗 HAV－IgG　于 2～3 个月达高峰，持续多年或终身。因此，它只能提示感染 HAV，而不能作为诊断急性甲型肝炎的指标。

3，HAV－RNA　PCR 检测血液或粪便中 HAV－RNA，阳性率低，临床很少采用。HAV－RNA 载量与轻－中度甲型肝炎患者血清 ALT、PTA 正相关，而与严重甲型肝炎患者血清 ALT、PTA 水平无明显相关。但是，HAV－RNA 载量与血清 C－反应蛋白呈正相关，与外周血血小板计数呈负相关。

六、诊断及鉴别诊断

（一）诊断依据

1. 流行病学资料　发病前是否到过甲型肝炎流行区，有无进食未煮熟海产品如毛蚶、蛤蜊等不洁饮食及饮用可能被污染的水等病史。

2. 临床特点　起病较急，以"感冒"样症状起病，常伴乏力、食欲差、恶心、呕吐、尿颜色深似浓茶色等症状。

3. 病原学诊断　血清抗 HAV－IgM 阳性，是临床确诊甲型肝炎的依据。

4. 临床要注意的特殊情况

（1）HAV 混合感染/重叠感染：患者原有慢性 HBV 感染或其他慢性肝脏疾病，出现上述临床症状；或原有慢性性肝炎、肝硬化病情恶化，均应考虑重叠感染甲型病毒肝炎的可能，应及时进行有关病原学指标检测。

（2）甲型肝炎所致重型肝炎（急性肝衰竭）：占 0.5%～1.5%。早期表现极度疲乏；严重消化道症状如腹胀、频繁呕吐、呃逆；黄疸迅速加深，出现胆酶分离现象；中晚期表现出血倾向、肝性脑病、腹水等严重并发症，PTA <40%。

（二）鉴别诊断

1. 其他原因引起的黄疸

（1）溶血性黄疸：常有药物或感染等诱因，表现为贫血、腰痛、发热、血红蛋白尿、网织红细胞升高，黄疸大都较轻，主要为间接胆红素升高，ALT、AST 无明显升高。

（2）梗阻性黄疸：常见病因有胆石症，壶腹周围癌等。有原发病症状、体征，肝功能损害轻，以直接胆红素为主，B 超等影像学检查显示肝内外胆管扩张。

2. 其他原因引起的肝炎

（1）急性戊型肝炎：老年人多见，临床表现与甲型肝炎相似。根据病原学检查可资鉴别。

（2）药物性肝损害：有使用肝损害药物的明确病史，临床常表现为发热伴皮疹、关节痛等症状。部分患者外周血嗜酸性粒细胞增高，肝炎病毒标志物阴性。

（3）感染中毒性肝炎：如流行性出血热，伤寒，钩端螺旋体病等所导致的肝功能试验异常。主要根据原发病的临床特点和相关实验室检查加以鉴别。

七、并发症

甲型肝炎的并发症较少，一般多见于婴幼儿、老年人等免疫功能较低者。临床常见的有胆囊炎、胰腺炎、病毒性心肌炎等。少见并发症如皮疹、关节炎、吉兰－巴雷综合征等，可能与 HAV 感染后血清中有短暂的免疫复合物形成有关。严重并发症还包括再生障碍性贫血，发病率为 0.06% ~0.4%，机制尚未明确。

八、治疗

甲型肝炎一般预后良好，在急性期注意休息及给予适当的保肝药物治疗，如甘草酸制剂、还原型谷胱甘肽制剂等，1~2 周临床症状完全消失，2~4 个月肝脏功能恢复正常。HAV 感染，由于病毒血症短，不需要抗病病毒治疗。对于有明显胆汁淤积或发生急性重型肝炎（急性肝衰竭者），则应给予相应的治疗。

九、预防

养成良好的卫生习惯，防止环境污染，加强粪便、水源管理是预防甲型肝炎的主要方法。在儿童及高危人群中注射甲型肝炎疫苗是预防甲型肝炎的有效方法。甲型肝炎减毒活疫苗在我国人群中广泛应用，其价格相对较便宜，但其抗体水平保持时间相对较短，而且必须在冷链条件下运输和保存。灭活疫苗在国内外人群中广泛使用，其抗体水平较高且持续时间较长（至少 20 年）、无须冷链条件下运输和保存，但其价格相对较贵。

十、预后

多在 2~4 个月临床康复，病理康复稍晚。病死率约为 0.01%。妊娠后期合并甲型肝炎病死率 10% ~40%。极少数患者的病程迁延超过 6 个月或临床病程出现"复发"，但至今尚未确认真正的慢性甲型肝炎病例。

（吴治德）

第二节 乙型病毒性肝炎

一、病原学

乙型肝炎病毒（hepatitis B virus，HBV）属于嗜肝 DNA 病毒科（hepadnavirus）正嗜肝 DNA 病毒属（orthohepadnavirus）。1965 年 Blumberg 等报道在研究血清蛋白多样性中发现澳大利亚抗原，1967 年 Krugman 等发现其与肝炎有关，故称其为肝炎相关抗原（hepatitis associated antigen，HAA），1972 年世界卫生组织将其正式命名为乙型肝炎表面抗原（hepatitis B surface antigen，HB‒sAg）。1970 年 Dane 等在电镜下发现 HBV 完整颗粒，称为 Dane 颗粒。HBV 基因组由不完全的环状双链 DNA 组成，长链（负链）约含 3 200 个碱基（bp），短链（正链）的长度可变化，为长链的 50%～80%。HBV 基因组长链中有 4 个开放读码框（open reading frame，ORF）即 S 区、C 区、P 区和 X 区，它们分别编码 HBsAg、HBeAg/HBcAg、DNA 聚合酶及 HBxAg。

二、流行病学

全世界 HBsAg 携带者约 3.5 亿，其中我国约九千多万，约占全国总人口的 7.18%（2006 年调查数据）。按流行的严重程度分为低、中、高度三种流行地区。低度流行区 HBsAg 携带率 0.2%～0.5%，以北美、西欧、澳大利亚为代表。中度流行区 HBsAg 携带率 2%～7%，以东欧、地中海、日本、俄罗斯为代表。高度流行区 HBsAg 携带率 8%～20%，以热带非洲、东南亚和中国部分地区为代表。本病婴幼儿感染多见；发病男性高于女性；以散发为主，可有家庭聚集现象。

1. 传染源 乙型肝炎患者和携带者血液和体液（特别是组织液、精液和月经）的 HBV 都可以成为传染源。

2. 传播途径 HBV 通过输血、血液制品或经破损的皮肤、黏膜进入机体而导致感染，主要的传播途径下列几种。

（1）母婴传播：由带有 HBV 的母亲传给胎儿和婴幼儿，是我国乙型肝炎病毒传播的最重要途径。真正的宫内感染的发生只占 HBsAg 阳性母亲的 5% 左右，可能与妊娠期胎盘轻微剥离等因素有关。围生期传播或分娩过程传播是母婴传播的主要方式，系婴儿因破损的皮肤、黏膜接触母血、羊水或阴道分泌物而传染。分娩后传播主要由于母婴间密切接触导致。虽然母乳中可检测到 HBV，但有报道显示母乳喂养并不增加婴儿 HBV 的感染率。HBV 经精子或卵子传播未被证实。

（2）血液、体液传播：血液中 HBV 含量很高，微量的污染血进入人体即可造成感染，如输血及血制品、注射、手术、针刺、血液透析、器官移植等均可传播。

（3）日常生活接触传播：HBV 可以通过日常生活密切接触传播给家庭成员。主要通过隐蔽的胃肠道外传播途径，如共用剃须刀、牙刷等可引起 HBV 的传播；易感者的皮肤、黏膜微小破损接触带有 HBV 的微量血液及体液等，是家庭内水平传播的重要途径。

（4）性接触传播：无防护的性接触可以传播 HBV。因此，婚前应做 HBsAg 检查，若一方为 HBsAg 阳性，另一方为乙型肝炎易感者，则应在婚前应进行乙肝疫苗接种。

（5）其他传播途径：经破损的消化道、呼吸道黏膜或昆虫叮咬等只是理论推测，作为传播途径未被证实。

3. **易感人群**　抗 HBs 阴性者均为易感人群，婴幼儿是获得 HBV 感染的最危险时期。高危人群包括 HBsAg 阳性母亲的新生儿、HBsAg 阳性者的家属、反复输血及血制品者（如血友病患者）、血液透析患者、多个性伴侣者、静脉药瘾者、经常有血液暴露的医务工作者等。

三、发病机制与病理学

（一）发病机制

乙型肝炎的发病机制非常复杂，目前尚不完全清楚。HBV 侵入人体后，未被单核 – 吞噬细胞系统清除的病毒到达肝脏或肝外组织（如胰腺、胆管、脾、肾、淋巴结、骨髓等）。病毒包膜与肝细胞膜融合，导致病毒侵入。HBV 在肝细胞内的复制过程非常特殊，其中包括一个逆转录步骤，同时细胞核内有稳定的 cDNA 作为 HBV 持续存在的来源。

乙型肝炎慢性化的发生机制亦是研究关注的热点和难点。HBeAg 是一种可溶性抗原，其大量产生可能导致免疫耐受。非特异性免疫应答方面的功能障碍亦可能与慢性化有明显关系，慢性化还可能与遗传因素有关。在围生期和婴幼儿时期感染 HBV 者，分别有 90% 和 25% ~30% 发展成慢性感染；在青少年和成人期感染 HBV 者，仅 5% ~10% 发展成慢性。

慢性 HBV 感染的自然病程一般可分为 4 个时期。

第一时期为免疫耐受期，其特点是 HBV 复制活跃，血清 HBsAg 和 HBeAg 阳性，HBV – DNA 滴度较高，但血清丙氨酸氨基转移酶（ALT）水平正常或轻度升高，肝组织学亦无明显异常，患者无临床症状。与围生期感染 HBV 者多有较长的免疫耐受期，此期可持续存在数十年。

第二时期为免疫清除期，随年龄增长及免疫系统功能成熟，免疫耐受被打破而进入免疫清除期，表现为 HBV – DNA 滴度有所下降，但 ALT 升高和肝组织学有明显坏死炎症表现，本期可以持续数月到数年。成年期感染 HBV 者可直接进入本期。

第三时期为非活动或低（非）复制期，这一阶段表现为 HBeAg 阴性，抗 – HBe 阳性，HBV – DNA 检测不到（PCR 法）或低于检测下限，ALT/AST 水平正常，肝细胞坏死炎症缓解，此期也称非活动性 HBsAg 携带状态。进入此期的感染者有少数可以自发清除 HBsAg，一般认为每年有 1% 左右的 HBsAg 可以自发转阴。

第四时期为再活动期，非活动性抗原携带状态可以持续终身，但也有部分患者可能随后出现自发的或免疫抑制等导致 HBV – DNA 再活动，出现 HBV – DNA 滴度升高（血清 HBeAg 可逆转为阳性或仍保持阴性）和 ALT 升高，肝脏病变再次活动。HBV 发生前 C 区和 C 区变异者，可以通过阻止和下调 HBeAg 表达而引起 HBeAg 阴性慢性乙型肝炎。

在 6 岁以前感染的人群，最终约 25% 在成年时发展成肝硬化和 HCC，但有少部分患者可以不经过肝硬化阶段而直接发生 HCC。慢性乙型肝炎患者中，肝硬化失代偿的年发生率约 3%，5 年累计发生率约 16%。

（二）病理学

慢性乙型肝炎的肝组织病理学特点是：汇管区炎症，浸润的炎症细胞主要为淋巴细胞，少数为浆细胞和巨噬细胞；炎症细胞聚集常引起汇管区扩大，并可破坏界板引起界面肝炎（interface hepatitis）。小叶内可见肝细胞变性、坏死，包括融合性坏死和桥形坏死等，随病变加重而日趋显著。肝细胞炎症坏死、汇管区及界面肝炎可导致肝内胶原过度沉积，肝纤维化及纤维间隔形成。如病变进一步加重，可引起肝小叶结构紊乱、假小叶形成最终进展为肝硬化。

目前国内外均主张将慢性肝炎进行肝组织炎症坏死分级（G）及纤维化程度分期（S）。目前国际上常用 Knodell HAI 评分系统，亦可采用 Ishak、Scheuer 和 Chevallier 等评分系统或半定量计分方案，了解肝脏炎症坏死和纤维化程度，以及评价药物疗效。

四、临床表现

乙型肝炎潜伏期 1~6 个月，平均 3 个月。临床上，乙型肝炎可表现为急性肝炎、慢性肝炎及重型肝炎（肝衰竭）。

（一）急性肝炎

急性肝炎包括急性黄疸型肝炎和急性无黄疸型肝炎。具体表现可参见"戊型肝炎"部分。5 岁以上儿童、少年及成人期感染 HBV 导致急性乙型肝炎者，90%~95% 可自发性清除 HBsAg 而临床痊愈；仅少数患者可转为慢性。

（二）慢性肝炎

成年急性乙型肝炎有 5%~10% 转慢性。急性乙肝病程超过半年，或原有 HBsAg 携带史而再次出现肝炎症状、体征及肝功能异常者；发病日期不明确或虽无肝炎病史，但根据肝组织病理学或症状、体征、化验及 B 超检查综合分析符合慢性肝炎表现者。慢性乙型肝炎依据 HBeAg 阳性与否可分为 HBeAg 阳性或阴性慢性乙型肝炎。

（三）淤胆型肝炎

淤胆型肝炎（cholestatlc viral hepatitis），是一种特定类型的病毒性肝炎，可参见"戊型肝炎"部分。

（四）重型肝炎

又称肝衰竭（liver failure），是指由于大范围的肝细胞坏死，导致严重的肝功能破坏所致的临床症候群；可由多种病因引起、诱因复杂，是一切肝脏疾病重症化的共同表现。在我国，由病毒性肝炎及其发展的慢性肝病所引起的肝衰竭亦称"重型肝炎"。临床表现为从肝病开始的多脏器损害症候群：极度乏力，严重腹胀、食欲低下等消化道症状；神经、精神症状（嗜睡、性格改变、烦躁不安、昏迷等）；有明显出血倾向，凝血酶原时间显著延长及凝血酶原活动度（PTA）<40%；黄疸进行性加深，胆红素每天上升 ≥17.1μmol/L 或大于正常值 10 倍；可出现中毒性巨结肠、肝肾综合征等。

根据病理组织学特征和病情发展速度，可将肝衰竭分为四类。

1. 急性肝衰竭（acute liver failure，ALF）　又称暴发型肝炎（fulminant hepatitis），特点是起病急骤，常在发病 2 周内出现 Ⅱ 度以上肝性脑病的肝衰竭症候群。发病多有诱因。本型病死率高，病程不超过 3 周；但肝脏病变可逆，一旦好转常可完全恢复。

2. 亚急性肝衰竭（subacute liver failure，SALF）　又称亚急性肝坏死。起病较急，发病 15 日~26 周出现肝衰竭症候群。晚期可有难治性并发症，如脑水肿、消化道大出血、严重感染、电解质紊乱及酸碱平衡失调。白细胞升高、血红蛋白下降、低血糖、低胆固醇、低胆碱酯酶。一旦出现肝肾综合征，预后极差。本型病程较长，常超过3周至数月。容易转化为慢性肝炎或肝硬化。

3. 慢加急性（亚急性）肝衰竭（acute – on – chronic liver failure，ACLF） 是在慢性肝病基础上出现的急性肝功能失代偿。

4. 慢性肝衰竭（chronic liver failure，CLF） 是在肝硬化基础上，肝功能进行性减退导致的以腹水或门脉高压、凝血功能障碍和肝性脑病等为主要表现的慢性肝功能失代偿。

（五）肝炎肝硬化

由于病毒持续复制、肝炎反复活动而发展为肝硬化，其主要表现为肝细胞功能障碍和门脉高压症。

五、实验室检查

（一）血常规

急性肝炎初期白细胞总数正常或略高，黄疸期白细胞总数正常或稍低，淋巴细胞相对增多，偶可见异型淋巴细胞。重型肝炎时白细胞可升高，红细胞及血红蛋白可下降。

（二）尿常规

尿胆红素和尿胆原的检测有助于黄疸的鉴别诊断。肝细胞性黄疸时两者均阳性，溶血性黄疸以尿胆原为主，梗阻性黄疸以尿胆红素为主。深度黄疸或发热患者，尿中除胆红素阳性外，还可出现少量蛋白质、红、白细胞或管型。

（三）肝功能试验

1. 氨基转移酶（简称为转氨酶） 血清转氨酶包括丙氨酸氨基转移酶（ALT）和天冬氨酸氨基转移酶（AST），其升高是反映肝细胞损伤（炎症坏死）的标志。正常情况下，它们存在于肝细胞内，肝细胞膜发生损伤后，转氨酶"漏"出肝细胞，在随后的几个小时内，血清转氨酶出现升高。ALT是反映肝细胞损伤相对特异的指标，而AST不仅存在于肝细胞内，也存在于骨骼肌和心肌中。肌肉损伤后，AST可显著增加，而只有部分情况下才出现ALT升高。

2. 碱性磷酸酶（ALP）和γ-谷氨酰转移酶（GGT） 肝中的ALP存在于靠近毛细胆管的肝细胞膜上，其升高常提示有肝损伤。由于ALP也存在于骨骼和胎盘中，所以血清ALP升高，尚需除外正常骨骼生长（少年）、骨病或妊娠期；亦可检测ALP同工酶的浓度，以明确其升高是来源于肝损伤还是其他组织。

GGT是一种存在于肝内毛细胆管的酶，其升高提示胆管损伤。其"肝特异性"较好，但由于很多药物可诱导GGT升高，故"肝疾病特异性"相对较低。

这两个酶均明显升高者主要见于胆管损伤和肝内外胆汁淤积，亦可见于占位性病变。单纯ALP明显升高可见于正常骨骼生长（少年）、骨病或妊娠期；而单纯GGT升高，可见于长期大量饮酒者、非酒精性脂肪性肝病及服用某些药物者。

3. 胆红素 胆红素是血红蛋白的代谢产物，不溶于水，能被肝细胞摄取。在肝细胞中，胆红素与葡萄糖醛酸结合生成单葡糖醛酸化合物和二葡糖醛酸化合物。胆红素与葡萄糖醛酸结合后胆红素能够溶于水，且被肝细胞分泌至胆管中。

血清胆红素分为直接（结合）胆红素和间接（非结合）胆红素。溶血、血肿再吸收等情况下，胆红素水平升高，且以间接胆红素升高为主，直接胆红素占 20% 以下；而肝细胞损伤或胆管损伤时，血清胆红素升高以直接胆红素为主，直接胆红素占 50% 以上。由于直接胆红素溶于水，可通过尿排泄，所以高直接胆红素血症时可出现尿色加深；而肝外胆系梗阻时由于粪便缺少胆红素而颜色变浅。

4. 人血白蛋白和凝血酶原时间　白蛋白和凝血酶原时间是反映肝合成功能的重要指标，它们的明显异常提示可能存在严重肝病，应及时进行其他相关检查。

人血白蛋白的半衰期为 21d，因而在肝功能不良时，其血清水平不会立即下降，故此白蛋白降低主要见于慢性肝功能障碍。而严重全身性疾病如菌血症患者，人血白蛋白浓度相对快速下降，这是因为炎性细胞因子的释放和白蛋白代谢加快所致。如果没有明显肝损伤而出现低白蛋白血症，应考虑有泌尿系（如大量蛋白尿）和胃肠道（如蛋白丢失性肠病）丢失白蛋白的可能。

凝血酶原时间（PT）反映肝合成的凝血因子 II、V、VII、X 的活动度。这些凝血因子的合成需要维生素 K，应用抗生素、长时间禁食、小肠黏膜病变或严重胆汁淤积导致脂溶性维生素吸收障碍，都可导致维生素 K 缺乏因而使 PT 延长。肝细胞损伤时，即使有充足的维生素 K，肝细胞合成的凝血因子也减少，故其 PT 延长反映的是肝合成功能障碍。如果补充维生素 K 后 2d 内 PT 延长得以纠正，则可以判断 PT 延长是由于维生素 K 缺乏所致；反之，则 PT 延长是肝细胞损伤引起肝合成功能障碍所致。PT 一般以秒表示或较正常对照者延长秒数来表示，而凝血酶原活动度（PTA）和国际标准化比（INR）是表示凝血酶原活力的另外两种方式。

（四）病原学检查

1. 乙肝抗原抗体系统的检测意义

（1）HBsAg 与抗 HBs：成人感染 HBV 后最早 1～2 周，最迟 11～12 周血中首先出现 HBsAg。急性自限性 HBV 感染时血中 HBsAg 大多持续 1～6 周，最长可达 20 周。无症状携带者和慢性患者 HBsAg 可持续存在多年，甚至终身。抗 HBs 是一种保护性抗体，在急性感染后期，HBsAg 转阴后一段时间开始出现，在 6～12 个月逐步上升至高峰，可持续多年。抗 HBs 阳性表示对 HBV 有免疫力，见于乙型肝炎恢复期、既往感染及乙肝疫苗接种后。

（2）HBeAg 与抗 HBe：急性 HBV 感染时 HBeAg 的出现时间略晚于 HBsAg，在病变极期后消失，如果 HBeAg 持续存在预示转向慢性。HBeAg 消失而抗 HBe 产生称为血清转换（HBeAg Seroconversion）。一般来说，抗 HBe 阳转阴后，病毒复制多处于静止状态，传染性降低；但在部分病人由于 HBV 前 – C 区及 BCP 区发生了突变，仍有病毒复制和肝炎活动，称为 HBeAg 阴性慢性肝炎。

HBcAg 与抗 HBc 血液中 HBcAg 主要存在于 Dane 颗粒的核心，故一般不用于临床常规检测。抗 HBc – IgM 是 HBV 感染后较早出现的抗体，绝大多数出现在发病第一周，多数在 6 个月内消失，抗 HBc – IgM 阳性提示急性期或慢性肝炎急性活动。抗 HBc – IgG 幽现较迟，但可保持多年甚至终身。

2. HBV – DNA 测定　HBV – DNA 是病毒复制和传染性的直接标志。目前常用聚合酶链反应（PCR）的实时荧光定量技术测定 HBV，对于判断病毒复制水平、抗病毒药物疗效等有重要意义。

3. HBV – DNA 基因耐药变异位点检测　对核苷类似物抗病毒治疗有重要指导意义。

（五）甲胎蛋白（AFP）

AFP 含量的检测是筛选和早期诊断 HCC 的常规方法。但在肝炎活动和肝细胞修复时 AFP 有不同程度的升高，应动态观察。急性重型肝炎 AFP 升高时，提示有肝细胞再生，对判断预后有帮助。

（六）肝纤维化指标

透明质酸（HA）、Ⅲ型前胶原肽（PⅢP）、Ⅳ型胶原（C – Ⅳ）、层连蛋白（LN）、脯氨酰羟化酶等，对肝纤维化的诊断有一定参考价值。

（七）影像学检查

B 型超声有助于鉴别阻塞性黄疸、脂肪肝及肝内占位性病变。对肝硬化有较高的诊断价值，能反映肝脏表面变化，门静脉、脾静脉直径，脾脏大小，胆囊异常变化，腹水等。在重型肝炎中可动态观察肝脏大小变化等。彩色超声尚可观察到血流变化。CT、MRI 的临床意义基本同 B 超，但更准确。

（八）肝组织病理检查

对明确诊断、衡量炎症活动度、纤维化程度及评估疗效具有重要价值。还可在肝组织中原位检测病毒抗原或核酸，有助于确定诊断。

六、并发症

慢性肝炎时可出现多个器官损害。肝内并发症主要有肝硬化，肝细胞癌，脂肪肝。肝外并发症包括胆道炎症、胰腺炎、糖尿病、甲状腺功能亢进、再生障碍性贫血、溶血性贫血、心肌炎、肾小球肾炎、肾小管性酸中毒等。

各型病毒型肝炎所致肝衰竭时可发生严重并发症，主要有：

（一）肝性脑病

肝功能不全所引起的神经精神症候群，可发生于重型肝炎和肝硬化。常见诱因有上消化道出血、高蛋白饮食、感染、大量排钾利尿、大量放腹水、使用镇静剂等，其发生可能是多因素综合作用的结果。

（二）上消化道出血

病因主要有：①凝血因子、血小板减少；②胃黏膜广泛糜烂和溃疡；③门脉高压。上消化道出血可诱发肝性脑病、腹水、感染、肝肾综合征等。

（三）腹水、自发性腹膜炎及肝肾综合征

腹水往往是严重肝病的表现，而自发性细菌性腹膜炎是严重肝病时最常见的临床感染类型之一。发生肝肾综合征者约半数病例有出血、放腹水、大量利尿、严重感染等诱因，其主要表现为少尿或无尿、氮质血症、电解质平衡失调。

（四）感染

肝衰竭时易发生难于控制的感染，以胆道、腹膜、肺多见，革兰阴性杆菌感染为主，细菌主要来源于肠道，且肠道中微生态失衡与内源性感染的出现密切相关，应用广谱抗生素

后，也可出现真菌感染。

七、诊断

病毒性肝炎的诊断主要依靠临床表现和实验室检查，流行病学资料具有参考意义。

（一）流行病学资料

不安全的输血或血制品、不洁注射史等医疗操作，与 HBV 感染者体液、血液及无防护的性接触史，婴儿母亲是 HBsAg 阳性等有助于乙型肝炎的诊断。

（二）临床诊断

1. 急性肝炎　起病较急，常有畏寒、发热、乏力、纳差、恶心、呕吐等急性感染症状。肝大、质偏软，ALT 显著升高，既往无肝炎病史或病毒携带史。黄疸型肝炎血清胆红素 > 17.1μmol/L，尿胆红素阳性。

2. 慢性肝炎　病程超过半年或发病日期不明确而有慢性肝炎症状、体征、实验室检查改变者。常有乏力、厌油、肝区不适等症状，可有肝病面容、肝掌、蜘蛛痣、胸前毛细血管扩张、肝大质偏硬、脾大等体征。根据病情轻重，实验室指标改变等综合评定轻、中、重三度。

3. 肝衰竭　急性黄疸型肝炎病情迅速恶化，2 周内出现 Ⅱ 度以上肝性脑病或其他重型肝炎表现者，为急性肝衰竭；15 天至 26 周出现上述表现者为亚急性肝衰竭；在慢性肝病基础上出现的急性肝功能失代偿为慢加急性（亚急性）肝衰竭。在慢性肝炎或肝硬化基础上出现的渐进性肝功能衰竭为慢性肝衰竭。

4. 淤胆型肝炎　起病类似急性黄疸型肝炎，黄疸持续时间长，症状轻，有肝内胆汁淤积的临床和生化表现。

5. 肝炎肝硬化　多有慢性肝炎病史。可有乏力、腹胀、肝掌、蜘蛛痣、脾大、白蛋白下降、PTA 降低、血小板和白细胞减少、食管胃底静脉曲张等肝功能受损和门脉高压表现。一旦出现腹水、肝性脑病或食管胃底静脉曲张破裂出血则可诊断为失代偿期肝硬化。

（三）病原学诊断

1. 慢性乙型肝炎

（1）HBeAg 阳性慢性乙型肝炎：血清 HBsAg、HBV - DNA 和 HBeAg 阳性，抗 HBe 阴性，血清 ALT 持续或反复升高，或肝组织学检查有肝炎病变。

（2）HBeAg 阴性慢性乙型肝炎：血清 HBsAg 和 HBV - DNA 阳性，HBeAg 持续阴性，抗 HBe 阳性或阴性，血清 ALT 持续或反复异常，或肝组织学检查有肝炎病变。

2. 病原携带者

（1）慢性 HBV 携带（免疫耐受状态）：血清 HBsAg 和 HBV - DNA 阳性，HBeAg 阳性，但 1 年内连续随访 3 次以上，血清 ALT 和 AST 均在正常范围，肝组织学检查一般无明显异常。

（2）非活动性 HBsAg 携带者：血清 HBsAg 阳性、HBeAg 阴性、抗 HBe 阳性或阴性，HBV - DNA 检测不到（PCR 法）或低于最低检测限，1 年内连续随访 3 次以上，ALT 均在正常范围。肝组织学检查显示：Knodell 肝炎活动指数（HAI）<4 或其他的半定量计分系统病变轻微。

八、鉴别诊断

(一) 其他原因引起的黄疸

1. 溶血性黄疸 常有药物或感染等诱因，表现为贫血、腰痛、发热、血红蛋白尿、网织红细胞升高，黄疸大多较轻，主要为间接胆红素升高。治疗后 (如应用肾上腺皮质激素) 黄疸消退快。

2. 肝外梗阻性黄疸 常见病因有胆囊炎、胆石症、胰头癌、壶腹周围癌、肝癌、胆管癌、阿米巴脓肿等。有原发病症状、体征，肝功能损害轻，以直接胆红素为主。肝内外胆管扩张。

(二) 其他原因引起的肝炎

1. 其他病毒所致的肝炎 巨细胞病毒感染、EB病毒等均可引起肝脏炎症损害。可根据原发病的临床特点和病原学、血清学检查结果进行鉴别。

2. 感染中毒性肝炎 如流行性出血热、恙虫病、伤寒、钩端螺旋体病、阿米巴肝病、急性血吸虫病、华支睾吸虫病等。主要根据原发病的临床特点和实验室检查加以鉴别。

3. 药物性肝损害 有使用肝损害药物的病史，停药后肝功能可逐渐恢复。如为中毒性药物，肝损害与药物剂量或使用时间有关；如为变态反应性药物，可伴有发热、皮疹、关节疼痛等表现。

4. 酒精性肝病 有长期大量饮酒的病史，可根据个人史和血清学检查综合判断。

5. 自身免疫性肝病 主要有原发性胆汁性肝硬化 (PBC) 和自身免疫性肝炎 (AIH)。鉴别诊断主要依靠自身抗体的检测和病理组织检查。

6. 脂肪肝及妊娠急性脂肪肝

7. 肝豆状核变性 (Wilson 病) 先天性铜代谢障碍性疾病。血清铜及铜蓝蛋白降低，眼角膜边沿可发现凯 – 弗环 (Kayser – Fleischer ring)。

九、预后

(一) 急性肝炎

多数患者在3个月内临床康复。成人急性乙型肝炎60%～90%可完全康复，10%～40%转为慢性或病毒携带。

(二) 慢性肝炎

慢性肝炎患者一般预后良好，小部分慢性肝炎发展成肝硬化和HCC。

(三) 肝衰竭

预后不良，病死率50%～70%。年龄较小、治疗及时、无并发症者病死率较低。急性重型肝炎 (肝衰竭) 存活者，远期预后较好，多不发展为慢性肝炎和肝硬化；亚急性重型肝炎 (肝衰竭) 存活者多数转为慢性肝炎或肝炎后肝硬化；慢性重型肝炎 (肝衰竭) 病死率最高，可达80%以上，存活者病情可多次反复。

(四) 淤胆型肝炎

急性者预后较好，一般都能康复。慢性者预后较差，容易发展成胆汁性肝硬化。

（五）肝炎肝硬化

静止性肝硬化可较长时间维持生命。乙型肝炎活动性肝硬化者一旦发生肝功能失代偿，5 年生存率低于 20%。

十、治疗

（一）急性肝炎

急性乙型肝炎一般为自限性，多可完全康复。以一般对症支持治疗为主，急性期症状明显及有黄疸者应卧床休息，恢复期可逐渐增加活动量，但要避免过劳。饮食宜清淡易消化，适当补充维生素，热量不足者应静脉补充葡萄糖。避免饮酒和应用损害肝脏药物，辅以药物对症及恢复肝功能，药物不宜太多，以免加重肝脏负担。急性乙型肝炎一般不采用抗病毒治疗，但症状重或病程迁延者可考虑给予核苷（酸）类抗病毒治疗。

（二）慢性乙型肝炎

根据患者具体情况采用综合性治疗方案，包括合理的休息和营养，心理疏导，改善和恢复肝功能，系统有效的抗病毒治疗是慢性乙型肝炎的重要治疗手段。

1. 一般治疗　包括适当休息（活动量已不感疲劳为度）、合理饮食（适当的高蛋白、高热量、高维生素）及心理疏导（耐心、信心，切勿乱投医）。

2. 常规护肝药物治疗

（1）抗炎保肝治疗只是综合治疗的一部分，并不能取代抗病毒治疗。对于 ALT 明显升高者或肝组织学有明显炎症坏死者，在抗病毒治疗的基础上可适当选用抗炎保肝药物。但不宜同时应用多种抗炎保肝药物，以免加重肝脏负担及因药物间相互作用而引起不良反应。

（2）甘草酸制剂、水飞蓟宾制剂、多不饱和卵磷脂制剂及还原型谷胱甘肽：他们有不同程度的抗炎、抗氧化、保护肝细胞膜及细胞器等作用，临床应用这些制剂可改善肝脏生化学指标。联苯双酯和双环醇等也可降低血清氨基转移酶的水平。

（3）腺苷蛋氨酸注射液、茵栀黄口服液：有一定的利胆退黄作用，对于胆红素明显升高者可酌情应用。对于肝内胆汁淤积明显者亦可口服熊去氧胆酸制剂。

3. 抗病毒治疗　对于慢性乙型肝炎，抗病毒治疗是目前最重要的治疗手段。目的是抑制病毒复制改善肝功能；减轻肝组织病变；提高生活质量；减少或延缓肝硬化、肝衰竭和 HCC 的发生，延长存活时间。符合适应证者应尽可能积极进行抗病毒治疗。

抗病毒治疗的一般适应证包括：①HBV – DNA ≥ 10^5 拷贝/ml（HBeAg 阴性肝炎者为 ≥ 10^4 拷贝/ml）；②ALT≥2×ULN；③如 ALT < 2×ULN，则需肝组织学显示有明显炎症坏死或纤维化。

（1）普通 α – 干扰素（IFN – α）和聚乙二醇化干扰素：它通过诱导宿主产生细胞因子，在多个环节抑制病毒复制。以下预测其疗效较好的因素：ALT 升高、病程短、女性、HBV – DNA 滴度较低、肝组织活动性炎症等。

有下列情况者不宜用 IFN – α：①血清胆红素 > 正常值上限 2 倍；②失代偿性肝硬化；③有自身免疫性疾病；④有重要器官病变（严重心、肾疾患、糖尿病、甲状腺功能亢进或低下以及神经精神异常等）。

IFN – α 治疗慢性乙型肝炎：普通干扰素 α 推荐剂量为每次 5MU，每周 3 次，皮下或肌内注射，对于 HBe Ag 阳性者疗程 6 个月至 1 年，对于 HBeAg 阴性慢性乙肝疗程至少 1 年。聚乙二醇化干扰素 α 每周 1 次，HBeAg 阳性者疗程 1 年，对于 HBeAg 阴性慢性乙肝疗程至少 1 年；多数认为其抗病毒效果优于普通干扰素。

干扰素者治疗过程中应监测：①使用开始治疗后的第 1 个月，应每 1~2 周检查 1 次血常规，以后每月检查 1 次，直至治疗结束；②生化学指标，包括 ALT、AST 等，治疗开始后每月检测 1 次，连续 3 次，以后随病情改善可每 3 个月 1 次；③病毒学标志，治疗开始后每 3 个月检测 1 次 HBsAg、HBeAg、抗 - HBe 和 HBV - DNA；④其他，如 3 个月检测 1 次甲状腺功能、血糖和尿常规等指标，如治疗前就已存在甲状腺功能异常，则应每月检查甲状腺功能；⑤定期评估精神状态，尤其是对有明显抑郁症和有自杀倾向的患者，应立即停药并密切监护。

IFN - α 的不良反应与处理：①流感样综合征，通常在注射后 2~4h 发生，可给予解热镇痛剂等对症处理，不必停药；②骨髓抑制，表现为粒细胞及血小板计数减少，一般停药后可自行恢复。当白细胞计数 $< 3.0 \times 10^9/L$ 或中性粒细胞 $< 1.5 \times 10^9/L$，或血小板 $< 40 \times 10^9/L$ 时，应停药。血象恢复后可重新恢复治疗，但须密切观察；③神经精神症状，如焦虑、抑郁、兴奋、易怒、精神病。出现抑郁及精神症状应停药；④失眠、轻度皮疹、脱发，视情况可不停药。出现少见的不良反应如癫痫、肾病综合征、间质性肺炎和心律失常等时，应停药观察。⑤诱发自身免疫性疾病，如甲状腺炎、血小板减少性紫癜、溶血性贫血、风湿性关节炎、1 型糖尿病等，亦应停药。

（2）核苷（酸）类似物：核苷（酸）类似物作用于 HBV 的聚合酶区，抑制病毒复制。本类药物口服方便、抗病毒活性较强、直接毒副作用很少，但是治疗过程可产生耐药及停药后复发。

1）拉米夫定（lamivudine）：剂量为每日 100mg，顿服。其抗病毒作用较强，耐受性良好。随着其广泛使用，近年来耐药现象逐渐增多。

2）阿德福韦酯（adefovir dipivoxil）：剂量为每日 10mg，顿服。在较大剂量时有一定肾毒性，应定期监测血清肌酐和血磷。本药对初治和已发生拉米夫定、恩替卡韦、替比夫定耐药变异者均有效。目前主张对已发生拉米夫定、恩替卡韦、替比夫定耐药变异者加用阿德福韦酯联合治疗；反之，对于已发生阿德福韦酯耐药变异者，加用另外的三种药物之一治疗仍有效。

3）恩替卡韦（entecavir）：初治患者每日口服 0.5mg 能迅速降低患者 HBV 病毒载量。其耐药发生率很低。本药须空腹服用。

4）替比夫定（telbivudine）：为 600mg，每天 1 次口服。抗病毒活性很强，耐药性较低。

5）特诺福韦（tenofovir）对初治和拉米夫定耐药变异的 HBV 均有效。在美国和欧洲国家已上市。

核苷（酸）类似物的疗程：HBeAg 阳性慢性肝炎患者使用口服抗病毒药治疗时，如 HBV - DNA 和 ALT 复常，直至 HBeAg 血清学转换后至少再继续用药 6~12 个月，经监测 2 次（每次至少间隔 6 个月）证实 HBeAg 血清学转换且 HBV - DNA（PCR 法）仍为阴性时可以停药，最短疗程不少于 2 年。

对于 HBeAg 阴性慢性肝炎患者如 HBV - DNA（定量 PCR 法）检测不出，肝功能正常，经连续监测 3 次（每次至少间隔 6 个月），最短疗程不少于 3 年可以停药观察。

核苷（酸）类似物治疗过程中的监测：一般每 3 个月测定一次 HBV - DNA、肝功能（如用阿德福韦酯还应测定肾功能），根据具体情况每 3 ~ 6 个月测定一次乙肝 HBsAg、HBeAg/抗 HBe。

治疗结束后的监测：不论有无应答，停药后 6 个月内每 2 个月检测 1 次，以后每 3 ~ 6 个月检测 1 次 ALT、AST、HBV 血清标志和 HBV - DNA。如随访中有病情变化，应缩短检测间隔。

（3）抗肝纤维化：有研究表明，经 IFN - α 或核苷（酸）类似物抗病毒治疗后，肝组织病理学可见纤维化甚至肝硬化有所减轻，因此，抗病毒治疗是抗纤维化治疗的基础。

根据中医学理论和临床经验，肝纤维化和肝硬化属正虚血瘀证范畴，因此，对慢性乙型肝炎肝纤维化及早期肝硬化的治疗，多以益气养阴、活血化瘀为主，兼以养血柔肝或滋补肝肾。据报道，国内多家单位所拟定的多个抗肝纤维化中药方剂均有一定疗效。今后应根据循证医学原理，按照新药临床研究管理规范（GCP）进行大样本、随机、双盲临床试验，并重视肝组织学检查结果，以进一步验证各种中药方剂的抗肝纤维化疗效。

十一、预防

（一）对患者和携带者的管理

对于慢性乙肝患者、慢性 HBV 携带者及 HBsAg 携带者，应注意避免其血液、月经、精液及皮肤黏膜伤口污染别人及其他物品。这些人除不能献血及从事有可能发生血液暴露的特殊职业外，在身体条件允许的情况下，可照常工作和学习，但要加强随访。

（二）注射乙型肝炎疫苗

接种乙型肝炎疫苗是预防 HBV 感染的最有效方法。乙型肝炎疫苗的接种对象主要是新生儿，其次为婴幼儿和高危人群。乙型肝炎疫苗全程接种共 3 针，按照 0、1、6 个月程序，即接种第 1 针疫苗后，间隔 1 及 6 个月注射第 2 及第 3 针疫苗。新生儿接种乙型肝炎疫苗越早越好，要求在出生后 24h 内接种。接种部位新生儿为大腿前部外侧肌肉内，儿童和成人为上臂三角肌中部肌内注射。

对 HBsAg 阳性母亲的新生儿，应在出生后 24h 内尽早注射乙型肝炎免疫球蛋白（HBIG），最好在出生后 12h 内，剂量应 ≥100IU，同时在不同部位接种 10μg 重组酵母乙型肝炎疫苗，可显著提高阻断母婴传播的效果。新生儿在出生 12h 内注射 HBIG 和乙型肝炎疫苗后，可接受 HBsAg 阳性母亲的哺乳。

（三）切断传播途径

力推广安全注射（包括针刺的针具），对牙科器械、内镜等医疗器具应严格消毒。医务人员应按照医院感染管理中标准预防的原则，在接触人的血液、体液、分泌物、排泄物时，均应戴手套，严格防止医源性传播。服务行业中的理发、刮脸、修脚、穿刺和文身等用具也应严格消毒。注意个人卫生，不共用剃须刀和牙具等用品。

（吴治德）

第三节　丙型病毒性肝炎

丙型病毒性肝炎（丙型肝炎）是一种主要经血液传播的由丙型肝炎病毒（hepatitis C virus，HCV）感染引起的急、慢性肝脏疾病。急性丙型肝炎部分患者可痊愈，但转变为慢性丙型肝炎的比例相当高。HCV 感染除可引起肝炎、肝硬化、肝细胞癌等肝脏疾病之外，还可能产生一系列的肝脏外病变。聚乙二醇化干扰素（PEG - IFN）联合利巴韦林是目前治疗慢性丙型肝炎的标准方案。未来的发展趋势是，在此基础上与小分子蛋白酶和 RNA 聚合酶抑制剂的联合应用，有望进一步提高慢性丙型肝炎的抗病毒疗效，使得大部分患者临床治愈。

一、丙型肝炎的病原学

（一）HCV 的特点

HCV 属于黄病毒科（flaviviridae），其基因组为单股正链 RNA，易变异。目前国际广泛采用的 Simmonds 基因分型系统，将 HCV 分为 6 个基因型及不同亚型，以阿拉伯数字表示基因型，以小写英文字母表示基因亚型（如 1a、2b、3c 等）。HCV 基因型和疗效有密切关系。基因 1 型呈全球性分布，占所有 HCV 感染的 70% 以上，对干扰素疗效较差。

（二）HCV 基因组结构

HCV 基因组含有一个开放读码框（ORF），长度约 10kb，编码一种多聚蛋白，然后在其蛋白酶和宿主细胞信号肽酶的作用下，水解成为 10 余种结构和非结构（NS）蛋白。非结构蛋白 NS3 是一种多功能蛋白，其氨基端具有蛋白酶活性，羧基端具有螺旋酶/三磷酸核苷酶活性；NS5B 蛋白是 RNA 依赖的 RNA 聚合酶。针对 NS3 的丝氨酸蛋白酶、针对 RNA 依赖性 RNA 聚合酶的小分子抑制剂，目前已进入新药三期临床的研究阶段。

（三）HCV 的灭活方法

HCV 对一般化学消毒剂敏感，100℃ 5min 或 60℃ 10h、高压蒸汽和甲醛熏蒸等均可灭活 HCV 病毒。

二、丙型肝炎的流行病学

（一）世界丙型肝炎流行状况

丙型肝炎呈全球性流行，在欧美及日本等乙型肝炎流行率较低的国家，它是终末期肝病以及肝移植的最主要原因。据世界卫生组织统计，全球 HCV 的感染率约为 3%，估计约 1.7 亿人感染 HCV，每年新发丙型肝炎病例约 3.5 万例。

（二）我国丙型肝炎流行状况

1992 - 1995 年全国病毒性肝炎血清流行病学调查结果显示，我国一般人群抗 - HCV 阳性率为 3.2%。各地抗 - HCV 阳性率有一定差异，以长江为界，北方（3.6%）高于南方（2.9%）。普通人群中抗 - HCV 阳性率随年龄增长而逐渐上升，男女间无明显差异。近年的小样本调查显示目前我国的 HCV 感染率可能低于上述数字，但全国丙型肝炎血清流行病学测定尚未完成。

HCV1b 基因型在我国最为常见，约占 80% 以上，是难治的基因型。某些地区有 1a、2b 和 3b 型报道；6 型主要见于香港和澳门地区，在南方边境省份也可见到此基因型。

（三）丙型肝炎传播途径

1. 血液传播　主要有：①经输血和血制品传播。我国自 1993 年开始对献血员筛查抗 -

HCV 后，该途径得到了有效控制。但由于抗 – HCV 存在窗口期及检测试剂的质量问题及少数感染者不产生抗 – HCV 的原因，目前尚无法完全筛除 HCV – RNA 阳性者，大量输血和血液透析仍有可能感染 HCV；②经破损的皮肤和黏膜传播。这是目前最主要的传播方式，在某些地区，因静脉注射毒品导致的 HCV 传播占 60% ~ 90%。使用非一次性注射器和针头、未经严格消毒的牙科器械、内镜、侵袭性操作和针刺等也是经皮肤和黏膜传播的重要途径。一些可能导致皮肤破损和血液暴露的传统医疗方法也与 HCV 传播有关；共用剃须刀、牙刷、文身和穿耳环孔等也是 HCV 潜在的经血传播方式。

2. 性传播　性伴侣为 HCV 感染者及多个性伙伴者发生 HCV 感染的危险性较高。同时伴有其他性传播疾病者，特别是感染人类免疫缺陷病毒（HIV）者，感染 HCV 的危险性更高。

3. 母婴传播　抗 – HCV 阳性母亲将 HCV 传播给新生儿的危险性为 2%，若母亲在分娩时 HCV – RNA 阳性，则传播的危险性可达 4% ~ 7%；合并 HIV 感染时，传播的危险性增至 20%。母体血液中 HCV 病毒水平高也会增加 HCV 传播的危险性。

4. 其他　部分 HCV 感染者的传播途径不明。接吻、拥抱、喷嚏、咳嗽、食物、饮水、共用餐具和水杯、无皮肤破损及其他无血液暴露的接触一般不会传播 HCV。

（四）HCV 传播的预防

因目前尚无可预防丙型肝炎的有效疫苗，主要靠严格筛选献血人员、医院、诊所、美容机构等场所严格按照标准防护（standard precaution）的规定进行消毒、灭菌和无菌操作，通过宣传教育避免共用剃须刀、牙刷及注射针具，减少性伙伴和不安全性活动。

三、丙型肝炎的自然史

暴露于 HCV 感染后 1 ~ 3 周，在外周血可检测到 HCV RNA。但在急性 HCV 感染者出现临床症状时，仅 50% ~ 70% 患者抗 – HCV 阳性，3 个月后约 90% 患者抗 – HCV 阳转。

感染 HCV 后，病毒血症持续 6 个月仍未清除者为慢性感染，丙型肝炎慢性转化率为 50% ~ 85%。40 岁以下人群及女性感染 HCV 后自发清除病毒率较高；感染 HCV 时年龄在 40 岁以上、男性及合并感染 HIV 并导致免疫功能低下者可促进疾病的进展。合并 HBV 感染、嗜酒（50g/d 以上）、非酒精性脂肪肝（NASH）、肝脏铁含量高、血吸虫感染、肝毒性药物和环境污染所致的有毒物质等，均可促进疾病进展。

儿童和年轻女性感染 HCV 后 20 年，肝硬化发生率为 2% ~ 4%；中年因输血感染者 20 年后肝硬化发生率为 20% ~ 30%；一般人群为 10% ~ 15%。

HCV 相关的 HCC 发生率在感染 30 年后为 1% ~ 3%，主要见于肝硬化和进展性肝纤维化患者；一旦发展成为肝硬化，HCC 的年发生率为 1% ~ 7%。上述促进丙型肝炎进展的因素以及糖尿病等均可促进 HCC 的发生。

发生肝硬化和 HCC 患者的生活质量均有所下降，也是慢性丙型肝炎患者的主要死因，其中失代偿期肝硬化最为主要。有报道，代偿期肝硬化患者的 10 年生存率约为 80%，而失代偿期肝硬化患者的 10 年生存率仅为 25%。

四、丙型肝炎的实验诊断

（一）血清生化学检测

急性丙型肝炎患者的 ALT 和 AST 水平一般较低，但也有较高者。发生人血白蛋白、凝血酶原活动度和胆碱酯酶活性降低者较少，但在病程较长的慢性肝炎、肝硬化或重型肝炎时可明显降低，其降低程度与疾病的严重程度成正比。

慢性丙型肝炎患者中，约30%的患者 ALT 水平正常，约40%的患者 ALT 水平低于2倍正常值上限（ULN）。虽然大多数此类患者只有轻度肝损伤，但部分患者可发展为肝硬化。

（二）抗–HCV 检测

用第三代 ELSIA 法检测丙型肝炎患者，其敏感度和特异度可达99%。抗–HC、不是保护性抗体，也不代表病毒血症，其阳性只说明人体感染了 HCV；一些血液透析、免疫功能缺陷或自身免疫性疾病患者可出现抗–HCV 假阴性或假阳性。

（三）HCV RNA 检测

在 HCV 急性感染期，血浆或血清中的病毒基因组水平可达到 $10^6 \sim 10^7$ 拷贝/ml（实时荧光定量 PCR 检测技术）。最新的 TaqMan 技术可以检测到更低水平的 HCV RNA 的复制。临床上决定是否应该抗病毒治疗及评价抗病毒治疗的疗效，都依赖于 HCV RNA 病毒载量的检测结果。

五、丙型肝炎的病理学

急性丙型肝炎可有与甲型和乙型肝炎相似的小叶内炎症及汇管区各种病变。但也有其特点：①汇管区大量淋巴细胞浸润、甚至有淋巴滤泡形成；胆管损伤伴叶间胆管数量减少，类似于自身免疫性肝炎。②常见以淋巴细胞浸润为主的界面性炎症。③肝细胞大泡性脂肪变性。④单核细胞增多症样病变，即单个核细胞浸润于肝窦中呈串珠状；病理组织学检查对丙型肝炎的诊断、衡量炎症和纤维化程度、评估药物疗效以及预后判断等方面至关重要。

六、丙型肝炎的临床诊断

（一）急性丙型肝炎的诊断

急性丙型肝炎可参考流行病学史、临床表现、实验室检查，特别是病原学检查结果进行诊断。

1. 流行病学史　有输血史、应用血液制品或有明确的 HCV 暴露史。输血后急性丙型肝炎的潜伏期为2~16周（平均7周），散发性急性丙型肝炎的潜伏期目前缺乏可靠的研究数据，尚待研究。

2. 临床表现　可有全身乏力、食欲减退、恶心和右季肋部疼痛等，少数伴低热，轻度肝大，部分患者可出现脾大，少数患者可出现黄疸。部分患者无明显症状，表现为隐匿性感染。

3. 实验室检查　ALT 多呈轻度和中度升高，抗–HCV 和 HCV RNA 阳性。HCV RNA 常在 ALT 恢复正常前转阴，但也有 ALT 恢复正常而 HCV RNA 持续阳性者。

（二）慢性丙型肝炎的诊断

1. 诊断依据　HCV 感染超过 6 个月，或发病日期不明、无肝炎史，但肝脏组织病理学检查符合慢性肝炎，或根据症状、体征、实验室及影像学检查结果综合分析，亦可诊断。

2. 重型肝炎　HCV 单独感染极少引起重型肝炎，HCV 重叠 HBV、HIV 等病毒感染、过量饮酒或应用肝毒性药物时，可发展为重型肝炎。HCV 感染所致重型肝炎的临床表现与其他嗜肝病毒所致重型肝炎基本相同，可表现为急性、亚急性病程。

3. 肝外表现　肝外临床表现或综合征可能是机体异常免疫反应所致，包括类风湿关节炎、眼口干燥综合征（Sjogren's syndrome）、扁平苔藓、肾小球肾炎、混合型冷球蛋白血症、B 细胞淋巴瘤和迟发性皮肤卟啉症等。

4. 混合感染　HCV 与其他病毒的重叠、合并感染统称为混合感染。我国 HCV 与 HBV 或 HIV 混合感染较为多见。

5. 肝硬化与 HCC　慢性 HCV 感染的最严重结果是进行性肝纤维化所致的肝硬化和 HCC。

6. 肝脏移植后 HCV 感染的复发　丙型肝炎常在肝移植后复发，且其病程的进展速度明显快于免疫功能正常的丙型肝炎患者。一旦移植的肝脏发生肝硬化，出现并发症的危险性将高于免疫功能正常的肝硬化患者。肝移植后丙型肝炎复发与移植时 HCV RNA 水平与移植后免疫抑制程度有关。

七、丙型肝炎的抗病毒治疗

（一）抗病毒治疗的目的

抗病毒治疗的目的是清除或持续抑制体内的 HCV 复制，以改善或减轻肝损害，阻止进展为肝硬化、肝功能衰竭或 HCC，并提高患者的生活质量，延长生存期。

（二）抗病毒治疗的有效药物

干扰素（IFN）特别是聚乙二醇化干扰素（PEG–IFN）联合利巴韦林是目前慢性丙型肝炎抗病毒治疗的标准方法。国内外研究结果表明，最好根据 HCV 基因分型结果决定抗病毒治疗的疗程和利巴韦林的用药剂量。

（三）抗病毒治疗的适应证

只有确诊为血清 HCV RNA 阳性的丙型肝炎患者才需要抗病毒治疗。单纯抗–HCV 阳性而 HCV RNA 阴性者，可判断为既往 HCV 感染者，不需要抗病毒治疗。

（四）一般丙型肝炎患者的治疗

1. 急性丙型肝炎　急性丙型肝炎患者是否需要进行积极的抗病毒治疗，目前尚存在争议。有研究表明，IFN–α 治疗能显著降低急性丙型肝炎的慢性转化率，因此，如检测到 HCV RNA 阳性，即应开始抗病毒治疗。目前对急性丙型肝炎治疗尚无统一方案，建议给予普通 IFN–α3MU，隔日 1 次肌内或皮下注射，疗程为 24 周，应同时服用利巴韦林 800 ~ 1000mg/d。也可考虑使用 PEG–IFN 联合利巴韦林的治疗方案。

2. 慢性丙型肝炎　①ALT 或 AST 持续或反复升高，或肝组织学有明显炎症坏死（G≥2）或中度以上纤维化（S≥2）者，应给予积极治疗；②ALT 持续正常者大多数肝脏病变较轻，应根据肝活检病理学结果决定是否治疗。对已有明显肝纤维化（S2、S3）者，无论炎症坏死程度如何，均应给予抗病毒治疗；对轻微炎症坏死且无明显肝纤维化（S0、S1）者，可暂不治疗，但每隔 3~6 个月应检测肝功能。③ALT 水平并不是预测患者对 IFNα 应答的重要指标。最近有研究发现，用 PEG-IFNα 与利巴韦林联合治疗 ALT 正常的丙型肝炎患者，其病毒学应答率与 ALT 升高的丙型肝炎患者相似。因此，对于 ALT 正常或轻度升高的丙型肝炎患者，只要 HCV RNA 阳性，也可进行治疗。

3. 丙型肝炎肝硬化 ①代偿期肝硬化（Child-Pugh A 级）患者，尽管对治疗的耐受性和效果有所降低，但为使病情稳定、延缓或阻止肝功能衰竭和 HCC 等并发症的发生，目前有干扰素以外的治疗方案，建议在严密观察下，从小剂量的 IFN 开始，给予抗病毒治疗。②失代偿期肝硬化患者，多难以耐受 IFNμ 治疗的不良反应，使用 IFN 的抗病毒治疗部分患者导致肝衰竭等使病情加重，应该慎用，有条件者应考虑行肝脏移植术。

4. 肝移植后丙型肝炎复发 HCV 相关的肝硬化或 HCC 患者经肝移植后，HCV 感染复发率很高。IFNα 治疗对此类患者有一定效果，但有促进对移植肝排斥反应的可能，可在有经验的专科医生指导和严密观察下进行抗病毒治疗。

（五）特殊丙型肝炎患者的治疗

1. 儿童和老年人 关儿童慢性丙型肝炎的治疗经验尚不充分。初步临床研究结果显示，IFNα 单一治疗的 SVR 率似高于成人，对药物的耐受性也较好。65~70 岁以上的老年患者原则上也应进行抗病毒治疗，但一般对治疗的耐受性较差。因此，应根据患者的年龄、对药物的耐受性、并发症（如高血压、冠心病等）及患者的意愿等因素全面衡量，以决定是否给予抗病毒治疗。

2. 酗酒及吸毒者 慢性酒精中毒及吸毒可能促进 HCV 复制，加剧肝损害，从而加速发展为肝硬化甚至 HCC 的进程。由于酗酒及吸毒患者对于抗病毒治疗的依从性、耐受性和 SVR 率均较低，因此，治疗丙型肝炎必须同时戒酒及戒毒。

3. 合并 HBV 或 HIV 感染者 合并 HBV 感染会加速慢性丙型肝炎向肝硬化或 HCC 的进展。对于 HCV-RNA 阳性、HBV-DNA 阴性者，先给予抗-HCV 治疗；对于两种病毒均呈活动性复制者，建议首先以 IFNα 加利巴韦林清除 HCV，对于治疗后 HBV-DNA 仍持续阳性者可再给予抗-HBV 治疗。

合并 HIV 感染也可加速慢性丙型肝炎的进展，抗-HCV 治疗主要取决于患者的 CD4$^+$ 细胞计数和肝组织的纤维化分期。免疫功能正常、尚无立即进行高活性抗反转录病毒治疗（HAART）指征者，应首先治疗 HCV 感染；正在接受 HAART 治疗、肝纤维化呈 S2 或 S3 的患者，需同时给予抗-HCV 治疗；但要特别注意观察利巴韦林与抗-HIV 核苷类似物相互作用的可能性，包括乳酸酸中毒等。对于严重免疫抑制者（CD4$^+$ 淋巴细胞 $< 2 \times 10^8$/L），应首先给予抗-HIV 治疗，待免疫功能重建后，再考虑抗-HCV 治疗。

4. 慢性肾衰竭 对于慢性丙型肝炎伴有肾衰竭且未接受透析者，不应进行抗病毒治疗。已接受透析且组织病理学上尚无肝硬化的患者（特别是准备行肾移植的患者），可单用 IFNα 治疗（应注意在透析后给药）。由于肾功能不全的患者可发生严重溶血，因此，一般不应用利巴韦林联合治疗。

（六）慢性丙型肝炎治疗方案

治疗前应进行 HCV RNA 基因分型（1 型和非 1 型）和血中 HCV RNA 定量，以决定抗病毒治疗的疗程和利巴韦林的剂量。目前临床上有 PEG - IFN - α2a 和 PEG - IFN - α2b 两种，IDEAL 临床研究 3 000 多例患者直接比较两种 PEG - IFN 的临床研究结果表明，两者的持续病毒学应答（SVR）的比率没有显著差别。

HCV RNA 基因为 1 型和（或）HCV RNA 定量 $\geq 2 \times 10^6$ 拷贝/ml 者，可选用下列方案之一：PEG - IFNα 联合利巴韦林治疗方案；普通 IFNα 联合利巴韦林治疗方案；一般疗程为 12 个月。

HCV RNA 基因为 2、3 型和（或）HCV RNA 定量 $< 2 \times 10^6$ 拷贝/ml 者，可选用下列方案之一：PEG - IFNa 联合利巴韦林治疗方案；普通 IFNα 联合利巴韦林治疗方案；一般疗程为 6 ~ 12 个月。

（七）抗病毒治疗应答预测及个体化治疗方案的调整

抗病毒治疗过程中，在不同时间点上的 HCV RNA 检测结果对于最终的持续病毒性应答（即停药后 24 周时的应答，SVR）具有很好的预测价值。慢性丙型肝炎抗病毒治疗第 4 周 HCV RNA 低于检测限，称之为快速病毒学应答（RVR）。抗病毒治疗第 12 周 HCV RNA 低于检测限，称之为完全早期病毒学应答（cEVR）；如果 HCV RNA 下降 2log10 以上但仍然阳性，称之为部分早期病毒学应答（pEVR）；如果 HCV RNA 下降不足 2log10，则称之为无早期病毒学应答（nEVR）。

获得 RVR 或 cEVR 的患者，完成整个疗程后其疗效较好，取得较高的 SVR；但对于只获得 pE - VR 的患者，需要提高用药剂量或延长抗病毒治疗的疗程方能提高 SVR。对于 nEVR 的患者，即使完成全部疗程，获得 SVR 的概率一般不超过 3%，因此，为避免承受不必要的副作用和经济花费，应及时停止治疗。

（八）对于治疗后复发或无应答患者的治疗

对于初次单用 IFNa 治疗后复发的患者，采用 PEG - IFNα 或普通 IFNα 联合利巴韦林再次治疗，可获得较高 SVR 率（47%，60%）；对于初次单用 IFNα 无应答的患者，采用普通 IFNα 或 PEG - IFNα 联合利巴韦林再次治疗，其 SVR 率仍较低（分别为 12% ~ 15% 和 34% ~ 40%）。对于初次应用普通 IFNα 和利巴韦林联合疗法无应答或复发的患者，可试用 PEG - IFNα 与利巴韦林联合疗法。

八、丙型肝炎患者的监测和随访

对接受抗病毒治疗患者的随访监测有以下几个方面。

1. 治疗前监测项目　治疗前应检测肝肾功能、血常规、甲状腺功能、血糖及尿常规。开始治疗后的第 1 个月应每周检查 1 次血常规，以后每个月检查 1 次直至 6 个月，然后每 3 个月检查 1 次。

2. 生化学检测　治疗期间每个月检查 ALT，治疗结束后 6 个月内每 2 个月检测 1 次。即使患者 HCV 未能清除，也应定期复查 ALT。

3. 病毒学检查　治疗 3 个月时测定 HCV - RNA；在治疗结束时及结束后 6 个月也应检测 HCV - RNA。

4. 不良反应的监测　所有患者在治疗过程中每 6 个月、治疗结束后每 3 ~ 6 个月检测甲状腺功能，如治疗前就已存在甲状腺功能异常，则应每月检查甲状腺功能。对于老年患者，治疗前应做心电图检查和心功能判断。应定期评估精神状态,尤其是对有明显抑郁症和有自杀倾向的患者,应停药并密切防护。

5. 提高丙型肝炎患者对治疗的依从性 患者的依从性是影响疗效的一个重要因素。医生应在治疗开始前向患者详细解释本病的自然病程,并说明抗病毒治疗的必要性、现有抗病毒治疗的疗程、疗效及所需的费用等。还应向患者详细介绍药物的不良反应及其预防和减轻的方法,以及定期来医院检查的重要性,并多给患者关心、安慰和鼓励,以取得患者的积极配合,从而提高疗效。

(吴治德)

第四节　丁型病毒性肝炎

一、病原学

1977 年 Rezzetto 等在 HBsAg 阳性肝组织标本中发现 δ 因子,它呈球形,直径 35~37nm,1983 年命名为丁型肝炎病毒(hepatitis D virus,HDV)。HDV 是一种缺陷病毒,在血液中由 HBsAg 包被,其复制、抗原表达及引起肝损害须有 HBV 辅佐;但细胞核内的 HDV RNA 无须 HBV 的辅助即可自行复制。HDV 基因组为单股环状闭合负链 RNA,长 1 679bp,其二级结构具有核酶(ribozyme)活性,能进行自身切割和连接。黑猩猩和美洲土拨鼠为易感动物。HDV 可与 HBV 同时感染人体,但大部分情况下是在 HBV 感染的基础上引起重叠感染。当 HBV 感染结束时,HDV 感染亦随之结束。

二、流行病学

丁型肝炎在世界范围内均有流行,丁型肝炎人群流行率约 1%。急、慢性丁型肝炎患者和 HDV 携带者是主要的传染源。

其传播途径与乙型肝炎相似。HDV 可与 HBV 以重叠感染或同时感染形式存在,以前者为主。

人类对 HDV 普遍易感,抗 HDV 不是保护性抗体。HBV 感染者,包括无症状慢性 HBsAg 携带者是 HDV 感染的高危人群;另外,多次输血者、静脉药瘾者、同性恋者发生 HDV 感染的机会亦较高。

我国由于 HBsAg 携带率较高,故有引起 HDV 感染传播的基础。我国西南地区感染率较高,在 HBsAg 阳性人群中超过 3%;但 HDV 感染也存在于中原及北方地区。

三、发病机制

同乙型病毒性肝炎一样,丁型肝炎的发病机制还未完全阐明。目前的研究认为 HDV 的复制对肝细胞有直接的致病作用。体外实验表明,高水平表达的 HD-Ag 对体外培养中的肝癌细胞有直接的细胞毒作用。且 HDV 与 HBV 重叠感染时,使得肝细胞损害加重,并向慢性化发展,免疫抑制剂对丁型肝炎肝细胞病变并无明显缓解作用。但最近研究提示,免疫应答可能也是 HDV 导致肝细胞损害的重要原因。因此,在丁型肝炎的发病机制中可能既有 HDV 的直接致病作用,又有宿主免疫应答介导的损伤。

四、临床表现

丁型肝炎的潜伏期 4～20 周。急性丁型肝炎可与 HBV 感染同时发生（同时感染，coinfection）或继发于 HBV 感染（重叠感染，superinfection），这两种感染形式的临床表现有所不同。临床上，乙型及丁型肝炎均可转化为慢性肝炎。

同时感染者临床表现与急性乙型肝炎相似，大多数表现为黄疸型，有时可见双峰型 ALT 升高，分别代表 HBV 和 HDV 感染所致的肝损害，一般预后良好，极少数可发展为重型肝炎。

重叠感染者可发生与慢性乙肝患者或无症状 HBsAg 携带者，其病情常较重，ALT 升高可达数月之久，部分可进展为急性重型肝炎（急性肝衰竭），此种类型大多会向慢性化转化。

五、实验室检查

HDV 的血清学标记如下。

1. HDVAg　是 HDV 唯一的抗原成分，因此 HDV 仅有一个血清型。HDVAg 最早出现，然后分别是抗 HDV - IgM 和抗 HDV - IgG，一般三者不会同时存在。抗 - HDV 不是保护性抗体。

2. HDV - RNA　血清或肝组织中 HDV - RNA 是诊断 HDV 感染最直接的依据。

（1）HDVAg、抗 HDV - IgM 及抗 HDV - IgG：HDVAg 是 HDV 的唯一抗原成分，HDVAg 阳性是诊断急性 HDV 感染的直接证据。抗 HDV - IgM 阳性也是现症感染的标志，当感染处于 HDVAg 和 HDV - IgG 之间的窗口期时，可仅有抗 HDV - IgM 阳性。在慢性 HDV 感染中，由于有高滴度的抗 HDV，故 HDVAg 多为阴性。抗 HDV - IgG 不是保护性抗体，高滴度抗 HDV - IgG 提示感染的持续存在，低滴度提示感染静止或终止。

（2）HDV - RNA：血清或肝组织中 HDV - RNA 是诊断 HDV 感染最直接的依据。可采用分子杂交和定量 RT - PCR 方法检测。

六、诊断

病毒性肝炎的诊断主要依靠临床表现和实验室检查，流行病学资料具有参考意义。

（一）流行病学资料

输血、不洁注射史，有与 HDV 感染者接触史，家庭成员有 HDV 感染者以及我国西南地区感染率较高。

（二）临床诊断

包括急性和慢性丁型肝炎，临床诊断同乙型病毒性肝炎。

（三）病原学诊断

在现症 HBV 感染者，如果血清抗 HDVAg 或抗 HDV - IgM 阳性，或高滴度抗 HDV - IgG 或 HDV - RNA 阳性，或肝内 HDVAg 或 HDV - RNA 阳性，可诊断为丁型肝炎。低滴度抗 HDV - IgG 有可能为过去感染。对于不具备临床表现、仅血清 HBsAg 和 HDV 血清标记物阳性时，可诊断为无症状 HDV 携带者。

七、鉴别诊断

同乙型病毒性肝炎。

八、预后

（一）急性肝炎

多数患者在 3 个月内临床康复。急性丁型肝炎重叠 HBV 感染时约 70% 转为慢性。

（二）慢性肝炎

慢性肝炎患者一般预后良好，小部分发展成肝硬化和 HCC。

九、治疗

（一）急性肝炎

急性肝炎一般为自限性，多可完全康复。以一般治疗及对症支持治疗为主，急性期应进行隔离，症状明显及有黄疸者应卧床休息，恢复期可逐渐增加活动量，但要避免过劳。饮食宜清淡易消化，适当补充维生素，热量不足者应静脉补充葡萄糖。避免饮酒和应用肝脏损害药物，辅以药物对症及恢复肝功能，药物不宜太多，以免加重肝脏负担。急性肝炎一般不采用抗病毒治疗。

（二）慢性肝炎

同乙型病毒性肝炎，对于慢性丁型肝炎，目前无特殊专门针对 HDV 的抗病毒药物。

十、预防

（一）控制传染源

急性患者应隔离至病毒消失。慢性患者和携带者可根据病毒复制指标评估传染性大小。现症感染者不能从事有可能导致血液暴露从而传播本病的工作。应对献血人员进行严格筛选 HBsAg，不合格者不得献血。

（二）切断传播途径

在医院内应严格执行标准防护（standard precaution）措施。提倡使用一次性注射用具，各种医疗器械及用具实行一用一消毒措施；对被血液及体液污染的物品应按规定严格消毒处理。加强血制品管理，每一个献血人员和每一个单元血液都要经过最敏感方法检测 HBsAg。

（三）保护易感人群

对丁型肝炎尚缺乏特异性免疫预防措施，目前只能通过乙肝疫苗接种来预防 HBV 感染从而预防 HDV 感染。

（吴治德）

第五节 戊型病毒性肝炎

一、概述

戊型病毒性肝炎（viral hepatitis E，戊型肝炎），是由戊型肝炎病毒（hepatitis E virus，HEV）引起的急性消化道传染病，既往称为肠道传播的非甲非乙型肝炎。本病主要经粪-口途径传播，可因粪便污染水源或食物引起暴发流行，多发生于青壮年，儿童多为亚临床型；主要发生在亚洲、非洲和中美洲等发展中国家。临床表现为急性起病，可有发热、食欲减退、恶心、疲乏、肝大及肝生化检查异常，部分病例可出现黄疸，孕妇患病常病情较重，病死率高。

二、流行病学

1. 传染源　主要是潜伏期末期和急性期早期的患者，其粪便排病毒主要出现在起病后3周内。最近文献报道，从猪、羊和大鼠等动物血清中也检测到HEV，因此这些动物有可能作为戊型肝炎的传染源。

2. 传播途径　本病主要是经过消化道传播，包括水、食物和日常接触传播；有报道静脉应用毒品者，抗HEV阳性率明显增高，提示可能存在血液传播。水源传播常常是暴发流行的原因，如1986年9月至1988年4月我国新疆南部发生的粪便污染水源导致的大流行，总计发病近12万例，死亡700人。食物传播可以造成小规模的暴发。

3. 人群易感性　人群普遍易感，但以青壮年发病率高，儿童和老年人发病率较低。儿童感染HEV后，多表现为亚临床型感染，成人则多为临床型感染。孕妇感染HEV后病情较重，病死率较高。我国一般人群的抗HEV阳性率为18%。戊型肝炎流行多发生在农村人群。

4. 流行特征　本病主要发生在亚洲、非洲和中美洲等一些发展中国家，其中印度、尼泊尔、孟加拉国、巴基斯坦和缅甸等国为高流行区，我国和印度尼西亚等为中流行区。我国各省市自治区均有本病发生，其中吉林、辽宁、河北、山东、内蒙古、新疆和北京曾有本病暴发或流行。本病发生有季节性，流行多见于雨季或洪水后。男性发病率一般高于女性，男女发病率之比为（1.3~3）：1。

三、病原学

1989年在日本东京举行的国际非甲非乙型肝炎学术会议上，正式将其命名为戊型肝炎（hepatitisE）和戊型肝炎病毒（hepatitis E virus，HEV），确定戊型肝炎是HEV通过消化道传播引起的急性肠道传染病。

戊型肝炎病毒（HEV）属于嵌杯病毒科，为RNA病毒，呈圆球状颗粒，直径27~38nm，平均33~34nm，无包膜。HEV抵抗力弱，4℃保存易裂解，对高盐、氯化铯、氯仿敏感，其在碱性环境中较稳定，在镁或锰离子存在下可保持其完整性。HEV基因组为单股正链RNA，全长7.2~7.6kb，编码2400~2533个氨基酸，由3个开放读码框架（ORF）组成。HEV有8个基因型，1型分布于我国及东南亚和非洲，2型见于墨西哥，3型见于美国，4 型见于我国和越南，6～8 型分别见于意大利、希腊和阿根廷。

四、发病机制

和甲型肝炎相似，HEV 感染所导致的细胞免疫是引起肝细胞损伤的主要原因。HEV 病毒血症持续时间在不同个体差异较大，可以是一过性感染，也可持续至发病后 100 天。HEV 可引起急性肝炎、重型肝炎和淤胆型肝炎，其具体发病机制尚不完全清楚。

五、病理学

急性戊型肝炎的组织病理学改变有其特点，主要表现为汇管区炎症、库普弗细胞增生，肝细胞气球样变、形成双核，常有毛细胆管内胆汁淤积。可有灶状或小片状肝细胞坏死，重者甚至大面积坏死，尤以门脉周围区严重。

六、临床表现

（一）潜伏期

本病的潜伏期为 10～60d，平均 40d。我国曾对 3 次同源性戊型肝炎流行进行调查，结果潜伏期为 19～75d，平均 42d。

（二）临床类型

人感染 HEV 后，可表现为临床型或亚临床型感染。临床戊型肝炎可表现为急性肝炎、重型肝炎（肝衰竭）和淤胆型肝炎，无慢性肝炎发生。

1. 急性肝炎

（1）急性黄疸型肝炎：总病程 2～4 个月，可分为三期。黄疸前期：持续 1～21d，平均 5～7d；起病较急，有畏寒、发热和头痛等上呼吸道感染的症状，伴有全身乏力、食欲减退、恶心、呕吐、厌油、腹胀、肝区痛、尿色加深等。黄疸期：持续 2～6 周；发热消退，自觉症状好转，但尿黄加深，出现眼黄和皮肤黄疸，肝脏肿大，可有压痛和叩击痛，部分患者可有脾大。部分患者可有一过性灰白色大便、皮肤瘙痒等梗阻性黄疸表现。恢复期：本期持续 2 周至 4 个月，平均 1 个月；表现为症状逐渐消失，黄疸消退。

（2）急性无黄疸型肝炎：除无黄疸外，其他临床表现与黄疸型相似，但较黄疸型轻，恢复较快，病程大多在 3 个月内。部分患者无临床症状，呈亚临床型，易被忽视。

2. 重型肝炎（肝衰竭）　在急性黄疸型基础上发生，多见于孕妇和既往有 HBV 感染者，以及老年患者等。孕妇感染 HEV 后易发展成急性或亚急性重型肝炎（肝衰竭），尤其是妊娠晚期的孕妇，其病死率可达 20%。其他诱因如过度疲劳、精神刺激、饮酒、应用肝损药物、合并细菌感染等。具体可参见"乙型肝炎"部分。

3、急性淤胆型肝炎　曾称为"毛细胆管肝炎"、"胆汁淤积性肝炎"。起病类似急性黄疸型肝炎，但自觉症状较轻。黄疸较深，持续 3 周以上，甚至持续数月或更长。有皮肤瘙痒，大便颜色变浅，肝大。肝生化检查血清胆红素明显升高，以直接胆红素为主，常伴 γ-谷氨酰转肽酶（GGT）、碱性磷酸酶（ALP）、总胆汁酸及胆固醇等升高，而自觉症状常相对较轻。血清转氨酶常轻度至中度增高。大多数患者可恢复。

七、实验室检查

1. 肝生化检查　主要表现为丙氨酸氨基转移酶（ALT）和天冬氨酸氨基转移酶（AST）明显升高；重型肝炎时常表现为酶胆分离；淤胆型肝炎时则表现为肝内胆汁淤积，即除 ALT 和 AST 升高外，可伴有 GGT 和 ALLP 明显升高。在重型肝炎时常有人血白蛋白明显下降、凝血酶原时间延长和凝血酶原活动度下降至 40% 以下。

2. 病原学检查

（1）抗 HEV - IgM 和抗 HEV - IgG：抗 HEV - IgM 阳性是近期 HEV 感染的标志。急性肝炎病人抗 HEV - IgM 阳性，可诊断为戊型肝炎。抗 HEV - IgG 在急性期滴度较高，恢复期则明显下降。如果抗 HEV - IgG 滴度较高，或由阴性转为阳性，或由低滴度升为高滴度，或由高滴度降至低滴度甚至阴转，亦可诊断为 HEV 感染。少数戊型肝炎患者始终不产生抗 HEV - IgM 和抗 HEV - IgG，故两者均阴性时不能完全排除戊型肝炎，需结合详细的流行病学暴露史进行诊断。

（2）HEV - RNA：采用 RT - PCR 法在粪便和血液标本中检测到 HEV - RNA，可明确诊断。但本方法尚未作为临床常规检测手段应用。

八、诊断

应根据患者的流行病学史、临床表现、实验室检测和病原学检查综合诊断。

1. 流行病学史　HEV 主要经粪 - 口途径传播，戊型肝炎患者多有饮生水史、进食海鲜史、生食史、外出用餐史、接触戊型肝炎患者史、或到戊型肝炎地方性流行地区出差及旅游史。

2. 临床表现　戊型肝炎为自限性疾病，一般仅根据临床表现很难与其他型肝炎区分，尤其是甲型肝炎。但一般而言，急性黄疸型戊型肝炎的黄疸前期持续时间较长，病情较重，黄疸较深；孕妇常发生重型肝炎，在中、轻度黄疸期即可出现肝性脑病，常发生流产和死胎，产后可导致大出血，出血后常使病情恶化并导致多脏器功能衰竭而死亡。

3. 实验室诊断　急性戊型肝炎患者血清抗 - HEV 阳转阴或滴度由低到高，或抗 HEV 阳性滴度 >1 : 20，或逆转录聚合酶链反应法（RT - PCR）检测血清和（或）粪便 HEV - RNA 阳性。

九、鉴别诊断

需要和其他肝炎病毒所导致的肝炎及药物等其他原因所致的肝损害相鉴别，请参见甲型肝炎。

十、治疗

戊型病毒性肝炎目前无特效治疗方法，主要是休息、支持和对症治疗，以及抗炎、抗氧化等保肝治疗，可以参考甲型肝炎的治疗。

十一、预防

本病的主要预防策略是以切断传播途径为主的综合性预防措施，包括保护水源，防止水源被粪便污染，保证安全用水；加强食品卫生和个人卫生；改善卫生设施，提高环境卫生水平。目前尚无批准的戊型肝炎疫苗可用于预防。

十二、预后

戊型肝炎为自限性疾病，一般预后良好，总的病死率为 1% ~ 2%。

（吴治德）

第六节　肝硬化

肝硬化不是一个独立的疾病，而是各种慢性肝炎疾病的最后发展阶段。病理学上以肝组织弥漫性纤维化、假小叶和再生结节形成为特征，临床上主要表现为肝细胞功能障碍和门脉高压症。

一、流行病学

肝硬化的发病高峰年龄在 35 ~ 48 岁，男女比例为（3.6 ~ 8）：1。在美国肝硬化的流行率约为 0.15%，因多数患者没有症状，预计人群中肝硬化的发生率可达 1%。目前尚无我国人群中肝硬化的发生率的准确流行病学资料。以往资料表明，肝硬化一旦进展到肝功能失代偿期，如不进行肝移植则 5 年存活率仅 15%。

二、病因

1. 病毒性肝炎　乙型、丙型肝炎，乙型和丁型病毒肝炎重叠感染经慢性病程所致。

2. 酒精性肝病　长期大量饮酒者可历经轻症酒精性肝病、酒精性脂肪肝、酒精性肝炎、酒精性肝纤维化，最终进展为酒精性肝硬化。

3. 自身免疫性肝病　自身免疫性肝炎或其他自身免疫性疾病累及肝脏。

4. 遗传代谢性　Wilson 病、遗传性血色病、α_1 抗胰蛋白酶缺乏、糖代谢障碍、脂代谢异常、尿素循环缺陷、卟啉症、氨基酸代谢障碍、胆酸代谢障碍均可引起肝硬化。

5. 药物和毒物性　服用甲氨蝶呤、异烟肼、维生素 A、胺碘酮、马来酸哌克昔林、甲基多巴、酚丁、野百合碱，或长期接触四氯化碳、磷、砷等。

6. 胆汁淤积性　原发性或继发性胆汁性肝硬化、原发性硬化性胆管炎、囊性纤维化、胆道闭锁或新生儿肝炎、先天性胆管囊肿等。

7. 营养不良性　慢性炎症性肠病、长期食物中缺乏蛋白质、维生素等可引起吸收不良和营养失调，使肝细胞发生脂肪变性和坏死，并降低肝脏对其他致病因素的抵抗能力。

8. 循环障碍　慢性充血性心功能衰竭、缩窄性心包炎、布加综合征、肝小静脉闭塞病、遗传性出血性毛细血管扩张症等。

9. 血吸虫性肝纤维化　长期反复感染血吸虫者，其虫卵沉积于汇管区，虫卵及其毒性代谢产物可引起大量结缔组织增生，但再生结节不明显，故称为血吸虫性肝纤维化。

10. 隐源性　有部分肝硬化患者的病因不明，通称隐源性。随着病因的逐步阐明，此类肝硬化的比例会越来越少。

三、病理与分型

在大体形态上，肝脏早期肿大，晚期明显缩小、质地变硬、重量减轻、包膜增厚，肝表面有弥漫性大小不等的结节和塌陷区。

肝硬化的形态学分类：①小结节性肝硬化：结节大小均匀，直径一般在 3 ~ 5mm，最大不超过 1cm。长期过量饮酒导致的酒精性肝硬化是典型的小结节性肝硬化；营养不良和贫血患者中也可见；②大结节性肝硬化：结节粗大，大小不均，直径一般在 1 ~ 3cm。慢性病毒性肝炎导致的肝硬化常为大结节性肝硬化；③大小结节性混合性肝硬化：即肝内同时存在大小结节两种病理形态。

四、临床表现

往往起病隐匿，病程进展缓慢，可潜伏 3 ~ 5 年或 10 年以上。临床上常分为肝硬化代偿期及失代偿期。

代偿期可有门静脉高压症或脾功能亢进表现，如食管静脉曲张、白细胞或血小板减少等，但无腹水、肝性脑病或上消化道出血，肝功能储备一般属 Child – Pugh A 级。一般人血白蛋白 ≥35g/L，胆红素 <35μmol/L，凝血酶原活动度多 ≥60%。

失代偿期一旦出现腹水、肝性脑病及食管胃底静脉曲张破裂出血，即进入失代偿期，肝功能储备一般属 Child – Pugh B、C 级。多有明显肝功能失代偿征象，如人血白蛋白 <35g/L，A/G <1.0，胆红素 >35μmol/L，凝血酶原活动度 <60%。

（一）症状

可有乏力、食欲缺乏、腹胀、腹泻、消瘦、皮肤瘙痒、发热等症状。有些代偿期肝硬化患者可无明显症状。

（二）体征

可有肝病面容、黄疸、肝掌、蜘蛛痣、腹壁静脉曲张；肝脏早期多可触及肝大，质硬、边钝，晚期因肝脏萎缩而触不到。可有不同程度脾脏增大；在肝硬化伴有腹水时，可出现脐疝及股疝。在酒精性肝硬化患者中可见腮腺肿大及 Dupuytren 掌挛缩，原发性胆汁性肝硬化患者可见黄色瘤。

（三）其他各系统的表现

内分泌系统紊乱的表现：因雌激素增多、雄激素减少，男性患者有性欲减退、睾丸萎缩、乳房发育和女式阴毛分布等；在女性可表现为月经失调、闭经、不孕等。易发生肝源性糖尿病，与原发性糖尿病不易区别。甲状腺激素异常可表现为总 T_4 升高、游离 T_4 正常或升高，而总 T_3 和游离 T_3 降低，TSH 正常或升高。可有肾上腺皮质激素增多，患者常有闭经、痤疮、多毛症、皮肤紫纹、满月脸等。

血液系统可出现贫血、白细胞和血小板减少及凝血机制障碍。

呼吸系统可出现肝肺综合征和门脉性肺动脉高压。

五、辅助检查

(一) 生化学

血清谷丙转氨酶、谷草转氨酶和胆红素水平可反映肝细胞受损情况，但与肝脏受损严重程度并不完全一致。碱性磷酸酶和 γ - 谷氨酰转肽酶可反映肝内胆汁淤积的情况，在原发性胆汁性肝硬化中此两种酶有中度以上升高；酒精性肝硬化时，γ - 谷氨酰转肽酶升高明显。人血白蛋白可反映肝脏合成能力，肝硬化时人血白蛋白降低。在自身免疫性肝炎肝硬化时，可见 γ - 球蛋白升高，在原发性胆汁性肝硬化时 IgM 升高。胆碱酯酶可反映肝脏储备功能，在肝硬化时可有明显下降。

(二) 血液学

血常规检查可显示轻度贫血、白细胞、血小板降低提示脾功能亢进。凝血酶原时间与肝细胞受损害程度有一定的关系。如明显延长，而且经注射维生素 K 仍不能纠正（凝血酶原活动度低于40%），常表示肝功能严重衰竭。

(三) 影像学

1. 肝脏超声显像　肝硬化早期可有肝脏增大，而晚期则左叶增大，右叶缩小，尾叶增大也较常见；肝脏边缘弯钝，肝脏表面凸凹不平，呈锯齿状、波浪状或结节状；肝实质回声增强、不均匀或呈结节状。脾脏常增厚（>40mm）。门脉高压时，门静脉直径常>14mm，脾门脾静脉直径常>10mm。

2. 计算机断层扫描（CT）　肝硬化时各叶比例失调，左叶外侧段和尾状叶增大常见。肝表面明显凹凸不整、边缘变钝，肝实质密度不均匀，可呈结节样。脾静脉及门静脉曲张，可见侧支循环形成，胃短静脉、胃冠状静脉及食管静脉曲张。对于发现肝占位病变 CT 优于超声显像。

3. 磁共振成像（MRI）　肝边缘波浪状或结节状改变，左肝外叶、肝尾叶增大，右肝及左肝内叶缩小，肝裂增宽，脾大。MRI 对于鉴别肝脏占位病变能提供比 CT 更多的信息。

4. 上消化道内镜或钡剂 X 线造影　胃镜可直接观察到食管胃底静脉曲张的部位和程度，并可进行内镜下治疗如曲张静脉套扎术或硬化注射术。食管及胃钡剂造影亦可发现食管静脉及胃底静脉曲张征象；典型食管静脉曲张呈串珠样、蚯蚓样或虫蚀样充盈缺损，纵行黏膜皱襞增亮；胃底静脉曲张可见菊花样充盈缺损。

(四) 肝活检组织病理学检查

是确诊代偿期肝硬化的金标准。除对肝脏组织切片进行光学显微镜下检查外，还可做各种特殊化学染色、免疫组化染色甚至原位杂交，有助于病因诊断。

六、并发症

(一) 上消化道出血

为最常见的并发症。常引起出血性休克或诱发肝性脑病，每年静脉曲张引起的消化道出血发生率为 5% ~ 15%，首次出血死亡率为 25% ~ 30%。

(二) 肝性脑病

是终末期肝病的常见并发症，初期为可逆性而反复发生，但重度肝性脑病是失代偿期肝硬化的重要死亡原因。

（三）自发性腹膜炎和其他感染

自发性腹膜炎是因肠道细菌易位进入腹水所致的腹腔感染，多为单一革兰阴性需氧菌感染。可有发热、腹痛，有或无压痛反跳痛。有的患者起病缓慢，并无明显腹膜炎的症状及体征。腹水常规显示白细胞数 $>0.5 \times 10^9/L$，中性粒细胞 $>50\%$，即 $>250/mm^3$（$0.25 \times 10^9/L$）。另外，失代偿期肝硬化患者也常并发呼吸道、泌尿系、肠道及胆道的细菌感染。

（四）肝肾综合征

是继发于严重肝功能障碍基础上的功能性肾衰竭，多发生在大量腹水的患者，其中主要发生机制为由于全身内脏动脉扩张所致的肾动脉收缩。其临床表现为血肌酐升高，可有尿量减少但无明显蛋白尿，超声显像亦无肾实质萎缩或尿路梗阻的表现。

（五）原发性肝癌

乙型肝炎或丙型肝炎肝硬化患者中每年有 3%～5% 发生肝癌。

七、诊断及鉴别诊断

（一）诊断依据

1. 病史　有助于了解肝硬化的病因，包括肝炎史、饮酒史、药物史、输血史、社交史及家族遗传性疾病史。
2. 症状体征　确定是否存在门脉高压和肝功能障碍表现。
3. 肝功能试验　人血白蛋白降低、胆碱酯酶下降、凝血酶原时间延长提示肝功能储备降低。
4. 影像学检查　B 超、CT 或 MRI 可见肝硬化的征象。

完整的诊断需包括：①是否有肝硬化；②肝硬化病因；③是否有肝硬化并发症；④肝功能分级情况：Child-Pugh 评分或 MELD 评分。

（二）鉴别诊断

（1）肝大时需与慢性肝炎、原发性肝癌、肝包虫病、华支睾吸虫病、慢性白血病、肝豆状核变性等相鉴别。

（2）腹水时需与心功能不全、慢性肾小球肾炎、结核性腹膜炎、缩窄性心包炎、腹腔内肿瘤和巨大卵巢囊肿等相鉴别。

（3）脾大应与疟疾、慢性白血病、血吸虫病相鉴别。

（4）出现并发症时的鉴别包括：急性上消化道出血应和消化性溃疡、糜烂性出血性胃炎、胃癌并发出血相鉴别；肝性脑病与低血糖、尿毒症、糖尿病酮症酸中毒等鉴别；肝肾综合征和慢性肾小球肾炎、急性肾小管坏死等鉴别。

八、治疗

（一）病因治疗

在肝硬化早期，去除致病因素可减轻或逆转肝硬化。在乙肝肝硬化患者，可根据患者病情和意愿选择干扰素、拉米夫定、阿德福韦酯、恩替卡韦、替比夫定等进行有效的个体化抗病毒治疗，但需注意在失代偿期肝硬化患者应禁用干扰素。对于酒精性肝硬化患者，戒酒是治疗的关键所在。对于肝豆状核变性患者应进行规范的驱铜治疗（主要药物为青霉胺、锌制剂）。对于血色病患者需采用放血疗法以减少体内铁负荷。有血吸虫病感染者应予抗血吸虫治疗。

（二）一般支持疗法

肝硬化患者往往全身营养状况差，需要加强休息和调节饮食习惯。

1. 休息　代偿期肝硬化可适当工作或劳动，但应注意劳逸结合，以不感疲劳为度。失代偿期应以休息为主。

2. 饮食　肝硬化患者的饮食原则应是高热量、足够蛋白质、充足维生素和低盐饮食。蛋白质以每日每千克体重 1~1.5g 为宜，可进食瘦肉、鱼肉、鸡肉等优质蛋白。对有肝性脑病前驱症状者，应暂时限制蛋白摄入量。有食管静脉曲张者应避免坚硬粗糙的食物。严禁饮酒。肝硬化患者宜实行低盐饮食，尤其腹水患者更应限制钠的摄入。

（三）并发症的治疗

本节仅介绍腹水、自发性腹膜炎、肝肾综合征、肝性脑病的治疗，上消化道出血的治疗见门脉高压的治疗。

1. 肝硬化腹水的治疗

（1）针对病因的治疗：根据腹水形成的病因不同，其治疗原则各有差异。如因心力衰竭所致的腹水，应强心利尿治疗；结核性腹膜炎的腹水应采取有效的抗结核治疗；因肾功能障碍所致的腹水，应改善肾功能，配合利尿治疗；癌性腹水，应积极治疗原发肿瘤，同时配合利尿治疗。

（2）限制钠盐摄入：腹水的患者要限制每日的钠盐摄入量，一般控制在每天 88mmol（2 000mg）。门脉高压性腹水患者的体重改变与机体的钠平衡直接相关，要使患者体重下降和腹水减少，重要的是限钠而不是限水。

（3）限制水分摄入：对大多数肝硬化腹水的患者来说，不必限制水的摄入。在肝硬化患者中，慢性低钠血症很常见，但患者很少因此而死亡。应用高张钠来快速纠正低钠血症可能会造成比低钠血症本身更为严重的并发症。因此，只有当血钠低于 120~125mmol/L 时，才需要限制水的入量。

（4）口服利尿药：常规的口服利尿药治疗从每天早晨服一次螺内酯和呋塞米开始。起始剂量为螺内酯 100mg 和呋塞米 40mg。因为螺内酯的半衰期较长，并可能导致高钾血症，故一般不单独应用。

根据病情可以逐渐调整两种药物的剂量，如果利尿效果或体重下降不明显，可每隔 3~5d 同时增加两药的剂量，注意一定要保持两药 100mg：40mg 的比例，这样可以维持正常的血钾水平。两药的最大剂量为：螺内酯 400mg/d，呋塞米 160mg/d。合并肾实质疾病的患者对螺内酯的耐受量较小，因为容易引起高钾血症。对有轻微男性乳房发育的患者，可以用氨苯蝶啶（10~40mg/d）来替代螺内酯。

对有严重水肿的患者，每天的体重下降没有限制。当水肿缓解后，体重的下降要控制在每天 0.5kg 之内。

（5）张力性腹水的治疗：一次大量放腹水可以迅速缓解张力性腹水。对限制钠盐和利尿药治疗效果不佳的有腹水患者，大量放腹水（>5L）的同时给予静脉补充白蛋白（每多放 1L 腹水补充 8g 白蛋白）治疗是安全的。放腹水治疗虽然能快速缓解症状，但是它对引起腹水的根本原因没有治疗作用。所以，对张力性腹水，单次大量放腹水后仍应继续给予限钠和利尿药治疗。

（6）难治性腹水的治疗：利尿治疗无效表现为：应用利尿药出现体重降低很少或无降低，同时尿钠的排出量 <78mmol/d；或者利尿药导致有临床意义的并发症，如肝性脑病、血清肌酐 >176.8μmol/L、血钠 <120mmol/L 或血清钾 >6.0mmol/L。

顽固性腹水的定义是：对限制钠的摄入和大剂量的利尿药（螺内酯 400mg/d，呋塞米 160mg/d）治疗无效的腹水，或者治疗性腹腔穿刺术放腹水后很快复发者。

系列放腹水治疗可以有效地控制腹水。即使对无尿钠排出的患者，每 2 周进行一次放腹水治疗仍然有效。对无尿钠排泄的患者，一次放液 6L 就相当于抽出 10d 的潴留钠。穿刺 10L 腹水可抽出约 17d 的潴留钠。有尿钠排出的患者，放腹水间隔应相应延长。

对大量放腹水是否要补充胶体液尚有不同意见。目前推荐如果一次抽腹水 <4~5L，在腹腔穿刺术后可不必输白蛋白；如果更大量放腹水，每增加 1L 腹水可输白蛋白 8~10g。

对于上述治疗仍难以控制的腹水，可试用腹水超滤浓缩腹腔回输治疗、腹腔静脉分流术或经颈静脉肝内门体静脉分流术（TIPS）。

2. 自发性腹膜炎的治疗　除一般支持治疗外，强调早期、足量应用抗菌药物。细菌培养阳性者参考药敏试验给药，如细菌培养阴性，则应按最常见的致病菌（即大肠杆菌或肺炎克雷白杆菌）选用静脉滴注头孢类抗生素，如头孢噻肟、头孢哌酮或头孢他啶等，用药时间不少于 2 周。预防自发性腹膜炎则常用诺氟沙星，400mg/d，消化道大出血者用 7d。长期用药只限于曾患自发性腹膜炎而预防再发者。

3. 肝肾综合征的治疗　1 型肝肾综合征发展迅速，在没有有效治疗的情况下，病死率几乎为 100%，平均生存时间不到 2 周。2 型肝肾综合征发展相对缓慢，病情比较平稳，平均生存时间在 6 个月左右。肝肾综合征一经诊断，应给予扩充血浆容量，同时采用血管收缩剂以收缩内脏血管、增加肾脏灌注。

（1）药物治疗：主要通过静脉输注白蛋白来扩充血容量，国际腹水研究小组推荐剂量为 1g/kg（第 1 天），以后为 20~50g/d。血管收缩药物主要包括三类：垂体后叶素类似物（特利加压素）、生长抑素类似物（奥曲肽）及 α 肾上腺素受体激动剂（米多君，去甲肾上腺素）。目前文献报道应用最多的是特利加压素，用法为 0.5mg/4h，2~3d 后逐渐增至 1mg/4h，最大剂量 2mg/4h。奥曲肽为 100μg/d，皮下注射，必要时增至 200μg。米多君为 2.5~7.5mg，口服 1 日 3 次，必要时增至 12.5mg。去甲肾上腺素用量为 0.5~3mg/h，持续静脉注射，从 0.5mg/h 开始，至少平均动脉压升高 10mmHg 或 4h 的尿量大于 200ml，如果其中一项未达标，则增加 0.5mg/h，每 4h 评价 1 次，最大剂量为 3mg/h。当病情恢复（血清肌酐 <133μmol/L 或肌酐清除率 >40ml/min）或用药达到 15d 时，可停药。

（2）透析治疗：包括持续血液过滤、间歇血液透析和分子吸附再循环系统等，由于不良反应较多（低血压、凝血异常、消化道出血等）通常不作为独立的治疗手段。但对于有肝移植适应证，而对药物治疗效果不佳的患者，透析可作为过渡治疗。

（3）肝移植：是治疗肝肾综合征最有效的手段，但在肝移植前应尽量恢复肾功能。

（四）肝性脑病的治疗

氨中毒学说仍被认为是肝性脑病的主要发病机制之一，因此治疗的主要目的是清除体内的氨。

1. 治疗或去除可能的诱发因素　如上消化道出血、高蛋白饮食、饮酒、应用镇静剂、安眠药、过度利尿、低血容量、低血钾、感染、手术（包括 TIPS）等。

2. 减少氨的产生　低蛋白饮食可减少氨的产生，肝功失代偿时应控制蛋白摄入量不超过 $70 \sim 80 g/d$；发生脑病时，不超过每日 40g，患者苏醒后可逐渐增加。

3. 减少氨的吸收　乳果糖在结肠内可被细菌降解，产生乳酸及乙酸，使 NH_3 变成 NH_4^+，同时它还能改善肠道微生态，减少内毒素的产生与吸收。乳果糖剂量为 20g（30ml），每日 3 次口服，以维持大便每日 $2 \sim 3$ 次为宜。如不能口服，用 $60 \sim 100 ml$ 灌肠亦可。山梨醇与乳果糖类似，剂量为 $500 \sim 750 g$，每日分 3 次服用。

4. 促进氨的清除　近年多个有对照的研究报道 L – 鸟氨酸 – L 天门冬氨酸每日 20g 静脉滴注，或 $6 \sim 9 g$，每日 3 次口服，对治疗肝性脑病有效。

5. 其他　支链氨基酸可调节体内氨基酸平衡，静脉输注对不能耐受口服蛋白摄入者有维持营养的作用。苯二氮䓬受体拮抗剂氟马西尼对由苯二氮䓬类药物（如地西泮）诱发的肝性脑病有促苏醒的作用。对于有锥体外系症状者可应用多巴胺激动药如溴隐亭。对于血液 pH 偏碱者可静脉输注精氨酸。

九、预后

肝硬化的预后取决于病因、肝功能代偿程度及有无并发症。对于酒精性肝硬化、自身免疫性肝炎肝硬化或乙型肝炎肝硬化等，如能及时确诊并给予积极的病因治疗，病变可趋静止甚至部分逆转。Child – Pugh 分级和 MELD 评分有助于判断预后。失代偿期肝硬化患者的常见死亡原因包括：肝性脑病、上消化道大出血、继发感染和肝肾综合征等。

（吴治德）

第七节　门脉高压症

门脉系统血流受阻和（或）血流量增加，导致门脉及其属支静水压升高，称为门脉高压症（portal hypertenstion，PHT）。正常门静脉压力一般为 $0.67 \sim 1.33 kPa$，门静脉压超过 $1.33 \sim 1.60 kPa$ 称为门静脉高压症。

一、诊断

（一）病史采集

1. 起病情况　多数起病缓慢，也有以上消化道出血和肝性脑病等并发症表现急性起病。

2. 主要临床表现

（1）门 – 体侧支循环：最主要的是食管胃底静脉曲张，是肝硬化上消化道出血的主要原因；其次是直肠静脉丛形成痔核，痔核破裂可导致便血和慢性失血性贫血。

（2）脾肿大和脾功能亢进：脾大是本病的主要临床表现之一，有时是临床最早发现的体征。但脾大小与门静脉高压的高低无明显的关系。由于脾内大量储血，脾内血流减慢，血细胞被单核－巨噬细胞吞噬，可出现血细胞减少。

（3）腹水：是门脉高压常见的表现，有些患者可出现肝性胸水。

（4）门静脉高压性胃肠血管病：是长期门脉高压所致胃肠黏膜血管病变，其发病部位依次为胃、小肠、大肠和直肠。病理改变为胃肠道微循环障碍、黏膜缺血。诊断主要依靠内镜。

（5）肝性脑病：门体侧支循环可使血氨增高，产生慢性肝性脑病。

3. 既往病史　有病毒性肝炎、血吸虫病、酒精性、药物性肝病、代谢性肝病，以及腹水、黄疸，肝性脑病史常可有助于诊断。

（二）体格检查要点

可有脾大和腹水的体征，如有腹壁静脉曲张，应注意血流回流方向，正常为脐上往上，脐下往下。如脐下往上说明下腔静脉阻塞。

（三）继续检查项目

1. 实验室检查　血常规检查可呈全血细胞减少。肝功能检查白蛋白下降，球蛋白增高，白/球比例倒置。肝硬化活动期，转氨酶和胆红素常增高，凝血酶原时间延长。

2. 超声扫描　可发现脾大及扩大的门静脉、脾静脉、胃底静脉及其他侧支循环，以及腹水、门静脉海绵样变、门静脉血栓等。

3. 内镜和 X 线钡剂检查　内镜诊断食管胃底静脉曲张优于食管吞钡，可判断范围、大小、有无红色征。

4. CT 检查　可显示肝大小、形态、边缘，脾大小及侧支循环情况，特别是孤立性胃底静脉曲张。

5. 门静脉造影　经脾门静脉造影、经皮肝穿刺门脉造影，可显示门静脉高压的血流动力学变化。

6. 门脉血流动力学测定　肝静脉嵌入压及其静脉血流量测定，以及经胃镜测定食管曲张静脉压力。

（四）诊断要点

1. 门静脉高压症的确立　门静脉高压症的三大临床表现：脾大、腹水、侧支循环的建立和开放，特别是侧支循环开放的证据。

2. 门静脉高压症的病因　应根据患者的病史及临床表现，进行必要的实验室及辅助检查。80% 的门静脉高压是由肝硬化引起，在我国多为乙型病毒性肝炎肝硬化，但也应注意门脉高压症的其他原因。按门静脉高压发生部位可分为肝前型、肝内型和肝后型。

3. 评估　门静脉高压症的程度及食管静脉曲张出血的危险性，可通过胃镜检查、肝静脉压力梯度测量、门静脉系统血流动力学及彩色多普勒检查，以及肝功能检查来评估。

（五）鉴别诊断要点

1. 与脾大疾病鉴别　如慢性血吸虫病、疟疾、溶血性贫血、淋巴瘤、白血病、特发性血小板减少性紫癜、风湿性疾病等。

2. 与腹水为主要表现疾病相鉴别　需与心源性、肾性、营养不良性、癌性及腹膜、妇科疾病等所致腹水鉴别，除腹水检查外，还需根据病史体征作其他相关检查。

3. 与上消化道出血疾病鉴别 如消化道溃疡、胃癌、食管癌等鉴别。

二、治疗

(一) 治疗原则

门脉高压症病治疗大多相当困难，急性出血时止血及预防食管静脉曲张首次及再次出血以及针对其他并发症治疗是治疗的主要目的。

(二) 治疗计划

1. 急性出血期治疗

(1) 非手术治疗：根据出血情况积极补充血容量，但注意避免输血和输液量过多或速度过快，以免短期内门脉压增高引起复发出血。尽早进行急诊胃镜检查明确出血原因及部位，门脉高压急性上消化道出血的主要原因是食管静脉曲张破裂，但也可来自消化性溃疡、门脉高压性胃病，均应给予降门脉压治疗。此外静脉应用抑制胃酸分泌的药物，如 H_2 受体阻滞剂、质子泵抑制剂等，以控制胃黏膜糜烂及出血。

1) 药物治疗：a. 生长抑素：可减少内脏血流量、降低门脉压，不良反应少。天然生长抑素（思他宁）首先缓慢静注 250μg，然后以每小时 250μg 持续静滴，维持 5d。人工合成生长抑素（善宁）首先缓慢静注 0.1mg，然后以每小时 25 ~ 50μg 速度持续静滴，维持 5d。b. 垂体后叶素：直接收缩内脏血管床的小动脉和毛细血管前括约肌，使内脏循环血容量减少，门脉血流量减少，减少侧支循环血流量。用法 0.2 ~ 0.4 单位/分钟持续静滴，与硝酸甘油联用，可有效克服相互不良反应，加强降门脉压作用。三甘氨酰赖氨酸加压素效果优于垂体后叶素，不良反应少，但价格昂贵。

2) 内镜下硬化剂注射或套扎治疗：此方法相对简单、安全，肝功能不良的患者也能用此法治疗，应作为食管静脉曲张出血治疗的首选方法。注射方法有静脉旁、静脉内注射及上述两者混合法，常用硬化剂有鱼肝油酸钠、乙氧硬化醇。硬化治疗的主要并发症有食管狭窄、溃疡形成、发热和胸腔积液，有时尚可发生异位栓塞如肺、肾栓塞。内镜下曲张静脉套扎术技术和设备要求高，但更加方便和安全，目前已广泛应用。

3) 三腔二囊管：一般不作为首选措施，往往作为手术和内镜治疗前的一种临时止血措施。

4) 经颈静脉肝内门体分流术：本方法技术要求高，价格昂贵，且存在肝性脑病及支架易堵塞等问题，目前已较少开展。

(2) 手术治疗：大出血时有效循环血量减少，肝血流量减少，可导致肝功能进一步损害，患者对急症手术的耐受性低，应尽量选用非手术治疗法。如仍不能止血可做食管胃底静脉缝扎术或门奇静脉断流术，术后择期进行脾切除加门奇静脉断流或分流术。

2. 非止血期的治疗

(1) 降门脉压药物：主要有两类：血管收缩药和血管扩张药。缩血管药可减少门脉血流量，常用的非选择性 β - 受体阻滞剂普萘洛尔；从小剂量开始，要求心率不低于 60 次/分，切忌突然停药。扩血管药可降低门脉系统血管阻力，常用的有哌唑嗪、可乐定、硝酸酯类、钙通道拮抗剂等。普萘洛尔加单硝酸异山梨酯可预防食管静脉曲张首次及再次出血，并可减少彼此不良反应。利尿药可通过降低有效血容量，反射性引起内脏血管收缩，从而降低门静脉压。

（2）内镜治疗：对重度食管静脉曲张并有红色征者可选择内镜下套扎和（或）硬化剂注射以预防首次出血。

（3）手术治疗：对肝功能良好，存在脾功能亢进及食管静脉曲张严重者可考虑进行脾切除加门奇断流术。

（4）介入治疗：如脾功能亢进明显，还可考虑经股动脉插管脾动脉栓塞治疗，也可进行经皮经肝胃左静脉栓塞术（PTO）。

三、介入治疗

（一）经颈静脉肝内门体静脉分流术

经颈静脉肝内门体静脉分流术（transjugular intrahepatic portal – systemicstenting shunt，TIPSS）是近十余年来逐步成熟的用于治疗肝硬化门脉高压症的一项介入治疗技术。它集穿刺、血管成形、支架植入等多项介入技术为一体。是最具代表性的综合介入放射学技术。TIPSS 的发明源于一个偶然的机会，美国学者 Rosch 在经颈门静脉进行胆管造影时，误刺入门静脉而想到这是一种治疗门静脉高压的方法。而球囊导管和金属支架的出现为这项技术的临床应用和推广，提供了方便条件。

TIPSS 的基本原理：采用特殊介入治疗器材，在 X 线透视导引下，经颈静脉入路，在肝内建立一个肝静脉与门静脉之间的人工分流通道，使部分门静脉血流直接分流入下腔静脉，从而使门静脉压力降低，控制和预防食管胃底静脉曲张破裂出血，促进腹水吸收。TIPSS 技术在 20 世纪 80 年代初应用于临床，至 90 年代技术日臻完善，疗效肯定，但至今尚未根本性地解决分流道再狭窄的问题。

1. 适应证与禁忌证

（1）适应证

1）难以控制的食管、胃底静脉曲张破裂出血。

2）食管、胃底静脉曲张破裂出血经内镜治疗后复发。

3）门脉高压性胃病。

4）顽固性腹水。

5）肝性胸水。

6）布 – 加氏综合征（Budd – chiari's Syndrome）。

（2）禁忌证

TIPSS 技术无绝对禁忌证，但下述情况因易引起并发症而作为相对禁忌证。

1）右心或左心压力升高。

2）心功能衰竭或心脏瓣膜功能衰竭。

3）肝功能进行性衰竭。

4）重度或难以纠正的肝性脑病。

5）难以控制的全身感染或败血症。

6）难以解除的胆道梗阻。

7）肝脏多囊性病变。

8）肝原发或转移性恶性肿瘤范围巨大。

9）重度或难以纠正的凝血功能障碍。

2. 治疗方法

（1）择期患者术前准备

1）心、肺、肝、肾功能检查，功能不全者予以纠正。

2）凝血时间检查，不良者予以纠正。

3）血常规检查，失血性贫血者予以纠正。

4）肝脏彩色超声检查，增强 CT 及三维重建或 MR 检查，必要时可先进行间接门脉造影。重点了解肝静脉与门静脉是否闭塞，两者空间关系以及拟建分流道路径情况。门脉分支的拟穿刺部位如无肝实质包裹则不能进行该手术。

5）术前 3d 预防性应用抗生素及做肠道清洁准备。

6）术前 2d 低蛋白饮食，避免应用含氨浓度高的血制品。

7）穿刺部位备皮。

8）术前 1d 做好碘过敏试验。

9）术前 6h 禁食水。

10）向患者本人及家属说明手术目的、方法和可能出现的各种并发症并签署患者知情同意书。同时强调术后长期保肝、抗凝治疗的必要性，以及随访和分流道再次介入手术修正的重要性。

11）术前给予镇静，必要时可给予止痛处理。

（2）急诊患者术前准备：急诊患者应尽可能完成择期患者的术前准备，尤应进行急诊 CT 以明确肝脏及门脉血管情况可否进行 TIPSS，并于术中进行间接门脉造影，以确定穿刺角度、方位。

（3）器材及药品准备

1）门脉穿刺系统：如 RUPS 100（Cook 公司）和 RTPS 100（Cook 公司）肝穿装置。

2）球囊导管：如直径 8～12mm。

3）管腔内支架：如目前主张选择直径 8～10mm 的激光切割或编织式钛合金自膨式支架。

4）造影导管等：0.035 英寸（1 英寸 = 2.54cm）的超滑导丝，超硬导丝，穿刺针，导管鞘等常规器材。

5）术中用药：局麻药，常用 1% 普鲁卡因或 2% 利多卡因。抗凝剂，常用肝素。对比剂，离子型或非离子型对比剂。止痛镇静剂。

（4）主要操作步骤与方法

1）颈内静脉穿刺术：患者仰卧，头偏向左侧或右侧。以右或左侧胸锁乳突肌中点的外缘即胸锁乳突肌三角区的头侧角为中心，进行常规皮肤的消毒和局部麻醉。在拟穿刺点皮肤横切口 3mm 后，充分扩张皮下通道，采用静脉穿刺针呈负压状态进针，进行颈内静脉穿刺术。穿刺针成 45°角进针，针尖指向同侧乳头方向，进针深度约 3～5cm。穿刺成功后，将导丝送入下腔静脉，并用 10～12F 扩张鞘扩张局部穿刺通道；引入静脉长鞘，通过导丝及肝静脉管选择性插入肝静脉，一般选择右肝静脉进行测压、造影，在少数情况下，选择左或中肝静脉具有优势。

2）经肝静脉门静脉穿刺术：当静脉长鞘送入靶肝静脉后，根据造影确定门脉穿刺点，一般选择距肝静脉开口 2cm 左右的静脉点，此点向前距门脉右干约 1.5cm，向下距门脉右干

2~3cm；少数肝硬化后严重肝萎缩或大量腹水的患者，应适时选择更高或更低的位置。根据门静脉穿刺针柄部方向调节器的指引穿刺针方向和深浅度进行门脉穿刺。当穿入肝内门脉1级或2级分支后，将导丝引入门脉主干，将5 F穿刺针外套管沿导丝送入门脉，置换超硬导丝，沿导丝将肝穿刺装置插入门脉主干后，保留带标记长鞘导管，经此号管插入带侧孔造影导管进行门脉造影及压力测定。

3）肝内分流道开通术：门脉造影后，将超硬导丝送入肠系膜上静脉或脾静脉，沿该导丝置换球囊导管进行分流道开通术，分别充分扩张门静脉入口、肝实质段、肝静脉出口。

4）管腔内支架植入术：分流道并通后，沿导丝将装有管腔内支架的输送器送入分流道，精确定位后释放，一般推荐选用直径8~10mm，长度60~80mm的自扩式金属内支架。

5）食管下段胃底静脉硬化栓塞术：肝内分流道建立后，对胃冠状静脉、胃短静脉及所属食管、胃底静脉血流仍然较明显或有活动性出血患者，可同时进行此项治疗。其步骤为：经TIPSS入路送入单弯导管，根据门脉造影情况，将导管插入胃冠状静脉等侧支血管，经导管注入硬化栓塞剂。常用硬化剂推荐5%鱼肝油酸钠和（或）无水乙醇；栓塞剂推荐钢圈、吸收性明胶海绵或聚乙烯醇颗粒。

3. 并发症的预防与处理

1）心包填塞：为TIPSS操作时器械损伤右心房所致。术中应谨慎操作，避免动作粗暴。如发生应紧急做心包引流或心包修补术。

2）腹腔内出血：术前充分研究肝静脉、门脉立体关系，减少盲穿次数。有条件者在超声指引下穿刺，推荐术中经肝静脉CO_2造影显示门脉系统的方法。若术中患者出现急性失血性休克表现，应及时进行肝动脉造影，明确有无肝动脉损伤，必要时应进行肝动脉栓塞术止血。若为门脉损伤导致的腹腔内出血，往往比较凶险，患者可很快出现失血性休克表现，在抗休克的同时进行外科门脉修补术。

3）胆系损伤：穿刺损伤肝内胆管或分流道阻塞了肝内胆管，术后可出现胆系出血或梗阻性黄疸，发生率较低，对症处理多可缓解。

4）术后感染：以胆系及肺部感染多，强调手术期抗生素的应用。

5）肝性脑病：术前肝功能储备的评估是预防肝性脑病的关键，分流量的控制和充分的肠道准备是手术期的重要环节，辅以保肝降氨治疗。

4. 疗效判定

1）TIPSS技术成功的标准：一般认为TIPSS建立以后门脉压力与肝静脉压力梯度低于2.66kPa，静脉曲张消失，是TIPSS成功的客观标准。

2）临床成功的标准：包括：出血立即停止和随访未发生出血。技术成功标准肝内分流道成功建立，管腔内支架释放准确，展开程度达到目的要求，分流道通畅。

5. 随访与预后　TIPSS近期止血效果虽确切，但中远期效果并不理想。TIPSS主要存在以下两个方面的问题：①肝性脑病；②分流道狭窄；术后半年狭窄率为20%~30%，1年为40.5%~55%，再狭窄的发生率随时间延长呈增加趋势，但主要发生在术后1年内。其分流道狭窄或闭塞的机理不完全清楚，一般认为，早期（3个月内）与内支架留置不当和术后抗凝不足有关，中、远期主要与支架内的假性内膜过度增生有关。尽管早、中期分流道再狭窄发生率较高，但本项技术可重复性操作较强，90%左右的患者可通过溶栓、球囊扩张或内支架植人获得再通，能保持中长期的有效分流，从一定程度上解决了 TIPSS 中远期疗效不佳的问题。因此，TIPSS 仍是食管胃底静脉曲张破裂大出血的有效止血方法，随着技术的不断进步和研究的深入，相信 TIPSS 有着更加光明的前景。

6. 注意事项

（1）术中注意事项

1）颈内静脉穿刺：应选择三角区的顶角或颈动脉搏动外侧 2~5mm 处作为穿刺点，并负压进针。注意回血颜色以区别于动脉；穿刺不宜过低，以免引起气胸；有条件者可在超声指引下穿刺，必要时也可术中经股静脉植入导丝于颈内静脉内作为穿刺指引。

2）肝内穿刺：入门脉后，试推对比剂"冒烟"，观察有无门脉显示及显示哪些结构，以判断入门脉的部位。一般选择门静脉分叉部偏右侧主干 1~2cm 处，若门脉左右干均显影，可疑穿刺入分叉部或分叉下门脉，应特别小心肝外分流所致的出血；注意与肝静脉和肝动脉的鉴别，密切注意有无对比剂外溢。

3）球囊：其有效长度以 4~6cm 为宜，推荐选用长度在 4cm 以下的超薄高压球囊；球囊的直径可根据门脉的自然分流量（侧支循环的多少）确定，一般选择 8~12mm，必要时选用 6mm 直径的小球囊作预扩张。球囊扩张完成后，抽空球囊但勿急于撤出，密切观察患者血压和脉搏变化；如发生肝外门脉撕裂引起大出血，则可充盈球囊止血以争取手术时间。

4）管腔内支架：所选管腔内支架的管径应与扩张分流道所用的球囊导管直径一致或略大 1~2mm；支架应伸入门脉内 1~2mm；伸入肝静脉内可略长或覆盖肝静脉。

5）硬化栓塞剂：导管插入胃冠状静脉后，应先进行造影观察，并充分了解血流状态和方向再注入硬化栓塞剂。注入硬化剂的量一般为 10~15ml，若发现有反流或血管"铸型"应立即停止注射，以防止硬化剂反流入门脉导致门脉系统栓塞。

（2）术后注意事项

1）注意患者生命体征，发现异常及时对症处理。

2）常规应用广谱抗生素以预防感染。

3）注意肝肾功能变化，加强保肝及水化保肾治疗。

4）抗凝治疗。

5）降氨、促代谢治疗。

6）分流道通畅性的监测，推荐术后分流道留置管早期干预策略。

（二）经球囊闭塞法逆行性静脉栓塞术

近年来，Kanagawa 采用经球囊闭塞法逆行性静脉栓塞术（balloonocduded retrograde transvenolls obliteration，BRTO）治疗存在较大门体通道的胃静脉曲张。此法与以往其他方法比较，创伤小，疗效肯定，几乎无并发症，重复性好。B-RTO 技术采用经股静脉进入下腔静脉，通过门体侧支或交通进入门脉，其解剖基础是胃静脉曲张主要由胃短静脉和胃后静脉出血，部分有胃冠状静脉参与。在门脉高压症时，食管胃静脉形成广泛的门体侧支循环，其中主要有脾-胃、胃-肾分流和经左膈下静脉的胃-下腔分流。Watanabe 对一组 230 例食管胃静脉曲张的分析，发现 39% 的胃静脉曲张伴有胃-肾分流。曲张的胃静脉多通过肾静脉与下腔静脉相通，并可同时经胃-肾和胃-下腔途径分流。

1. 适应证与禁忌证 在影像学资料显示存在经自发性脾-肾或胃-肾分流道的前提下，

为下列各项。

（1）适应证

1）确诊为食管胃底静脉曲张破裂出血、而以胃底静脉曲张为主者。

2）有出血既往史，经血管造影或内镜检查有再出血的危险者。

3）门脉高压症食管胃底静脉曲张破裂出血，经血管加压素或垂体后叶素治疗、三腔气囊压迫等常规内科治疗失败者。

4）手术后或内镜硬化剂注射止血治疗后再出血者。

5）不能耐受紧急手术治疗的出血者。

6）TIPSS 术中同时以球囊闭塞分流道远端后对胃冠状静脉、胃短静脉进行栓塞，避免了栓塞物质经自发分流道进入肾静脉造成误栓，可使栓塞更为彻底。

（2）禁忌证

1）肝功能严重损害。

2）大量腹水。

3）有出血倾向。

4）败血症或肝脓肿。

2. 治疗方法

（1）BRTO 术前，患者需进行内镜检查，腹部增强 CT 扫描或动脉性门脉造影（经脾动脉、肠系膜上动脉或胃左动脉），以确定曲张静脉和门体侧支的存在及形态。

采用 Seldinger 技术穿刺股静脉，选用 5F 或 6F 导管，确定流出道，若流出道为左肾静脉，则导管经下腔静脉、左肾静脉及胃 - 肾通道进入曲张静脉流出道远端，若流出道为胃 - 下腔静脉通道，导管则经下腔静脉左侧壁进入其流出道。经球囊导管注入对比剂扩张球囊，使之阻断流出道远端血流后造影。显示流入道、流出道及曲张静脉的形态，以估计栓塞硬化剂的用量。球囊充分阻断远端血流，向靶血管注入栓塞硬化剂，并留置 30min，注射结束后开始逐渐抽出部分药物，直至治疗结束，将剩余药物全部回抽。栓塞硬化过程中，其量要用足，以保证栓塞效果。当门 - 体侧支显示为胃 - 肾通道和胃 - 下腔静脉通道共存时，可经双侧股静脉穿刺，球囊闭塞导管分别进入两条门 - 体侧支，同时栓塞硬化。最近，有报道通过采用经颈静脉途径，施行球囊导管闭塞法逆行栓塞静脉曲张，认为更易操作且有效。

（2）栓塞材料：选用 5% 乙醇胺碘乐混合物（ethanolamine oleate iopamidol，EOI），其用量需通过曲张胃静脉的造影表现而定，通常一般为 20 ~ 60ml（平均 30ml）。也有报道可同时加入无水乙醇。EOI 能有效地凝集血小板，破坏血管内皮细胞，激活凝血因子，从而形成血栓，逐渐使曲张静脉消失。通常产生的血小板凝集活动作用迅速，因此，即便是流向靶血管外，也不会产生血栓。

3. 并发症　BRTO 最常见的并发症是血红蛋白尿和发热。EOI 能引起血管内溶血，导致血浆游离血红蛋白，促成肾小管功能失调和肾功能不全。其处理通常可在经球囊导管注射 EOI 的同时给予输注结合珠蛋白，以阻止血管内溶血的发生。Koito 通过对 30 例胃静脉曲张进行 BRTO 术，同时输注结合珠蛋白后，追踪观察肝、肾功能有无进一步损害，并认为血红蛋白尿和发热呈短暂发生，一般多在 5d 内消失。最严重的并发症是使食管静脉曲张恶化，对于同时合并食管静脉曲张的患者在 BRTO 后可能有恶化倾向，通过内镜硬化可有效阻止破裂出血。Koito 认为 BRTO 后食管静脉曲张是否恶化取决于门脉血流方向，假如术前通过胃静脉曲张的血流流入食管静脉，其食管静脉曲张加重，恶化；若 BRTO 后经胃－肾的血流仍存在，就不会出现进一步加重。

4. 疗效分析　BRTO 治疗胃静脉曲张疗效满意，技术操作容易，且可重复进行治疗。Koito 对一组 30 例胃静脉曲张的 BRTO 治疗，平均追踪 17 个月（10~30 个月），全部显示胃静脉曲张消失。3 例先前伴有的食管静脉曲张显示加重，通过内镜硬化治疗后消失，并未见新的食管静脉曲张出现。30 例中仅有 3 例分别在 12、15、16 个月后复发，通过再次 BRTO 后消失。此法不仅适合于治疗代偿期肝硬化门脉高压症胃静脉曲张患者，对于失代偿期亦可施行，同时伴有食管静脉曲张的患者，辅以内镜硬化治疗，可进一步有效提高食管胃静脉曲张的治疗效果。

BRTO 对门脉高压症胃静脉曲张的治疗，创伤小，技术操作简单，安全可靠，且可重复治疗，故可作为孤立性胃－静脉曲张的治疗方法之一。对伴有食管静脉曲张，同时辅以内镜硬化治疗，可望提高治疗效果。进一步的研究是 BRTO 后离肝血流的血流动力学改变及长期疗效。

（三）经皮经肝食管胃底静脉曲张栓塞术

经皮经肝食管胃底静脉曲张栓塞术（percutaneous transhepatic obliteration，PTO）是一种经皮经肝穿刺途径将导管植入门静脉并超选择地插入胃冠状静脉和胃短静脉，然后经导管注入造影剂及栓塞剂，从而阻断门静脉血流达到止血目的的一种介入治疗方法。1972 年 Rosch 等报道用栓塞出血部位供血动脉的方法治疗消化道出血获得成功。1974 年 Lunderquist 等首创经皮经肝穿刺门静脉插管至食管静脉的侧支胃冠状静脉内，然后注入各种不同的栓塞剂，栓塞胃冠状静脉以达到治疗食管胃底静脉曲张破裂出血的目的，其近期止血率为 50%。1982 年由 Yune 等系统报道了本疗法的主要操作步骤，并建议其主要适用于常用治疗方法无效而又不能紧急做外科分流手术的患者。Viamonte 报告 32 例急性出血和 35 例非急性出血患者栓塞后全部止血。Keller（1985）报告的 32 例中，30 例（93.7%）成功。

胃冠状静脉和（或）胃短静脉栓塞后，门静脉压力进一步增高，联合部分脾动脉栓塞术可以降低门脉压力，同是缓解脾功能亢进。胃冠状静脉和（或）胃短静脉栓塞后，增加了门静脉血的向肝灌注，解决了单纯部分脾动脉栓塞后，门脉压力下降，门静脉血向肝的灌注减少，肝功能损害的问题，有利于肝细胞的再生和其功能的改善。

1. 适应证和禁忌证

（1）适应证：食管胃冠状静脉栓塞术主要用于临床保守治疗或内镜下治疗无效的食管胃底静脉曲张破裂出血，治疗主要在出血期进行。

（2）禁忌证：有明显出血倾向者或终末期患者。

2. 治疗方法　在 DSA 电视监视下，取右腋中线肋膈角下方 2cm 或剑突下偏右侧穿刺，采用 22G 千叶针对准肝门方向进针，进针深度 5~7cm。边退针边用注射器回抽，见血后注入对比剂观察是否进入门静脉分支。如进入门静脉分支则经穿刺针插入 0.018 英寸（1 英寸 =2.54cm）导丝，导丝头端进入门静脉主干，经导丝插入 4F 导管鞘，建立表皮到门静脉系统的通道。经导管鞘插入 4F 单弯导管或 cobra 导管，导管头端分别置于脾静脉近脾门处、肠系膜上静脉主干，以 5ml/s，总量 15~20ml 注入对比剂，观察门静脉血流方向和胃冠状静脉、胃短静脉、食管静脉及门静脉体静脉交通等。将导管尾端连接测压玻璃管，导管头端置于门静脉主干、脾静脉测压。用导丝配合将导管分别插入胃冠状静脉、胃短静脉逐一造影，判断血流速度和方向，然后分别给予栓塞。对于血流速度快，曲张静脉增粗明显的分支，先用 5~10mm 直径的钢圈栓塞以减慢血流，部分患者加用吸收性明胶海绵颗粒，然后缓慢注射无水乙醇。每注入 3~5ml，等待 3min 后即手推对比剂观察栓塞程度，直至曲张的血管团不再显示。栓塞完毕后再次进行门静脉测压、造影。栓塞完毕撤出导管，将导管鞘退出门静脉，保留在肝实质内，经此鞘送入 1~3 枚弹簧钢圈栓塞穿刺通道。介入治疗术后给予护肝、营养支持治疗，用抗生素 3d，继续给予抑酸药物及消化道黏膜保护剂 3~5d。

3. 并发症

1）腹腔内出血：其主要原因为患者凝血功能差及操作损伤所致，一般采用内科保守治疗，若大量出血则急症手术。

2）血胸及气胸：主要因穿刺点过于偏高或偏向头侧进入胸腔所致。少量可自行吸收，大量则需胸腔引流、排气。

3）门静脉血栓形成：较少见。

4）其他：肺动脉栓塞、脑动脉栓塞、不锈钢圈移位等，多与栓塞剂应用不当及操作不熟练有关。

4. 疗效评价　胃冠状静脉栓塞术既能使曲张血管广泛形成血栓，又能使其主干血流完全阻断，急性出血止血率可达 100%，联合部分脾动脉栓塞术或 TIPSS，可明显降低远期再出血率；部分脾动脉栓塞面积应在 60%~70%，既保留了部分脾脏功能，又缓解了脾功能亢进，降低了门静脉压力，手术成功率 80%~90%。不成功的原因有：肝内门静脉相对较细，门静脉与食管胃底静脉丛间侧支较多，胃冠状静脉和（或）胃短静脉起始段与门静脉角度、方向、扭曲程度使导管导丝不易进入，胃短静脉距穿刺点较远，导管导丝不易调节等。与分流手术比较，栓塞术后肝性脑病的发生率较低；与断流手术比较，不会使胃黏膜病变加重；适应证相对较广，创伤小；与内镜下治疗比较，不仅对食管曲张静脉破裂出血有效，对贲门胃底曲张静脉破裂出血也有效。

5. 注意事项　由于肝硬化患者肝脏缩小，且伴有腹水，应在透视下选择穿刺点，避免穿入胸膜腔形成血气胸。腹水较多的患者可于术前先放腹水 2 000~3 000ml，以提高门静脉穿刺成功率。导管进入胃冠状静脉或胃短静脉后，注入无水乙醇前应先造影，证实造影剂无反流方可进行栓塞。注入无水乙醇时要分次缓慢，注入 10min 左右才能观察是否有血流停滞。切忌急于复查和追加栓塞剂，注入过量的栓塞剂可造成门静脉系统血栓形成。也可与造影剂混合在透视下注入。如数次注入无水乙醇仍未完全闭塞时，可与吸收性明胶海绵颗粒混合使用；用不锈钢圈栓塞粗大的静脉后，再将导管头越过钢圈，追加少量无水乙醇。注入无水乙醇时患者可出现疼痛，可于栓塞前先注入利多卡因。不锈钢圈的直径应与要栓塞的血管直径一致。为防止穿刺道出血，可于穿刺道内放置吸收性明胶海绵或不锈钢圈。

（四）部分性脾栓塞术

门静脉高压伴脾功能亢进者，采用脾切除术改善脾功能亢进所致的血液学改变是多年来传统治疗方法。但由于对脾生理和病理生理的进一步认识，脾切除不再被认为是无关紧要的了。因为脾脏是产生抗体和非特异性免疫球蛋白的器官，它在全身防卫体制中起重要作用，脾切除后发生严重感染的机会明显增多。1973 年 Maddison 首次报道门脉高压伴脾功能亢进患者用自体血凝块进行脾动脉栓塞获得成功，1980 年 Spigos 对脾动脉栓塞术进行改进，采用部分性脾栓塞术（portional splenk embolization，PSE）获得成功，并认为部分性脾栓塞能够保留部分脾脏以完成其免疫功能，同时有效地改善患者的外周血象，以此来替代脾切除术。这就是后来被称作的"内科脾切除"。

1. 适应证与禁忌证

（1）适应证

1）各种原因所致的脾肿大并有脾功能亢进，具有外科手术指征者。

2）脾功能亢进导致全血细胞显著减少者。

3）门静脉高压，充血性脾肿大并有脾功能亢进，具有上消化道出血史及出血倾向者。

4）门静脉高压，经颈静脉肝内分流术失败者。

（2）禁忌证

1）继发性脾功能亢进，其原发疾病已达终末期者，有恶液质及脏器功能衰竭者。

2）严重感染及脓毒血症，脾栓塞有发生脾脓肿的高危患者。

3）凝血酶原时间低于正常 70% 者，需纠正凝血功能后再进行介入治疗。

4）巨脾症，严重黄疸，大量腹水者为相对的禁忌证。

5）其他常规介入操作的不适应者。

2. 治疗方法

（1）术前准备

1）常规检查血象、凝血三项、肝功能等。

2）穿刺部位备皮。

3）术前抗生素应用以预防感染：一般方案为青霉素 80 万单位，庆大霉素 16 万单位，静脉滴注，必要时可加用甲硝唑 0.2g，术前两天开始。也有报道应用喹诺酮类抗生素。

（2）栓塞步骤和方法

1）步骤：常规消毒铺巾，局麻下以 Seldinger 技术穿刺股动脉。小儿可由麻醉医师施以静脉麻醉和镇静，以保证不影响操作。小儿可应用 18G 穿刺针和 4F 动脉鞘，较大的穿刺针成功率会减低，现有新型的多重交换的小穿刺套件较适合小儿股动脉的穿刺。穿刺成功及保留血管鞘后，引入 4～5F 的导管做腹腔动脉甚至脾动脉的插管造影，并将导管借助导丝超选择插管至脾动脉干的末段或者不同的脾支内，要求导管前端越过胰尾动脉，然后经导管注入栓塞剂进行栓塞。

2）栓塞方法：采用适当大小的吸收性明胶海绵条使一定大小的脾内分支栓塞，由于脾的解剖决定了脾小梁之间没有血管互相吻合，因此引起栓塞动脉远端的脾梗死，栓塞过程通过造影证实形成脾梗死范围在 40%～60%，可达到"部分性脾切除"的效果，既改善了临床症状，又保留脾的免疫功能。该方法较安全，并发症较少。但由于末梢脾窦未能栓塞，仍有充血空间，当动脉压力减低后，带细菌的肠系膜静脉血和门静脉血倒流入脾，易引起梗死区的感染形成脓肿，而且脾功能亢进较易复发。

3）栓塞部位的控制：其一是超选择脾下极的动脉分支，认为优点是脾下极有大网膜相邻包裹，即使产生坏死，很快能被周围的大网膜包裹，不易弥散引起全腹膜炎，同时左下胸膜腔和肺的反应较轻，另外栓塞范围也易控制。其二是在脾动脉远端以低压流控法注入栓塞剂，利用血液的流动分布栓塞末端脾组织，通过反复造影与栓塞前比较，控制栓塞范围大小。或根据血流的速度的改变来估计，如脾内造影药剂流速减慢约 50%～60%，造影药剂停滞时超过 80%。

4）栓塞程度的控制：采用全脾周围性栓塞，将导管置于脾动脉主干远端（避开胰背动脉和胃短动脉）利用低压流控技术注入栓塞剂，栓子顺血流随机均匀阻塞相应口径脾动脉分支。过去常根据脾动脉主干血流速度来估计栓塞程度。但因目测者的经验以及血管痉挛等因素影响，栓塞不足或过度栓塞难以避免。有研究表明在欲栓塞脾脏体积一定的条件下，脾脏内1mm的动脉分支数与2mm×2mm×2mm大小新鲜吸收性明胶海绵颗粒数呈正相关，与脾脏大小无关，并总结出经验公式：G＝（E－11.5）A/50.5。E表示新鲜的大小约2mm×2mm×2mm或经高压消毒后1mm×1mm×1mm的吸收性明胶海绵颗粒数，式中G为预期栓塞程度×100%，A表示直径约1mm左右的脾内动脉分支数。

3. 并发症及处理原则

（1）脾脓肿：可由导管导丝及栓塞剂污染引起，体内其他感染灶的带菌血逆流进脾静脉也是一个原因。较小的脓肿可经保守治疗而愈。较大的脓肿可经皮穿刺引流辅助治疗。如果脓肿破裂并引起腹膜炎，应及早进行外科手术治疗。

（2）误栓：导管前端位置过近或注入栓塞剂的压力过大，栓塞剂反流误栓塞胃、胰的动脉，严重者可导致急性胰腺炎。因此，栓塞剂应伴造影剂在透视下进行缓慢推注，压力应小，确保无反流，可减少意外栓塞非靶器官的机会，轻度胰腺炎用抗生素对症处理，一般可痊愈。

（3）左下胸腔积液及左下肺炎发生率约18%：脾上部栓塞后局部反应可刺激左膈及左下胸膜而引起炎症及疼痛，左下肺呼吸受限易诱发肺炎及胸腔积液。对此，可应用抗生素、镇痛及局部理疗等方法，多能恢复正常。

（4）栓塞后综合征：发生率几乎100%，但程度不同，可有一过性发热、左上腹不适、食欲不振、腹痛等，经用抗生素消炎、止痛、退热的治疗可逐渐缓解，多在1周左右消失。

4. 疗效评价

（1）脾动脉栓塞术后的影像学改变：脾动脉属终末动脉，栓塞后可引起局部梗塞性坏死，其典型的超声声像图表现为尖端朝向脾门的楔形或不规则形回声区，边界清楚，末液化坏死或局部钙化后形成强回声区或有声影的强回声斑。栓塞后1周内在CT上难以显示，2周时在CT上呈低密度区。2周后，在CT上表现为明显的低密度区，有的类似于囊性病灶，边缘多较清楚。1个月以后，在CT上因瘢痕收缩，脾包膜向内凹陷，表现为脾内的低密度区。术后远期复发常意味着脾功能亢进复发。

（2）脾动脉栓塞术后外周血象的变化：脾动脉栓塞术后1d即可见白细胞升高，并在1周内达峰值，血小板可在1周内明显升高，甚至超过正常值。红细胞的增长速度较缓慢，一般在1个月左右可以达峰值。对于特发性血小板减少性紫癜，一次性栓塞治愈率约80%，但有一定的复发率。对脾功能亢进引起的白细胞、血小板和红细胞减少，近期疗效达90%以上，半年复发率约20%～30%，可以再次栓塞治疗。

5. 注意事项

（1）栓塞范围的控制：文献报道脾栓塞范围应控制在40%～70%，绝对不能过度栓塞，但是栓塞范围过小，临床症状改善效果不明显，应视患者的全身情况及耐受程度而定。代谢旺盛的小儿患者、全身情况好或血液病所致的脾功能亢进者栓塞范围略放宽，较差的患者采用分期多次栓塞的方法达到治疗目的又减少并发症的出现。

（2）术后处理：股动脉穿刺部位要彻底压迫止血加压包扎，由于脾功能亢进者血小板明显减少，凝血功能较差，注意有无穿刺点再出血是必要的。术后卧床，为保持穿刺点的加压包扎，禁屈穿刺侧髋关节 24h。严密观察生命体征、神智、腹部的症状、体征等。使用有效的抗生素和皮质激素 3d 以上，预防感染和减轻术后并发症。连续观察血象变化，必要时做 B 超或 CT 检查以了解脾内的变化或腹腔的情况。

四、预后

与门脉高压的病因、肝功能及并发症有关，肝功能越差，并发症越多，其预后也越差。如有条件进行肝移植手术，可改善门脉高压患者预后。

（吴治德）

第八节　原发性肝癌

原发性肝癌（primary carcinoma of the liver，HCC）是指由肝细胞或肝内胆管上皮细胞发生的恶性肿瘤，简称肝癌。其发生率在各国和地区间差异很大，是我国常见的恶性肿瘤之一，死亡率高，在恶性肿瘤死亡率中仅次于胃、食管而居第三位，在部分地区的农村中则占第二位，仅次于胃癌，严重地危害生命健康。我国每年约有 11 万人死于肝癌，占全球肝癌死亡数的 45%，其中江苏启东和广西扶绥的发病率最高。在国外，非洲撒哈拉以南和亚洲太平洋沿岸地区的发病率明显高于其他地区，而欧、美、大洋洲发病率较低。据世界卫生组织报告，HCC 占所有恶性肿瘤的比例在高发国家为 30%，中发国家为 10%，低发国家为 2%。值得注意的是，世界各地 HCC 发病率有上升趋势。本病可发生于任何年龄，以 40～49 岁为最多，多见于男性，男女比为（2～5）：1。近年来由于依靠血清甲胎蛋白（AFP）检测结合超声显像对高危人群的监测，使早期肝癌的检出率和诊断率有明显的提高，积极综合治疗，已经使肝癌的 5 年生存率有了显著提高，尤其是肝癌早期切除率上升，明显改善患者的长期预后。

一、病因及发病机制

原发性肝癌的发病原因迄今尚不完全清楚，根据流行病学调查资料，以下因素可能与肝癌流行有关：

1. 病毒性肝炎和肝硬化　尤其是乙型肝炎和丙型肝炎病毒感染。乙型肝炎病毒和肝癌关系的研究发现：①肝癌患者血清中乙型肝炎标志物阳性率高达 90% 以上（对照组仅约 15%）；②肝癌高发区 HBsAg 阳性者发生肝癌机会比阴性者高 6～50 倍；③分子生物学研究显示，我国肝癌患者中整合型 HBV‑DNA 占 51.5%；④HBV 的 X 基因可改变 HBV 感染的肝细胞的基因表达与癌变可能有关。以上说明乙型肝炎病毒与肝癌关系密切。其过程可能是乙型肝炎病毒引起肝细胞损害继而发生增生或不典型增生，从而对致癌物质敏感。在多病因参与的发病过程中可能有多种基因发生改变，即一群原癌基因被激活为癌基因，以及一个或多个抗癌基因失活，其结果引起细胞生长的失控，肝细胞出现持续增殖，最后导致癌变。近年来丙型肝炎与肝癌关系引起注意，丙肝与肝癌的关系可能与肝硬化有关。我国资料显示肝细胞癌中 5%～8% 患者抗 HCV 阳性，对照组为 0～2%，肝癌病例中抗 HCV 与 HBV 合并感染者多，丙肝患者发生肝癌时，几乎均有肝硬化。肝硬化与肝癌关系密切，一项研究发现，在 500 例肝癌尸检材料中，肝癌和肝硬化合并率为 83.6%，肝硬化与肝癌伴发率为 49.9%，其中大结节性肝硬化占 73.3% 。

2. 黄曲霉毒素 流行病学调查发现，肝癌高发区人群尿液黄曲霉毒素 B_1 代谢产物黄曲霉毒素 M_1 含量很高，提示肝癌可能与黄曲霉毒素对粮食的污染有关。黄曲霉毒素 B_1 是动物肝癌最强的致癌剂，但与人肝癌的关系迄今尚无直接证据。

3. 饮水污染 饮水被某些重金属或其他致癌物质污染可能与肝癌发生的有关。目前缺乏直接和足够证据证实。

4. 遗传因素 在高发区肝癌有时出现家族聚集现象，尤以共同生活并有血缘关系者的肝癌罹患率高。可能与肝炎病毒垂直传播有关，但尚待证实。

5. 年龄和性别 HCC 患者男性多于女性，但可能与乙肝和丙肝男性患者比率较高有一定的关系。流行病学调查发现，40~45 岁以上的人群中 HCC 发病率明显上升，如果不合并 HBV 感染，45 岁以下人群很少发生 HCC，HCC 有两个发病高峰年龄，即 45 岁和 65 岁左右。

6. 其他 引起肝癌的其他致癌物质或可疑的致癌因素尚有：①慢性酒精中毒；②亚硝胺；③其他：如微量元素（含铜、锌过高，钼过低）、性激素、放射性物质、寄生虫（华支睾吸虫）、吸烟、遗传因素等。

二、诊断

（一）病史采集要点

1. 原发性肝癌的临床症状

（1）起病常隐匿：多在肝病随访中或常规体检中应用 AFP 及 B 型超声检查时偶然发现肝癌，此时患者既无症状，体格检查亦缺乏肿瘤本身的体征。如肿瘤生长缓慢，即使病情到了中晚期，部分患者也可能完全无疼痛或仅有轻微钝痛。

（2）临床症状：不同阶段的肝癌，其临床表现有明显差异。肝区疼痛、乏力、食欲缺乏、消瘦是肝癌最具特征性的常见症状。一旦出现症状而来就诊者其病程大多已进入中晚期。

1）肝区疼痛：肝区疼痛系 HCC 最常见的症状，半数以上患者有肝区疼痛，多呈持续性胀痛或钝痛，常由于肿瘤生长迅速使肝脏包膜绷紧所致；肿瘤侵犯膈肌，疼痛可放射至右肩或右背。向右后生长的肿瘤可致右腰疼痛。突然发生肝区剧烈腹痛和腹膜刺激征提示肝癌结节包膜下出血或向腹腔破溃。当肝表面的癌结节破裂，坏死的癌组织及血液流入腹腔时，可突然引起剧痛，从肝区开始迅速延至全腹，产生急腹症的表现。肝癌疼痛常具有以下特点：①多为持续性；②早期多为隐痛不适，中晚期常表现为胀痛、刺痛或剧痛；③疼痛与体位有关，右侧卧位常较其他体位疼痛明显；④夜间或劳累后加重，休息或药物难以控制；⑤疼痛部位与病灶所在肝的部位有关，如右肝癌以右上腹或右季肋部疼痛为主，左肝癌则为剑突下疼痛；⑥少数肝癌结节破裂可以突然发生剧痛，迅速延至全腹，伴血性腹水及休克。

2）消化道症状：胃纳减退、消化不良、恶心、呕吐和腹泻等，因缺乏特异性而易被忽视。

3）乏力、消瘦、全身衰竭：晚期少数患者可呈恶病质状态。

4）发热：肝癌患者的发热多为低热，少数可有高热，热型多不规则。其发热的原因可能有：①并发感染（腹腔、呼吸道、泌尿道等）；②癌组织坏死，毒性物质吸收；③肿瘤生长压迫胆管，引起胆管炎。并发感染者，抗生素治疗多有效，癌性发热者，发热多为持续性，吲哚美辛可暂时性退热，但难以控制。

5) 转移灶症状：肿瘤转移之处有相应症状，有时成为发现肝癌的首诊症状：①肝内转移。肝内血行转移发生最早，也最常见，可侵犯门静脉并形成癌栓。癌栓脱落在肝内可引起多发性转移病灶，门静脉主干癌栓阻塞可引起门静脉高压和顽固性腹水。②肝外转移：血行转移：以肺转移率最高，肝静脉发生癌栓后，向上延伸到下腔静脉，甚至达右心腔，或较小的癌栓落入肺动脉引起肺小动脉栓塞而形成转移灶，如转移至肺可引起咳嗽咯血，胸膜转移可引起胸痛和血性胸水，癌栓栓塞肺动脉或其分支可引起肺梗死，突然发生严重呼吸困难和胸痛；还可累及骨、肾上腺、肾、脑等器官，转移至骨骼，可引起局部疼痛，甚至病理性骨折；转移到脊柱或压迫脊髓神经可引起局部疼痛和截瘫等；颅内转移可出现相应的定位症状和体征，颅内高压亦可导致脑疝而突然死亡；淋巴转移：局部转移到肝门淋巴结最常见，也可转移到主动脉旁、锁骨上、胰、脾等处淋巴结；偶尔发生种植转移，如种植于腹膜可出现大量腹水，女性尚可有卵巢转移癌。癌栓阻塞下腔静脉，可出现下肢严重水肿，甚至血压下降；阻塞肝静脉可出现 Budd – Chiari 综合征，亦可出现下肢水肿。

6) 其他全身症状：癌肿本身代谢异常或癌组织通过某些机制影响机体的内分泌或代谢而出现一些临床症候群，称之为伴癌综合征。肝癌的伴癌综合征已超过 50 种。这些伴癌综合征虽仅在少数肝癌患者中发生，但往往具有相当重要的临床意义，因为其出现有时先于肝癌局部症状，甚至可为首诊症状，如能及时识别，将有助于肝癌的早期诊断。同时，对这些症状的处理，也有助于减轻患者的痛苦，延长生存期。常见的有：①自发性低血糖症。10% ~30% 患者可出现自发性低血糖症，系因肝细胞能异位分泌胰岛素或胰岛素样物质；肿瘤抑制胰岛素酶或分泌一种胰岛 β 细胞刺激因子或糖原储存过多；可因肝癌组织过多消耗葡萄糖所致。此症严重者可致昏迷、休克导致死亡，正确判断和及时对症处理可挽救患者避免死亡；②红细胞增多症。2% ~10% 患者可发生红细胞增多症，可能系循环中促红细胞生成素增加引起；③其他。罕见的尚有高脂血症、高钙血症、类癌综合征、性早熟和促性腺激素分泌异常综合征、皮肤卟啉症、异常纤维蛋白原血症、高胆固醇血症、甲状腺功能减退、肥大性关节炎、类白血病反应、溶血性贫血、血小板增多症、多发性神经病变、浆细胞增多症、高血压等。

(二) 体格检查的要点

1. 一般情况　早期患者常无明显的体征，可见慢性肝病或肝硬化的相关体征，如慢性肝病面容等。中晚期肝癌患者可能出现精神萎靡，消瘦体型，甚至恶病质等。

2. 皮肤黏膜　由于大部分患者合并慢性肝脏疾病，患者可能出现不同程度的贫血、蜘蛛痣、毛细血管扩张及肝掌等。

3. 肝大　进行性肝肿大为最常见的特征性体征之一。肝质地坚硬，表面及边缘不规则，常呈结节状，少数肿瘤深埋于肝实质内者则肝表面光滑，伴或不伴明显压痛。肝右叶膈面癌肿可使右侧膈肌明显抬高导致肝区相对浊音界上移。

4. 脾肿大　多见于合并肝硬化与门静脉高压症病例。门静脉或脾静脉内癌栓或肝癌压迫门静脉或脾静脉也能引起充血性脾肿大。

5. 腹水　多因合并肝硬化、门静脉高压、门静脉或肝静脉癌栓所致。合并腹膜转移或种植时出现大量腹水，向肝表面浸润的癌肿局部破溃糜烂或肝脏凝血机能障碍可致血性腹水。

6. 黄疸　当癌肿广泛浸润可引起肝细胞性黄疸；当侵犯肝内胆管或肝门淋巴结肿大压迫胆道时，可出现阻塞性黄疸。有时肿瘤坏死组织和血块脱落入胆道引起胆道阻塞可出现梗阻性黄疸。

7. 肝区血管杂音　由于肿瘤压迫肝内大血管或肿瘤本身血管丰富所产生。

8. 肝区摩擦音　于肝区表面偶可闻及，提示肝包膜为肿瘤所侵犯。

9. 转移灶的相应体征　可有锁骨上淋巴结肿大，胸膜淋巴转移可出现胸腔积液或血胸。骨转移可见骨骼表面向外突出，出现局部疼痛，有时可出现病理性骨折。脊髓转移压迫脊髓神经可表现截瘫，颅内转移可出现偏瘫等神经病理性体征。

10. 其他　如伴癌综合征或肝癌并发症的相关体征。

（三）实验室辅助检查

1. 血清甲胎蛋白（AFP）　是一种由胎儿肝细胞或卵黄囊细胞合成的正常血清胚胎蛋白，当成年人肝细胞恶变后又可重新获得这一功能，是目前应用最为广泛、最为特异的监测肝癌的血清学肿瘤标记物。目前检测的方法主要采用放射免疫法（RIA）或 AFP 单克隆抗体酶联免疫法（ELISA）测定，正常血清浓度仅为 10～20ng/ml。孕妇、新生儿及睾丸或卵巢的生殖腺胚胎肿瘤也可出现血清 AFP 浓度升高。另外，在一部分肝炎、肝硬化患者及少数消化道肿瘤，如胃癌、结肠癌、胰腺癌等转移性肝脏肿瘤也可能出现低浓度的 AFP 升高（一般 <200ng/ml）。若 AFP >400ng/ml 持续四周或进行性升高，并排除妊娠、活动性肝病及生殖腺胚胎源性肿瘤，应高度怀疑肝癌。血清 AFP 结合肝脏 B 超检查是临床上常用的监测早期肝癌和肝癌术后随访的常用手段。若影像学提示肝脏内有占位性病变，AFP >200ng/ml，也应该高度怀疑肝癌。AFP 诊断肝癌的敏感性高达 50%～90%，约有 20% 肝癌患者 AFP 正常。AFP 常与肝癌的大小有关，而且与病理分化程度有关（肝癌细胞病理组织分化接近正常肝细胞或分化程度极低者，AFP 浓度较低或测不出来），另外存在个体差异性。AFP 200～400ng/m 以上时，肝癌直径常大于 2～4cm，而且随着肿瘤的增大，AFP 水平也随着逐渐升高。但也有相当部分肝癌患者的血清 AFP 正常或轻度升高。近年来发现，采用毒扁豆凝集素 LCA 亲和双向放射免疫电泳方法检测，AFP 有两种异质体：LCA 结合型和 LCA 非结合型。肝癌患者这种 LCA 结合型比值高于 25%，而良性肝脏疾病 LCA 结合型比值低于 25%，根据两型异质体的比值有助于良恶性肝脏疾病的鉴别，对肝癌的诊断准确率约为 87.2%，假阳性率仅为 2.5%，且不受 AFP 浓度、肿瘤大小和病程早晚的影响。

2. 血清其他肝癌标志检查

（1）碱性磷酸酶同工酶Ⅰ（ALP-Ⅰ）：约有 20% 的肝细胞癌患者血清 ALP-Ⅰ增高，但特异性高。

（2）γ-谷氨酰转肽酶同工酶Ⅱ（γ-GTⅡ）：在原发性和转移性肝癌患者血清 γ-GTⅡ均升高，阳性率和特异性均可高达 90% 以上。γ-GTⅡ阳性与 AFP 无关，即使是 AFP 低度阳性或阴性的肝癌患者，γ-GTⅡ也有较高的阳性率。

（3）异常凝血酶原（AP）：近年来研究发现，肝癌细胞具有合成和释放异常凝血酶原的功能。采用放免自显影法检测，AP >250μg/L 为阳性，肝癌患者 AP 阳性率 69.4%，AFP 低浓度和 AFP 阴性肝癌患者的血清 AP 阳性率分别为 68.3% 和 65.5%，小肝癌诊断符合率约为 62.2%。AP 对原发性肝癌有较高的特异性，各种良性肝脏疾病、转移性肝癌假阳性率很低。

（4）5-核苷酸磷酸二酯酶同工酶 V（5′-NPDV），约有 70% 的肝癌患者该酶阳性，转移性肝癌患者阳性率更高。

（5）其他：如 α-L-岩藻糖苷酶（AFU）在肝癌患者，包括 AFP 阴性肝癌及小肝癌患者 AFU 均有较高的阳性率和特异性，有助于肝癌的早期诊断。血清 α-抗胰蛋白酶（α-AT）、同工铁蛋白酶、M_2 型丙酮酸激酶、癌胚抗原（CEA）等在肝癌患者中均有升高的报道。

3. 肝功能及乙型和丙型病毒性肝炎抗原抗体系统检查　肝功能异常及乙型和丙型病毒性肝炎抗原抗体阳性提示有原发性肝癌的肝病基础。肝功能检查有助于肝脏代偿能力的评估和决定治疗方案。

4. 影像学检查　具有定性和定位诊断的意义，提示肝内占位性病变的性质和部位。

（1）B 超检查：是临床上常用的监测和发现肝癌的检测手段，诊断的准确性常与检查者的水平和经验有关。肝癌 B 超具有以下的特点：①对于肝癌的 B 超影像学改变显示内部回声多是低回声，肿瘤增大到一定的程度，内部可出现缺血坏死、出血而呈现高回声、混合回声变化；②部分肿瘤有清晰的肿瘤包膜，B 超显示有"声晕"：结节中心呈现比较均匀的高回声区而邻近包膜部位为一低回声暗环，即"声晕"；③结节中的结节：在肿瘤区内可见多个不同回声的结节，提示肝癌细胞中生长有新的子瘤。对于直径 3~5cm 或以上的肝癌，检出率可高达 85%~95%，对于有经验的医生，直径在 1~2cm 的小肝癌检出率可达 60%~80%，近年来采用彩色多普勒 B 超扫描对 1cm 以下的微小肝癌也有一定的检出率。应用彩色多普勒血流成像结合 B 超造影，可分析测量进出肿瘤的血流量，根据病灶的血供情况，对于肝脏占位性病变的良恶性鉴别有较高的敏感性和特异性，对微小肝癌的早期诊断非常有意义。

（2）CT 及 MRI 检查：CT 和 MRI 均能反映肝脏病理形态学表现，如病灶大小、形态、部位、数目及有无病灶内出血坏死等，均有利于肝癌的诊断。

肝癌 CT 平扫检查显示局灶性密度减低区，边界清楚或模糊，单个或多个，部分病灶周围有一层更低密度的环影（晕圈征）；增强，即静脉注射碘造影剂后采用团注法动态扫描或螺旋 CT 快速扫描，病灶和肝组织密度得到不同程度的提高，在早期（肝动脉期）病灶呈高密度增强，高于周围正常肝脏组织，持续 10~30 秒，随后病灶密度迅速下降，接近正常肝组织为等密度，此期易遗漏；此后病灶密度继续下降，此期可持续数分钟。CT 平扫可显示直径在 1~2cm 或以上的肝癌病灶，CT 平扫对肝癌直径小于 2cm 或密度近似正常肝实质的肝癌难以显示，肝癌呈弥漫性时，CT 平扫也不易发现；CT 平扫对区别原发性或继发性肝癌也有困难。如采用增强 CT 扫描或结合肝动脉造影（CTA），经造影增强后可显著提高对直径在 1~2cm 以下小病灶的检出率和诊断准确性。门脉系统及其他系统受侵犯的表现：原发性肝癌门脉系统癌栓形成时，CT 显示增强后，局部可见较长时间内为强化的癌栓，与周围明显强化的血流形成较大的差异，表现条状的充盈缺损，门脉主干或分支血管不规则或不显影。CT 尚可见肝门周围及其他部位的肝脏转移癌病灶。

MRI 能更清楚的显示肝癌内部结构特征和肝癌的转移性病灶，可作不同方位的层面扫描，对于显示子瘤和癌栓更有价值。肝癌 MRI 检查显示 T_1 和 T_2 弛豫时间延长，T_1 加权图表现为低信号或等信号，T_2 加权图为高信号。原发性肝癌的 MRI 的特征性表现：①肿瘤的脂肪样变性，T_1 弛豫时间长，T_1 加权图产生等或高信号，T_2 加权图示不均匀的高信号，病灶边缘常不清楚，而肝癌伴有肝纤维化者 T_1 弛豫时间长而产生低信号；②肿瘤包膜存在：T_1 加权图示肿瘤周围呈低信号强度环，T_2 加权图显示包膜不满意；③肿瘤浸润血管，显示门静脉肝静脉分支、血管受压推移，癌栓时 T_1 加权图为中等信号强度，T_2 加权图呈高信号强度；④子结节在 T_2 加权图显示为较正常肝组织高的信号强度。肝脏 CT 扫描或和 MRI 扫描是目前诊断小肝癌和微小肝癌的最佳方法。

(3) 选择性肝动脉造影及数字减影造影：选择性肝动脉造影，是一种灵敏的检查方法，可显示直径在 1cm 以内的肝癌，阳性率可高达 87%。结合血清 AFP 水平，有助于小肝癌的早期诊断。另外，选择进行肝动脉造影可明确病变的部位，有助于外科手术方案的选择。肝癌血管造影的表现如下：①肿瘤的血管和肿瘤染色，是小肝癌的特征性表现，动脉期显示肿瘤血管增生紊乱，毛细血管期显示肿瘤染色，小肝癌有时仅显示肿瘤染色而无血管增生，治疗后肿瘤血管减少或消失，以及肿瘤染色改变是判断治疗疗效的重要指标；②较大的肿瘤可显示恶性肿瘤的特征：如动脉位置拉直、扭曲和移位；动脉期造影剂聚集在肿瘤内排空延迟而成为"肿瘤湖"；肿瘤生长浸润时，被包绕的动脉受压不规则或僵直，形成所谓的肿瘤包绕血管征；动静脉瘘（动脉期显示门静脉影）；门静脉癌栓形成静脉期见到门静脉内有与其平行走向的条索状"绒纹征"。但由于该项检查有一定的创伤性，而且对少血管型和肝左叶病灶显示较差，近年来以较少作为肝癌诊断的首选方法。近年来临床上采用数字减影肝动脉造影（DSA），通过计算机进行一系列图像数据处理，使图像对比度增强，可清楚显示直径 1~2cm 的小肝癌。肝癌选择性动脉造影时可进行化疗栓塞或导入抗癌药物或其他生物免疫制剂。

(4) 放射性核素肝脏显像：肝胆放射性核素显像常采用单光子发射型计算机断层（SPECT）。近年来采用一些特异性高、亲和力强的放射性药物，有助于提高诊断的准确性和特异性。放射性核素肝脏显像常用于以下几个方面：肝脏肿瘤的定位和定性诊断，病变的大小在 2cm 以上才能呈现阳性结果，对于直径在 2cm 以内的肿瘤难以显示；鉴别原发性和转移性肝脏肿瘤；肝外肿瘤灶的诊断。由于受影响的因素较多，目前临床应用上不够理想。

5. 肝穿刺活检　由于对 2cm 以下小肝癌的早期诊断还存在一定的困难，因此，在超声或 CT 引导下肝脏活检或细针穿刺肝脏活组织检查，是目前获得 2cm 以下小肝癌确诊的有效方法，但近边缘的肝癌易引起肝癌破裂，另外尚有针道转移的风险，目前临床较少作为常规检查项目，仅用于其他手段不能确诊的患者。

6. 其他检查　淋巴结活检、腹水找癌细胞等。

三、肝癌的分型、分期

分型和分期是估计肝癌预后和选择治疗方法的重要依据。

1. 分型　肝癌分为三型：①单纯型：临床和血清肝功能生化学检查无明显肝硬化者；②硬化型：有明显肝硬化的临床和血清肝功能生化学表现者；③炎症型：病情发展迅速，并伴有持续性癌性高热或 ALT 升高 1 倍以上者。

2. 肝癌分期

(1) TNM 分期：表 9-1 国际抗癌联盟（NICC）1987 年公布的肝癌 FNM 分期方案：国际抗癌联盟（NICC）1987 年公布的肝癌 TNM 分期方案，即按肝细胞肝癌结节数目和有无侵犯血管（T）/淋巴结转移（N）和远处转移情况（M）分为 4 期，基本上是按病理分期。

表 9 - 1　国际抗癌联盟（NICC）公布的肝癌 TNM 分期

分期	TNM	局部淋巴结	远处转移
I	T_1	N_0	M_0
II	T_2	N_0	M_0
III	T_1	N_1	M_0
	T_2	N_1	M_0
	T_3	N_0，N_1	M_0
IVA	T_4	N_0，N_1	M_0
IVB	$T_{1～4}$	N_0，N_1	M_1

注：TNM：T - 肿瘤，N - 淋巴结，M - 远处转移。

T_1：孤立病灶，肿瘤直径 ≤2cm，没有局部血管浸润。

T_2：①孤立病灶，肿瘤直径 ≤2cm，局部血管有浸润；②多个病灶局限在一个肝叶内，肿瘤直径 ≤2cm，没有局部血管浸润；③孤立病灶，肿瘤直径 >2cm，没有局部血管浸润。

T_3：①孤立病灶，肿瘤直径 >2cm，局部血管有浸润；②多个病灶局限在一个肝叶内，肿瘤直径 ≤2cm，局部血管有浸润；③多个病灶局限在一个肝叶内，肿瘤直径 ≥2cm，伴或不伴局部血管有浸润。

T_4：多发性病灶分布在一个以上的肝叶，浸润到门静脉或肝静脉的主干或主要分支。

N_0：无局部淋巴结转移；N_1：有局部淋巴结转移。

M_0：无远处转移；M_1：伴有远处转移。

（2）2001 年我国抗癌协会肝癌专业委员会修订的"原发性肝癌的临床分期标准"见表 9 - 2。

表 9 - 2　2001 年我国抗癌协会肝癌专业委员会修订的"原发性肝癌的临床分期标准"

分期	肿瘤	癌栓、腹腔淋巴结转移及远处转移	肝功能 Child 分级
I_a	单个 ≤3cm	无	A
I_b	单个或两个肿瘤最大直径之和 ≤5cm，在半肝	无	A
II_a	①单个或两个肿瘤最大直径之和 ≤10cm，在半肝；②或两个肿瘤最大直径之和 ≤5cm，在左右两半肝	无	A
II_a	单个或两个肿瘤最大直径之和 ≤10cm，在半肝；或两个 >5cm，在左右两半肝或多个肿瘤	无	A
	或肿瘤情况不论	门静脉分支、肝静脉或胆管癌栓	B
III_a	肿瘤情况不论	具有以下任何一点者：①门静脉主干或下腔静脉癌栓；②腹腔淋巴结转移；③远处转移	A 或 B
III_b	肿瘤情况不论	有或无	C

（3）1977 年全国肝癌防治协作会议上，曾有一个将肝癌分为 I ～ III 期的分期方案：I 期即早期或亚临床期，指无肝癌症状与体征的肝癌。III 期为晚期，指有黄疸、腹水、肝外转

移或恶液质的肝癌；而合乎二者之间的为Ⅱ期。这一方案简单明了，甚易掌握，可惜过于简略，尤其是Ⅱ期跨度太大，同期之中病情相差甚远。

四、肝癌的组织病理学分类

1. 肝细胞性肝癌的大体形态与分类

（1）弥漫型：癌结节小，呈弥漫性分布于整个肝脏，与肝硬化易混淆。

（2）块状型：最常见，癌肿直径大于5cm，其中大于10cm者为巨块型。又可进一步细分为：①单块型：单个癌块边界清楚或不规则，包膜完整或不完整；②融合块型：相邻癌肿融合成块，周围肝组织中常有散在的卫星癌结节；③多块型：由多个单块或融合块癌肿形成。

（3）结节型癌结节直径小于5cm：常见亚型有：①单结节型：单个癌结节边界清楚有包膜，周边常见小的卫星结节；②融合结节型：边界不规则，周围卫星结节散在；③多结节型：分散于肝脏各处，边界清楚或不规则。

（4）小癌型：单个癌结节直径小于3cm，或相邻两个癌结节直径之和小于3cm，边界清楚，常有明显包膜。

2. 胆管细胞性肝癌　原则上也分为弥漫型、块状型和结节型，以单块型为多见。肿瘤多无包膜，瘤体内纤维结缔组织丰富，质地坚硬，周围肝组织多无肝硬化。

3. 肝癌的组织学形态与分类　根据HCC的细胞形态特点分类。

（1）肝细胞型：分化较高的HCC细胞组织呈梁状或索状排列，间质不多，血窦丰富，少许库普弗细胞，称"肝梁状细胞癌"；"肝腺样癌"见癌组织中腔隙呈索条状扩大；"肝实体型癌"，癌细胞丰富，弥漫排列，不见血窦或间质；"肝硬化型癌"，癌细胞较小，纤维间质丰富，癌组织被分隔成不规则的细梁或腺泡状，无基底膜围绕，放疗或化疗致肿瘤坏死也可有上述表现；"低分化型癌"，癌细胞异形或呈梭形，散在排列，血窦不明显或排列不规则。胆管细胞癌显示较典型的腺癌结构，可形成腺管状、囊状或乳头状。肿瘤根据分化程度按Edmonson标准分为4级：Ⅰ级分化最好，癌细胞形态和正常细胞相似；Ⅳ级分化最差，癌细胞核大，形态变异大；Ⅱ级和Ⅲ级介于两者之间，其中以Ⅱ级和Ⅲ级最为常见。早期肝癌的病理特点：肿瘤分化程度和肿瘤大小多呈正相关。微小肝癌多分化良好，Edmonson Ⅰ级占7.5%，随肿瘤增大癌细胞DNA干系水平从二倍体向异倍体方向发展。肝纤维板层样癌（fibrolamellar carcinoma of the liver）是新近注意的一类型肝细胞癌，包绕癌巢有板层状纤维，手术切除率高，以年轻人多，预后较普通型癌为好。

（2）胆管细胞型：细胞呈立方或柱状，排列成腺体。癌细胞多来自小胆管上皮，也有来自大胆管的。

（3）混合型：部分组织形态似肝细胞，部分似胆管细胞，有些癌细胞呈过渡形态。

五、治疗对策

（一）治疗原则

（1）早诊断早治疗：早期治疗是改善肝癌预后的最主要因素。

（2）治疗的目的是早期肝癌和部分进展期肝癌尽可能手术根治治疗，提高生存期，积极防治肝癌复发；终末期肝癌和部分无法根治的进展期肝癌尽可能采取多模式的综合治疗，延长寿命，减轻症状，改善生活质量。

（3）肝癌的治疗方案的选择应结合患者的个体情况，如病程、病灶大小、数目和分布、临床分期、肝脏代偿情况、原发肝脏疾病、伴随疾病和患者的一般情况等。

（4）手术治疗（肝癌切除和肝移植）是治疗肝癌首选的治疗手段，尤其是不合并肝硬化、肝脏功能良好的早期肝癌应尽量采取手术切除，对不能切除的大肝癌亦可采用多模式的综合治疗。

（二）治疗计划

1. 手术治疗

（1）手术切除：手术切除仍是目前根治原发性肝癌的最好方法，凡有手术指征者而无禁忌证者均应不失时机争取手术切除。手术适应证为：肝癌诊断明确，有手术切除的可能，包括：①病变局限于一叶或半肝，未侵及第一、第二肝门和下腔静脉者；②小肝癌者；术后复发，病变局限于肝的一叶者；③经肝动脉栓塞化疗或肝动脉结扎、插管化疗后，病变明显缩小，有可能手术切除者。手术切除的禁忌证：①肝硬化伴有肝脏萎缩或肝功能失代偿（Child – Pugh 分级 C 级及部分 B 级患者），PT 延长超过正常的 50% 以上，人血白蛋白在 28g/L 以下，血清总胆红素超过 $34\mu mol/L$ 以上；②伴有中大量腹水或远处转移者；③严重的心、肺和肾功能损害者不能耐受手术者；④其他原因不能手术者，如一般情况差等。其中单个肝癌结节，直径小于 5cm，且不合并肝硬化或肝硬化患者肝功能代偿良好者（Child – Pugh 分级 A 级），首选手术切除治疗。

肝切除量在肝功能正常患者不超过 70%；中度肝硬化者不超过 50%，或仅能做右半肝切除；终末期肝硬化患者不能作肝叶切除。近年对小肝癌采取局部切除代替肝叶切除，使多数合并肝硬化者能耐受手术，对大肝癌可采取二步切除术。对术后复发或有转移灶的患者也可行手术治疗，也可考虑采用或联合其他治疗措施，如瘤内无水酒精注射手术、消融术或肝动脉栓塞化疗或肝动脉结扎、插管化疗，这些措施为延长患者生存期起了重要作用。根治切除术后宜密切随访，如检测到"亚临床期"复发的小肝癌，如无肝硬化，以二次手术为首选，第二次手术后五年生存率仍可达 30% ~50%。

如剖腹探查发现肿瘤已不适于切除，术中可考虑做肝动脉插管进行局部化学药物灌注治疗，效果优于全身治疗；还可考虑作肝血流阻断术（即肝动脉结扎或门静脉分支结扎）以减少肝癌的血液供应，手术结扎肝动脉加插管化疗效果较好，有时可获得缩小肿瘤和延长生命的近期效果，并使部分患者获得第二步手术切除的机会。研究发现，以局部切除代替规则性肝叶切除远期效果相同，术后 5 年生存率高于 50%，而术后肝功能紊乱减轻，手术死亡率亦降低。由于根治切除仍有相当高的复发率，5 年累计复发率高达 50% ~85%，故术后宜定期复查 AFP 及超声显像，以便早期发现肝癌复发。复发的危险因素主要是术前肝癌浸润微小动脉和病灶周围有卫星灶。尚无循证医学证据表明，对于可行根治治疗手术的患者，行术前和术后辅助化疗能降低术后肝癌复发率。

（2）原位肝移植：肝移植术虽不失为治疗肝癌的一种方法，近年来国内外报道日益增多，但在治疗肝癌中的长期预后和价值仍有待进一步证实，术后长期免疫抑制剂的应用，患者常死于复发。在发展中国家，由于供体来源及费用问题近年仍难以推广。根据 Milan 标准：肝移植的最佳适应证是肝硬化并发肝癌，单个结节，直径小于 5cm，或 3 个结节，直径小于 3cm；近年来，国内不少医疗单位开展进展期肝癌甚至终末期肝癌行肝移植术，但其远期效果仍有待进一步评估；乙肝患者肝移植术前及术后宜长期应用核苷类似物抗乙肝病毒药物治疗；在等候肝移植期间，以积极采用其他治疗措施控制肝癌的发展和改善患者的一般状况。

2. 局部及全身化学抗肿瘤药物治疗　现已证明，除阿霉素、顺铂、替加氟等少数对肝癌有一定效果的药物外，其他单一药物的全身治疗大多无效。联合应用多种药物作全身治疗的方法也已基本被否定。

肝动脉栓塞化疗（TACE）可明显提高肝癌患者的 3 年生存率，已成为肝癌非手术治疗法中的首选方法之一。这是 80 年代发展的一种非手术的肿瘤治疗方法，对肝癌有很好疗效，甚至一度被推荐为非手术疗法中的首选方案。多采用碘化油（lipiodol）混合化疗药、^{131} I 或^{125}I – 脂质体或^{90}钇微球栓塞肿瘤远端，阻断肿瘤血供，再用吸收性明胶海棉栓塞肿瘤近端肝动脉，使之难以建立侧支循环，致使肿瘤病灶缺血坏死。化疗药常用 CDDP 80～100mg，5 – FU 1000mg，丝裂霉素 10mg［或阿霉素（ADM）40～60mg］，先进行动脉内灌注，再混合丝裂霉素（MMC）10mg 于超声乳化的脂质体内进行远端肝动脉栓塞。肝动脉栓塞化疗应反复多次治疗，效果较好。主要适用于以右叶为主的大病灶或多发病灶，以及术后复发而无法手术切除的肝癌，且不伴有大血管浸润和肝外转移者。但以下情况为禁忌证：①严重的肝功能障碍和肝细胞性黄疸；②大量腹水伴少尿；③终末期肝硬化伴有肝脏明显萎缩，肝功能失代偿（Child – Pugh 分级 B – C 级）；④严重的凝血机制障碍和出血倾向；⑤重度高血压、冠心病、心功能不全；⑥肿瘤体积超过肝脏的 70%；⑦终末期肝癌患者伴有明显恶病质。

TACE 的主要步骤是经皮穿刺股动脉，在 X 线透视下将导管插至肝固有动脉或其分支，注射抗肿瘤药或栓塞剂。常用栓塞剂有吸收性明胶海棉碎片和碘化油。碘化油能栓塞0.05mm 口径血管，甚至可填塞肝血窦，发挥持久阻断血流的作用。现在多采用"三联"，即常用表柔比星 10～20mg 加入 5～10ml 碘化油中，缓慢经导管注入，再推注表柔比星 10～20mg、顺铂 100～200mg、5 – FU 1～1.5g，或再加入丝裂霉素 10～20mg 的"四联"疗法。如果肝功能为 Child – Pugh 分级 B 级，施行 TACE 应慎重，用药量为上述的 1/3～2/3。一般每 4～6 周重复 1 次，经 2～5 次治疗，许多肝癌明显缩小，可进行手术切除。

3. 放射治疗　HCC 对放射治疗不甚敏感，而邻近肝的器官却易受放射损害，因此过去的治疗效果常不够满意。近年来由于定位方法的改进，常用放射能源为^{60}Co 和直线加速器，技术上采用局部或半肝移动条野照射，一些病灶较为局限、肝功能较好的早期病例，如能耐受40Gy（4000rad）以上的放射剂量，疗效可显著提高。目前趋向于用放射治疗合并化疗，如同时结合中药或其他支持疗法，效果更好。主要适应证为：①肿瘤较局限，在 10cm×10cm 以内，有根治可能者；②肿瘤较大或肝内累及较广者，亦有一定姑息治疗价值；③患者无黄疸、腹水，肝硬化不明显，无脾功能亢进或食管静脉曲张。禁忌证为：①全身情况较差；②肝硬化明显，肝功能受损严重；③有黄疸、腹水及广泛转移；④并发肝昏迷、消化道出血。

放射源一般采用加速器、^{60}Co 或深部 X 线，放射方式包括内、外放射源两种，多采用的为外放射，外放射使肝区达到总量 40～60Gy（4 000～6 000rad）。放射范围一般多采用肝脏局部放疗，可减少肝功能的损害，很少采用全肝照射，如病变范围较广需要照射时。近年来多采用移动条的方法来进行，即将预定照射的肝区分成 2cm 或 2.5cm 宽的若干条，每条照满 4 次，多次轮流照完后，总照射量达 40Gy。放射总量在 30Gy 以下，一般认为不会引起肝脏的放射性损害，但如在 35Gy 以上，即有可能产生。肝脏的放射性损伤表现为：在放疗后

1～6个月内，肝脏迅速肿大；出现黄疸、腹水；ALP升高；肝活检组织有放射性损伤改变。放射总量达45Gy时，胃肠均可遭到不同程度损伤，肾脏更易受到放射性损伤，在3周内给予20Gy时肾脏可以耐受，超过此量时亦易被损害。

近年来放射性核素微球经肝动脉灌注，到达肿瘤组织内定向的内照射已开始用于临床治疗，主要有^{90}Y玻璃微球、^{32}P玻璃微球和^{131}I明胶微球，临床应用显示具有一定的疗效。

4. 中医中药　目前临床上所见到的肝癌多半属于晚期，已失去手术根治机会，而各种非手术疗法中又难以找到效果十分确切的疗法，尤其有些非手术疗法如化疗、放疗又常需要中医中药以减少副作用，提高疗效，因此，中医中药在治疗肝癌上占有一定地位。中草药扶正抗癌适用于晚期肝癌患者和肝功能严重失代偿无法耐受其他治疗者，可起改善机体全身状况，延长生命的作用，亦可配合手术、放疗和化疗以减少不良反应，提高疗效。主要适应证有：①作为手术、放疗或化疗的辅助治疗；②肝功能有明显损害的肝癌患者，可先用中医中药治疗，待肝功能改善后根据情况再采取其他治疗；③癌灶较小但弥漫全肝且肝硬化明显者，有时可收到一定疗效；④癌块较大，肝硬化明显不适于其他疗法者，但此种患者多半疗效较差。

六、预后

国内有人提出，将肝细胞癌的自然病程分为4个阶段：①早期亚临床期：由发生开始到亚临床肝癌诊断成立，中位时间约10个月；②亚临床期：亚临床期肝癌诊断成立至症状、体征出现，约9个月；③中期：由症状与体征出现至黄疸、腹水或远处转移出现；④晚期：指黄疸、腹水或远处转移出现至死亡，约2个月。

近20多年由于诊断和治疗方法的进步，本病患者得到早诊断早治疗的增多，早期肝癌的根治切除率和术后5年生存率明显提高。无症状、直径小于4.5cm的小肝癌切除后的5年生存率已高达69.4%。但中晚期的肝癌预后较差，未经治疗的患者一般生存期仅6个月左右。即使是已失去手术切除机会的大肝癌、中晚期肝癌，由于开展了多种模式的综合治疗方案，使这一部分晚期肝癌患者，延长了生存期。

肝癌患者的预后与治疗效果有密切关系。病情的发展及预后还与下列因素有关：①肿瘤的大小和分化程度：瘤体小于5cm，能早期手术者则预后好；分化好的生存期则较长，反之则较短；②肿瘤的生长方式：凡浸润性生长，无清楚界限的肿瘤其预后均较差，而有一假性包膜，出现类似膨胀性生长式的肿瘤则预后较好；③有无包膜及包膜是否完整：目前认为这是影响肝癌预后的一个重要因素，有无包膜及包膜是否完整又取决于肿瘤的分化程度及机体对肿瘤的免疫能力。癌肿包膜完整，尚无癌栓形成者预后好，因为有包膜者且包膜完整的肝癌出现血管内癌栓或肝外转移者较少，反之，无包膜或包膜不完整者，则出现上述肿瘤扩散现象增多，预后差；④机体对肿瘤的免疫能力：机体免疫状态良好者预后好。临床上较常见的虽肝脏肿瘤较大，但经提高患者免疫功能的治疗后带瘤生存时间却较长。相反如果患者免疫功能低下，虽然肿瘤较小而且较早地做了手术切除，但术后却很快的复发或转移；⑤与是否及时采取恰当的治疗方案有关；⑥合并肝硬化或有肝外转移者预后较差，发生消化道出血、肝癌破裂者预后很差；⑦ALT显著升高者预后差。至于肝癌患者同时有无慢性肝炎、HBsAg是否阳性、AFP含量高低等是否亦与肝癌预后有关，目前观点上不一致。

（吴治德）

第九节　自身免疫性肝炎

自身免疫性肝炎（Auto immune hepatitis，AIH）是由于自身免疫所引起的一组慢性肝炎综合征，呈慢性活动性肝炎表现，检查可见高球蛋白血症和肝脏相关自身抗体出现，可以发展为肝硬化。该病是一类以自身免疫反应为基础，以高丙种球蛋白血症、高血清自身抗体为特征的肝脏炎症性病变。汇管区大量浆细胞浸润并向周围肝实质侵入形成界板炎症是其典型病理组织学特征。此病最早于1950年由Waldenstren提出，由于本病与系统性红斑狼疮存在某些相似的临床表现和自身抗体，最初被称为"狼疮样肝炎"。以后发现本病与系统性红斑狼疮患者在临床表现和自身抗体上有明显差别。1992年，国际会议将"自身免疫性肝病"和"自身免疫性慢性活动性肝炎"统称为"自身免疫性肝炎"，并取消了病程6个月以上的限制，确定本病为非病毒感染性的自身免疫性疾病。

自身免疫性肝炎分3型：Ⅰ型（经典自身免疫性肝炎）以女性多见，有抗核抗体及抗平滑肌抗体（抗肌动蛋白）；Ⅱ型则以儿童多见，以存在抗肝、肾微粒体型抗原的抗体为特征；Ⅲ型以存在抗肝脏可溶性抗原的抗体为特征。Ⅱ、Ⅲ型较少见。

AIH的流行率约为170/10万左右，本病女性多见，男性与女性比例为1∶3.6。年龄一般在15～40岁之间，青少年期是发病高峰期，女性绝经期为另一小高峰。该病有明显的种族倾向和遗传背景，在北欧、英格兰、爱尔兰和犹太等白种民族中发病率高，而在亚洲黄种民族中相对少见。该病任何年龄均可发病。如不治疗易发展为肝硬化，AIH的病死率很高，超过50％的严重AIH患者大约5年左右死亡，自行缓解比例很低。

一、病因和发病机制

本病为遗传倾向疾病，具备易患基因的人群可在环境、药物、感染等因素激发下起病。患者由于免疫调控功能缺陷，导致机体对自身肝细胞抗原产生反应，表现为以细胞介导的细胞毒性作用和肝细胞表面特异性抗原与自身抗体结合而产生的免疫反应，并以后者为主。自身免疫性肝炎反映了诱发因素、自身抗原、基因易感性和免疫调节网络之间的综合作用结果。

AIH的病因和发病机制至今尚未完全清楚，可能涉及遗传、病毒感染、药物和毒素、免疫等多种因素。

（一）病毒感染

所有主要的嗜肝病毒都可能引起AIH，包括麻疹病毒、甲型肝炎病毒（HAV）、乙型肝炎病毒（HBV）、丙型肝炎病毒（HCV）、丁型肝炎病毒（HDV）、单纯疱疹病毒Ⅰ型和EB病毒。一些观察提示，甲型肝炎后可能发展为AIH，也有报道乙型肝炎有类似现象。HCV感染不引起AIH，但常伴有AIH时可见的自身免疫标记阳性。HDV感染也可伴有大量的自身免疫反应，特别是出现一些自身抗体，然而，尚无证据说明HDV感染可以引起AIH。AIH患者中约有9%～15%的根据血清学检查可见庚型肝炎病毒RNA（HGV RNA），但此比例也见于隐源性慢性肝炎，并低于其他肝脏疾病，如慢性病毒性肝炎。

（二）遗传学机制

抗原必须由抗原呈递细胞（APC）呈递给T细胞。在此过程中，抗原首先与表达在

APC 表面的 MHC Ⅱ类分子的抗原结合区结合，形成抗原复合物，APC 再将此复合物呈递给 CD_4^+ T 辅助细胞。MHC Ⅱ类分子的抗原结合区由 DRβ 链构成，该区域内的氨基酸种类、空间结构影响 APC 呈递抗原的能力。β 链的序列有多态性，这种多态性影响了抗原的结合、影响了 CD_4^+ T 细胞的激活。人类的 MHC 分子（即 HLA），目前已基本明确 HLA – DRB130301，– DRB130401 是北欧白人 Ⅰ 型 AIH 的易感基因。上述等位基因 β 链的 67272 短肽氨基酸组成相同，均为 LLEQKR，其中 DRβ71 位的赖氨酸（K）是影响抗原结合和呈递的关键氨基酸残基。赖氨酸位于 HLA Ⅱ类分子抗原结合区边缘上，能够影响 HLA Ⅱ类分子—抗原复合物的空间构型，从而影响免疫细胞的激活。日本、阿根廷、比利时及墨西哥人 Ⅰ 型 AIH 的易感基因与北欧白人不同（– DRB130404，– DRB130405），原因是不同人种 HLA Ⅱ类分子结合区内的氨基酸序列略有差异。日本和墨西哥人的 HLA – DRβ71 位赖氨酸由精氨酸（R）替代。由于赖氨酸与精氨酸均为极性氨基酸，因而这种多态性对 APC 的抗原结合和呈递功能影响不大。但是如果 DRβ71 位被一个中性氨基酸取代，将大大降低其抗原结合和呈递能力，因而北欧白种人 HLA – DRB131501 等位基因是抗 Ⅰ 型 AIH 的基因。HLA – DRB130301 及 30401 位点还与疾病的严重程度相关。其影响机制尚未阐明，推测可能在 HLA – DR3 或 DR4 区内还存在另一个影响病情的相关基因和/ 或在 HLA2DR 分子中存在其他的决定免疫反应的关键氨基酸。

（三）免疫学机制

目前有关机体对自身抗原免疫耐受丧失的机制尚未阐明，相关的假设、理论较多，其中最令人感兴趣的机制是分子模拟机制，即病原体感染机体后，由于病原体上的某些抗原表位与人体组织蛋白的抗原表位相同或相似，导致病原体刺激机体产生的激活淋巴细胞或抗体与组织抗原发生交叉反应，导致组织器官的损伤。如病毒（HCV、麻疹病毒等）和药物（酚酊、呋喃妥因、苯妥英钠、肼苯达嗪等）等通过分子模拟机制导致肝脏自身免疫性损伤。

其他辅助因素女性激素和环境因子，它们可以上调或下调免疫系统的介质或成分，甚或自身抗原。环境因素，例如尼古丁、酒精和营养，可以上调或下调药物代谢酶而后变成自身抗原。

二、临床表现

AIH 约有 30 ％的患者的表现是急性的。AIH 也可以表现为暴发性肝衰竭。其余的患者发病隐匿，直到疾病进展到肝脏严重受损时才被确诊。相当比例的患者会出现黄疸、纳减、乏力，女性患者月经紊乱常见。约 10% ~40% 的患者由于肝脏胀痛而引起腹痛，超过 20 ％的患者有发热，大多数患者有肝脏肿大，约半数患者可触及脾脏，患者常出现蜘蛛痣，30% ~80% 的患者在发病时已出现肝硬化，10% ~20 ％的患者已经出现失代偿性肝硬化，伴有腹水、甚至肝性脑病。约 20% 的患者出现食管静脉曲张。

AIH 的肝外表现很常见，约 63% 的患者至少有肝脏以外的一个脏器疾病证据。6% ~36% 的患者有关节病变和关节肿胀，影响到双侧的大、小关节，这些通常是短暂的，但可反映病变活动，偶尔也会发生侵蚀性关节炎。约 20% 的患者出现皮疹，表现为多形性、丘疹样或痤疮样皮疹，常见过敏性毛细血管炎、扁平苔藓和下肢溃疡。

AIH 还可伴有其他疾病，特别是溃疡性结肠炎，甚至严重的原发性硬化性胆管炎。特别是儿童，原发性硬化性胆管炎最初可表现为慢性肝炎。AIH 患者也有其他自身免疫性疾病和其他疾病发病率的增高，包括自身免疫性甲状腺炎、干燥综合征、肾小管性酸中毒、纤维化性齿槽炎、周围神经炎和肾小球肾炎。

自身免疫性肝炎大多数隐匿或缓慢起病，起先可有关节酸痛、低热、乏力、皮疹、闭经等。易被误诊为关节炎、结缔组织病或月经不调，直到出现黄疸时才被诊断是自身免疫性肝炎。约20%~25%患者的起病类似急性病毒性肝炎，常表现为乏力、恶心、食欲不振、腹胀、黄疸、肝脾肿大、皮肤瘙痒和体重下降不明显等症状，体格检查时常发现患者肝脏呈进行性肿大，有肝掌、黄疸、脾肿大，面、颈、前胸可见蜘蛛痣。病情发展至肝硬化后，可出现腹水、肝性脑病、食管静脉曲张出血。血清 ALT 和 AST 增高，伴 AKP 和 γ-GT 正常或轻度增高。有些患者表现为轻度的肝功异常，有些表现为严重的肝功异常。

自身免疫性肝炎的肝外表现有以下几个方面。

（1）对称性、游走性关节炎，多侵犯大关节，可反复发作，伴疼痛及僵直，无关节畸形。

（2）低热、皮疹、皮肤血管炎和皮下出血。

（3）内分泌失调，有类柯氏面容，紫纹，痤疮，多毛，女性闭经；男性乳房发育，桥本甲状腺炎，甲状腺功能亢进，糖尿病等。

（4）肾小管酸性中毒，肾小球肾炎（常为轻型），肾活检示肾小管有结节状免疫球蛋白淤积。

（5）胸膜炎，间质性肺炎、肺不张、纤维性肺泡炎和肺间质纤维化。偶有肺动—静脉瘘形成、肺动脉高压症。

（6）血液学改变有轻度贫血，白细胞和血小板减少，后两者由于脾功能亢进或免疫性自身抗白细胞或抗血小板抗体所致。

（7）偶见溃疡性结肠炎，干燥综合征可见于半数病例。

三、实验室检查

（1）肝功能试验：转氨酶持续或反复增高，常为正常的3~5倍以上，一般为 ALT > AST，有时 AST > ALT；γ-GT 和腺苷脱氨酶常增高，白蛋白多正常，γ-球蛋白增高更为突出，以 IgG 增高最明显，其次为 IgM 和 IgA，血清胆红素常明显升高。

（2）免疫血清学检查：多种自身抗体阳性为本病特征。

1）抗核抗体阳性，见60%~80%患者，滴度一般低于1:160。

2）平滑肌抗体，约30%病例阳性，且为高滴度。

3）线粒体抗体，约30%病例阳性，一般为低或中等滴度。

4）肝细胞膜抗体（LSP 抗体和 LMA），对诊断本病有相对特异性，但亦可见于其他肝病。

四、诊断与分型

（一）AIH 的临床诊断

AIH 患者可能表现为与肝炎、慢性肝病和暴发性肝衰竭（偶然情况下）等有关的非特异性症状。其生化特点为慢性肝酶水平升高，而缺乏诸如乙型肝炎、丙型肝炎、血色病、酒精性肝炎、药物性肝炎、脂肪肝、肝豆状核变性以及 α_2 胰蛋白酶缺乏性肝病等的证据。

对 AIH 的诊断而言，排除包括丙型肝炎等在内的常见病毒性肝炎是十分重要的。对非典型肝病或具有 HCV 感染危险因素的患者而言，为排除可能相伴的 HCV 感染，有必要应用多聚酶链反应（PCR）进行有关 HCV RNA 的检测。另外，应用干扰素 2α 进行治疗的 HCV 感染者和具有 HCV 感染的原发性胆汁性肝硬化（PBC）也可能具有 AIH 的某些特点。

（二）分型和亚型的血清学诊断

AIH 的分型主要依靠自身抗体的检测来进行。随着血清学试验研究的进展，一些新的自身抗体得到证实，AIH 分型取得发展。

经典（Ⅰ型）AIH 的诊断包括血清免疫球蛋白水平升高，ANA 或抗平滑肌抗体（SMA）阳性以及肝活检显示门脉区内浆细胞浸润。针对细胞色素 P450 - D6 的抗肝肾微粒体（LKM）抗体的发现可以确诊Ⅱ型 AIH。当存在高滴度 LKM 抗体而不伴有病毒性肝病时，则可诊断为Ⅱa 型 AIH。慢性 HCV 感染也可能产生低滴度 LKM 抗体，此谓之Ⅱb 型 AIH，但此类 AIH 不应视为典型的 AIH，其一线治疗应为抗病毒治疗；丁型肝炎也可能产生 LKM 抗体；LKM 阳性的其他罕见疾病包括苯妥英钠、肼苯达嗪等引起的慢性肝病。

可溶性肝抗原（SLA）抗体阳性为Ⅲ型 AIH。其他较新发现的自身抗体还有肝膜脂蛋白抗体、抗中性粒细胞胞浆蛋白抗体（ANCA）、无唾液酸糖蛋白受体抗体和肝胰抗体等。虽然这些自身抗体在 AIH 分型中的意义尚不清楚，但其存在（一种或多种）有助于判断预后。当 SMA 和 ANA 阴性而肝活检强烈提示 AIH 时，上述自身抗体进行检测甚至有助于 AIH 的诊断。由于大约三分之二的Ⅰ型 AIH 和原发性硬化性胆管炎（PSC）患者 ANCA 可能阳性，部分 PBC 患者也可能阳性，因而其对 AIH 不具特异性。

AIH 主要发生于青年女性，常导致严重的肝炎表现，并可快速进展至肝硬化。血清转氨酶水平升高、界面性肝炎伴或不伴小叶性肝炎或中央 - 汇管区桥接样坏死以及存在自身抗体是主要的诊断依据。

任何年轻的肝病患者，尤其是没有酒精、药物、病毒病原学的变化的危险因素的患者，都应考虑是否是自身免疫性肝炎。血清蛋白电泳和自身抗体的检测对自身免疫性肝炎的诊断是非常重要的。一部分自身免疫性肝炎的患者血清丙种球蛋白是正常值的两倍，且有抗核抗体或抗平滑肌（抗肌动蛋白）抗体。

交界性肝炎和门脉浆细胞浸润是本病的组织学特征，然而，上述组织学发现并非 AIH 必须具备的，没有门脉浆细胞浸润并不能除外 AIH 的诊断。所有拟诊 AIH 的患者必须彻底除外遗传性疾病（wilson 病、α_1 - 胰蛋白酶缺乏症和遗传性血色病）、感染性疾病（甲型肝炎、乙型肝炎及丙型肝炎等）和药物性肝脏损害（米诺霉素、呋喃妥因、异烟肼、丙硫氧嘧啶和 α 甲基多巴等所致）。这些疾病中有些会伴有自身免疫现象，最易与 AIH 相混淆，如 Wilson 病、药物性肝脏损害和慢性病毒性肝炎特别是慢性丙型肝炎，自身免疫性肝炎的病毒性肝炎血清学标志阴性，而有多种自身抗体存在。肝活检能够较好地予以确诊。

五、治疗

自身免疫性肝炎的治疗原则主要是抑制异常的自身免疫反应，治疗指征主要根据炎症活动程度，而非肝功能受损程度。

（一）一般治疗

活动期要求卧床休息，限制体力活动，禁酒，进食富含维生素饮食。寻找和去除感染灶，忌用对肝脏有损害的药物。

（二）药物治疗

一般治疗同慢性肝炎，肾上腺皮质激素、硫唑嘌呤可使病情缓解，但这些免疫抑制剂长期服用不良反应大，常常影响治疗能否进行下去，如若患者出现症状明显，病情进展快或 γ 球蛋白≥正常值的 2 倍，以及谷草转氨酶≥正常值 5 倍、谷丙转氨酶≥正常值 10 倍等情况时，可考虑使用皮质类固醇治疗。经使用免疫抑制剂治疗后，65% 的患者可获得临床、生化和组织学缓解。有肝硬化和无肝硬化患者 10 年生存率分别为 89% 和 90%，因此，有必要严格规范用药。其他新药疗法包括环孢霉素、FK506，也取得一定成效。中医中药辨证施治也有一定疗效。

1. 免疫抑制剂　AIH 的首选治疗方法是免疫抑制剂。标准的治疗方法是单用强的松龙或合用硫唑嘌呤，两种疗法均可起到缓解症状的作用。单用强的松龙适用于儿童和有白细胞减少、恶液质、妊娠、准备妊娠的年轻妇女，以及硫唑嘌呤不能耐受者。如果没有应用硫唑嘌呤的禁忌证，成年人均应合用硫唑嘌呤，绝经妇女、骨痛、肥胖、脆性糖尿病、不稳定性高血压、情绪不稳和痤疮患者，应该使用强的松龙和硫唑嘌呤联合治疗。联合治疗比单用强的松龙的药物相关性不良反应要少得多。泼尼松和强的松龙均可使用，但泼尼松在体内要经肝脏转化为强的松龙，肝脏功能损害严重的患者不应使用。标准的治疗剂量已在全世界广泛应用多年，免疫抑制剂能够提高严重 AIH 患者的存活率。轻到中度炎症活动的患者无须治疗，临床缓解在生化和组织学缓解后出现。大概有 65% 的患者可在治疗后有 18 个月的临床、生化和组织学缓解，从治疗开始到缓解的时间约为 22 个月（6 个月~4 年）。20 年存活率超过 80%，预期寿命与年龄、性别无关。如果治疗 24 个月未得完全缓解，继续治疗似无必要。超过 80% 的治疗有反应者会在 2 年治疗期结束后复发，如果这样，长程、小剂量的免疫抑制剂维持治疗直到缓解。

超过 10% 的 AIH 患者经用常规免疫抑制剂治疗失败，这些患者再用大剂量的泼尼松并不能导致组织学缓解，反而会引起严重的药物不良反应。

2. 其他免疫抑制剂　如单用强的松龙或联合应用硫唑嘌呤治疗失败，则可试用其他免疫抑制剂，包括环孢素 A、FK506、霉酚酸和环磷酰胺，然而，这些对强的松龙和/ 或硫唑嘌呤无效的患者仅有一小部分对此治疗有较好反应。

3. 局部类固醇治疗　丁地去炎松是一种具有糖皮质激素受体的高效亲和力的第二代皮质类固醇药物（比强的松龙强 15 倍），代谢产物无糖皮质激素活性，药物在被代谢前到达相应的淋巴细胞。肝脏代谢可出现严重的副反应，如骨病等。丁地去炎松可以降低 AIH 患者的 ALT 水平至正常。

4. 辅助性治疗　患 AIH 的中年妇女，维生素 D（50 000U/d）和钙制剂（1 000mg/d）应与免疫抑制剂联合应用以预防或治疗骨病。

5. 肝移植　肝移植被确定作为伴有肝硬化的终末期 AIH 的非常有效的治疗方法。虽经长程免疫抑制剂治疗获得完全的生化指标缓解，AIH 患者仍会进展到肝硬化。AIH 是肝移植最好的适应证之一，5 年长期存活率比例超过 90%。有报道肝移植后 AIH 会复发，因此，肝移植后立即应用免疫抑制剂既可以预防排异，又能预防或治疗 AIH 的复发。

6. 中医药治疗　自身免疫性肝炎属中医学黄疸范畴。黄疸的发病，主要是湿浊之邪为患。故《金匮要略·黄疸病脉证并治》有"黄疸所得，从湿得之"的论断。外表湿浊，湿热疫毒等时邪自口而入，蕴结中焦，脾胃运化失常，湿热熏蒸于脾胃，累及肝胆，以致肝失疏泄，胆液不循肠道，随血泛溢，外溢肌肤，上注于目，下流膀胱，使身目小便俱黄，而成黄疸。茵陈蒿汤加减方中茵陈清热利湿，疏肝利胆退黄；大黄通腑化瘀、泄热解毒；虎杖、栀子清泄三焦湿热，利胆退黄；郁金、金钱草、牡丹皮、白芍药疏肝利胆化瘀；砂仁、苍术、木香化湿柔肝利胆；泽泻、猪苓、茯苓渗利湿邪，使湿热分消，从二便而去。中西药物相互配合，中药则清热利湿退黄，西药则消炎、利胆、保肝，两者协同作用，故取得良好的疗效。

七、预后

自身免疫性肝炎的预后与炎症活动严重程度及宿主遗传因素有关，重型病型可突然起病，发热，黄疸持续不消失或反复出现，肝脏功能有明显损伤，严重时可出现肝性腹水、肝性昏迷。因是慢性经过，病情可时好时坏，反复发作，每发作一次，病情就加重一次，最后可发展成肝硬化或肝功能衰竭而死亡。重症患者不经治疗 10 年后死亡率为 90%。

自身免疫性肝病的病因尚未十分明确，主要是积极预防肝炎病毒（甲、乙、丙型）的感染，以及避免化学物品或某些药物（替尼酸、双肼屈嗪、氟烷、米诺环素、呋喃妥因）的诱发因素。

点特异性干预能对自身免疫反应的关键环节起作用，但尚处于研究阶段。用合成的多肽与自身抗原竞争结合 MHC Ⅱ类分子的位点可阻断免疫细胞激活的一级信号途径，已被用于风湿性关节炎的治疗，在相关抗原特征明确后可用于 AIH。细胞毒性 T 淋巴细胞抗原24（CTLA24）可干扰二级共刺激信号途径，可溶性 CTLA24 已被用于错配的骨髓受体的免疫抑制。口服自身抗原以产生免疫耐受的疗法已被用于多发性硬化症和风湿性关节炎等。此种疗法可能对 AIH 特别有效，因为摄入的抗原首先经过门脉循环直接释放入肝脏。动物实验表明，通过 T 细胞疫苗可能对激活的细胞毒 T 细胞行克隆性摧毁，在人类运用的关键是找到靶向的 T 细胞克隆。其他有药物破坏细胞内的信号传导途径或调控细胞因子表达，以及基因疗法抗衡调节性细胞因子的过度表达等。

（吴治德）

第十节　急性肝功能衰竭

急性肝功能衰竭（Acute liver failure，ALF）是指平时肝功能正常的人出现肝功能快速恶化，导致意识和凝血功能障碍的一种少见状态。在美国，每年大约 2000 人次发生 ALF。最主要的原因是药物诱发性肝损伤，病毒性肝炎，自身免疫疾病和休克或低灌注状态，约有 20% 的患者无明确原因。年轻人发病率高于其他人群，病死者年轻人更多；儿童发病者少，但病死率可达 70%。开展肝移植前，ALF 的存活率不足 15%，近年来，由于肝移植的广泛开展，目前移植后短期存活率可达 65% 以上。

一、病因

寻找 ALF 的病因对诊断、处理和预后评估均有重要作用。ALI 病因中，我国以病毒性肝炎（乙、丙型）最为多见，欧美国家 40% ~ 54% 是由对乙酰胺基酚中毒所致，其次是血清阴性肝炎和病毒性肝炎；感染性原因包括细菌感染如脓毒症、败血症，寄生虫病感染如血吸虫病，病毒性感染如巨细胞病毒（CMV）、EB 病毒、肠道病毒等；中毒性原因包括毒蘑菇中毒，药物诱发性肝毒性如抗结核药、化疗药、乙醇等；代谢异常如肝豆状核变性（Wilson 病）、遗传性代谢障碍等；自身免疫性肝炎；肝损伤如休克，急性缺血性肝损伤，充血性心衰致肝淤血性损伤，创伤性肝损伤，辐射性肝损伤；急性妊娠脂肪肝综合征；Budd - Chiari 综合征；恶性肿瘤肝浸润；肝移植、外科手术后等；不明原因性肝功能衰竭。

二、临床表现

急性肝衰竭早期可表现为极度乏力，明显厌食或食欲减退，恶心、呕吐、腹胀等严重消化道症状。皮肤巩膜黄染，并进行性加深。出血倾向，随着病情加重或病程延长可有出血性瘀斑，上消化道出血等。重者合并精神、定向力障碍，嗜睡、昏睡甚至昏迷等肝性脑病表现。体检可见精神不振或萎靡不振，黄疸，出血点、瘀斑。心动过速。如合并感染可出现肺部啰音等。腹水征阳性，叩诊有肠胀气表现，早期肝脏可有肿大，但不一定能触及，暴发性肝衰竭者肝脏可缩小，肝浊音界变小等，肠鸣音减少或消失。注意，虽可有黄疸，但并非所有患者均有肉眼黄疸。右上腹压痛变化较大。由于大面积肝细胞坏死，肝浊音界可能无法叩清，肝脏大小触诊不清。早期病毒性肝炎、恶性肿瘤肝浸润、充血性心衰或急性 Budd - Chiari 综合征史患者可能肝脏增大。

三、辅助检查

（1）初始实验室检查：血常规，血型；生化检查如血钠、血钾、血氯、碳酸氢盐、血钙、血镁、血磷、血糖等；肝功能检查如 AST、ALT、ALP、GGT、胆红素（结合/游离），白蛋白/球蛋白；肾功能如 Cr、BUN；凝血功能如凝血酶原时间（PT）/国际标准化比率（INR）；动脉血气分析；动脉血乳酸；血淀粉酶和脂肪酶。

（2）病毒性肝炎血清学检查：如抗 HAV IgM，HBsAg，抗 HBc IgM，抗 HEV，抗 HCV；血氨水平检测；自身抗原如抗核抗体（ANA）、抗中性粒细胞抗体、抗线粒体抗体，以及免疫球蛋白水平等；疑为中毒性肝衰竭者应在病史询问基础上，选择性进行毒物检测；育龄妇女应做妊娠试验检查；疑有 AIDS 者应监测 HIV。

（3）其他检查：如心肌酶谱变化，大小便常规等。

（4）影像学检查：肝脏 B 超，必要时行 CT 扫描，以了解肝脏大小、结构变化，以及胆道系统、脾脏、胰腺情况，有无腹水等。胸片检查有助于排除肺部病变，胸腔积液情况。ECG 检查了解心电变化，特别是有无心肌缺血性改变等。

四、诊断评估与鉴别

1. 分期　根据病程，肝功能衰竭分为 4 类：超急性期、急性期、亚急性期和慢性期。超急性期是指病程少于 7 天者，急性期指病程 7 ~ 21 天者，亚急性期指病程多于 21 天而少于 26 周者，慢性期指病程超过 26 周者。但这种诊断的区分对预后意义不大，除非是对乙酰氨基酚中毒者。

所有临床或实验室提示中到重度急性肝炎的患者均应立即检测凝血酶原时间（PT），并认真检查、评估意识状态。如果 PT 延长约 4~6s 或以上（INR≥1.5），并有感觉异常的证据者，可诊断为急性肝功能衰竭，并应入院治疗。因为 ALF 进展迅速，数小时内会发生意识变化，一旦诊断确立，便应转入 ICU 治疗。

2. 各期肝衰竭命名及鉴别

（1）急性肝衰竭：是指急性起病，2 周内出现以Ⅱ度以上肝性脑病（四度划分法）为特征的肝衰竭，表现为极度乏力，伴有明显厌食、腹胀、恶心呕吐等消化道症状，数天内黄疸进行性加深，出血倾向明显，凝血酶原活动度（PTA）低于 40%，肝脏进行性缩小；病理表现为肝细胞呈一次性坏死，坏死面积大于肝实质的 2/3，或亚大块坏死，或桥接坏死，伴存活肝细胞严重变性，肝窦网状支架不塌陷或非完全性塌陷。

（2）亚急性肝衰竭：是指起病较急，15 天至 26 周出现肝衰竭的临床表现，如极度乏力，明显消化道症状，黄疸迅速加深，血清总胆红素大于正常值上限 10 倍或每日上升 ≥17.1μmol/L，PT 明显延长，PTA≤40%，排除其他原因者；病理表现为肝组织呈新旧不等的亚大块坏死或桥接坏死，较陈旧的坏死区网状纤维塌陷，或有胶原纤维沉积，残留肝细胞有程度不等的再生，并可见细、小胆管增生和胆汁淤积。

（3）慢加急性（亚急性）肝衰竭：是指在慢性肝病基础上，出现急性肝功能失代偿；病理表现为在慢性肝病损害的基础上，发生新的程度不等的肝细胞坏死性病变。

（4）慢性肝衰竭：是指在肝硬化基础上，出现慢性肝功能失代偿，如出现腹水或其他门静脉高压表现，可有肝性脑病，血清总胆红素升高，白蛋白明显下降，有凝血功能障碍，PTA≤40%；病理表现为弥漫性肝脏纤维化以及异常结节形成，可伴有分布不均的肝细胞坏死。

五、治疗

肝衰竭尚无特异药物和手段，主要强调早期诊断、早期治疗，针对不同病因采取个体化的综合治疗措施，防治并发症。

（一）支持治疗

卧床休息，抬高床头 20°~30° 有助于减轻脑水肿，减少能量消耗，减轻肝脏负担，加强生命体征监护和生化指标监测。充分补给热量，以高碳水化合物、低脂、适量蛋白质饮食为主，维持水、电解质和酸碱平衡。60kg 成人总热卡约 1 500~2 000kcal/d，或 35~50kcal/kg，如无法经口补充，应考虑静脉补足。纠正低白蛋白血症和凝血功能障碍。维生素 E、还原型谷胱甘肽等抗氧化剂可能对肝脏有一定保护作用。

ALT 易合并脑水肿和（或）颅内高压、肝性脑病，约 80% 的暴发性肝衰竭伴Ⅳ级肝性脑病患者发生脑水肿，通常 q4~6 小时检查和评估神经功能。Ⅰ/Ⅱ级肝性脑病者应做头颅 CT 扫描，以排除其他引起意识改变的疾病，但对脑水肿诊断价值不大；避免刺激，必要时给予镇静；预防性使用抗生素。血氨水平 >200μg/dl 与脑疝有高度相关性，口服乳果糖（无法口服者可用乳果糖灌肠）有助于降低肠道产氨，防止氨的吸收，一般 30~60ml/d，口服，或 60~120ml 灌肠，保持大便 2~4 次/d 即可。Ⅲ/Ⅳ级肝性脑病者在上述处理基础上，大多数需气管插管保持气道通畅，适当镇静，抬高床头约30°左右，有条件者可作颅内压监测。

（二）控制抽搐

抽搐会升高颅内高压，引起脑缺氧，加重脑水肿，应积极控制抽搐或惊厥。最好选用苯妥英钠，因镇静剂对意识评估不便，且肝衰竭时地西泮（安定）清除减慢，使用苯二氮䓬类时宜小剂量给药。

（三）防治脑水肿

（1）甘露醇是最有效的脱颅压药，一般0.5~1g/d，ivgtt，q6~8小时，注意避免血浆渗透压过高（一般≤320mOsm/L），但不必预防性使用甘露醇。

（2）过度通气能收缩脑血管，降低脑血流，可迅速降低颅内压，一般控制$PaCO_2$于25~30mmHg，但这种效应不能持久。

（3）最近随机对对照研究发现，30%的高渗氯化钠可起到降低颅内高压的作用，维持血清钠在145~155mmol/L，但需更多研究证实。

（4）对严重颅内高压且对上述措施效差的患者，可考虑使用短效巴比妥类如硫喷妥钠或戊巴比妥，可起到降低颅内压的作用，但易引起低血压，限制了其使用。用法：戊巴比妥100~150mg，iv，q15min×4次，而后1~3mg/（kg·h）可有效控制脑水肿；或硫喷妥钠250~500mg，iv×15min，继之50~250mg/h。

（5）激素对肿瘤和颅内感染引起的颅内高压有预防和治疗作用，但对ALF患者的脑水肿防治和提高存活率均无益处。

（6）低体温可预防脑充血，改变脑氨水平和（或）糖代谢，32~34℃的中度低体温可起到预防或控制ALF颅内高压作用，但低体温有增加感染、引起或加重凝血障碍和心律失常的风险。

（四）感染

所有ALF患者均有感染（细菌或真菌）的风险，严重者引起脓毒症，感染和（或）全身炎症反应综合征（SIRS）与肝性脑病深度有相关性，肝性脑病增加脑水肿概率，发热也会增加颅内压，预防细菌和真菌感染可减少感染风险，降低脑水肿和颅内高压的风险。入院前3天感染的主要致病菌是金黄色葡萄球菌、表皮葡萄球菌或革兰阴性肠杆菌（如大肠杆菌），可考虑口服肠道不吸收抗生素如多西环素等。一旦有发热、白细胞升高等感染征象，应积极寻找感染部位，可定期（一般3~5天）复查胸片和送血、尿、痰标本作细菌和真菌培养，寻找感染源和致病菌。经验性使用肝素毒性较小的抗生素，可选用三代头孢菌素如头孢噻肟2~6g/d，iv，哌拉西林-他唑巴坦和万古霉素等。常见的真菌感染是念珠菌或曲菌，多是在广谱抗生素使用1周后出现。

（五）凝血障碍

肝衰竭导致凝血因子合成减少，可能发生凝血因子和血小板消耗增多，因此，不少患者血小板≤$100×10^9$/L（10万/mm^3）。常规使用维生素K_1 5~10mg皮下注射，或10~30mg，静脉滴注，qd。明显凝血功能障碍（PT延长4s或以上、INR≥1.5）伴出血者，应考虑输注新鲜冷冻血浆（FFP），如无出血，不必使用新鲜血浆。冷沉淀物同样有助于改善凝血功能。

血小板一般以 $100 \times 10^9/L$（10万/mm³）界线。不过，如能维持在 $(50 \sim 70) \times 10^9/L$（5万～7万/mm³），常规有创操作如注射、抽血等可能不会产生较多出血，但如 $50 \times 10^9/L$（<5万/mm³），应考虑输注血小板。如有条件，ALF 伴凝血障碍者可考虑输注重组活化Ⅶ因子（rFⅦa），有研究表明 FFP + rFⅦa 效果更佳。

（六）胃肠道出血预防

胃肠道出血是 ALF 公认的并发症，机械通气 >48 小时和凝血功能障碍是危重患者胃肠道出血的最主要危险因素，其他危险因素包括肝、肾衰竭、脓毒症（sepsis）、休克等。H_2 受体拮抗剂如雷尼替丁［3mg/（kg·d）］和硫糖铝均可有效预防和减少此类出血的发生，前者的有效性更大，后者只作为二线用药，但两者在预防肺炎方面的作用相当。质子泵抑制剂也有效，但研究资料更少。维持胃液 pH >5.0 可有效减少胃肠道出血。

（七）血流动力学

ALF 生理机制与肝硬化和肝肾综合征相似。由于意识变化导致摄入不足、液体渗出至血管外和可能有的消化道失血等原因，可能患者入院时就有血管内容量不足。因此，大多数患者需要液体复苏，而放置肺动脉导管对液体控制和监测指导补液有定一作用。对 ALF 患者，胶体液如白蛋白较晶体液如生理盐水更为重要，应首先考虑，输入液中应含葡萄糖，以维持能量需求和血糖水平。充分的液体复苏和控制潜在感染和脓毒症对纠正低血压起着重要作用，必要时加用升压药，以维持平均动脉压≥50～60mmHg，肺毛细血管楔压 8～14mmHg。为维持血压水平，可选用多巴胺、肾上腺素、去甲肾上腺素，但多巴胺对增加氧输送似乎更有效；但一般不选用加压素类，否则会增加脑血流，促进颅内高压。

（八）肾功能保护

ALF 患者常合并急性肾衰竭，大多是肾前性或低血容量，其他原因包括肝肾综合征、急性肾小管坏死，药物或毒素中毒等。对乙酰胺基酚中毒导致 ALF 者，约占肾衰竭的 70%，而其他原因约 30%。ALF 患者合并肾衰竭是预后恶劣的重要预测因素，因此，避免使用肾毒性药如氨基糖苷类、非甾体抗炎药（NSAID）、对比造影剂和积极控制感染显得极为重要。如有透析指征，首选持续静脉–静脉替代（CVVHD）而非间断透析疗法，这对改善心血管功能稳定和控制颅内压很有帮助。

（九）代谢问题

ALF 患者最常出现四低（4H），即低血糖（Hypoglycaemia）、低血钠（Hyponatraemia）、低血钾（Hypokalaemia）、低血磷（Hypophosphataemia）和代谢性碱中毒。因此，需密切监测血糖，血气分析和血清钾、钠、镁、磷等。低血糖可能因肝性脑病而掩盖，尤应反复监测血糖水平，防止或及早发现低血糖，以便即时处理，一般最好维持血糖 >4mmol/L。电解质和酸碱平衡对保持正常代谢极为重要，严格限制蛋白摄入，每日蛋白量控制在 60g（1g/kg）即可，支链氨基酸并未优于其他制剂。原则上只要有能力，应首选胃肠道营养，但肝性脑病者忌经肠内给予蛋白，以防增加血氨产量，加重病情。

（十）肝移植

原位肝移植是 ALF 维持生命的最后希望。但因条件所限，不少患者无法获得此机会。主要适应证包括各种原因所致的中晚期肝衰竭，经积极内科和人工肝治疗疗效欠佳；各种类型的终末期肝硬化。

（十一）人工肝支持

人工肝是指通过体外的机械、物理化学或生物装置，清除各种有害物质，补充必须物质，改善内环境，暂时替代衰竭肝脏部分功能的治疗方法，能为肝细胞再生及肝功能恢复创造条件或等待机会进行肝移植。有条件者可试用，但其确切有效性尚待进一步论证，最近的初步研究显示体外全肝灌注（Extracorporeal whole liver perfusion，EWLP）可有效清除血氨。目前人工肝主要包括血浆置换、血液灌流、血浆胆红素吸附、血液滤过、血液透析、白蛋白透析、血浆滤过透析和持续性血液净化疗法。主要适于：①各种原因引起的肝衰竭早、中期，PTA 在 20%～40% 之间和血小板大于 5 万/mm。为宜；晚期肝衰竭患者也可进行治疗，但并发症明显增多；对未达到肝衰竭诊断标准者而有肝衰竭倾向者，也可考虑早期干预；②晚期肝衰竭肝移植术前等待供体、肝移植术后排异反应、移植肝无功能期。其禁忌证包括：严重活动性出血或弥漫性血管内凝血者；对治疗过程中所用血制品或药品如血浆、肝素和钱精蛋白等高度过敏者；循环功能衰竭者；心脑梗死非稳定者；妊娠晚期等。

（吴治德）

第十一节　脂肪肝

脂肪肝是常见的弥散性肝病，表现为肝内蓄积脂肪量的异常。正常肝组织内脂质含量占肝湿重的 3%～5%，包括甘油三酯（TG）、脂肪酸（FA）、磷脂、胆固醇和胆固醇酯。由于疾病或药物等因素导致肝细胞组织内脂质超过肝湿重的 5%，或组织学上每单位面积见 1/3 以上肝细胞脂变时，称之为脂肪肝。大多数脂肪肝属于甘油三酯（TG）含量异常增高，脂肪肝轻者无症状，实验室检查常缺乏特异性，常需肝穿刺活检确诊。脂肪肝多属可逆性疾病，及早诊断和治疗常可恢复正常。脂肪肝继续发展可出现脂肪性肝炎，肝纤维化，肝硬化。

一、流行病学

五十年代流行病学调查显示脂肪肝检出率 3.2%，随后检出率逐渐增加，最近我国学者用 B 超普查发现脂肪肝的发生率高达 12.9%。脂肪肝检出率的增高，与人们生活方式改变有很大关系，而且由于影像学诊断技术的发展，尤其是超声显像在集体筛查中的应用，脂肪肝的报道日渐增多。脂肪肝的病因也发生了变化，欧美国家酗酒所致的脂肪肝仍占首位（45%），其次为肥胖（25%）、非胰岛素依赖性糖尿病（10%）和其他因素如药物、蛋白质—热量营养不良等所致的脂肪肝（20%），我国过去以营养缺乏为常见病因，80 年代后，营养过剩所造成的肥胖引起的脂肪肝日见增多，另外酒精，糖尿病也为常见的因素。脂肪肝的发生与年龄、性别、血脂、血糖、血压、肥胖有密切关系，嗜酒、高脂高蛋白饮食、睡前加餐、睡眠过多均是脂肪肝的危险因素，因此脂肪肝发生的流行病学因素是多方面的。高甘油三酯血症在脂肪肝中的作用较为复杂，很难与肥胖和饮食习惯分割开来。

二、病因

脂肪肝病因复杂，依病因不同可做如下分类。

（一）营养性脂肪肝

（1）营养不良：蛋白质、胆碱缺乏、维生素缺乏。

（2）肥胖。

（3）高脂高糖摄入：包括静脉输注过多。

（4）小肠旁路术、胃成形术、胃分隔术、小肠大面积切除等。

（5）Kwashiorkor 病。

（6）全胃肠外营养（TPN）。

（二）中毒性脂肪肝

1. 酒精　嗜酒。

2. 药物与毒物　药物有四环素、糖皮质激素、阿司匹林、胺碘酮、氨甲蝶呤、雌激素、异烟肼、环己胺、哌克昔林、心舒灵（Perhexiline maleate）等。毒物有氯仿、黄磷、四氯化碳、蓖麻碱、依米丁、银、汞、砷、铅、Jamaican 呕吐病。

（三）妊娠期急性脂肪肝

又称产科急性假性黄色肝萎缩。

（四）内分泌及代谢性脂肪肝

（1）糖尿病。

（2）Cushing 综合征。

（3）甲亢或甲减。

（4）高脂血症。

（5）遗传性脂质贮积病：如遗传性胆固醇贮积病（Wolman 病）、Farber 病、Taysach 病、Gaucher 病。

（6）性腺异常。

（7）低 β 脂蛋白血症或异常 β 脂蛋白血症。

（8）Reye 综合征。

（9）半乳糖或果糖不耐受症。

（10）Wilson 病。

（11）高酪氨酸血症。

（12）结节性非化脓性脂膜炎（Weber – Christica 病）。

（13）乙酰辅酶 A 脱氢酶缺乏。

（五）化疗及放射性肝炎性脂肪肝

也有人将其病因归为两大类。

1. 酒精性肝病（ALD）

（1）酒精性脂肪肝。

（2）酒精性肝炎。

（3）酒精性肝纤维化。

（4）酒精性肝硬化。

2. 非酒精性肝病

（1）肥胖。

（2）糖尿病。

（3）药物及毒物。

（4）内分泌及代谢。

（5）其他。

三、发生机制

（一）肝脏与脂肪代谢

脂类包括脂肪和类脂，脂肪（即甘油三酯，TG）主要作用是贮能和供能，类脂包括磷脂，胆固醇及胆固醇酯等。肝脏是脂类代谢的主要器官，包括脂类的摄取、转化、运输、分解及合成等代谢。体内脂肪来源于肠道吸收的乳糜微粒（CM）和体内脂肪组织，经肝脏代谢后氧化供能，组成结构脂肪或重新形成极低密度脂蛋白（VLDL）进入脂肪组织重新贮存起来。

人体每日从膳食中摄入的脂质，95% 为 TG，即外源性脂肪，其余为磷脂，胆固醇（酯）。脂质在小肠腔内经胆盐乳化，胰脂酶水解，生成游离脂肪酸（FA），β - 甘油一酯，溶血磷脂酰胆碱及胆固醇，并形成混合胶粒，在抵达小肠黏膜细胞后，已消化的脂质分解产物被吸收，并在内质网重新合成 TG 及磷脂等，在细胞内载脂蛋白作用下，装配成 CM，经淋巴进入血循环。乳糜微粒进入肝脏后先被库普弗细胞分解成甘油和脂肪酸。肝脏主要摄取来自血中和 CM 水解生成的脂肪酸，还摄取血中糖代谢的三碳化合物转化的脂肪酸。FA 进入肝细胞后，部分在线粒体内进行 β 氧化提供能量，部分重新合成甘油三酯，磷脂和胆固醇酯（CE），大部分甘油与载脂蛋白合成 VLDL，释放入血。

肝细胞内内质网和高尔基参与 VLDL 的合成与分泌。粗面内质网合成载质蛋白（Apoprotein，Apo），尤其是 Apo - B。脂质不溶于水，必须以可溶性形式才能在血液中转运，这种可溶性形式即脂蛋白。载脂蛋白 B 和光面内质网合成的 TG、磷脂、胆固醇等在粗面内质网和光面内质网连接处共同装配成脂蛋白，进入高尔基体糖化最后形成 VLDL，在微管运动的帮助下，经胞吐作用分泌入 Disse 腔。CM 是外源性脂肪的一种转运形式，VLDL 是内源性脂肪的一种转运形式。另外肝细胞内也有脂蛋白的分解系统：高尔基体 - 内质网 - 溶酶体复合物（GERL）。

机体的脂肪代谢受神经 - 体液调节，如交感神经、促肾上腺皮质激素、促甲状腺激素、甲状腺激素、生长素、胰高糖素等。还受某些药物影响。

（二）脂肪肝发生的一般机制

1. 脂肪来源过多　FA 从食物和脂肪组织来源过多，摄食过多或饥饿。肝内 TG 或 FA 合成过多。

2. 脂肪从肝中排出减少　载脂蛋白合成不足，如蛋白质，胆碱缺乏；VLDL 合成、分泌障碍；GERL 功能障碍；FA 氧化减少。

脂肪肝的发生是上述各步骤中一项或几项异常的结果。肝脏酯化 FA 合成 TG 的能力较强而氧化 FA 和合成脂蛋白的能力有限，因而上述因素常造成肝脏代谢脂肪能力相对/绝对不足，脂质贮积形成脂肪肝。

（三）几种常见的脂肪肝

1. 肥胖　不管是成人或是儿童，其肥胖均与脂肪肝的发生有关，甚至有早至 6 岁发生肥胖性脂肪肝的报道。有研究表明几乎所有显著肥胖患者和 75% 中重度肥胖症（超过体重标准 10%）有肝脏脂肪变性，体脂分布研究表明，腹部和臀脂比例高的个体发生脂肪肝的危险性大。肝炎后不适当地增加营养而又缺乏运动所致的肥胖是我国常见的引起脂肪肝原因之一。肥胖者虽然可存在其他辅助因素，如嗜酒、糖尿病、蛋白质营养不良、药物反应等，但多数肥胖的脂肪肝患者不存在这些辅助因素，说明单一肥胖本身即可引起脂肪肝。肥胖患者周围脂肪组织过多，（尤其是肠系膜的脂肪较皮下脂肪更易在肝内蓄积），释出的 FA 增多，肝内脂肪贮积速度超过转化和分解速度，加上肥胖患者常有营养失衡，进食碳水化合物多而蛋白质少，存在饮食蛋白质 - 热量失衡，导致脂肪肝的发生。肥胖患者虽常有血中胰岛素水平升高，但其调节作用被过多的脂肪组织总量所抵消，表现为胰岛素耐受。患者体重增高与肝内脂肪贮积程度正相关，体重得到控制后，肝内脂肪浸润程度有所减少。多数肥胖性脂肪肝患者无症状，一般也不发生肝硬化，但如果出现脂肪性肝炎，则可恶化为脂肪性肝硬化，出现肝硬化的表现。80% 肥胖性脂肪肝患者胆碱酯酶升高，对其病因有一定鉴别诊断意义。

2. 糖尿病　2 型糖尿病是脂肪肝的原因之一，尸检中发现 1/3 非肥胖 2 型糖尿病患者有脂肪肝，也有资料显示 50% 的糖尿病患者伴发脂肪肝，51% 糖尿病酮症酸中毒患者尸检中发现脂肪肝。另外超声发现的脂肪肝患者较无脂肪肝者糖耐量异常和胰岛素基线水平上升现象多见。有人认为 2 型糖尿病脂肪肝的发生与慢性胰岛素水平升高有关，而与高血糖症关系不大，因为 2 型糖尿病者肝脏发生脂肪变较 1 型糖尿病多见。但也有人认为 2 型糖尿病者由于糖类摄入过多而出现肥胖，从而导致脂肪肝，统计资料表明 50% ~ 80% 的 2 型糖尿病患者为肥胖患者，而且用胆碱去脂治疗，对脂肪浸润疗效甚微，控制血糖，减轻体重后肝内脂肪浸润改善。1 型糖尿病少见脂肪肝的发生，1 型糖尿病脂肪肝的发生可能与胰岛素缺乏，脂肪分解，血浆脂蛋白清除能力降低有关。糖尿病在脂肪肝发展至非酒精性脂肪性肝炎（NASH）和肝纤维化中的因果作用尚有争议，尚无明确证据表明单有糖尿病而无其他伴发因素（如肥胖）作用下可以发展成慢性肝病。糖尿病所伴发的脂肪肝约 75% 其脂肪浸润既不呈现小叶中心型也不呈弥散分布，肝内脂肪浸润与糖尿病控制程度或病程长短无相关性，肝内脂肪变性的出现对糖尿病的预后影响较小。

3. 营养不良　营养失调的原因很多，与脂肪肝有关的因素主要是蛋白质缺乏，胆碱缺乏而糖、脂肪过多。

（1）长期摄入高脂、高糖：长期摄入高脂饮食即外源性脂肪增加可致高脂血症，肝脏摄取外源性 FA 及其酯化作用增强，而 Apo - B 及磷脂合成相对减少，TG 合成超过其转运，从而在肝内沉积。高糖摄入见于饮食中碳水化合物过多或输注糖液，摄入的糖在满足糖原合成后，其代谢生成的三碳化合物由肝细胞摄取转化为 FA，并酯化成 TG 在肝内沉积。

（2）营养缺乏：严重慢性炎症性肠病如溃疡性结肠炎、克罗恩病、小肠旁路术、胃成形术、胃分隔术、慢性消耗性疾病、恶性营养缺乏均可致营养缺乏。由严重慢性炎症性肠病及小肠旁路等手术所致的吸收不良，导致 Apo - B 及磷脂合成所需成分缺乏，脂蛋白生成不足，TG 不能及时转运而沉积于肝内。慢性消耗性疾病时，摄入的热量不足以满足基本的能量需求，出现糖皮质激素分泌增多，交感神经兴奋性增强，体内脂肪库中脂肪动员增加，大量 FA 释放入血，肝细胞摄取后酯化为 TG，超过了肝脏转运能力即可引起脂肪肝。恶性营养缺乏病（Kwashiorkor 病）多见于非洲儿童，由于食物中蛋白质长期摄入不足，Apo－B 和磷脂合成不足引起脂蛋白合成相应减少，加上总热量摄入不足，贮脂动员，TG 合成增强而引起脂肪肝。以低蛋白血症性水肿、皮肤色素减少、脂肪肝为特点。

脂蛋白合成的绝对或相对不足引起营养失调性脂肪肝，其具体机制如下：①胆碱和甲基供体不足。胆碱是合成磷脂的原料，体内胆碱可以由食物摄取，也可以由丝氨酸合成，丝氨酸合成胆碱时需由甲基供体（蛋氨酸甲硫氨酸等）提供甲基。因而摄入胆碱和甲基供体不足均可引起磷脂合成减少，进而影响脂蛋白的合成；②必需脂肪酸缺乏，磷脂中的脂肪酸多为不饱和脂肪酸，机体不能合成，必须由食物中摄入，故称必需脂肪酸，如其摄入减少或吸收不良，则影响磷脂合成。长期高胆固醇膳食时，由于胆固醇可与磷脂竞争必需脂肪酸，故也可导致磷脂形成减少；③合成 Apo－B 的氨基酸缺乏，饮食中蛋白质摄入不足或吸收不良，合成 Apo－B 所需的氨基酸如精氨酸、苏氨酸、亮氨酸、异亮氨酸等缺乏，Apo－B 合成减少影响脂蛋白合成。轻者一般无临床症状，中、重度者常呈非特异性肝病表现。本病营养失调纠正后，肝内沉积的脂肪可逐渐消退，但若同时伴肝细胞炎症、坏死病变，可发展至肝纤维化，进展至肝硬化者少见。

4. **药物及毒物** 很多药物具有肝毒性，可表现为急性肝毒性或慢性肝毒性，而且其引起肝损伤的表现多种多样，如肝细胞坏死、肝炎、肝硬化、胆汁淤积等。引起脂肪肝的常见药物有四环素、放线菌素、糖皮质激素、雌激素、门冬酰胺酶、降脂药、抗心绞痛药（如胺碘酮）。常见的毒物有氯仿、四氯化碳、黄磷等。药物性脂肪肝多为大泡型脂肪肝如乙醇、皮质激素、别嘌呤醇、氟烷、异烟肼、甲基多巴、乙酰氨酚等，患者出现肝大、转氨酶升高，肝功能多保持完好，这种形式的脂肪肝多由药物的直接肝毒性所引起。也有表现为小泡型脂肪肝，如四环素、阿米庚酸、丙戊酸、苯基丙酸、Valproic acid 等。

皮质激素引起的脂肪肝和肝脏释放脂质的功能障碍有关，其临床表现与肝脏脂肪浸润程度有关。四环素通过抑制氧化磷酸化而抑制蛋白质的合成，肝内脂蛋白合成减少，导致 TG 在肝内沉积，四环素常引起急性脂肪肝，出现类似急性病毒性肝炎的表现，病理检查可见肝细胞内脂肪浸润以小叶中央区最显著，也可波及整个小叶，荧光检查提示四环素定位于线粒体。甲氨蝶呤是一种叶酸拮抗剂，能可逆性地抑制二氢叶酸还原酶，间接干扰蛋氨酸和胆碱合成，从而影响脂蛋白形成。四氯化碳可抑制蛋白质合成；降低肝内脂肪酸氧化率，使 TG 合成障碍，从而引起脂肪肝。黄磷主要是影响肝内载脂蛋白合成而使脂类分泌减少，在肝内大量沉积。异丙醇可使肝内 2－磷酸甘油增加，脂肪细胞分解脂肪增多，FA 大量入肝，使肝脏 TG 合成增多而出现脂肪肝。

Jamaican 呕吐病，由 hypoglycin 的代谢产物所致，它存在于 ackee 树不成熟的果实中，进入体内后变成辅酶 A 硫脂和卡尼汀衍生物，后二者不能被进一步代谢而明显贮积于卡尼汀池中，影响脂肪酸的氧化，ATP 产生和糖异生减少，脂肪酸酯化 TG 增多，可引起小脂滴性脂肪肝。

5. **遗传及代谢性疾病**

（1）低 β 脂蛋白血症：是一种常染色体隐性遗传病，其特点是 Apo－B 血浆水平降低，常表现营养不良，棘红细胞血症，色素性视网膜炎、神经肌肉退行病和脂肪肝。纯合子者常有 Apo－B 和 LDL－胆固醇（LDL－chol）极度降低，杂合子者多无症状，Apo－B 和 LDL－chol 轻度降低。其脂肪肝的发生是由于肝细胞脂蛋白分泌缺陷，尤其是 Apo－B_{100} 缺陷所致。肝大不明显，肝细胞脂肪沉积多为大泡型，可出现肝纤维化和肝硬化。本病无特异治疗方法，可用中链 TG 代替长链 TG 促进肠道吸收，维生素缺乏者需补充维生素。

（2）家族性高密度脂蛋白缺乏症：也称 Tangier 病，常染色体隐性遗传。其特点是血中高密度脂蛋（HDL）减少或完全缺乏，肝脏、脾、肠系膜、淋巴结等组织胆固醇浸润。虽然血浆胆固醇水平减低，但 TG 水平正常或增多，此点有助于诊断。无特殊治疗方法。

（3）酸性脂酶缺乏症（Wolman 病和胆固醇酯贮积症）：本病是溶酶体酸性脂酶 A 缺乏引起的中性脂肪代谢障碍。

Wolman 病，常染色体隐性遗传，其溶酶体酸性脂酶 A 缺乏较重，使胆固醇酯和 TG 不能降解，而贮积在网状内皮系统的溶酶体中。患儿出生后一年发病，主要是消化道症状，几乎所有器官均有中性脂肪浸润（胆固醇酯和 TG）。患儿多在发病 6 月内死亡。

胆固醇酯贮积症，其溶酶体酸性脂酶 A 缺乏较上者为轻，发病较晚。本病经过缓和，预后较好。

（4）Reye 综合征：其特征是急性脑病伴内脏脂肪浸润，病因不明，常有先期病毒感染（如流感 A 或 B 或水痘病毒），随后出现呕吐和神经系统表现。可见于儿童，也可发生于成人。其发生原因可能与感染（病毒、细菌）、药物（如阿司匹林）、某些内源性毒物（如脂酸分解的二羧酸）和宿主的易感性有关。肝脏病变特点为：①小泡型脂肪浸润；②虽然线粒体改变显著，但肝内浓度不减少；③肝病与脑病损害程度一致，一般为可逆性的，历时短、变化快。线粒体变化特点是基质扩张与基质致密体进行性丧失，少数表现为多态性线粒体；严重时基质解体或明显肿胀。由于线粒体广泛损害，造成机体代谢紊乱，出现脑水肿等表现，并且为内源性毒素产生创造了条件，这些毒素又进一步加重线粒体损伤，形成恶性循环。患者常在病毒等前驱感染好转后又出现急性脑病，伴有呕吐、惊厥等。及早治疗，尤其是脑水肿的治疗，可使患者很快痊愈，若未能控制脑病。病死率可达 4% ~ 50%。其预后取决于脑病的程度和病变范围，而与肝功能损害程度无直接关系。

（5）β脂蛋白缺乏症：遗传性疾病，小肠黏膜活检绒毛结构正常，但上皮细胞因脂肪过度而致空泡状改变，患者呈吸收不良综合征表现，有脂肪泻，低胆固醇血症，红细胞畸形，色素性视网膜炎，共济失调等。

四、病理

脂肪变的肝细胞可弥散分布，以肝小叶静脉周围（Ⅲ带）或汇管区周围（Ⅰ带）为主；也有在肝内呈灶状分布，偶尔形成脂肪性肉芽肿。肝细胞内的脂滴可以是大泡型，小泡型或混合型。大脂滴直径 > 25μm，脂滴增多、融合将肝细胞核推向细胞边缘，使肝细胞呈现脂肪细胞样外观。大的脂滴可融合形成微脂囊肿，甚至脂肪性肉芽肿，此型脂肪变多见于肝腺泡Ⅲ带，预后较好，若累及Ⅰ带则预后差。小泡型脂滴直径多为 3 ~ 5μm，肝细胞核无移位，肝小叶结构无紊乱，无坏死或炎症，不发展为肝硬化。

（一）脂肪肝的病理分型

有学者根据肝脏脂肪的含量占肝湿重的比例或肝活检病理切片脂肪染色，将脂肪肝分为三型。

（1）轻度：含脂肪5%~10%或光镜下每单位面积有1/3~2/3肝细胞脂肪产生。

（2）中度：含脂肪10%~25%或光镜下每单位面积有2/3以上肝细胞脂肪产生。

（3）重度：含脂肪25%~50%或光镜下每单位面积几乎所有肝细胞均质变。

（二）脂肪肝的病理分期

（1）Ⅰ期：单纯性脂肪肝。不伴炎症反应，依肝细胞脂肪变的范围又分弥漫性脂肪肝、局灶性脂肪肝，弥漫性脂肪肝伴正常肝岛。单纯性脂肪肝属良性病变，临床多无症状。单纯性脂肪肝的脂质沉积与肝组织炎症和纤维化及最终肝硬化的因果关系尚未确定，但临床和动物实验研究表明肝脏内脂质沉积的程度和炎症程度有关，而且可进展至肝纤维化和肝硬化。

（2）Ⅱ期：脂肪性肝炎。出现汇管区炎症和纤维化。此期除了肝细胞脂肪变性外，可见如下变化：Mallory小体，或叫酒精透明小体，位于肝细胞质内，是细胞内骨架蛋白在胞浆内聚积而成的嗜酸性物质，在AH和非酒精性脂肪性肝炎（NASH）中均可出现。但以AH中较常见而且较大。如果检出大的鹿角状Mallory小体提示其病为酒精性；肝细胞气球样变性，并出现灶状坏死；炎症细胞浸润，AH以淋巴细胞、单核细胞、多形核白细胞浸润。NASH常为轻度的中性粒和单核细胞浸润，而且很少有明显的汇管区炎症细胞浸润，中性粒细胞并不一定是炎症细胞的主要类型，但可在局灶性坏死中出现；纤维化，早期多出现于中央静脉周围和肝窦周围，随后发展至汇管区，NASH的纤维化常较AH轻。另外还可有淤胆现象。

（3）Ⅲ期：脂肪性肝纤维化。脂肪肝及脂肪性肝炎、原发性病因的存在，可激活库普弗细胞，枯否氏细胞增生并释放与肝纤维化有关的因素如TGFβ/α、PDGF等。这些因子使肝脏间质中的贮脂细胞（Ito细胞）激活、增生。Ito细胞的主要功能是贮存及代谢维生素A，合成及分泌细胞外基质（ECM），并有一定产生胶原酶能力。脂肪肝时Ito细胞在库普弗细胞产生的细胞因子及其他因素作用下活化、增生，大量产生Ⅰ、Ⅲ型胶原；同时又产生Ⅳ型胶原酶，破坏正常的ECM。最终Ⅰ型胶原代替基底膜，窦间隙毛细血管化，肝功能进一步受到损害，肝内血管阻力增加，这些因素又可促使库普弗细胞释放细胞因子，激活Ito细胞，形成恶性循环，大量ECM沉积，形成纤维条索和纤维间隔。其组织学特点是：窦周围及细胞周围纤维化；终末静脉周围纤维化；汇管区及汇管区周围纤维化，随后向实质呈条索状延伸侵蚀界板，可出现桥接纤维化分布。

（4）Ⅳ期：脂肪性肝硬化。虽然有研究证明，每年约有12%酒精性脂肪肝发展为肝硬化，但一般认为由脂肪肝直接发展而来的很少，多数来自AH。AH时由于肝细胞坏死，炎症细胞浸润，最终出现纤维化，相邻肝小叶纤维化条索相互连接，使肝小叶正常结构被分割破坏，发展成假小叶和肝细胞结节状再生，形成酒精性肝硬化（AC）。AC一般为小结节性，但一些戒酒后的患者可发展为小结节为主的大小结节混合性肝硬化。非酒精性肝硬化也多为小结节性，有报道称肥胖者1.5%~8.0%可有肝硬化，也有人发现NASH初次肝活检呈重度纤维化和非活动性肝硬化者达15%~50%。

五、临床表现

脂肪肝常无特异的临床表现，轻症者多无症状，仅在体检时发现转氨酶升高或B超有阳性发现。中重度脂肪肝可有上腹不适等症状而就诊。

（一）病史

经详细询问可发现酗酒、肝炎、药物及毒物接触、糖尿病史，少数患者有相应的遗传病家族史。

（二）症状

轻症者可无症状。中重度脂肪肝者可出现以下表现：上腹部隐痛或不适感，多在右上腹、纳差、恶心、呕吐、腹胀、腹泻，还可有阳痿、闭经、男性乳房肥大、肝掌、蜘蛛痣、鼻出血、皮下淤血、末梢神经炎、舌炎、角膜干燥等。

（三）体征

肝脏肿大、表面光滑、边缘钝、质地柔软或韧硬，少数患者可出现脾大，可有门脉高压症（如腹水、水肿、上消化道出血），体重可减轻，但有全身脂质沉着者体重增加。

多数脂肪肝呈慢性经过，但也有呈急性经过，如 Reye 综合征，可有急性脑病表现，妊娠期急性脂肪肝可有妊高征等表现。

六、诊断

由于单纯脂肪肝多无特异性临床症状，或其症状常与其他肝病尤其是慢性肝病相似，因而必须通过实验室，影像和病理组织学检查才可确诊，完整的诊断应包括病因、病理及分型等。

肥胖者如无肝炎、输血、使用导致肝损害的药物，或有肥胖倾向并可排除由其他疾病所致，而且血浆中脂质增高，应做 B 超检查以确定有无肥胖性脂肪肝。对于长期、大量饮酒者，出现轻度疲乏，肝大而质地柔软，消化不良，转氨酶升高者，应考虑有脂肪肝的可能。头胎或双胎妊娠，妊娠晚期迅速出现消化道症状、黄疸、出血倾向，应考虑妊娠期合并重症肝炎或妊娠期急性脂肪肝。有药物及毒物接触史或婴幼儿急性脑病伴肝功能异常者应考虑相应的病因所致的脂肪肝。

（一）辅助检查

生化检查，脂肪肝的生化检查常有阳性发现，但表现多较轻，而且其异常程度与脂肪肝的病变范围和严重程度并不一致，所以诊断意义不大。生化检查可用于筛选一些肝脏疾病以及动态观察原发病的肝脏情况。

1. 血清酶学检查

（1）ALT、AST：一般为轻度升高，达正常上限的 2～3 倍。酒精性脂肪肝的 AST 升高明显，AST/ALT＞2 有诊断意义。非酒精性脂肪肝时则 ALT/AST＞1。ALT＞130U/L，提示肝小叶脂肪浸润明显，ALT 持续增高提示有脂肪性肉芽肿。

（2）γ-GT、AKP：酒精性脂肪肝时 γ-GT 升高较常见，AKP 也可见升高，达正常上限的 2 倍；非酒精性脂肪肝患者 γ-GT 可以升高。

（3）GST：可反映应激性肝损伤，较 ALT 更敏感。

（4）谷氨酸脱氢酶（GDH）、鸟氨酸氨甲酰转移酶（DCT）：GDH 为线粒体酶，主要在肝腺泡Ⅲ带富有活性，DCT 为尿素合成酶，参与转甲基反应。脂肪肝时两酶都升高。尤其是酒精性脂肪肝，其 GDH/OCT＞0.6。

（5）胆碱酯酶（CHE）、磷脂酰胆碱胆固醇酰基转移酶（LCAT）：80％脂肪肝血清 CHE

和 LCAH 升高，但低营养状态的酒精性脂肪肝升高不明显。CHE 对鉴别肥胖性脂肪肝有一定意义。

2. 血浆蛋白变化

（1）β 球蛋白，α_1、α_2、β 球蛋白多升高。

（2）白蛋白多正常。

（3）肥胖性脂肪肝时，LDL–C 升高，HDL–C 显著降低，Apo–B，Apo–e，Apo–CⅡ 和Ⅲ升高。

3. 血浆脂类　TG、FA、胆固醇、磷脂常升高，其中胆固醇升高显著，常 > 13mmol/L。

4. 色素排泄试验　BSP、ICG 排泄减少。在肥胖性和酒精性脂肪肝时，因为脂肪贮积多在肝腺泡Ⅲ带，而色素处理也在此部位。肝脏脂肪贮积影响了肝细胞排泄色素的功能。排泄减少的程度与肝脏脂肪浸润程度有关。

5. 胆红素　严重脂肪肝时可有血胆红素升高，轻中度脂肪肝胆红素多正常。

6. 凝血酶原时间（PT）　非酒精性脂肪肝多正常，部分可延长。

7. 血胰岛素　血胰岛素水平，呈高反应延迟型，糖耐量曲线高峰上升，下降延迟。

8. 其他　血尿素氮、尿酸偶见升高。

（二）影像检查

1. B 超　B 超检查经济、迅速、无创伤、有实用价值，可作为首选方法。B 超在脂肪含量 > 30% 时即可有阳性发现，> 50% 时的脂肪肝其检出率达 90%，近年来趋向于把 B 超指标量化，以综合积分判断脂肪肝的程度。彩色多普勒的应用也有助于来定量分析。

弥漫性脂肪肝：肝脏轻中度增大，回声增强，呈"明亮肝"：①肝肾对比可见其回声差异，肝实质回声强度 > 肾回声强度；②肝近场和远场回声差异，近场回声密集增强，远场回声减弱；③肝内管道结构特别是静脉变细不清；④肝脏轻中度增大。

B 超可将脂肪肝分三度：

（1）轻度：近场回声增强，远场回声衰减不明显，肝内管状结构可见。

（2）中度：近场回声增强，远场回声衰减不明显，肝内管状结构模糊。

（3）重度：近场回声显著增强，远场回声明显衰减，肝内管状结构辨认不清。

局限性脂肪肝，可表现为单个或多个强回声结节，呈椭圆形。有时因其间所含正常肝组织呈低回声而出现"假瘤征"，应和其他占位性病变相鉴别。

有时 B 超不能区别和脂肪沉积相似的病变。如血管瘤通常是强回声，但周围有更高密度的肝脂肪变时，它可表现为低密度损伤，常需动态 CT 扫描进行鉴别。另外，超声常难以检测脂肪肝时的肝内扩张的胆管，因为脂肪肝时肝和胆管壁间的超声对比消失。

2. CT　其准确性优于 B 超，除可对脂肪肝进行分型外，还可观察治疗前后肝脏大小和密度变化。但费用较昂贵且具有放射性，限制了它的应用。

弥漫性脂肪肝，肝实质密度普遍低于脾脏、肾脏和肝内血管，而相比之下，门静脉内回声增强。增强后肝内血管显影清楚，形态、走向均正常。CT 值的高低与肝内脂肪沉积量呈明显负相关，因脾脏 CT 值较恒定，故肝/脾 CT 值的比值可作为衡量脂肪浸润程度的参考标准，或作为随访疗效的依据。酒精性脂肪肝时，肝脾 CT 值之比可小于 0.85。

局灶性脂肪肝，常发生于左叶内侧段，表现为局灶性肝内低密度影，呈扇形/不规则形，密度一般较均匀，增强后有轻度强化，其内可见正常形态和走行的血管影。

3. MRI　价格昂贵而少用。MRI 可清晰区分水和脂肪信号差异。脂肪肝为低信号，与正常肝实质信号相比明显降低。此项检查不但可检出脂肪肝，而且可很好的鉴别脂肪肝和肝脏占位性病变，后者呈高信号。

4. ^{99m}Tc 核素扫描　有助于区别局限性脂肪肝和肝内占位性病变。脂肪肝时肝弥漫性不均，肝肾摄取比值下降，肝骨髓摄取比值上升，其诊断脂肪肝的敏感性达 86%。但由于其准确性不高于 B 超，临床很少应用。

（三）肝活检

肝活检是诊断脂肪肝的重要方法。如果影像学检查发现肝脏有脂肪变，应该明确是否需要进行肝脏活检。如同时有血清转氨酶升高，常需活检；若转氨酶正常而仅有影像的异常发现，多不需活检。对于局灶性脂肪肝，B 超引导下肝穿刺，定位准确，安全。必要时对活检组织进行特殊染色、免疫组化、组织生化测定及特殊细胞学检查，以提高诊断的目的性。另外，偶然的影像学检查发现肝内弥漫性或灶性脂肪浸润但酶学正常，不能作为肝活检的依据。肝活检有创伤性，患者难以接受，目前主要用于以下几个方面。

（1）确定有无脂肪浸润，有无肝纤维化。

（2）探明某些少见疾病，如白血病、胆固醇贮积病、糖原贮积病。

（3）灶性脂肪肝和肝脏肿瘤的区别。

（4）无症状性可疑 NASH，肝活检是唯一诊断手段。

（5）戒酒后 ALD 或有 ALD 不能解释的临床或生化异常表现者。

（6）肥胖者体重减 10% 后，肝脏酶学异常仍存在者，需肝活检寻找其他病因。

（7）任何怀疑不是单纯肝细胞脂肪变或怀疑有多病因者。

（四）鉴别诊断

1. 病毒性肝炎及病毒性肝炎合并脂肪肝　脂肪肝和病毒性肝炎患者常有相似的临床表现如乏力、纳差、恶心、呕吐、黄疸等，而且影像检查都可表现为弥漫性肝损害，常不易鉴别。流行病学、病原学及血清学阳性有助确诊。

2. 肝占位病变　局限性脂肪肝与肝占位性病变（如肝癌、肝血管瘤、肝脓肿、肝囊肿等）常不易区别。肝细胞癌常呈超声衰减，有包膜和门脉侵犯。转移性肝癌多为超声增强，多结节，无门脉系统侵犯，CT 显示肝癌多呈边界较清楚的低密度区，加注造影剂后扫描组织对比增强。肿瘤血管和血管瘤用选择性肝动脉造影可以很好地显示。

七、治疗

治疗原则：①去除病因；②合理饮食；③合理锻炼；④降脂药物治疗。

（一）病因治疗

应针对不同病因采取合理的治疗措施。酒精性脂肪肝患者治疗的关键在于戒酒；营养不良性脂肪肝需改善营养状况；肥胖性脂肪肝和肝炎后肥胖所致的脂肪肝在保证营养的前提下，应适当减少糖、脂肪和总热量的摄入，并适当加强锻炼。如果能成功地控制体重，B 超可发现肝脏脂肪沉积减轻，血清转氨酶水平也得到改善。减重的方法很重要，饥饿可以降低体重，但由于减少了蛋白质和其他营养物质的摄入，导致外周脂库动员，脂肪酸进入肝脏增加而加重脂肪肝的病情，甚至出现 NASH；糖尿病性脂肪肝应给予低热量、低脂肪和高纤维素饮食，并积极治疗糖尿病，对 1 型糖尿病控制血糖水平很重要，对 2 型糖尿病最重要的是减重，血糖控制次之；药物和毒物引起的脂肪肝应停用肝毒性药物，避免毒性化学物质的接触；胃肠道旁路术引起的脂肪肝，应重新恢复正常肠道的解剖和生理功能。妊娠期急性脂肪肝应立即终止妊娠。

全胃肠道外营养（TPN）所致脂肪肝应注意以下几点。

（1）由于 TPN 常伴有其他引起脂肪肝的疾病，故首先应针对这些疾病进行治疗。

（2）TPN 期间，肠道革兰氏阴性细菌过量繁殖，产生内毒素使巨噬细胞不断释放 TNF，后者可导致肝脂变，抗 α - TNF 多克隆抗体能显著减低此种肝脂肪变。

（3）TPN 期间常有胆碱缺乏，应注意补充。

（二）合理饮食

饮食治疗是脂肪肝治疗的重要方法。合理的饮食应是高蛋白，适当热量和低糖类饮食。蛋白质是脂肪肝患者的主要营养素，可促进脂蛋白的合成，同时血浆白蛋白水平升高，有利于纠正重症患者的低蛋白血症，防止水肿和腹水形成。一般按 1.5 ~ 2g/kg 体重给予。

酒精性脂肪肝禁酒和纠正营养不良可使大部分脂肪肝在 1 ~ 6 周内消退，但也有需更长时间者。其饮食应高热量、高蛋白，并补充少量维生素。如总热量足够而蛋白质摄入不足，可促使脂肪肝继续发展。饮食脂肪总量以不超过总热量的 15% ~ 20% 为宜，同时应含有必需脂肪酸。维生素的治疗可纠正临床及实验室检查异常，但对肝内脂肪浸润并无影响。

肥胖引起的脂肪肝应合理饮食以减轻体重。可以 400 ~ 800cal/d 逐渐增至 1 000 ~ 1 500cal/d，短期内减肥速度过快，易致脂肪性肝炎、电解质紊乱、高尿酸血症、酮症酸中毒及体重反跳。

营养不良性脂肪肝应以高蛋白饮食，足量糖类和脂肪为原则，同时给予高维生素和低纤维素，病情严重者应加用复合氨基酸制剂。

糖尿病性脂肪肝应低热量、低脂肪、高纤维素饮食，合并肾病者应限制蛋白摄入 ［ <1g/（Kg · d）］，以减轻肾脏负担。

肝炎后脂肪肝除了加强原发病的治疗外，饮食中应适当降低脂肪、糖及总热量，并加强适当锻炼。

（三）运动治疗

对肥胖、糖尿病、高脂血症、肝炎后脂肪肝患者应加强运动，运动量和运动方式结合具体情况，应长期坚持有氧运动。一般以中等量运动为度，心率达到一定标准（20 ~ 30 岁 130 次/min，40 ~ 50 岁 120 次/min，60 ~ 70 岁 110 次/min），每次 10 ~ 30min，每周 3 次以上。对肥胖者运动疗法比单纯节食减肥更重要，因为运动去除的脂肪主要是腹部内脏脂肪，可使 TG、LDL - C 下降，HDL - C 上升，葡萄糖耐量改善及血压下降。

（四）药物治疗

脂肪肝目前尚缺乏有效治疗的理想药物，而且有些药物的作用还有争议。

1. 胆碱蛋氨酸和 L - 肉碱　仅适用于相关的营养不良性脂肪肝，如恶性营养不良和静脉高营养所致的脂肪肝，同时应注意其诱发肝性脑病的作用。胆碱是构成磷脂的成分之一，也参与体内甲基转换作用；蛋氨酸在体内可转化成胆碱；L - 肉碱可促进脂肪酸氧化及膜修复。常用氯化胆碱 0.3 ~ 1.0g 每日 3 次口服或复方胆碱 2ml 每日 1 ~ 2 次肌注。

2. 多价不饱和磷脂酰胆碱 如肝得健，是一复合制剂，主要成分是磷脂，维生素 B、E 等。是目前临床应用较多的药物。磷脂是肝细胞器及肝细胞质膜的基本组成部分，可增加膜的流动性和稳定性，可起到保护肝细胞的作用。

3. S-腺苷甲硫氨酸 通过质膜磷脂和蛋白质的甲基化影响其流动性和微黏性，通过转硫基化增加肝内谷胱甘肽（GSH）、硫酸根及牛磺酸水平，对恶性营养不良，肝毒性物质及酒精性脂肪肝有效。

4. 抗氧化剂 还原型谷胱甘肽、牛磺酸、β-胡萝卜素，维生素 E、月见草-E、硒有机化合物（Ebselen）、Silymarin 及氨基类固醇衍生物 Iazaroid 等。本类药物可减少氧应激性损害及脂质过氧化导致的肝纤维化，但有待进一步证实其疗效。

5. 熊去氧胆酸 可以降低血脂，稳定肝细胞膜，抑制单核细胞产生细胞因子，有报道可改善患者 ALP、ALT、γ-GT 及肝脂肪浸润情况。

6. 降脂药物 烟酸类，苯氧乙酸（氯贝丁酯、苯扎贝特等）、HMG-CoA 还原酶抑制剂（如辛伐他丁等）。许多降脂药物具有潜在肝毒性，降低糖耐量，升高血尿酸等不良反应，而肝内脂肪沉积无改善甚至加重。烟酸的衍生物如烟酸肌醇、烟酸果糖酶、烟酸戊四醇酯不良反应相对较少。

另外实验发现前列腺素 E 具有提高细胞 cAMP 水平，抑制肝细胞胆固醇和中性脂肪合成，防止肝细胞脂肪浸润的作用。

7. 中医中药治疗 常用中药有丹参、泽泻、何首乌、山楂、枸杞子、黄芩、姜黄、大黄等，可按中医辨证施治原则组方治疗，如肝郁气滞型患者，可用柴胡肝散加减，气血淤阻以逐淤汤加减，痰浊内阻用四逆散合导痰汤加减，正虚淤结用八珍汤合积丸加减。中医药治疗缺乏系统的临床试验，疗效尚难肯定，但其最大优点是不良反应小，具有广泛开发前景。

八、预后

由于病因复杂，远期随访资料也较少，各种治疗尤其是药物治疗效果评价标准差异，因此对各种影响预后的因素的评价尚缺乏全面资料。对脂肪肝预后的争论有二。脂肪肝是否会引起演变为肝硬化；脂肪肝是否会引起严重肝损害。一般情况下，肥胖性脂肪肝很少引起肝损害，酒精与药物是引起肝纤维化和肝硬化的主要原因。糖尿病性脂肪肝和蛋白质摄入不足易引起脂肪性肝炎。特殊类型的脂肪肝如妊娠期急性脂肪肝如未及时终止妊娠，死亡率很高，多达 60% ~80%。

（吴治德）

第十章

胆囊疾病

第一节 急性胆囊炎

急性胆囊炎起病多与饱食、吃油腻食物、劳累及精神因素等有关，常突然发病，一开始就出现右上腹绞痛，呈阵发性加剧，并向右肩或胸背部放射，伴有恶心及呕吐。在发病早期可以没有发冷及发热，当胆囊有化脓感染时，则可出现寒战及发热。有些患者还可以出现双眼巩膜黄染。当炎症波及胆囊周围时，病情日益严重，腹痛加重，范围也比原来扩大。这时右上腹部不能触碰，稍加用力按压更感疼痛难忍。

一、病因病机

（一）单纯性胆囊炎

常常多见于炎症发生的早期，此时胆囊充血、水肿、炎性细胞浸入胆囊黏膜。

（二）急性化脓性胆囊炎

胆囊黏膜高度水肿，细菌感染及胆囊积脓淤血。

（三）坏疽性胆囊炎

除了急性炎症外，主要由于胆囊的循环障碍引起出血及胆囊组织坏死。

（四）胆囊穿孔

由于胆囊坏死，囊壁穿孔，常见穿孔在胆囊底部血管分开较少的部位，穿孔后的脓性胆汁污染整个胆管而引起胆汁性腹膜炎及肝内、外胆管炎等。

急性结石性胆囊炎的起病是由于结石阻塞胆囊管，造成胆囊内胆汁滞留，继发细菌感染而引起急性炎症。如仅在胆囊黏膜层产生炎症、充血和水肿，称为急性单纯性胆囊炎。如炎症波及到胆囊全层，胆囊内充满脓液，浆膜面亦有脓性纤维素性渗出，则称为急性化脓性胆囊炎。胆囊因积脓极度膨胀，引起胆囊壁缺血和坏疽，即为急性坏疽性胆囊炎。坏死的胆囊壁可发生穿孔，导致胆囊性腹膜炎。胆囊穿孔部位多发生于胆囊底部或结石嵌顿的胆囊壶腹部或者颈部。如胆囊穿孔至邻近脏器中，如十二指肠、结肠和胃等，可造成胆内瘘。此时胆囊内的急性炎症可经内瘘口得到引流，炎症可很快消失，症状得到缓解。如胆囊内脓液排入胆总管可引起急性胆管炎，少数患者还可发生急性胰腺炎。致病菌多数为大肠埃希菌、肺炎克雷白杆菌和粪链球菌，厌氧菌占 10% ~15%，但有时可高达 45%。

1. 结石　在胆囊管嵌顿引起梗阻、胆囊内胆汁滞积，浓缩的胆盐损害胆囊黏膜引起炎症。

2. 细菌感染　常见的致病菌为大肠埃希菌、产气杆菌、绿脓杆菌等，大多从胆管逆行而来。

3. 化学刺激　如胰液经"共同通路"反流入胆管内引起胰酶性胆囊炎。近年来，随着国人的饮食习惯的改变，城市人的胆囊结石发病率明显升高，故急性胆囊炎以城市居民为多，成年人发病率高，尤其是肥胖女性，据统计女：男为 2 ：1。本病急性症状反复发作可转为慢性胆囊炎。目前本病外科治疗治愈率高。病情轻的单纯性胆囊炎可选用药物治疗；对于化脓性或坏疽性胆囊炎应及时手术治疗，避免并发症发生。

二、临床表现

有以下临床表现：①突发性右上腹持续性绞痛，伴向右肩胛下区放射，伴有恶心、呕吐；②发冷、发热、纳差、腹胀；③10% 的患者可有轻度黄疸；④过去曾有类似病史，脂餐饮食易诱发。胆囊结石引起者，夜间发病为一特点；⑤右上腹肌紧张，压痛或反跳痛，Murphy 征阳性。30% ~50% 的患者可触及肿大胆囊有压痛。

三、辅助检查

（一）口服法胆囊造影

口服法胆囊造影可见：①胆囊不显影（20% 的正常人也可因其他原因而不显影）；②胆囊显影浅淡、延迟，胆囊缩小或增大，是诊断慢性胆囊炎较为可靠的征象；③胆囊收缩功能不良，对诊断价值有限。静脉法胆系造影如胆管显影良好而胆囊不显影或胆囊显影延迟、密度浅淡而轮廓模糊，可诊断有胆囊疾病存在。

口服法胆囊造影，根据胆囊不显影而作胆囊炎的诊断时，必须排除引起胆囊不显影的其他因素，包括造影剂剂量不足（过分肥胖或体重超过 80kg）；服造影剂后呕吐、腹泻；幽门梗阻；造影剂崩解不良或停留于食管或十二指肠憩室内；肝功能明显受损；小肠吸收不良；妊娠期或哺乳期的妇女；胆管与肠管间有异常通道或 Oddi 括约肌松弛，使含碘胆汁不进入胆囊；严重的糖尿病；胆囊位置异常胆囊先天性缺如；照片太小未能将胆囊包括在内；胆囊已切除等。

（二）实验室检查

当医生检查患者的腹部时，可以发现右上腹部有压痛，并有腹肌紧张，大约在 1/3 的患者中还能摸到肿大的胆囊。化验患者的血液，会发现多数人血中的白细胞计数及中性粒细胞增多。

（三）B 超

B 超检查可发现胆囊肿大、囊壁增厚，并可见结石堵在胆囊的颈部。

四、诊断

（一）B超

急性结石性胆囊炎主要依靠临床表现和 B 超检查即可得到确诊。B 超检查能显示胆囊体积增大，胆囊壁增厚，厚度常超过 3mm，在 85% ~ 90% 的患者中能显示结石影。在诊断有疑问时，可应用同位素^{99m}Tc – IDA 作胆系扫描和照相，在造影片上常显示胆管，胆囊因胆囊管阻塞而不显示，从而确定急性胆囊炎的诊断。此法正确率可达 95% 以上。急性非结石性胆囊炎的诊断比较困难。诊断的关键在于创伤或腹部手术后出现上述急性胆囊炎的临床表现时，要想到该病的可能性，对少数由产气杆菌引起的急性气肿性胆囊炎中，摄胆囊区平片，可发现胆囊壁和腔内均有气体存在。

①有典型的阵发性腹绞痛发作及右上腹压痛、肌紧张征象；②血白细胞总数剧增，中性粒细胞比例增高；③B 型超声检查，胆囊增大，囊壁增厚，可能看到结石的影像。

（二）诊断依据

急性胆囊炎是一种临床常见病，多发生于有结石的胆囊，也可继发于胆管结石和胆管蛔虫等疾病。多由化学性刺激和细菌感染等因素引发此病。

诊断依据：①白细胞总数 $> 10 \times 10^9/L$，核左移；②腹部 X 线摄片胆囊区可见阳性结石；③B 超检查示胆囊增大，壁厚 $>3.5mm$，内有强光团伴声影；④静脉胆管造影胆囊不显影；⑤CT 或 MRI 显示胆囊结石。

（三）临床表现

急性胆囊炎的症状主要有右上腹疼、恶心、呕吐和发热等。急性胆囊炎会引起右上腹疼痛，一开始疼痛与胆绞痛非常相似，但急性胆囊炎引起的腹痛其持续的时间往往较长，作呼吸和改变体位常常能使疼痛加重，因此患者多喜欢向右侧静卧，以减轻腹疼。有些患者会有恶心和呕吐，但呕吐一般并不剧烈。大多数患者还伴有发热，体温通常在 38.0 ~ 38.5℃，高热和寒战并不多见。少数患者还有眼白和皮肤轻度发黄。

（四）体格检查

急性结石性胆囊炎患者体检时，常表现为急性病容、痛苦表情和呼吸短浅以及虚脱现象。此与急性胆囊炎相同，但尚可出现以下特点：①胆绞痛发作后 1 ~ 2d 内，可见轻度眼巩膜黄染和尿色变深，很快自然消退；如黄疸较深或持久不退，须考虑伴有胆总管结石的存在；②患者取平卧位，检查者用右手指触压患者的右上腹部时，患者诉腹痛或有痛苦的表情，同时右上腹肌呈局限性轻度紧张感；③患者取直立位深吸气时，检查者用右手食、中及无名指深压胆囊区，患者诉说疼痛；④患者取平卧位，检查者用右手指深压右上腹部时，患者有轻痛感；⑤患者取右侧卧位或俯卧位时感有上腹部疼痛；⑥检查者用左手掌置于患者的右季肋部，右手握拳用中度力叩击左手背时，患者诉说疼痛。

根据以上的症状、体格检查和各种辅助检查，医生一般能及时做出急性胆囊炎的诊断。

五、鉴别诊断

本病多见于 40 岁以上的肥胖女性。根据典型症状、体征、B 型超声波、X 线，急性胆囊炎的诊断大多都能明确。但需与以下疾病进行鉴别：如急性病毒性肝炎、急性胰腺炎、急性阑尾炎、消化性溃疡急性穿孔和右心衰竭等疾病，一般经过有关的辅助检查，结合病史及体格检查，均能做出正确的诊断。

青年女性患者应与 Fitz – Hugh – Curtis 综合征相鉴别，这是由于急性输卵管炎所伴发的肝周围炎，可有右上腹部疼痛，易误诊为急性胆囊炎；如妇科检查发现附件有压痛，宫颈涂片可见淋球菌或沙眼包涵体可资鉴别。如鉴别有困难则可进行腹腔镜检查，本病可见肝包膜表面有特殊的琴弦状粘连带。

六、治疗

（一）急性胆囊炎的治疗措施

1. 卧床休息、禁食　严重呕吐者可行胃肠减压。应静脉补充营养，维持水、电解质平衡，供给足够的葡萄糖和维生素以保护肝脏。

2. 解痉、镇痛　可使用阿托品、硝酸甘油、哌替啶、盐酸美沙酮等，以维持正常心血管功能和保护肾脏等功能。

3. 抗菌治疗　抗生素使用是为了预防菌血症和化脓性并发症，通常选用氨苄西林、克林霉素和氨基糖苷类联合应用，或选用第二代头孢霉素治疗，抗生素的更换应根据血培养及药敏试验结果而定。

在进行上述治疗的同时，应做好外科手术的准备，在药物治疗不能控制病情发展时，应及时改用手术疗法切除胆囊。

（二）急性胆囊炎的治疗方法

1. 非手术治疗　妊娠合并急性胆囊炎，绝大多数合并胆石症，主张非手术疗法。多数经非手术治疗有效。

（1）饮食控制：应禁食，必要时胃肠减压，缓解期给予低脂肪、低胆固醇饮食。

（2）支持疗法：纠正水、电解质紊乱和酸碱失衡。

（3）抗感染：需选用对胎儿无害的广谱抗生素，如氨苄西林以及头孢唑林钠、头孢噻肟钠等。

（4）对症治疗：发生胆绞痛时给予解痉镇痛药，如阿托品、哌替啶肌注。缓解期给予利胆药物，如苯丙醇、非布丙醇等。

非手术疗法对大多数（80%～85%）早期急性胆囊炎的患者有效。此法包括解痉镇痛，抗生素的应用，纠正水电解质和酸碱平衡失调，以及全身的支持疗法。在非手术疗法治疗期间，必须密切观察病情变化，如症状和体征有发展，应及时改为手术治疗。特别是老年人和糖尿病患者，病情变化较快，更应注意。据统计约 1/4 的急性胆囊炎患者将发展成胆囊坏疽或穿孔。

2. 手术治疗　目前对于手术时机的选择还存在着争论，一般认为应采用早期手术。早期手术不等于急诊手术，而是患者在入院后经过一段时期的非手术治疗和术前准备，并同时应用 B 超和同位素检查进一步确定诊断后，在发病时间不超过 72h 的前提下进行手术。早期手术并不增加手术的死亡率和并发症的发生率。对非手术治疗有效的患者可采用延期手术（或称晚期手术），一般在 6 周之后进行。

手术方法有 2 种，一种为胆囊切除术，在急性期胆囊周围组织水肿，解剖关系常不清楚，操作必须细心，此免误伤胆管和邻近重要组织。有条件时，应用术中胆管造影以发现胆管结石和可能存在的胆管畸形。另一种手术为胆囊造口术，主要应用于一些老年患者，一般情况较差或伴有严重的心肺疾病，估计不能耐受胆囊切除手术者，有时在急性期胆囊周围解剖不清而致手术操作困难者，也可先作胆囊造口术。胆囊造口手术可在局麻下进行，其目的是采用简单的方法引流胆囊炎症，使患者度过危险期，待其情况稳定后，一般于胆囊造口术后 3 个月，再作胆囊切除以根治病灶。对胆囊炎并发急性胆管炎者，除作胆囊切除术外，还须同时作胆总管切开探查和 T 管引流。

对症状较轻微的急性单纯性胆囊炎，可考虑先用非手术疗法控制炎症，待进一步查明病情后进行择期手术。对较重的急性化脓性或坏疽性胆囊炎或胆囊穿孔，应及时进行手术治疗，但必须作好术前准备，包括纠正水电解质和酸碱平衡的失调，以及应用抗生素等。

对于急性非结石性胆囊炎患者，由于病情发展较快，一般不采用非手术疗法，宜在做好术前准备后及时进行手术治疗。关于急性胆囊炎应用抗生素的问题，由于胆囊管已阻塞，抗生素不能随胆汁进入胆囊，对胆囊内的感染不能起到预期的控制作用，胆囊炎症的屈和并发症的发生与否，并不受抗生系应用的影响。但是抗生素的应用可在血中达到一定的药物治疗浓度，可减少胆囊炎所造成的全身性感染，以及能有效地减少手术后感染性并发症的发生。对发热和白细胞计数较高者，特别是对一些老年人，或伴有糖尿病和长期应用免疫抑制剂等有高度感染易感性的患者，全身抗生素的应用仍非常必要。一般应用于广谱抗生素，如庆大霉素、氯霉素、先锋霉素或氨苄西林等，并常联合应用。

3. 针灸治疗　急性胆囊炎的针灸治疗，始见于 50 年代末。60 年代初，已有人就针刺治疗胆囊炎的机制作了初步探讨。但有关资料还不太多。近 30 年来，在方法上有较大发展，电针、穴位注射、耳针、光针、腕踝针等法竞相应用，使治疗效果有所提高。从目前情况看，针灸及其各种变革之法对急性单纯性胆囊炎疗效确切，如属急性化脓型、急性坏疽型胆囊炎或伴中毒性休克的胆囊感染则宜采用中西医综合治疗，甚或手术处理。

（三）慢性胆囊炎的治疗方法

1. 内科治疗　内科治疗主要是消炎利胆的方法，如消炎利胆片、苯丙醇、曲匹布通、胆通、去氢胆酸以及熊去氧胆酸等，有些患者有效，但难根治。

2. 外科治疗　反复发作胆绞痛、胆囊无功能、有急性发作，尤其是伴有结石者，应手术治疗。80% 的胆囊癌并有慢性胆囊炎胆石症，手术可起到预防胆囊癌的作用。

经常保持愉快的心情，注意劳逸结合，寒温适宜。劳累、气候突变、悲观忧虑均可诱发此病急性发作。常服用利胆药物及食物，保持大便通畅。

（四）其他措施

其他措施有以下几点：①急性发作时应卧床休息、禁食。静脉输液以纠正脱水和酸中毒。在右上腹热敷等。待急性发作缓解后，酌情给予流质或半流质饮食；②严重病例，应配合中西药物抗感染治疗；③针灸效果不显时，须即改用其他有效疗法（包括手术疗法）。

七、并发症

（一）气肿性胆囊炎

是急性胆囊炎的变型，应及时进行外科手术治疗。

（二）开放性穿孔

是少见的并发症，死亡率可高达25%，应及时手术治疗，同时应用抗生素治疗感染。

（三）局限性穿孔

多数可施行胆囊切除术，严重者也可进行胆囊造瘘和脓肿引流术治疗。

（四）胆石性肠梗阻

该病极易延误诊断，故死亡率可达15%～20%，一般给予手术治疗。

八、预防

（一）注意饮食

食品以平淡为宜，少食油腻和炸、烤食品。

（二）保持大便畅通

六腑以通为用，肝胆湿热，大便秘结时，症状加重，保持大便畅通很重要。

（三）要改变静坐生活方式

多走动，多运动。

（四）要养性

长期家庭不睦，心情不畅的人可引发或加重此病，要做到心胸宽广，心情愉快。

（王丽娟）

第二节 慢性胆囊炎

慢性胆囊炎（chronic cholecystitis）系指胆囊慢性炎症性病变，大多为慢性结石性胆囊炎，占85%～95%，少数为非结石性胆囊炎，如伤寒带菌者。本病可由急性胆囊炎反复发作迁延而来，也可慢性起病。临床表现无特异性，常见的是右上腹部或心窝部隐痛，食后饱胀不适，嗳气，进食油腻食物后可有恶心，偶有呕吐。在老年人，可无临床症状，称无症状性胆囊炎。

一、流行病学

本病分成慢性结石性胆囊炎与慢性非结石胆囊炎。临床上最为多见的是结石性胆囊炎，其发病率高达85%～95%，胆囊急性炎症消退后遗留下来的病理状态，是慢性胆囊炎最常见的类型。

二、病因病机

（一）慢性结石性胆囊炎

与急性胆囊炎一样，因为胆囊结石引起急性胆囊炎反复小发作而成，即慢性胆囊炎和急性胆囊炎是同一疾病不同阶段的表现。

（二）慢性非结石性胆囊炎

在尸检或手术时，此型病例占所有胆囊病变患者的2%～10%。

（三）伴有结石的慢性萎缩性胆囊炎

又称瓷瓶样胆囊。结石引起的炎症与刺激，导致胆囊壁钙化所形成，钙化可局限于黏膜、肌层或两者皆有。以 65 岁以上的女性患者多见。

（四）黄色肉芽肿样胆囊炎

比较少见，约占胆囊炎性疾病的 0.7%～1.8%。系由于胆汁脂质进入胆囊腔的结缔组织致炎性反应形成。

三、临床表现

在不同患者可有甚大区别，且与实际的病理变化也常不一致；大多数患者合并有胆囊结石，过去多有胆绞痛发作史。患者症状可以明显地继急性胆囊炎首次发作后即不断出现，也有发病隐匿，症状轻微，甚至诊断确定后才注意有症状存在。

主要症状为：①消化不良：表现为上腹饱闷、不适、饱食后上腹不适；②对脂肪性食物不耐受；③右上腹痛：患者还常感右肩胛骨下或右腰部隐痛，有时和胆绞痛相仿；④体检除右上腹轻度触痛外，常无阳性体征。偶可扪及肿大的胆囊，亦可在第 8～10 胸椎右侧有压痛。

四、辅助检查

十二指肠引流收集胆汁进行检查，可发现胆汁内有脓细胞、胆固醇结晶、胆红素钙沉淀、寄生虫卵等。胆汁培养可发现致病菌。

（一）B 超检查

B 超检查最有诊断价值，可显示胆囊大小、囊壁厚度、囊内结石和胆囊收缩情况。

（二）放射学检查

腹部 X 线平片可显示阳性结石、胆囊钙化及胆囊膨胀的征象；胆囊造影可显示结石、胆囊大小、形状、胆囊收缩和浓缩等征象。

（三）造影

口服、静脉胆管造影除可显示结石、胆囊大小、胆囊钙化、胆囊膨胀的征象外，还可观察胆总管形态及胆总管内结石、蛔虫、肿瘤等征象，对本病有很大诊断价值。有条件时以逆行胰胆管造影为好，不仅结果可靠，并可行十二指肠镜下治疗。

五、诊断

本病的诊断主依据：临床症状及体征；实验室及其他辅助检查。

六、鉴别诊断

慢性胆囊炎应与以下疾病相鉴别。

（一）反流性食管炎

因有胃 - 食管酸性或碱性液体的反流，故胸骨后烧灼感或疼痛是主要症状，部分患者同时伴上腹部隐痛或不适，故易与慢性胆囊炎相混淆。胃镜检查及 24h 食管内 pH 值动态监测对反流性食管炎有重要诊断价值。如系碱性反流，则测定食管内胆汁酸含量对诊断有帮助（Bilitec – 2000 胆汁监测仪）。而 B 超检查可确定慢性胆囊炎的诊断。

（二）慢性胃炎及消化性溃疡

多为上腹部的隐痛与饱胀等，常无慢性胆囊炎急性发作时的右上腹绞痛。消化性溃疡的上腹部疼痛常具有节律性，疼痛与饮食关系更加密切。十二指肠溃疡除有饥饿痛外，还常有夜间痛，同时常伴有反酸症状。胃镜检查对慢性胃炎及消化性溃疡的诊断有重要帮助。必须指出，少数患者慢性胆囊炎可与慢性胃炎或消化性溃疡并存。

（三）慢性胰腺炎

慢性胰腺炎的上腹部疼痛等症状常与慢性胆囊炎、胆石症相类似（但需注意，慢性胆囊炎患者有时可并存有慢性胰腺炎）。慢性胰腺炎还常有左侧腰背部的疼痛，疼痛常与体位有关，即平卧位时疼痛加重，躯体前倾时疼痛可减轻。B 超、CT 或 MRI、ERCP 及胰腺外分泌功能检查等，均有利于慢性胰腺炎与慢性胆囊炎的鉴别。

（四）右侧结肠病变

升结肠或肝曲部癌可引起右上腹疼痛不适，易误诊为慢性胆囊炎（有时两者也可并存）。但升结肠或肝曲癌多有大便习惯的改变。钡剂灌肠或结肠镜检查可发现肿瘤。B 超检查对结肠癌的诊断也有重要的辅助价值。

（五）心绞痛

有少数心绞痛患者的疼痛可位于剑突下，与慢性胆囊炎的疼痛部位与性质相类似。但前者的疼痛持续时间比胆绞痛要短，多数患者休息后疼痛可缓解。心电图、血清肌酸磷酸激酶等测定有利于心绞痛的诊断。少数慢性结石性胆囊炎患者可出现期前收缩等心脏病症状，但其心脏本身并无病变，在行胆囊切除术后，期前收缩等心脏症状也随之消失。这种因胆囊病变而引起的心脏症状，称之为"胆心综合征"。

七、治疗

（一）内科治疗

1. 一般治疗　低脂饮食，可减少发病机会。

2. 解痉、镇痛　一般情况下可给予 33% 硫酸镁 10～30ml，口服利胆，或单用抗胆碱能药物，如阿托品 0.5mg，或山莨菪碱 10mg 肌内注射，解除 Oddi 括约肌痉挛。

3. 驱虫治疗　如十二指肠引流物发现有梨形鞭毛虫或华支睾吸虫感染者，应进行驱虫治疗。

4. 溶石疗法　口服熊去氧胆酸、鹅去氧胆酸溶石，但疗效不肯定。近年来，通过逆行胰胆管造影放置鼻胆管，鼻胆管内直接将溶石药物注入胆管及胆囊内，可提高疗效，但疗程较长，费用也较昂贵。

5. 抗菌治疗　对于感染性胆囊炎或其他类型胆囊炎合并细菌感染者，应给予抗生素抗感染治疗，抗生素应用方案与急性胆囊炎基本相同。

（二）外科治疗

一些非结石的慢性胆囊炎可通过饮食控制及内科治疗而维持不发病，但疗效不可靠。对伴有结石者，由于其反复急性发作的可能性大，且可引发一系列并发症，因而目前普遍认为手术仍是慢性胆囊炎的最佳治疗方案。

1. 有症状的患者 尤其是反复发作伴有胆囊结石的慢性胆囊炎患者，手术切除胆囊，根本去除感染病灶，防止一切并发症，是首选的治疗方案。

2. 对临床症状 轻微、不典型或诊断不确定的患者手术切除胆囊疗效可能较差，所以手术时应注意适应证的选择。

3. 对于全身情况 较差而不利于手术的患者应先给予积极的内科治疗，待全身情况好转后再行手术治疗。

（三）内镜治疗

1. 腹腔镜下胆囊切除术 对于与周围组织无明显粘连的慢性胆囊炎或合并胆囊结石的胆囊炎，尤其是全身一般情况不宜实施普通外科手术者，可通过该方案切除胆囊。

2. 十二指肠镜下 Oddi 括约肌切开术 对于伴有胆管结石的慢性胆囊炎患者，有条件的情况下必须在手术前作 ERCP 及乳头括约肌切开取石术，再根据情况决定是否手术切除胆囊。

八、并发症

（一）胆囊积水

慢性胆囊炎时，胆囊黏膜上皮分泌黏液过多。当胆石阻塞于胆囊管时不断增加的黏液使胆囊缓慢地无痛地逐渐扩张（如迅速地扩张会引起疼痛）。若无急性炎症发生，则胆汁为无菌。此时右上腹可扪及一无痛性肿大的胆囊。胆囊积水应与因胆总管缓慢阻塞引起胆囊扩张相鉴别。后者的扩张不是因为黏液分泌引起，并伴有黄疸，而胆囊积水不伴有黄疸。

（二）白胆汁

当胆囊积水持续数周，胆色素被分解、吸收后，胆汁变成无色透明。

（三）石灰乳胆汁

糊状或乳状，胶状石灰石沉积于胆囊内称之为石灰乳胆汁。1.3% ~3.4% 的胆石症手术患者可见有石灰乳胆汁。男女之比为 1：2.7。1911 年 Churchman 报道首例石灰乳胆汁以来，目前对此病已有深入了解。

（四）瓷器样胆囊

所谓瓷器样胆囊是胆囊壁钙化，似瓷器样硬而易碎。瓷器样胆囊见于 0.06% ~0.80% 的胆囊摘除术，男女之比为 1：3，平均发病年龄为 54 岁，癌变率大于 25%。

九、预防

注意饮食卫生防止感染发生；当炎症出现时及时应用有效的抗生素。合理调配食谱不宜过多食用含动物脂肪类食物，如肥肉和动物油等；当有肠虫（主要为蛔虫）时及时重点应用驱虫药物，用量要足，以防用药不足，虫活跃易钻入胆管造成阻塞，引起胆管蛔虫症。

（王丽娟）

第三节 胆结石

胆结石病又称胆系结石病或胆石症，是胆管系统的常见病，是胆囊结石、胆管结石

（又分肝内、肝外）的总称。胆结石应以预防为主，发病后应即时治疗，一般有非手术及手术治疗两类治疗手段。

一、流行病学

胆结石患病随年龄增加而增加，并且好发于女性。育龄妇女与同龄男性的患病比率超过3∶1，而70岁以后则下降到2∶1。怀孕、肥胖、西化的饮食、全胃肠外营养等因素可增加胆结石的患病风险。另外，人种因素亦与发病相关，如美国西部印第安人患病率超过75%，是全球胆石最高发的人群。

1983—1985年对我国26个省市11 342例胆石患者调查显示，胆石的分布、类型与地域、饮食、职业、感染相关。在饮食习惯中，凡蛋白质、脂肪、或糖类其中任何一类吃得多者，其胆囊结石或胆固醇结石发病率较高，而普通饮食或蔬菜吃的多得则胆管结石和胆色素结石增高。城市胆管结石：胆管结石约为（3~5）∶1，农村为15∶1。职业中职员胆囊结石接近70%，胆管为20%；工人中胆囊结石接近60%，胆管为30%；农民中胆囊结石仅25%，胆管占65%。胆固醇结石73%在胆囊，17%在肝内外胆管；胆色素结石62%在肝内外胆管，胆石症每年造成约10 000人死亡。因与胆石有关的疾病而每年都有50多万人的胆囊被切除，其费用超过60亿美元。

二、病因病机

作为结石形成的一般规律，其具有胆汁成分的析出、沉淀、成核及积聚增长等基本过程。其发病机制包括几种要素，首先，胆汁中的胆固醇或钙必须过饱和；其次，溶质必须从溶液中成核并呈固体结晶状而沉淀；第三，结晶体必须聚集和融合以形成结石，结晶物在遍布于胆囊壁的黏液，凝胶里增长和集结，胆囊排空受损害有利于胆结石形成。

胆固醇结石－胆固醇结石形成的基础为胆汁中胆固醇、胆汁酸以及卵磷脂等成分的比例失调，导致胆汁中的胆固醇呈过饱和状态而发生成品、析出、结聚、成石。大部分胆汁中的胆固醇来源于肝细胞的生物合成，而不是饮食中胆固醇的分泌。胆固醇结石的形成，主要是由于肝细胞合成的胆汁中胆固醇处于过饱和状态，以及胆汁中的蛋白质促胆固醇晶体成核作用，另外的因素则应归因于胆囊运动功能损害，它们共同作用，致使胆汁淤滞，促发胆石形成。此外，目前还有一些研究显示，胆囊前列腺素合成的变化和胆汁中钙离子浓度的过高也可能促发胆石形成。在部分患者中，胆石形成的前提条件是胆泥生成。所谓胆泥，是由含胆固醇晶体的黏滞的糖蛋白组成。这种胆泥在超声下可以查见，并且可能是胆绞痛、胰腺炎或胆管炎患者进行辅助检查所能发现的唯一异常处。

胆色素结石－包括黑色结石和棕色结石两种。黑色结石主要在患有肝硬化或慢性溶血性疾病患者的胆囊内形成，而棕色结石则既可在胆囊，又可在胆管内形成。细菌感染是原发性胆管结石形成的主要原因。原发性胆管结石在亚洲十分常见，感染源可能归咎于寄生虫如华支睾吸虫或其他不太清楚的病因。

三、临床表现

（一）发热与寒战

发热与胆囊炎症程度有关。坏疽性胆囊炎及化脓性胆囊炎可有寒战、高烧。

（二）胃肠道症状

胆囊结石急性发作时，继腹痛后常有恶心、呕吐等胃肠道反应。呕吐物多为胃内容物，呕吐后腹痛无明显缓解。急性发作后常有厌油腻食物、腹胀和消化不良等症状。

（三）黄疸

部分胆囊结石患者可以出现一过性黄疸，多在剧烈腹痛之后，且黄疸较轻。胆囊结石伴胆管炎，肿大胆囊压迫胆总管，引起部分梗阻，或由于感染引起肝细胞一过性损害等，都可造成黄疸，表现为眼睛巩膜颜色变黄。

（四）腹痛

腹痛是胆囊结石主要临床表现之一。胆囊结石发作时多有典型的胆绞痛。其特点为上腹或右上腹阵发性痉挛性疼痛，伴有渐进性加重，常向右肩背放射。腹痛原因为结石由胆囊腔内移动至胆囊管造成结石嵌阻所引起。由于胆囊管被结石梗阻，使胆囊内压升高，胆囊平滑肌收缩及痉挛，并企图将胆石排出而发生剧烈的胆绞痛。

90%以上胆绞痛为突然发作，常发生在饱餐、过度劳累或剧烈运动后。平卧时结石容易坠入胆囊管，部分患者可以在夜间突然发病。除剧烈疼痛外，常有坐卧不安，甚至辗转反侧、心烦意乱、大汗淋漓、面色苍白等表现。每次发作可持续10min至数小时，如此发作往往需经数日才能缓解。疼痛缓解或消失表明结石退入胆囊，此时其他症状随之消失。

四、辅助检查

胆石症的辅助检查主要有：超声检查；口服或静脉胆囊造影；计算机断层扫描（CT）；经内镜逆行胆胰管造影术（ERCP）；经皮肝穿刺胆管造影（PTC）；超声内镜（EUS）；核磁共振胆管成像MRCP；螺旋CT胆管成像；放射性核素扫描。

五、鉴别诊断

主要为胆石症与胆囊炎的鉴别诊断。

急性胆囊炎，可出现右上腹饱胀疼痛，体位改变和呼吸时疼痛加剧，右肩或后背部放射性疼痛，高热，寒战，并可有恶心、呕吐。慢性胆囊炎，常出现消化不良，上腹不适或钝疼，可有恶心，腹胀及暖气，进食油腻食物后加剧。

胆石症的表现很多与胆石的大小和部位有关。如果结石嵌入并阻塞胆囊管时，可引起胆绞痛，中上腹或右上腹剧烈疼痛，坐卧不安，大汗淋漓，面色苍白，恶心，呕吐，甚至出现黄疸和高热。但也有症状不典型，不感疼痛的，称"无疼性胆石"。

胆囊炎并发胆石症者，结石嵌顿时，可引起穿孔，导致腹膜炎，疼痛加重，甚至出现中毒性休克或衰竭。胆囊炎胆石症可加重或诱发冠心病，引起心肌缺血性改变。专家认为：胆囊结石是诱发胆囊癌的重要因素之一。胆囊炎胆石症常可引起胰腺炎，由胆管疾病引起的急性胰腺炎约占50%。因此，胆囊炎要及时调治。

七、治疗

（一）胆结石的非手术疗法

1. 溶石疗法（口服胆酸等药物溶石）　形成胆囊结石的主要机制是胆汁理化成分的改

变，胆汁酸池的缩小和胆固醇浓度的升高。通过实验发现予口服鹅去氧胆酸后，胆汁酸池便能扩大，肝脏分泌胆固醇减少，从而可使胆囊内胆汁中胆固醇转为非饱和状态，胆囊内胆固醇结石有可能得到溶解消失。1972 年 Danjinger 首先应用鹅去氧胆酸成功地使 4 例胆囊胆固醇结石溶解消失。但此药对肝脏有一定的毒性反应，如谷丙转氨酶有升高等，并可刺激结肠引起腹泻。

目前溶石治疗的药物主要是鹅去氧胆酸和其衍生物熊去氧胆酸。治疗适应证：①胆囊结石直径在 2cm 以下；②胆囊结石为含钙少的 X 线能透过的结石；③胆囊管通畅，即口服胆囊造影片上能显示有功能的胆囊；④患者的肝脏功能正常；⑤无明显的慢性腹泻史。治疗剂量为每日 15mg/g，疗程为 6 ~ 24 个月。溶解结石的有效率一般为 30% ~ 70%。治疗期间每半年作 B 超或口服胆囊造影 1 次，以了解结石的溶解情况。由于此种溶石治疗的药物价值昂贵，且有一定的副作用和毒性反应，又必须终生服药，如停药后 3 个月，胆汁中胆固醇又将重新变为过饱和状态，结石便将复发，据统计 3 年复发率可达 25%，目前此种溶石治疗还有一定的限制。此外，一些新的药物，如 Rowachol、甲硝唑（metronidazole）也有一定的溶石作用。苯巴比妥与鹅去氧胆酸联合应用常能增加溶石效果。1985 年更有人报告应用经皮肝穿刺胆囊插管注入辛酸甘油单脂或甲基叔丁醚，直接在胆囊内溶石，取得一定的疗效。

2. 中医药溶石碎石促排石　适于结石细沙样而且少胆囊功能完好的患者。

（二）胆结石的手术疗法

胆结石的手术疗法主要有：①传统开腹手术切除胆囊取石；②开腹探查胆管取石；③腹腔镜微小切口切除胆囊；④腹腔镜联合胆管镜探查胆管取石；⑤小切口保胆取石方法（适合于那些胆囊功能完好、年轻的患者，也是目前比较好的既可以把结石取出又可以保住胆囊的方法）。

（三）体外冲击波震波碎石（ESWL）

体外冲击波震波碎石世界范围内得到推广，疗效相当肯定。体外冲击波震波碎石机的主要类型，按体外冲击波发生器不同分为 3 种类型：①液电冲击波；②电磁冲击波，应用电磁脉冲发生器的工作原理碎石；③压电冲击波，是利用反压电效应的原理碎石。

八、并发症

（一）癌变

胆结石可能会癌变，胆结石是胆囊癌的发病诱因。胆囊长期受慢性炎症和胆结石内胆酸、胆碱的刺激容易使胆囊黏膜发生癌变。由于胆囊癌患者往往都有胆结石，因此诊断时经常误诊。

（二）继发性胆管结石

继发性胆管结石是指该结石的原发部位在胆囊而不是在胆管，是胆囊结石通过扩大的胆囊管进入胆总管内，所以胆囊内的结石与胆管内的结石其形态和性质基本相同。继发性胆管结石多为胆固醇性混合结石，大约有 14% 的胆囊结石患者可有继发性胆管结石，国内报道胆管内同时存在结石者占 5% ~ 29%，平均高达 18%。

（三）继发性感染

胆管蛔虫及细菌感染可以继发性感染。

九、预防

饮食调控是防止胆石症、胆囊癌发生的最理想预防方法。预防胆结石应注意饮食调节，膳食要多样，此外，生冷、油腻、高蛋白、刺激性食物及烈酒等易助湿生热，使胆汁淤积，也应该少食。富含维生素 A 和维生素 C 的蔬菜和水果、鱼类及海产类食物则有助于清胆利湿、溶解结石，应该多吃。

生活要有规律，注意劳逸结合，经常参加体育活动、按时吃早餐、避免发胖、减少妊娠次数等也是非常重要的预防措施。每晚喝 1 杯牛奶或早餐进食 1 个煎鸡蛋，可以使胆囊定时收缩，排空，减少胆汁在胆囊中的停留时间。

最近的研究还发现，坚果的摄取似乎能降低患胆结石的危险。健康饮食的脂肪来源，有大部分是来自于坚果类。

（王丽娟）

第十一章

原发性肾小球疾病

第一节　急性链球菌感染后肾小球肾炎

一、急性链球菌感染后肾小球肾炎

（一）概述

急性链球菌感染后肾小球肾炎（acute post – streptococcal glomerulonephritis，PSGN），简称急性肾炎，是由于链球菌感染后诱发的急性肾炎综合征（血尿、蛋白尿、水肿和高血压），可伴一过性肾功能损害。其他病原微生物如细菌、病毒及寄生虫等亦可致病，但临床表现一般不如链球菌感染所致的急性肾炎典型。

（二）病因与发病机制

发病机制：①免疫复合物沉积于肾脏；②抗原原位种植于肾脏；③肾脏正常抗原改变，诱导自身免疫反应。

A 组链球菌表面的 M 蛋白与肾小球成分存在交叉抗原。抗肾小球皮质抗体可以与 M 蛋白中的 6 型和 12 型起交叉反应，而抗 1 型 M 蛋白氨基端的抗体可以与肾小球系膜细胞的骨架蛋白起交叉反应。近年来，在 PSGN 患者肾组织的沉积物中提纯出两个主要的抗原，一个是肾炎相关血纤维蛋白溶酶受体，甘油醛 – 3 – 磷酸脱氢酶（GAPDH），另一个为阳离子链球菌抗原，即阳离子蛋白酶链球菌致热性外毒素 B（SPEB）和它的具免疫原性的酶原（zymogen）。在急性 PSGN 患者肾组织中已经鉴定出 GAPDH 和 SPEB，在大多数恢复期患者的血清中也检测出这两种抗原的抗体。GAPDH 在肾小球中产生类似血纤维蛋白溶酶的作用，表明肾小球局部的直接炎症损伤，但它不与补体或免疫球蛋白共同沉积。而 SPEB 与补体和 IgG 共同沉积，提示免疫介导的肾小球损伤参与疾病的发生发展。SPEB 是至今唯一提纯的链球菌致病原，并在电镜下证实存在于上皮侧驼峰。在拉丁美洲裔及中欧的急性 PSGN 患者肾组织中只发现 SPEB 而没有 GAPDH，血清中也只发现 SPEB 抗体，这与日本的研究不尽一致，可能在不同的种族中，由不同的链球菌片断导致急性肾炎。

持续的链球菌感染产生抗原血症，形成循环免疫复合物，沉积于上皮侧和系膜，触发炎症反应，激活局部补体，促进中性炎症细胞和单核巨噬细胞聚集。由于肾小球中存在 CD4T 淋巴细胞，因此存在细胞介导的免疫反应。细胞因子和血管活性物质也介导了局部炎症和损伤。尿中 MCP - 1 与 PSGN 急性期蛋白尿严重程度相关。

（三）病理

急性期肾脏体积常较正常增大，病理改变为弥漫性毛细血管内增生性肾小球肾炎。除肾小球内皮细胞和系膜细胞增生外，肾小球内可见较多炎细胞浸润，主要为中性粒细胞和单核细胞，嗜酸细胞和淋巴细胞偶见。部分毛细血管袢可见轻度增厚，Masson 染色高倍镜下有时可见上皮侧小结节状嗜复红物沉积。鲍曼囊腔中有时可见红细胞及中性粒细胞浸润。若是在急病的恢复期，则光镜下可仅表现为系膜增生，而肾小球肿胀、炎细胞浸润和上皮侧嗜复红物沉积均可消失，毛细血管血管袢也恢复正常厚度。肾小管间质病变一般较轻，当蛋白尿较多时，有时可见近端小管上皮细胞胞浆内的蛋白吸收颗粒，间质可有轻度水肿或散在炎细胞浸润。免疫荧光检查（在疾病最初的 2~3 周内）可见 IgG 和 C3 沿毛细血管壁呈弥漫粗颗粒样沉积，半数患者可见 IgM 沉积，一般无 IgA 和 Clq 沉积。电镜检查最特征性的表现是上皮细胞下"驼峰状"电子致密物沉积。PSGN 病理改变呈自限性，可完全恢复。若起病 1 个月后仍有较强 IgG 沉积，则可致病变迁延不愈。

（四）临床表现

本病主要发生于儿童，高峰年龄为 2~6 岁，2 岁以下或 40 岁以上的患者仅占所有患者 15%。发作前常有前驱感染，潜伏期为 7~21 天，一般为 10 天左右。皮肤感染引起者的潜伏期较呼吸道感染稍长。典型的急性 PSGN 临床表现为突发的血尿、蛋白尿、高血压，部分患者表现为一过性氮质血症。患者的病情轻重不一，轻者可无明显临床症状，仅表现为镜下血尿及血 C3 的规律性变化，重者表现为少尿型急性肾损伤。

1. 尿液改变　多数患者有肾小球源性血尿，2/3 的患者表现为镜下血尿，半数患者为肉眼血尿。血尿常伴有轻、中度的蛋白尿，少数患者表现为肾病综合征水平的蛋白尿。尿量在水肿时减少，一日尿量常在 400~700ml，持续 1~2 周后逐渐增加，少尿时尿比重稍增高。少数病例尿量明显减少，少于 300ml，甚至无尿，为严重的表现。在恢复期每天尿量可达 2000ml 以上。尿量减少者常见，但无尿较少发生。若尿少持续存在，则提示可能形成新月体肾炎。

2. 水肿　90% PSGN 患者可发生水肿，常为多数患者就诊的首发症状。水肿的原因是水钠潴留。典型表现为晨起时颜面水肿或伴双下肢凹陷性水肿，儿童严重患者可出现腹水和全身水肿。急性 PSGN 的水肿和高血压均随利尿后好转，通常在 1~2 周内消失。

3. 高血压　75% 以上患者会出现一过性高血压，一般为轻、中度。其主要原因是水、钠潴留，经利尿治疗后可很快恢复正常，约半数患者需要降压治疗。儿童患者偶见头痛、意识模糊、嗜睡甚至惊厥等脑病表现。这可能不仅为严重高血压所致，而是中枢神经系统血管炎所致。

高血压脑病是指血压急剧增高时出现的以神经系统症状，如头痛、呕吐、抽搐及昏迷为主要表现的综合征。一般认为在全身性高血压基础上，脑内阻力小血管自身调节紊乱，导致发生缺氧及程度不等的脑水肿所致。多与严重高血压有关，有时血压可突然升高而发病，不一定与水肿严重程度相平行。

高血压脑病发生于急性肾小球肾炎病程的早期，一般在第 1~2 周内，平均在第 5 天。起病较急，发生抽搐，昏迷前患者的血压急剧增高，诉头痛、恶心、呕吐，并有不同程度的意识改变，出现嗜睡、烦躁等。有些患者还有视觉障碍，包括暂时性黑矇。神经系统检查多无定位体征，浅反射及腱反射可减弱或消失，踝阵挛可阳性，并可出现病理反射，部分重症患者可有脑疝征象，如瞳孔变化、呼吸节律紊乱等。眼底检查除常见广泛或局部的视网膜小动脉痉挛外，有时或可见到视网膜出血、渗出及视盘水肿等。脑电图检查可见一时性的局灶性紊乱或双侧同步尖慢波，有时节律性较差，许多病例两种异常同时存在。脑脊液检查外观清亮，压力和蛋白质正常或略增，偶有少数红细胞或白细胞。

　　一般经过适当抢救后可恢复。个别重症患儿，特别是呈癫痫持续状态者，虽经有效治疗免于死亡，但可因脑缺氧过久造成器质性损害而留下后遗症。

　　4. 心功能衰竭　　是临床工作中需紧急处理的急症。可表现为颈静脉怒张、奔马律、呼吸困难和肺水肿。全心衰在老年 PSGN 患者中发生率可达40%。心力衰竭最主要的原因是容量过多。由于肾小球滤过率降低，水、钠排出减少，但肾小管再吸收并未相应地减少，导致水、钠滞留于体内，加上肾缺血肾素分泌可能增加，产生继发性醛固酮增多，加重了钠的滞留，使血浆容量扩大。高血压、心肌本身的病变也是一个促进因素。心功能衰竭常发生于急性肾小球肾炎起病后的第 1 ~ 2 周内。起病缓急轻重不一。少数严重病例可以急性肺水肿突然起病，而急性肾小球肾炎的其他表现可能完全被掩盖。出现急性肺水肿的原因与正常肺循环中肺动脉低阻力、低压力及大流量有关。还与肺组织结构疏松、胸腔内负压等因素有关。急性肾小球肾炎时全身呈充血状态，血容量增大，而肺循环对容量扩张的储备能力远较体循环小。在小儿，血容量增加 100 ~ 200ml 时即可致肺微血管压力增加而发生肺水肿。X线检查发现早期即可有心影增大，甚至在临床症状不明显者 X 线检查也有此改变；有时还可见少量胸腔及心包积液。心力衰竭病情常危急，但经积极抢救并获较好利尿效果后，可迅速好转，扩大的心脏可完全恢复正常，唯心电图 T 波改变有时需数周才能恢复。

　　5. 肾功能异常　　部分患者在起病的早期由于肾小球滤过率降低，尿量减少而出现一过性氮质血症，多数患者予以利尿消肿数日后恢复正常，仅极少数患者发展至严重的急性肾损伤。

　　（五）实验室检查

　　1. 尿液检查

　　（1）血尿：几乎所有患者都有镜下血尿或肉眼血尿。尿中红细胞多为畸形红细胞。肉眼血尿持续时间不长，大多数天后转为镜下血尿，此后可持续很久，但一般在 6 个月以内消失，也有持续 2 年才完全恢复。

　　（2）蛋白尿：患者常有蛋白尿，半数患者蛋白尿少于 500mg/d。约 20% 的患者可出现肾病综合征范围的蛋白尿，成人多见。一般于病后 2 ~ 3 周尿蛋白转为少量或微量，2 ~ 3 个月多消失，成人患者消失较慢。若蛋白尿持续异常提示患者为慢性增生性肾炎。

　　（3）尿沉渣：早期除有多量红细胞外，白细胞也常增加，小管上皮细胞及各种管型也很常见。管型中以透明管型及颗粒管型最多见，红细胞管型的出现提示病情的活动性。

　　（4）尿中纤维蛋白降解产物（FDP）和 C3 含量常增高，尤其在利尿期。

　　2. 血常规检查　　可有轻度贫血，常与水钠潴留、血液稀释有关。白细胞计数可正常或升高，血沉在急性期常加快。急性期，出凝血功能可出现异常，血小板减少。血纤维蛋白、血纤维蛋白溶酶、Ⅷ因子降低，循环中见高分子的血纤维蛋白复合物，往往提示疾病活动且预后不良。

3. 肾功能及血生化检查 在 PSGN 的急性期，肾小球滤过率（GFR）可下降，表现为一过性氮质血症，多见于老年患者。肾小管功能常不受影响，浓缩功能多正常，但尿中钠、钾排泄下降。由于肾小球滤过率下降，血容量增加，部分患者出现低肾素、低血管紧张素血症，从而产生轻至中度的高钾血症。利尿治疗后高钾血症可纠正。

4. 有关链球菌感染的细菌学及血清学检查

（1）咽拭子和细菌培养：急性 PSGN 自咽部或皮肤感染灶培养细菌，其结果可提示 A 组链球菌的感染。但试验的敏感性和特异性同试验方法有关，一般阳性率仅 20% ~ 30%。相比血清学检查结果，受影响的因素较多。

（2）抗链球菌溶血素"O"抗体（ASO）：在咽部感染的患者中，90% ASO 滴度可 > 200U。在诊断价值上，ASO 滴度的逐渐上升比单纯的滴度升高更有意义。在上呼吸道感染的患者中 2/3 会有 ASO 滴度上升。ASO 滴度上升 2 倍以上，高度提示近期曾有过链球菌感染。

5. 免疫学检查 动态观察 C3 的变化对诊断 PSGN 非常重要。疾病早期，补体（C3 和 CH50）下降，8 周内逐渐恢复到正常水平，是 PSGN 的重要特征。血浆中可溶性补体终末产物 C5b－9 在急性期上升，随疾病恢复逐渐恢复正常。若患者有大于 3 个月以上的低补体血症常提示其他疾病的存在，如膜增生性肾小球肾炎、狼疮性肾炎、潜在感染或先天性低补体血症等。

（六）诊断与鉴别诊断

链球菌感染后 1 ~ 3 周出现血尿、蛋白尿、水肿和高血压等典型临床表现，伴血清 C3 的动态变化，8 周内病情逐渐减轻至完全缓解者，即可作出临床诊断。若起病后 2 ~ 3 月病情无明显好转，仍有高血压或持续性低补体血症，或肾小球滤过率进行性下降，应行肾活检以明确诊断。

急性肾小球肾炎应与以下疾病鉴别。

1. 系膜增生性肾小球肾炎（IgA 肾病和非 IgA 系膜增生性肾小球肾炎） 可呈急性肾炎综合征表现，潜伏期较短，多于前驱感染后数小时到数日内出现血尿等急性肾炎综合征症状。患者无血清 ASO 滴度进行性升高，无补体 C3，病情反复，迁延。IgA 肾病患者的血尿发作常与上呼吸道感染有关。

2. 其他病原微生物感染后所致的急性肾炎 其他细菌、病毒及寄生虫等感染所引起的肾小球肾炎常于感染的极期或感染后 3 ~ 5 天出现急性肾炎综合征表现。病毒感染所引起的肾炎临床症状较轻，血清补体多正常，水肿和高血压少见，肾功能正常，呈自限性发展过程。

3. 膜增生性肾小球肾炎（MPGN） 又称系膜毛细血管性肾小球肾炎。临床表现类似急性肾炎综合征，但蛋白尿明显，血清补体水平持续低下，8 周内不恢复，病变持续发展，无自愈倾向。鉴别诊断困难者需作肾活检。

4. 急进性肾小球肾炎 临床表现及发病过程与急性肾炎相似，但临床症状常较重，早期出现少尿或无尿，肾功能持续进行性下降。确诊有困难时，应尽快作肾活检明确诊断。

5. 全身性疾病肾脏损害 系统性红斑狼疮、系统性血管炎、原发性冷球蛋白血症等均可引起肾损害，亦可合并低补体血症，临床表现类似急性肾炎综合征，可根据其他系统受累的典型临床表现和实验室检查来鉴别。

（七）治疗

PSGN 以对症支持治疗为主，同时防治各种并发症、保护肾功能，以利于其自然病程的恢复。

1. 一般治疗　急性期应休息 2 ~ 3 周，直至肉眼血尿消失、水肿消退及血压恢复正常。水肿明显及血压高者应限制饮食中水和钠的摄入。肾功能正常者无须限制饮食中蛋白的摄入量，氮质血症时应适当减少蛋白的摄入。

2. 感染灶的治疗　上呼吸道或皮肤感染者，应选用无肾毒性的抗生素治疗 10 ~ 14 天，如青霉素、头孢菌素等，青霉素过敏者可用大环内酯类抗生素。抗生素的应用主要是预防患者亲属及接触者感染致肾炎链球菌，而由于 PSGN 是免疫介导的疾病，抗生素的应用对于PSGN 治疗作用不大。与尿异常相关反复发作的慢性扁桃体炎，可在病情稳定［尿蛋白 ≤（＋），尿沉渣红细胞 < 10 个/HP］后行扁桃体摘除术，手术前、后使用抗生素 2 周。

3. 对症治疗　限制水、钠摄入，水肿仍明显者，应适当使用利尿药。经上述处理血压仍控制不佳者，应给予降压药，防止心、脑并发症的发生。高钾血症患者应用离子交换树脂或透析，此时一些保钾制剂如氨苯蝶啶、安体舒通、阿米洛利等不能应用。

4. 激素冲击及透析治疗　若肾活检提示有较多新月体形成，病程呈急进性进展，则治疗同新月体肾炎类似，可用大剂量甲泼尼龙冲击治疗。对于有容量过多、心功能衰竭、肺淤血，经利尿疗效不佳的患者或发生急性肾衰竭有透析指征者应及时行透析治疗。成人患者可行血透或连续性静脉血滤，儿童患者可行腹透治疗。由于本病呈自愈倾向，透析治疗帮助患者度过危险期后，肾功能即可恢复，一般不需维持性透析治疗。

5. 持续蛋白尿的治疗　对于成人 PSGN 患者，若起病后 6 个月仍有蛋白尿，甚至尿蛋白 > 1.0g/24h，则需应用血管紧张素转换酶抑制药（ACEI）或血管紧张素受体拮抗药（ARB）。

（八）预后

本病急性期预后良好，尤其是儿童。绝大多数患者于 2 ~ 4 周内水肿消退、肉眼血尿消失、血压恢复正常。少数患者的少量镜下血尿和微量白蛋白尿可迁延 6 ~ 12 个月才消失。血清补体水平 4 ~ 8 周内恢复正常。

PSGN 的长期预后，尤其是成年患者的预后报道不一。但多数患者的预后良好，仅有少部分患者遗留尿异常和（或）高血压。若蛋白尿持续，往往提示患者病情迁延至慢性增生性肾小球肾炎。也有些患者在 PSGN 发生后 10 ~ 40 年才逐渐出现蛋白尿、高血压和肾功能损害。影响预后的因素主要有：①年龄：成人较儿童差，尤其是老年人；②散发者较流行者差；③持续大量蛋白尿、高血压和（或）肾功能损害者预后较差；④肾组织增生病变重，有广泛新月体形成者预后差。

二、非链球菌感染后肾小球肾炎

非链球菌感染后肾小球肾炎（nonstreptococcal postinfectious glomerulonephritis）的病因以细菌引起者较常见，包括菌血症状态、各种病毒性和寄生虫性疾病，肺炎双球菌、金黄色及表皮葡萄球菌、肺炎杆菌、脑膜炎球菌、伤寒杆菌等均有报道。若感染时间短，或疾病有自愈倾向，则临床表现为急性肾炎；若长期不愈，则按患者免疫状态可转变为急进性肾炎或膜增生性肾炎。其他感染如梅毒、钩端螺旋体病、组织胞浆菌病、弓形体病以及恶性疟疾中也有发生；病毒感染如传染性单核细胞增多症、流感病毒、艾可病毒、麻疹病毒、乙型肝炎病毒、丙肝病毒、巨细胞病毒等感染后均可发生肾炎。主要的感染相关肾脏综合征见表11－1。

表11－1　主要的感染相关的肾脏综合征

类型	病程	临床表现	其他	举例
系膜增生性肾小球肾炎 IgM，C3沉积为主 IgA沉积为主	急性 急性或慢性	亚临床，镜下血尿，非肾性蛋白尿	以IgA沉积为主的病例常伴有肝病	急性伤寒热，急性疟疾
弥漫增生性肾小球肾炎 IgM；IgG，C3 仅有C3	急性	肾功能异常，高血压，蛋白尿，水肿	偶见新月体或者血栓	心内膜炎或者肺炎球菌性肺炎相关的肾小球肾炎，链球菌感染后肾小球肾炎
膜增生性肾小球肾炎I型 （±冷球蛋白血症）	慢性	肾性或者非肾性，GFR下降	偶伴硬化	丙肝相关性肾小球肾炎，血吸虫性肾小球肾炎（III型），疟疾（三日疟）性肾病
膜性（肾病）	慢性	肾病综合征	偶伴系膜区沉积	乙肝相关性肾小球肾炎，梅毒
局灶阶段性肾小球硬化	急性或者慢性	肾病综合征，GFR下降		HIV或者细小病毒B19感染

（一）其他细菌感染后肾小球肾炎

骨髓炎、腹内、盆腔浆膜腔和肠道脓肿与肾小球肾炎相关。这些情况的共同特征是一般感染出现数月后才被确诊和治疗。肾脏病变从轻的尿检异常至快速进展性肾炎均可出现，但最常见的表现是肾病综合征。补体通常正常，常见多克隆丙种球蛋白病，这可能与许多微生物具有超抗原相关。肾组织学病变包括膜增生性肾小球肾炎、弥漫增生性肾小球肾炎或系膜增生性肾炎。可以出现新月体。治疗是根治感染。只有早期治疗，肾功能才能完全恢复。

先天性和继发性（或早期潜伏）梅毒可能与肾小球肾炎相关。在先天性梅毒，患儿出生4～12周出现全身水肿。8%的患者出现肾病综合征，为最主要的临床表现。0.3%获得性梅毒患者累及肾。成人可表现为肾病综合征或偶见急性肾炎。梅毒血清学检查阳性（快速梅毒血浆素检测，VDRL和荧光密螺旋体抗体吸收试验）。膜性肾病是最常见的病理类型。但也可见其他组织学类型，如弥漫增生性肾小球肾炎伴或不伴新月体，MPGN和系膜增生性肾小球肾炎。在免疫沉积部位分出密螺旋体抗原。治疗梅毒也可治疗梅毒相关的肾小球疾病，4～18周后肾脏病变有可能完全缓解。

急性伤寒热（沙门菌感染）的特点是发热、脾肿大和胃肠道症状。严重者出现弥散性血管内凝血或溶血尿毒综合征，休克或急性肾损伤。2%的患者为有临床症状的肾小球肾炎，25%的患者为无症状镜下血尿或轻的蛋白尿。诊断需从血液或粪便中培养出致病菌或Widal试验示抗体滴度升高。尿道中沙门菌和血吸虫共同感染可产生特殊类型的肾小球肾炎。

麻风（分枝杆菌）感染可能与肾小球肾炎、间质性肾炎、淀粉样变相关。文献报道，尸检淀粉样变占 4% ~ 31%，间质性肾炎占 4% ~ 54%。具有临床表现的肾小球肾炎 < 2%，但肾活检病理检查中 13% ~ 70% 患者有肾小球肾炎。临床表现多为肾病综合征，少见的为急性肾炎综合征，快速进展性肾小球肾炎更为罕见。最常见的病理类型是 MPGN 和弥漫增生性肾小球肾炎。免疫荧光示 IgG、C3、IgM、IgA 和纤维素沉积。不同患者麻风相关的肾小球疾病对麻风治疗反应不一。红斑结节麻风伴急性肾损伤可用短程泼尼松（40 ~ 50mg/d）治疗。

急性葡萄球菌感染性肺炎可出现镜下血尿和蛋白尿，为免疫复合物介异的肾损伤，病理表现为系膜增生性或弥漫增生性肾炎，免疫荧光和电镜表现类似于链球菌感染后肾炎。已在免疫沉积中发现肺炎球菌抗原，细菌囊壁抗原可以激活补体替代途径。很罕见的，在肺炎球菌神经胺酶的作用下，肺炎球菌 Thomsen - Friedenreich 抗原暴露导致溶血尿毒综合征。

胃肠炎症可能与系膜增生或弥漫增生性肾炎相关。其他细菌如大肠埃希菌、脑膜炎球菌和支原体都有报道诱发肾炎。

（二）病毒感染

肾小球肾炎可由一些病毒感染所致。最常见的乙型肝炎、丙型肝炎和 HIV 感染。少见的肾小球肾炎也可因黄热病、腮腺炎、疟疾、疱疹或水痘感染所致。发病机制包括外源性免疫复合物沉积于肾脏或形成原位免疫复合物；病毒损伤后导致机体针对内源性抗原产生自身抗体；病毒诱导前炎症因子、化学趋化因子、黏附分子、生长因子释放以及病毒蛋白产生的直接的细胞损伤作用。

1. 甲型肝炎病毒相关性肾病　严重甲型肝炎病毒感染相关肾衰竭可能是由于诱发间质性肾炎或者急性肾小管坏死所致。极少数也可表现为免疫复合物相关的弥漫增生性肾炎伴免疫球蛋白和补体 C3 沉积，临床表现为肾炎或肾病综合征。肝炎病情改善时，肾炎通常也可以缓解。

2. 乙型肝炎病毒相关性肾病　急性乙型肝炎病毒感染可能与短期的血清病样综合征相关：荨麻疹或斑丘疹、神经病变、关节痛或关节炎，镜下血尿和非肾病综合征范围蛋白尿。肾活检病理检查示系膜增生性肾炎。当肝炎缓解时，肾脏病临床表现可自行恢复。急性乙肝病毒感染后约 10% 的成年人以及大多数的儿童患者会成为慢性携带者。在中国和东南亚地区，50% 的慢性携带孕妇会通过垂直传播传给婴儿，而在中东、印度、非洲，儿童和年轻患者更多的是横向传播。欧洲和美国乙型肝炎的患病率低，大多数携带者是由于药物滥用、输血或性传播后天感染所致。乙型肝炎病毒携带者最常见的乙肝相关性肾炎是膜性肾病、膜性增生性肾小球肾炎、结节性多动脉炎和 IgA 肾病。

（1）膜性肾病：膜性肾病在亚洲人群中常见。已证实它与患者携带乙肝病毒表面抗原相关。患者年龄一般为 2 ~ 12 岁，男性好发，表现为肾病综合征、镜下血尿，肾功能正常。其他临床症状包括无症状性蛋白尿，慢性肾衰竭少见。儿童乙型肝炎病程平稳，有时可自动缓解。而成人往往不易缓解，出现慢性活动性肝炎或肝硬化等严重的肝脏病变，同时伴有慢性肾脏疾病。肾组织病理检查示毛细血管襻 IgG、IgM、C3 颗粒状沉积，电镜下上皮侧、系膜区和内皮侧有免疫复合物沉积，有时肾小球中可见病毒颗粒。现认为 HBV 相关膜性肾病发病机制是 HBeAg 和抗 HBe 抗体被动沉积或形成原位复合物。因为抗 HBe 抗体带阳离子，基底膜带阴离子，因此易于穿过基底膜到上皮下侧。

（2）膜增生性肾小球肾炎：成人 HBV 相关肾炎最常见的肾小球病理改变是膜增生性肾小球炎（membraneoproloferative glomerulonephritis，MPGN）。54% 的患者伴有高血压，20% 出现肾功能减退，镜下血尿常见。HBV 相关膜增生性肾小球肾炎的发病机制是肾小球系膜区和内皮下沉积 HBsAg 和抗 HBs 抗体免疫复合物。肾组织类似于原发性 MPGN，但内皮轻度增生伴内皮下较多沉积。少见的病理类型是类似于Ⅲ型冷球蛋白血症伴上皮下和系膜区沉积。

（3）系膜增生性肾小球肾炎伴 IgA 沉积：患者肾活检为 IgA 肾病，但肾组织中有 HBV – DNA。

（4）结节性多动脉炎：HBV 相关血管炎（HBV 相关结节性多动脉炎，HBV – PAN）主要见于因滥用药物或经输血的成年男性，通常发生于轻型肝炎的恢复期。垂直感染的患者或儿童患者则无此病报道。典型的 HBV – PAN 患者在轻度或无症状感染肝炎时表现为血清病样改变。HBV 相关血清病，随着 HBsAg 的清除，疾病可自动缓解，而 HBV – PAN 患者，随疾病进展可累及多脏器。小动脉和中动脉血管炎可表现为心肌缺血、肠系膜绞痛、变应性肉芽肿（Churg – Strauss）性肺综合征、哮喘、嗜酸性粒细胞增多、脑缺血或多发性单神经炎。肾血管炎表现为镜下血尿、肾病或非肾病性蛋白尿，肾素依赖性高血压以及肾功能减退。现认为 HBV – PAN 的发病机制是 HBsAg 和抗 HBs 抗体免疫复合物沉积于血管壁，激活补体，激活炎症反应。血管上常见 IgM 和 HBsAg 沉积，表明损伤是由 HBsAg/IgM 复合物介导。血清检测发现 HBsAg 和抗 HBV 核心抗原抗体。通常血清补体正常，ANCA 阴性。肾活检病理除有小动脉血管炎病变外，肾小球可见不同程度的毛细血管袢塌陷，如同缺血性病变。与特发性显微镜下多动脉炎不同，坏死性病变和新月体形成罕见。系膜增生性肾炎、弥漫增生性肾炎、MPGN 或 MN 均有报道。HBV – PAN 可予激素冲击和细胞毒药物环磷酰胺治疗，能显著增加短期生存率，但长期研究证实加速患者的肝脏病变。近来研究显示短程激素［泼尼松 1mg/（g·d）×2 周］和血浆置换（3 周以上，9~12 次）治疗，继以 IFN – α 和（或）拉米夫定治疗患者长期预后良好。

3. 丙型肝炎病毒相关肾炎

（1）膜增生性肾炎：丙型肝炎相关肾脏疾病通常为 MPGN，表现为蛋白尿（轻度或大量），镜下血尿及轻度至中度肾功能不全。冷球蛋白血症（约90% 混合性冷蛋白血症患者有抗 HCV 抗体，50% 的 HCV 患者有冷球蛋白血症）和非冷球蛋白血症 HCV 相关 MPGN 患者肾组织病理表现类似，但后者炎细胞浸润和免疫聚集不如前者严重。丙型肝炎病毒感染可能导致严重的肾小管间质损伤。偶见严重的血管炎，包括急进性肾炎，见于长期丙型肝炎病毒感染（>10 年）的成年女性患者。

（2）其他丙型肝炎病毒相关肾小球肾炎：丙型肝炎病毒感染可能与其他伴或不伴冷球蛋白血症肾小球疾病相关。HCV – MN 类似于特发性 MN，但 HCV RNA 和抗 HCV 抗体阳性，有报道肾小球上皮侧免疫沉积中可检出 HCV 抗原。其他 HCV 相关肾脏疾病包括纤维丝状肾炎、局灶性肾小球硬化（尤其是非洲裔美国人）和血栓性微血管病与抗心磷脂抗体综合征（尤其是肾移植后）。

4. 人免疫缺陷病毒相关性肾脏疾病　HIV 感染与一些肾脏综合征，包括 HIV 相关性肾病（HIVAN）、免疫复合物肾小球肾炎、血栓性微血管病、血管炎、急性肾损伤和电解质紊乱相关。此外，HIVAN 可以与其他感染所致肾病共存，如 HBV 或梅毒相关性膜性肾病、

HCV（MPGN 伴冷球蛋白血症），也可合并糖尿病。此外，多种治疗 HIV 感染的药物也可导致肾功能减退。

（1）人类免疫缺陷病毒相关性肾病（HIVAN）：HIVAN 是 HIV 感染最常见的肾脏病变。在非裔美国人，发病率为 3.5%（蛋白尿患者肾活检）~12%（尸检）。HIVAN 为肾细胞感染 HIV-1 病毒所致。在人肾小管和肾小球细胞中不仅发现 HIV-1 mRNA 和 DNA，而且在肾组织中发现了病毒复制。因此肾脏可能是 HIV 攻击的靶器官。HIVAN 通常是 HIV 感染晚期表现，偶可见于早期感染患者。黑人多见，可能是环境因素和遗传因素共同作用的结果。典型临床表现为肾病范围蛋白尿和进行性氮质血症。外周水肿和高血压少见，可能 HIVAN 易于丢失盐分。尿常规常见小管上皮细胞，超声检查示肾脏体积正常或增大。随着治疗进展，HIV-ESRD 患者的死亡率与其他透析患者无显著差异，腹膜透析和血液透析疗效相近，HIV 感染患者肾移植后短期生存率与无感染患者类似。

（2）人类免疫缺陷病毒相关的免疫复合物肾小球肾炎：HIV 相关肾小球肾炎多表现为膜增生性肾小球肾炎，在系膜区、内皮下、上皮侧均可见免疫复合物沉积，大量沉积时类似狼疮性改变。膜性肾病少见。临床表现从轻的镜下血尿至肾衰竭均可见。蛋白尿一般为肾病范围，但通常无高脂血症。与 HIVAN 不同，高血压常见。30%~50% 患者有低补体血症和冷球蛋白血症。HIV 相关免疫复合物肾炎一般快速进展至肾衰竭，若合并 HCV 感染，则疾病进展更为迅猛。

（3）人类免疫缺陷病毒相关的血栓性微血管病：HIV 感染偶见诱发溶血尿毒综合征。临床特征为高血压、溶血性贫血、血小板减少和出现精神症状。可能是由于血管内皮细胞损伤所致。肾脏损伤的特征是小动脉和肾小球毛细血管血栓形成，肾小球系膜溶解。本病预后较差，生存期一般短于 2 年。

5. 其他病毒感染相关的肾小球疾病　健康人重症巨细胞病毒（cytomegalovirus，CMV）感染罕见。CMV 感染与 IgA 肾病和移植肾肾病可能并无因果关系。极少报道成人和新生儿免疫复合物肾炎性弥漫增生性肾小球肾炎，颗粒状免疫沉积物中包含 CMV 抗原。CMV 感染可累及移植肾，其特点是肾小管细胞和间质巨噬细胞中有病毒包涵体，它可能导致肾小管功能障碍。但无证据表明它可导致肾小球损伤。例外的是，巨细胞病毒合并 HIV 感染时，可出现塌陷性肾小球病及终末期肾脏病。

细小病毒 B19 感染可导致镰状细胞病患者出现再生障碍危象，极少数危象患者 3 天至 7 周后发生肾病综合征。急性期肾组织病理改变为弥漫增生性肾小球肾炎或 MPGN，后期为塌陷性 FSGS，类似于海洛因肾病和 HIVAN。少数无镰状细胞病患者发生细小病毒 B19 感染相关肾小球肾炎。临床体征包括短暂出现皮疹、关节痛或关节炎和贫血。塌陷性肾小球肾炎患者血清抗细小病毒 B19 抗体升高，表现为 FSGS 的肾组织中可发现病毒 DNA。

其他病毒，特别是导致上呼吸道感染的病毒可诱发短暂的蛋白尿，肾组织学改变为系膜增生。这表明，发热性疾病引起的轻度蛋白尿并不总是通过改变肾小球内跨膜压，即通过血流动力学改变引起肾小球滤过率改变所致，而可能是由未诊断的、短暂的、轻的肾小球肾炎所致。例如超过 25% 的流行性腮腺炎患者可以出现短期的镜下血尿和非肾病蛋白尿，肾功能正常。肾活检提示系膜增生性肾小球肾炎，IgM、IgA、C3 沉积，在系膜区发现腮腺炎抗原。麻疹感染偶见与之相关的毛细血管内增生性肾炎。早期也有报道微小病变患者麻疹感染后肾病综合征缓解。极少数水痘感染患者可出现相关的肾病综合征，肾组织病理改变类似于腮腺炎感染时病变，在肾小球毛细血管壁和系膜区可发现水痘病毒。腺病毒、甲型和乙型流感病毒感染也可致短暂的镜下血尿、蛋白尿，3%的患者出现补体下降。肾组织病理为MPGN伴免疫沉积，主要是C3及少量的IgM和IgG沉积。上呼吸道柯萨奇病毒B-5和A-4株感染有时与镜下血尿、轻度蛋白尿和弥漫增生性肾炎相关。严重登革出血热患者，可出现急性肾损伤，在一些非重症患者，可出现急性毛细血管内增生性肾炎伴系膜增生，临床表现为镜下血尿和蛋白。在系膜区和毛细血管襻有粗颗粒IgG、IgM和C3沉积，在毛细血管襻沉积强度较系膜区弱。10%~15%急性EB病毒感染的患者可出现镜下血尿和蛋白尿。急性间质性肾炎最为常见，但也可为肾小球弥漫增生和MPGN。EB病毒不仅在浸润的巨噬细胞中复制，还可在近端小管细胞内复制。EB病毒感染可能是导致慢性间质性肾炎的主要原因。

（三）寄生虫感染

1. 疟疾相关的肾脏疾病　疟疾是由感染疟原虫的按蚊叮咬所致，是主要的世界卫生问题。全球患者达3亿~5亿，每年150万~270万人因患此病而死亡。疟疾相关的水、电解质紊乱和急性肾损伤常见。疟疾性急性肾损伤、肾衰竭的死亡率为15%~45%。卵形疟、三日疟和恶性疟感染可致短暂的急性肾小球肾炎。恶性疟感染常见急性肾炎和肾病综合征，肾组织病理多表现为系膜增生，IgM和C3细颗粒状沉积，电镜下系膜区电子致密物沉积。患者临床表现为镜下血尿，轻度蛋白尿和低补体血症（低C3和C4水平）伴循环免疫复合物。三日疟感染特点是慢性肾小球肾炎。临床表现除每4天出现疟疾症状外无特殊。儿童（高峰年龄6~8岁）和年轻患者可有肾病综合征。血清补体正常，因伴营养不良，故血胆固醇正常，晚期可出现高血压。肾脏病理表现为MPGN，IgG、IgM和C3粗颗粒状沉积，电镜见内皮下电子致密物，膜内空泡（免疫复合物吸收所致）形成，罕见新月体形成。三日疟引起慢性肾病而恶性疟不导致慢性肾病的原因可能与它们的发病机制相关。恶性疟感染所有的红细胞，患者病情重，就诊早，而三日疟只感染敏感红细胞，病情较为平稳。与恶性疟感染后主要由Th1介导不同，三日疟主要是由Th2介导的。由于感染三日疟后病程更长，机体有更长的时间产生体液和细胞介导的反应，患者可出现肝脾肿大、淤血。即使治疗三日疟成功，患者仍将在3~5年后进展至慢性肾功能不全。激素的免疫抑制剂治疗不能改变三日疟肾脏损伤的病程。

2. 丝虫感染相关性肾脏疾病　盘尾丝虫病感染肾病为MPGN，罗阿丝虫感染诱发MN或增生性肾小球肾炎，班氏吴策线虫和马来丝虫可诱发系膜增生性肾炎、MPGN或弥漫增生性肾小球肾炎。肾小球毛细血管内可见微丝蚴。除盘尾丝虫外，在肾小球中未发现丝虫抗原。抗丝虫治疗不能改善肾病综合征，抗丝虫药乙胺嗪可能加重蛋白尿。内脏利什曼病通常表现为镜下血尿和间质性肾炎或弥漫增生性肾小球肾炎或MN。间质性肾炎的发病机制尚不明确。旋毛虫病常见肾组织学病变为MPGN，临床表现为镜下血尿和非肾病综合征蛋白尿。系膜区和毛细血管襻可见免疫沉积，但在肾小球内并未发现特定的抗原。美洲锥虫病和先天性弓虫病相关性肾小球肾炎的报道罕见。

（李　芬）

第二节 快速进展性肾小球肾炎和新月体肾炎

快速进展性肾小球肾炎（rapidly progressive glomerulonephritis，RPGN）又称急进性肾小球肾炎（急进性肾炎），是一组表现为血尿、蛋白尿及短期内进行性肾功能减退的临床综合征，是肾小球肾炎中最严重的类型，病理通常表现为新月体肾炎。

一、病因

按照病因、临床和病理表现，新月体肾炎可以分为3大类（表11-2）。

表11-2 导致新月体肾炎的疾病（新月体肾炎的临床分型）

临床分型	常见疾病
1. 原发性新月体肾炎	抗GBM肾炎
	免疫复合物型新月体肾炎
	寡免疫型新月体炎，常为ANCA相关性血管炎
2. 其他原发性肾炎基础上的新月体肾炎	膜增生性肾炎、IgA肾病等
3. 继发性新月体肾炎	狼疮性肾炎、紫癜性肾炎、感染（细菌性心内膜炎、内脏脓肿）、冷球蛋白血症、肿瘤、药物等

1. **原发性新月体肾炎** 包括：①病因不明者；②肾脏是唯一或最主要病变部位，如抗基底膜肾炎（抗GBM肾炎）、抗中性粒细胞胞浆抗体（ANCA）相关性血管炎等。

2. **在其他原发性肾小球肾炎基础上发生的新月体肾炎** 如系膜毛细血管性肾炎、IgA肾炎、膜性肾病、链球菌感染后肾炎等。

3. **继发性新月体肾炎** 指有明确原发病或明确病因者。常见者包括：①系统性疾病，如狼疮性肾炎、过敏性紫癜、结节性多动脉炎、变应性血管炎、冷球蛋白血症、恶性肿瘤等；②感染性疾病，如感染性心内膜炎、内脏化脓性病灶引起的败血症、人类免疫缺陷病毒（HIV）感染；③药物，如青霉素、青霉胺、肼屈嗪、别嘌醇及利福平等。

二、病理分类

目前普遍采用Couser分类法将新月体肾炎分为3型。

Ⅰ型：又称抗基底膜抗体型新月体肾炎，血抗GBM抗体阳性。根据免疫荧光病理检查显示免疫球蛋白（常为IgG）沿肾小球基底膜呈线性沉积，电镜下下无线条状沉积伴抗肾小球基底膜抗体（抗GBM抗体）的形成电子致密物。可分为两类：①伴肺出血（Goodpasture病）；②无肺出血的抗GBM肾小球肾炎。

Ⅱ型：又称免疫复合物型新月体肾炎。免疫荧光镜检查显示颗粒沉积型，以IgG为主，电镜下可见电子致密物在系膜区呈颗粒样沉积。

Ⅲ型：又称寡免疫复合物型肾小球肾炎。Ⅲ型中70%~80%患者血清中存在抗中性粒细胞胞浆抗体（antineutrophil cytoplasmic antibodies，ANCA），故又称为ANCA相关性肾小球肾炎。

近年来，又有学者将新月体肾炎分为5型，即将Couser分类中的Ⅰ型分成Ⅰ型（ANCA

阴性）和Ⅳ型（ANCA 阳性）；原Ⅲ型患者中，ANCA 阳性者为Ⅲ型，ANCA 阴性者为 V 型。这种分型可能更有利于治疗方案的确定及随访。

三、发病机制

RPGN 患者肾活检病理通常表现为新月体肾炎。新月体的形成对肾小球的结构和功能有重要影响。新月体的形成过程和机制如下：①肾小球基底膜的损伤和断裂。抗体的直接作用、补体系统 C5b - 9（膜攻击）成分的激活、活化的巨噬细胞蛋白水解酶活性以及系膜细胞增生挤压等均可导致基膜的损伤和断裂。②炎症细胞和血浆蛋白进入 Bowman 囊。基膜断裂破坏了肾小球毛细血管的完整性，导致循环细胞、炎症介质及血浆蛋白通过毛细血管壁而进入 Bowman 囊。③新月体形成。凝血因子，尤其是纤维蛋白原刺激肾小球壁层上皮细胞不断增生，并形成新月体，巨噬细胞和间质成纤维细胞在新月体形成中也发挥了重要作用。新月体的发展与转归主要取决于 Bowman 囊的完整性及其组成成分，分为三个阶段：①细胞性新月体：发病初期在新月体细胞间仅有少许纤维素、红细胞及白细胞渗出；②细胞纤维性新月体：随着病程进展，细胞间纤维组织逐渐增多；③纤维性新月体：后期纤维组织持续增多，于数日至数周形成以纤维组织为主的新月体。三种新月体可在同一肾标本中出现。新月体一方面与肾小球囊腔粘连，造成囊腔闭塞，另一方面压迫毛细血管丛，造成毛细血管祥萎缩、坏死、出血，结构严重破坏，整个肾小球纤维化。肾小管上皮细胞早期表现为变性、间质水肿、炎性细胞浸润，后期肾小管萎缩、间质纤维化。

四、临床表现

RPGN 患者可见于任何年龄，男女比例为 2：1。该病呈急性起病，前驱期可有链球菌感染症状。发病时患者全身症状较重，如疲乏、无力、体重下降，可伴发热、腹痛，病情进展急骤，出现严重的少尿、无尿、高血压、贫血。

实验室检查常见血尿、异形红细胞尿和红细胞管型。常伴蛋白尿，尿蛋白量不等，尿中可发现纤维蛋白降解产物。血清肌酐、尿素氮快速进行性升高，常伴代谢性酸中毒和水、电解质平衡紊乱。抗 GBM 肾炎、ANCA 相关性血管炎、系统性红斑狼疮等有相关特征性抗体阳性。

五、诊断与鉴别诊断

临床表现为血尿、蛋白尿及短期内肾功能进行性减退者应考虑本病，详细了解病史和体检，包括感染和用药史，系统性疾病的表现如关节痛、发热、皮疹、光过敏以及肺部有无病变等，对诊断有重要意义。特殊的抗体检查和肾活检病理是确诊本病的关键。

（一）与表现为 AKI 的其他疾病鉴别

1. 急性肾小管坏死 常有明确的病因，如休克、手术、外伤、中毒（药物、鱼胆中毒等）、异型输血等，一般无明显的血尿和蛋白尿等肾小球肾炎的表现。鉴别有困难时，需做肾活检病理检查明确诊断。

2. 尿路梗阻性肾衰竭 常见于肾盂或双侧输尿管结石、膀胱或前列腺肿瘤压迫或血块梗阻等。患者常突发无尿，有肾绞痛或明显腰痛史，超声波检查、膀胱镜检查或逆行尿路造影可证实存在尿路梗阻。

3. 急性间质性肾炎 可以急性肾损伤起病，常伴发热、皮疹、嗜酸性粒细胞增高等表现。常可查出过敏的原因，包括可疑药物用药史。鉴别有困难时，需做肾活检病理明确诊断。

4. 其他肾小球肾炎合并 AKI 包括肾小球疾病严重的活动性病变，伴或不伴新月体形成；肾病综合征严重水肿或浆膜腔积液导致有效血容量不足，肾静脉血栓形成或肾梗死，肾间质水肿压迫肾小管，加之蛋白管型阻塞肾小管，导致肾小球滤过率下降。

（二）新月体肾炎的病理诊断和病因诊断

一般情况下，临床诊断为 RPGN 的患者均需要做病理检查以明确病理类型及病变程度、新月体性质等，并指导治疗。对于抗 GBM 肾炎、ANCA 相关性血管炎等疾病通过某些特殊抗体检查已经确诊者，一般也需要通过病理检查来明确肾脏病变的程度和性质。

1. 病理诊断 新月体肾炎的诊断标准：①新出现的新月体为闭塞肾小球囊腔 50% 以上的大新月体，不包括小型或部分性新月体；②伴有大新月体的肾小球数超过或等于全部肾小球数的 50%。

2. 病因诊断

（1）其他原发性肾小球肾炎伴新月体形成：系膜毛细血管性肾炎、IgA 肾炎、膜性肾病、链球菌感染后肾炎的重症患者可伴有新月体形成，甚至表现为新月体肾炎，但这些疾病在光镜、电镜及免疫荧光有相应特征性表现。

（2）继发性新月体肾炎：主要依靠临床表现及血清学检查，如狼疮性肾炎患者多伴有多脏器损害，抗核抗体及 dsDNA 抗体阳性；紫癜性肾炎伴有皮肤紫癜；恶性肿瘤及某些药物引起的新月体肾炎应有相应临床表现和用药史。

（3）原发性新月体肾炎：排除以上两种情况后可以确诊为原发性新月体肾炎，然后作分型诊断，分型诊断的要点见表 11 - 3。

表 11 - 3 原发性新月体肾炎的鉴别诊断要点

	抗肾小球基底膜型（I 型）	免疫复合物型（II 型）	寡免疫型（III 型）
免疫病理特点	IgG 沿 GBM 呈线状沉积	IgG 及补体颗粒状沉积	阴性或少量 IgG 沉积
光镜及电镜特点	肾小球炎症反应轻，无电子致密物	肾小球细胞增生及渗出明显，常伴广泛蛋白沉着及电子致密物	肾小球节段性坏死，无蛋白沉着及电子致密物
临床特点	见于 20～30 岁及 60 岁以上两个高峰年龄，贫血较突出（小细胞性）	肾病综合征较多见，有些患者有前驱感染性疾病	乏力、体重下降、发热、肌痛等全身症状较重，多见于中、老年人
血清学特点	抗肾小球基底膜抗体（+）	循环免疫复合物（+）、冷球蛋白血症、低补体血症	ANCA（+）

六、治疗

RPGN 是一组病理发展快、预后差的疾病，近年来该病治疗上进展较多，疗效明显提高。

1. 肾上腺皮质激素 甲泼尼龙 0.5～1.0g 静脉滴注，每日或隔日 1 次，3 次为 1 个疗程，间隔 3～7 日可再用 1～2 个疗程，再改为泼尼松或泼尼松龙口服，泼尼松（龙）起始剂量为 1mg/（kg·d），4～6 周后开始减药，6 个月内逐渐减至 10mg/d 维持，服半年至 1 年或更久。

2. 免疫抑制药物　常用环磷酰胺，静脉注射（每月 1 次，0.5～1g/m^2）共 6 个月，累积量达 6～8g 停药。而后可以再用硫唑嘌呤 100mg/d 继续治疗 6～12 个月巩固疗效。注意骨髓抑制及肝脏损伤等不良反应。麦考酚吗酸酯疗效肯定，不良反应较轻，已被广泛应用于肾病治疗。起始剂量 1～2g/d（常为 1.5g/d），以后每半年减 0.5g/d，最后以 0.5g/d 剂量维持半年至 1 年。

3. 血浆置换　用膜血浆滤器或离心式血浆细胞分离器分离患者的血浆和血细胞，然后用正常人的血浆或血浆成分（如白蛋白）对其进行置换，每日或隔日置换 1 次，每次置换 2～4L。

4. 免疫吸附治疗　此法清除致病抗体和（或）循环免疫复合物的疗效肯定，但是价格较昂贵。

5. 大剂量丙种球蛋白静注　具体方案是：丙种球蛋白 400mg/（kg·d）静脉滴注，5 次为 1 个疗程，必要时可应用数个疗程。

6. 替代治疗　如果患者肾功能急剧恶化达到透析指征时，应尽早进行透析治疗（包括血液透析或腹膜透析），以维持生命、赢得治疗时间。如果疾病已进入不可逆性终末期肾衰竭，则应予患者长期维持透析治疗或肾移植。肾移植应在病情静止半年至 1 年、血中致病抗体（抗 GBM 抗体、ANCA 等）阴转后才进行，以免术后移植肾再发 RPGN。

7. 生物学靶向干预药物　其可能靶向包括肿瘤坏死因子、γ 干扰素、基质金属蛋白酶和氧自由基、血小板衍生生长因子和血管内皮生长因子等。这一治疗方法为今后尝试治疗系统性血管炎甚至其他自身免疫性疾病，提供了一种新的特异性途径。

七、预后

患者如能及时行肾活检明确诊断和早期强化治疗，预后可得到显著改善，其中影响患者预后的主要因素有：①免疫病理类型，Ⅱ 型、Ⅲ 型预后较好，Ⅰ 型较差；②强化治疗是否及时，在临床无少尿、血清肌酐低于 530μmol/L，病理尚未显示广泛不可逆病变（纤维新月体、肾小球硬化或间质纤维化）时即开始的治疗者预后较好，否则预后差；③老年患者预后相对较差。

（卢东齐）

第三节　抗肾小球基底膜肾炎

抗肾小球基底膜（glomerular basement membrane，GBM）病是循环中的抗 GBM 抗体在组织中沉积所引起的一组自身免疫性疾病，肾、肺为主要受累器官，表现为肾炎和肺出血。如病变局限在肾脏称为抗肾小球基底膜肾炎（antibasemet membrane nephritis），当肺、肾同时受累时称为 Goodpasture 病。多数抗 GBM 肾炎患者起病急、病情进展快、预后差，肾功能常在几天或几周内进入肾衰竭阶段，少数患者早期即死于肺出血和呼吸衰竭。

Goodpasture 综合征（又称肺出血–肾炎综合征）泛指有肺出血及急进性肾炎并存的一大组临床症候群，抗 GBM 病、原发和继发性血管炎、系统性红斑狼疮等一系列疾病临床均可表现为 Goodpasture 综合征。

一、发病机制

人类Ⅳ型胶原是基底膜的重要组成成分，构成基底膜骨架结构。基底膜Ⅳ型胶原是由 6 条不同的 α 链组成（α1~α6）的三螺旋结构，抗 GBM 抗体的靶抗原位于Ⅳ型胶原 α3 链羧基端的非胶原区 1 [α3（Ⅳ）NC1]。靶抗原分布存在局限性，肺、肾为主要受累器官。由于肾小球内皮细胞间存在裂孔，因此血液中的抗 GBM 抗体容易结合到肾小球基底膜上。

抗 GBM 肾炎是一种原位免疫复合物性肾炎。生理情况下肾小球基底膜 α3（Ⅳ）NC1 区域上的抗原决定簇处于遮蔽位置，机体对自身抗原表现为耐受状态，而天然抗 GBM 抗体在血液循环中的滴度和亲和力均很低，不足以引起自身免疫反应，但在环境变化或某些因素如感染、吸烟、有毒的有机溶剂等刺激诱发下，Ⅳ型胶原的结构发生改变，α3（Ⅳ）NC1 区域的抗原决定簇暴露，与抗 GBM 抗体结合诱发免疫反应。目前认为，体液免疫和细胞免疫共同参与了抗 GBM 肾炎的发病过程。

二、病理

1. 光镜检查　抗 GBM 肾炎的特征性改变是肾小球毛细血管管壁破坏及球囊中新月体形成。细胞性新月体、纤维细胞性新月体和纤维性新月体可同时存在，但很多抗 GBM 肾炎患者新月体往往处于同一发展阶段，这是由于单一的、共同的免疫病理因素同时作用的结果。极少数轻症病例也可呈现局灶性肾炎，甚至光镜下基本正常（仅免疫荧光阳性）。

2. 免疫荧光　免疫荧光检查具有诊断性价值，肾小球基底膜显示强的、线性的 IgG 荧光染色，C3 几乎在所有的病例均为阳性，但通常较 IgG 弱，而且可能为不连续的，甚至是颗粒状的。极为罕见的有 IgA 或 IgM 呈线性沉积。少数情况下抗 GBM 抗体可与肾小管基底膜发生交叉反应，产生肾小管基底膜的线性荧光染色，这种改变可能引起间质性肾炎和肾小管损伤。

3. 电镜　抗 GBM 肾炎的电镜超微结构改变不具有特异性，典型抗 GBM 肾炎较少有电子致密物，较多电子致密沉积物则可排除抗 GBM 疾病。

三、临床表现

1. 流行病学　人群发病率约在 0.1/100 万。国外报道抗 GBM 抗体疾病占肾活检病例的 1% 或略多，我国近年来诊断的病例数有逐年上升趋势。过去认为本病多发于男性青壮年，但近年报道的抗 GBM 肾炎有两个发病高峰，第一个高峰在 20~30 岁之间，男性多见，多表现为 Goodpasture 综合征，第二个高峰在 60~70 岁，女性多见，多为肾脏局限型。在老年患者中，合并 ANCA 阳性的比例明显高于年轻患者。

2. 一般表现　常有疲乏、无力、体重下降等表现。贫血见于 98% 的患者，为小细胞性贫血伴有血清铁下降。

3. 肾损伤表现　大多数表现为急进性肾炎综合征，起病后短时间内即需进行透析治疗。尿检有不同程度镜下血尿，肉眼血尿少见，大量蛋白尿呈典型肾病综合征者较少，多伴有轻、中度高血压。近年来有报道，一些患者起病较慢、肾功能正常，原因可能为循环抗 GBM 抗体滴度较低、肾小球抗 GBM 抗体沉积较少。

4. 肺部受累表现　肺部损伤见于 30% 的患者，表现为肺出血。约 2/3 患者肺出血出现在肾损伤之前数日至数年，也可出现在肾损伤之后。临床上常以咯血为最早症状，轻者痰中略带血丝，重者大量咯血甚至窒息死亡。患者多伴气急、咳嗽、胸痛，肺叩诊呈浊音，听诊可闻及湿啰音，痰中可见大量含铁血黄素细胞。肺 X 线检查早期所见与肺水肿相似，应注意鉴别。如反复出血，肺内含铁血黄素沉积数量增多，X 片显示网状结节的典型改变。

5. 实验室检查　特征性表现是循环中存在抗 GBM 抗体。目前国际通用的检测方法是应用可溶性人肾小球基底膜抗原的酶联免疫吸附法，敏感度和特异度均在 90% 以上。抗 GBM 抗体最常见的类型是 IgG 型，其中以 IgG1 亚型最常见，少部分可以是 IgG4 亚型（女性相对多见），极少数是 IgA 型。此外，部分患者同时合并血清 ANCA 阳性。

四、诊断与鉴别诊断

（一）诊断

青年男性或老年女性出现血尿、蛋白尿、肾功能迅速减退，伴或不伴肺出血要考虑本病，如血清抗 GBM 抗体阳性，肾活检示新月体肾炎，免疫荧光见 IgG 沿肾小球毛细血管袢呈线状沉积可作出本病诊断。

（二）鉴别诊断

1. 肾小球假性抗 GBM 沉积　在线状沉积物的患者中应进一步鉴别真性与假性抗 GBM 沉积物。在真性线状 GBM 沉积的患者中，除经典的伴或不伴肺出血的原发性抗 GBM 病外，一部分膜性肾病和膜增生性肾炎患者也可出现线状抗 GBM 沉积物。同样值得注意的是糖尿病肾病、极少数局灶节段性肾小球硬化、感染后肾炎和微小病变可出现假性抗 GBM 沉积物。

2. 其他类型新月体肾炎　根据病理特征性表现，与免疫复合物型及寡免疫型新月体性肾炎的鉴别不难。

3. 同时伴有肾炎及肺出血的相关疾病　即 Goodpasture 综合征。由于抗 GBM 肾炎常伴有肺出血，因此临床需与其他原因造成的肾炎伴肺出血相鉴别。常见有 SLE、各种类型系统性血管炎（如 WG、MPA 等）、类风湿关节炎合并全身血管炎、过敏性紫癜、冷球蛋白血症、混合结缔组织病及部分药物相关性肾损伤等（表 11 - 4）。SLE 主要为育龄女性好发、WG 常有上呼吸道症状等多种临床症状，但更重要的是从血清学指标的差异来鉴别，如 ANA、抗 dsDNA 抗体阳性及血清补体 C3、C4 水平的下降主要见于 SLE，血清冷球蛋白检测有助于冷球蛋白血症性肾炎的鉴别，而 ANCA 主要见于原发性小血管炎。

表 11 - 4　Goodpasture 综合征（肺出血及急进性肾小球肾炎）病因

抗 GBM 病（20% ~40% 的病例）
Goodpasture 病
系统性血管炎相关疾病（60% ~80% 的病例）
韦格纳肉芽肿病（WG，常见）
显微镜下型多血管炎（MPA）
系统性红斑狼疮（SLE）
变应性肉芽肿性血管炎（CSS）
过敏性紫癜（HSP）

白塞综合征
原发性混合性冷球蛋白血症
类风湿性血管炎
药物：青霉胺，肼屈嗪，丙硫氧嘧啶

4. 其他　除疾病本身导致肺出血外，还需注意与急、慢性肾炎合并肺部感染、急性肺水肿及肺梗死导致的咯血相鉴别。

（1）急性肾炎伴左心衰竭：由于严重高血压、水钠潴留而产生的充血性心力衰竭时，也可有血痰和呼吸困难，抗 GBM 抗体检测和肾活检病理检查可资鉴别。

（2）肾炎伴肺炎：常见于各种原发或继发性肾炎本身或免疫抑制剂治疗后并发的重症肺炎，胸部 CT 均可表现为肺出血和肺间质改变，但肾炎伴重症肺炎患者常伴高热，血白细胞和中性粒细胞显著升高伴核左移，而肾功能迅速减退不明显，抗 GBM 抗体阴性，积极抗感染及对症治疗有效。

（3）肾炎伴肺梗死：可见相应的心电图及 X 线表现，必要时作核素肺扫描。

五、治疗

鉴于该疾病病理生理过程中抗 GBM 抗体的作用及疾病的进展特征，早期积极血浆置换治疗及免疫抑制剂治疗是重要的治疗原则与改善预后的关键。同时，应告诫患者戒烟，避免接触各种挥发性有机溶剂，减少呼吸道感染的发生。抗 GBM 肾炎一旦确诊即应争分夺秒进行治疗，以尽量恢复肾功能、阻止病变向慢性化发展。

（一）急性进展期强化治疗

1. 强化血浆置换或免疫吸附（immunoadsorption treatment，IA）　可清除患者循环中的抗 GBM 抗体，联合使用免疫抑制剂则可阻断抗体的再产生，该种治疗方案已经日趋成熟，并使大多数抗 GBM 肾炎患者得以存活。

2. 冲击治疗　常采用甲泼尼龙和（或）环磷酰胺冲击治疗。甲泼尼龙 0.5～1g/d 静滴 3～5 天，继以口服剂量 1mg/kg 维持 1 个月后继续减量治疗。CTX 冲击使用 0.5～1g/m^2，每月 1 次静脉滴注，或 1～2mg/（kg·d）口服。

（二）长期维持期治疗

1. 免疫抑制治疗（激素合并免疫抑制剂）　免疫抑制剂最常使用环磷酰胺和硫唑嘌呤，中成药有雷公藤多甙片等。新型免疫抑制剂如霉酚酸酯（MMF）、来氟米特、FK－506 等临床应用越来越广泛，且均有不少治疗成功的报道。

2. 抗凝治疗　目前，低分子肝素使用最为广泛，也可使用华法林抗凝。使用过程中必须密切注意患者症状及监测凝血功能，尤其是对于合并肺出血的抗 GBM 肾炎患者需评估出血风险后再考虑抗凝治疗。

（三）支持和替代治疗

对于肾功能进入衰竭阶段或是治疗无效、肾功能急速恶化的患者，应尽早行透析治疗以维持生命、赢得治疗时间。肾移植治疗主张在抗 GBM 体转阴半年以上进行，以防再次因自身免疫作用发生抗 GBM 肾炎。

（卢东齐）

第四节 免疫复合物介导的新月体肾炎

免疫复合物介导的新月体肾炎（immune complex mediated basement membrane nephritis）即 RPGN Ⅱ 型，指光镜表现为新月体肾炎，免疫荧光见免疫复合物沉积于肾小球毛细血管袢和（或）系膜区。该型在我国最为常见，约占新月体肾炎的 40% ~ 70%（在国外则以 RPGN Ⅲ 型为主）。RPGN Ⅱ 型可为原发或继发，继发病因常见于 SLE、感染性心内膜炎、过敏性紫癜等全身系统性疾病。

本型的病理和免疫病理特点极类似于免疫复合物介导的动物实验性肾炎，提示本型与抗原（感染性或自身抗原）抗体形成的循环免疫复合物和（或）原位免疫复合物有关。

一、病理

光学显微镜检查多表现为毛细血管内增生性病变，毛细血管袢细胞及系膜细胞增生明显。免疫荧光检查可见系膜和毛细血管壁散在 IgG 和（或）IgM，常伴 C3 沉积。电镜主要特征为系膜区有散在的、内皮下有不规则的电子致密物沉积。沉积物的位置、范围和程度，有助于不同病因 Ⅱ 型 RPGN 的鉴别。链球菌感染后新月体性肾炎常有 IgG 和 C3 在毛细血管袢沉积；如果系膜区内以 IgA 沉积为主，则更可能是 IgA 肾炎或过敏性紫癜；存在较强的 C3 沉积伴少量或无免疫球蛋白沉积时，可见于 Ⅱ 型膜增生性肾炎；三种免疫球蛋白伴全部补体同时沉积时，常为 SLE 或细菌性心内膜炎，在后者 IgM 沉积尤为突出。

二、临床表现

Ⅱ 型 RPGN 除急进性肾炎综合征表现外，特异性临床表现取决于引起该病的原发病。如链球菌感染后肾炎常伴有水肿、高血压及上呼吸道感染病史；合并 SLE、心内膜炎或过敏性紫癜等疾病时，可出现这些疾病相应症状。值得关注的是，近年来发现，新月体性肾炎（尤其是 Ⅱ、Ⅲ 型）临床上并不总是表现为急进性肾炎综合征，有的仅表现为"缓慢"肾功能减退，少尿、水肿、高血压、蛋白尿、血尿可均不严重。因此，必须高度重视相关临床表现，及时肾活检是早期诊断和积极治疗的关键依据。

三、实验室检查

病情活动期循环中常可测得抗核抗体阳性、循环免疫复合物、血清冷球蛋白阳性和血清补体水平下降，并可有抗 DNA 抗体、IgA 纤维连接蛋白，抗链球菌溶血素 O 升高等。如病情改善，上述指标可逐渐恢复正常。一般情况下，免疫指标与病情的活动性有一定的相关性，但并不一定与病情的严重性相关。

四、诊断与鉴别诊断

根据患者临床表现和实验室检查，肾脏病理显示新月体肾炎，免疫荧光见免疫复合物沉积于肾小球，免疫复合物介导的新月体肾炎诊断确立。Ⅱ 型新月体肾炎临床要除外 SLE、感染性心内膜炎、过敏性紫癜等继发性疾病。

五、治疗

同新月体肾炎。近年来，体外循环技术（血浆置换和免疫吸附）的日趋成熟，新型免疫抑制剂（霉酚酸酯、来氟米特等）的临床应用，均为其治疗提供新的有力武器，疾病预后也大为改善。

（刘颖慧）

第五节 寡免疫复合物新月体肾炎

寡免疫复合物新月体肾炎（pauci – immune crescentic glomerulonephritis）即新月体肾炎Ⅲ型，指光镜显示为新月体肾炎，而免疫荧光无或仅见少量免疫复合物沉积。通常认为本病是系统性小血管炎的肾脏受累典型表现，80%患者血清中可检测到抗中性粒细胞胞浆抗体（anti – neutrophil cytoplasm antibodies，ANCA）。系统性血管炎可分为原发性和继发性，其中原发性占70%，继发性占30%（可继发于系统性红斑狼疮、类风湿关节炎、过敏性紫癜及混合性冷球蛋白血症等）。韦格纳肉芽肿（WG）、Churg – Stauss 综合征（CSS）、显微镜下多血管炎（MPA）为一组原发性小血管炎，并常与 ANCA 相关，故又称为 ANCA 相关性小血管炎。

一、发病机制

ANCA 是一类对中性粒细胞嗜天青颗粒及单核细胞溶酶体成分的抗体，其对应的抗原已发现有多种。应用间接免疫荧光（IIF）技术观察酒精固定的中性粒细胞可发现 ANCA 有两种分布形式：抗体在胞浆呈均匀分布，称胞浆型 ANCA（C – ANCA），这些抗体通常直接对抗蛋白酶3（PR3）；另一种呈环核分布称核周型 ANCA（P – ANCA），通常直接对抗髓过氧化酶（MPO）。除 PR3 和 MPO 外，ANCA 还对应其他类型的抗原。

现已明确 ANCA 与 WG、MPA 及局限于肾脏的血管炎之间存在密切关系。ANCA 可激活中性粒细胞，导致脱颗粒反应，产生氧自由基和释放各种蛋白酶，从而造成血管内皮的损伤。

二、病理

光镜下表现为局灶节段性肾小球毛细血管袢坏死和新月体肾炎，无明显细胞增殖，20% ~ 50%肾活检标本显示肾小球以外的肾小动脉呈纤维素样坏死。有不同程度范围不一的间质炎症病变，偶可见上皮样细胞和巨细胞形成的以血管为中心的肉芽肿样病变。免疫荧光和电镜检查一般无或微量免疫复合物或电子致密物。

三、临床表现

1. 肾外表现 几乎所有患者均可出现感冒样症状伴不规则发热、不适、肌痛、关节痛等。大约50%患者伴有肺部病变，其病变可由短暂的肺泡浸润至严重的可致命的肺出血。皮肤血管炎表现为紫癜、瘀斑、溃疡、结节等，荨麻疹亦十分常见。神经系统通常表现为周围神经病变，偶可有中枢神经系统累及。1/3 的患者可有胃肠道病变，表现为十二指肠溃疡、肠出血或穿孔。虹膜炎、葡萄膜炎及巩膜炎会导致红眼、眼痛等症状。

2. 肾脏表现　几乎均有血尿（肾小球源性血尿），可伴有红细胞管型，肉眼血尿占 1/3。不同程度蛋白尿，国内报道大量蛋白尿可达 1/2 ~ 1/3，国外报道肾病综合征 < 10%。高血压较轻，偶有出现急进性高血压。半数出现急进性肾炎综合征，早期出现少尿、无尿、肾功能进行性减退至肾衰竭水平。

四、实验室检查

除 ANCA 外缺乏特异性，可出现血沉增快，C - 反应蛋白升高，γ 球蛋白增高，类风湿因子阳性等。

五、诊断与鉴别诊断

中老年患者出现急进性肾炎综合征，伴全身症状（如发热、肌肉痛、关节痛、皮疹及消化道症状等）和（或）肺出血时应高度怀疑本病的可能，若出现血清 ANCA 阳性，肾活检光镜下显示肾小球纤维素样坏死或伴新月体形成，免疫荧光阴性或少量免疫复合物沉积，则 ANCA 相关性血管炎及其肾损害的诊断成立。ANCA 阴性并不能排除 ANCA 相关性血管炎的存在，约 40% 的 WG、30% 的 MPA 和 50% 的 CSS 为 ANCA 阴性。

鉴别诊断包括狼疮性肾炎、抗基底膜肾炎及其他类型的肾小球肾炎。ANCA 可出现于 20% 抗基底膜肾炎中，但这些患者同时会出现抗 GBM 抗体，有助于鉴别。当患者为免疫复合物型肾小球肾炎包括膜性肾病伴新月体形成时，MPO 或 PR3 - ANCA 亦可阳性，在这些患者中需要寻找肾外血管炎表现以助诊断。不同类型的小血管炎有不同临床表现和血清学特征，需注意鉴别（表 11 - 5）。

表 11 - 5　不同类型小血管炎诊断特征

特征	显微镜下多血管炎	韦格纳肉芽肿	变应性肉芽肿性血管炎	过敏性紫癜	冷球蛋白血症
血管炎症状和体征	+	+	+	+	+
IgA 为主的免疫沉积	-	-	-	+	-
冷球蛋白	-	-	-	-	+
抗中性粒细胞胞浆抗体	+	+	+	-	-
坏死性肉芽肿	-	+	+	-	-
哮喘和嗜酸性粒细胞增多	-	-	+	-	-

六、治疗

同新月体肾炎，分为诱导治疗和维持治疗两个阶段。肾血管炎是一类极易复发的疾病，药物减量后约有 30% ~ 50% 病例复发。故在强烈诱导治疗后减量应密切监测，一般推荐不要中断所有的治疗（包括泼尼松），直到疾病持续缓解至少 1 年。ANCA 持续性高滴度或滴度上升，通常提示病情活动或疾病复发，但也有例外，故 ANCA 滴度不能作为治疗监测的唯一标准，必须结合临床病程、体检及其他的血清学指标综合考虑。

（刘颖慧）

第六节　微小病变肾病

微小病变肾病（minimal change disease，MCD）是指临床表现为肾病综合征、光镜下无明显病理改变、电镜下以足细胞足突融合为特点的一类肾小球疾病。本病最早在 1913 年由 Monk 最早报道。

MCD 是儿童肾病综合征最常见的病理类型，约占 10 岁以下儿童肾病综合征 90% 以上，10 岁以上未成年人肾病综合征 50%~70%，成人肾病综合征 10%~20%。儿童 MCD 患者男女比例约为（2~3）：1，成年患者接近 1：1。MCD 在亚洲发病率较高，欧洲和北美相对较低，其中黑人又较白种人发病率低，这可能与环境、人种、不同单位肾活检指征掌握的差异有关。

一、病因与发病机制

微小病的发病机制可能为 T 淋巴细胞功能异常及循环中存在多种使毛细血管通透性增加的循环因子，损害了肾小球的电荷屏障，产生选择性蛋白尿。因为激素和烷化剂治疗 MCD 有效，病毒如麻疹病毒感染时由于抑制了细胞免疫，可使 MCD 缓解。此外，从来源于 MCD 患者的 T 细胞杂交瘤中提取到的肾小球通透因子可引起类似 MCD 症状。T 细胞产生的某些淋巴因子，使肾小球毛细血管壁通透性增加，当去除这些通透因子，则肾脏毛细血管的通透性恢复正常。临床也观察到反复发作的 MCD 患者肾脏移植给其他患者后，蛋白尿消失，证实循环中可能存在使毛细血管通透性增加的因子。部分 MCD 与病毒感染、药物、恶性肿瘤及变态反应有关。某些患者发病前有药物反应史。非甾体类抗炎药（NSAID）尤其是布洛芬可引起 MCD，其他相关药物还有干扰素、青霉素和利福平等。MCD 偶尔与淋巴瘤有关，通常是霍奇金病；也可伴实质性肿瘤发生，出现明显的副肿瘤综合征现象。MCD 还与变态反应有关，去除致变态原可缓解蛋白尿。MCD 还与造血干细胞移植后的移植物抗宿主反应相关。

二、病理

光镜：肾小球形态结构大致正常，毛细血管壁不增厚，开放良好。近端小管上皮细胞中可见双折光的脂质小滴和 PAS 染色阳性的蛋白小滴。间质水肿罕见，即使在严重肾病综合征和全身水肿的患者亦如此。若 MCD 伴可逆性急性肾衰竭综合征，则可见局灶性近端小管上皮扁平化。

免疫荧光：MCD 大部分患者无免疫球蛋白和补体沉积，偶可见系膜区 IgM 和 C3 弱阳性［一般不超过（+）］，如果电镜下没有看到系膜区电子致密物沉积，仍符合微小病变诊断。

电镜：微小病变在电镜下的特征表现为广泛的足细胞足突消失（effacement of podocyte foot processes），肾小球脏层上皮细胞足突消失、融合、空泡变，裂孔闭塞，微绒毛形成，但这并非特异性的，因为任何导致严重蛋白尿的疾病肾小球均有此改变。病变程度与尿蛋白量并不一致，但与肾小球滤过率（GFR）下降程度一致。病变活动时足突广泛消失，融合；病情缓解时足突消失程度减轻。其他电镜表现还有足突细胞肥大、胞饮泡增多、胞浆内脂质和蛋白小滴增多、游离面微绒毛变形等。毛细血管袢上的内皮细胞裂孔常正常，小球基底膜不增厚。

三、临床表现与并发症

儿童发病高峰年龄在 2～6 岁。成人以 30～40 岁多见，60 岁以上患者的肾病综合征中，微小病变性肾病的发生率也不低。儿童中男性为女性 2 倍，成人男女比例基本相似。约 1/3 患者患病前可有上呼吸道感染或其他感染。起病大多较急，临床表现为单纯性肾病综合征即严重蛋白尿、低蛋白血症、高脂血症和水肿，占儿童肾病综合征的 90%，成人的 20%。儿童 MCD 常出现胸腔积液和腹水，出现腹痛时可能合并腹膜炎，常有肝脏增大伴疼痛，水肿严重时甚至累及外生殖器。儿童中有中度高血压者占 13%～30%，成人较儿童多发。血肌酐在发病时可有轻度上升。高血压和血肌酐升高均可随肾病综合征的缓解而恢复正常。但在 60 岁以上成人，可出现严重的高血压，肾功能不全也更为多见。MCD 常有脂尿，偶见镜下血尿（尤其是成人），肉眼血尿罕见，无红细胞管型。由药物所致的 MCD 患者不仅有蛋白尿，而且大部分有因急性小管间质性肾炎所致的脓尿和肾功能不全，停药后大部分患者蛋白尿即能缓解，但脓尿和肾功能完全恢复可能需花数周甚至数月的时间。变态反应相关的 MCD 常伴有过敏表现如皮疹、IgE 水平升高等。

MCD 的并发症有可逆性急性肾衰竭综合征，成人发病率高于儿童。研究显示出现此综合征的 MCD 患者一般年龄偏大，血压较高，发病时尿蛋白量高，尿中可出现肾小管细胞管型和颗粒管型。肾活检显示动脉粥样硬化，可出现灶性小管上皮细胞扁平化，类似于缺血性急性肾衰竭的病变。患者肾功能均能恢复，但其中一部分可能需要透析支持后才能恢复。因此在治疗老年 MCD 患者时要注意是否伴急性肾衰竭，在糖皮质激素治疗的同时可能还需要给予透析支持以帮助患者顺利度过。另一并发症是骨密度降低，可能是由于糖皮质激素的作用及维生素 D 缺乏所致。

四、实验室检查

MCD 特点为严重的蛋白尿。小于 15% 的患者出现镜下血尿，肉眼血尿罕见。部分患者随着血浆蛋白的迅速降低出现血液浓缩，血红蛋白和血细胞比容增高。由于高纤维蛋白原和低白蛋白血症，血沉增快。血清总蛋白降至 45～55g/L，白蛋白浓度通常低于 20g/L，甚至低于 10g/L。血总胆固醇、低密度脂蛋白、甘油三酯水平升高，由于高脂血症，可以出现假性低钠血症，而低白蛋白血症使血钙降低。病情严重患者出现血液黏滞度升高，红细胞聚集，血纤维蛋白溶原酶和抗血栓因子Ⅲ减少，从而促进血栓形成。患者肾功能一般正常（部分患者发病时血肌酐可轻度升高），但老年患者可出现急性肾衰竭。发作期 IgG 浓度一般很低，复发患者更为明显，故易于感染。IgM 在发作期及缓解期均轻度增高，IgA 亦升高。半数以上患者 IgE 升高，表明疾病与过敏相关。血补体正常。

五、诊断与鉴别诊断

根据患者临床表现及实验室检查结果，诊断肾病综合征并不困难。微小病变的明确诊断有赖于肾组织活检。在成年人肾病综合征，微小病变并不是最主要的病理类型，为进行鉴别及指导治疗，肾活检是必要的。在儿童肾病综合者患者，常常不首先进行肾活检，即按照微小病变进行激素正规治疗。但对于激素依赖、激素抵抗、频繁复发及需要应用免疫抑制剂的儿童患者，也应进行肾活检。

诊断原发性微小病变之前应当排除继发性微小病变，常见的继发性因素包括病毒感染、药物、肿瘤及过敏反应，见表 11 - 6。

表 11 - 6　致继发性微小病变的相关因素

药物

　NSAID

　α 干扰素

　锂：罕见（通常导致慢性间质性肾炎）

　金：罕见（通常导致膜性肾病）

过敏

　花粉

　屋尘

　昆虫叮咬

　免疫接种

恶性病

　霍奇金病

　蕈样肉芽肿

慢性淋巴细胞性白血病：不常见（通常与膜增生性肾小球肾炎相关）

与微小病变肾病关系较密切的是淋巴瘤，尤其是霍奇金淋巴瘤。有些实体瘤伴发微小病变，有时甚至出现在肿瘤发现前。因此不论是儿童还是成人患者，进行肿瘤方面的筛查是很有必要的。

部分微小病变与过敏反应存在联系，常见的如花粉和食物。在这些患者，最重要的是去除过敏原，往往可以显著减轻蛋白尿。但寻找过敏原是困难的，尤其存在于食物中的过敏原，因此应详细询问患者过敏史，找出可能的过敏原。

六、治疗方案

微小病变很少能自动缓解，因此必须积极治疗，否则易因脂质紊乱、动脉粥样硬化、感染等产生较高的死亡率。治疗的目的是达到尿蛋白缓解。儿童微小病变对糖皮质激素非常敏感，首选治疗是正规激素口服治疗。在未行肾活检时，激素敏感甚至可以作为诊断微小病变的证据。治疗方案同儿童肾病综合征激素敏感或抵抗的治疗方案（图 11 - 1），治疗疗效判断见表 11 - 7。成人 MCD 则疗效较儿童差，糖皮质激素治疗后起效慢，部分患者起始激素治疗 3 ~ 4 个月才起效，且只有约 75% 的患者激素治疗有效。超过半数的患者尿蛋白缓解后会复发，超过 1/3 的成人患者会频繁复发可成为激素依赖型。40% 儿童 MCD 至成人时会复发。与儿童相比，成人 MCD 的治疗时间更长。成人 MCD 糖皮质激素治疗的前瞻随机对照研究较少，多是参考儿童激素治疗方案（图 11 - 2）。2012 年 KDIGO 指南推荐用激素治疗。泼尼松或泼尼松龙 1mg/kg（最大剂量 80mg/d）每日顿服或 2mg/kg 隔日顿服。在患者能耐受的情况下，若尿蛋白缓解，则起始剂量的激素最少应用 4 周，若尿蛋白不缓解，可延长足量激素应用时间，但最长不超过 16 周。尿蛋白完全缓解后，激素每周减量 5 ~ 10mg，整个疗程为 6 个月。如果患者有应用激素的相对禁忌证或不耐受足量的激素治疗（如未控制的糖尿病、精神症状、严重的骨质疏松），建议应用口服环磷酰胺或钙调磷酸酶抑制剂治疗（CNI）。对于频繁复发的成人 MCD，可再次重复应用上述的足量激素诱导和逐渐减量的治疗方案。

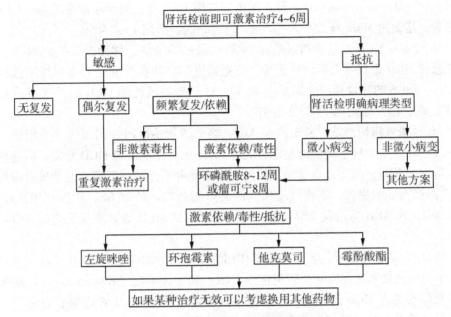

图 11-1 儿童肾病综合征治疗方案示意

表 11-7 微小病变对糖皮质激素治疗后的反应

完全缓解：尿蛋白定性转阴或定量 <0.3g/24h	激素抵抗：对足量激素治疗无反应（儿童 8 周，成人 >12 周）
部分缓解：尿蛋白下降至 ≤基线值 50%	非频繁复发：在激素治疗缓解后 6 个月内有 1 次复发
激素敏感：足量激素治疗 8 周内缓解	频繁复发：在激素治疗缓解后 6 个月内有 2 次及以上复发
激素依赖：足量激素治疗缓解，在激素减量时或停激素后 2 周内复发	首次发作时激素治疗可缓解，复发时对激素无反应

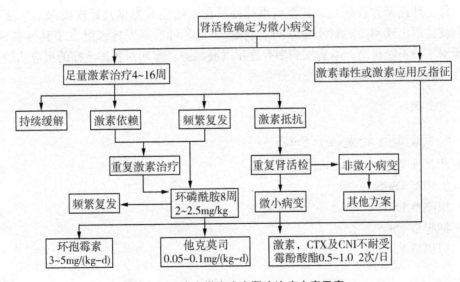

图 11-2 成人微小病变肾病治疗方案示意

对于频繁复发或激素依赖的成人 MCD，建议口服 CTX $2 \sim 2.5 mg/$（$kg \cdot d$），治疗 8 周。对于应用 CTX 后仍复发或希望保留生育功能的患者，建议 CNI 环孢素 $3 \sim 5 mg/$（$kg \cdot d$）或他克莫司 $0.05 \sim 0.1 mg/$（$kg \cdot d$），分 2 次用，应用 $1 \sim 2$ 年。对于不耐受激素、CTX 和 CNI 治疗的患者，建议用 MMF 每次 $0.5 \sim 1.0g$，每日 2 次，应用 $1 \sim 2$ 年。

约 10% 的成人 MCD 经足量激素治疗 16 周尿蛋白不缓解，称为激素抵抗 MCD。对于激素抵抗的患者 MCD 患者要重新评估病情，应重新进行肾活检明确是否为局灶节段肾小球硬化（FSGS），FSGS 的疗效和预后均差于 MCD。对于激素抵抗的 MCD 的治疗目前尚缺乏足够的 RCT 研究，治疗原则同 FSGS 的治疗。

如果 MCD 患者病情严重，甚至出现 AKI，需要透析治疗时，仍需同时使用糖皮质激素作用为一线治疗。一小样本的研究显示，儿童 MCD 患者至成人时 MCD 复发，但这些患者的心血管风险并未升高，因此儿童期间短暂的高脂血症并不意味着远期心血管风险增加。故对于 MCD 伴高脂血症的患者，不建议应用他汀类降脂药物。严重 NS，积极利尿治疗的 MCD 患者应用 ACEI 或 ARB 易出现 AKI，因此对血压正常的 MCD 患者不建议应用 ACEI 或 ARB 降尿蛋白。

CNI 和 MMF 是否可以替代糖皮质激素作用为一线药物治疗成人 MCD 及其疗效目前尚无定论；CNI 如环孢素和他克莫司是否更优于 CTX；利妥昔单抗（Rituximab）、左旋咪唑治疗反复复发及激素抵抗 MCD 的疗效；反复复发及激素抵抗 MCD 患者远期心血管、代谢、感染、骨病的风险及治疗对其的影响也需临床进一步研究。

（李 芬）

第七节 局灶节段性肾小球硬化症

局灶节段性肾小球硬化症（focal segmental glomerulosclerosis，FSGS）是一种包括多种病因及发病机制在内的临床病理综合征的诊断。临床主要表现为蛋白尿、肾病综合征，主要病理表现为部分肾小球（局灶）及部分肾小球毛细血管袢（节段）发生硬化性改变。随着病变发展，肾小球逐渐弥漫硬化，甚至出现球性硬化。病变首先累及肾皮质深层的髓旁肾小球；早期就可以出现明显的肾小管—间质病变。FSGS 可为原发性或继发于其他各种疾病，随着诊断水平的不断提高，本病发病率有逐年增高趋势。本病对各种治疗的反应均较差，疾病呈慢性进行性过程，最终发生慢性肾衰竭。

一、分类

（一）原发型（特发性）FSGS

（1）非其他类型 FSGS（NOS 型）。

（2）尖端型 FSGS。

（3）塌陷型 FSGS。

（4）细胞型 FSGS。

（5）门周型 FSGS。

（二）继发型 FSGS

1. HIV 感染

2. 静脉毒品（海洛因）滥用

3. 其他药物（帕米磷酸、干扰素）

4. 基因异常（in podocin、α-辅肌动蛋白4、TRPC-6）

5. 肾小球肥大

（1）病态肥胖。

（2）镰状细胞病。

（3）发绀型先天性心脏病。

（4）缺氧性肺病。

6. 肾单位减少

（1）单侧肾发育不全。

（2）先天性肾单位减少症伴代偿性肥大。

（3）反流间质性肾炎。

（4）局灶性肾皮质坏死后。

（5）肾切除术后。

在过去 20 年中，FSGS 发病率有所增长。该增长可能由于患该疾病的患者确实增多，也有可能由于疾病定义较前明确，更容易借助肾脏病理诊断而导致。不论何种原因，过去 20 年原发性 FSGS 在成人肾脏病中的发病率从低于 10% 上升到约 25%。其中塌陷性 FSGS 以及继发于肥胖的 FSGS 的增长占很大的比例。此外，多项研究表明美国黑人患病率明显高于白人。

二、病理

1. 光镜　肾小球病变呈局灶性（仅累及部分肾小球）、节段性（受累肾小球的节段小叶硬化）分布是本病特征性的病变。各个肾小球的病变程度轻重不一，节段性硬化的范围亦不相同，一般肾皮质深层髓旁肾单位的肾小球节段硬化出现最早，也最明显。硬化处组织 PAS 染色强阳性，嗜银，受损肾小球毛细血管袢的内皮下和塌陷的毛细血管袢可见透明样变的物质，即所谓的"透明滴"。节段硬化的肾小球内可见泡沫细胞（单核巨细胞吞噬低密度脂蛋白形成），并可见节段袢与邻近的囊壁粘连。炎性细胞常聚集在节段硬化处。未硬化的肾小球病变轻微或呈弥漫性系膜基质增生改变。硬化肾小球比例较高时，相对完好的肾小球体积代偿性增大。在肾小管常可见到基底膜局灶增厚和萎缩，伴间质细胞浸润及纤维化。小动脉内膜玻璃样物质沉积和小动脉透明样变亦很常见。

按 2004 年国际肾脏病理学会 FSGS 病理分型标准，光镜下 FSGS 可分为五型：门周型、细胞型、顶端型、塌陷型和非其他类型（NOS 型）。

2. 免疫荧光　非硬化性肾小球节段通常不会有免疫荧光着色或补体沉积，硬化节段毛细血管袢通常有 C3、Clq、IgM 呈不规则颗粒状、团块状或结节状沉积，其他血清成分在硬化区域较少见。

3. 电镜　FSGS 的超微结构特点为非特异性，电镜的作用主要是识别易根据光镜误诊为 FSGS 的肾小球瘢痕的其他病因。肾小球上皮细胞呈广泛的足突融合，这种融合病变不仅见于光镜下有节段硬化的肾小球，也出现于基本正常的肾小球。系膜基质增多，毛细血管塌陷，电子致密物沉积，上皮细胞和内皮细胞空泡变性。

三、发病机制

原发性FSGS机制尚不清楚。本病在不同人种间的发病率具有显著差异，特别是美国黑人发病率高、预后差，提示遗传背景在其发病机制中起重要作用。有报道本病于MHC抗原全部相同的供肾移植后复发率达82%，不完全相同的亲属供肾者复发率为53%，而其他异体供肾复发率仅35%，也提示遗传因素的重要作用。本病在移植肾中较快复发，提示本病是一种全身性疾病。在肾小球硬化区可见IgM及C3颗粒样沉积，支持本病为免疫复合物性疾病，但IgM及C3的沉积也可能是继发性的。切除大鼠5/6的肾则肾脏迅速发生局灶节段性硬化，提示血流动力学改变也是重要的发病因素。在致病因素作用下，肾小球内各种固有细胞都受到不同程度的刺激，产生出大量的细胞因子介导固有细胞的活化，造成细胞外基质产生增多、血浆渗出，进而使毛细血管袢塌陷、闭塞，硬化逐渐形成。在这一过程中，肾小球脏层上皮细胞——足细胞，是主要的参与细胞。另外，有人认为足突细胞受损和足突融合，不仅使小球基膜上阴离子电化学屏障受损，且使小球基膜剥离，与壁层上皮细胞粘连成为节段硬化的前提。此外，有研究认为本病与高脂血症、系膜基质合成与降解失调、病毒或毒素介导的损伤等有关。

四、临床表现

本病临床表现无特异性，所有年龄均可发病，但多数发病年龄在25～35岁，男性高于女性，黑种人多见。

所有患者均有不同程度的蛋白尿，50%可表现为肾病综合征，占原发肾病综合征的5%～20%。半数以上患者有血尿，多为镜下血尿，偶有肉眼血尿。约1/3患者有不同程度的肾功能不全，1/3患者可有高血压。

成人和儿童FSGS临床表现有所不同，儿童蛋白尿多见，成人高血压多见。不同病理类型临床表现也不尽相同。例如，门周型伴肾小球肥大的FSGS患者蛋白尿程度相比不伴肾小球肥大患者要轻；与非特异型FSGS相比，塌陷型FSGS常有严重蛋白尿和肾功能不全，但高血压比例较少；尖端型FSGS则常以急性水肿起病。

五、实验室检查

低蛋白血症在FSGS患者中常见，血清蛋白均有不同程度下降，尤其在塌陷型及尖端型FSGS患者。FSGS中血清补体一般正常，免疫球蛋白可降低，高脂血症多见。

六、诊断与鉴别诊断

由于FSGS病变呈局灶节段分布的特点，所以容易漏诊，并且应注意除外其他肾小球疾病引起的类似病理改变，如IgA肾病、狼疮性肾炎、轻链沉积病、Alport综合征等，另外本病还应与肾小球轻微病变及轻度系膜增生性肾小球肾炎相鉴别，对于经正规糖皮质激素治疗无效的患者应警惕FSGS可能，必要时重复肾活检。确诊FSGS后还应注意排除继发因素。

七、治疗

大剂量长期激素治疗是成人及儿童 FSGS 的主要治疗。国际儿童肾脏病研究协会推荐初始用泼尼松 60mg/（$m^2 \cdot d$），最多用到 80mg/d，4 周后减到 40mg/（$m^2 \cdot d$）（最多 60mg/d），疗程分为 7 天、4 周或 4 周以上。大剂量、长疗程的泼尼松有利于诱导缓解。因此为达到缓解，泼尼松需持续 16 周服用。成人完全缓解平均需 3~4 个月。对于复发患者，重复激素疗程可能再次达到缓解，需延长疗程（>6 个月）。对于频繁复发的激素依赖性患者，可加用环孢素。

激素抵抗性患者，加用环磷酰胺或环孢素 A（CsA）可能会有一定效果。CsA 治疗 FSGS 有较多的证据支持。一般常用 CsA 剂量为 5~6mg/（$kg \cdot d$）口服，大部分患者于 1 个月内起效，但 75% 的患者在减量或停用时复发。CsA 有严重的肾毒性副作用，对于慢性肾功能不全及已有严重小管间质病变的 FSGS 患者，CsA 可加快其进展。肾功能异常者起始剂量宜为 2.5mg/（$kg \cdot d$），血肌酐在 221μmol/L（2.5mg/dl）以上者忌用，若 4~6 个月后仍无反应，应予停药。通常在 CsA 治疗获得缓解后 12 个月以上缓慢减量，以减少复发。吗替麦考酚酯（MMF）对部分激素或 CsA 不敏感的 FSGS 患者可能有效果，建议剂量为 750~1 500mg/d，分两次口服。其他免疫抑制剂如他克莫司（普乐可复，FK-506）、西罗莫司尚有待于进一步研究。

ACEI/ARB 在 FSGS 中得到试用，能改善 FSGS 的肾脏病症，且远期预后良好，因此该治疗应在其他抗炎及免疫抑制疗法基础上使用，即使其有高血钾、减少肾小球滤过率等副作用，仍应酌情使用。

八、病程与预后

FSGS 患者一般总体预后相对较差，约半数患者在 10 年内发展为 ESRD。

与预后有关的因素有：①蛋白尿程度；②发病时肾功能：发病时血肌酐水平升高者预后不佳；③病理中的慢性病变：肾间质纤维化或小管萎缩者预后不佳；④患者肾病综合征的临床症状是否得到缓解是有效的预后指标之一，病症缓解的患者肾脏预后远好于未缓解者。完全缓解或部分缓解患者仅有不到 15% 在 5 年内发展为 ESRD，而有高达 50% 未缓解者在 6 年内发展成为 ESRD；⑤病理类型：由于很大部分尖端型 FSGS 患者对糖皮质激素治疗有效，此类患者长期预后一般好于其他类型 FSGS，其次是门周型和 NOS 型，而细胞型和塌陷型预后最差。不足 5% 的原发性 FSGS 者可自发性缓解。

（李玉婷）

第八节　膜性肾病

膜性肾病（membranous nephropathy，MN）是以大量蛋白尿或肾病综合征为主要表现，病理上以肾小球毛细血管基膜均匀一致增厚、有弥漫性上皮下免疫复合物沉积为特点，一般不伴有细胞增殖的一组疾病，分特发性膜性肾病（idiopathic membranous nephropathy，IMN）与继发性膜性肾病两类，导致继发性 MN 的病因很多，临床诊断时应仔细鉴别。本节主要介绍特发性膜性肾病。

一、病因与发病机制

特发性膜性肾病是一种免疫介导的疾病，目前更倾向于是一种自身免疫性疾病，原位免疫复合物沉积于肾小球基膜的上皮侧，导致免疫损伤和炎症。目前已经明确导致成人 IMN 的自身抗原包括足细胞抗原 M 型磷脂酶 A2 受体（M – type phospholipase A2 receptor，PLA2R）和导致少数新生儿 IMN 的足细胞中性内肽酶（Neutral endopeptidase，NEP）。在 20 世纪 50 年代 Walter Heymann 采用大鼠近端肾小管上皮细胞刷状缘提取物（FxlA）免疫 Lewis 大鼠，建立了类似于人膜性肾病改变的主动型 Heymann 肾炎模型，此后进一步通过 FxlA 免疫兔后提取相应抗体注射至大鼠，诱导大鼠肾小球上皮下免疫复合物沉积并出现蛋白尿，建立了被动型 Heymann 肾炎模型。被动型 Heymann 肾炎模型的建立表明膜性肾病中免疫复合物系肾小球原位沉积，而非来源于循环免疫复合物或抗原种植，靶抗原应该是肾小球中的某特殊组分。在 20 世纪 80 年代初，终于鉴定出此抗原并命名为 Megalin。但是 Heymann 肾炎并不能完全阐明人特发性膜性肾病的发病机制。首先 Megalin 在人类足细胞并不表达，甚至与 Megalin 结构相似的抗原在人类足细胞也未被发现。其次，Heymann 肾炎肾小球中沉积的 IgG 抗体很容易激活补体经典途径，但是，在人类 MN 中沉积的 IgG 主要为亚型 IgG4，它不能激活补体经典途径。2002 年，Debiec 发现新一组新生儿特发性膜性肾病由于先天性足细胞 NEP 缺乏的母亲妊娠中产生抗 NEP 抗体，通过胎盘作用于胎儿肾小球基底膜的 NEP 产生原位免疫复合物致病，并鉴定出 NEP 是导致 IMN 的自身抗体。但抗 NEP 抗体仅在特定人群中检出，并非是大多数 IMN 患者的致病抗原。2009 年，Beck 等发现了足细胞抗原 M 型 PLA2R 是成人 IMN 的靶抗原，70% 的患者体内可找到此抗 PLA2R 抗体，且为 IgG4 亚型。在继发性膜性肾病和其他类型肾小球疾病中，则少见此抗体存在。免疫复合物形成后激活补体，激活补体，形成膜攻击复合物 C5b – 9，它可导致足细胞功能和结构受损，释放活性氧，启动脂质氧化应激，花生四烯酸产生增加，足细胞的骨架蛋白和 GBM 结构遭到破坏，最终形成蛋白尿。在 IMN 中，上皮下免疫复合物以 IgG4 沉积为主，它只能激活补体替代途径，而 IgG1 和 IgG3 可同时激活经典途径和替代途径。IgG4 由 B 细胞产生，因此，抑制 B 细胞增殖将来可能成为膜性肾病一个新的靶向性治疗措施。特发性膜性肾病与免疫遗传学指标可能相关，英国等一些欧洲国家特发性膜性肾病患者 HLA – DR3 检出率较高，而日本特发性膜性肾病患者 HLA – DR2 检出率居多，美国、英国本病患者有 B18 – BfF1 – DR3 单型阳性者往往较其他类型预后差。特发性膜性肾病患者的足细胞的结构、数目及足细胞相关蛋白分布异常，提示膜性肾病也是一种足细胞病。

继发性膜性肾病主要由循环免疫复合物所致。

二、病理

早期肾脏肿大、苍白，慢性肾衰竭晚期肾脏大小仍正常或略小。本病光镜和电镜下病理特点为上皮下免疫复合物沉积和基底膜增厚及变形。IMN 的免疫复合物只分布在毛细血管袢而不分布在系膜区，一般无内皮或系膜细胞增生。继发性膜性肾病由循环免疫复合物引起，免疫复合物除分布于毛细血管袢外，还可在系膜区沉积，系膜区有电子致密物沉积。免疫荧光检查可见 IgG、C3 呈细颗粒状弥漫性沉积于肾小球毛细血管袢，IMN 以 IgG4 沉积为主，而继发性 MN 则以 IgG 的其他亚型沉积为主。有时可见 IgM 及纤维蛋白。肾间质可见以淋巴细胞为主的细胞浸润，其程度与其肾病综合征和肾功能程度损害明显相关。根据光镜和电镜所见，本病可分为四期，见表 11 - 8。

表 11 - 8　膜性肾病的病理分期

分期	光镜	免疫荧光	电镜
Ⅰ 期	HE、PAS 染色时肾小球毛细血管壁基本正常，PASM 染色时可见节段分布的细小的上皮下嗜复红物，未见"钉突"，内皮细胞、系膜细胞及袢腔多不受累	免疫球蛋白 IgG 及补体 C3 沿基膜颗粒状分布	上皮下电子致密物小，形态不规则，稀疏分布，基膜致密层正常，钉突不明显，壁层上皮细胞改变明显，胞浆富细胞器，邻近致密物的脏层上皮足突增宽，内见较多聚集微丝
Ⅱ 期	肾小球毛细血管袢基膜弥漫均匀一致性增厚，上皮侧栉齿状"钉突"形成，弥漫分布	免疫复合物呈颗粒状弥漫分布于基膜上皮侧，有时呈假线状。继发性膜性肾病如 SLE 时，系膜区免疫复合物沉积不仅包括免疫球蛋白和补体，而且强度明显大于上皮侧。IMN 沉积的免疫复合物沉积主要是 IgG、C3，约占 20% ~40% IgA 及 IgM 少见	上皮侧电子致密物及钉突显而易见，其大小、形态多较规则，均匀一致分布。脏层上皮细胞胞浆丰富，含较多细胞器，足突融合，系膜区尚属正常
Ⅲ 期	肾小球毛细血管袢基膜明显增厚，"钉突"较大，多数区域融合，连接成片，形成一层类似于基膜样的物质将沉积物包绕	肾小球毛细血管袢上皮侧沉积物体积增大，散在分布，逐渐融合于基膜之中，废弃的肾小球中也可见阳性的免疫球蛋白和补体	肾小球基膜致密层明显增厚，外侧缘（上皮侧）不规则，增厚的致密层中及上皮侧仍可见电子致密物。脏层上皮细胞足突融合，微绒毛化均较 Ⅱ 期病变明显
Ⅳ 期	肾小球废弃增多，除肾小球基膜明显增厚外，袢腔变狭窄。半薄切片 PASM - Masson 染色有时可见明显增厚的基膜呈"链条"或假双轨样改变。有时可发生局灶透明变性或硬化，罕见新月体形成	同 Ⅲ 期	致密层明显增厚，被包绕至膜中的电子致密物有的已开始溶解，出现透亮区。内皮下沉积和系膜区增殖多见于继发性膜性肾病

三、临床表现

特发性膜性肾病可见于任何年龄，但以成人多见，平均发病年龄 35 岁左右，男：女为 2：1，约占成人肾病综合征的 20% ~40%，在原发性肾小球疾病中约占 10%。起病隐匿，少数有前驱感染史。15% ~20% 以无症状性蛋白尿为首发症状，80% 表现为肾病综合征。蛋白尿为非选择性。30% ~50% 成人患者有镜下血尿，肉眼血尿罕见。早期血压多正常，随病程进展约 50% 出现高血压，可随肾病缓解而恢复正常。80% 有不同程度水肿，重者可有胸水、腹水等体腔积液。本病早期肾功能多正常，约 30% 缓慢进展为慢性肾功能减退，部分进入终末期肾病，需要透析或移植治疗。本病较易合并抗肾小球基底膜型新月体肾炎，可能由于基底膜受损引起膜抗原裸露或释放，导致抗基底膜抗体形成。血清中可能检测到抗基底膜抗体和抗中性粒细胞抗体。因此，如果病情稳定的患者出现迅速的肾功能减退和快速进展性肾炎样表现，应高度警惕此并发症的可能。

特发性膜性肾病的另一显著特点是易合并静脉血栓，发生率各报道差异颇大，此可能与各报道中患者的病情、诊断血栓的方法等因素有关。血栓形成可见于任何部位，但以肾静脉血栓相对多见，约为 4% ~52%。急性肾静脉血栓形成表现为突然出现的腰痛，伴肾区叩击痛。尿蛋白突然增加，常出现肉眼血尿、白细胞尿和高血压，超声波检查见病侧肾脏增大。双侧肾静脉血栓形成可致少尿和急性肾损伤。慢性肾静脉血栓形成表现为肾病综合征加重，并出现肾小管功能损害表现如肾性糖尿、氨基酸尿和肾小管性酸中毒等。核素肾图及 CT 亦有助于诊断，确诊需作肾静脉造影。肺、脑、心和下肢等部位血栓可有相应表现，需特别警惕的是，栓子脱落可导致猝死。

四、辅助检查

蛋白尿是膜性肾病最显著的特点。80% 以上的患者尿蛋白 >3g/d，部分患者甚至可 >20g/d。严重患者出现低白蛋白血症及其他蛋白如 IgG 的丢失。血脂蛋白升高，常见 LDL 和 VLDL 升高。30% ~50% 的患者发病时可有镜下血尿，但不足 4% 的成人患者会出现肉眼血尿，但儿童肉眼血尿的发生率较成人高，发病时患者的肾功能正常或仅轻度减退。补体 C3 和 C4 水平通常正常，在一些活动性膜性肾病患者，尿中可检测出膜攻击复合物 C5b - 9，病变静止时，其排出减少。膜性肾病患者有高凝倾向。血纤维蛋白原升高，循环中前凝血因子升高，抗凝因子如抗凝血酶Ⅲ降低。静脉血栓形成时静脉造影、Doppler 超声和磁共振检查可发现栓子。

继发性膜性肾病，行乙肝标志物、丙肝抗体、抗核抗体（ANA）、抗双链 DNA（SLE 标志）、补体 C3、C4 及冷球蛋白等检查可能有阳性发现。部分患者抗肾小球基底膜抗体（抗GBM）和抗粒细胞胞浆抗体（ANCA）可阳性，肿瘤相关性者检查胸片、结肠镜、大便隐血、女性乳房 X 线照相等，肿瘤标志物如 CEA 和 PSA 等可能有阳性发现。干细胞移植患者，需明确是否有明确的移植物抗宿主反应，这亦可能与继发性膜性肾病相关。

五、诊断与鉴别诊断

成人以大量蛋白尿尤其是以肾病综合征为主要表现者，应疑及本病，确诊靠肾病理学检查。早期膜性肾病应与轻微病变或局灶性肾小球硬化鉴别，有时在光镜下不能区别，需电镜检查区分。

IMN 诊断之前必须除外继发性者，见表 11 - 9。

表 11 - 9　继发性膜性肾病病因

分组	常见	不常见
免疫性疾病	系统性红斑狼疮，1 型糖尿病	类风湿关节炎，桥本病，Graves 病，混合型结缔组织病，Sjogren 综合征，原发性胆管硬化，大疱型类天疱疮，小肠肠病综合征，疱疹样皮炎，强直性脊柱炎，移植物抗宿主病，吉兰 - 巴雷综合征，骨髓和干细胞移植，抗肾小球基底膜和抗中性细胞胞浆抗体（ANCA）阳性新月体性肾小球肾炎
感染或寄生虫疾病	乙型肝炎	丙型肝炎，梅毒，丝虫病，血吸虫病，疟疾，麻风病
药物和毒素	金制剂，青霉胺，NSAID	汞，卡托普利，甲醛，碳氢化合物类，布西拉明
混杂因素	肿瘤，肾移植	肉瘤，镰刀细胞性贫血，木村病，血管滤泡性淋巴结增生症

无论是初诊的还是复诊的膜性肾病患者，都要警惕是否有并发症，如临床上出现急性腰腹痛、难以解释的血尿、蛋白尿增加、急性肾功能损害伴单或双侧肾体积增大等，应高度怀疑肾静脉血栓形成，并作 CT、MRI、B 超或多普勒超声血流图、肾静脉造影术等检查，经皮股静脉穿刺选择性肾静脉造影术发现血管充盈缺损或静脉分支不显影即可确诊，若仅观察到某一局部造影剂引流延迟也应怀疑该部位有小血栓存在。慢性型（尤其发生在左肾时）有时还能见到侧支循环。

六、治疗

（一）一般治疗

1. 休息　大量蛋白尿、水肿明显时应卧床休息。

2. 限钠　成人每日摄钠 2～3g，儿童适当减少。尿少而血容量偏多时，还应限制水摄入。

3. 蛋白和热量摄入　高蛋白饮食可致肾小球高负荷、高滤过而致肾损伤，对无明显肾功能损害者，蛋白质摄入以 1～1.5g/（kg·d）为宜，应以含必需氨基酸的优质蛋白为主。必要时适当静脉输入白蛋白，以提高胶体渗透压和循环血流量，增进利尿。每日摄入热量应达 1 800～2 000kcal，足够的热量摄入可减少蛋白质分解。

4. 利尿　水肿明显又无低血容量的少尿患者，在限制钠盐无效时，可适当应用利尿药。

（二）激素及其他免疫抑制剂

对激素及其他免疫抑制剂的疗效仍有争议。多数学者主张根据其预后危险程度而有选择地加以治疗，以避免对低危患者过于积极地使用免疫抑制剂而引起药物的不良反应。对于无肾病综合征、无高危因素、肾功能正常的年轻患者，不需用免疫抑制剂，可给予血管紧张素酶抑制药和（或）血管紧张素 Ⅱ 受体拮抗药类药物，控制血压在 125/75mmHg，并长期随访肾功能和尿蛋白，定期评估风险。对于有肾病综合征，尿蛋白持续 >4g/d，超过基线水平的 50%，即使经抗凝和 ACEI 或 ARB 抗蛋白治疗 6 个月以上尿蛋白仍未进行性下降的；或出现严重的、致残或致命的肾病综合征相关的并发症时，或 6～12 个月内 Scr 升高超过最初诊断时的 30%，但 eGFR≥25～30ml/（min·1.73m²），且这种改变不能用上述药物或感染等原因解释的，推荐开始应用激素及免疫抑制剂治疗。但对于 Scr > 309μmol/L（ > 3.5mg/dl）或 eGFR < 30ml/（min·1.73m²），超声示双肾缩小（长径 <8cm），或有严重的或致命的感染，不应用免疫抑制剂治疗。

需用激素和免疫抑制剂的 IMN 的初始治疗：激素与烷化剂联合应用则可诱导长期缓解。

1. 推荐初始治疗　包括 6 个月的交替周期性口服和静脉应用糖皮质激素及口服烷化剂。治疗方法：甲泼尼松龙每天静脉滴注 1g，连续 3 天，继以泼尼松 0.5mg/（kg·d），晨顿服，连用 27 天，下月用苯丁酸氮芥 0.1～0.2mg/（kg·d）或 CTX 2mg/（kg·d），共 30 天。如此交替，共 6 个月。只要患者未出现肾功能减退或严重的致残或潜在致死的与 NS 相关的并发症出现，则至少完成 6 个月的上述周期性交替治疗。经 6 个月治疗病情无缓解才考虑为治疗无效。治疗中需根据患者的年龄和 eGFR 调整 CTX 或苯丁酸氮芥的剂量。每天（非周期性的）应用口服烷化剂治疗也可能是有效的，但药物相关的毒性风险的发生可能更高，尤其是应用超过 6 个月时。

2. IMN 的其他初始治疗方案　神经钙调蛋白抑制（CNI）治疗：符合初始治疗标准的 IMN，但不愿接受周期性激素和烷化剂治疗或存在治疗禁忌证的患者，推荐应用环孢素或他克莫司治疗至少 6 个月，建议 CNI 剂量在治疗 4~8 周内减至起始剂量的 50%，达到缓解且无 CNI 治疗相关的肾毒性出现，可持续治疗至少 12 个月。CNI 治疗中需常规监测 CNI 浓度，当治疗中出现无法解释的 Scr 升高（>20%），也需监测 CIN 浓度。

3. 初始治疗中不推荐应用的药物　在初始 IMN 治疗中，不推荐单独应用糖皮质激素和 MMF 治疗。

4. 对初始治疗抵抗的 IMN 治疗　对初始烷化剂/激素治疗抵抗的患者，建议应用治疗 CNI 治疗。对初始应用 CNI 治疗抵抗的患者，建议应用烷化剂/激素治疗。

5. 成人 IMN 肾病综合征复发的治疗　可再次应用初始达缓解的治疗方案，初始应用 6 个月周期性烷化剂/激素治疗的患者，当复发时，此治疗方案仅可再用 1 次。

6. 儿童 IMN 的治疗　建议儿童 IMN 治疗同成人 IMN 治疗，但儿童周期性烷化剂/激素治疗不要超过 1 个疗程。

7. 其他免疫抑制治疗　合成的肾上腺皮质激素（ACTH）和抗 CD20 单抗治疗 IMN，可以显著减轻患者的蛋白尿，但其长期疗效仍需进一步研究。

只有当 IMN 患者无大量蛋白尿（>15g/d），但出现快速肾功能减退（1~2 个月内 Scr 翻倍），需重复肾活检。

（三）高凝血症及肾静脉血栓形成的治疗

建议对 IMN 肾病综合征患者，有显著的低白蛋白血症（<25g/L）及高血栓形成风险，应考虑应用口服华法林预防性抗凝。肾静脉或其他部位血栓形成的抗凝治疗，常用肝素 1~2mg/（kg·d）及尿激酶 4 万~8 万 U 加入 5% 葡萄糖液 250ml 中缓慢静滴，2~4 周为 1 个疗程。亦可用低分子肝素 5 000U 腹壁皮下注射，每日 1 次。对血纤维蛋白原增高者，可用降纤酶 5U 加入生理盐水 250ml 缓慢静滴，每日 1 次，5~7 天为一疗程。疗程结束后，继以口服华法林 2.5mg/d，双嘧达莫 25~50mg，每日 3 次。上述治疗尚可减少蛋白尿，改善肾功能。抗凝治疗有潜在出血危险，应加强监护。已有肾静脉血栓形成者，除上述治疗外，可在早期（起病后 3 日内）肾动脉插管给予溶纤药，如尿激酶、降纤酶等。对于急性肾静脉大血栓，在保守治疗无效时，尤其是双肾、孤立肾或右肾大血栓，可考虑手术摘除。在抗凝治疗的同时应积极治疗肾病综合征，防治加重高凝的因素，如合理应用激素与利尿药，防治高脂血症及其他部位栓塞并发症等。

七、病程与预后

膜性肾病进展缓慢，儿童自然缓解率为 30%~50%，未经治疗的成人膜性肾病，其 1 年、2 年和 3 年的完全缓解率分别为 10%、16% 和 22%。

预后与多种因素有关：①持续大量蛋白尿，是长期预后不佳最重要的指标。若患者尿蛋白 >8g/d，持续 6 个月以上，66% 可能进入慢性肾功能不全；尿蛋白 >6g/d，持续 9 个月以上，55% 可能进入慢性肾功能不全；若患者尿蛋白 >4g/d 达 18 个月以上，则进入慢性肾功能不全的风险更高；②就诊时肾功能减低，病程中肾功能进行性恶化的风险高；③年龄：儿童较好，50 岁以上者较差；④性别：女性预后比男性好；⑤肾活检病理分期：Ⅰ 期多可缓解、甚至恢复，Ⅱ 期亦较好，Ⅲ~Ⅳ 期预后不佳。肾小管萎缩、肾间质纤维化是预示 IMN

肾功能恶化的独立的危险因素。IMN 伴新月体形成和局灶性节段性肾小球硬化也是预后不良的重要指标；⑥有严重并发症者亦差。在肾移植中，本病很少复发。见表 11 – 10。

表 11 – 10　与预后相关的时间依赖性指标

超强指标

　肾功能持续减退

　持续严重蛋白尿

　≥8g/d 持续≥6 个月

　≥6g/d 持续≥6 ~ 9 个月

　合并新月体形成

强指标

　持续中度蛋白尿如≥4g/d 持续≥6 ~ 18 个月

　首次体检时存在非常严重蛋白尿如≥10g/d

　首次体检时肾功能受损

　慢性小管间质改变

　　间质纤维化

　　小管萎缩

　肾病综合征时的动脉粥样硬化或血栓并发症

　尿 β_2 – 微球蛋白或 IgG 排泄率升高

中等强度指标

　男性

　老年 >50 岁

　控制不佳的高血压

　局灶阶段性肾小球硬化

　第 3 阶段肾小球损伤

　间质单核细胞浸润

　透明样血管损伤

（李玉婷）

第九节　IgA 肾病

1968 年 Berger 和 Hinglais 对长期镜下血尿患者的肾活检标本进行免疫荧光技术检查，发现在肾小球毛细血管襻系膜区有 IgA 或 IgA 为主的免疫球蛋白沉积，并将该类疾病命名为 IgA 肾病。尽管在随后的许多年内，人们对这一新发现的肾脏疾病的重要性表示怀疑，但随着免疫学和分子生物学的发展，对 IgA 肾病的认识越来越深入。目前 IgA 肾病已经被世界公认为是原发性肾小球肾炎中最常见的类型。IgA 肾病也是我国最常见的原发性肾小球疾病，占我国终末期肾病病因的第一位。常在上呼吸道感染后加重，有家族聚集性。主要以聚合体低糖基化 IgA1 的巨大特异性免疫复合物沉积于肾小球为病理特征；以血尿、蛋白尿和肾功能损害为主要临床表现。

随着肾活检的日益普及，IgA 肾病的诊断水平逐步提高，其在原发性肾小球疾病中的比例逐渐上升。由于 IgA 肾病的高发病率和较高的尿毒症发生率，已引起我国乃至世界肾脏病学者的高度关注。

一、流行病学

IgA 肾病是世界范围内引起终末期肾衰竭最常见的原发性肾小球疾病，发病具有明显的地域差异。一般而言，黄种人明显高于白种人和黑种人，在各个不同的国家间存在很大的差别。在行肾活检的患者中，亚洲 IgA 肾病阳性率约为 40%，欧洲为 20%，北美为 5% ~ 10%。尽管非洲裔美国人的阳性率和美国某些州的白种人阳性率相同，但是在中非 IgA 肾病的阳性率不足 5%。这些阳性率差异的一部分原因可能是：①对于相对轻度尿异常的患者进行有创性检查的态度不同；②疾病发病机制中基因决定因素的影响。

IgA 肾病在普通人群中预测发病率为 25/10 万 ~ 50/10 万。但新加坡尸检人群中发现为 2% ~ 4.8% 的人肾小球系膜区存在 IgA 沉积。在日本，一项对肾脏捐赠者的研究显示，510 个移植肾脏中有 82 个肾脏（16%）在移植时活检发现有 IgA 沉积，其中 19 个肾脏表现为系膜增生性肾小球肾炎。

IgA 肾病可发生于任何年龄，16 ~ 25 岁居多，男性多于女性，男女比例约 3 : 1。通常情况下，IgA 肾病主要发生在青春期儿童和青年人，但初次发病的时间可以从 4 岁至 60 岁以上，其血尿和蛋白尿的程度也可以有很大差别。肉眼血尿是 IgA 肾病的最初表现，也可以是该病长期迁移过程中的常见症状，多继发于上呼吸道或胃肠道感染，儿童和青年人比较多见，40 岁以上成年人比较少见。

二、病因

IgA 肾病的病因尚未完全阐明，可能与感染、饮食习惯及居住环境、黏膜免疫功能异常及遗传背景等有关。

（一）感染

IgA 肾病无论是初始发病或复发均与感染有密切关系，尤其是合并上呼吸道感染。近年来许多研究证实扁桃体感染与 IgA 肾病发病相关。我们对 IgA 肾病患者腭扁桃体隐窝分泌物进行细菌培养，发现大多数患者培养出的细菌为甲型溶血性链球菌，其次为副流感嗜血杆菌。我们采用灭活的甲型溶血性链球菌刺激体外培养 IgA 肾病及非肾炎患者腭扁桃体单个核细胞后，前者 J 链阳性 IgA 细胞数明显增多；$CD_4^+ CD_{25}^+ Treg$ 细胞明显减少；培养上清 IgA 和 IgA1 明显增多；IgA 肾病组 IL - 4 及 TGF - β_1 表达较非肾炎组明显增高，IFN - γ 则明显降低。在未采用灭活甲型溶血性链球菌刺激时，IgA 肾病组的上述检测结果也明显高于或者低于非肾炎组。我们新近研究证实：在上述同样条件下，β_1，3 - 半乳糖苷转移酶及其分子伴侣 Cosmc 蛋白及基因表达均降低，低糖基化 IgA1 表达升高。副流感嗜血杆菌也是扁桃体上的一种常见细菌，也有学者认为副流感嗜血杆菌可能在 IgA 肾病患者发病中起重要作用。

（二）饮食习惯及居住环境

亚洲国家 IgA 肾病患病率显著高于欧美，存在明显的地域差异性，去除肾活检适应证的选择和条件的不同等因素外，也有学者认为与饮食习惯及居住环境有关。

（三）黏膜免疫功能异常

IgA 是人体产生最多的免疫球蛋白，在抗原刺激下由黏膜免疫系统 B 细胞分泌，负责黏膜免疫。黏膜免疫系统亦称黏膜相关淋巴组织（MALT），主要是指呼吸道、胃肠道及泌尿生殖道黏膜固有层和上皮细胞下散在的无被膜淋巴组织，以及某些带有生发中心的器官化淋巴组织，如扁桃体、小肠的派氏集合淋巴结及阑尾等。人扁桃体属于黏膜相关淋巴组织，是人体最大的黏膜免疫器官，由腭扁桃体、管状扁桃体、咽扁桃体和舌扁桃体组成，共同构成 Waldeyer 环，是空气和食物进入体内的门户。抵抗病毒、细菌和食物抗原进入上呼吸道及消化道的第一道防线，其功能细胞有 T、B 淋巴细胞、树突细胞等。T 淋巴细胞在网状上皮中占细胞总量的 40%。主要接受抗原提呈细胞传递抗原信息后产生各种细胞因子，促进 B 淋巴细胞成熟。滤泡间区可以产生 IgG、IgA、IgM 和 IgD。树突细胞为扁桃体中主要的抗原提呈细胞。B 细胞产生的分泌型 IgA 二聚体具有亲水特性，能够防止细菌或病毒黏附和侵入上呼吸道黏膜。激活的 T 细胞可产生 Th-1 型和 Th-2 型细胞因子，充分显示了它们既能支持细胞免疫介导的应答又支持体液免疫介导应答的多样性。

已有许多研究证实：IgA 肾病与非肾炎扁桃体炎患者比较，发现前者腭扁桃体组织和单个核细胞中，CD_4^+ 细胞 CD_{25}^+ 细胞、J 链阳性 IgA 细胞、CD_{19}^+ 细胞 CD_{27}^+ 细胞、CD_{68} 细胞、CD_{21} 细胞及 CD_3 细胞等明显增多；IgA1、低糖基化 IgA1、IL-4、TLR9、STAT6 和 FcαRI 表达明显增高；IgA 类别转换的相关酶 AID 及 Iα1Cal 基因表达也明显增多；$β_1$，3 半乳糖转移酶及分子伴侣 COSMC 表达下降。以上研究提示 IgA 肾病患者腭扁桃体黏膜免疫功能存在异常。

新近研究发现患有乳糜泻的患者 IgA 肾病发病风险增高 3 倍，可能与肠黏膜细胞酶活性不足，导致麦粉食物中的麦胶蛋白不能被分解，使得食物抗原反复刺激肠黏膜引起黏膜免疫异常有关。

（四）遗传背景

IgA 肾病大多数为散发，家族性发病可能占 IgA 肾病的 5%。IgA 肾病具有家族聚集性。对 IgA 肾病家族成员进行调查，发现其家族成员镜下血尿检出率增高，或部分家族成员可能无症状，却有相似的免疫异常。且已有家族成员先后患 IgA 肾病的报道，提示遗传因素在 IgA 肾病发病中起重要作用。

有学者通过连锁分析将 IgA 肾病致病基因定位于人类 6 号染色体长臂（6q22-23）上，并命名为 IGANI。对 IgA 肾病的遗传学研究主要集中在人类白细胞抗原（HLA）的 IgA 基因片段，特别是基因限制性片段多态性的研究上，但目前尚无一致定论。有报道称 IgA 肾病相关的 HLA 抗原位点，欧美为 BW35 多见，我国和日本以 DR4 多见，也有报道称我国北方汉族以 DRW12 多见。此外还有报道表明 B12、DR1 以及 IL-RN2 等位基因，ACEL/D 基因型与 IgA 肾病相关。megsin2093C 是 IgA 肾病易感基因等。新近研究发现我国南方吸烟者中 TNFSF13 基因与 IgA 肾病易感性相关。

散发的 IgA 肾病遗传因素直到最近还没有被很好地确定。至今为止，仅有数篇关于 IgA 肾病的全基因组关联研究（GWAS）的文献发表。最近有学者进行了一项对中国人群和欧洲人群 IgA 肾病大规模的 GWAS。这项研究确定了 IgA 肾病的五个易感基因位点，包括 3 个在染色体 6p21 的 MHC 基因上的不同信号，但具体机制仍不清楚。在对中国人群的研究中，保护性等位基因存在率显著低于欧洲和非洲人。常见的遗传变异对 IgA 肾病的发生风险有影响。

三、肾脏病理

通过肾活检了解 IgA 肾病的病理学改变，不仅有助于诊断和鉴别诊断，对于制订合理的治疗方案，判断预后也有着重要意义。

（一）IgA 肾病肾脏病理特点

1. 肾脏病理类型多样化　IgA 肾病肾脏病理类型可表现为局灶节段硬化、系膜增生性肾炎、微小病变、新月体肾炎和增生硬化等。

2. 肾脏病理表现多样化　IgA 肾病肾脏病理损害包括肾小球固有细胞的改变，如内皮细胞、足细胞、基底膜及肾小管上皮细胞的病变；同时也可见各种炎性细胞的浸润。可出现小的细胞性和（或）纤维性新月体，也可出现血管性炎症改变。可出现急性炎症样病变，也可出现慢性炎症及纤维化过程。类似于狼疮肾炎的肾脏病理表现。

3. 肾脏病理特点的解释　有学者认为，肾小球组织对 IgA 的沉积有着不同的反应，沉积的 IgA 是否引起 IgA 肾病取决于 IgA 与肾小球的相互作用。肾小球系膜组织对 IgA 沉积的易感性及局部炎症损害后反应的差异，可能是导致 IgA 肾病肾脏病理类型和病理损害多样化的原因。IgA 肾病临床特点是反复血尿和蛋白尿发作，如不有效进行干预，可逐渐出现肾功能损害。我们认为，环境中抗原（细菌或食物等）反复不定期地刺激机体黏膜免疫组织，由于刺激的时相和强度存在差异，黏膜免疫组织和（或）骨髓组织产生聚合体低糖基化 IgA1 的量和持续时间不同，沉积于肾小球的聚合体低糖基化 IgA1 特异性 CIC 的量和持续时间及机体的反应性也存在差异。这可能是 IgA 肾病血尿和（或）蛋白尿反复发作和多样化肾脏病理特点形成的重要原因。

（二）免疫病理检查

1. IgA 或 IgA 为主的免疫球蛋白沉积　IgA 肾病主要通过免疫荧光检查确诊。本病的特点为单纯 IgA 或者 IgA 为主的免疫球蛋白在肾小球系膜区和毛细血管襻弥漫沉积。肾小球沉积的 IgA 主要为 IgA1，以 λ 链为主，少见于 K 链。IgA1 同 IgA2 主要区别点在于 IgA1 存在铰链区，IgA 肾病肾小球虽未见分泌片沉积，但已证实有 J 链沉积，提示沉积的是多聚体 IgA。单纯 IgA 沉积占 IgA 肾病的 26%；IgA + IgG 沉积占 37%；IgA + IgM 沉积占 13%，IgA + IgG + IgM 沉积占 25%。IgA + IgG + IgM 型组织学改变较重，常伴有广泛的肾小球硬化及明显的肾小管间质损害，慢性肾功能不全的发生率也较高。IgA + IgG 型及 IgA + IgM 型的病理及临床损害介于两者之间。我们总结了 90 例 IgA 肾病单纯性血尿患者免疫病理情况，发现这类患者以单纯 IgA 沉积为主，IgA 荧光强度主要集中在 2 + ~3 +。

2. 补体成分沉积　补体成分的沉积很常见。C3 沉积占 95%，C3 沉积物的分布常与 IgA 相同。沉积于肾小球的 C3 是 C3 的活性成分（C3b）。在所有肾小球肾炎中，仅见于 IgA 肾病和狼疮肾炎，说明补体替代途径激活在这两类疾病中具有重要意义。补体激活的经典途径的早期补体成分（C1 和 C4）仅占 IgA 肾病的 12%。而在系统性红斑狼疮、人类免疫缺陷病毒（HIV）感染等导致的继发性 IgA 肾病中，C1q 沉积较为显著。IgA 肾病 C4 的沉积多发现与 IgA + IgG + IgM 型，单纯 IgA 型少见。肾小球 C4 的沉积往往意味着 MBL 途径的激活，而非补体经典途径激活。补体和免疫球蛋白很少沉积于 IgA 肾病肾小管和肾间质，伴随间质性肾炎时，IgA 及 IgG（有时合并 C3、C1q 或 IgM）散在沉积于肾间质。

3. 纤维素沉积　多数 IgA 肾病系膜区存在纤维素的颗粒状沉积，在出现新月体或者毛细血管襻坏死等活动性病变的患者中，纤维素呈斑片状或球性分布。纤维蛋白在 IgA 肾病沉积并不多见，大量纤维蛋白沉积局限于坏死灶和新月体。毛细血管襻如有纤维蛋白沉积，则病理损害较为严重。因此纤维蛋白在毛细血管襻的沉积可能有助于预后的判断。

（三）光镜检查

1. 肾小球病变　IgA 肾病主要累及肾小球，肾小球系膜细胞及基质增多是 IgA 肾病的基本病变。早期肾小球以系膜细胞增多为主，随之系膜基质逐渐增多。IgA 肾病病理改变变异性较大，几乎所有类型的肾小球免疫复合物损伤均可见于 IgA 肾病。如膜增生、局灶性节段硬化、微小病变、新月体形成、增生硬化等。多数病例可见系膜细胞增生和系膜基质增宽。根据病变的轻重又可进一步分成轻、中、重度系膜增生性肾小球病变。部分病例在 Masson 三色染色下可见系膜区嗜复红物沉积，常呈块状分布。系膜增生严重时可插入内皮下形成毛细血管襻节段性双轨征，很少出现肾小球分叶或弥漫性双轨征。局灶节段硬化多伴有严重蛋白尿及足细胞病变，往往提示预后不良。以往的研究认为 IgA 肾病单纯性血尿患者病变轻微，不需要特殊处理。我们总结的 90 例 IgA 肾病单纯性血尿患者肾脏病理结果发现，这类患者肾脏病理类型以局灶和（或）节段硬化型为主，病理损害程度不一定轻微。IgA 肾病硬化病变不断增加，可出现肾小球轴性硬化和非球性硬化，晚期则表现为广泛分布的球性硬化。一部分患者可出现新月体及毛细血管襻坏死。原发性 IgA 肾病新月体累及 50% 以上的肾小球并不常见，伴有新月体形成的 IgA 肾病患者有 5%～8% 可迅速进展为终末期肾病。新月体的形态多样化，多为小新月体或半月状，

2. 肾间质和肾小管病变　肾小管内红细胞和（或）红细胞管型是 IgA 肾病常见的病理表现。伴有毛细血管襻坏死和新月体的 IgA 肾病患者，肾间质可出现炎性细胞浸润，多数为淋巴细胞、单核细胞及多型核白细胞。小管间质的炎症和纤维化是慢性化的病理表现，是判断预后的肾脏病理学指标。IgA 肾病小管病变很少累及享氏襻和集合管。在部分大量肉眼血尿的患者中，可发现较多红细胞管型阻塞肾小管。大量蛋白尿的患者可见肾小管内有蛋白管型。肾小管间质病变包括炎性细胞浸润及斑片状纤维化加重。肾小球球性硬化往往伴随着邻近的肾小管萎缩和间质纤维化，萎缩小管病灶以外可出现小管腔扩张。

3. 肾血管病变　动脉硬化和动脉透明变性等非炎症性血管病变在成年 IgA 肾病患者中可出现。有学者认为，部分 IgA 肾病患者在出现高血压之前，已经出现小动脉或细小动脉的损伤，这提示血管病变可能先于高血压的发生，而且肾内小动脉病变是影响 IgA 肾病高血压发生及其预后的独立影响因素。肾小球病变时炎症介质通过肾小管和球后毛细血管网，导致小管间质炎性细胞浸润、间质细胞和小管上皮细胞转分化，继而促进肾小管萎缩、间质纤维化和血管病变。同时血管损伤又可影响肾小球和间质血供，造成进一步损伤。已有研究发现，伴有血管病变患者的肾功能不全、高血压发生率以及尿视黄醇结合蛋白水平均高于无血管病变组，肾活检肾小球球性及节段硬化也高于无血管病变组。

（四）电镜检查

肾小球系膜细胞增生、系膜基质增多并伴有巨块型高密度电子致密物沉积，是 IgA 肾病

的典型超微病理改变。典型的电子致密物可沿着毛细血管襻系膜区沉积。部分患者系膜区可见半透亮电子致密物沉积。部分患者系膜外也可见电子致密物呈节段分布沉积，毛细血管襻沉积的电子致密物以内皮下常见，其次为上皮下和基底膜。系膜细胞在电镜下表现为数量增多、体积增大、细胞器增多。患者肾脏固有细胞的亚细胞结构如微丝、内质网和线粒体等明显增多。

（五）IgA 肾病肾脏病理评价体系

1. WHO 组织学分类法

（1）Ⅰ级（微小病变）：光镜下肾小球正常，极少部分区域有轻度系膜区增宽，伴或不伴系膜细胞增多。

（2）Ⅱ级（轻度病变）：50%以上肾小球正常，少部分肾小球可见系膜细胞增多，肾小球硬化、粘连等改变，新月体罕见。

（3）Ⅲ级（局灶节段硬化性肾小球肾炎）：系膜细胞弥漫增生，系膜区增宽，病变呈局灶节段性改变，偶尔可见粘连及新月体。间质病变较轻，仅表现为间质水肿，灶性炎症细胞浸润。

（4）Ⅳ级（弥漫系膜增生性肾炎）：几乎所有的肾小球都可以见到系膜细胞呈弥漫性增生性改变，系膜区明显增宽，肾小球硬化，常见到废弃的肾小球。50%以上的肾小球合并有细胞粘连及新月体。间质肾小管病变较重，肾小管萎缩明显，间质可见大量炎性细胞浸润。

（5）Ⅴ级（弥漫硬化性肾小球肾炎）：病变与Ⅳ级相类似但更重。可见肾小球呈节段性和（或）全球性硬化，透明样变及球囊粘连等改变较为突出。新月体较Ⅳ级更多，肾小管间质病变也较Ⅳ级更重。

2. Lee SMK 分级系统 Lee SMK 分级系统完全是根据组织学病变而确立。它包括系膜增生程度、球性硬化、毛细血管外增生及小管间质病变。具体内容，见表 11-11。

表 11-11 Lee SMK 分级系统

分型	肾小球病变	小管和间质病变
Ⅰ	基本正常，偶尔轻度节段系膜增生，伴或不伴细胞增生	
Ⅱ	系膜性增生或硬化的肾小球 <50%，很少见有小新月体	
Ⅲ	弥漫性系膜增生和系膜增宽（偶尔呈局灶节段），偶见小新月体和粘连	偶尔局灶间质水肿和细胞浸润，罕见小管萎缩
Ⅳ	显著弥漫性系膜增生和硬化，新月体形成（累及 <45%小球），部分或全部肾小球硬化	小管萎缩，间质炎症浸润，偶见间质泡沫细胞
Ⅴ	性质类似Ⅳ级，但更为严重，新月体形成（累及 >45%小球）	性质类似Ⅳ级，但更为严重

有学者认为在评价Ⅱ级或Ⅲ级组织学分级的患者中，Lee SMK 分级系统存在一些不足，该分级系统没能认识到间质纤维化可以作为预测肾脏存活的一个独立因素。尽管多数情况下，肾小球病变程度与间质纤维化相一致，这是建立 Lee SMK 分级系统的理论基础。

3. Haas M 分类系统 该系统根据肾小球病变的严重程度，将病理类型分为 5 个亚型。HaasM 提出无论肾小球病变属于哪种类型，只要皮质区超过 40%的小管萎缩或消失，即可归于Ⅴ型，预后不良。其具体分级方法，见表 11-12。

表 11－12　Haas M 分类系统

亚型	肾小球改变	小管和间质改变
Ⅰ型：轻度组织改变	系膜细胞轻度增加，无节段硬化，无新月体	
Ⅱ型：局灶节段肾小球硬化样改变	类似原发性 FSGS 的局灶性、节段性肾小球硬化，伴系膜细胞轻度增加，无新月体	
Ⅲ型：局灶增生性肾小球肾炎	≤50% 的肾小球细胞增生，细胞增生可限于系膜区，或是毛细血管内增生导致毛细血管襻阻；可以有新月体；尽管绝大多数Ⅲ型病变的细胞增生呈节段性，但节段分布并非Ⅲ型的必要条件	
Ⅳ型：弥漫增生性肾小球肾炎	>50% 的肾小球细胞增生，可以有新月体。正如Ⅲ型，细胞增生可以节段分布，也可以球性分布	
Ⅴ型：晚期慢性肾小球肾炎	≥40% 肾小球呈球性硬化	和（或）≥40% 皮质区小管萎缩或消失（PAS 染色条件下评估）

4. IgA 肾病牛津分类　2004 年由国际 IgA 肾病协作组和肾脏病理学会发起，由全球四大洲，10 个国家/地区参加，历时 5 年进行 IgA 肾病分类系统研究（包括中国）。于 2009 年以"IgA 肾病牛津分类"为名发布其研究的结果。工作组制定了对肾组织病变详细评分的评分表，并对可能对患者预后有影响的四项指标：①系膜细胞增多 Mesangialhypercellularity（M）；②毛细血管内细胞增多 En - docapillary proliferation（E）；③节段肾小球硬化 Segmental sclerosis（S）；④肾小管萎缩/间质纤维化 Tubular atrophy and interstitial fibrosis（T）。制定了量化标准（Oxford - MEST 评分系统），并推荐了 IgA 肾病的规范病理报告模板。此 4 项病理指标的简单定义见表 11 - 13。我们以 90 例 IgA 肾病单纯性血尿患者为研究对象，发现这些患者的牛津分级主要以 M1S0E0T0 为主，所有患者均有系膜细胞增生的病理改变，然而同时合并有两种或两种以上病变的病例数也占了 46.67%，提示这类患者的肾脏病理改变并不轻。

表 11 - 13　IgA 肾病病理分级标准病理指标的定义（IgA 肾病牛津分类）

病理指标	定义	评分
系膜细胞增多[a]	<4 个系膜细胞/系膜区 =0 4~5 个系膜细胞/系膜区 =1 6~7 个系膜细胞/系膜区 =2 >8 个系膜细胞/系膜区 =3 （系膜细胞增多评分指的是对所有肾小球的平均分）	$M_0 < 0.5$ $M_1 > 0.5$
节段肾小球硬化	任何毛细血管襻的硬化，但不涉及整个肾小球或存在粘连	S_0 - 无 S_1 - 有
毛细血管内细胞增多	肾小球毛细血管腔内细胞增多，并导致管腔狭窄	E_0 - 无 E_1 - 有
小管萎缩/间质纤维化	小管萎缩或间质纤维化的皮质区面积比例，选择高的比例值	T_0 - 0~25% T_1 - 26%~50% T_2 - >50%

注：[a]系膜评分应在 PAS 染色切片做评估，如果有超过 50% 的肾小球系膜区细胞超过 3 个细胞，应该归为 M_1，因此，系膜评分并非总是需要正规的系膜细胞计数。

四、临床表现

(一) 单纯性尿检异常

尿检异常主要表现为单纯血尿或血尿伴蛋白尿或单纯蛋白尿。如患者不伴有水肿、高血压、肾功能损害和肾病综合征的临床表现，则可称为单纯性尿检异常。单纯性尿检异常仅表现为单纯性血尿或血尿伴蛋白尿或单纯性蛋白尿。IgA 肾病起病隐匿，约超过 50% 的患者因正常体格检查发现尿检异常而来肾内科就诊，经肾活检确诊为 IgA 肾病。约超过 95% 的 IgA 肾病患者以单纯性血尿或血尿伴蛋白尿为尿检异常的主要表现，单纯表现为蛋白尿不超过 5%。

1. 单纯性血尿　单纯性血尿可表现为持续镜下血尿和肉眼血尿，尿蛋白阴性或微量。持续性镜下血尿可由肉眼血尿转化而来，也可在上呼吸道等感染和（或）劳累时由镜下血尿加重转化为肉眼血尿。出现肉眼血尿时可伴有轻微的全身症状，如肌肉痛、尿痛及腰背痛、低热等。肉眼血尿在早期文献中被认为是一种长期良性的表现，现在已有文献对此提出质疑。在已经诊断为 IgA 肾病的患者中，20% ~40% 的患者可以有肉眼血尿的表现，并出现持续性的肾损伤。严重持续性的肉眼血尿患者可出现一过性肾功能损害。尿色呈洗肉水样或呈棕色，有时可见血凝块。尿沉渣检查可见满视野红细胞，以变异性红细胞为主。也有部分 IgA 肾病患者肉眼血尿以均一型红细胞为主。部分患者可表现为反复发作的肉眼血尿。肉眼血尿经抗感染等治疗后可以好转并转化为镜下血尿甚至消失。

2. 血尿伴蛋白尿　是 IgA 肾病患者尿检异常的主要表现。可以在起病时就表现为血尿伴蛋白尿；也可以在上呼吸道等感染和（或）劳累等情况时，由单纯性血尿加重并伴有蛋白尿。尿蛋白超过 500mg/d，是患者预后的不利因素。持续性或间断性镜下血尿和蛋白尿，是肾脏慢性损伤的表现。

3. 单纯性蛋白尿　IgA 肾病仅表现为单纯性蛋白尿的情况少见。单纯性蛋白尿可以是微量蛋白尿，亦可以表现为大量蛋白尿。

4. 影响尿检异常加重的因素　影响 IgA 肾病患者尿检异常加重最主要的因素是感染。以上呼吸道感染最为常见，如并发急性扁桃体炎或慢性扁桃体炎急性发作，患者常常出现咽喉肿痛和异物感。尿检异常加重往往在上呼吸道感染后的 24h 内即可出现，72h 达到高峰。这点与 β 溶血性链球菌（常为 A 组中的XII型）感染 1 ~2 周或以后发生的急性肾小球肾炎不同。经抗感染治疗后尿检异常加重可以明显好转甚至消失。急性胃肠炎等其他部位的感染和劳累等因素也是 IgA 肾病患者尿检异常加重的重要因素。

5. 扁桃体黏膜免疫与尿检异常加重　日本学者曾通过物理、化学和炎症刺激 IgA 肾病患者腭扁桃体，同时观察血清中 IgA 水平及尿检变化来阐明 IgA 肾病与扁桃体的关系。采用腭扁桃体刺激的方法包括超短波照射、按摩及注射透明质酸。采用上述刺激后，IgA 肾病患者血清中循环 IgA 水平升高及血尿明显加重。我们研究同样发现：IgA 肾病患者行腭扁桃体摘除术后 24h 开始出现血清 IgA 和 IgA1 水平升高，尿红细胞和（或）尿蛋白增多，72h 时达到高峰，血清 IgA 和 IgA1 水平升高与尿检异常程度呈正相关。研究还发现：IgA 肾病患者腭扁桃体及外周血中存在着记忆 B 细胞（$CD_{19}^+CD_{27}^+$阳性细胞）的高表达，在腭扁桃体摘除后外周血中上述细胞的表达下降，两者表达呈正相关；腭扁桃体和外周血中记忆 B 细胞表达的百分率高低与尿检异常加重程度呈正相关。可能为 IgA 肾病患者在感染、牵拉、挤压腭扁桃体等刺激情况下，激活腭扁桃体内记忆 B 细胞和（或）将激活信号传递给骨髓相同的记忆 B 细胞，使之活化成为浆细胞，分泌过多的多聚低糖基化 IgA1 进入血流，形成免疫复合物沉积于肾小球导致肾损伤。

（二）高血压

肾性高血压在继发性高血压中占首位。IgA 肾病合并高血压的发生率明显高于正常人。据我国相关资料统计显示，IgA 肾病合并高血压的患者占 37.5%。慢性肾小球肾炎高血压的发病率可随着患者年龄增长而增高。在肾脏功能受损，肾小球滤过率逐渐下降时，往往伴随血压的升高，IgA 肾病患者高血压的发生率也逐渐增高。当患者处于终末期肾病时高血压的发生率可达 80% ~90%。血压升高的原因主要与水钠潴留、肾素 - 血管紧张素 - 醛固酮系统激活、肾脏内降压物质减少有关。

（三）肾病综合征

有研究者荟萃了近 30 年 IgA 肾病的临床研究，结果显示蛋白尿高于 3g/24h 的比例是 1% ~33%。亚洲国家 IgA 肾病的肾病综合征发生率较西方国家稍高，前者为 10% ~16.7%，后者为 5% 左右。还有研究认为，尿蛋白超过 2g/24h 是 IgA 肾病预后不良的因素之一。

IgA 肾病可根据尿检异常情况区分为：单纯蛋白尿型肾病综合征和蛋白尿合并血尿型肾病综合征。前者的肾脏病理损伤类型可为轻微病变和局灶节段性硬化；后者的病理损伤类型更为严重，可为局灶节段性硬化伴或不伴小新月体形成、中重度系膜增生、新月体肾炎和增生性硬化等，常伴血管炎症和广泛小管间质损害。

（四）家族性 IgA 肾病

1978 年 Tolkoff - Rubin 等首次报道了家族性 IgA 肾病。家族性 IgA 肾病的定义，一般认为先证者三代以上经尿液和肾功能检查阳性的家庭成员行肾活检，同一家系中至少两名证实为 IgA 肾病。有研究统计，家族性 IgA 肾病患者约占 IgA 肾病总数的 10% 左右。家族性 IgA 肾病患者的临床和肾脏病理表现无特殊性，但肾功能受损和终末期肾病的发生率较高。

（五）急性肾衰竭

IgA 肾病出现急进性肾炎综合征或者急性肾衰竭并不常见。患者多伴有持续性肉眼血尿，大量蛋白尿。肾功能短时间内急剧恶化，可伴有水肿和高血压。急性肾衰竭在老年人群发生率较高，可能是这一部分通常合并有较多的其他慢性疾病，如高血压、糖尿病等。IgA 肾病患者合并急性肾衰竭的发生常见于两种原因：一是部分肾脏病理损伤表现为肾小球内大量新月体形成，包括细胞性新月体和纤维性新月体，新月体内常可见纤维蛋白原的沉积，可伴有血管炎样改变；二是部分发作性肉眼血尿的 IgA 肾病患者虽然病理损伤并不严重，但肾小管内可见大量红细胞管型堵塞了肾小管，造成小管上皮细胞缺血缺氧，致细胞变性和坏死，在接受抗凝血药物治疗时更容易出现。这样的患者起病急，症状较重，有时需要肾脏替代治疗，但一般预后较好，肾功能损伤多可逆转。

（六）慢性肾功能不全

在我国 IgA 肾病是导致尿毒症的最常见原因，有 30% ~40% 的患者在 10 年左右进入终末期肾衰竭。慢性肾功能不全通常是 IgA 肾病长期迁延不愈的必然结局。少数患者以急进性肾炎综合征起病，导致肾单位的丧失而转至慢性肾功能不全。部分 IgA 肾病患者进行正常体格检查时，即发现尿检异常合并高血压和（或）肾功能受损，甚至为终末期尿毒症。这类患者多无临床表现，以致延误病情。

五、实验室检查

IgA 肾病患者治疗周期长，需要长期随访。本节将长期随访过程中需要进行实验室检测的项目介绍如下。

（一）尿沉渣检查

正常人尿液中没有红细胞或仅有极少量红细胞。当尿沉渣用显微镜观察到红细胞总数 > 8000/ml 或观察 10 个高倍视野平均红细胞数 > 3/HP 时称为血尿。若只能靠显微镜才能检查出的血尿，即称镜下血尿。当血量超过 1ml/L 时，尿液可呈淡红色，洗肉水样色或鲜红色，则称肉眼血尿。进行红细胞形态学分类，对鉴别红细胞来源有较大的临床意义。正常情况下，每日尿中仅有 30 ~ 100mg 蛋白排出。目前一般检查尿蛋白的方法很多，主要有加热、醋酸法、磺柳酸法和干化学试带法等进行定性或半定量测定。尿沉渣检查对肾和尿路疾病的诊断、鉴别诊断与肾疾病严重程度及预后判断提供重要信息，从而具有重要临床意义。

（二）肾功能检查

1. 血清肌酐测定　血清肌酐（Scr）是肌酸代谢的终末产物。正常情况下体内肌酐产生的速度约为 1mg/min。肌酐仅通过肾小球滤过并以同样速度排出，不再为肾小管重吸收。因此，Scr 浓度升高，可反映肾脏肌酐清除率下降和肾小球滤过率（glomerular filtration rate，GFR）的下降。GFR 下降到正常人的 1/3 时，血清肌酐才明显上升。血清肌酐测定并不是敏感地检测肾小球滤过功能的指标。IgA 肾病患者的长期随访过程中，尽管患者的血清肌酐值在正常范围，也应密切注意血清肌酐的上升速率。

2. 血清胱蛋白酶抑制药 C 测定　血清胱蛋白酶抑制药 C（Cyst C）是人体内几乎各种有核细胞均可表达分泌的一种碱性非糖基化蛋白，每天分泌的量较恒定。可自由通过肾小球滤过膜，然后几乎全部被近曲小管上皮细胞重吸收并迅速分解代谢，由于 Cyst C 是被代谢而不是排泌，尿液中含量极微。反映肾小球滤过功能比血清肌酐更敏感。

3. 血清尿素氮（BUN）测定　血清 BUN 是人体蛋白质代谢的终末产物，主要经肾脏排泄，血清 BUN 的测定方法，目前主要有自动生化分析仪测定法（常用酶耦联速率法），因肾有强大的贮备能力，只有当 GFR 降至正常 50% 以下时，BUN 才明显升高，加之受饮食等多种因素影响，均可致 BUN 升高，因而血清 BUN 测定并不是肾功能损害的早期特异性指标。

4. 血尿酸测定（uric acid，UA）　尿酸是核蛋白和核酸中嘌呤的代谢终末产物，即可来自体内（内源性），约占体内总尿酸的 80%，也可来自食物中嘌呤的分解代谢（外源性），占体内总尿酸的 20% 左右，肝是尿酸的主要生成场所，除小部分尿酸可在肝脏进一步分解或随胆汁排泄外，其余均从肾脏排泄。尿酸测定往往受到外源性尿酸的干扰，因此若能严格禁食嘌呤类食物 3 ~ 6d 再采血测定，更能反映血 UA 水平改变的意义。

（三）B 型超声检查

超声作为一种成熟的影像学技术，因其无创、无痛苦、简便，在肾脏检查中占有重要地位，随着彩色多普勒及介入超声的迅速发展，超声在肾脏病学的检查及监测、治疗中其优越性更加突出。急性肾衰竭时超声显示肾脏大小可正常或增大，皮质回声通常正常，但也可因水肿或出血而呈低回声；在间质性肾炎时有时因间质细胞浸润而回声增强，肾脏皮质与髓质分界明显；慢性肾衰竭患者随着病程的延长，皮质回声逐渐增强，直至终末期肾衰竭。双肾缩小，皮髓质分界不清，且与肾窦回声差异逐渐消失。彩色多普勒肾脏血流减少，功能代偿期为高速低阻血流，肾衰竭时为低速高阻血流。

六、诊断及鉴别诊断

（一）诊断

1. 临床诊断　IgA 肾病并没有特异性的临床表现。如发现患者存在单纯性血尿，或血尿伴有蛋白尿，或单纯性蛋白尿，或伴有咽喉部不适，但无明显水肿，血压正常或轻度增高，尤其是年轻的患者，应考虑 IgA 肾病的可能。

2. 肾脏病理诊断　IgA 肾病确诊有赖于肾脏活检病理组织切片检查。IgA 肾病患者肾活检穿刺的意义主要是：①明确 IgA 肾病的诊断；②了解肾脏病理损伤程度，为制定治疗方案和评价预后参考。

（1）光镜下肾脏病理形态特点：IgA 肾病的组织病理学特点变异较大，光镜下病理形态改变呈多样性。可以表现为局灶节段性硬化、系膜增生、轻微病变、新月体形成及增生硬化等肾脏病理类型。近期相关资料显示，有 40% ~ 50% 的 IgA 肾病病理表现为局灶节段性硬化。局灶性或弥漫性肾小球系膜细胞及基质增多是 IgA 肾病最基本的病变，可在系膜病变的基础上出现炎性细胞浸润、足细胞病变、细胞和纤维性新月体形成、毛细血管襻坏死及间质血管炎性改变，细胞增生与纤维硬化交织出现。

（2）肾脏免疫荧光及电镜特点：免疫荧光检查在 IgA 肾病诊断上具有重要价值。IgA 肾病可见肾小球系膜区 IgA 呈弥漫性或节段性沉积。多数患者可伴有其他免疫球蛋白和补体成分的沉积。IgG 与 IgM 分布与 IgA 分布相类似，但以 IgA 荧光强度最高。若 IgG 与 IgA 沉积强度相同，应注意排除狼疮肾炎。IgA 肾病常伴有 C3 沉积，若出现 C4 与 Clq 沉积，则应注意排除其他原因。肾小球系膜细胞增生、系膜基质增多伴有团块状高密度电子致密物沉积于系膜区，是 IgA 肾病的典型超微病理改变。若观察到较广泛的内皮下和（或）上皮侧以及基底膜内电子致密物沉积则应排除其他因素存在。

3. 临床表现与肾脏病理联系　IgA 肾病患者如出现肌酐清除率逐渐下降，血清肌酐水平逐渐增高超过正带水平，此时肾脏病理类型大多表现为增生硬化。而尿检异常的程度与肾脏病理形态学改变并不一致。尿检异常程度较重者，可能肾脏病理改变轻微；而尿检异常程度较轻者，可能存在明显的肾小球硬化及肾间质纤维化。

目前对单纯性血尿是否需要行肾活检肾脏病理学检查仍存在争议。国内外部分学者对肾功能正常的单纯性血尿或少量蛋白尿（＜0.5g/d）的患者不建议行肾组织活检。我们近年观察了 90 例［男 22 例，年龄（29.23 ± 10.14）岁；女 68 例，年龄（31.60 ± 8.88 岁）］单纯性血尿患者肾活检肾脏病理形态学改变。该研究结果显示：IgA 肾病单纯性血尿患者的病理类型以局灶和（或）节段硬化型为主。46.67% 的单纯性血尿患者存在肾小球全球硬化；30% 的患者存在肾小球节段硬化；同时存在肾小球全球硬化和（或）节段硬化的患者占 58.89%，合并有一个以上小新月体形成的患者占 24.44%。去除年龄因素后进行分析，单纯性血尿患者的肾脏病理类型以局灶节段硬化型占 52.22%、系膜增生型占 31.11%、轻微病变型占 15.56%、增生硬化型占 1.11%。免疫荧光以单纯 IgA 沉积为主，IgA 荧光强度以 2 + 多见。IgA 肾病发病机制的补体途径主要以旁路途径为主。单纯性血尿程度与病理损伤无明显相关性。应重视肾脏病理活检在单纯性血尿患者中的作用。因此，我们建议对年轻的单纯性血尿患者应定期检查排除其他原因，观察 6 个月后血尿仍未消失，应考虑进行肾活检肾脏病理检查，明确诊断及肾脏病理损伤程度。根据肾脏病理类型及肾脏损伤程度予以积极治疗，最大程度延缓疾病的进展。

（二）鉴别诊断

1. 单纯性血尿非肾炎的鉴别诊断　单纯性血尿在临床上非常常见。尽管尿红细胞形态学对血尿的来源有非常重要的帮助，但仍要重视与非肾炎单纯性血尿的鉴别诊断。对单纯血尿尤其是长期镜下血尿的患者要排除：①泌尿生殖系肿瘤，如早期的肾盂、输尿管、膀胱和盆腔肿瘤；②早期泌尿系的结核、结石；③慢性泌尿系感染；④"胡桃夹"现象；⑤长期服用抗凝血药的患者。

2. 易误诊为 IgA 肾病的鉴别诊断　原发性肾小球疾病中，IgA 肾病需要与 G 溶血性链球菌感染后急性肾小球肾炎、非 IgA 系膜增生性肾炎、薄基底膜肾病和继发性肾小球疾病相鉴别；临床上常见的继发性肾小球疾病病因包括过敏性紫癜肾炎、狼疮肾炎、肝病相关性肾病、强直性脊柱炎相关肾损害、人类免疫缺陷病毒（HIV）感染相关性肾损害等。与上述疾病鉴别，需要完善相关血清学指标的检查，如类风湿因子、自身免疫性抗体、肝炎标记物、肿瘤标记物、血清蛋白电泳等。下面就临床上容易误诊为 IgA 肾病的几种疾病做一简要介绍。

（1）β 溶血性链球菌感染后急性肾小球肾炎：儿童多见。常于上呼吸道感染后的 1～3 周出现血尿、蛋白尿、水肿及高血压等症状，甚至肾功能损害。且持续时间较长，可从数天到数周。与 IgA 肾病发作性肉眼血尿不同，β 溶血性链球菌感染后的急性肾小球肾炎潜伏期相对较长。实验室检查通常有典型的补体 C3 下降，在 8 周后多数恢复正常；可出现抗溶血性链球菌"O"抗体阳性、血沉升高。肾脏病理光镜下可见：弥漫性毛细血管内皮细胞及系膜细胞增生伴中性粒细胞浸润，肾小球体积增大，可见少数新月体形成。肾小管细胞发生浑浊肿胀，管腔中有红细胞及白细胞管型，肾间质有水肿。肾小球基底膜一般正常，但在电镜下则可见基底膜上皮侧有呈"驼峰"样的高密度沉积物，在基底膜内侧也可有不规则沉积物，基底膜密度有时不匀，部分可变薄、断裂，上皮细胞足突有融合现象。免疫荧光检查可见 C3 及 IgG 在"驼峰"中存在，并沿毛细血管呈颗粒样沉积。

（2）非 IgA 系膜增生性肾炎：即通常所说的系膜增生性肾小球肾炎，在我国患病率较高。有 30%～40% 患者起病前有感染症状，多为上呼吸道感染。起病常隐匿，血尿发生率约 80%，可呈反复发作表现，也可呈肉眼血尿或镜下血尿。蛋白尿多少不一，但通常为非选择性蛋白尿。肾脏病理光镜下可见：弥漫性系膜细胞及基质增生，小管和间质基本正常。主要鉴别点为免疫荧光可见系膜区为以 IgG 或 IgM 为主呈颗粒状弥漫性分布，可伴系膜区 C3 沉积。

（3）薄基底膜肾病：薄基底膜肾病又称良性家族性血尿、家族性再发性血尿、家族性血尿综合征、家族性复发性血尿综合征。以反复血尿、肾功能正常和阳性家族史为临床特点。绝大多数患者肾功能保持正常。肾脏病理光镜下观察肾小球病变不明显，免疫荧光偶见少量 IgA、IgM、IgG 等沉积。电镜下可见肾小球基底膜弥漫性变薄，基底膜厚度 < 250nm

或 <300nm 为特征。该病的诊断主要依赖于电镜和阳性家族史，预后良好。

（4）过敏性紫癜肾炎：过敏性紫癜肾炎与原发性 IgA 肾病的肾脏病理改变有着高度相似性，均有 IgA 在肾小球系膜区沉积，光镜所表现的肾脏病理类型多样化。由于该病是免疫复合物介导的肾脏小血管炎，新月体、肾小球毛细血管襻坏死及纤维素沉积程度较重。其鉴别主要依赖于临床表现。过敏性紫癜肾炎临床表现除有血尿和（或）蛋白尿外，还有皮肤紫癜、关节肿痛、腹痛、便血等症状。血尿、蛋白尿多发生于皮肤紫癜后 1 个月内，有的仅是无症状性尿检异常。

（5）慢性肝病相关性肾损害：多种慢性肝病包括病毒性肝炎和酒精性肝病等，以及各种原因导致的肝硬化，均可见 IgA 沉积于系膜区而导致的肾脏损害。肾脏病理形态学改变与原发性 IgA 肾病相似，以系膜细胞增生，系膜基质增多为主，可伴有 Clq 的沉积。临床上出现血尿和（或）蛋白尿，部分患者血清 IgA 增高。一般隐匿起病，多表现为镜下血尿，蛋白尿较少，肾脏功能受损较轻。可能与慢性肝脏病变时胃肠道黏膜免疫功能下降，病变的肝细胞对从门静脉入肝的多聚 IgA 清除能力下降有关。

乙型肝炎病毒和（或）丙型肝炎病毒相关性肾炎多表现为蛋白尿或肾脏综合征，可有血尿，起病时肾功能多正常。乙型肝炎病毒相关性肾炎的肾脏病理类型多为膜性肾病；丙型肝炎病毒相关性肾炎则以膜增生性肾小球肾炎常见。

（6）强直性脊柱炎相关肾损害：强直性脊柱炎是一种慢性炎性关节疾病，主要侵犯骶髂关节、脊柱骨突、脊柱旁软组织及外周关节，并可伴发关节外表现。约 40% 的患者可发生肾脏损害，其肾脏临床表现为血尿和（或）蛋白尿、肾病综合征、肾功能减退、肾小管功能异常等。肾损害病理类型多样，包括继发性 IgA 肾病、系膜增生性肾小球肾炎、局灶节段性肾小球硬化、膜性肾病、肾淀粉样变等。国内以继发性 IgA 肾病多见。结合临床表现、实验室及影像学检查可资鉴别。

（7）狼疮肾炎：狼疮肾炎是我国最常见的继发性肾小球肾炎之一。肾脏病理如果伴有包括 IgA 等多种免疫球蛋白在系膜区的沉积，尤其在系统性红斑狼疮的临床表现及实验室检查缺乏典型改变时，则应予原发性 IgA 肾病进行鉴别。

（8）Alport 综合征：Alport 综合征是以肾脏病变为主要临床表现的遗传性疾病。临床上以血尿为常见，大多数表现为肾小球性血尿。在上呼吸道感染或劳累后也可出现肉眼血尿。部分患者可出现蛋白尿，甚至表现为肾病综合征范围内的大量蛋白尿。一般从发现肾功能异常开始至终末期肾病的时间为 5 ~ 10 年。Alport 综合征除肾脏病变外，肾外的临床表现有听力障碍和眼部病变等。电镜检查可见特征性的肾小球基底膜增厚和分层。

七、治疗

（一）治疗原则

由于具有说服力的原发性 IgA 肾病治疗随机临床对照试验较少，对原发性 IgA 肾病的治疗缺乏特异性和系统性共识方案。但可遵循如下原则：①去除诱因；②控制血尿和（或）蛋白尿；③降低尿检异常的发生频率；④保护肾功能，延缓肾功能恶化的进展。

（二）一般治疗

（1）饮食：饮食应以清淡为主。少食辛辣食物，如辣椒、芥末和胡椒等。应避免高蛋白饮食。当肌酐清除率下降时，应遵循优质低蛋白饮食的原则。

（2）避免劳累：建议患者可以正常工作，但应避免劳累，如有疲劳感时则应注意休息。过度劳累可能出现血压增高和机体的免疫力下降，患者尿检异常的发生频率增高。

（3）抗感染：机体感染尤其出现上呼吸道感染时，患者往往容易出现尿检异常情况加重，部分患者甚至出现肉眼血尿。合并感染时可选用敏感抗生素及时治疗。

（三）控制血尿和（或）蛋白尿

控制血尿和（或）蛋白尿，降低尿检异常发生的频率，是治疗原发性 IgA 肾病及防止肾脏慢性化损伤的关键，也是我们努力的目标。对于肾脏仍有清除功能的患者，控制蛋白尿和高血压是可改变预后的两个重要因素。

1. 单纯性镜下血尿，肾脏病理损伤轻微　对于尿沉渣表现为单纯性镜下血尿，肾活检肾脏病理表现为轻微病变，血压和（或）肾功能正常的患者，可以进行临床观察。此类患者应长期进行随访。应嘱咐患者每月进行尿沉渣检查 1 次，并定期进行肾功能和其他相关检查，以便排除其他疾病。如果过度劳累和合并有上呼吸道感染等征象，应随时进行尿沉渣检查。一旦出现尿检异常加重，则应积极进行干预。

2. 复发性肉眼血尿　肉眼血尿发生时往往存在不同程度的蛋白尿。对于复发性肉眼血尿，无论初次肾活检肾脏病理损伤的程度如何，都应引起高度重视。初期复发性肉眼血尿，肾脏病理损伤可能轻微，但随着肉眼血尿的反复发作，肾脏的损伤可能加重。复发性肉眼血尿的发生，往往伴随着患者上呼吸道感染和过度劳累等。进行适当的抗感染治疗和休息，肉眼血尿可以消失。如患者存在慢性扁桃体炎症时，可进行腭扁桃体摘除术。

3. 血尿和蛋白尿同时存在　血尿和蛋白尿同时存在，是大部分原发性 IgA 肾病尿检异常的表现形式。综合相关文献和我们的经验，根据不同的肾脏病理类型和临床表现，建议可采用如下治疗方案：①病理损伤较轻的局灶性节段性肾小球硬化（FSGS）等类型的患者，可采用 ACEI 和（或）ARB，和（或）加用口服的免疫抑制药物；②肾脏病理损伤未达到新月体肾炎的标准，但有较多小新月体的患者，可使用糖皮质激素和免疫抑制药；③临床表现为肾病综合征的患者，按肾病综合征治疗；④如患者存在感染征象，应进行抗感染治疗；⑤如果患者存在慢性扁桃体炎症改变，并确认与尿检异常加重有必然联系，建议摘除腭扁桃体，有时可收到较好疗效。

（四）常用的药物

1. 控制高血压的药物　IgA 肾病控制高血压的常用药物包括：ACEI/ARB、钙通道阻滞药、利尿药、β 受体阻滞药、α 受体阻滞药等。IgA 肾病的肾损伤可以导致高血压，而高血压本身又是加重肾损害的重要因素。ACEI/ARB 通过抑制血管紧张素系统（RAS），在减少 IgA 肾病患者的蛋白尿、保护残存肾功能、延缓其进展为终末期肾病等方面优于其他降压药。若患者血压不能达标，可联合使用其他降压药物。应结合患者的血压、肾功能、蛋白尿等临床表现使用该类药物。尽量做到既能控制高血压，又能控制蛋白尿；既能保护肾功能，又不出现低血压状态。对于不同状态的患者应采用不同的治疗方法。

（1）高血压，肾功能正常：对于 IgA 肾病合并高血压，但肾功能和血浆蛋白正常者，首选 ACEI 和和（或）ARB，可加用 CCB。按正常剂量使用，缓慢将血压降到患者能耐受的最低水平，力争尿蛋白转阴。

（2）血压及肾功能均正常：对于此类患者如血浆蛋白正常者，首选 ACEI 和（或）ARB。宜从最小剂量开始，逐渐加量至患者能耐受（无头晕乏力等症状），力争尿蛋白转阴。

（3）同时存在高血压及肾功能不全：对于血清肌酐＜265μmol/L 肾功能不全合并高血压但血浆蛋白正常的 IgA 肾病患者，可先予以 CCB＋小剂量 ACEI 和（或）ARB，逐步将 ACEI 和（或）ARB 加量，并逐步取代 CCB。该方法的前提是患者的血清肌酐水平不增高并能耐受，力争尿蛋白转阴。

（4）血压正常，肾功能不全：对于血清肌酐＜265pmol/L 骨功能不全而血压及血浆蛋白正常的 IgA 肾病患者，可先从患者能耐受 ACEI 和（或）ARB 的最小剂量开始，逐步谨慎加量。该方法的前提是血肌酐水平不增高并能耐受，力争尿蛋白转阴。

（5）肾病综合征，低蛋白血症：对于大量蛋白尿，低蛋白血症的肾病综合征 IgA 肾病患者，谨慎或不使用 ACEI 和（或）ARB，以防止急性肾损伤的发生。

2. 糖皮质激素　IgA 肾病的临床和病理表现呈多样化，治疗需要遵循个体化的治疗原则。有观点认为蛋白尿持续 1g/24h 以上，在使用 RAS 系统阻滞药，血压得到良好控制的情况下，仍具备使用糖皮质激素的指征。对于中 - 重度蛋白尿患者，糖皮质激素的使用可以改善预后。但是糖皮质激素的使用剂量、方法、是否合用免疫抑制药，仍然需要根据患者的具体情况，制定合理的糖皮质激素使用方案。

3. 免疫抑制药　IgA 肾病如肾脏病理改变严重，如有广泛肾小球新月体形成时，肾功能进展往往很快，大量血尿、蛋白尿如单用糖皮质激素很难得到有效控制，为了尽可能地保护肾功能，防治疾病进展，需要与免疫抑制药联合使用。

（1）环磷酰胺：环磷酰胺不仅能杀伤增殖期淋巴细胞，也能影响某些静止期细胞，故使循环中淋巴细胞数目减少。B 细胞较 T 细胞对该药更为敏感。临床研究显示环磷酰胺对于组织增生严重的 IgA 肾病（系膜增生，新月体形成）效果明显。但部分患者因为不良反应太大而无法耐受治疗。使用环磷酰胺治疗前应检查血常规、尿常规、肝肾功能，然后每 2 周复查 1 次。在用药过程中，将白细胞控制在不低于 $3.5 \times 10^9/L$、中性粒细胞不低于 $2.0 \times 10^9/L$ 的水平。环磷酰胺最常见的不良反应为消化道反应、脱发、骨髓抑制、继发性感染、出血性膀胱炎、性腺毒性等。应特别注意不良反应的发生，必要时停药。

（2）硫唑嘌呤：硫唑嘌呤系嘌呤类抗代谢药，是 6 - 巯嘌呤的衍生物，通过干扰嘌呤代谢的所有环节，抑制嘌呤核苷酸的合成，进而抑制细胞 DNA、RNA 和蛋白质的合成。能同时抑制细胞免疫和体液免疫反应。IgA 肾病伴大量蛋白尿患者使用激素加硫唑嘌呤能减少蛋白尿及改善预后。但对于肾组织严重慢性化改变的患者，不主张使用激素加硫唑嘌呤的方案。在使用硫唑嘌呤的同时使用别嘌醇，则剂量需减少 25%，因为别嘌醇可抑制黄嘌呤氧化酶，从而影响硫唑嘌呤代谢。

（3）霉酚酸酯：霉酚酸酯是霉酚酸的酯类衍生物。霉酚酸酯口服后在体内迅速水解为活性代谢产物霉酚酸。霉酚酸是次黄嘌呤单核苷磷酸脱氢酶的抑制药，能抑制淋巴细胞的增殖和功能，包括抗体形成、细胞黏附和迁移。该药最大的优点是无明显的肝肾毒性。对于 IgA 肾病治疗效果的评定，还需更多的循证医学证据支持。

4. 雷公藤多苷　雷公藤多苷的主要成分包括雷公藤内酯甲、雷公藤三萜酸 B 和雷公藤三萜酸 A 等。雷公藤多苷具抗炎、免疫抑制、抗生育、抗肿瘤等活性。国内自 20 世纪 70 年代以来开始使用雷公藤治疗肾炎并积累了丰富的临床使用经验。已有许多研究证实，雷公藤多苷治疗微小病变、膜性肾病、IgM 肾病、IgA 肾病、紫癜肾炎、狼疮肾炎等均有疗效。雷公藤多苷对 IgA 肾病患者血尿和蛋白尿均有较好治疗效果。雷公藤多苷治疗肾小球肾炎的确切机制尚不明确，目前已对雷公藤多苷的药理作用进行了大量体内和体外的研究。现有的研究证实雷公藤多苷能抑制 T 细胞的增殖、诱导活化的 T 细胞凋亡。长期服用有可能引起肝功能损害、白细胞减少和性腺抑制等。服药期间要定期复查肝功能和血常规等。对于儿童和未生育的患者，不宜长期和大剂量的使用。

（五）腭扁桃体摘除术

IgA 肾病与黏膜免疫关系密切。IgA 肾病患者扁桃体感染后常常出现肉眼血尿或尿检异常加重。因此，对 IgA 肾病患者合并上呼吸道感染、胃肠道感染或其他部位感染时，应给予抗生素治疗；如尿检异常加重反复发作且与慢性扁桃体炎症关系密切，可考虑使用抗生素控制感染后，择期行腭扁桃体摘除术。国内外许多研究已证实 IgA 肾病患者摘除腭扁桃体后随访其尿检正常率、肾功能稳定率和肾脏生存率均高于对照组；循环中 IgA1 及 IgA 水平降低，重复肾活检示沉积于肾小球系膜区的 IgA 强度减弱，提示腭扁桃体摘除可能是 IgA 肾病治疗的有效手段。由于缺乏严格的随机对照临床试验结果，目前国际上对于腭扁桃体摘除治疗 IgA 肾病的意义仍存在争议。

八、预后

大量临床研究显示在确诊 IgA 肾病后，每年有 1%～2% 的患者进展至终末期肾病。国外已有研究认为，IgA 肾病患者发病 10 年内正常肾功能维持率为 78%～87%。近年已有资料表明，我国维持性血液透析患者中的 60% 以上为慢性肾小球肾炎，而 IgA 肾病几乎占到其中的一半，大多数均为青年和壮年患者。以上这些数据充分说明了 IgA 肾病预后的严重性，已引起我国肾脏病学者的高度重视。IgA 肾病作为一种全球发病率最高的原发性肾小球疾病，是导致终末期肾病的主要病因。控制 IgA 肾病的进展，改善该病的预后具有非常现实的临床意义。

影响 IgA 肾病预后的主要临床因素包括：①尿检异常的程度和复发频率；②发病时的年龄；③是否合并高血压及血压控制情况；④发病时肾功能情况等。

提示预后不良的肾脏病理类型和表现包括：①中、重度的系膜增生；②肾小球硬化及节段性肾小球硬化的比例较高；③新月体形成的数目较多；④小管间质炎症及纤维化范围较大；⑤血管炎症损伤较重；⑥增生硬化等。

改善 IgA 肾病预后主要措施包括：①积极寻找并控制导致疾病加重的各种诱因；②控制尿检异常并降低其发生的频率；③严格控制高血压，保护肾脏功能；④定期进行尿沉渣及肾功能检查，加强患者随访。

（李玉婷）

第十节　肾病综合征

肾病综合征（nephrotic syndrome, NS）是由一组具有类似临床表现，不同病因、不同病理改变的肾小球疾病构成的临床综合征，其基本特征是大量蛋白尿、低白蛋白血症、水肿和高脂血症。其中大量蛋白尿是肾病综合征的特征性表现和始动因素。一般认为，尿蛋白量在成年人≥3.5g/d，儿童≥50mg/（kg·d），或将随机尿的尿白蛋白/肌酐（ACR）作为标准，ACR≥2200mg/g 定为大量蛋白尿的衡量标准。肾病综合征作为一个临床诊断，可以涉及多种不同疾病，既可为某种原发性肾小球疾病，也可为全身疾病的肾脏表现。因此，在诊断肾病综合征之后必须进一步明确其病因和病理类型，进而寻求有针对性的治疗方案。

一、流行病学

肾病综合征作为包括一组疾病的临床综合征，鲜有直接统计其患病率的数据资料，而有关临床表现为肾病综合征的各种原发疾病患病率的分析较为多见。肾病综合征在原发性肾小球疾病中占据重要地位，国外报道原发性肾小球疾病表现为肾病综合征者在 34% ~ 49.5%，国内报道为 40% 左右。其疾病谱存在很大的地区差异性，可能与环境、种族和肾活检指征有关。例如来自美国的报道认为，膜性肾病和局灶性节段性肾小球硬化各占原发性肾病综合征的 1/3，微小病变和 IgA 肾病约占 1/4，膜增生性肾小球肾炎很少见。日本的一项研究显示 IgA 肾病占 1/3 以上，局灶性节段性肾小球硬化仅占 10%。我国的研究显示，原发性肾病综合征中膜性肾病占到 29.5%，微小病变肾病 25.3%，IgA 肾病 20%，系膜增生性肾小球肾炎 12.7%，局灶性节段性肾小球硬化 6%，膜增生性肾小球肾炎 1.5%。目前尚无确切数据显示原发性肾病综合征与继发性肾病综合征的比例，据报道，目前继发性肾病综合征中糖尿病肾病所占比例最高，淀粉样变性肾病也较为常见。

儿童肾病综合征相对单纯，其原发性占 95% 以上，最常见病理类型为微小病变肾病，占到 80% 以上，其次是局灶性节段性肾小球硬化和膜性肾病。继发性因素以系统性红斑狼疮、过敏性紫癜、肝炎病毒感染等为主。

二、病因

一般而言，凡能引起肾小球滤过膜损伤的因素都可导致肾病综合征，遗传、免疫、感染、药物以及环境均可参与其中。根据病因首先可将肾病综合征分为原发性和继发性，其中原发性肾病综合征占主要地位，常见于微小病变、局灶性节段性肾小球硬化、系膜增生性肾小球肾炎、膜性肾病及膜增生性肾小球肾炎等病理类型；继发性肾病综合征指继发于其他系统疾病，肾病综合征仅为原发病的部分临床表现，可见于感染性、药物或毒物损伤，过敏性、肿瘤、代谢性、系统性及遗传性疾病等。其疾病谱也和年龄、地域、人种关系密切。例如西方尤其是黑种人局灶性节段性肾小球硬化所占比例可达 1/3 以上，而亚洲人种则以 IgA 肾病高发；儿童以微小病变肾病为主，老年人则以膜性肾病多见（如表 11-14 所示）。除外继发性肾病综合征，方可诊断原发性肾病综合征。

表 11-14 肾病综合征的好发年龄、分布及常见病因及病理类型

人群分布	原发性肾病综合征	继发性肾病综合征
儿童	微小病变性肾病	过敏性紫癜肾炎 乙肝病毒相关性肾炎 系统性红斑狼疮肾炎 先天性或遗传性肾炎

人群分布	原发性肾病综合征	继发性肾病综合征
青少年	系膜增生性肾小球肾炎 膜增生性肾小球肾炎 局灶性节段性肾小球硬化	系统性红斑狼疮肾炎 过敏性紫癜肾炎 乙肝病毒相关性肾炎
中老年	膜性肾病	糖尿病肾病 肾淀粉样变性 骨髓瘤性肾病 淋巴瘤或实体肿瘤性肾病

三、发病机制

由于肾病综合征的病因与病理类型各不相同，发病机制也有所差异，很多引起肾病综合征的疾病本身的发病机制也未完全阐明。但不论原发病如何，肾病综合征的基本病理改变均为肾小球滤过屏障受损，对蛋白通透性增加导致大量蛋白尿的发生。以下仅就蛋白尿的发病机制进行讨论。

大量蛋白尿是肾病综合征最主要的临床特征。任何引起肾小球滤过膜通透性增高的疾病均可引起蛋白尿，即电荷屏障（如足细胞足突病变导致负电荷减少）和孔径屏障（滤过膜病变致其本身孔径变大）的异常，致部分带负电荷的白蛋白或血浆蛋白自肾小球滤过膜滤出，进而导致肾病综合征。

肾小球滤过膜由毛细血管内皮细胞、基底膜和脏层上皮细胞即足细胞构成。三层结构共同维持着肾小球的选择通透性，即对水、小分子物质、离子的通透性极高，而对白蛋白或分子量更大的蛋白分子通透性很低的屏障特性。

1. 足细胞　近年研究发现，足细胞是肾病综合征肾组织病变形成的主要受损靶细胞。它不仅参与构成滤过膜的机械屏障和电荷屏障，而且在维持肾小球毛细血管襻的正常开放、缓解静水压、合成肾小球基底膜基质及维持其代谢平衡中起重要作用。因此，足细胞损伤不仅导致自身功能及结构异常，还将影响滤过膜其他组成部纷的结构和功能，最终导致肾小球病变进展。足细胞在基底膜上稳定附着和发挥正常功能需要一组足细胞相关蛋白来维持。根据蛋白的分布部位将其分为：裂孔隔膜蛋白、顶膜蛋白、骨架蛋白和基底膜蛋白。

2. 基底膜　基底膜含有大量带硫酸肝素链的蛋白多糖，携带大量负电荷，能阻止带负电荷的蛋白通过，是构成电荷屏障的主要成分之一。

3. 肾小球内皮细胞　在细胞腔侧表面也覆有带大量负电荷的蛋白多糖，如唾液酸糖蛋白和 podocalyxin，其构成的电荷选择性在肾小球选择通透性上也发挥了重要作用。

总之，肾病综合征时，肾小球局部和（或）全身免疫、炎症异常反应如膜性肾病时足细胞表面膜攻击复合物 C5b - 9 的形成，亦或局灶节段性肾小球硬化时，循环通透因子的影响，最终均导致肾小球滤过膜电子屏障和孔径屏障的损伤，使其出现选择通透性异常，导致大量蛋白尿形成。

四、病理生理

(一) 大量蛋白尿

正常成年人每日尿蛋白排泄量 < 150mg。24h 尿蛋白定量 ≥ 3.5g 即可定义为大量蛋白尿。肾病综合征患者尿中出现大量蛋白，使尿液表面张力增高而导致尿中泡沫增多。在正常生理情况下，肾小球滤过膜具有电荷屏障和孔径屏障作用，大于 70kD 的血浆蛋白分子不能通过滤过膜。当发生病变尤其是电荷屏障受损时，肾小球滤过膜对血浆蛋白（多以白蛋白为主）的通透性增加，致使原尿中蛋白含量增多，超过近曲小管回吸收能力而出现蛋白尿。此外，尿蛋白量还受肾小球滤过率、血浆蛋白浓度、蛋白摄入量、高血压、药物（如非甾体类抗炎药、血管紧张素转化酶抑制药）等因素影响。例如，血浆白蛋白明显降低时，尽管肾小球滤过膜病变并无改变，但尿蛋白排出量也可降低。相反，当蛋白摄入量增加或静脉输注白蛋白时，尿蛋白排出量可一过性增加。

通常尿蛋白的排泄量可通过收集 24h 尿液进行检测，也可收集随机尿通过检测尿蛋白和肌酐的比值来进行评估。尿蛋白电泳或尿蛋白免疫电泳可检测尿蛋白的分子量大小，进而判断尿蛋白的选择性，对疾病的鉴别具有一定临床价值。例如低张血尿可导致红细胞溶解破坏，血红蛋白漏出造成假性蛋白尿；多发性骨髓瘤尿中排出大量轻链蛋白导致的蛋白尿等均可通过上述检查加以鉴别。

(二) 低白蛋白血症

低白蛋白血症是肾病综合征第二个重要特征，主要是白蛋白从尿中漏出的结果。一般蛋白尿程度越重，血浆白蛋白水平越低，但两者并不完全平行。由于血浆白蛋白水平还与肝合成、肾小管重吸收及降解、饮食中蛋白质摄入等因素有关，因此对于多数患者来说，低白蛋白血症不能单用尿蛋白丢失来解释。一般情况下，大量白蛋白从尿中丢失时，肝脏对白蛋白合成代偿性增加，当增加程度不足以补偿尿中丢失，就会出现低白蛋白血症。例如合并肝脏受累，或是由于肾小管从原尿中摄取肾小球滤过的白蛋白并进行分解的能力增强，导致检测的尿蛋白定量低于实际丢失量。近期有学者提出，肾病综合征时血管壁对白蛋白的通透性增加，致白蛋白漏至组织间隙。此外，肾病综合征患者胃肠道黏膜水肿，食欲缺乏，蛋白摄入不足。还有学者指出消化道也可丢失白蛋白。上述原因均可导致血浆白蛋白水平下降。

低白蛋白血症时，组织间隙的白蛋白浓度下降更明显，以维持毛细血管胶体渗透压梯度差，此时患者血容量可正常，但对任何引起血容量减少的因素（如外科手术或应用利尿药等）敏感性明显增高，可导致肾前性氮质血症甚至低血容量性休克；低白蛋白血症对于以白蛋白结合形式存在于血液的药物药动学有一定影响，此时如常规剂量给药，将使血中游离药物浓度升高，易导致中毒；低白蛋白血症还可导致血小板聚集性增强。

除血浆白蛋白减少外，血浆的其他成分如免疫球蛋白、补体、抗凝血及纤溶因子、金属结合蛋白及内分泌激素结合蛋白也可不同程度地减少，引起患者发生感染、高凝血、微量元素缺乏、内分泌紊乱和免疫功能低下等。例如，少数肾病综合征者出现甲状腺功能减退，随着糖皮质激素治疗后病情好转而得到纠正。部分患者出现血清 $1, 25 - (OH)_2D_3$ 水平下降，血清促红细胞生成素下降，凝血系统异常，低锌血症等表现。

(三) 水肿

水肿的产生系由于血管内液体经毛细血管壁转移至组织间隙，并在组织间隙积聚所致。

传统观点认为，低白蛋白血症时，血浆胶体渗透压下降，使水分从血管腔内进入组织间隙，导致水肿发生，此时患者血液和血浆容量减少，即"充盈不足"学说。同时，由于血容量相对不足，刺激心房和动、静脉等处的压力及容量感受器，反射性地引起交感神经兴奋性增高，肾素－血管紧张素－醛固酮（RAAS）系统及抗利尿激素分泌增加，心房钠尿肽（心钠素，ANP）分泌减少，促使肾脏对钠、水重吸收，进一步加重水肿。近年研究表明，事实上50%以上的患者血容量并不减少，血浆肾素活性正常或下降，因此，现在观点即"充盈过度"学说认为，肾小球滤过率下降及肾小管重吸收增加引起的钠水潴留是导致肾病综合征水肿的重要因素。水肿的形成是一个动态过程，以上两种学说可能均起一定作用。肾病综合征性水肿呈指凹性，与体位有关，以组织疏松及低垂部位明显，随重力作用而移动，卧位时以眼睑、枕部或骶部水肿为著，起床活动后则以下肢水肿明显，严重时可引起胸腔、腹腔、心包及纵隔的积液，甚至急性肺水肿。

（四）高脂血症

多数肾病综合征患者可出现高脂血症，一般以胆固醇升高最早，三酰甘油在血浆白蛋白低于 10～20g/L 时开始升高，并随肾病综合征进展而逐步加重。低密度脂蛋白、中间密度脂蛋白和极低密度脂蛋白在肾病综合征早期即可见升高，但高密度脂蛋白水平可正常、增高或降低。肾病综合征的高脂血症是否增加心血管并发症的危险性取决于高脂血症持续时间以及高密度脂蛋白胆固醇水平或是后者与低密度脂蛋白胆固醇的比值。一般认为，高脂血症是脂蛋白合成速度加快、清除减少或脂肪动员增加等综合因素的结果，例如低白蛋白血症致肝代偿性增加白蛋白合成的同时，脂蛋白合成也增加；肾脏对胆固醇中间代谢产物甲羟戊酸分解减少，使胆固醇前体物质增加，而肝中胆固醇合成限速酶羟甲基戊二酰辅酶 A 还原酶活性增加，加速了胆固醇合成；脂质降解酶如脂蛋白脂酶（LPL）活性下降，低密度脂蛋白受体数目减少致脂质分解受抑等。

高脂血症可引起局灶性肾小球硬化，其机制与肾小球及肾小管间质内脂蛋白沉积、氧化修饰的低密度脂蛋白毒性作用、刺激炎症介质产生、凝血、纤溶功能障碍以及增加基质合成等因素有关。

五、病理类型及临床表现

引起原发性肾病综合征的肾小球疾病主要病理类型包括：微小病变性肾病、局灶性节段性肾小球硬化（FSGS）、系膜增生性肾小球肾炎、膜性肾病及膜增生性肾小球肾炎。现就其不同病理改变和临床特点分别予以介绍。

（一）微小病变性肾病

光镜检查显示，肾小球基本正常，偶见上皮细胞肿胀，空泡样变性及轻度的节段性系膜细胞和基质增生。老年患者偶见肾小球硬化，但不超过肾小球总数的 5%～10%。肾小管上皮细胞尤其是近曲小管上皮细胞可呈现脂肪变性或空泡变性，细胞内可见含有双折光的脂滴。肾小管可伴有小灶状萎缩，间质无明显病变，在成年特别是老年患者中可见到小血管壁内膜增厚。免疫荧光检查一般为阴性，有时可见到少量 IgM 在系膜区沉积。电镜检查显示的是本病特征性改变，即上皮细胞足突广泛融合与假绒毛样变性，也可有空泡变性及脂肪变性。肾小球基底膜正常，沿基膜两侧无电子致密物沉积。

微小病变性肾病占儿童原发性肾病综合征的80%～90%，占成年人原发性肾病综合征的20%～25%。男女比例约为2∶1，好发于儿童，成年人患病率降低，但老年人患病率又呈上升趋势。大部分患者突然起病，无明显诱因，水肿为首发症状，呈颜面及体位性水肿，严重者出现浆膜腔积液、大量蛋白尿；肉眼血尿极罕见，1/3患者有镜下血尿；高血压在成年患者相对较多；本型较其他类型更易并发特发性急性肾衰竭，尤其是年龄在50岁以上的老年患者。本病90%的患者对糖皮质激素治疗敏感，但治疗缓解后复发率高达60%。成年人治疗缓解率和缓解后复发率均低于儿童患者。

（二）局灶性节段性肾小球硬化

本型光镜检查特征为肾小球病变呈局灶性、节段性分布，表现为部分肾小球或肾小球的部分节段硬化，未受累的肾小球基本正常或仅轻度系膜增生。一般肾皮质深部或皮髓交界处的肾小球首先受累，仅侵及肾小球的1～3个血管襻。脏层上皮细胞增生、肿胀，严重时形成"假新月体"，见于本病的早期。随病变进展，硬化的肾小球逐渐增多，出现球性硬化，其余相对完好的肾小球代偿性肥大。肾小管－间质病变较常见，可表现为灶状肾小管萎缩、扩张伴间质纤维化和炎细胞浸润，小动脉管壁可增厚。免疫荧光检查显示，IgM和C3呈粗颗粒状或团块状沉积于受累肾小球的病变部位，无病变的肾小球一般呈阴性或IgM和C3在系膜区沉积，IgG和IgA沉积少见。电镜下肾小球脏层上皮细胞出现广泛的足突融合，并与肾小球基底膜脱离为本病的早期病变。受累肾小球内皮细胞下和系膜区有电子致密物沉积，在硬化的部位，有毛细血管的萎陷及电子致密物沉积。根据光镜下肾小球病变不同，局灶性节段性肾小球硬化可分为以下几型，如表11－15所示。

表11－15　局灶性节段性肾小球硬化病理分型

病理类型	病理表现
经典型	早期多累及髓旁肾小球，节段病变可位于近血管极或周边襻，或两者同时出现，其中周边襻节段硬化以儿童型FSGS较常见，部分病例可伴球性硬化
门部型	近血管极处襻出现节段硬化和透明变性，其累及程度超过丝球体的50%。与门部硬化相连的入球动脉常见透明变性。足细胞肥大和增生较其他类型少见
细胞型	节段性内皮细胞增生，单核细胞、巨噬细胞、淋巴细胞和中性白细胞浸润，致毛细血管襻腔塌陷、闭塞，可累及肾小球的任何部位，如门部和周边部。足细胞增生、肥大、空泡变性，甚至形成"假新月体"
顶端型	节段性病变位于尿极，可见肾小球毛细血管襻与尿极粘连，内皮细胞及足细胞增生，壁层上皮细胞伸入尿极近端小管中，非顶部病变的肾小球可表现为细胞型或经典型病变，部分病例见球性硬化
塌陷型	肾小球基底膜扭曲、塌陷、皱缩，毛细血管襻腔狭小，以球性塌陷较节段塌陷常见，单纯累及血管极少见，无内皮细胞、系膜细胞及基质增生，但足细胞肥大、增生、空泡变性或脱落至肾小囊腔，形成"假新月体"

局灶性节段性肾小球硬化可发生于任何年龄，但儿童及青少年多见，平均发病年龄为21岁，男性略多于女性。临床主要表现为肾病综合征，占原发性肾病综合征的5%～10%，10%～30%的病例可为非肾病性蛋白尿。镜下血尿和高血压多见，随病情进展逐渐出现肾功能受损，少数病例在起病时即有肾功能减退，可见肾性糖尿、氨基酸尿、肾小管性酸中毒等肾小管功能异常的表现。上呼吸道感染或预防接种可使临床症状加重。实验室检查为非选择性蛋白尿，免疫学检查血清补体正常，血IgG可降低，与大量蛋白尿从尿中丢失有关。

（三）系膜增生性肾小球肾炎

光镜检查显示，肾小球系膜细胞和系膜基质弥漫增生，按照增生程度可分为：轻、中、重度。轻度增生指增生的系膜宽度不超过毛细血管襻的直径，管腔开放良好；中、度增生指增生的系膜宽度超过毛细血管襻的直径，管腔不同程度受压；重度增生指系膜在弥漫性指状分布的基础上呈团块状聚集，伴肾小球节段性硬化。中、重度系膜增生性肾小球肾炎可见节段性系膜插入现象。肾小管－间质改变与肾小球病变平行，中、重度系膜增生性肾小球肾炎常伴有灶状肾小管萎缩和间质纤维化。免疫荧光检查根据肾小球系膜区沉积的免疫复合物不同分为 IgA 肾病和非 IgA 系膜增生性肾小球肾炎。前者以 IgA 沉积为主，后者常有 IgM、IgG 的沉积，均常伴有补体 C3 的沉积。呈弥漫性分布于整个肾小球。少数患者仅有 C3 沉积，极少数免疫荧光检查阴性。电镜检查可见肾小球系膜细胞及基质增生，电子致密物在系膜区和（或）内皮下细颗粒样沉积，肾小球基底膜一般正常，有时可见不规则增厚伴节段性足突融合。

本组疾病在我国患病率高，约占原发性肾病综合征的 30%。多见于青少年，男性多于女性。临床表现多样，常隐匿起病，可表现为无症状性血尿和（或）蛋白尿、慢性肾炎综合征、肾病综合征等，有前驱感染史者可呈急性起病，甚至表现为急性肾炎综合征。据报道 IgA 肾病患者约 15% 表现为肾病综合征，几乎所有患者均有血尿，而非 IgA 系膜增生性肾小球肾炎约 30% 表现为肾病综合征，约 70% 伴有血尿，常为镜下血尿。

（四）膜性肾病

光镜病理特点是上皮下免疫复合物沉积，肾小球基底膜弥漫增厚，免疫荧光检查显示，IgG 和 C3 呈弥漫性颗粒状沿肾小球毛细血管壁沉积，很少有 IgM 和 IgA 沉着，特发性膜性肾病几乎无系膜区沉积。早期可仅有 IgG 沉积，晚期可呈阴性，C1q 或 C4 阳性提示补体经典途径激活。随着疾病进展，免疫荧光染色强度减低，逐渐变浅甚至阴性。一般无内皮细胞、系膜细胞及基质或上皮细胞增生，亦无炎细胞浸润。根据病变进展程度分为四期（表 11－16）。

表 11－16　膜性肾病病理改变及分期

分期	光学显微镜检查	电子显微镜检查
I 期	肾小球基底膜空泡变性，Masson 染色可见上皮下嗜复红蛋白沉积	肾小球基底膜基本正常，可见较小而分散的电子致密物沉积，主要位于足突间隙
II 期	肾小球基底膜不均匀增厚，钉突样改变，上皮下嗜复红蛋白沉积，颗粒大而弥漫	多数电子致密物沉积于上皮下及基底膜内，上皮细胞足突广泛融合
III 期	肾小球基底膜明显增厚，链环状结构形成，上皮下多数嗜复红蛋白沉积	肾小球基底膜高度增厚，多数电子致密物沉积，系膜基质增生，上皮细胞足突广泛融合
IV 期	肾小球基底膜不规则增厚，管腔狭窄，系膜基质增多，节段性或球性硬化	肾小球基底膜重塑，三层基本结构消失，电子致密物吸收使基底膜呈虫蚀样，系膜基质增多，血管腔闭塞，最终发展为肾小球硬化
V 期	肾组织病变基本恢复正常	

在成年人原发性肾病综合征中膜性肾病占 25% ~ 30%，可发生于任何年龄，30 ~ 50 岁为高发，男性多于女性。常隐袭起病，85% 表现为肾病综合征，20% ~ 25% 呈无症状性蛋白

尿，30%～50%有镜下血尿，20%～40%有不同程度的高血压及肾功能受损，但约有25%的患者可完全自发缓解，缓解大多出现在发病的前3年。蛋白尿程度及持续时间是影响自然病情发展的重要因素。本病患者易发生血栓栓塞并发症，尤其是肾静脉血栓形成，发生率在50%左右，可为单侧或双侧、急性或慢性起病。

（五）膜增生性肾小球肾炎

光镜下基本病理改变为，肾小球系膜细胞及基质弥漫增生并沿内皮细胞下插入、基底膜弥漫性增厚呈"双轨征"，免疫荧光示IgG（或IgM）和C3呈颗粒样在系膜区及毛细血管壁沉积，电镜下可见电子致密物在系膜区、内皮下或上皮下沉积，根据电子致密物的沉着部位及基底膜病变的特点可分为三型，见表11-17。

表11-17　原发性膜增生性肾小球肾炎的病理分型及特点

	I型	II型	III型
光学显微镜检查	系膜增生最严重，可分隔肾小球呈分叶状，内皮下有嗜复红蛋白沉积，可使毛细血管闭塞	与I型相似，但系膜插入现象较轻	与I型相似，但内皮下和上皮下均有嗜复红蛋白沉积，并可见基底膜钉突形成
免疫荧光检查	IgG和C3颗粒样或团块样沉积于系膜区和毛细血管壁，肾小球呈花瓣样	以C3为主，团块或细颗粒样沉积于系膜区和毛细血管壁C3伴或不伴IgG及IgM主要在	毛细血管壁也可在系膜区沉积
电子显微镜检查	内皮下可见插入的系膜细胞和系膜基质并伴大块电子致密物沉积，襻腔狭窄，足突融合	电子致密物沿肾小球基底膜致密层和系膜区沉积，偶见上皮下呈驼峰状沉积	与I型相似，但内皮下和上皮下均可见电子致密物沉积

本病占原发性肾小球疾病的10%～20%，主要见于儿童及青少年，5岁以下及60岁以上的患者少见。50%～60%患者表现为肾病综合征，常伴镜下血尿；20%～30%患者有上呼吸道前驱感染，表现为急性肾炎综合征，II型更多见；其余病例可为无症状性血尿和（或）蛋白尿。据报道，起病时30%的患者有轻度高血压，20%出现肾功能损害。病情多持续进展，在导致终末期肾衰竭的肾小球肾炎中，本病占25%以上。

六、并发症

（一）感染

感染是肾病综合征的常见并发症，多隐匿起病，临床表现不典型，是导致肾病综合征复发或疗效不佳的主要原因之一，与患者免疫功能紊乱、全身营养状况下降以及应用糖皮质激素治疗有关。常见感染部位为呼吸道、泌尿道、消化道及皮肤。常见的致病菌有肺炎球菌、溶血链球菌和大肠埃希菌等。其他如结核杆菌、病毒（疱疹病毒等）、真菌的感染机会也明显增加。在严重肾病综合征伴大量腹水时，易在腹水的基础上发生自发性细菌性腹膜炎（spontaneous bacterial peritonitis，SBP）。其发生率在儿童明显高于成年人。严重者可导致死亡，应予高度重视。

导致感染的相关因素有以下几个方面：①血浆IgG水平降低，在非选择性蛋白尿时，IgG从尿中丢失，在肾小管上皮细胞重吸收后分解代谢增加，由淋巴细胞合成IgG减少；②补体成分如B因子及D因子下降，血浆调理素水平下降；③细胞免疫异常，血浆中T细胞活力下降，白细胞趋化能力下降；④低锌血症导致淋巴细胞功能及胸腺素水平下降；⑤浆膜腔及皮下积液导致对感染的易感；⑥糖皮质激素和免疫抑制药的应用加重了对细菌与病毒的易感性。

（二）血栓栓塞

血栓栓塞是肾病综合征最严重的、致死性并发症之一，其发生与血液浓缩、高脂血症造成的血液黏稠度升高以及肝脏合成纤维蛋白原和部分凝血因子增加等因素有关，而且肾病综合征时血小板功能亢进，应用强利尿药及长期大量糖皮质激素均加重高凝血状态。肾病综合征常见的血栓栓塞部位是肾静脉，可为单侧或双侧，膜性肾病者发生率最高，可达50%，大多数为亚临床型，无临床症状，但也可发生严重的蛋白尿、血尿甚至肾衰竭。肾静脉血栓有急、慢性之分。急性肾静脉血栓临床表现为：单侧腹部绞痛、肉眼血尿、尿蛋白增多、肾功能急剧恶化；而慢性肾静脉血栓症往往没有任何症状。肾静脉血栓的诊断以肾静脉造影最为确切，无创伤性的超声检查适用于临床一般性无症状患者的筛查。此外，肾病综合征患者还可出现下肢深静脉血栓，在成年人发生率为6%，表现为两侧肢体不对称性肿胀。腋静脉、锁骨下静脉血栓较为少见。动脉栓塞更为少见，但可累及全身各处大、小动脉，有时可引起严重后果，如心肌梗死、肢体坏死或脑梗死等。文献报道肺栓塞的检出率为10% ~ 20%，但多数患者呈亚临床型。

肾病综合征的血栓倾向可能与以下几方面因素有关：①凝血与纤溶系统失衡：促血栓形成因素增高，如纤维蛋白原水平，凝血因子Ⅱ、Ⅴ、Ⅶ、Ⅷ、Ⅹ水平升高，抗血栓物质减少，抗凝血酶Ⅲ（AT－Ⅲ）减少，蛋白C和S水平下降。纤溶酶原水平下降，纤溶酶与纤维蛋白的交互作用受损；②血液黏滞度增加，血管内皮损伤。高脂血症、血小板增生及黏附度增加，血容量不足，均可进一步加重内皮细胞损伤，使血栓风险增加。

（三）急性肾衰竭

1. **肾前性急性肾衰竭**　肾病综合征时可因有效血容量不足而致肾灌注减少，导致肾前性氮质血症，经扩容利尿后可恢复。或应用血管紧张素转化酶抑制药类药物导致肾小球灌注压降低。

2. **特发性急性肾衰竭**　少数病例可出现急性肾衰竭，表现为无明显诱因的少尿或无尿，扩容利尿无效，多见于微小病变性肾病，可能与一方面肾间质高度水肿压迫肾小管，大量蛋白管型阻塞肾小管腔，管腔内高压引起肾小球滤过率骤然减少，另一方面肾小管上皮细胞缺血和大量重吸收、分解白蛋白而出现重度脂肪变性导致急性肾小管坏死有关。称之为特发性急性肾衰竭，多见于中老年患者。

3. **其他**　肾病综合征患者合并感染或用药导致急性肾小管坏死；合并双侧急性肾静脉血栓引起急性肾衰竭；呈肾病综合征表现的急进性肾小球肾炎或病理类型发生转型等导致的急性肾衰竭等。

七、诊断与鉴别诊断

（一）确定是否为肾病综合征

诊断标准：尿蛋白定量≥3.5g/24h；血浆白蛋白≤30g/L；水肿；高脂血症。其中前两项为必备条件。

（二）确认病因

除外继发性和遗传性疾病后才能诊断为原发性肾病综合征，为及时明确诊断，在无禁忌证的情况下应积极行肾活检以明确病理类型，指导治疗，评估预后。

（三）判断有无并发症及肾功能情况

肾病综合征可为原发性和继发性。如考虑为继发性应积极寻找病因，在排除继发性肾病综合征之后才能诊断为原发性肾病综合征。在儿童应着重除外遗传性疾病、过敏性紫癜肾炎、乙型肝炎相关性肾小球肾炎等；中青年患者应注意除外结缔组织病、感染、药物引起的继发性肾病综合征，如狼疮肾炎等；老年人则应着重除外代谢性疾病、肿瘤继发的肾病综合征，如糖尿病肾病、骨髓瘤肾病等。原发性肾病综合征也并非独立疾病，在肾活检基础上完善病理类型的诊断对于指导治疗，评估预后尤为重要。原发性肾小球肾炎所致的肾病综合征常见病理类型包括：微小病变性肾病、局灶节段性肾小球硬化、系膜增生性肾小球肾炎、膜性肾病、膜增生性肾小球肾炎。

通常一些特异性实验室检查可高度提示特定疾病，有助于肾病综合征的病因诊断。例如一些免疫学指标（抗核抗体、抗双链 DNA、ANCA、免疫球蛋白等）检测对系统性疾病的鉴别意义很大。肿瘤标志物（CEA、AFP、NSE，PSA 等）的检查有助于老年患者实体肿瘤的筛查。病毒指标（HBV、HCV、HIV 等）的检测可除外一些感染相关性肾病。血清及尿液免疫固定电泳、骨髓穿刺活检对血液系统疾病导致肾病的鉴别具有重要意义。如骨髓瘤肾病的尿中轻链蛋白增多，尿液免疫固定电泳可提示异常 M 蛋白。另外，尿蛋白电泳分析尿蛋白性质对推测肾小球滤过膜病变部位具有参考价值，如微小病变性肾病多为选择性蛋白尿，以白蛋白漏出为主，提示主要为电荷屏障受损；而膜性肾病则为非选择性蛋白尿，尿中除白蛋白，还有 IgG 等大分子的蛋白成分，提示滤过膜孔径屏障的损伤。尿常规检测是否合并血尿对病理类型的鉴别亦有帮助，如系膜增生性肾小球肾炎、膜增生性肾小球肾炎常合并血尿。因此，详细的询问病史、查体和实验室检查对于肾病综合征的诊断和鉴别具有重要意义。临床上常见的继发性肾病综合征有以下几种，应积极加以鉴别。

过敏性紫癜：好发于青少年，有典型的皮肤紫癜，可伴关节痛、腹痛及黑粪，多在皮疹出现后 1~4 周出现血尿和（或）蛋白尿，典型皮疹有助于鉴别诊断。

狼疮肾炎：好发于青中年女性，根据多系统受损的临床表现和免疫学检查可检出多种自身抗体，一般不难明确诊断。

糖尿病肾病：好发于中老年，表现为肾病综合征，患者糖尿病病史常达 10 年以上，有高血压及糖尿病眼底病变，病史及眼底病变有助于鉴别诊断。

肾脏淀粉样变性：肾淀粉样变性是全身多器官受累的一部分，好发于中老年。原发性患者病因不明，主要累及心、肾、消化道、皮肤和神经；继发性患者常继发于慢性化脓性感染、结核、恶性肿瘤等疾病，主要累及肾、肝和脾等器官。肾受累时体积增大，常表现为肾病综合征，需行肾活检确诊。

骨髓瘤肾病：好发于中老年，男性多见。患者可有多发性骨髓瘤的特征性临床表现，如骨痛，血清单株蛋白增高，蛋白电泳 M 带及尿本周蛋白阳性，骨髓象显示浆细胞异常增生达 15% 以上，此类患者可呈肾病综合征，典型的影像学检查有溶骨破坏或病理性骨折等，可助鉴别诊断。

八、治疗

肾病综合征治疗包括特异性（即糖皮质激素、细胞毒药物或其他免疫抑制药）治疗及非特异性治疗，特异性治疗是降低蛋白尿，治疗肾病综合征的核心环节，需根据不同的临床、病理类型制定相应的治疗方案。非特异性治疗包括一般治疗、对症治疗和并发症治疗。

（一）一般治疗

1. 休息　肾病综合征患者立位时肾素 - 血管紧张素 - 醛固酮系统和交感神经系统兴奋，可加重水钠潴留，而卧位时肾血流量增加，有利于利尿，故宜卧床休息，但应保持适度床上及床旁活动，以防肢体血管血栓形成。水肿消失，一般情况好转后可起床活动。

2. 饮食治疗　肾病综合征患者常伴胃肠道水肿及腹水，影响消化吸收，应进食易消化、清淡、高热量、高维生素食物。

3. 钠盐摄入　肾病综合征患者水肿时严格限制钠盐的摄入量，食盐以每日 2 ~ 3g 为宜。应用利尿药尤其是襻利尿药时应注意预防低钠血症的发生。

4. 蛋白质摄入　研究表明高蛋白饮食可加重肾小球高滤过状态，加速肾小球硬化和肾小管 - 间质纤维化，但对于肾病综合征患者是给予高蛋白饮食纠正低蛋白血症还是给予低蛋白饮食保护肾功能，目前尚有争议。一般主张，在肾病综合征早期及肾功能正常时，蛋白摄入以 0.8 ~ 1.0g/（kg·d）为宜，对于慢性肾病综合征患者，蛋白摄入应控制在 0.6 ~ 0.8g/（kg·d），但均应以优质蛋白为主。

5. 脂肪摄入　对高脂血症患者应给予低脂饮食，即胆固醇摄入不超过 200mg/d，脂质供热应少于总热量 30 ~ 35kcal/（kg·d）的 30%，但由于不饱和脂肪酸体内不能合成，且其代谢产物（如 PGE_2、PGI_2、TXA_2）具有血管活性作用，故脂质摄入中不饱和脂肪酸含量应达到总热量的 10%。植物油脂含不饱和脂肪酸较多，胆固醇及饱和脂肪酸较低，深海鱼油富含亚麻酸（不饱和脂肪酸），适合于肾病综合征患者食用。另外，还要多食富含植物纤维的食物，尤其是富含可溶性纤维（燕麦、米糠等）的食物，有助于降低血脂。

6. 其他　铜、锌等元素参与体内许多酶的合成，当从尿中丢失或肠道吸收障碍，可导致蛋白质代谢障碍，生长发育停滞，伤口愈合缓慢及免疫功能降低等，故应注意补充。食物中黄豆、萝卜、大白菜、扁豆、茄子、小麦、小米锌含量较高，而猪肉、芝麻、菠菜、黄豆、芋头、茄子铜含量较高，可选择食用。肾病综合征患者易出现低钙血症，应注意多食含钙多的食物（如奶及奶制品、各种豆类制品等）。

（二）对症治疗

1. 水肿的治疗　一般患者于限盐及卧床之后即可达到利尿消肿的目的，对于上述处理效果不佳者，可选择性应用利尿药治疗。在给予利尿药之前应判断患者的血容量状态。血容量正常或增高的患者可使用利尿药来改善水肿症状，而表现为血容量减少的患者必须在有效扩容的前提下使用利尿药。患者的血容量状态可通过一些临床表现和指标来进行判别，如表 11 - 18 所示。

表 11-18 患者血容量状态的判别

	低血容量型	高血容量型
尿素氮、尿素氮/肌酐比值	增高	降低
尿渗透压	增高	降低
血浆肾素、醛固酮、精氨酸加压素水平	增高	降低
尿钠浓度	<20mmol/L	≥20mmol/L
心率增快、血压降低、血细胞比容升高等血容量不足的临床表现	存在	无

（1）利尿治疗的原则：①利尿治疗不宜过快过猛，以免造成血容量不足，加重血液高黏倾向，诱发血管栓塞；②渗透性利尿药在少尿时应慎用，因其可导致肾小管上皮细胞变性、坏死，诱发"渗透性肾病"，导致急性肾衰竭；③因血浆制品可增加尿蛋白排泄，加重肾损害，故不主张频繁应用。在患者出现少尿，合并较重感染时，可酌情合理应用。

（2）利尿药的选择：目前常用的利尿药有襻利尿药、噻嗪类利尿药、保钾利尿药及渗透性利尿药。对于轻度水肿，多应用噻嗪类利尿药和（或）保钾利尿药，而对于中、重度水肿患者多选择襻利尿药。利尿效果不好的可联合应用噻嗪类利尿药，以阻断肾单位不同部位钠的重吸收，两类药物具有协同效应。襻利尿药中最为常用的为呋塞米。呋塞米可口服也可静脉给药，对于口服效果不佳的患者可采用静脉给药。静脉给药分为静脉推注和持续滴注，有学者研究指出：持续静脉滴注呋塞米较一次性静脉注射呋塞米更有效、更安全。一次性大剂量静脉推注呋塞米会导致血容量剧烈的波动和血浆呋塞米峰浓度过高，严重影响血循环的稳定性，而持续静脉滴注呋塞米，可避免峰-谷效应，使每小时排尿量相对恒定，更符合正常生理。

渗透性利尿药如右旋糖酐-40（低分子右旋糖酐）是葡萄糖的聚合物，平均分子质量为40kD，不易渗出血管，可提高血浆胶体渗透压，扩充血容量，具有渗透性利尿作用。该药还能抑制血小板和红细胞聚集，降低血液黏滞性，并对凝血因子Ⅱ有抑制作用，因而能防止血栓形成和改善微循环，临床可用于血容量相对不足的肾病综合征患者的消肿治疗。但由于其可致肾小管上皮细胞空泡变性、坏死，诱发渗透性肾病，导致急性肾衰竭，少尿的患者应慎用。

另外，对于血容量相对不足的肾病综合征患者在单纯应用利尿药治疗效果不佳的情况下是否给予白蛋白静脉滴注，目前仍有不同意见。有人认为白蛋白可使分泌至肾小管的利尿药的量增加，改善了利尿药抵抗。已有研究证实，联合使用白蛋白可增强呋塞米的排钠作用。但亦有学者提出，白蛋白价格昂贵，有引起血源性感染、过敏性休克等严重并发症的可能。且它的使用并不能达到预期的改善低蛋白血症的作用，反而会造成"蛋白超负荷性肾病"。白蛋白的使用可能使蛋白尿加重，肾功能进一步减退。有研究显示，输注白蛋白量越多，肾病达到完全缓解所需的时间越长，若每日输注白蛋白超过20g，对肾脏的损伤作用尤为显著。因此，建议肾病综合征合并明确的血容量不足、严重的水肿和低白蛋白血症的情况下可使用白蛋白。但不建议长期连续使用，可重复使用，多为隔天应用。

对于上述利尿治疗无效的全身严重水肿，或伴有浆膜腔积液，影响呼吸、循环功能，或伴有急性左心衰竭、肺水肿的患者可实施单纯超滤或连续性血液净化治疗。对于利尿效果不好的患者暂停利尿药治疗，给予短时间歇血液净化治疗，可为肾损害恢复创造条件，同时为恢复对利尿药的敏感性提供时间。

2. 减少尿蛋白　大量研究已经证实，血管紧张素转化酶抑制药（ACEI）及血管紧张素Ⅱ受体拮抗药（ARB）类药物通过扩张出球小动脉降低肾小球内压，进而减少尿蛋白的排出。还有一些药物也被用来治疗蛋白尿，但其疗效和安全性尚未取得足够证据，一般不作为常规治疗。如肾素－血管紧张素－醛固酮系统另外两种拮抗药：醛固酮受体拮抗药与肾素拮抗药，有研究显示两药联合 ACEI 和（或）ARB 在减少蛋白尿方面均有叠加作用，但仍需更多循证医学证据予以支持。另如中药雷公藤降尿蛋白效果较为肯定，但其安全剂量与中毒剂量较为接近，应用须谨慎，在肾病综合征治疗一般不作为首选。

3. 降脂治疗　高脂血症不但增加了心血管并发症的发生率，还可加速肾小球硬化，因此目前多认为对于肾病综合征的高脂血症应予积极干预。以羟甲基戊二酰单酰辅酶 A（HMG－CoA）还原酶抑制药为首选，常用制剂有洛伐他汀、辛伐他汀、阿托伐他汀等，该类药物以降低胆固醇为主；对于以三酰甘油增高为主者，可应用苯氧酸类药物，如非诺贝特、苯扎贝特等。用药期间应定期复查肝功能。肾病综合征缓解，低蛋白血症纠正后，高脂血症可自然缓解，此时则无须继续降脂药物治疗。

4. 抗凝血治疗　目前对于肾病综合征是否预防性给予抗凝血药物治疗尚缺乏循证医学证据，也未达成共识。一般认为，对于具有明显的血液浓缩，血脂增高，血浆白蛋白低于 20g/L，纤维蛋白原（FIB）>400g/L，并应用大剂量糖皮质激素及利尿药的肾病综合征患者有必要给予抗凝血治疗。常用的药物有肝素、双香豆素类及抗血小板聚集类药物。

（三）特异性治疗

免疫抑制治疗是目前肾病综合征的最主要治疗手段，常用药物有三类，包括糖皮质激素（泼尼松、泼尼松龙）、细胞毒类药物（环磷酰胺、苯丁酸氮芥等）以及免疫抑制药（霉酚酸酯、硫唑嘌呤、环孢素、他克莫司、来氟米特等）。治疗用药的选择、组合、剂量以及疗程均应依据病理类型、临床表现等因素而定，目前尚无统一方案。

1. 糖皮质激素　是治疗肾脏疾病的主要药物，可能通过抗炎、抑制免疫反应，抑制醛固酮和抗利尿激素分泌，影响肾小球基底膜通透性等综合作用而发挥其降低蛋白尿的疗效。肾病综合征激素治疗应掌握"始量要足、减量要缓、维持要长"的原则。常用药物为泼尼松，在有肝损害或水肿严重时，可更换为对应剂量泼尼松龙口服或静脉输注。激素治疗期间应密切监测激素副作用的发生，如感染、类固醇性糖尿病、消化道溃疡、生长发育抑制、骨质疏松、股骨头无菌性缺血性坏死等，以便及时预防和处理。根据患者对激素治疗的反应，可分为激素敏感型（足量激素治疗 8 ~ 12 周缓解），激素依赖型（激素减量期间复发 2 次，或停药 1 个月内复发），激素抵抗型（对足量激素治疗无反应），频繁复发（6 个月内复发 2 次以上或 1 年内复发 3 次以上），其后续治疗也要随之调整。

在原发性肾病综合征中，不同的病理类型对激素的治疗反应不尽相同。一般来讲，微小病变性肾病和轻度系膜增生性肾炎单独应用糖皮质激素反应较好，按照正规治疗方案，大部分患者可获得临床缓解。而对于膜性肾病、局灶性节段性肾小球硬化、膜增生性肾小球肾炎，单用激素往往难以获得完全缓解，需要联合使用其他免疫抑制药治疗。

2. 其他免疫抑制药　除糖皮质激素外，肾脏疾病的治疗中常需要联合其他免疫抑制药治疗，主要用于难治性肾病综合征或因激素不良反应难以长期坚持的患者。目的是尽可能减少激素的用量和疗程；对频繁复发、激素依赖及激素抵抗的患者联合用药可能获得较为满意的疗效，改善肾脏病的长期预后。常用药物有以下几种。

（1）环磷酰胺：为氮芥与磷酰胺基结合而成的化合物，能选择性抑制 B 淋巴细胞，大剂量也能抑制 T 淋巴细胞，还可能抑制免疫母细胞，从而阻断体液免疫和细胞免疫反应。给药方法包括口服（100 ~ 150mg/d，分 2 ~ 3 次口服）、小剂量隔日静脉注射（每次 200mg，隔日静脉注射）及大剂量冲击（0.4 ~ 1.0g/m²，每月 1 次静脉滴注，6 个月后改为每 3 个月 1 次）三种，累计总量均达 6 ~ 8g。目前并不能证明哪种方案更为有效，静脉给药副作用较口服相对较小，大剂量冲击治疗由于累积剂量时间长，对于改善疾病远期预后有肯定疗效。主要不良反应为骨髓抑制和肝损伤，以及消化道反应、性腺功能抑制、脱发、出血性膀胱炎、诱发肿瘤等。

（2）苯丁酸氮芥：又名瘤可宁，是一种细胞毒性烷化剂，作用机制与环磷酰胺相同，治疗效果也和环磷酰胺无明显差别，一般用于环磷酰胺的替代治疗。常用剂量为 0.2mg/（kg·d），分 2 次口服，累计总量不超过 10mg/kg。主要不良反应是骨髓抑制、性腺毒性、可诱发血液系统肿瘤，偶见肝损伤和皮疹。无膀胱毒性，亦不导致脱发。

（3）霉酚酸酯（麦考酚酸酯，mycophenolatemofetil，MMF），商品名骁悉，是一种新型免疫抑制药，在体内水解为具有免疫抑制活性的霉酚酸（MPA）而发挥作用。可通过非竞争性可逆性抑制次黄嘌呤单核苷酸脱氢酶（IMPDH），即嘌呤从头合成途径的限速酶，阻断鸟嘌呤核苷酸的从头合成途径，从而选择性抑制 T、B 淋巴细胞的增殖，减少抗体产生，抑制细胞毒 T 淋巴细胞的形成。通过抑制细胞表面黏附分子的表达而发挥抗炎作用。口服吸收完全，个体差异小，无需监测血药浓度。目前已被广泛用于防治各类实体器官移植免疫排斥。近年来的研究表明，其用于难治性肾病综合征的治疗也取得了较好的疗效。国内外多中心观察性研究均证实，对于微小病变性肾病及系膜增生性肾炎中激素依赖或抵抗型，MMF 联合糖皮质激素有肯定疗效，对于膜性肾病、局灶节段性肾小球硬化、膜增生性肾炎中激素抵抗型，亦有一定疗效，可用于环磷酰胺等药物无效或有严重副作用时。但目前仍被作为二线用药，亦不推荐单独使用。起始应用剂量为 1.5g/d（体重≥70kg 者推荐 2.0g/d，体重≤50kg 者，推荐 1.0g/d），每天分两次空腹服用。其短期副作用较环磷酰胺及环孢素等其他免疫抑制药为轻，主要有感染、骨髓抑制、胃肠道反应等，尤其可发生一些致命性重症感染，应特别引起重视。

（4）钙调磷酸酶抑制药：包括环孢素（CsA）和他克莫司。环孢素是从多孢木霉菌和核孢霉素的代谢产物中提取，其免疫机制主要是选择性抑制 T 辅助细胞的产生和释放，抑制 T 辅助细胞表达 IL - 1 受体，抑制 IL - 2 的产生及 T 细胞产生干扰素，还可抑制已与抗原或致有丝分裂素作用的淋巴细胞表达 IL - 2 受体，环孢素 A 对细胞的抑制作用是可逆的，停药后作用消失，对骨髓造血功能和吞噬细胞的免疫功能没有明显的影响。主要用于原发性难治性肾病综合征，其中对微小病变最佳，对系膜增生性肾小球肾炎、局灶性节段性肾小球硬化及膜性肾病也有一定疗效。通常作为治疗原发性肾病综合征的二线用药，而对于儿童原发性肾病综合征和对糖皮质激素有顾虑者也可作为一线用药。但对于治疗前血肌酐已升高或病理提示明显肾小管间质病变的患者应慎用。药物用法：成年人起始每日剂量 3 ~ 4mg/kg，最大剂量 < 5mg/（kg·d），儿童为 150mg/m²，最大剂量 < 200mg/（m²·d），分 2 次口服，1 ~ 2 周起效，最大疗效 1 ~ 3 个月，一般 3 个月后缓慢减量，疗程 6 个月左右，服药期间需监测血药浓度，其谷值维持在 100 ~ 200ng/kg。单用环孢素治疗复发率高，临床常需联合用

药。该药不良反应主要有肝肾毒性、高血压、多毛症、震颤、牙龈增生、恶心、腹泻等。其毒副作用多呈剂量依赖性，减量或停用后可以恢复。因此在环孢素的长期使用过程中应注意检测肝肾功能和血药浓度。他克莫司（FK506）与环孢素作用机制相似，已广泛用于防治器官移植后排异，近年来初步用于肾病治疗也取得了较好的疗效，常用剂量为 0.1mg/（kg·d），分 2 次空腹服用，维持血药浓度在 5～15ng/ml，病情缓解后减量，疗程 6～12 个月。常见不良反应为肾毒性、血糖升高、感染等。

（5）来氟米特（leflunomide）商品名为爱若华，是一种新型免疫抑制药，是具有抗增生活性的异噁唑类免疫抑制药，其免疫作用机制主要是通过抑制二氢乳酸脱氢酶的活性，选择性阻断嘧啶的从头合成途径，从而影响活化淋巴细胞的嘧啶合成，还可以抑制酪氨酸激酶的活性，阻断炎症细胞信号传导。此外，还可通过抑制核因子 KB（NF-KB）激活，阻断炎症细胞因子的表达；抑制抗体的产生和分泌；抑制细胞黏附；调节 Th1/Th2 平衡等方面来发挥免疫抑制作用。基础和临床试验证实，本药能有效预防、控制急性排异反应，联合用药逆转慢性排异反应，在内科主要治疗自身免疫性和免疫介导的疾病，较为肯定的是用于类风湿关节炎，可以达到长期病情缓解。

来氟米特用于肾脏疾病治疗的研究才刚刚起步，由于其副作用小，价格相对低廉，具有广阔的应用前景。初始负荷剂量为 50～100mg/d，连续 3d 后改为维持剂量 20～30mg/d，若副作用大，不能耐受，可降至 10mg/d。该药常见不良反应包括胃肠道反应、皮疹、可逆性脱发、一过性转氨酶上升和白细胞减少等，大多数在减药或停药后恢复。

近年来，根据循证医学的研究结果，针对原发性肾病综合征的不同病理类型，提出相应治疗方案如下。

1. 微小病变性肾病　微小病变肾病大多数对糖皮质激素敏感，往往单用糖皮质激素治疗即可取得较为满意的效果。

儿童常规诱导缓解期常用泼尼松或泼尼松龙 60mg/（m²·d）或 2mg/（kg·d），每日最大量不宜超过 80mg，连续应用 4～6 周，随后改维持量，即隔日剂量为 40mg/（m²·d），维持 4～6 周，总疗程 8～12 周，以后泼尼松剂量每月隔日递减 5～10mg 至停用。糖皮质激素的用法、用量和疗程很不一致，但成功的关键在于起始剂量要足，逐渐减量要缓，维持时间要长。减量过程中出现复发，应立即加量到能维持缓解水平的剂量。

对于成年患者，常规诱导缓解期剂量为泼尼松或泼尼松龙 1mg/（kg·d），最大量一般不超过 60mg/d。因成年人糖皮质激素治疗肾病综合征的缓解率明显低于儿童患者，故诱导缓解期较儿童长，常需 6～8 周，也有主张 8～12 周。以后逐渐减量，每 2～3 周减少原用量的 5%～10%，维持治疗 6 个月，减至每日 10～15mg，改为隔日顿服，继续减量至最小有效量，维持 6～12 个月。

微小病变性肾病在初治取得缓解后易复发。对于偶尔复发者，可重复初治方案进行治疗。对于复发频繁或在初治 6 个月内即复发者宜将其他免疫抑制药与激素联合应用，以达到减少复发、增强疗效的目的。大量研究证实，环磷酰胺具有明确的降低微小病变性肾炎复发的作用。而对于激素抵抗的患者合用环磷酰胺效果有限。循证医学证据提示，对于难治性肾病综合征，应用环孢素往往有效，对于激素依赖和抵抗的部分患者可达到完全或部分缓解。蛋白尿缓解后维持治疗 1～2 年，密切监测血药浓度和肾功能，环孢素治疗 6 个月无效应考虑换用其他药物。霉酚酸酯和他克莫司对于上述治疗无效的部分患者可能有效，仍需大样本随机对照研究予以证实。

2. 局灶性节段性肾小球硬化　目前免疫抑制药仍为治疗局灶性节段性肾小球硬化的主要药物，虽然其疗效明显弱于微小病变性肾病和系膜增生性肾小球肾炎等病理类型，但是近20年的大量回顾研究结果显示，激素治疗足够剂量和疗程可增加局灶性节段性肾小球硬化的缓解率达50%以上。只是起效较慢，中位数缓解时间在4个月左右，因而建议激素治疗应持续4~6个月，超过4~6个月无效才称为激素抵抗。对于频繁复发、初治无效、激素依赖或不适宜应用大剂量糖皮质激素的局灶性节段性肾小球硬化患者最好应用细胞毒药物，可选用环磷酰胺、苯丁酸氮芥。环磷酰胺2mg/（kg·d）联合激素治疗2~3个月可能获得更稳定的缓解。对激素抵抗的患者，目前最有效的治疗包括环孢素3~5mg/（kg·d），持续治疗6个月，可能诱导部分患者取得缓解。目前有限的研究显示，霉酚酸酯联合激素治疗对部分局灶性节段性肾小球硬化有效，可更快诱导临床缓解，降低激素不良反应的影响。他克莫司（FK506）近年来也实验性地用于局灶性节段性肾小球硬化的治疗，对于环磷酰胺和环孢素疗效不佳者可能有效。

3. 膜性肾病　少部分膜性肾病患者可自然缓解，而大多数不能自然缓解的患者经免疫抑制治疗后效果并不理想。2004年一项关于免疫抑制治疗成年人特发性膜性肾病的Meta分析，入选了8个RCT研究，包括1 025例患者，结果显示口服糖皮质激素并未取得好的治疗效果。且多年来大量循证医学研究已得出结论，不支持单独给予特发性膜性肾病患者糖皮质激素治疗，激素联合细胞毒药物可能有一定疗效。在诸多配伍方案中，Ponticelli的意大利方案备受关注。这是一项设计严谨的前瞻性随机对照研究。结果证实，激素联合苯丁酸氮芥（MP+CH）方案对降低特发性膜性肾病蛋白尿有效，随后，作者又对比了激素联合环磷酰胺（MP+CTX）和MP+CH的疗效，结果显示，MP+CTX方案有效，甚至优于MP+CH方案。另外，一些小规模研究提示，环孢素和霉酚酸酯也可用于上述治疗效果不佳的患者，为特发性膜性肾病的治疗增加了一些选择。

4. 系膜增生性肾小球肾炎　当尿蛋白定量在2.0g/d以上或表现为肾病综合征的患者，应按微小病变肾病中应用糖皮质激素的治疗方案，50%左右的患者可完全缓解。对于多次复发、对糖皮质激素抵抗或部分缓解患者，应加用细胞毒药物。

5. 膜增生性肾小球肾炎　本病患者对单纯免疫抑制药治疗基本无效，而同时合用抗血小板聚集药和ACEI/ARB类药物有一定效果。一般认为，对于大量蛋白尿或肾病综合征而肾功能正常的膜增生性肾小球肾炎患者可应用标准疗程的糖皮质激素和（或）其他免疫抑制药治疗1个疗程后，无论是否有效，均应及时减量。

（四）并发症的治疗

1. 感染　一般不主张应用抗生素预防感染，因为通常效果不佳，且容易导致耐药性和继发真菌感染。一旦发现感染，应给予对致病菌敏感、强效且无肾毒性的抗生素积极治疗，有明确感染灶者应尽快去除。因此，对于肾病综合征，尤其是一些高危易感者，应积极预防感染的发生。

2. 血栓及栓塞并发症　抗凝血是治疗肾静脉血栓的基础，可有效阻止血栓增大，改善蛋白尿和患肾功能，同时预防致命性肺栓塞的发生。在抗凝血治疗的基础上，患者自身的纤溶系统将发挥作用，使肾静脉血栓部分或全部溶解。对已确诊为肾静脉血栓或高度可疑的患者，均应选择抗凝血治疗。抗凝血治疗需长期进行，在肾静脉血栓症状缓解后，仍应口服抗凝血药物（如华法林）至少6个月。

肝素是国内目前最常用的抗凝血药物，可加速 AT – Ⅲ 凝血酶复合物对部分凝血酶和凝血因子的灭活。应用肝素时应注意剂量的个体化，以使活化部分凝血活酶时间（APTT）延长至正常对照值的 1.5～2.5 倍为宜。其主要不良反应是出血，多在用药剂量较大时出现，出现后应立即停用，并予鱼精蛋白中和。与肝素相比，低分子肝素具有皮下注射吸收完全、生物利用度高（>80%）、半衰期长、副作用小和不需要实验室监测等优点，疗效至少与普通肝素相似，目前在临床应用普遍。

除了上述抗凝血药物，抗血小板药物通过抑制血小板聚集和释放也可用来防止血栓形成。抗血小板药物可防止血栓进展，在肾静脉血栓的治疗中常与抗凝血药物配合使用。常用抗血小板药物包括阿司匹林、双嘧达莫、噻氯匹定等。

对肾病综合征合并急性肾静脉血栓形成的患者，加用溶栓治疗能够较单纯抗凝更快、更彻底地清除血栓，恢复肾血流，保护患肾功能。在发病早期，特别是血栓形成后 1～2d 溶栓疗效更为理想。近年有学者认为即使不了解血栓形成的确切时间，溶栓治疗仍是有必要的，至少对正在形成的血栓有效。溶栓可通过外周静脉给药和肾动、静脉置管局部给药两种途径完成。一般认为，局部给药在疗效方面优于全身给药。尤其对于合并急性肾衰竭或局部症状（如胁腹部疼痛）严重的患者，应首选局部溶栓。在给药方式上，小剂量持续静脉滴注适用于慢性肾静脉血栓以及临床症状较轻的急性患者，大剂量全身或局部冲击给药则适用于急性、重症静脉血栓患者，如双侧肾静脉血栓或合并其他部位如腔静脉血栓形成。

3. 急性肾衰竭 对已发生急性肾衰竭的患者，首先应尽快明确病因，及时纠正肾功能损害因素，病因不清时应行肾活检。此外，应积极对症治疗，可采取以下措施：加强利尿如应用襻利尿药后，通常可使肾功能显著好转或恢复；但对于由于利尿药治疗导致血容量不足引起肾功能下降的患者，应停用利尿药，并及时扩容纠正血容量不足，尿量多可增加，肾功能恢复。对于扩容利尿无效、已达透析指征的患者应给予血液净化治疗，肾病综合征合并急性肾衰竭者大多数可逆，预后良好，极少数转变为不可逆性肾损害。

九、预后

肾病综合征患者的预后与很多因素相关。根据病理类型、临床表现、并发症以及对治疗的反应不同，存在着很大差异。

微小病变性肾病长期预后较好，50% 可在数月内自发缓解，90% 的患者对激素治疗反应良好，但治疗缓解后复发率高。存在血尿和高血压的患者激素抵抗的发生率高，预后也较差。该病理类型的肾病综合征患者 10 年存活率 >95%，死亡者大多为老年人，多为不正确使用激素和细胞毒药物，发生感染导致死亡。若反复发作或长期大量蛋白尿得不到控制，病理类型可转变为系膜增生性肾小球肾炎，进而为局灶性节段性肾小球硬化，最终发展为尿毒症者约为 3%。

局灶性节段性肾小球硬化被认为和微小病变性肾病属同一疾病的不同阶段，但其预后却截然不同。有25%～40%患者在 10～15 年或以后可进展至终末期肾病，且肾移植后20%～30% 的患者可复发。一般小儿和对激素治疗有反应或血清 C3 水平升高者预后较好。而持续大量蛋白尿、伴难以控制的持续高血压、发病时肾功能已受损的患者预后不佳。肾脏组织病理改变伴有弥漫系膜增生、肾小球血管极硬化、肾间质炎症细胞浸润伴纤维化、小动脉壁透明样变性者预后差。

特发性膜性肾病对治疗的反应虽然不佳，但多数患者的预后相对较好，约1/4患者的病情可自然缓解。与特发性膜性肾病预后有关的因素包括：儿童优于老年人，很少走向肾衰竭；女性优于男性，治疗缓解率高；大量蛋白尿持续时间长伴高血压、起病时肾功能已受损的患者预后差。膜性肾病的病理分期不能反映疾病进展的严重程度，但出现肾小管－间质严重病变者预后差。

系膜增生性肾小球肾炎根据免疫病理可分为 IgA 肾病和非 IgA 系膜增生性肾小球肾炎，其中 IgA 肾病是我国最常见的原发性肾小球疾病之一。部分患者可表现为肾病综合征。影响其预后的不良因素有：起病时即伴有高血压或肾功能受损；持续大量蛋白尿 2 年以上；对免疫抑制药治疗效果不明显；肾脏病理改变为重度系膜增生伴肾小球硬化、肾小管萎缩及间质纤维化。

原发性膜增生性肾小球肾炎为慢性进展性疾病，有 6%～20% 的病例临床长期缓解，30%～40% 为持续性尿检异常但肾功能保持正常，25%～50% 的患者在 10 年内进入终末期肾衰竭。一般认为，尿蛋白量大者，预后差；Ⅱ型预后较Ⅰ型差；临床伴有高血压及肾功能损害者预后差；肾脏组织学改变伴有新月体形成或肾小管－间质损害者预后差。有报道，肾移植术后Ⅱ型膜增生性肾小球肾炎复发率（75%～100%）明显高于Ⅰ型（20%～30%），但病情进展缓慢，不易发展为肾衰竭。

（李玉婷）

第十二章

自身免疫性疾病肾损害

第一节　原发性小血管炎肾损害

　　原发性血管炎是一组病因不清，以血管壁的炎症和纤维素样坏死为共同病理变化，以多器官系统受累为主要临床表现的一组疾病。按受累血管大小，原发性血管炎分为大血管炎、中血管炎和小血管炎。大血管炎主要包括 Takayasu 动脉炎和巨细胞动脉炎，中血管炎主要包括结节性多动脉炎，小血管炎主要包括肉芽肿性多血管炎（GPA，原韦格纳肉芽肿）、显微镜下多血管炎（Microscopic Polyangiitis，MPA）和嗜酸性肉芽肿性多血管炎（EGPA，原 Churg－Strauss 综合征），三种小血管炎均与抗中性粒细胞胞质抗体（ANCA）紧密相关，因此又称 ANCA 相关性血管炎（ANCA－Associated Vasculitides，AAV）。大、中动脉炎肾损害主要表现为肾脏缺血，本节主要介绍原发性小血管炎肾损害。

一、流行病学

　　一项基于英格兰 Norfolk 人群的流行病学调查显示 GPA 的患病率为 8.5/百万人口，MPA 的患病率为 3.6/百万人口，EGPA 的发病率为 2.5/百万人口。美国两项关于 GPA 的队列研究显示白种人在 GPA 中的比例超过 90%，而非裔美国人、西班牙裔和亚洲人占 1%～4%。目前我国尚缺乏原发性小血管炎的流行病学资料。

二、病因及发病机制

　　目前，原发性小血管炎的确切病因及发病机制还不明确。感染、免疫机制、环境因素、遗传因素等在 AAV 发病过程中可能发挥作用。

　　1. 感染　GPA 患者虽任何器官均可受累，但起病初是呼吸道受累，最多见的是鼻窦炎和鼻炎，继而出现中性粒细胞性肺泡炎、肾小球肾炎，提示了可能的疾病发展过程。鼻炎和鼻窦炎继发感染多为金黄色葡萄球菌，金黄色葡萄球菌不仅造成局部感染，还可能通过细胞免疫机制诱导 GPA 的发生与发展。应用复方新诺明治疗早期 GPA 有效，并可使 GPA 复发率降低 60%，间接证明感染可能参与 AAV 的发病过程。

　　近年研究表明具有 FimH 的革兰阴性菌感染可能与 AAV 发病相关。FimH 相关细菌感染后，通过分子模拟机制，宿主体内产生针对溶酶体膜蛋白 2（Lysosomal Membraneprotein－2，

LAMP2）的自身抗体，LAMP2 - ANCA 导致 AAV 的发生。

2. 免疫机制　1982 年 Davies 在 8 例免疫病理改变不明显的节段性坏死性肾小球肾炎患者血清中检测到 ANCA，从此开始了此类疾病自身免疫发病机制的研究高潮。ANCA 是一种以中性粒细胞胞质颗粒和单核细胞溶酶体成分为特异抗原的自身抗体，应用间接免疫荧光技术观察酒精固定的中性粒细胞可发现 ANCA 有两种分布形式：抗体在胞质呈均匀分布，即胞质型（c - ANCA），其靶抗原为蛋白酶 - 3（PR3）；另一种呈环核分布，即核周型（p - ANCA），靶抗原为髓过氧化物酶（MPO）。除 PR3 和 MPO 外，ANCA 还对应其他类型的抗原。90% 以上活动期 GPA 患者 c - ANCA 阳性，病情静止时约 40% 患者阳性。80% 的 MPA 患者 ANCA 阳性，主要以 p - ANCA 为主。70% 的 EGPA 患者可有 ANCA 阳性，主要为 p - ANCA。

ANCA 在小血管炎发病中的作用目前尚不明确，可能的机制为①ANCA 激活中性粒细胞而引起血管壁炎症损害；②ANCA 抑制 PR3 和（或）MPO 与其生理性抑制药结合，从而使 PR3、MPO 持续活化，导致组织损伤；③ANCA 的一些靶抗原是单核细胞的组成成分，因此单核细胞也是 ANCA 的靶细胞。ANCA 可刺激单核细胞分泌单核细胞趋化蛋白 - 1、IL - 8，促进局部中性粒细胞和单核细胞募集，参与肉芽肿形成。但也有人认为 ANCA 在血管炎中并不起致病作用，它可能只是对受损血管处被激活的中性粒细胞所释放的隐匿抗原的继发性反应，而原发性致病可能为病毒感染或免疫复合物病，其免疫复合物很快被从血管壁清除，所以在肾活检时不被发现。

除 ANCA 外，补体系统的旁路激活、效应 T 细胞功能异常以及调节性 B 细胞功能缺陷在 AAV 发病过程中亦起着重要作用。GPA 患者 CD_4^+ T 细胞产生 IFN - γ 的能力比正常人高 10 ~ 20 倍，TNF - α 也明显增高，呈现 Th1 优势。有研究表明，感染和（或）自体抗原引起巨噬细胞 IL - 12 的过度反应，导致 Th1 细胞因子（IFN - γ、TNF - α）过度产生，引起肉芽肿性血管炎病变。调节性 B 细胞能够抑制 Th1 细胞亚群的分化，GPA 患者体内 Th1 优势分化可能与调节性 B 细胞功能异常有关。MPA 患者体内主要表现为 Th2 优势，产生的 IL - 4 远高于 IFN - γ，这种免疫异常与非肉芽肿性炎症有关。

3. 环境因素　目前认为硅颗粒可能参与 MPA 的发病。一项欧洲的多中心流行病学调查发现，部分 MPO - ANCA 阳性的 MPA 患者，与接触硅颗粒（石英、花岗岩、砂岩、谷类粉尘等）有关。另一项调查发现接触上述硅颗粒者 MPO - ANCA 的阳性率显著高于健康对照组。日本本州大地震后 MPO - ANCA 阳性血管炎发生率增加也提示硅尘可能与 MPA 的发生相关。

4. 遗传因素　遗传因素与原发性小血管炎易感性的关系亦是近年的研究热点，但是目前尚缺乏具有说服力的一致性的结论。

三、病理

原发性小血管炎肾损害的特征性病理改变为坏死性肾小球肾炎。肾组织学改变主要为受累小动脉、微动脉、微静脉以及肾小球毛细血管炎症，肾小球毛细血管襻的纤维素样坏死以及毛细血管外增生。坏死及增生的程度从局灶、节段性至弥漫性不等，从而产生以坏死性肾小球肾炎伴新月体形成为主要特征的病理损害，肾小球周围炎症细胞浸润，甚至肉芽肿形成。近年，肾小管病变及间质单核细胞浸润及纤维化也受到重视。晚期则表现为肾小球硬化、间质纤维化及肾小管萎缩。免疫荧光通常无或仅有很少量的免疫复合物沉积，电镜下也观察不到电子致密物的沉积。

四、临床表现

原发性小血管炎的临床表现复杂多样，表现为多器官多系统受累。起病形式多样，可呈快速进展型起病，也可隐匿起病。该病男性发病略多于女性，各年龄段均可发病，40～60岁是本病的高发年龄，见表 12－1。

表 12－1　ANCA 相关性血管炎的临床特征

临床特征	GPA	MPA	EGPA
ANCA 阳性率	80%～90%	70%	50%
ANCA 靶抗原特异性	PR3 > MPO	MPO > PR3	MPO > PR3
组织学病变	白细胞破碎性血管炎；坏死性肉芽肿性炎症（肾活检标本少见）	白细胞破碎性血管炎；无肉芽肿炎症	嗜酸性粒细胞组织浸润；坏死性芽肿性血管炎，可伴嗜酸性坏死
耳、鼻、喉	鼻中隔穿孔；鞍鼻；传导性或感觉神经性耳聋；声门下狭窄	无或轻微	鼻息肉；过敏性鼻炎；传导性耳聋
眼	眼眶炎性假瘤；巩膜炎（穿通性巩膜软化）；表层巩膜炎；葡萄膜炎	偶有眼部受累：巩膜炎；表层巩膜炎；葡萄膜炎	偶有眼部受累：巩膜炎；表层巩膜炎；葡萄膜炎
肺	结节；固定浸润病灶；空洞；肺泡出血	肺泡出血	哮喘；迁移性浸润病灶；肺泡出血
肾	节段性坏死性肾小球肾炎，偶有肉芽肿形成	节段性坏死性肾小球肾炎	节段性坏死性肾小球肾炎
心脏	偶有心脏瓣膜损害	少见	心功能衰竭
外周神经	血管炎性神经病变（10%）	血管炎性神经病变（58%）	血管炎性神经病变（78%）
嗜酸性粒细胞增多	偶有轻度嗜酸性粒细胞增多	无	全部伴有嗜酸性粒细胞增多

1. **肾外表现**　全身症状包括发热、疲乏、食欲减退、抑郁、体重下降、关节痛等，其中发热最常见。不同 AAV 亚型临床表现各具特色。

（1）肉芽肿性多血管炎（GPA）：典型的 GPA 表现为三联征：上呼吸道、肺和肾病变。临床上分为 2 型：①局限型或初发型，有呼吸道病变但无肾脏受累，80% 以后累及肾脏；②暴发型，活动性或广泛性 GPA。大部分患者以上呼吸道病变为首发症状，表现为鼻炎、鼻窦炎或口腔炎症。通常表现是持续性流脓涕或血性鼻涕，而且不断加重，可导致上呼吸道的阻塞和疼痛。伴有鼻黏膜肿胀、溃疡和结痂，鼻出血，严重者鼻中隔穿孔，鼻骨破坏，出现鞍鼻。口腔炎症表现为口腔溃疡、增殖性牙龈炎、颌下腺炎、腮腺的疼痛性肿大、咽扁桃体肿大和溃疡、咽后壁肿胀和溃疡等。咽鼓管阻塞可引发中耳炎，导致听力丧失，而后者常是患者的第一主诉。部分患者可因声门下狭窄出现声音嘶哑及呼吸喘鸣。

肺部受累是 GPA 的基本特征之一，约 50% 的患者在起病时即有肺部表现，80% 以上的患者将在整个病程中出现肺部病变。胸闷、气短、咳嗽、咯血以及胸膜炎是最常见的症状。大量肺泡性出血较少见，但一旦出现，则可发生呼吸困难和呼吸衰竭。有约 1/3 的患者肺部影像学检查有肺内阴影，可缺乏临床症状。查体可有叩浊、呼吸音减低以及湿啰音等体征。因为支气管内膜受累以及瘢痕形成，55% 以上的患者在肺功能检测时可出现阻塞性通气功能障碍，另有 30%～40% 的患者可出现限制性通气功能障碍以及弥散功能障碍。

除上、下呼吸道受累外，眼也是 GPA 的常见受累器官。GPA 可累及眼的任何结构，表现为眼球突出、视神经及眼肌损伤、结膜炎、角膜溃疡、表层巩膜炎、虹膜炎、视网膜血管炎、视力障碍等。最常见的皮肤表现为紫癜，此外还可出现多形红斑、斑疹、瘀点（斑）、丘疹、皮下结节、坏死性溃疡、浅表皮肤糜烂等。约 1/3 的患者在病程中出现神经系统病变。以外周神经病变最常见，多发性单神经炎是主要的病变类型，临床表现为对称性的末梢神经病变。肌电图以及神经传导检查有助于外周神经病变的诊断。

（2）显微镜下多血管炎（MPA）：典型病例多具有皮肤－肺－肾的临床表现。

皮肤表现：可出现各种皮疹，以紫癜及可触及的充血性斑丘疹多见。还可有网状青斑、皮肤溃疡、皮肤坏死、坏疽以及肢端缺血、坏死性结节、荨麻疹，血管炎相关的荨麻疹常持续 24h 以上。

肺部损害：有 50% 的患者有肺部损害，发生肺泡壁毛细血管炎，12%～29% 的患者有弥漫性肺泡出血。由于弥漫性的肺间质改变和炎症细胞的肺部浸润，约 1/3 的患者出现咳嗽、咯血、贫血，大量的肺出血导致呼吸困难，甚至死亡。部分患者可在弥漫性肺泡出血的基础上出现肺间质纤维化。查体可见呼吸窘迫，肺部可闻及啰音。

20%～30% 的 MPA 患者出现神经系统损害，主要为多发性单神经炎，表现为四肢麻木、刺痛感，长期失用后可出现肌萎缩。10% 左右的患者可出现中枢神经系统受累，表现为癫痫发作。

（3）嗜酸性肉芽肿性多血管炎（EGPA）呼吸道过敏性症状是 EGPA 的特征性表现，可表现为哮喘、支气管炎、过敏性鼻炎、鼻息肉。除此之外，可出现多系统损害，如皮肤血管炎、神经系统损害、心脏损害、消化系统损害等，组织及血管壁可见大量嗜酸性粒细胞浸润，血管周围肉芽肿形成。

2. 肾脏表现

（1）血尿：几乎每例都有，轻重不等，80% 患者有镜下血尿，20% 有肉眼血尿，表现为无痛性、全程性。

（2）蛋白尿：几乎所有患者都有不同程度的蛋白尿，蛋白尿一般未达到肾病综合征范围，但亦有患者可达 20g/d。

（3）管型尿：可类似急性肾小球肾炎改变，出现红细胞管型、其他细胞管型、透明管型及颗粒管型。

（4）肾功能不全：常表现为不同程度的肾功能不全（重者需透析治疗），部分患者进展迅速，表现为急进性肾小球肾炎，迅速进展至终末期肾衰竭。

（5）高血压：程度不一，一般为轻度或中度，少数较严重，可发展为高血压危象。患者肾小球滤过率下降，导致水钠潴留，血容量增加或血管痉挛，引起高血压的发生；或因缺血引起肾素－血管紧张素系统激活，导致血压升高。

（6）水肿：常在清晨起床时眼睑水肿，下肢及阴囊部水肿也常较显著，严重时可有浆膜腔积液，少数患者可出现充血性心力衰竭。

（7）少尿或无尿：肾小球毛细血管病变以及血管外的压迫，使肾血流量减少，发生滤过障碍，加之肾小管功能相对正常，以致液体重吸收相对增多，导致少尿或无尿。

五、辅助检查

1. 实验室常规检查　①血常规示白细胞、血小板升高，正细胞正色素性贫血；GPA 患者可有轻度嗜酸性粒细胞增多，EGPA 患者嗜酸性粒细胞明显增多。②血沉增快，C 反应蛋白升高，常被视为疾病活动性指标。③血清免疫球蛋白（IgG、IgM、IgA）升高，补体正常或降低，类风湿因子、抗核抗体可有阳性。④尿常规检查示镜下血尿（RBC > 5/HP）或出现红细胞管型，不同程度的蛋白尿。⑤肾功能检查示多数患者血肌酐、尿素氮升高。

2. ANCA 测定　ANCA 在荧光显微镜检查时分为胞质型（c - ANCA）和核周型（p - ANCA），c - ANCA 靶抗原为 PR3，p - ANCA 靶抗原为 MPO。80% ~ 90% 的 GPA 患者 c - ANCA 阳性，70% 的 MPA 患者 ANCA 阳性，其中 60% 为 p - ANCA，另有 40% 为 c - ANCA。50% 的 EGPA 患者 ANCA 阳性，主要为 p - ANCA。采用 ANCA 诊断原发性小血管炎时须注意以下几点：①只有与 AAV 的临床征象相结合，ANCA 才具有诊断价值。②需要 ELISA 法进一步验证 ANCA 免疫荧光检测的可靠性。③组织病理学检查仍然是诊断原发性小血管炎的金标准。④ANCA 阴性并不能排除原发性小血管炎的存在，因为 10% ~ 50% 的原发性小血管炎患者 ANCA 阴性。⑤ANCA 的检测结果与原发性小血管炎的病情活动、缓解或复发无必然联系。活动期 ANCA 阳性的患者，当 ANCA 持续阴性时，提示疾病处于缓解期，但并不能排除复发的可能；当处于疾病缓解期且 ANCA 阴性患者，再次出现 ANCA 阳性时，提示患者复发的危险增高，但并不能确诊为疾病复发。⑥ANCA 的检测结果不能决定治疗方案的选择，合理的治疗方案必须结合临床病程、体检及其他血清学指标考虑。

3. 影像学检查　GPA 患者胸部 X 线检查可发现肺部浸润性病灶和结节状阴影，伴有局部肺不张。结节状阴影通常为多发和双侧的，可有空洞形成，结节可在几毫米至几厘米大小。MPA 患者胸部 X 线及 CT 检查早期可发现无特征性肺部浸润影或小泡状浸润影，双侧不规则的结节状片状阴影，肺空洞少见，可见继发于肺泡毛细血管炎和肺出血的弥漫性肺实质浸润影；中晚期可出现肺间质纤维化。当出现弥漫的毛玻璃样改变，肺透亮度下降，提示肺泡出血的可能 EGPA 胸片无特征性，多变性肺部阴影是其特点；多数患者呈现肺内浸润性病变，可呈结节状或斑片状阴影，边缘不整齐，弥漫性分布，很少形成空洞，阴影可迅速消失；部分患者伴有胸腔积液。

4. 组织病理学检查　GPA 的病理改变特征是显示三种病变：坏死、肉芽肿和血管炎。病变中呈现坏死的特征性改变是：坏死带在病变组织中分布不均，光镜低倍镜下呈地图样，边缘呈波状或锯齿状，坏死常呈嗜碱性，并有细碎的颗粒。嗜碱性坏死周围环绕栅栏状细胞，呈现肉芽肿性炎性改变；血管炎主要累及小动静脉，毛细血管，表现为纤维素样坏死，有巨细胞性肉芽肿样改变。肾组织呈现节段性坏死性肾小球肾炎，可有新月体形成，没有或少见免疫球蛋白、补体的沉积。

MPA 的血管病变表现为节段性血管坏死，中性粒细胞及单核细胞浸润，可伴有白细胞破碎和纤维素样坏死，无肉芽肿形成。肾脏、肺可出现前述典型的病理改变；皮肤紫癜，病理改变为白细胞破碎性血管炎，中性粒细胞浸润明显，伴有不同程度的嗜酸性粒细胞、单核细胞、巨噬细胞浸润；动脉受累呈动脉炎样改变，有纤维素样坏死，中性粒细胞、单核细胞浸润等。

EGPA 主要累及小动静脉，表现为肉芽肿性坏死性血管炎，同时伴有大量嗜酸性粒细胞组织浸润，后者是 EGPA 的特征性病理改变。

六、诊断及鉴别诊断

（一）原发性小血管炎肾损害的诊断

临床表现呈全身多系统受累，同时合并血尿、蛋白尿、高血压、肾功能异常等肾损害表现，如 ANCA 阳性，应高度怀疑原发性小血管炎肾损害的可能。肾组织活检见到节段性坏死性肾小球肾炎伴或不伴新月体形成，免疫病理检查未见或仅见微量免疫复合物沉积者有助于诊断。原发性小血管炎主要包括 GPA、MPA、EGPA 三种亚型，以下为各亚型的分类标准或诊断依据。

（1）目前，GPA 的诊断采用 1990 年美国风湿病学会（ACR）分类标准（表 12 - 2），诊断的敏感性和特异性分别为 88.2% 和 92.0%。除此之外，也有采用 ELK 分类系统下典型的脏器受累表现，加之典型的组织病理学特征改变或 c - ANCA 阳性来诊断 GPA。

（2）MPA 尚无统一分类标准，诊断应综合分析临床表现、实验室检查及组织病理学检查。主要依据如下。

1）中老年男性多见，多数起病急，进展快。

2）有上呼吸道感染或药物过敏样前驱症状，如发热、乏力、皮疹、关节痛、体重下降等非特异性表现。

3）多系统损害：肾损害类似急进性肾小球肾炎，表现为血尿、蛋白尿、管型尿、高血压等，肾功能进行性下降；肺部受累：主要表现为肺泡毛细血管炎和肺泡出血，常见症状为咳嗽、气短、咯血、贫血，大量肺出血可致呼吸困难，甚至死亡，病程长者可出现肺间质纤维化。皮肤损害多表现为紫癜，也可出现网状青斑、溃疡、坏死等，病理特点为白细胞破碎性血管炎。其他系统损害还包括神经系统、消化系统、心血管系统、眼、关节、肌肉等。

4）ANCA 阳性（70% 左右），其中绝大多数（60%）为 MPO - ANCA（p - ANCA），少数为 PR3 - ANCA（c - ANCA）；HBsAg 阴性。

5）组织病理学检查：皮肤、肺、肾组织活检有助于诊断：肺泡毛细血管炎、寡免疫沉积型坏死性新月体型肾小球肾炎和皮肤白细胞破碎性血管炎对诊断的确立有重要价值。

（3）EGPA 的诊断目前多采用 1990 年美国风湿病学会（ACR）制定的分类标准（表 12 -3），诊断的敏感性为 85%，特异性为 99.7%。

表 12 - 2　1990 年美国风湿病学会（ACR）GPA 分类标准

标准	定义
（1）鼻或口腔炎症	痛性或无痛性口腔溃疡，脓性或血性鼻腔分泌物
（2）X 线胸片异常	X 线胸片示结节，固定浸润灶或空洞
（3）尿沉渣异常	镜下血尿（RBC > 5/HP）或出现红细胞管型
（4）病理性肉芽肿性炎性改变	动脉壁或动脉周围或血管（动脉或微动脉）外区域有肉芽肿性炎症

注：符合 2 条或 2 条以上可诊断 GPA。

表 12 - 3　1990 年美国风湿病学会（ACR）EGPA 分类标准

标准	定义
（1）哮喘	哮喘史或呼气时有弥漫高调啰音
（2）嗜酸性粒细胞增多	白细胞分类计数中嗜酸性粒细胞 >10%
（3）单发或多发神经病变	由于系统性血管炎所致单神经病变、多发单神经病变或多神经病变（即手套/袜套样分布）
（4）非固定性肺浸润	由于系统性血管炎所致，X 线胸片上为迁移性或暂时性肺浸润（不包括固定浸润影）
（5）鼻窦炎	急性或慢性鼻窦疼痛或压痛史，或影像学检查示鼻窦不透光
（6）血管外嗜酸性粒细胞浸润	病理示动脉、微动脉、静脉外周有嗜酸性粒细胞浸润

注：符合 4 条或 4 条以上可诊断 EGPA。

（二）原发性小血管炎肾损害的鉴别诊断

1. 原发性小血管炎肾损害不同亚型之间的鉴别　GPA、MPA、EGPA 均为累及小血管（小动脉、静脉及毛细血管）的系统性血管炎，多器官受累，与 ANCA 紧密相关。GPA 以 cANCA 为主，MPA、EGPA 以 p - ANCA 为主。组织病理学检查示坏死性血管炎，GPA、EGPA 有肉芽肿形成，可以与 MPA 相鉴别，EGPA 可见明显的嗜酸性粒细胞组织浸润，并伴有高嗜酸粒细胞血症，可以与 GPA 鉴别。但是即使是 GPA、EGPA 患者，也不一定在组织标本中发现肉芽肿，此时 AAV 亚型之间较难鉴别，但上呼吸道受累及 c - ANCA 阳性有助于 GPA 的诊断，而呼吸道过敏性疾病如哮喘、过敏性鼻炎、鼻息肉有助于 EGPA 的诊断。

肾局限型血管炎：除肾脏外无其他脏器受累的证据，通常与 p - ANCA 相关，病理特征为寡免疫肾小球肾炎。缺乏肾外表现、p - ANCA 阳性、寡免疫沉积型肾小球肾炎有助于本病诊断。

2. 与其他类型血管炎肾损害的鉴别

（1）结节性多动脉炎肾损害：结节性多动脉炎（Polyarteritis Nodosa，PAN）是一种以中、小动脉坏死性炎症为特征的全身性疾病，ANCA 常为阴性；而原发性小血管炎主要累及小动脉、微静脉、毛细血管，与 ANCA 密切相关。与原发性小血管炎肾损害不同的是，PAN 的肾损害是由于肾血管炎引发的血管性肾病（肾微动脉瘤、肾梗死、肾血管性高血压），无肾小球受累，原发性小血管炎肾损害主要表现为寡免疫坏死性肾小球肾炎；PAN 不累及肺，这也是与原发性小血管炎鉴别的要点，出现肺损伤（肺结节、空洞、浸润或肺泡出血）并伴有全身血管炎表现时，有助于原发性小血管炎的诊断。

（2）药物诱导 ANCA 相关性血管炎肾损害：部分药物可诱导 ANCA 阳性，并出现类似 AAV 肾损害的临床表现，此时详细的病史询问是与原发性小血管炎肾损害相鉴别的关键。目前已知的可诱导 ANCA 阳性的药物为丙硫氧嘧啶、肼屈嗪、普鲁卡因胺、青霉胺等。药物诱导的 ANCA 与原发性小血管炎中的 ANCA 具有不同的产生机制，后者一般仅识别一种靶抗原，PR3 或 MPO，而前者可识别多种靶抗原，如 MPO、PR3、人白细胞弹力蛋白酶、乳铁蛋白、抗杀菌通透性/增高蛋白等。停用药物后临床症状缓解，抗体滴度下降有助于药物诱导 ANCA 相关性血管炎与原发性 AAV 的鉴别。

（3）肺出血 - 肾炎综合征：此病与原发性小血管炎均可出现肺出血及肾脏病变，但本病无其他血管炎及多系统受累表现，ANCA 阴性，抗肾小球基底膜抗体阳性，肾组织病理学检查可见有明显的免疫复合物沿基底膜沉积，而原发性小血管炎肾脏病变为寡免疫坏死性肾小球肾炎。

（4）冷球蛋白血症肾损害：是与冷球蛋白相关的、以皮肤血管炎损害为主的免疫复合物病。患者可出现紫癜、皮肤黏膜溃疡、雷诺现象、血尿、蛋白尿、关节痛等，与丙型肝炎病毒感染有关。因此有丙型肝炎病毒感染的证据、血清中检测到冷球蛋白、肾组织病理学检查见大量免疫复合物沉积（以 IgG、IgM 为主）有助于与原发性小血管炎肾损害相鉴别。

（5）紫癜性肾炎：以皮肤紫癜及含 IgA 的免疫复合物在组织沉积为特征，可出现皮肤、肾、关节及胃肠道症状，肾组织病理学特征为免疫荧光镜下 IgA 呈颗粒样在系膜区沉积，而原发性小血管炎肾损害的病理学特征为节段性坏死性肾小球肾炎，只有微量或无免疫复合物沉积。

3. 与原发性急进性肾小球肾炎的鉴别　原发性急进性肾小球肾炎起病急骤，肾功能可在数日、数周或数月内急剧恶化，以少尿（无尿）型急性肾衰竭多见。肾组织病理为弥漫性新月体型肾小球肾炎，分为三型，Ⅰ型：IgG 线性沉积（抗肾小球基底膜抗体介导）；Ⅱ型：IgG 颗粒样沉积（免疫复合物介导）；Ⅲ型：少或无 Ig 沉积。原发性小血管炎肾损害的病理特征为局灶性节段性坏死性肾小球肾炎，伴或不伴新月体形成，无或仅有少量免疫复合物沉积，因此，肾组织病理学检查有助于原发性急进性肾小球肾炎Ⅰ型和Ⅱ型与原发性小血管炎鉴别，Ⅲ型急进性肾小球肾炎在病理上与原发性小血管炎肾损害较难鉴别，但伴有明显的肾外表现（皮肤、肺、关节等）、ANCA 阳性有助于原发性小血管炎肾损害的鉴别。

4. 继发于结缔组织病的肾损害

（1）狼疮肾炎：系统性红斑狼疮（Systemic Lupus Erythematosus，SLE）是由自身免疫介导的多系统受累的弥漫性结缔组织病，可并发血管炎性病变。SLE 以育龄期女性多见；SLE 患者血清中存在多种自身抗体（抗核抗体、抗双链 DNA 抗体、抗 Sm 抗体等），ANCA 多为阴性；SLE 肾损害的组织病理学检查可见免疫复合物沉积于上皮下、内皮下、基底膜及系膜区，免疫病理可见多种免疫球蛋白（IgG、IgM、IgA 等）和补体（C3、C1q 等）阳性，常称为"满堂亮"现象，而原发性小血管炎肾损害表现为节段性局灶性坏死性肾小球肾炎，只有微量或无免疫复合物沉积。

（2）类风湿关节炎肾损害：类风湿关节炎患者可见多种不同的肾损害，既可以是疾病本身所引起，也可以是由治疗疾病的药物所引起。最常见的病变为膜性肾病、继发性淀粉样变、局灶性系膜增生性肾小球肾炎、类风湿血管炎及镇痛药所引起的肾病。详细的病史询问、仔细的尿检分析以及肾组织活检是明确肾损害类型的重要手段。类风湿血管炎引起的肾损害病理表现为坏死性肾小球肾炎不伴免疫复合物沉积，可以出现 ANCA 阳性，应注意与原发性小血管炎肾损害相鉴别。对称性小关节炎、侵蚀性关节炎、关节畸形、类风湿结节、特异性自身抗体（抗核周因子、抗角蛋白抗体、抗环状瓜氨酸抗体）阳性有助于类风湿关节炎肾损害与原发性小血管炎肾损害的鉴别。

（3）复发性多软骨炎肾损害：复发性多软骨炎是一种较少见的炎性破坏性自身免疫性疾病，8% 的患者出现肾损害，表现为血尿、蛋白尿、管型尿，最终可致肾功能不全。肾组织病理学检查示轻度系膜增生型或局灶性节段性新月体型肾小球肾炎，应注意与原发性小血管炎肾损害相鉴别。复发性多软骨炎以软骨受累为主要表现，可致鼻梁塌陷、听力障碍、气管狭窄，耳郭受累最多见，而无鼻窦受累，此点可与 GPA 相鉴别；实验室检查 ANCA 阴性，活动期抗Ⅱ型胶原抗体阳性有助于本病诊断。

5. 继发于感染性疾病的肾损害 部分感染性疾病，如亚急性感染性心内膜炎、脓毒症、深部真菌感染、分枝杆菌感染、放线菌病、梅毒，均可以出现包括肾损害在内的全身多系统损害，并可出现 ANCA 阳性，此时应注意与原发性小血管炎肾损害相鉴别。感染伴发的 AN-CA 与药物诱导的 ANCA 具有相似之处，即可识别多种靶抗原，如 MPO、PR3、人白细胞弹力蛋白酶、乳铁蛋白、抗杀菌通透性/增高蛋白等，而原发性小血管炎中的 ANCA 仅识别一种靶抗原，PR3 或 MPO。另外伴发 ANCA 的感染性疾病患者血清内还可出现多种自身抗体，如抗核抗体、抗 β_2 糖蛋白Ⅰ抗体，并出现冷球蛋白血症、低补体血症，此点也可与原发性小血管炎肾损害相鉴别。应用有效的抗生素治疗，能够缓解临床表现，ANCA 滴度逐渐下降甚至转阴，有助于感染性疾病的诊断。

七、治疗

治疗方案的选择应根据病情轻重、是否有重要脏器受累以及是否合并威胁生命的并发症而定，应做到因人而异。治疗可分为 3 期，即诱导缓解、维持缓解以及控制复发。2009 年欧洲抗风湿病联盟（European League Against Rheumatism，EULAR）推荐糖皮质激素联合环磷酰胺作为全身型原发性小血管炎的诱导缓解治疗；对于无重要脏器受累、无威胁生命并发症的患者，可应用糖皮质激素联合甲氨蝶呤作为诱导缓解的治疗方案。对于维持缓解阶段，可采用小剂量激素联合硫唑嘌呤，或联合甲氨蝶呤，或联合来氟米特治疗，一般维持治疗至少 1.5 ~ 2 年。

（一）药物治疗

1. 糖皮质激素 泼尼松 1mg/（kg·d），晨顿服或分次服用，一般服用 4 ~ 8 周或以后逐渐减量，病情缓解后以维持量治疗，维持量有个体差异，建议小剂量泼尼松（≤10mg/d）维持 2 年或更长。对于重症患者和肾功能进行性恶化的患者，可采用甲泼尼龙冲击治疗，每次 0.5 ~ 1.0g 静脉滴注，每日或隔日 1 次，3 次为 1 个疗程，1 周后视病情需要可重复。激素治疗期间注意防治不良反应。不宜单用泼尼松治疗，因缓解率下降，复发率升高。

2. 环磷酰胺 可采用口服，剂量 2mg/（kg·d）（最大量≤200mg/d），持续 12 周。亦可采用环磷酰胺静脉冲击疗法，剂量 0.5 ~ 1g/m² 体表面积，每月 1 次，连续 6 个月，严重者用药间隔可缩短为 2 ~ 3 周，以后每 3 个月 1 次，至病情稳定 1 ~ 2 年（或更长时间）可停药观察。口服不良反应高于冲击治疗。用药期间需监测血常规和肝功能、肾功能。

3. 硫唑嘌呤 由于环磷酰胺长期使用不良反应多，诱导治疗一旦达到缓解（通常 4 ~ 6 个月）后可以改用硫唑嘌呤，2mg/（kg·d）口服，维持至少 1 年。应注意不良反应，尤其是骨髓抑制。

4. 甲氨蝶呤 甲氨蝶呤（20 ~ 25mg/周，口服或静脉）可替代环磷酰胺用于无重要脏器受累及威胁生命的并发症且肾功能正常的患者。开始 15mg/周，1 ~ 2 个月或以后增加至 20 ~ 25mg/周，4 周后可逐渐减量，但是在最初 3 个月内不应低于 15mg/周，应检测骨髓抑制、肝功异常等不良反应的发生。

5. 来氟米特 有报道来氟米特（20 ~ 30mg/d）口服用于原发性小血管炎的维持缓解治疗疗效优于甲氨蝶呤，但副作用多于甲氨蝶呤，用药过程中应监测肝功异常等不良反应的发生。

6. 霉酚酸酯　初始用量 1.5g/d，分 2 次口服，维持 3 个月，维持剂量 1.0g/d，分 2 次口服，维持 6~9 个月。

7. 丙种球蛋白　静脉注射丙种球蛋白（Intra-Venous Immunoglobulin，IVIG）可用于对标准治疗疗效差或复发的患者，丙种球蛋白与补体和细胞因子网络相互作用，提供抗独特型抗体作用于 T、B 细胞。大剂量丙种球蛋白还具有广谱抗病毒、细菌及中和循环性抗体的作用。一般与激素及其他免疫抑制药合用，剂量为 300~400mg/（kg·d），连用 5~7d。

8. 环孢素　作用机制为抑制白细胞介素-2 的合成，抑制 T 细胞的激活。优点为无骨髓抑制作用，但免疫抑制作用也较弱。常用剂量为 3~5mg/（kg·d）。

9. 生物制剂　利妥昔单抗（Rituximab）是一种能特异性降低 B 细胞数量的单克隆抗体，多个临床试验及病例报道中显示能够诱导难治性或复发性 AAV 的缓解或部分缓解。也有研究报道抗胸腺细胞球蛋白或肿瘤坏死因子（TNF）-α 抑制药应用于难治性患者或经常规治疗多次复发患者，部分患者取得较好疗效，但最终疗效还需要更多的临床资料证实。

（二）血浆置换

对于重症原发性小血管炎患者，如伴发快速进展型肾损害，血肌酐进行性升高，或合并肺泡出血，可应用血浆置换治疗与激素、免疫抑制药合用，对于保护肾功能、提高整体存活率可能有效，但缺乏大规模临床研究的证据，现有一项评估血浆置换对 AAV 患者病死率及终末期肾衰竭的影响的多中心临床实验正在进行中。

（三）透析或肾移植

少数进入终末期肾功能衰竭者需要依赖维持性透析或进行肾移植，肾移植后仍有很少数患者会复发，复发后仍可用糖皮质激素和免疫抑制药治疗。

八、预后

近年，由于激素和免疫抑制药应用，原发性小血管炎的预后已大为改观。影响预后的因素包括：糖皮质激素的副作用、恶性肿瘤风险增加及进行性器官功能衰竭。血肌酐水平、肺部病变的出现、肾脏病变的严重程度及白细胞计数均对预后有重要的预测作用。肺出血的出现是决定患者生存的最重要因素。肾穿刺发现肾毛细血管襻严重坏死、新月体多且体积大、广泛肾小球及间质纤维化和小管萎缩均为不良预后的征兆。血肌酐水平升高（>350μmol/L）和外周血白细胞水平升高（>16×10⁹/L）也与预后不良相关。影响预后的关键是及早治疗，尤其是对呈大咯血及急进性肾炎表现者，早期诊断、早期治疗十分重要。

（李　芬）

第二节　过敏性紫癜肾炎

一、流行病学

过敏性紫癜好发于儿童，80%~90% 发病年龄 7~13 岁，2 岁以下罕见。随年龄增长，发病率逐渐降低。男女发病比例为（1.2~1.8）：1。

过敏性紫癜的发病率存在地区差异，且与 IgA 肾病相似。在欧洲尤其法国、意大利、西班牙和英国、芬兰以及亚洲如中国、日本、新加坡等国患病率高，而北美洲和非洲国家患病率较低。黑种人和印第安人罕见本病。

过敏性紫癜肾炎是儿童最常见的继发性肾脏病，在成年人，过敏性紫癜肾炎的比例仅次于狼疮肾炎，在西方，过敏性紫癜肾炎占继发性肾脏疾病的 10% ~ 50%。

二、病因和致病机制

(一) 病因

过敏性紫癜病因尚未明确，许多患者常有近期感染史，但未能证明与链球菌感染的肯定关系，但 2/3 患者发病前有明确的诱因，如感染或变态反应。各种感染如细菌、病毒、衣原体及寄生虫等均可诱发过敏性紫癜。另外，寒冷、药物和食物过敏，昆虫叮咬等，也可诱发本病。

(二) 发病机制

过敏性紫癜的确切发病机制尚不明确，主要与体液免疫异常有关，也涉及细胞免疫异常，同时有多种细胞因子与炎性介质和遗传因素的参与。但已明确它是一种系统性免疫复合物疾病，为 IgA 循环免疫复合物相关的小血管炎及毛细血管损害。免疫复合物沉积于血管壁，导致血管通透性增高，血液成分渗出，引起皮肤、黏膜、内脏器官等多部位病变。在过敏性紫癜肾炎，肾小球系膜区和毛细血管襻均存在 IgA 为主的免疫复合物沉积。

三、病理改变

肾活检光镜检查与 IgA 肾病类似，表现为系膜增生性肾小球肾炎，并可伴不同程度的新月体形成。既有肾小球系膜细胞增生，又有系膜基质扩张；病变既可为局灶性，也可为弥漫性。严重的病例可见多形核白细胞和单个核细胞在肾小球毛细血管襻浸润，甚至可见襻坏死，多伴节段新月体，病变处毛细血管襻常与包曼囊壁粘连。经单克隆抗体检测证实，浸润的细胞为单核细胞/巨噬细胞，以及 CD$_4$ 和 CD$_8$ 阳性 T 细胞。少数病例也可表现为膜增生性肾炎，出现肾小球基底膜双轨形成。肾小管间质病变程度一般与肾小球病变平行。肾小球毛细血管襻内严重增生，若伴有新月体形成时，间质可出现水肿、多灶性单个核细胞浸润、近曲小管上皮细胞出现扁平、空泡变性、刷状缘脱落或灶性坏死，管腔内可见红细胞管型。过敏性紫癜肾炎的肾小管间质病变较原发性 IgA 肾病更为常见。

免疫荧光特征与 IgA 肾病基本相同，以肾小球弥漫颗粒状 IgA 伴 C3 沉积为特征。IgA 主要沉积于系膜区，也可沿毛细血管襻沉积。绝大多数同时伴有 C3 沉积，但 Clq 和 C4 沉积少见，且强度较弱，说明没有激活补体的经典途径。可伴有 IgG、IgM 沉积，伴 IgG 或 IgM 沉积者，临床表现与病理改变较重。

电镜检查可见系膜细胞和系膜基质增生，免疫复合物样电子致密物沉积，有广泛的系膜区和内皮细胞下不规则电子致密物沉积，偶见上皮细胞下电子致密物沉积。伴新月体形成者，可见基底膜断裂、管腔内中性粒细胞浸润。

国际儿童肾脏病学会（ISKDC）制定的分级标准是目前最常用的方法之一，其分级的主要依据是肾小球新月体数量和肾小球内毛细血管襻内增生程度（表 12 - 4）。

表 12 - 4　过敏性紫癜肾炎病理分级（ISKDC）

分级		病理改变
Ⅰ	轻微肾小球异常	
Ⅱ	单纯系膜增生	a. 局灶分布 . b. 弥漫分布
Ⅲ	新月体/节段性病变 <50%	a. 伴节段系膜增生
Ⅳ	新月体/节段性病变 50% ~75%	b. 伴弥漫系膜增生
Ⅴ	新月体/节段性病变 >75%	
Ⅵ	假性系膜毛细血管性肾小球肾炎	

四、临床表现

（一）肾外表现

1. 皮疹　过敏性紫癜的特征性皮疹发生在四肢远端、臀部及下腹部，多成对称性分布，为出血性斑点，稍高于皮肤表面，可有痒感，1~2周或以后逐渐减退，常可分批出现，几乎所有患者均有此损害。

2. 关节症状　多发性非游走性关节肿痛，见于约 2/3 的患者，多发生在距小腿关节，少数发生在腕和手指关节。

3. 胃肠道症状　最常见为腹痛，以脐周和下腹部为主，为阵发性绞痛。腹痛可相当严重，有时被误诊为急腹症而予剖腹探查。腹痛可伴恶心、呕吐及血便，儿童有时可并发肠梗阻、肠套叠和肠出血。

4. 其他系统表现　如神经系统、肺部、生殖系统等，主要见于儿童患者。中枢神经系统受累时，可表现为头痛、烦躁不安、意识障碍、癫痫、共济失调等，多数为一过性发作，除脑出血或梗死外，一般不留后遗症。亦可导致肺间质病变，肺气体弥散功能下降，但多数无临床症状，极少数并发肺泡出血。

（二）肾脏表现

过敏性紫癜肾损害发生率，各家报道不一，与研究对象、肾损害判断标准、观察时间长短不同有关。国外报道儿童过敏性紫癜肾损害发生率 20% ~58%，成年人肾损害发生率高于儿童，为 49% ~78%。国内报道过敏性紫癜儿童 35.8% ~55.5% 有肾损害的临床表现。如果行肾穿刺病理检查，肾脏受累比例可能更高。因为在尿检正常的过敏性紫癜患者，肾活检可发现Ⅱ级、甚至Ⅲ级的病理改变。皮疹持续发生一个月以上或反复发作、年长儿童、伴有胃肠道出血或关节炎及血浆Ⅶ因子活性降低者，均易累及肾脏，对这部分患者应加强肾脏损害的监测。

绝大多数肾损害在皮疹出现后 4 周内发生，3.4% ~20% 可在皮疹 3 个月至 3 年后才出现肾损害。极少数以肾脏损害为首发，数月甚至数年后才表现出典型的皮肤紫癜，而常被误诊为 IgA 肾病。

过敏性紫癜肾炎可表现为多种临床综合征，包括孤立性血尿或蛋白尿、血尿伴蛋白尿、肾病综合征、孤立或反复肉眼血尿、急性肾炎综合征和急进性肾炎综合征等。几乎所有儿童患者病初均有镜下血尿，绝大部分伴蛋白尿，少部分表现为孤立性蛋白尿。30% ~50% 儿童和成年人过敏性紫癜肾炎，以急性肾炎综合征起病，临床表现为水肿、血尿，可伴高血压和血清肌酐升高。肉眼血尿发生率约 20%，肾病性蛋白尿占 20% ~45%，多数伴有急性肾炎综合征。肾功能不全及高血压发生率低。少部分患者可表现为一过性蛋白尿或血尿，如果不及早检测尿液，容易漏诊。

成年人过敏性紫癜肾炎临床表现较儿童患者重，高血压、肉眼血尿和肾功能不全的比例高于儿童。与 IgA 肾病类似，极少数过敏性紫癜肾炎可因肉眼血尿，形成红细胞管型，堵塞肾小管，而导致急性肾衰竭。

为了便于临床判断病情选择治疗方案，南京军区南京总医院解放军肾脏病研究所综合肾损害临床和病理改变的严重程度，将过敏性紫癜肾炎分为轻型、中型和重型 3 种类型（表12 -5）。

表 12 -5　过敏性紫癜肾炎临床分型

类型	尿蛋白 (g/24h)	血尿	高血压	肾功能损害	肾活检病理改变
轻型	<2.0	镜下	无	无	肾小球系膜增生，或轻度间质病变
中型	≥2.0	大量镜下血尿或肉眼血尿	可有	轻度	弥漫肾小球系膜增生或局灶节段硬化，新月体 <30%，伴毛细血管襻坏死
重型	>3.0	大量镜下血尿或肉眼血尿	有	有	重度肾小球系膜增生，新月体 >30%，伴毛细血管襻坏死

（三）临床—病理联系

肾损害的临床表现与肾脏病理分级有关。临床仅有少量蛋白尿者一般为 I、II 级，无新月体形成。蛋白尿越多，病变相对越重，尤其是儿童患者，非肾病性大量蛋白尿常常有新月体形成，肉眼血尿患者约 22% 有新月体形成。有肾功能不全者，组织学病变更严重。但肾损害表现并不总与肾活检病理改变相平行，尿检正常的过敏性紫癜患者，肾活检病理仍可见 II 级或III级病变。因此，对紫癜性肾炎患者应强调临床与病理相结合，以判断病情和指导治疗。

五、辅助检查

过敏性紫癜肾炎有 50% ~70% 的患者血清 IgA 水平升高，1/3 患者在过敏性紫癜肾炎活动期或缓解期，血液中可检测到含 IgA 的循环免疫复合物或 IgA 类风湿因子。有 50% 患者血清中可检出 IgA 型抗磷脂抗体、IgA 型抗内皮细胞抗体（IgA - AECA）和 ANCA 等。ANCA 的免疫球蛋白类型绝大多数为 IgA 型，但 ANCA 的靶抗原不同于原发性血管炎，仅极少数针对髓过氧化物酶或蛋白酶 3。

血清补体一般正常，约 1/2 患者血浆 C3d 增加，此与临床疾病活动性无关，但与组织学病变的严重性一致。部分患者血清冷球蛋白可升高。

六、诊断及鉴别诊断

（一）诊断

过敏性紫癜肾炎的确切诊断须依据临床表现和病理特征。临床表现有典型皮肤紫癜且无血小板减少，伴或不伴关节痛、腹痛、皮肤划痕症阳性者，诊断并不困难，但确诊须依据受累皮肤活检结果显示白细胞破碎性血管炎伴 IgA 沉积。或肾活检显示肾小球以 IgA 为主的免疫复合物沉积。对临床症状不典型者，组织活检对确定诊断更为重要。

1990 年，美国风湿病协会制订的过敏性紫癜诊断包括：①可触及的皮肤紫癜；②发病年龄＜20 岁；③急腹痛；④活检显示小动脉或小静脉中性粒细胞浸润。符合以上 2 项或 2 项以上者，可诊断为过敏性紫癜，其敏感性和特异性约 90%。在此基础上，欧洲最近提出了新的诊断标准，即皮肤紫癜不伴血小板减少或凝血功能障碍，同时伴有以下一项或一项以上表现者：①弥漫性腹痛；②关节炎/关节痛；③组织活检显示以 IgA 为主的免疫复合物沉积。

对过敏性紫癜患者应及早检查尿液，以明确有无肾脏受累，即使病初尿液检查无异常，也应定期复查。对有明显肾损害（如蛋白尿、血尿）或肾功能损害者，应行肾活检病理检查，以明确病理改变特征，并以此作为治疗选择和预后判断的重要依据。

（二）鉴别诊断

过敏性紫癜肾炎须与其他表现为皮肤紫癜伴肾脏损害的疾病，如 ANCA 相关性血管炎、狼疮性肾炎、冷球蛋白血症性肾炎及以 IgA 沉积为主的感染后肾小球肾炎等相鉴别。如果肾脏损害发生在皮疹前，还须与 IgA 肾病鉴别。

1. ANCA 相关性血管炎　本类疾病包括微型多血管炎、Wegener 肉芽肿等，均可表现有皮肤紫癜、关节痛和肾炎。成年患者表现为皮肤紫癜伴肾炎，尤其血清 ANCA 阳性时，须首先除外 ANCA 相关性血管炎。但 ANCA 相关性血管炎发病年龄较大，肺出血发生率高，大多数血清 ANCA 阳性（免疫荧光法和 ELISA），肾组织病理检查见肾小管毛细血管襻坏死，新月体更加突出，且无明显免疫复合物沉积，可与过敏性紫癜肾炎相鉴别。ANCA 相关性血管炎，在无坏死或新月体形成的肾小球系膜病变较轻，而过敏性紫癜肾炎常有广泛系膜病变。

2. 狼疮肾炎　少部分狼疮肾炎可伴免疫性血小板减少性紫癜或血栓性血小板减少性紫癜；Ⅲ型及Ⅳ型狼疮肾炎伴狼疮性血管病变及血清 ANCA 阳性者，皮肤紫癜发生率相对较高，过敏性紫癜肾炎须与之鉴别。但狼疮肾炎患者女性多见，发病年龄较大，多伴有其他脏器损害，同时血清多种自身抗体阳性，低补体血症，肾活检显示肾组织中大量以 IgG 为主的免疫复合物且伴 C1q 沉积，可与过敏性紫癜肾炎相鉴别。

3. 混合性冷球蛋白血症　可导致肾小球肾炎，皮肤紫癜及关节痛，少数混合性冷球蛋白包含 IgA（单克隆 IgA，或 IgA－类风湿因子），可造成伴 IgA 沉积的皮肤白细胞破脆性血管炎和肾小球肾炎，因而与过敏性紫癜肾炎类似。IgA 冷球蛋白血症的肾损害，可表现为局灶系膜增生、新月体肾小球肾炎或膜增生性肾小球肾炎，毛细血管襻内可见冷球蛋白栓子，但无类似于 IgG－IgM 冷球蛋白血症性肾炎在电镜下所见的圆柱状或环状结构。此外，冷球蛋白血症大多存在其他疾病，如丙型肝炎病毒或乙型肝炎病毒感染，淋巴系统疾病等血清冷球蛋白水平异常升高。

4. 感染后肾小球肾炎　本病少部分因沉积的免疫球蛋白以 IgA 为主，患者的皮肤感染也表现为紫癜样皮疹，可有一过性关节痛和胃肠道症状，而常误诊为过敏性紫癜肾炎。但感染后肾小球肾炎急性期，存在低补体血症，肾小球弥漫性内皮增生更加明显，电镜检查见上皮侧有驼峰状电子致密物沉积，无内皮下及系膜区沉积。即使在感染后肾小球肾炎恢复期，仍可见免疫复合物吸收区。而过敏性紫癜肾炎多表现为节段内皮细胞增生，免疫复合物以系膜沉积为主，可伴内皮下沉积，上皮侧沉积物少见。

5. IgA 肾病　除无肾外症状外，IgA 肾病与过敏性紫癜肾炎的肾脏病理及免疫病理特征非常相似。过敏性紫癜肾炎如果肾损害在前，皮肤紫癜发生在后，常被误诊为 IgA 肾病。因此，在 IgA 肾病中可能存在部分"无皮肤紫癜的过敏性紫癜肾炎"。对具有下列临床表现和病理改变特征的 IgA 肾病，应仔细询问皮肤、关节及腹痛病史，并在随访中注意观察有无肾外表现，以排除过敏性紫癜肾炎：①临床有肉眼血尿发作。②肾活检显示有较多毛细血管襻坏死、节段新月体，即血管炎型 IgA 肾病。③免疫荧光示大量 IgA 沿肾小球毛细血管襻沉积，并伴有纤维素沉积。④电镜检查示肾小球除系膜区和系膜旁区电子致密物沉积外，还有较多的内皮下伴上皮侧，或基底膜内电子致密物沉积。

七、治疗

过敏性紫癜肾炎应根据患者的年龄、临床表现和肾损害程度不同选择治疗方案。目前，虽缺乏大样本的前瞻性临床对照研究，但对重型过敏性紫癜肾炎均主张采用大剂量糖皮质激素（简称激素）联合细胞毒药物，以积极控制肾脏急性炎症性病变，同时应抑制肾小球系膜细胞增生和细胞外基质成分的产生，预防和延缓慢性肾脏病变进展。由于成年人患者肾损害较重，预后较儿童患者差，因而治疗应更加积极。

（一）一般治疗

在疾病活动期，应注意休息和维持水、电解质平衡。水肿、大量蛋白尿者可给予低盐、限水和避免摄入高蛋白食物。有消化道症状者应给予易消化食物、腹痛者可给予阿托品和山莨菪碱对症治疗。消化道出血时应禁食，可用质子泵抑制药如法莫替丁、奥美拉唑等和激素。

为预防紫癜复发而加重肾脏损害，应注意预防上呼吸道感染、清除慢性感染病灶（如慢性扁桃体炎、咽炎）、积极寻找可能的致敏原，并避免再次接触。

（二）常用的治疗药物

1. 糖皮质激素　激素并不能预防过敏性紫癜累及肾脏，因此，单纯皮肤紫癜患者可不用激素，但对已经出现肾脏损害者应给予激素治疗。大量研究表明，激素能减轻过敏性紫癜肾炎的蛋白尿、血尿，改善肾功能，伴有急性关节炎、消化道出血或肺出血者，需激素治疗，可选择泼尼松口服，剂量为：儿童 1~2mg/（kg·d），一般服用 4 周后减量。对临床表现为急进性肾炎、肾病综合征或肾活检显示大量新月体形成者，可先行甲泼尼龙静脉注射，剂量为 0.5g/d，一般连续使用 3d，以后改为激素口服。激素疗程不统一，少数研究中激素总疗程 3~6 个月，对病情较重尤其反复复发者，临床缓解后，泼尼松可隔天服用，并长时间维持治疗。

2. 雷公藤　雷公藤内酯醇具有抗炎和免疫抑制作用，能抑制 IL-2 产生和 T 细胞活化，抑制 NF-κB 活化，抑制抗体产生，还能改善足细胞表面蛋白分子的结构和分布，从而减少蛋白尿。雷公藤内酯醇能抑制过敏性紫癜肾炎患儿外周血 T 细胞活化、增加淋巴细胞凋亡；增加糖皮质激素受体表达，从而增强激素的疗效。雷公藤总苷可与激素联用或单独应用治疗过敏性紫癜肾炎，适用于单纯蛋白尿、单纯血尿或血尿和蛋白尿并存，肾活检病理示没有新月体和毛细血管襻坏死的轻 - 中型病例。

3. 环磷酰胺　与激素联合用于治疗重型紫癜性肾炎，临床研究显示有明显疗效，但大多数为非对照研究。国内研究也证明，环磷酰胺对儿童和成年人重型过敏性紫癜肾炎均有确切疗效，环磷酰胺多采用间断静脉注射的方法。对儿童患者应用大剂量环磷酰胺带来的性腺毒性作用、感染的并发症，常常限制了环磷酰胺的临床应用，环磷酰胺的累积总量一般不超过 8~9g。

4. 霉酚酸酯　是一种新型免疫抑制药，它选择性抑制 T、B 细胞的增生及白细胞、内皮细胞黏附分子的表达，有阻止白细胞向炎症部位聚集、抑制内皮细胞增殖和血管生成作用。

5. 其他药物　硫唑嘌呤、环孢素等也用于重型过敏性紫癜肾炎的治疗。除免疫抑制药外，尿激酶、抗血小板制剂如双嘧达莫、抗凝血药物（如华法林）等也与激素及细胞毒药物联用，用于治疗重型过敏性紫癜肾炎，但因缺乏对照，其疗效难以确定。

（三）血浆置换

临床表现为急进性肾小球肾炎、肾活检显示有大量新月体形成（＞50%）的过敏性紫癜肾炎，进展至终末期肾衰竭风险极大，对这类重型病例应采取更加积极的治疗措施，如血浆置换、或单独应用血浆置换，可减轻肾损害，延缓肾衰竭进展的速度。

（四）分型治疗

根据病情轻重选择治疗方法，是过敏性紫癜肾炎治疗的基本原则。

1. 轻型过敏性紫癜肾炎　急性期口服泼尼松 0.6mg/（kg·d），同时服用雷公藤总苷 1mg/（kg·d）和中药大黄制剂。泼尼松服用 4 周后逐渐减量，每 2 周减 5mg/隔天至隔天顿服，维持量为隔天 10mg。经上述治疗尿蛋白持续转阴者，可停用激素，继续服用雷公藤总苷和大黄制剂。总疗程 1 年以上。

2. 中型过敏性紫癜肾炎　先使用甲泼尼龙 0.5g 静脉滴注，每天 1 次，连用 3d 后改为口服泼尼松 0.5mg/（kg·d），同时服用雷公藤总苷 1mg/（kg·d）和中药大黄。泼尼松减量方法同轻型。经上述治疗尿蛋白持续转阴者，可停用激素，继续用雷公藤总苷和大黄制剂维持。维持期应注意控制慢性纤维化病变的发展，可加用血管紧张素转化酶抑制药或血管紧张素 II 受体拮抗药，治疗总疗程为 2 年以上。

3. 重型过敏性紫癜肾炎　急性期可采用大剂量激素联合霉酚酸酯或环磷酰胺。激素使用方法同中型，病情严重者甲泼尼龙可追加一个疗程。甲泼尼龙静脉冲击治疗结束后，开始使用霉酚酸酯或环磷酰胺，同时服用中药大黄制剂和 ACEI 或 ARB。血压升高者，应积极控制血压。

八、预后

过敏性紫癜肾炎总体预后良好，但肾脏存活率各家报道不一。大多数研究表明，儿童患者的预后好于成年人。起病初，表现为单纯血尿和（或）蛋白尿者，较急性肾炎综合征、肾病综合征及肾炎伴肾病综合征预后好。过敏性紫癜肾炎的预后与肾脏病理改变级别呈负相关，进展至终末期肾衰竭者，肾活检病理改变几乎均为 III 级以上。起病年龄大、大量蛋白尿和新月体比例超过 50% 者，预后差。

大多数患者仅为局灶性肾小球累及和一过性血尿、蛋白尿，肾脏预后良好，多在几个月内消失。某些严重病变如急性肾衰竭、肾病综合征范围的蛋白尿及肾穿刺发现新月体形成，不能自行缓解。重症患者的长期预后仍不佳，最终发展成肾衰竭。疾病初期肾穿刺有硬化和纤维化的，通常预后不良。不论儿童或成年人过敏性紫癜肾炎，临床表现为肾病综合征或急性肾炎伴肾病综合征，起病初血清肌酐升高并伴高血压，肾活检显示有大量新月体、间质纤维化和肾小管萎缩严重者，远期预后差。

（李　芬）

第十三章

贫血性疾病

第一节　再生障碍性贫血

再生障碍性贫血（aplastic anemia，AA）简称再障，系由多种病因引起，以造血干细胞数量减少和质的缺陷为主所致的造血障碍，导致红骨髓总容量减少，代以脂肪髓，骨髓中无恶性细胞，无广泛网硬蛋白纤维增生，临床上以全血细胞减少为主要表现的一组综合征。

一、流行病学

据国内 21 个省（市）自治区的调查，年发病率为 0.74/10 万，明显低于白血病的发病率；慢性再障的发病率为 0.6/10 万，急性再障为 0.14/10 万；各年龄组均可发病，但以青壮年多见；男性发病率略高于女性。西方国家发病率低于我国，为 0.2/10 万。发病年龄有 2 个高峰：15~30 岁和 >60 岁。

二、分类和分型

分先天性和获得性两大类，以获得性居绝大多数。先天性再障甚罕见，其主要类型为 Fanconi 贫血。获得性再障可分为原发性和继发性两型。前者原因不明，很可能是免疫介导的，占大多数。又可按临床表现、血象和骨髓象的不同综合分型，分为急性和慢性两型；国外按严重度不同分为严重型、极严重型和非严重型。严重型再障（SAA）的划分标准须血象具备以下 3 项中 2 项：①中性粒细胞绝对值 $<0.5 \times 10^9/L$；②血小板数 $<20 \times 10^9/L$；③网织红细胞纠正值 <1%（网织红细胞纠正值 = % 网织红细胞 × 患者血细胞比容/45）。骨髓细胞增生程度低于正常的 25%，如 <50%，则造血细胞 <30%。其中中性粒细胞绝对值 $<0.2 \times 10^9/L$ 者称极重型再障（VSAA）。1987 年第四届全国再障学术会议上将急性再障称为重型再障I型，慢性再障后期发生恶化者称为重型再障II型。临床上以严重型、极严重型及慢性型分型较为实用。

三、病因

继发性再障可能和下列因素有关。

1. 药物　药物性再障有 2 种类型。

（1）和剂量有关：一般是可逆的，如各种抗肿瘤药。细胞周期特异性药物如阿糖胞苷和甲氨蝶呤等，主要作用于容易分裂的较成熟的多能干细胞，因此发生全血细胞减少时骨髓仍保留一定量的多能干细胞，停药后再障可以恢复；白消安和亚硝脲类不仅作用于进入增殖周期的干细胞，而且也作用于非增殖周期的干细胞，因此常导致长期骨髓抑制难以恢复。此外，无机砷、雌激素、苯妥英钠、吩噻嗪、硫尿嘧啶及氯霉素等也可引起与剂量有关的骨髓抑制。

（2）和剂量关系不大：仅个别患者发生造血障碍，多系药物的特异质反应，常导致持续性再障。这类药物种类繁多，常见的有氯（合）霉素、有机砷、米帕林、三甲双酮、保泰松、金制剂、氨基比林、吡罗昔康（炎痛喜康）、磺胺、甲砜霉素、卡比马唑（甲亢平）、甲巯咪唑（他巴唑）、氯磺丙脲等。药物性再障最常见是由氯霉素引起的。据国内调查，半年内有服用氯霉素者发生再障的危险性为对照组的 33 倍，并且有剂量 – 反应关系。氯霉素可发生上述 2 种类型的药物性再障，氯（合）霉素的化学结构含有一个硝基苯环，其骨髓毒性作用与亚硝基 – 氯霉素有关。它可抑制骨髓细胞内线粒体 DNA 聚合酶，导致 DNA 及蛋白质合成减少，也可抑制血红素的合成，幼红细胞质内可出现空泡及铁粒幼细胞增多。这种抑制作用是可逆性的，一旦药物停用，血象即恢复。氯霉素也可引起和剂量关系不大的特异质反应，引起骨髓抑制多发生于服用氯霉素后数周或数月，也可在治疗过程中突然发生，这类作用往往不可逆。体外研究发现，氯霉素和甲砜霉素可抑制 CFU – E 和 CFU – C 的生长，因此很可能是通过对干细胞的毒性作用而引起再障。

2. 化学毒物　苯及其衍化物和再障的关系已为许多实验研究所肯定。苯进入人体易固定于富含脂肪的组织，慢性苯中毒时苯主要固定于骨髓，苯的骨髓毒性作用与其代谢产物（苯二酚、邻苯二酚）有关，酚类为原浆毒，可直接抑制细胞核分裂，所形成的半抗原可刺激免疫反应。由于不注意劳动保护，苯中毒致再障的发病率有所上升。苯中毒再障可呈慢性型，也可呈严重型，以后者居多。

3. 电离辐射　X 线、γ 线或中子可穿过或进入细胞，直接损害造血干细胞和骨髓微环境。长期超允许量放射照射（如放射源事故）可致再障。全身照射超过 700 ~ 1 000cGy 可致持久性再障，>4 000cGy 时骨髓微环境被破坏。

4. 病毒感染　病毒性肝炎和再障的关系已较肯定，称为病毒性肝炎相关性再障，是病毒性肝炎最严重的并发症之一，发生率 <1.0%，占再障患者的 3.2%。引起再障的肝炎类型至今尚未肯定，约 80% 由病因未明的病毒性肝炎引起，其余由乙型肝炎引起。肝炎相关性再障临床上有 2 种类型：急性型居多，起病急，肝炎和再障发病间期平均 10 周左右，肝炎已处于恢复期，但再障病情重，生存期短，发病年龄轻，大多系在病因未明的病毒性肝炎基础上发病；慢性型属少数，大多在慢性乙型肝炎基础上发病，病情轻，肝炎和再障发病间期长，生存期也长。肝炎病毒对造血干细胞有直接抑制作用，还可致染色体畸变，并可通过病毒介导自身免疫异常。病毒感染尚可破坏骨髓微循环。其他病毒如人类微小病毒 B_{19}、EB 病毒等也有个案报道。

5. 免疫因素　再障可继发于胸腺瘤、系统性红斑狼疮、嗜酸性筋膜炎和类风湿关节炎等，患者血清中可找到抑制造血干细胞的抗体。

6. 遗传因素　Fanconi 贫血系常染色体隐性遗传病，有家族性。贫血多发现在 5 ~ 10 岁，多数患者伴先天性畸形，特别是骨骼系统，如拇指短小或缺如、多指、桡骨缩短、体格矮小、小头、眼裂小、斜视、耳聋、肾畸形及心血管畸形等，皮肤色素沉着也很常见。本病

HbF 常增高。染色体异常发生率高，可见染色体断裂、缺失、染色单体互换、核内再复制、环形染色体畸形等；淋巴细胞培养加入 DNA 交联剂可显示大量染色体断裂。DNA 修复机制有缺陷，因此恶性肿瘤特别是白血病的发生率显著增高。10% 患儿双亲有近亲婚配史。

7. 阵发性睡眠性血红蛋白尿症（PNH） PNH 和再障的关系相当密切，20% ~ 30% PNH 可伴再障，15% 再障可发生显性 PNH，两者都是造血干细胞疾病。明确地从再障转为 PNH，而再障表现已不明显；或明确地从 PNH 转为再障，而 PNH 表现已不明显；或 PNH 伴再障及再障伴 PNH 红细胞，都可称为再障 – PNH 综合征。

8. 其他因素 罕有病例报道。再障在妊娠时再发，但多数学者认为可能是巧合。此外，再障尚可继发于慢性肾衰竭、严重甲状腺或腺垂体功能减退症等。

四、发病机制

1. 造血干细胞减少或缺陷 大量实验研究证实，造血干细胞缺乏或缺陷是再障的主要发病机制。再障患者不仅在骨髓涂片及活检中证实有形态可识别的造血细胞显著减少，且 CD34$^+$ 细胞也显著减少，骨髓祖细胞的体外培养显示 CFU – GM、BFU – E、CFU – E 与 CFU – GEMM 的集落形成均显著减少，并且有细胞丛/集落比值升高，长期培养起始细胞（LTC – IC）只有正常的 1%。临床和实验研究证实再障造血干细胞具有质的缺陷，其造血干细胞端粒长度缩短，再障与克隆性疾病之间的关系早已受到人们的关注，再障和 PNH 的关系密切，再障患者应用抗胸腺细胞球蛋白治疗后发展成克隆性疾病可高达 57%。

2. 免疫异常 获得性再障应用抗淋巴细胞球蛋白和（或）环孢素等免疫抑制治疗后，至少有 50% ~ 80% 的患者获得缓解，说明造血干细胞量的减少和质的缺陷很可能是免疫介导。再障骨髓中 T 细胞数量显著增多，活化 T 细胞的靶细胞可能是造血细胞。人类辅助性 T 细胞有 Th1 和 Th2 两种亚型。再障患者骨髓中 Th1 不足，Th2 型细胞因子相对不足，Th1/Th2 平衡向 Th1 偏移，导致 IFN – γ、IL – 2 和 TNF – α 产生过多。通过对再障患者外周血及骨髓淋巴细胞造血抑制性克隆的研究，发现再障的发病仅与部分淋巴细胞克隆有关，很可能通过特定抗原刺激后而扩增的异常寡克隆淋巴细胞取代多克隆 T 细胞，能识别并杀伤表达该抗原的 CD$_{34}^+$ 造血细胞，从而导致造血衰竭。由于骨髓中 IFN – γ 和 TNF – α 产生过多，诱导 CD$_{34}^+$ 细胞上调 Fas 抗原的表达，通过 Fas/FasL（Fas 配体）启动凋亡使骨髓 CD$_{34}^+$ 细胞大量凋亡，从而引起造血干细胞减少。原发性获得性再障最近研究发现主要是缺乏 CD$_4^+$ CD$_{25}^+$ FOXp^{3+} 调节性 T 细胞，导致 T 细胞中 T – bet 蛋白增加，IFN – γ 增多，致造血抑制。

五、病理

1. 再障的骨髓病变 主要是造血组织减少，红骨髓总容量减少，代以脂肪组织。正常成人骨髓造血组织与脂肪组织比例约为 1∶1，再障时多在 2∶3 以上。造血灶中造血细胞（指粒、红和巨核系）减少，而"非造血细胞"（指淋巴细胞、浆细胞、组织嗜碱细胞和网状细胞）增多。骨髓中有血浆渗出、出血、淋巴细胞增生及间质水肿。严重型再障骨髓病变发展迅速而广泛；慢性再障则呈渐近性"向心性萎缩"，先累及髂骨，然后是脊突与胸骨。慢性再障尚存在代偿性增生灶，后者主要是幼红细胞增生伴成熟障碍。红系细胞不仅数量减少，还有质的缺陷。

2. 骨髓以外脏器病变 尸检见皮肤、黏膜出血外，尚有内脏出血，多见于心、胃肠、肺。脑出血的发生率为52.6%。出血的主要原因是血小板减少和血管壁异常，后者可见甲皱微血管形态和功能改变。血小板质也有异常，小型血小板占50%，外形不规则、突起少、质透明、颗粒少；血小板黏附性、聚集性和第3因子也明显低于正常。血中出现类肝素，蛋白C抗原含量及抗凝血酶活性增高。再障患者易并发各种感染，以革兰阴性杆菌包括大肠埃希菌、铜绿假单胞菌及金黄色葡萄球菌为主。细菌入侵途径除皮肤、黏膜外，胃肠道屏障功能降低或因出血及黏膜溃疡也是重要的入侵部位。机体防御功能减退和粒细胞、单核细胞减少以及淋巴组织萎缩都有密切关系，后者以严重型再障为主，导致不同程度的细胞及体液免疫异常。反复输血者可见含铁血黄素沉着，甚至发生铁负荷过多。本病的死亡原因主要为颅内出血、心力衰竭、肺水肿及各种严重感染。

六、临床表现

1. 严重型再障　起病急，进展迅速，常以出血和感染、发热为首起及主要表现。病初贫血常不明显，但随着病程发展呈进行性进展。患者几乎均有出血倾向，60%以上有内脏出血，主要表现为消化道出血、血尿、眼底出血（常伴有视力障碍）和颅内出血。皮肤、黏膜出血广泛而严重，且不易控制。病程中几乎均有发热，系感染所致，常在口咽部和肛门周围发生坏死性溃疡，从而导致败血症。肺炎也很常见。感染和出血互为因果，使病情日益恶化，如仅采用一般性治疗，多数在1年内死亡。

2. 慢性型再障　起病慢，以贫血为首起及主要表现；出血多限于皮肤黏膜，且不严重；可并发感染，但常以呼吸道为主，容易控制。若治疗得当、坚持不懈，不少患者可获得长期缓解以至痊愈，但也有部分患者迁延多年不愈，甚至病程长达数十年，少数到后期出现严重型再障的临床表现。

七、辅助检查

1. 血象　呈全血细胞减少，贫血属正常细胞型，亦可呈轻度大红细胞。红细胞轻度大小不一，但无明显畸形及多染现象，一般无幼红细胞出现。绝对不会有幼粒细胞出现。网织红细胞显著减少。

2. 骨髓象　严重型呈多部位增生减低或重度减低，三系造血细胞明显减少，尤其是巨核细胞和幼红细胞；非造血细胞增多，尤为淋巴细胞增多。慢性型不同部位穿刺所得的骨髓象很不一致，可从增生不良到增生象，但至少要有一个部位增生不良；如增生良好，晚幼红细胞（炭核）比例常增多，其核为不规则分叶状，呈现脱核障碍，但巨核细胞明显减少。慢性型可有轻度红系病态造血，但绝不会出现粒系和巨核细胞病态造血。骨髓涂片肉眼观察油滴增多，骨髓小粒镜检非造血细胞和脂肪细胞增多，一般在60%以上。

3. 骨髓活组织检查和放射性核素骨髓扫描　由于骨髓涂片易受周围血液稀释的影响，有时一两次涂片检查难以正确反映造血情况，而骨髓活组织检查估计增生情况优于涂片，可提高诊断的正确性。硫化^{99m}Tc或氯化^{111}In全身骨髓γ照相可反映全身功能性骨髓的分布，再障时在正常骨髓部位放射性摄取低下甚至消失，因此可以间接反映造血组织减少的程度和部位。

4. 其他检查　造血祖细胞培养不仅有助于诊断，而且有助于检出有无抑制性淋巴细胞或血清中有无抑制因子。成熟中性粒细胞碱性磷酸酶活力增高，血清溶菌酶活力减低。抗碱血红蛋白量增多。染色体检查除 Fanconi 贫血染色体畸变较多外，一般再障属正常，如有核型异常，须除外骨髓增生异常综合征。

八、诊断

再障诊断标准为：①全血细胞减少，网织红细胞绝对值减少；②一般无肝脾肿大；③骨髓检查显示，至少一个部位增生减低或重度减低（如增生活跃，巨核细胞应明显减少，骨髓小粒成分中应见非造血细胞增多。有条件者应做骨髓活检等检查）；④能除外其他引起全血细胞减少的疾病，如 PNH、骨髓增生异常综合征中的难治性贫血、急性造血功能停滞、骨髓纤维化、急性白血病、恶性组织细胞病等；⑤一般抗贫血药物治疗无效。有条件的单位应将骨髓活检作为再障诊断的必备条件。

九、鉴别诊断

1. PNH　尤其是血红蛋白尿不发作者极易误诊为再障。本病出血和感染较少见，网织红细胞增高，骨髓幼红细胞增生，尿中含铁血黄素、糖水试验、酸溶血试验及蛇毒因子溶血试验呈阳性反应，成熟中性粒细胞碱性磷酸酶活力低于正常，外周血红细胞、中性粒细胞或淋巴细胞 CD59 和 CD55 标记率降低等，均有助于鉴别。

2. 骨髓增生异常综合征（MDS）　其中难治性贫血型易和不典型再障相混淆，尤其是低增生 MDS。MDS 虽有全血细胞减少，但骨髓三系细胞均增生，巨核细胞也增多，三系中均可见有病态造血，染色体检查核型异常占 31.2%，骨髓组织切片检查可见"幼稚前体细胞异常定位"（ALIP）现象。

3. 低增生性急性白血病　多见于老年人，病程缓慢或急进，肝、脾、淋巴结一般不肿大，外周全血细胞减少，未见或偶见少量原始细胞。骨髓灶性增生减低，但原始细胞百分比已达白血病诊断标准。

4. 纯红细胞再障　溶血性贫血的再障危象和急性造血停滞可呈全血细胞减少，起病急，有明确诱因，去除后可自行缓解，后者骨髓象中可出现巨原红细胞。慢性获得性纯红再障如有白细胞和血小板轻度减少，需注意和慢性再障鉴别。

十、治疗

包括病因治疗、支持疗法和促进骨髓造血功能恢复的各种措施。慢性轻型一般以雄激素为主，辅以其他综合治疗，经过长期不懈的努力，才能取得满意疗效，不少患者血红蛋白恢复正常，但血小板长期处于较低水平，临床无出血表现，可恢复轻工作。严重型患者预后差，上述治疗常无效，诊断一旦确立，宜及早选用骨髓移植或抗淋巴细胞球蛋白（ALG）等治疗。

1. 免疫抑制剂　适用于年龄 >40 岁或无合适供髓者的严重型再障。最常用的是抗胸腺球蛋白（ATG）和 ALG。其机制可能主要通过去除抑制性 T 细胞对骨髓造血的抑制，也有认为尚有免疫刺激作用，通过产生较多造血调节因子促进干细胞增殖，此外可能对造血干细胞本身还有直接刺激作用。剂量因来源不同而异，马及猪 ALG 15~20mg/（kg·d），兔 ATG 3~5.0mg/（kg·d），共 5 天，用生理盐水稀释后先做过敏试验（1mg 加入 100ml 生理盐水中静滴 1 小时），如无反应，然后缓慢从大静脉内滴注，全量在 12~18 小时内滴完；同时静滴氢化可的松（100～200mg），1/2剂量在ALG/ATG滴注前用，另1/2在滴注后用。患者最好给予保护性隔离。为预防血清病，宜在第5天后口服泼尼松1mg/（kg·d），第15天后减半，第30天停用。不宜应用大剂量肾上腺皮质激素，以免引起股骨头无菌性坏死。疗效要3个月后才能评价，无效时可进行第2个疗程或换用其他制剂。严重型再障的有效率可达50%～70%，有效者50%可获长期生存。不良反应有发热、寒战、皮疹等过敏反应，以及中性粒细胞和血小板减少引起的感染和出血，滴注静脉可发生静脉炎，血清病在治疗后7～10天出现。环孢素由于应用方便、安全，因此比ALG/ATG更常用，其机制主要通过阻断IL-2受体表达来阻止细胞毒性T细胞的激活和增殖，抑制产生IL-2和IFN-γ。剂量为3～6mg/（kg·d），多数患者需要长期维持治疗，维持量为2～5mg/（kg·d）。出现疗效后最好能维持治疗2年。对严重再障的有效率也可达50%～60%，出现疗效的时间也需要3个月。不良反应有肝肾毒性作用、多毛、牙龈肿胀、肌肉震颤。为安全用药，宜采用血药浓度监测，安全有效谷浓度范围为200～300ng/ml。现代强烈免疫抑制治疗（指ALG/ATG和环孢素联合治疗，环孢素口服始于ATG/ALG治疗后的第14天）已成为严重型再障的标准治疗，有效率可达70%～80%，并且有效速度为2个月，快于单用ATG。强烈免疫抑制治疗的疗效已可和骨髓移植相近，但前者不能根治，且有远期并发症，如出现克隆性疾病，包括MIS、PNH和白血病等。欧洲血液和骨髓移植组采用ALG、环孢素、甲泼尼龙和rhG-CSF联合治疗，对重型再障的有效率已提高到82%。rhG-CSF可改善强烈免疫抑制治疗的早期粒细胞缺乏，以免早期死亡。免疫抑制治疗亦可用于慢性再障。其他免疫抑制剂尚有单克隆抗T细胞抗体及吗替麦考酚酯等。大剂量IVIG可封闭单核-巨噬细胞Fc受体，延长抗体包裹血小板的寿命，亦可封闭抑制性T细胞的作用，中和病毒和免疫调节效应，适用于严重型再障有致命出血表现伴血小板同种抗体阳性而使血小板输注无效时，以及病毒相关性严重再障的治疗。国外有应用大剂量环磷酰胺［45mg/（kg·d），连续4天］治疗严重型再障，但治疗相关病死率高而未被推荐，近来国内有学者将环磷酰胺剂量减为20～30mg/（kg·d）共4天取得成功。但上述免疫抑制剂的疗效均不及ALG/ATG和环孢素。

2. 骨髓移植　是治疗严重型再障的最佳方法，且能达到根治目的。移植后长期无病存活率可达60%～80%，但移植需尽早进行，因初诊者常输红细胞和血小板，这样易使受者对献血员的次要组织相容性抗原致敏，导致移植排斥的发生率升高。一旦确诊严重型或极严重型再障，具有HLA配型相结合的同胞供者，年龄<30岁，应首选异基因骨髓移植；如年龄在30～40岁，到底应首选骨髓移植或免疫抑制治疗，须视患者的一般情况而定；年龄在40～45岁的患者，应2个疗程标准免疫抑制剂治疗失败后才考虑骨髓移植治疗。HLA配型相合无关供者的骨髓移植适应证掌握必须严格，仅适用于<16岁小儿或<40岁的严重型患者（后者需2个疗程标准免疫抑制剂治疗失败），需要有采用高分辨技术配型Ⅰ类和Ⅱ类抗原完全相合的供者，并要在有经验的骨髓移植中心进行治疗。

3. 雄激素　为治疗慢性再障的首选药物。常用的雄激素有4类。

（1）17a烷基雄激素类：如司坦唑醇（康力龙）、甲氧雄烯醇酮、羟甲烯龙、氟甲睾酮、美雄酮（大力补）等。

（2）睾丸素酯类：如丙酸睾酮、庚酸睾酮、环戊丙酸睾酮、十一酸睾酮（安雄）和混合睾酮酯（丙酸睾酮、戊酸睾酮和十一烷酸睾酮，巧理宝）。

（3）非17a烷基雄激素类：如苯丙酸诺龙和葵酸诺龙等。

（4）中间活性代谢产物：如本胆烷醇酮和达那唑等。睾酮进入体内，在前列腺细胞内通过 5α 还原酶的作用形成活力更强的 5α 双氢睾酮，促使肾脏分泌红细胞生成素，巨噬细胞产生 GM - CSF；在肝细胞内经 5β 还原酶作用生成 5β 双氢睾酮和本胆烷醇酮，后两者对造血干细胞具有直接刺激作用，促使其增殖和分化。因此雄激素必须在一定量残存的造血干细胞基础上才能发挥作用，严重型再障常无效。慢性再障有一定疗效，但用药剂量要大，持续时间要长。丙酸睾酮 50 ~ 100mg/d 肌注；司坦唑醇（康力龙）6 ~ 12mg/d 口服；十一酸睾酮（安雄）120 ~ 160mg/d 口服；巧理宝 250mg 肌注，每周 2 次；十一酸睾酮 0.25g 肌注，每周 1 次，首次 1.0g。疗程至少 6 个月以上。国内报道的有效率为 34.9% ~ 81%，缓解率为 19% ~ 54%。红系疗效较好，一般在治疗后 1 个月网织红细胞开始上升，但血小板多难恢复。部分患者对雄激素有依赖性，停药后复发率达 25% ~ 50%，复发后再用药仍可有效。丙酸睾酮的男性化不良反应较大，出现痤疮、毛发增多、声音变粗、女性闭经、儿童骨成熟加速及骨骺早期融合。17a 烷基类雄激素的男性化不良反应较丙睾为轻，但肝脏毒性反应显著大于丙睾，多数患者服药后出现丙氨酸氨基转移酶升高，严重者发生肝内胆汁淤积性黄疸，但停药后可消散。

4. 其他治疗　包括支持疗法。凡有可能引起骨髓损害的物质均应设法去除，禁用一切对骨髓有抑制作用的药物。积极做好个人卫生和护理工作。对粒细胞缺乏者宜保护性隔离，积极预防感染。输血要掌握指征，准备做骨髓移植者移植前输血会直接影响其成功率，一般以输入浓缩红细胞为妥。严重出血者宜输入浓缩血小板，采用单产或 HLA 相合的血小板输注可提高疗效。反复输血者宜应用去铁胺排铁治疗。

中医药"治宜补肾为本，兼益气活血"。常用中药为鹿角胶、仙茅、仙灵脾、黄芪、生熟地、首乌、当归、苁蓉、巴戟、补骨脂、菟丝子、枸杞子、阿胶等。笔者所在医院对慢性再障患者进行中西医结合治疗，获得满意疗效。

十一、预防

（1）对造血系统有损害的药物应严格掌握使用指征，防止滥用。在使用过程中要定期观察血象。

（2）对接触损害造血系统毒物或放射物质的工作者应加强各种防护措施，定期进行血象检查。

（3）大力开展防治病毒性肝炎及其他病毒感染工作。

十二、纯红细胞再生障碍性贫血

纯红细胞再生障碍性贫血（pure red cell aplasia，PRCA）简称纯红再障，系骨髓红细胞系列选择性再生障碍所致的一组少见综合征。发病机制多数与自身免疫有关。临床上可分为先天性和获得性两大类。获得性又可按病因分为原发性和继发性，按病程分为急性和慢性两型。我国在 20 世纪 80 年代前报道的 PRCA 共 95 例，其中先天性 23 例，合并胸腺瘤 6 例，继发性 29 例，原发性 37 例。

本症共同的临床表现是有严重进行性贫血，呈正常红细胞性或轻度大红细胞性贫血，伴网织红细胞显著减少或缺如，外周血白细胞和血小板数正常或接近正常；骨髓有核细胞并不减少，粒系和巨核系增生正常，但幼红细胞系显著减少，应 <3% ~ 5%，甚至完全缺乏。个

别患者可见幼红细胞系成熟停顿于早期阶段，出现原红细胞小簇且伴巨幼样变，但缺乏较成熟的幼红细胞。铁动力学测定显示其本质是红细胞生成障碍。

（一）先天性纯红再障

先天性纯红再障（diamond - blackfan 贫血）90% 于初生到 1 岁内起病。患者为常染色体显性遗传，少数为隐性遗传。通过连锁分析揭示其遗传基因位点至少有 3 个，其中 2 个位点已确定，分别为 19q13.2 和 8p23 - 22。患儿生长发育迟缓，少数也有轻度先天性畸形，如拇指畸形，亦易伴发恶性疾病。患者红系祖细胞不但数量缺乏，并且质有异常。HbF 增多，Ⅰ 类抗原持续存在，嘌呤解救途径酶活性增高，说明核酸合成有缺陷。75% 患者对肾上腺皮质激素治疗有效，无效者亦可做骨髓移植。

（二）急性获得性纯红再障

在慢性溶血性贫血的病程中发生病毒感染特别是人类微小病毒 B_{19} 感染，可选择性抑制红系祖细胞，发生急性纯红再障，又称溶血性贫血的再生障碍危象。某些患者在病毒感染后发生造血功能暂时停顿，导致全血细胞减少，骨髓中出现巨大原始红细胞，系人类微小病毒 B_{19} 感染红系祖细胞的细胞学表现，又称急性造血停滞。可测定血清中出现人类微小病毒 B_{19} 的 IgG、IgM 抗体，两者均阳性表示有近期感染，最好测定病毒的 DNA 序列。急性纯红再障也可发生在 1~4 岁小儿，数周后自愈，并无感染因素，称儿童暂时性幼红细胞减少症。急性纯红再障尚见于病毒性肝炎和某些药物诱发，如苯妥英、硫唑嘌呤、氯霉素、异烟肼和磺胺类药等，停药后大多数患者会完全恢复。

（三）慢性获得性纯红再障

主要见于成人。10%~15% 患者伴有胸腺瘤，仅 5% 胸腺瘤患者有纯红再障；这些胸腺瘤多系良性，70% 为纺锤细胞型，少数为恶性；女性多见［男女之比为（1：3）~（1：4.5）］。少数尚可继发于某些自身免疫病如系统性红斑狼疮和类风湿关节炎，以及某些肿瘤如 T 细胞大颗粒淋巴细胞白血病、慢性淋巴细胞白血病、淋巴瘤、免疫母细胞淋巴结病、胆管腺癌、甲状腺癌、支气管肺癌及乳腺癌等。肾衰竭贫血重组 EPO 治疗后产生抗体致 PRCA。原因不明者称原发性获得性纯红再障，系多种免疫机制引起红细胞生成抑制，患者血清中存在抗幼红细胞抗体、抗红细胞生成素抗体或具有抑制性 T 细胞等。患者常伴多种免疫学异常，如免疫球蛋白增高或降低、单株免疫球蛋白及血清多种抗体阳性，如冷凝集素、冷溶血素、嗜异抗体、抗核抗体、Coombs 试验等阳性。不伴胸腺瘤的纯红再障多见于男性（男女之比为 2：1）。

慢性型者均应详细检查有无胸腺瘤，必须进行 X 线胸部后前位、侧位和 20° 斜位摄片，可检出 85%~90% 的胸腺瘤，CT 扫描的检出率可达 100%。胸腺瘤诊断一旦确立，应及早切除，术后贫血的缓解率可达 30%；如术后未获缓解者，应给予免疫抑制剂治疗。

对不伴胸腺瘤的原发性获得性纯红再障患者应及时选用免疫抑制剂如环孢素、ALG/ATG、硫唑嘌呤、环磷酰胺、巯嘌呤等。雷公藤总苷也可选用。环孢素的疗效高于再障。有认为大剂量免疫球蛋白和环孢素联合应用可提高疗效。持续性人类微小病毒 B_{19} 感染，HD - IVIG 治疗几乎均有效。治疗有效者常于 1~8 周后出现网织红细胞增多，应用免疫抑制剂治疗可使 6% 以上的患者获得缓解，但复发率可达 80%。如各种治疗无效，可做脾切除，对某些患者有效，无效者术后再应用免疫抑制剂可望有效。体内抗体滴度高者也可选用血浆置换术。达那唑或利妥昔单抗亦可试用。为改善症状可输红细胞，长期反复输血者铁负荷过多发生率较高，宜及时选用去铁胺。

（李　琦）

第二节　纯红细胞再生障碍性贫血

纯红细胞再生障碍性贫血（pure red cell aplasia）简称纯红再障，是骨髓单纯红细胞系列造血衰竭导致严重贫血的一组综合征。本病在临床上较为少见，年龄多为 20～67 岁，多见于中年人，男女发病率无明显差别。

一、病因和发病机制

1. 纯红再障常见病因　见表 13-1。

表 13-1　纯红再障常见病因

先天性
　Diamond – Blackfan 综合征
　先天性红细胞生成异常综合征
获得性
　原发性病因未明
　继发性
　　病毒感染：B19 微小病毒、肝炎病毒、Epstein – Barr 病毒等
　　药物：苯妥英钠、硫唑嘌呤、氯霉素、异烟肼、普鲁卡因酰胺等
　　促红细胞生成素（EPO）诱导的纯红再障
　　儿童暂时性幼幼红细胞减少症
　　溶血性贫血再障危象
　　胸腺瘤
　　淋巴系统恶性肿瘤：淋巴瘤，慢性淋巴细胞性白血病等
　　自身免疫性疾病：系统性红斑狼疮、类风湿性关节炎等
　　ABO 血型不合骨髓移植后纯红再障：多见于 A→O（供者→受者）

2. 发病机制　发病多数与免疫因素有关，目前认为的发病机制有以下几方面。

（1）细胞免疫异常：多见于胸腺瘤、T 淋巴细胞慢淋白血病、大颗粒淋巴细胞白血病等。如胸腺瘤患者胸腺内及外周淋巴细胞 T 细胞呈克隆性增殖，后者可间接影响 Th1/Th2 比值失衡，早期负调控因子（如 IL-2、TNF、IFN）增高，抑制红系增生。

（2）体液免疫异常：部分患者血浆 IgG 对红细胞系具有选择性的抑制活性；肾功能衰竭患者应用 EPO 治疗过程约 5% 患者体内出现 EPO 抗体，产生 EPO 抗体导致的纯红再障，其可能的机制与促红素作为一种抗原诱发了机体的免疫反应，机体产生了针对促红素的抗体；也与 EPO 剂型有关。

主要血型不合骨髓移植后并发纯红再障，与受者体内存在对抗供者来源的红系祖细胞的 ABO 血型抗体有关。

（3）某些药物对红系祖细胞具有直接毒性作用。

（4）病毒诱发所致，如微小病毒 B_{19} 可对红系祖细胞具有趋向性，可以结合在红细胞膜的 P 抗原上，直接对红系祖细胞产生细胞毒作用，抑制红系祖细胞生长，诱导 CFU - E 及 BFU - E 呈凋亡样死亡，导致骨髓红系增生低下或缺如。

二、诊断步骤

（一）病史采集要点

（1）重点询问有无使用过易引起纯红再障药物，如氯霉素、氯磺丙脲、硫唑嘌呤、促红细胞生成素等；感染（细菌或病毒）；自身免疫性疾病和胸腺疾病史等。

（2）起病情况：起病大多缓慢。

（3）主要临床表现：原发性纯红再障主要的临床表现是贫血，症状取决于贫血发展速度及其程度，常见有乏力、疲倦、头晕，活动后心悸、气短。一般无出血、发热表现。

（4）继发性 PRCA 除上述表现外，有相应原发病的症状。

（二）体格检查要点

（1）皮肤黏膜：面色苍白。

（2）胸骨无压痛，淋巴结无肿大，肝脾通常无肿大，肝脾均肿大极少见。

（3）伴重症肌无力者，眼睑下垂。

（4）胸腺瘤者需注意上腔静脉压迫综合征的表现。

（三）门诊资料分析

1. 血常规　示红细胞、血红蛋白减少，MCV、MCHC、MCH 正常，白细胞和血小板数正常。

2. 网织红细胞计数　网织红细胞比例小于 0.5%，半数患者为 0，绝对值减少。

（四）进一步检查项目

1. 骨髓穿刺　骨髓检查是纯红再障重要的诊断依据，表现为骨髓增生活跃，粒红比例范围 8.6 : 1 至 85.5 : 0，最主要的特点是红系有核红细胞小于 5% 或为 0（正常值为 20% ~40%），极少见有原始、早幼红细胞，中、晚幼红细胞少于 5%，有核红细胞的形态正常。粒系细胞比例相对增多，各阶段细胞形态正常，淋巴细胞正常，巨核细胞 7 ~35 个。

2. 胸部 X 线或 CT 检查　注意有无胸腺瘤。国内 20% ~25%，国外 30% ~50% 左右的患者胸片或 CT 显示前上纵隔肿物影，X 线胸部后前位、侧位和 20° 斜位摄片，可检出 85% ~90% 的胸腺瘤，CT 扫描的检出率可达 100%。

3. 酸溶血试验、抗人球蛋白溶血试验　以除外溶血性贫血危象。

4. 微小病毒 B_{19} 等病毒检测

5. 自身抗体检测　抗核抗体、抗双链 DNA 抗体、抗 Sm 抗体及补体检查，排除系统性红斑狼疮。

三、诊断对策

（一）诊断要点

（1）以贫血为主，无出血和发热，体格检查多无肝脾肿大。

（2）血象示贫血和网织红细胞减少，白细胞和血小板数正常。

（3）骨髓中红细胞系统各阶段细胞显著减少或缺如，粒细胞系和巨核细胞系均正常。

（4）如有条件做骨髓细胞培养，示红细胞系集落不生长。

临床上根据贫血、网织红细胞数减少、最主要骨髓红系各阶段细胞比例小于 5%，且能排除其他疾病引起的贫血，即可确诊为纯红细胞再生障碍性贫血，进一步寻找病因，若无继发性因素，即为原发性 PRCA。

（二）临床类型

临床上根据病因学可将纯红再障分为先天性和获得性两大类，后者又分为原发性、继发性。

Epo 诱导 PRCA 主要特征：①rhEpo 治疗 >3 周；②未输血情况下每日 Hb 下降 1g/L，红细胞绝对值 $<10.0 \times 10^9/L$；③白细胞、血小板不降低。次要特征包括：皮肤和系统的变应反应；骨髓涂片示红系细胞比例小于 5%，血清存在 Epo 抗体，并证明抗体可中和 rhEpo。在停用促红素、使用糖皮质激素或免疫抑制剂后，大多数患者的抗体可消失。

（三）鉴别诊断要点

1. 骨髓增生异常综合征（MDS） MDS 中难治性贫血型（MDS - RA）患者也有贫血，部分患者网织红细胞减少，骨髓红系增生低下，易与纯红再障相混淆，但 MDS 患者骨髓除红系异常外，粒系、巨核系有病态造血，染色体检查核型异常占 20% ~ 60%，骨髓组织切片检查可见造血前驱细胞异常分布现象，糖皮质激素治疗效果差。

2. 阵发性睡眠性血红蛋白尿 尤其是血红蛋白尿不发作者临床上易与纯红再障相混淆，但 PNH 患者网织红细胞常增高，骨髓幼红细胞增生，尿中含铁血黄素、糖水试验及 Ham 试验呈阳性反应，$CD55^-$、$CD59^-$ 细胞超过 5%，均有助于鉴别。

四、治疗对策

（一）治疗原则

（1）病因治疗。

（2）对症治疗：纠正贫血。

（3）免疫抑制剂：肾上腺糖皮质激素、环孢菌素 A。

（4）其他治疗。

（二）治疗计划

1. 病因治疗 积极治疗引起纯红再障的病因或原发病。停用一切可疑药物，可使多数药物相关性纯红再障患者逐渐恢复正常。对继发于胸腺瘤的纯红再障患者进行胸腺切除术，缓解率可达 25% ~ 50%。如术后未获缓解者，给予肾上腺糖皮质激素或免疫抑制剂可能有效。

2. 支持疗法　重度贫血患者应予适当休息，必要时给予输血治疗，最好采用同型浓缩红细胞输注。应注意输血可引起输血反应、传播病毒性肝炎及艾滋病的可能性，过多的输血可发生含铁血黄素沉着症，因此要严格掌握输血指征。

3. 免疫抑制剂

（1）肾上腺糖皮质激素：适用于与免疫因素有关的纯红再障和胸腺切除术后未缓解的患者。方法为口服泼尼松 1mg/（kg·d），4 周后根据治疗反应逐渐减量，每周减 5mg，对于有依赖性的部分患者，可用泼尼松 5 ~ 10mg/d 长期维持，有效率达 40% ~ 50%。亦有人用甲泼尼龙冲击疗法治疗本病，将甲泼尼龙 1g 加入 250ml 生理盐水中，静脉滴注，连续 3 天后改用口服泼尼松 80 ~ 100mg/d，之后逐渐减量或停药，治疗有效率可达 62%。

（2）环孢霉素 A（CsA）：CsA 治疗 PRCA 有效性已获公认，是治疗纯红再障的一线药物。环孢菌素可降低 T、NK 细胞的数量，抑制 INF - γ、IL - 2 分泌，从而解除红系造血的抑制。剂量为 4 ~ 6mg/（kg·d）。根据血药浓度调整剂量，以维持血药浓度在 200 ~ 300ng/ml 为宜。治疗有效者网织红细胞反应多数在用药后 2 周至 3 个月后才出现，血红蛋白增加 30g/L 以上达到稳定时间最短 18 天，最长 5 个月，平均 48.36 天，骨髓红系细胞恢复最短 11 天，最长 114 天，平均 44.30 天，血红蛋白达正常中位时间为 3 个月（1 ~ 13）个月，所以 CsA 的治疗疗程不应少于 3 ~ 6 个月。大多数患者还需要小剂量维持治疗。总有效率可达 65% ~ 82% 左右。主要毒副作用为多毛，牙龈增生，手颤，肝、肾功能损害及高血压，但均可逆，停药后消失。停药后原基本治愈及缓解的患者可复发，复发率达 44%，给予原药物再次治疗或药物加量仍能达缓解。

（3）抗淋巴细胞球蛋白（ALG）与抗胸腺细胞球蛋白（ATG）：治疗剂量及疗程与治疗重型再障相类同，有效率接近 50%。其副作用及处理方法参见再生障碍性贫血一章。

4. 大剂量丙种球蛋白　可用于微小病毒 B_{19} 感染导致 IgG 损伤的纯红再障，剂量为 0.4g/（kg·d）×5d。

5. 重组人 EPO（rhuEPO）　多数患者体内 EPO 水平比较高，运用 EPO 疗效不肯定。如果体内 EPO 水平低，则可考虑应用，但需谨慎 EPO 诱导自身抗体的可能。

6. 血浆置换术　适用于血浆中 IgG 类抗体水平增高且药物治疗无效的重症患者。

7. 单克隆抗体治疗　美罗华（CD20 单抗）对于 B 细胞介导的体液免疫诱发的纯红再障，已经在临床试验性应用，推荐剂量每次 375mg，每周 1 次，共 2 ~ 4 次，同时配合应用其他免疫抑制剂，有一定疗效。CD52 单抗已经证实显著减低 T 细胞活性，应用于 T 细胞介导的细胞免疫因素导致的纯红再障，部分病例有一定的疗效。

（三）治疗方案选择

有文献报道，单用雄激素治疗纯红再障的疗效为 36%，单用泼尼松的疗效为 60%，泼尼松 + 雄激素联合并不能增加疗效，单用 CsA 的疗效为 65%，而 CsA + 泼尼松的疗效最好为 70% ~ 80%，总之，①对于继发性纯红再障，若合并胸腺瘤，首选胸腺手术切除术，治愈率达 40%。停用引起纯红再障的药物；②对于手术无效者或原因不明者，可首选肾上腺皮质激素，激素无效或需大剂量维持者，选用环孢菌素治疗；③对于难治性病例，可选用其他免疫抑制剂如抗淋巴细胞球蛋白（ALG）/抗胸腺球蛋白（ATG）及其他治疗，如大剂量丙种球蛋白、血浆置换术等。

五、病程观察及处理

（一）病情观察要点

（1）药物起效之前，当血红蛋白低于 60g/L 及患者对贫血耐受较差时，输注浓缩红细胞 200～400ml，输血次数多者防治血色病。

（2）观察糖皮质激素的副作用如血压、血糖、应激性消化道溃疡、防感染等。

（3）环孢素治疗期间，2 周后查其浓度，每 1～2 周查肝、肾功能，观察手颤、多毛、血压、感染等毒副作用。

（4）因环孢素起效缓慢，需坚持长时间服药，切勿过早停药。

（5）因长期使用免疫抑制尤其环孢菌素联合糖皮质激素者应高度防治感染，特别注意侵袭性真菌感染。

（二）疗效判断与处理

1. 疗效评定标准

（1）基本治愈：贫血症状消失。血红蛋白：男性 120g/L 以上，女性 100g/L 以上；随访 1 年以上无复发。

（2）缓解：贫血症状消失。血红蛋白：男性 120g/L 以上，女性 100g/L 以上；随访 3 个月以上病情稳定或继续改善。

（3）明显进步：贫血症状明显好转。不输血，血红蛋白较治疗前 1 个月内增加 30g/L 以上，并能维持 3 个月。

（4）无效：经充分治疗后症状、血象未达到明显进步者。

2. 处理

（1）有效者：应继续原方案治疗，直至缓解或基本治愈后，环孢菌素 A 应继续治疗 1 年以上。

（2）无变化：治疗 6 个月以上未见疗效者，作全面检查核实诊断，调整治疗方案。

六、预后评估

多数患者通过去除病因、免疫抑制剂的治疗可达缓解，少数患者可治愈，30% 左右的患者成为难治性纯红再障，病情反复，少数死于严重感染、继发性血色病合并心功能衰竭。

七、出院随访

（1）出院后继续门诊治疗，定期查血象。

（2）本病复发风险高，需要维持治疗，在取得一定疗效后仍应维持，药物减量亦需缓慢。

（孟庆寺）

第三节　巨幼红细胞性贫血

由于叶酸或维生素 B_{12} 缺乏或一些影响核苷酸代谢的药物导致细胞核脱氧核糖核酸

（DNA）合成障碍所导致的贫血，称巨幼细胞贫血（MA）。因细胞核发育障碍，细胞分裂减慢，核浆发育不平衡，骨髓和外周血细胞体积增大呈巨幼样变，细胞的形态和功能均不正常。此种异常改变可累及红细胞、粒细胞及巨核细胞 3 系，这类细胞未发育成熟就在髓腔内被破坏，为无效生成。

根据缺乏物质的种类，该病可分为单纯叶酸缺乏性贫血、单纯维生素 B_{12} 缺乏性贫血及叶酸和维生素 B_{12} 同时缺乏性贫血。

一、病因

叶酸属 B 族维生素，在各种新鲜蔬菜水果及肉类含量丰富，但食物如经长时间的烹煮，叶酸含量可减少 50% ~ 90%。人体每日需从食物中摄入叶酸 $200\mu g$，人体内叶酸储存量为 5 ~ 20mg，每日排泄出体外的叶酸约为 2 ~ 5μg。

叶酸缺乏原因：①摄入不足：如婴幼儿未及时添加辅食，偏食或烹调习惯不良，慢性酒精中毒等；②吸收障碍：见于吸收不良综合征、脂肪泻等；③需要增加：主要是生长期的婴儿和儿童、妊娠妇女、多种恶性肿瘤患者；④叶酸拮抗剂的应用；使用甲氨蝶呤、乙胺嘧啶；抗癫痫药如苯妥英钠等。

维生素 B_{12}（Vit B_{12}）的代谢及缺乏的原因

Vit B_{12} 在人体内以甲基钴胺素形式存在于血浆，以 5 - 脱氧腺苷钴胺素的形式存在于肝和其他组织。正常人每日需 Vit B_{12} 0.5 ~ 1μg，主要来源于动物肝、肾、肉、鱼、蛋及乳品类等食品。人体内 Vit B_{12} 的储存量约为 2 ~ 5mg，其中 50% ~ 90% 在肝脏。

Vit B_{12} 缺乏原因：①摄入不足：完全素食者可出现 Vit B_{12} 缺乏，但需较长时间；②吸收障碍：Vit B_{12} 缺乏最常见的原因，见于内因子缺乏、胃酸和胃蛋白酶缺乏、胰蛋白酶缺乏、肠道疾病；③药物影响；④肠道寄生虫或细菌大量繁殖可消耗 Vit B_{12}。

二、发病机制

VitB_{12}和叶酸是细胞 DNA 合成过程中的重要辅酶。VitB_{12}和叶酸缺乏或代谢紊乱则发生 DNA 合成障碍，这是导致巨幼红细胞贫血的原因。

叶酸的各种活性形式，包括 N5 - 甲基 FH4 和 N5，N10 - 甲烯基 FH4 作为辅酶为 DNA 合成提供一碳基团。其中最重要的是胸苷酸合成酶催化 - 磷酸脱氧脲苷（dUMP）甲基化形成一磷酸脱氧胸苷（dTMP），继而形成三磷酸脱氧胸苷（dTTP）。因为叶酸缺乏，dTTP 形成减少，DNA 合成障碍，DNA 复制延迟。而 RNA 合成所受影响不大，细胞内 RNA/DNA 比值增大，造成细胞体积增大，胞核发育滞后于胞浆，形成巨幼变。骨髓中红系、粒系和巨核系细胞发生巨幼变，分化成熟异常，在骨髓中过早死亡，导致全血细胞减少。DNA 合成障碍也累及黏膜上皮组织，影响口腔和胃肠道功能。

Vit B_{12} 缺乏导致甲硫氨酸合成酶催化高半胱胺酸转变为甲硫氨酸障碍，这一反应由N_5 - FH_4 提供甲基。因此，N_5 - FH_4 转化为甲基 FH_4 障碍，继而引起 N_5，N_{10} - 甲烯基 FH_4 合成减少。后者是 dUMP 形成 dTTP 的甲基供体，故 dTTP 合成和 DNA 合成障碍。Vit B_{12} 缺乏还可引起精神神经异常。其机制与两个 Vit B_{12} 依赖性酶（L - 甲基丙二酰 - CoA 变位酶和甲硫氨酸合成酶）的催化反应发生障碍有关。

三、诊断步骤

（一）病史采集要点

1. 起病情况　起病一般隐袭，患者一般在贫血症状明显或出现神经系统症状后才就医，难以了解确切的发病时间。

2. 主要临床症状　以造血系统和消化系统表现最为突出，维生素 B_{12} 缺乏者还可出现神经系统症状。血液系统主要表现为贫血，患者常有不同程度的面色苍白、乏力、头晕、心悸等贫血症状，严重者出现全血细胞减少，可伴反复感染和出血。胃肠道症状表现为反复发作的舌炎，舌面光滑、乳突及味觉消失，食欲不振，可有腹泻、腹胀及便秘等不适。维生素 B_{12} 缺乏特别是恶性贫血常有神经系统症状，主要是脊髓后、侧索和周围神经受损所致。表现为乏力、手足对称性麻木、感觉障碍、下肢步态不稳、行走困难。小儿及老年人常表现为脑神经受损的精神异常、无欲、抑郁、失水和精神错乱。部分巨幼细胞贫血患者的神经症状出现在贫血发生之前。

3. 既往病史　经详细的病史询问常可发现相关的病因，如饮食方式不当、妊娠、哺乳或患有甲亢等疾病，使叶酸和维生素 B_{12} 需要量增加；因有肿瘤或其他疾病使用甲氨蝶呤、阿糖胞苷、5－氟尿嘧啶等药物治疗；患炎症性肠病、胃肠道肿瘤、肠结核等消化系统疾病或曾行胃肠道手术。

（二）体格检查要点

1. 一般情况　病情轻、轻中度贫血患者一般情况较好，重度贫血或伴神经系统症状者一般情况差，婴幼患儿常生长发育较差，颜面多呈虚胖或轻度浮肿，头发细黄且稀疏。

2. 皮肤、黏膜　口腔黏膜、舌乳头萎缩，舌面呈"牛肉样舌"；不同程度的贫血貌（皮肤、口唇、睑结膜、甲床等苍白），血小板减少者可有皮肤紫癜或瘀斑，部分患者有轻度黄疸。

3. 肝脾　婴幼儿可有肝脾轻度肿大。

4. 神经系统　味觉、嗅觉及视力减退，可出现不同感觉障碍，以深感觉障碍明显；共济失调步态；锥体束征阳性、腱反射亢进等。

5. 其他　较长时间贫血患者可合并贫血性心脏病，可有心率快、心脏增大、心脏杂音等体征。

（三）门诊资料分析

1. 血常规　呈大细胞性贫血，MCV、MCH 均增高，MCHC 正常。重者全血细胞减少。网织红细胞计数可正常。血片中可见红细胞大小不等、中央淡染区消失，有大椭圆形红细胞、点彩红细胞等；中性粒细胞核分叶过多（5 叶核占 5% 以上或出现 6 叶以上核），亦可见巨型杆状核粒细胞。

2. 其他检查　大、小便常规常正常。

3. 临床症状和体征　提示患者主要表现为贫血，有时伴神经系统症状，通过详细询问病史可能发现相关病因。

（四）进一步检查项目

1. 骨髓涂片检查　增生活跃或明显活跃，红系增生明显增多，巨幼样变，各阶段均胞体增大，胞浆较胞核发育成熟（核幼浆老）；粒系也有巨幼样变，成熟粒细胞分叶增多；巨核细胞体积增大，分叶过多。骨髓铁染色常增多。

2. 血清叶酸和维生素 B_{12} 水平测定　用微生物法或放射免疫法测定，血清叶酸浓度低于 6.8pmol/L 为叶酸缺乏；血清维生素 B_{12} 浓度低于 74pmol/L 为 Vit B_{12} 缺乏。因这两类维生素的作用均在细胞内，而不是在血浆中，故此项检查仅可作为初筛试验，单纯的血清叶酸和维生素 B_{12} 水平测定不能作为确定叶酸和维生素 B_{12} 缺乏的诊断。

3. 红细胞叶酸测定　红细胞叶酸不受短期内叶酸摄入的影响，能够较准确地反映体内叶酸的储存量，小于 227nmol/L 提示有叶酸缺乏。

4. 血清高半胱氨酸和甲基丙二酸水平测定　血清高半胱氨酸水平在叶酸缺乏和维生素 B_{12} 缺乏时均升高，血清甲基丙二酸水平升高仅见于维生素 B_{12} 缺乏，故可用于辅助诊断和鉴别诊断叶酸缺乏或维生素 B_{12} 缺乏。

5. 维生素 B_{12} 吸收试验　主要用于判断维生素 B_{12} 缺乏的病因。具体方法是：为患者肌注维生素 B_{12} 1 000μg，1 小时后口服 ^{57}Co 标记的维生素 B_{12} 0.5μC，收集 24 小时尿，测定尿中 ^{57}Co 维生素 B_{12} 的含量。正常人应 >8%，巨幼细胞贫血患者及维生素 B_{12} 吸收不良者 <7%，恶性贫血患者 <5%。在 5 天后重复此试验，同时口服内因子 60mg，尿中 ^{57}Co 维生素 B_{12} 的排出量恢复正常，则提示患者的维生素 B_{12} 缺乏原因是内因子缺乏。如果给患者服用抗生素 7~10 天后试验得到纠正，则表示维生素 B_{12} 缺乏原因是肠道细菌过量繁殖。此试验结果与尿量关系密切，事先了解患者肾功能情况及准确收集 24 小时尿量对正确试验具有重要意义。

6. 内因子抗体测定　为恶性贫血的筛选方法，如阳性，应行维生素 B_{12} 吸收试验。

7. 其他　如心电图、腹部 B 超及全套肝、肾功能生化检查等，以利于鉴别诊断和了解疾病对全身重要脏器功能的影响情况，为正规治疗作准备。

四、诊断对策

（一）诊断要点

根据营养史或特殊用药史，贫血表现，消化道及神经系统症状、体征，结合特征性血象、骨髓象改变可明确巨幼细胞贫血的诊断。进一步明确是叶酸还是维生素 B_{12} 缺乏，需行下列检查：

（1）如怀疑是叶酸缺乏，可测定血清及红细胞叶酸水平，血清叶酸浓度低于 6.8pmol/L，红细胞叶酸小于 227nmol/L 可肯定诊断。

（2）如怀疑是维生素 B_{12} 缺乏，可测定血清维生素 B_{12} 水平，低于 74pmol/L 可诊断。

（3）如无条件进行血清叶酸和维生素 B_{12} 水平测定，可行诊断性治疗达到诊断的目的。方法是给患者服用生理剂量的叶酸（0.2mg/d）或肌注维生素 B_{12}（1μg/d）10 天，用药后患者的临床症状、血象和骨髓象会有改善。

（二）鉴别诊断要点

（1）表现为大细胞贫血或巨幼变化的一些造血系统疾病：如骨髓增生异常综合征中的难治性贫血、急性粒细胞白血病中的 M6、红血病、肿瘤化疗后等，骨髓均可见巨幼样改变等病态造血现象，查叶酸、维生素 B_{12} 不低，且补之无效。

（2）有红细胞抗体的疾病：如温抗体型自身免疫性贫血、Evans 综合征、免疫相关性全血细胞减少，因不同阶段的红细胞可因抗体附着变大，且间接胆红素升高，易与叶酸、维生素 B_{12} 缺乏引起的大细胞贫血混淆。重要的鉴别点是此类患者有自身免疫疾病的特征，需用免疫抑制剂方能纠正。

（3）维生素 B_{12} 引起的神经病变应与其他脱髓鞘疾病鉴别：其他神经系统脱髓鞘疾病根据原发病不同应有各自的临床表现，查维生素 B_{12} 不低。

五、治疗计划

（一）健康教育

纠正偏食习惯，适当进食动物蛋白；纠正不正确的烹调习惯，如蔬菜不宜过度烹煮以防叶酸流失。

（二）补充叶酸和维生素 B_{12}

1. 叶酸缺乏　口服叶酸 5～10mg，每天 3 次。胃肠道不能吸收者可肌肉注射四氢叶酸钙 5～10mg，每天 1 次。用至血红蛋白恢复正常；如同时有维生素 B_{12} 缺乏，需同时注射维生素 B_{12}，否则会加重神经系统损害。

2. 维生素 B_{12} 缺乏　肌注维生素 B_{12} 500μg 每周 2 次；无吸收障碍者也可口服维生素 B_{12} 片剂，500μg 每天 1 次，直至血红蛋白恢复正常。

六、病程观察

（1）治疗过程中密切观察贫血症状、消化系统及神经系统症状的缓解情况，评估治疗的有效性。

（2）治疗期间定期检测外周血象，每周 1～2 次，了解红细胞计数、血红蛋白的恢复情况，以评价疗效。网织红细胞一般在治疗后 5～7 天升高，以后血细胞比容和血红蛋白逐渐增高，血红蛋白可在 1～2 个月内恢复正常，粒细胞和血小板计数及其他实验室异常一般在 7～10 天内恢复正常。

（3）经治疗血红蛋白恢复正常后，复测血清叶酸和维生素 B_{12} 水平是否达到正常。

（4）严重的巨幼细胞贫血在补充治疗后，要警惕低钾血症的发生。因为在贫血恢复的过程中，血中大量的钾离子进入新生成的细胞内，会突然出现低钾血症，故必要时需监测血钾，同时对纳差者需注意补钾。

（5）经充足的补充治疗贫血纠正不理想者，需注意原发病因是否未纠正，或是否同时存在缺铁等其他因素。

七、预后

多数患者预后好，去除病因多可治好；原发病不同，疗程不一。

（孟庆寺）

第四节　缺铁性贫血

缺铁性贫血（iron deficiency anemia）是最常见的贫血之一，当体内用来制造血红蛋白的贮存铁已被耗尽时，则使红细胞生成障碍，结果导致贫血。本病可发生于男女各年龄段，但多见于青壮年妇女，在婴儿中亦较多见。

一、病因及发病机制

1. 需要量增加和摄入不足　正常成年男性每天需铁 $0.5 \sim 1.5mg$，而生长期婴幼儿需铁 $1.5 \sim 2mg$，青少年和月经期妇女需铁 $2mg$，妊娠和哺乳期妇女需铁 $3mg$。若饮食中含铁量不足，如以大米为主食者或婴幼儿未及时添加副食均可发生缺铁。

2. 铁的吸收不良　这是缺铁的常见原因，常见于胃大部切除术后和胃空肠吻合术后，亦可见于萎缩性胃炎的严重胃酸缺乏和小肠黏膜病变、脂肪性腹泻或肠道功能紊乱等引起的吸收不良综合征，大量饮浓茶或吃茶亦不利于铁的吸收。

3. 铁丢失过多　慢性失血是造成缺铁的主要原因，如月经过多、消化道出血、痔出血和反复鼻出血等。每失血 $1ml$ 约丢失铁 $0.5mg$。

各种缺铁原因先使体内贮存铁（铁蛋白和含铁血黄素）耗尽，但血清铁和血红蛋白的含量仍在正常范围内，此时称为缺铁性贫血潜伏期，进一步发展则血清铁下降，血红素合成减少，血红蛋白下降，产生缺铁性贫血。人体内许多酶如细胞色素氧化酶、琥珀酸脱氢酶、乌头酸酶和黄嘌呤氧化酶及肌红蛋白等也含有铁，因而缺铁时也能影响细胞代谢和引起黏膜组织、脏器功能减退及外胚叶营养障碍和上皮细胞 功能降低。近年来发现本病可有免疫异常，如某些患病儿童的 T 淋巴细胞可减少，还可有中性粒细胞功能缺陷等。

二、临床表现

1. 引起缺铁性贫血的原发性疾病的表现　如月经过多、消化性溃疡出血表现。

2. 贫血的一般表现　如皮肤和黏膜苍白、疲乏无力、头晕、心悸等，其轻重与贫血的程度和贫血的进展速度相关。个别患者可因贫血缺氧引起脑水肿和视盘水肿。

3. 组织中缺铁和含铁酶功能紊乱表现　可有反甲、舌炎、唇炎、口角皲裂、皮肤干燥，严重时吞咽困难（plummer - vinson 综合征），不过吞咽困难在我国患者中很少见。

三、辅助检查

（1）血象：呈低色素小细胞性贫血，平均红细胞体积（MCV）低于 $80fl$，平均红细胞血红蛋白含量（MCH）低于 $26pg$，红细胞平均血红蛋白浓度（MCHC）低于 $320g/L$。血涂片见成熟红细胞小，中心染色过浅，网织红细胞正常或稍增加，减少者少见。白细胞计数一般正常，血小板计数常增加，少数可减少。

（2）骨髓：红细胞系统增生活跃，以中晚幼红细胞为主，体积小，胞浆少，边缘不整齐，铁染色显示骨髓细胞外铁消失，骨髓细胞内铁减少（正常人 $20\% \sim 40\%$ 的有核红细胞内可见到 $1 \sim 5$ 个铁小粒）。

（3）血清铁（SI）、血清铁蛋白（SF）、总铁结合力（TIBC）测定：SI 减低（正常值 $10.7 \sim 28.7\mu mol/L$），TIBC 升高（正常值 $3.3 \pm 0.3mg/L$），因而血清转铁蛋白饱和度（SI/TIBC）降低，一般低于 15%，SF 明显减低或测不出（正常值 $20 \sim 200\mu g/L$）。

（4）红细胞游离原卟啉（FEP）测定：由于缺铁使红细胞利用原卟啉合成血红素减少，因而 FEP 升高。

（5）病因检查：根据引起缺铁性贫血的病因不同进行相应的检查，如消化道出血引起者可做 X 线钡餐造影、内镜检查，必要时 CT 检查等。

四、诊断及鉴别诊断

1. 诊断　①有引起缺铁的原因。诊断的关键是确定缺铁的病因，病因不明者一定要排除消化道病变；②小细胞低色素性贫血；③储存铁（SF 和骨髓细胞外铁）明显减少或消失，SI 和骨髓细胞内铁减少，TIBC 升高；④铁剂治疗有效。应注意当作为诊断性治疗时，只能应用口服铁剂。

2. 病情危重指标　①贫血症状明显，血红蛋白 <60g/L 的重度贫血，特别是 <30g/L；②临床发生吞咽困难，说明组织中明显缺铁；③发生视盘水肿和脑水肿。

3. 误诊漏诊原因分析　一般缺铁性贫血的诊断并不困难，但有时病因诊断困难，而原发疾病对患者的危害有时比贫血更严重，如贫血可能为消化道恶性肿瘤伴慢性出血所引起，若对这种原发病的诊断延误或漏诊，即使抗贫血治疗后一过性贫血减轻，也会很快因肿瘤广泛转移而致命。特别是中年以上男性和绝经后的妇女，无明显原因的缺铁性贫血，一定要排除这种可能性。

缺铁性贫血有时合并营养性巨幼细胞性贫血，称混合性贫血，MCV、MCH 和 MCHC 可能会正常而不是典型的缺铁性贫血的改变，若不仔细询问病史，不认真作其他实验室方面的检查，也会误诊漏诊。

4. 鉴别诊断

（1）慢性疾病贫血：可呈小细胞或小细胞低色素性贫血及 SI 和骨髓细胞内铁减低与缺铁性贫血相似，但慢性疾病贫血有慢性疾病（慢性感染、炎症或肿瘤）史，SF 和骨髓细胞外铁增高，TIBC 减低，铁剂治疗无效。

（2）海洋性贫血：呈小细胞低色素性贫血，与缺铁性贫血相似，但海洋性贫血有明显家族史，可有黄疸、脾大、网织红细胞增高等溶血的表现，HbF 和 HbA_2 增加，而 SF、SI 和 TIBC 多正常，铁剂治疗无效。

（3）铁粒幼细胞性贫血：可呈小细胞性贫血与缺铁性贫血相似，但铁粒幼细胞性贫血患者 SF、SI 和骨髓细胞内外铁均增高，并出现环状铁粒幼细胞，TIBC 减低，铁剂治疗无效。

（4）无转铁蛋白血症：呈低色素小细胞性贫血和 SI 减低，与缺铁性贫血相似，但无转铁蛋白血症是遗传病，ITBC 显著减小，铁剂治疗无效，而输正常人血浆，特别是缺铁性贫血患者的血浆有效，因为含有大量转铁蛋白。

五、治疗

1. 一般治疗　加强营养，进食富含铁的食品，如豆制品和肉类等，避免饮浓茶，以免影响铁的吸收。

一般不需要输血，只有当分娩或极重度贫血（Hb 低于 30g/L）症状较重时，可输注浓缩红细胞，每 200ml 可升高 Hb 10g/L。

（1）稀盐酸 10ml 口服，3 次/d，促进铁的溶解，有利于其吸收。

（2）维生素 C 0.1g 口服，3 次/d，可保持铁的还原状态，并使食物中三价铁变成二价铁，有利于其吸收。

2. 病因治疗　积极治疗原发病，去除原因，如婴幼儿及时添加食品；月经过多者积极治疗妇科疾病；消化道肿瘤应尽早手术切除。

3. 铁剂治疗

（1）口服铁剂：常首选硫酸亚铁0.3g或富马酸亚铁0.2g，3次/d口服，为减轻胃肠道反应可饭后服，若仍有反应时，可换用琥珀酸亚铁（速力菲）0.1g，3次/d口服或硫酸亚铁缓释剂（福乃得）0.5g，1次/d完整吞服不嚼碎。一般治疗4~5天后网织红细胞开始上升，7~12天达高峰，2周左右血红蛋白开始上升。当血红蛋白正常后，为补足贮存铁和防止复发，仍应继续治疗3~6个月。

若口服铁剂不能改善贫血，应考虑如下可能：①患者未按医嘱服药；②诊断不是缺铁性贫血；③引起贫血的病因尚未去除，出血量超过新生血量；④铁在消化道吸收不良；⑤存在其他抑制骨髓造血的疾病。因此应对上述原因逐项核实，解决后方能提高疗效。

（2）注射铁剂：适应证：有明显胃肠道疾患或妊娠呕吐者，不能服用铁剂或服后不能吸收；对口服铁剂有严重的胃肠道反应；慢性失血使铁丢失过多，通过口服不能补偿；妊娠晚期伴严重缺铁性贫血，亟待改善铁的供应者。

剂量、用法和注意事项：铁的注射总量（mg）：300×（15－患者血红蛋白克数/dl）＋500。首剂50mg，臀部深位肌肉注射，若无反应，以后隔日注射100mg，直至总剂量给完为止。少数患者注射部位可有疼痛，个别患者可有全身过敏反应，应当注意，疼痛明显和有过敏反应者应停止注射。

（孟庆寺）

第十四章

系统性血管炎

血管炎（Vasculitis）是一组以血管的炎症与破坏为主要病理改变的异质性疾病。其临床表现因受累血管的类型、大小，部位及病理特点不同而不同。血管炎可以是一个单发的疾病，也可以是某一疾病的临床表现之一，如系统性红斑狼疮、类风湿关节炎、干燥综合征、肿瘤、感染。其本身可以是系统性的，引起多系统脏器的功能障碍，也可以是局限于某一器官的。鉴于血管炎的复杂性和多样性，可称之为血管炎综合征（Vasculitic Syndromes）。血管炎的预后取决于受累血管的大小，数量和部位。

第一节　大动脉炎

大动脉炎是主要累及主动脉及其重要分支的慢性非特异性炎性疾病，肺动脉及冠状动脉亦常受累，导致节段性动脉管腔狭窄以致闭塞，并可继发血栓形成。多发生于年轻女性，可引起病变部位血管的狭窄或闭塞，少数引起动脉扩张或动脉瘤。历史上有不同的病名描述本病，部分病名仍在某些国家或地区使用，如无脉病、主动脉弓综合征、非特异性主动脉炎、高安病（Takayasu disease）等。

最早类似于本病的记录分别是 Morgagni（1761）、Davy（1839）和 Savoury（1856）。1908 年在一次眼科学术会议中，一位名为 Takayasu 的日本眼科医师报告了一年轻女性患者视网膜中特殊的动静脉吻合，另两位眼科医师 Oonishi 和 Kagoshima 在此会议上也分别报告了视网膜血管病变和桡动脉缺失的关系。1951 年 Shimizu 和 Sano 首次详细地描述了此临床病症并命名为"无脉病"，1954 年 Cacamise 和 Okuda 将此类病症命名为高安病（Takayasu's disease）。我国学者黄宛、刘力生于 1962 年也曾提出缩窄性大动脉炎概念。目前统称为大动脉炎。

本病多发生于年轻女性，男女比例约为 1：4，发病年龄为 5~45 岁（平均 22 岁），30岁以内发病约占 90%。目前尚无准确的有关本病发病率和患病率的统计，世界各地由于地域不同发病率也有差异，瑞典报道每年为 0.12/10 万人，科威特为 0.22，美国报道为 0.26，而在日本等亚洲国家可能更高。大样本报道主要来自日本、中国、印度和墨西哥等国家和地区，因此一般认为本病在日本、中国等亚洲国家和南美地区较为常见，但近年来也有来自美国、欧洲及非洲发病的报道。

一、病因和发病机制

本病病因未明。虽然有较多本病与各种感染如螺旋体、分枝杆菌、细菌和病毒等的报道，但目前尚无充分的证据表明这些病原体感染与本病发病有直接的关系。本病偶尔与幼年慢性关节炎、成人 Still 病、系统性红斑狼疮、炎性肠病等相伴发，提示大动脉炎为一自身免疫病；本病中发现的各种自身抗体如抗内皮细胞抗体也支持本病是一自身免疫病，但这些自身抗体在发病机制中的确切作用机制并不明确。有报道认为，在亚洲人群中本病与 HLA - Bw$_{52}$、HLA - DR$_2$ 相关，但在其他人群并未证实。而近年来对大动脉炎发病机制的研究主要集中在细胞因子致病机制及免疫学异常两个方面。

首先，细胞分子生物学研究已经证实，白细胞及其分泌的炎性因子以及白细胞和血管内皮细胞的相互作用可能在炎症反应和组织破坏的过程中起到了重要作用。大动脉炎最早的病理变化就是细胞浸润，主要为 T 淋巴细胞（γδT 细胞、细胞毒 T 细胞、辅助 T 细胞为主），其他也包括树突状细胞，单核细胞及中性粒细胞等，这些炎症细胞首先侵入血管外膜，同时分泌大量的炎症细胞因子和黏附分子。Seko 等通过研究 4 例大动脉炎的主动脉组织发现所有患者都有 IL - 6 的高表达及 IL - 1 中至低等程度的表达。Noris 等近期进行了更大规模的研究发现，大动脉炎患者在疾病活动期血清 IL - 6 水平明显高于正常人群。故目前认为，不论是在受累局部组织浸润的炎症细胞，还是循环中的炎症细胞，都能通过释放 IL - 6 激活异常免疫反应。同时他们还更加强调了循环 IL - 6 水平与疾病活动度密切相关。而同批患者血循环中均未能测到 IL - 1，推测其在组织局部作用更加重要。IL - 1 可激活血管内皮细胞产生多种细胞因子及黏附分子，从而促进炎细胞与内皮细胞的相互作用，最终导致组织损害。另外，研究还发现 RANTES（Regulated on activation normal T - cell expressed and secreted）在大动脉炎的发病机制中也占有重要地位。最早认为它是由正常 T 淋巴细胞表达分泌的细胞活化调节因子，目前研究认为，其不仅由 T 细胞、巨噬细胞分泌，血管内皮细胞也有合成分泌该细胞因子的作用，与 IL - 6 类似，也有研究证实其血清水平与大动脉炎疾病活动性是相关的。

其次，大动脉炎作为有免疫异常机制参与的血管炎性疾病，目前对其可能存在的免疫学异常也进行了更深入的研究。1964 年就有学者报道了抗主动脉抗体可能与本病相关，但以后的研究未能得到进一步证实。1996 年 Eich - horn 等通过 3 种不同的免疫学方法证实了在 19 例大动脉炎患者中 18 例存在特异性抗内皮细胞抗体（Anti - Endothelial Cell Antibodies, AECA），其在患者血清中的滴度高于正常人 20 倍。有学者认为它可能通过激活补体系统导致细胞毒作用而造成组织损害，但是该抗原是否具有致病性及其致病机制尚待进一步阐明。

总之，大动脉炎作为自身免疫性疾病，细胞毒 T 细胞可能发挥了重要的作用。尽管在该病中触发免疫反应的抗原目前还不清楚，局部浸润的 T 细胞可能通过识别经 HLA 处理及呈递的自身抗原而诱发了自身免疫反应。细胞化学因子及炎性因子在导致组织损害、扩大炎症反应及自身免疫反应中也发挥了重要作用。

二、病理

本病可累及主动脉各个阶段及其主要分支如颈动脉、锁骨下动脉、肾动脉、脾动脉、肠系膜上动脉、肠系膜下动脉、髂动脉、肝动脉、冠状动脉等。80% 以上患者病变累及 2 条或

2 条以上血管。主动脉受累时其病变常呈斑片状，病变间有正常血管；主动脉瓣常常受累，尸检发现近 1/3 的患者有主动脉瓣膜的变形和主动脉瓣环的增宽。主动脉分支入口处病变较重，管腔有不同程度的狭窄并常有血栓形成。约一半患者有肺动脉累及，但几乎均合并有主动脉及其分支受累。

病变血管早期表现为血管外膜和外层的肉芽肿性炎症，逐渐发展至血管全层。可见淋巴细胞、浆细胞、巨噬细胞、组织细胞等浸润，使内外弹力层等正常血管结构破坏，最终使内膜增厚、纤维组织增生，并常常导致血栓形成。由于动脉壁弹力纤维和肌纤维被破坏，在局部血流动力学的影响下病变处可形成动脉扩张或动脉瘤，常见于胸、腹主动脉和右侧头臂动脉。

三、临床表现

本病多发生于 10~30 岁的年轻女性，男女比例约为 1 : 4。临床表现主要包括系统症状和血管狭窄或闭塞后导致的组织或器官缺血两组症状。

（一）系统症状

部分患者在出现组织或器官缺血症状前数周至数月有较为明显的炎性症状或系统症状，如乏力、发热、纳差、体重下降、盗汗和月经不调等，绝大多数患者在出现缺血症状前并无明显的系统症状。在出现缺血症状后出现明显的系统炎性表现提示病情活动。部分患者有皮肤、关节症状，如皮肤结节红斑、血管神经性水肿、对称性关节肿痛等。

一半或以上的患者可发生高血压，是本病重要临床表现之一，尤其是舒张压升高明显。其机制可能是胸降主动脉严重狭窄，使心排出血液大部分流向上肢而引起阶段性高血压；肾动脉狭窄引起的肾血管性高血压；主动脉瓣关闭不全所致的收缩期高血压。在单纯肾血管性高血压中，其下肢收缩压较上肢高 20~40mmHg（2.7~5.3KPa），而单纯降主动脉狭窄则上肢血压高，下肢血压低或测不出；若上述病变同时存在时，则上、下肢血压水平相差更大。高血压可引起左心室肥厚或扩张，导致心力衰竭。血管杂音为另一常见体征，杂音部位有助于判断主动脉狭窄的范围及部位。约 1/4 患者于背部脊柱两侧或胸骨旁可闻及收缩期血管杂音，约 80% 患者于上腹部可闻及 2 级以上高调的收缩期血管杂音。合并主动脉瓣关闭不全者，可于主动脉瓣区闻及舒张期杂音。

（二）组织或器官缺血症状

累及血管的不同，组织或器官的缺血症状不同，临床上可分 5 种类型：头臂动脉型（主动脉弓综合征）、胸 - 腹主动脉型、主 - 肾动脉型、混合型和肺动脉型。

1. 头臂动脉型（主动脉弓综合征）　颈动脉和椎动脉的狭窄和闭塞，可引起脑缺血症状。表现为头昏、眩晕、头痛、记忆力减退、单侧或双侧视力减退、视野缺失甚至失明。严重脑缺血者可反复晕厥、抽搐、失语、偏瘫或昏迷。上肢缺血可出现单侧或双侧上肢无力、发凉、酸痛、麻木甚至肌肉萎缩。少数可有锁骨下动脉窃血综合征，由于一侧锁骨下动脉或无名动脉狭窄 50% 以上或堵塞同侧椎动脉的压力降低 1.33KPa（10mmHg）以上，使对侧椎动脉的血液反流到狭窄侧的椎动脉和锁骨下动脉，当患侧上肢活动时，其血流可增加 50%~100%，于狭窄部位的远端引起虹吸现象，从而加重脑缺血，产生一过性头晕或晕厥。部分患者可因局部缺血产生鼻中隔穿孔、上腭和外耳溃疡、牙齿脱落和面肌萎缩等。查体为患侧颈动脉、桡动脉、肱动脉搏动减弱或消失，血压降低或测不出（无脉征）。约半数患者于颈部或锁骨上部可听到Ⅱ级以上的收缩期血管杂音，少数伴有震颤。

2. 胸-腹主动脉型　　病变位于胸、腹主动脉及其分支，尤其是腹主动脉和两侧髂总动脉；可出现下肢发凉、麻木、无力和间歇性跛行等症状。查体可在腹部或背部闻及收缩期血管杂音，下肢脉搏减弱或消失，血压降低。上肢血压可升高。可有肠功能紊乱，甚至肠梗阻。

3. 主-肾动脉型　　由于下肢缺血，出现无力、发凉、酸痛、易疲劳和间歇性跛行等症状。高血压常见，可由于主动脉受累或肾动脉受累后活化血管紧张素系统所致，伴有高血压者可有头痛、头晕、心悸。少数患者病变累及冠状动脉可发生心绞痛或心肌梗死。合并肺动脉狭窄者可有心慌、气短。

肾脏受累最常见的临床表现是由动脉缺血或激活肾素-血管紧张素所导致的，肾血管性高血压最为突出。个别病例也有发生原发性肾小球疾病的报道：如IgA肾病、膜增殖性肾小球肾炎、新月体肾炎等。也有报道由于继发淀粉样变而导致肾病综合征样大量蛋白尿的病例。

4. 混合型（广泛型）　　具有上述三种类型中两种以上的临床表现，多数患者病情较严重。

5. 肺动脉型　　约一半患者有肺动脉病变，本型常与主动脉炎合并受累，目前也有个案报道单纯肺动脉受累的病例。临床可有心悸、气短，但症状多较轻。累及一侧肺动脉者甚至可出现肺部空洞、斑片阴影等，不易与感染性疾病鉴别，往往通过肺动脉造影及活检才能确定诊断。晚期可出现肺动脉高压，肺动脉瓣区可闻及收缩期杂音和肺动脉第二音亢进。

四、实验室检查及辅助检查

（一）实验室检查

实验室检查常无特异性。患者可有轻度的白细胞升高和慢性病所致的贫血，大多数患者有血沉增快、部分患者有血白蛋白降低和γ球蛋白升高；血沉及C反应蛋白升高是本病活动的重要指标。血清抗内皮细胞抗体或抗主动脉抗体有一定临床意义。

（二）超声检查

超声检查作为一项无创伤性检查手段已经越来越受到重视。彩色Doppler超声可通过探测血流信号等判断血管狭窄程度，此外，它还能测量血管壁厚度及血管内膜可探查主动脉及其主要分支的狭窄或堵塞，如颈动脉、锁骨下动脉、肾动脉、髂动脉等，远端血管不能探及；同时能区别血管壁的增厚或管腔内血栓。大动脉炎所造成的动脉管壁呈向心性均匀增厚，不同于动脉粥样硬化所造成的斑块样改变，可通过超声检查鉴别。

超声检查目前主要应用于颈部及四肢血管，由于其对介质的要求必须是实质脏器，故胸主动脉甚至肥胖患者的腹腔动脉等位于机体较深部位的血管情况，则不易准确探查到。近年出现的经食管超声技术及经血管内超声技术部分地解决了这一问题，目前这些技术正在进一步发展成熟中。

（三）影像学检查

1. 胸部X线片　　提示大动脉炎的改变有主动脉弓影增宽、降主动脉影不规则；肺动脉改变和心影增大等。

2. 磁共振（MRI）和计算机断层（CT）　　CT及MRI是近年越来越多的应用于本病的

诊断手段之一，除可发现血管病变处的炎症性改变外，尚可发现主动脉管壁增厚、管腔扩张及管腔内血栓形成；螺旋 CT 对主动脉和肺动脉处病变的检查有一定意义。MRI 检查还可通过不同的空间方位如冠状面、矢状面等检查明确血管病变程度及范围，甚至可以作为长期随诊判断血管病变进展与否的手段之一。

3. 血管造影术　　1990 年 ACR 的疾病分类标准就将血管造影异常作为该病诊断依据之一。造影可见阶段分布的、均匀的向心性狭窄或堵塞，主动脉分支或肺动脉血管病变常位于分支开口处；此外尚可见到囊状或梭状动脉瘤。

与临床分型类似，有学者提出根据血管造影异常所提示的受累血管部位不同可分为四型。Ⅰ型：病变主要位于主动脉弓及其分支；Ⅱ型：胸主动脉降段及腹主动脉及其分支受累；Ⅲ型：为前二者的混合型；Ⅳ型：有肺动脉受累者。其中Ⅲ型为最常见之类型，占所有病例的 70% 左右。

4. 眼底检查　　约 10% 患者眼底出现本病的特异性改变，本病的眼底病变分为三期：第一期（血管扩张期）为视盘发红、动静脉扩张、瘀血、静脉管腔不均，毛细血管新生，小出血，小血管瘤、虹膜玻璃体正常；第二期（吻合期）为瞳孔散大，反应消失，虹膜萎缩，视网膜动静脉吻合形成，周边血管消失；第三期（并发症期）表现为白内障、视网膜出血和脱离等。

（四）大动脉活检

由于本病呈节段性改变，病变分布不均匀，活检阳性率约 1/3，故活检阴性不能否定诊断。同时活组织检查具有一定风险和痛苦，标本来源困难，实用价值不大。病理为肉芽肿性改变。

五、诊断

可依据美国风湿病学会（ACR）诊断（分类）标准。①发病年龄≤40 岁：40 岁前出现与大动脉炎相关的症状或体征；②肢体缺血：活动时一个或多个肢体尤其是上肢出现逐渐加重的无力或肌肉不适；③肱动脉脉搏减弱：一侧或双侧肱动脉脉搏减弱；④血压差＞10mmHg：上肢间收缩压相差＞10mmHg；⑤锁骨下动脉或主动脉区杂音：一侧或双侧锁骨下动脉或腹主动脉区可闻及的血管杂音；⑥血管造影异常：主动脉及其分支或上下肢大血管局灶或节段性狭窄或闭塞，除外动脉硬化、动脉纤维肌肉发育不良等病因。符合其中三项或三项以上者可诊断为大动脉炎。其诊断的敏感度为 90.5%，特异度为 97.8%。

了解并注意高度怀疑本病的症状和体征是正确诊断本病的关键。通过病史和查体可发现大血管缺血的证据，如晕厥、卒中、视力障碍、心肌梗死、上肢无力、脉弱或无脉、缺血性肠绞痛、间歇性跛行以及上肢血压不对称、高血压、多部位血管杂音等；此外，应注意非特异性炎症的表现如发热、乏力、体重下降等。年轻患者，尤其是女性，在出现下述症状时应高度怀疑本病。①大血管缺血病变证据：如晕厥、卒中、视力障碍、心肌梗死、上肢无力、脉弱或无脉、缺血性肠绞痛、间歇性跛行、上肢血压不对称、多部位血管杂音等；②在本年龄组出现顽固性高血压的症状和体征；③非特异性炎症的表现如长期发热、乏力、体重下降等。

疾病活动程度判断目前虽无统一标准，但对于选择不同治疗方案及判断疗效非常重要。Kerrs 等研究提出以下疾病活动指标：①血管缺血或炎症的症状体征（例如血管性疼痛、间歇性跛行、无脉、血管杂音等）；②血沉增快；③血管造影异常；④出现发热、肌肉关节疼痛等系统炎症反应不能用其他原因解释。以上 4 项至少 2 项为新发或加重时考虑疾病活动。同时他们也提出疾病的缓解指标为：临床症状完全缓解或稳定；血管病变长期无进展。近年研究发现某些细胞因子如前述的 IL－6，RANTES 等血清浓度可能与疾病活动度相关，但尚须进一步临床验证。

六、鉴别诊断

主要与其他可累及大血管的血管炎、结缔组织病，以及与一些血管病相鉴别。

（一）与可累及大血管的血管炎、结缔组织病等鉴别

1. 巨细胞动脉炎　临床症状和体征类似于大动脉炎的头臂动脉型，但巨细胞动脉炎常见于老年男性，经常合并有风湿多肌痛。颞动脉活检可以确诊。

2. 贝赫切特综合征　可有主动脉瓣及其瓣环的病变，以及其他大血管的病变；但贝赫切特综合征常有口腔溃疡、外阴溃疡、虹膜色素膜炎、下肢结节红斑、针刺反应等，且常有静脉病变如血栓等。

3. Cogan's 综合征　有主动脉炎者并不少见，但本病起病常表现为眼、耳病变，如间质层角膜炎、听力下降、前庭功能障碍等。

4. 强直性脊柱炎　年轻男性多见，可有主动脉瓣及其瓣环的病变；但强直性脊柱炎常有腰背痛、足跟痛等表现，HLA－B$_{27}$（＋），骶髂关节影像学检查有助鉴别。

5. 其他　系统性红斑狼疮、克罗恩病等均可累及大动脉，典型病例鉴别并无困难。

（二）与累及大血管的血管病相鉴别

1. 先天性主动脉缩窄　多见于儿童和青年男性，血管杂音位置较高，限于心前区及背部，无非特异性炎症表现，胸主动脉造影可见特定部位狭窄，病理无炎性改变。

2. 动脉纤维肌肉发育不良　病变分布与大动脉炎相似，累及主动脉及其各主要动脉分支，无非特异性炎症表现，很少出现血管完全闭塞，造影呈典型"串珠样"改变，病理检查血管壁中层发育不良。

3. 先天性主动脉发育不良　病变位于肾动脉起源以下的主动脉，主要位于主动脉分叉上方，累及髂、股动脉，下肢症状严重，少见高血压。

4. 动脉粥样病变　可引起肢体动脉狭窄或闭塞，但常见于中老年人，并有动脉硬化的其他临床表现，血管造影有助于鉴别。

5. 其他　梅毒、风湿热均可引起主动脉炎或主动脉病变，临床应加以鉴别。

七、治疗

大动脉炎的治疗原则是：在急性炎症期给予早期和有效的治疗以抑制炎症反应，避免组织和器官的明显损伤；随后，进入长期和较温和的维持期治疗以避免疾病的复发。同时，对于重要器官狭窄或闭塞给予手术等相关治疗。

大动脉炎目前治疗方法包括药物治疗［激素和（或）免疫抑制药］、外科手术以及介入治疗。选择何种治疗取决于血管狭窄所致患者缺血程度和疾病活动程度，处于疾病活动期的患者首先要进行免疫治疗再决定是否手术。

（一）急性炎症期的治疗

1. 糖皮质激素和免疫抑制药　联合使用糖皮质激素和免疫抑制药是大动脉炎急性期的

主要治疗方案。但有相当多的患者其全身的炎症反应并不明显，ESR 和 C 反应蛋白均正常。对这类患者的初始治疗也可给予一个疗程的类似于急性炎症期的治疗。

糖皮质激素是大动脉炎的首选用药，大多数患者对激素治疗反应良好。起始用量一般为泼尼松 50～60mg/d，至患者的全身炎症反应基本缓解后逐渐减量；对全身炎症反应不明显的患者，起始用量一般为泼尼松 40～50mg/d，维持 4 周左右后逐渐减量。激素减量方法一般为：患者每日泼尼松用量在 30mg 以上者可每周减量 5mg，患者每日泼尼松用量在 30mg 以下者可每周或每 2 周减量 2.5mg；减至泼尼松 5～10mg/d 时维持 1～2 年以上。

应用免疫抑制药不仅有利于控制病情，且可减低长期应用激素的副作用，已经越来越受到人们的关注。目前用于本病治疗的免疫抑制药有环磷酰胺、硫唑嘌呤，甲氨蝶呤或环孢素等。环磷酰胺用法一般首选连续或隔日用药。方法为每日口服环磷酰胺 100mg，或隔日静脉用环磷酰胺 200mg。也有部分医疗中心采用环磷酰胺的每月冲击疗法，一般为每月静脉给予环磷酰胺 1000mg。但是，不少文献报道环磷酰胺冲击疗法治疗血管炎的疗效不如连续或隔日给药的方法。环磷酰胺一般使用 3～4 个月以上时间或使用至激素减至维持量，此时进入维持期的治疗、换用较温和的免疫抑制药。对于一些炎症反应较轻或不明显，累及的血管部位相对不重要的患者除泼尼松的起始用量较小（30～40mg/d）外，也可用相对较温和的免疫抑制药代替环磷酰胺。可选用的免疫抑制药有硫唑嘌呤 100mg/d，甲氨蝶呤 10～20mg/周或环孢素 5mg/（kg·d）[1～2mg/（kg·d）维持]等。近来也有人提出霉酚酸酯对抑制大动脉炎时淋巴细胞所介导的血管损害具有独到的作用，可应用于病情活动或不能耐受其他免疫抑制药治疗的患者，常规用量为 1.5g/d，分 2 次服，病情稳定 3～6 个月后可酌情减量，总疗程 1～2 年。

2. 急性炎症期的其他代替疗法　大动脉炎由于其动脉缺血且容易出现并发症，在控制炎症发展基础上，还可辅以抗血小板聚集药物及降低血液黏滞度的药物，如肠溶阿司匹林、右旋糖酐 -40 等。最近一些学者认为血管扩张剂只能提高正常血管的血流量，对已狭窄的血管扩张作用微弱，甚至反而加重远端缺血，故目前不主张应用。

3. 辅助或强化治疗　辅助或强化治疗一般用于发病急并且全身炎症反应非常明显，或累及到供应重要器官的血管如中枢神经系统、眼、肺等，也有少数患者病情顽固，常规治疗疾病持续不缓解或药物减量后反复发作，这类患者在大动脉炎中并不常见。常用的辅助或强化治疗有以下几种方法。①甲泼尼龙冲击治疗：一般用甲泼尼龙 1000mg/d 连续静脉给药 3d，然后换用口服泼尼松 50～60mg/d。②联合免疫抑制药治疗：联合应用两种免疫抑制药，如环磷酰胺加甲氨蝶呤，需要注意二者副作用可能叠加，故应密切观察血象、肝功能等变化。③大剂量静脉用免疫球蛋白和血浆置换：对于起病急并且炎症反应重的患者有一定的疗效，但其费用较为昂贵。

不同国家的学者在治疗方案的选择上也略有差异。日本学者主张单用激素长期维持治疗，而美国国立卫生院（NIH）在一组对 60 例患者的研究中，平均追随 5.3 年、结果显示 20% 患者病情趋于自限，从未接受激素和（或）免疫抑制药治疗而病情持续稳定无进展；其余患者均接受激素治疗 [1mg/（kg·d）1～3 个月后逐渐减量]，其中 60% 患者获缓解，但近半数在激素减量及停药后很快复发，这些患者连同那些激素无效的患者又同时加用免疫抑制药治疗 [CTX 1mg/（kg·d），或 MTX 每周 0.3mg/kg]，40% 病情获得控制。在接受治疗的所有患者中，有 23% 病情始终不缓解。

（二）维持期的治疗

一旦病情得到缓解，炎症指标得到控制即可进入维持期的治疗，通常疗程在 2～3 年或更长的时间。缓解期的治疗主要是防止疾病的复发，其治疗方案、药物用量和治疗时间视个体差异而不同。常用于缓解期治疗的免疫抑制药有以下几种。

1. 硫唑嘌呤和甲氨蝶呤　硫唑嘌呤一般用 50～100mg/d，甲氨蝶呤一般每周用 10～15mg。

2. 环孢素　一般用小剂量即可，常用于维持期治疗的用量为 1～2mg/（kg·d）。

3. 霉酚酸酯　可用小剂量维持治疗，0.5～1.0g/d，分 2 次服。

（三）外科治疗

管腔狭窄甚至闭塞，产生严重脑、肾、上下肢等不同部位缺血影响功能的患者，以及有严重顽固性高血压药物治疗无效者，应手术治疗。一般应在病变稳定后半年至一年、脏器功能尚未消失时手术。手术方式包括血管重建术、血管旁路移植术、经皮管腔内血管成形术（PTA）、支架置入术等。对单侧或双侧肾动脉狭窄所致的高血压可行血管重建术或安置血管支架，也可行肾脏自身移植术。对患侧肾脏明显萎缩，肾功能严重受损或肾动脉分支病变广泛者可行肾切除术。

（四）其他治疗

早期的轻度高血压或不宜手术治疗的高血压可用降压药物治疗，但本病对一般降压药物反应较差。对双侧肾动脉狭窄或单功能肾或治疗前有肾功能不全的患者应避免使用血管转换酶抑制药和大剂量利尿药，以免进一步损伤肾功能。此外，大动脉炎患者应长期使用抗血小板聚集药物，如阿司匹林 50～100mg/d，以防止血栓形成。

八、预后

本病为慢性进行性血管病变、疾病具有一定间歇性进展和缓解的倾向。国外报道 5 年生存率 83%～94% 不等。早期的炎性指标和系统症状往往在发病几年后逐渐被血管缺血的症状所替代。个别患者可自行缓解，多数患者疾病处于长期慢性进展中，但是早期诊断、免疫抑制药的使用和积极的外科治疗可使预后明显改善。日本的一组 1000 例患者长期随访的结果显示仅有 25% 的患者出现明显的并发症。心脏的并发症包括充血性心功能不全和缺血性心脏病，为主要的致死原因。

（高冠民）

第二节　巨细胞动脉炎及风湿性多肌痛

巨细胞动脉炎（Giant Cell Arteritis，GCA）是一种以侵犯颅动脉为主的原因不明的系统性血管炎综合征。现已知主要累及从主动脉弓发出的动脉分支，也可累及其他中等大小的动脉。血管炎症部位可形成肉芽肿，含数量不等的巨细胞，故又称肉芽肿性动脉炎，病变常呈节段性分布，临床表现可因受累血管部位不同而表现复杂，典型者呈颞部头痛，头皮及颞动脉触痛，间歇性下颌运动障碍，因而 GCA 又称颞动脉炎（Temporal Arteritis，TA），因可累及颅内动脉又称颅动脉炎（Cranial Arteritis）。部分 GCA 患者可伴发风湿性多肌痛（Polymyalgia Rheumatica，PMR），后者是一种以四肢及躯干近端肌肉疼痛为特点的临床综合征，对小剂量激素治疗反应敏感；常表现为颈、肩胛带及骨盆带肌中 2 个或 2 个以上部位的疼痛和发僵，持续 30min 或更长时间，不少于 1 个月时间，同时伴有血沉增快。诊断须除外类风湿关节炎、慢性感染、肌炎以及恶性肿瘤等疾病。GCA 与 PMR 两者关系密切，发病年龄均多在 50 岁以上，女性多于男性。

GCA 和 PMR 主要影响老年人，发病年龄的高峰为 60~80 岁，对于 <50 岁的患者做出 PMR 诊断时应慎重。GCA 和 PMR 的发病率随年龄的增长而成倍增加，在美国，50~59 岁年龄段的 GCA 发病率为 2.1/10 万人，70 岁以上为 49/10 万人，其他国家有类似报道。GCA 与 PMR 近年来发病呈上升趋势，除考虑与人口老龄化有关外，还与对这类疾病的认识不断提高有关。

一、病因与发病机制

GCA 以及 PMR 的具体病因尚不清楚，虽然两者的发病与年龄、地域分布以及人种相关，但年龄因素、环境因素和遗传因素在发病机制中的具体作用却不甚清楚。PMR 和 GCA 有家庭聚集现象。欧美白人发病率明显高于黑人，而且北欧与美国的白人之间存在相同的种族背景。HLA-DR$_4$ 在 GCA 的出现频率较正常对照人群高出 2 倍，因此 HLA-DR$_4$ 可能是主要的遗传因素。进一步试验发现 HLA-DR$_4$ 的等位基因 HLA-DRB$_1$ 与 GCA 的关系最为密切，其基因多态性主要位于第 2 高变区。有学者认为细小病毒 B$_{19}$ 和肺炎衣原体与 GCA 的发病有关，但确切结果尚须进一步研究证实。

体液免疫和细胞免疫都参与 GCA 的发病，其病理特点是影响大动脉为主，伴有各种细胞因子生成的慢性炎症过程。GCA 和 PMR 受累组织存在的特异细胞因子影响疾病的临床表现，二者的细胞因子构成特点有所不同。在 GCA 中，受累的颞动脉存在 T 淋巴细胞产生的 IFN-γ 和 IL-2，巨噬细胞产生的 IL-1β、IL-6 以及转移生长因子（TGF-β）。IL-6 水平在 GCA 和 PMR 中都有升高，且其水平与病情活动度相关，GCA 中 IFN-γ 则是病变关键的细胞因子，与巨细胞形成、内膜增厚、组织缺血以及新生血管形成有关。在 GCA 和 PMR 中 TNF-α 水平未见升高。在 PMR 中，颞动脉可检出 TGF-β、IL-1 以及 IL-2 的转录子，但无 IFN-γ 转录子。

颞动脉高表达 IFN-γ 的 GCA 患者常具有典型的多核巨细胞（MGCs）。与巨噬细胞不同，MGCs 除有吞噬功能外还具有重要的分泌功能。MGCs 分泌血小板 PDGF，后者能刺激血管内膜增生。MGCs 还分泌血管内皮生长因子（VEGF），是动脉血管壁形成新生血管的关键介质。向心性的同轴的血管内膜增生是 GCA 重要的潜在病理损伤机制。研究者认为血管内膜增生是血管壁对损伤做出反应的结果，同时这也是一种修复机制，其中 PDGF 是一种重要的动脉内膜增生的刺激因子。PDGF 来自巨细胞和巨噬细胞，它使 GCA 有别于其他血管病变。

在 GCA 中，几乎所有的损伤都和效应巨噬细胞有关，巨噬细胞通过对分泌 IFN-γ 的 T 淋巴细胞的调节，进行与以往不同的分化途径，并获得一系列潜在的损伤能力。在 GCA 中，巨噬细胞能分泌促炎症细胞因子加重炎症。此外，位于血管中膜的巨噬细胞通过脂质过氧化物酶的作用发挥氧化破坏作用，攻击血管的平滑肌细胞及其基质成分；这些巨噬细胞还提供活性氧中间体，与氮中间体共同引起内皮细胞蛋白的消化作用；中膜的巨噬细胞还产生氧自由基以及金属蛋白酶，导致中膜弹性层的裂解。动脉中层的巨噬细胞除释放组织破坏酶、还通过分泌细胞因子（如血小板生长因子 PDGF、血管内皮细胞生长因子 VEGF）介导组织修复，导致内膜增生，从而发生血管阻塞，血流受阻。炎症也是影响内皮细胞、引起新生血管形成的重要因素，这一炎症过程主要发生在内膜与中膜的交界处以及血管外膜层。因此动脉内膜及中膜是 GCA 主要的损伤部位。

细胞黏附分子也影响 GCA 的发病机制，而且内皮细胞也在其中起重要作用。GCA 患者血清中的可溶性内皮细胞白细胞黏附分子（ELAM-1）水平升高，在颞动脉的活检标本上还测到其他的黏附分子，提示黏附分子参与白细胞向血管受损处迁徙以及细胞间的相互作用过程，而这些过程参与肉芽肿的形成。黏附分子在新生血管的表达远大于血管的其他部位。最近，Cid 采用免疫组化分析显示，不同的黏附分子可能调节颞动脉不同层次间的白细胞以及内皮细胞间的相互作用。而 PMR 患者的血清 E-选择素水平增高。

在 GCA 和 PMR，部分受累的颞动脉血管内弹性膜的细胞内或连接处发现有免疫球蛋白和补体的沉积，这一发现提示血液中有针对动脉血管壁的抗体或免疫复合物存在。GCA 和 PMR 患者血清中的循环免疫复合物水平在疾病活动期升高，其浓度与 ESR 和 γ-球蛋白水平呈正相关，在治疗病情缓解后下降。GCA 的肉芽肿形成的病理特征更多地提示细胞免疫在 GCA 发病机制中的作用。

二、病理

在 GCA，血管炎最常见于主动脉弓分支血管，但偶尔也可累及全身任何动脉以及一些静脉。受累血管常呈节段性分布或片状分布，也可累及较长血管。取自 GCA 活动期的血管标本显示，严重受累的血管多见于颞浅动脉、椎动脉以及眼动脉和睫后动脉，其次为颅内动脉、颅外动脉以及视网膜中央动脉。另有尸检资料显示，主动脉近端以及远端、颈内及颈外动脉、锁骨下动脉、肱动脉以及腹部动脉受累亦较常见，但颅内动脉受累少见。在一些病例，即使症状已经缓解，动脉活检仍有持续性的、弱的慢性炎症存在。在大体病理上，GCA 容易形成主动脉的动脉瘤、夹层和狭窄，主动脉的主要分支亦容易形成狭窄。有关继发于 GCA 的冠状动脉和主动脉弓的各种病变的个案并不少见。与胸主动脉一样，腹主动脉也可受累，出现动脉瘤以及相关的症状，可出现肠梗死。GCA 还可以影响上肢和下肢的主要供血血管，出现间歇性跛行。在 GCA 累及大血管时，损害难以与大动脉炎相区别。

在疾病早期或受损较轻微的病例，可见淋巴细胞的聚集，局限于内外弹力层或外膜，通常可见内膜增厚并伴有明显细胞浸润。病变严重时血管全层皆可受累。坏死的动脉血管壁（包括弹力层）以及肉芽肿可见含有吞噬细胞碎片和异物的多核巨细胞、组织细胞、以辅助 T 细胞为主的淋巴细胞以及部分浆细胞和纤维母细胞。嗜酸性粒细胞也可出现，但中性粒细胞少见。炎症活动部位可有血栓形成，以后这些部位可以再通。炎症在中膜弹力层与内膜连接处最为明显，可见弹性纤维的破碎与裂解，这与局部聚集的巨细胞密切相关。坏死的血管处少见纤维素样坏死。巨细胞并非见于全段血管，因此在具备其他诊断条件时，即使未见巨细胞仍可作出 GCA 诊断。通过增加血管炎的病理检查范围，可以提高巨细胞的检出率。血管炎慢性期细胞浸润消失，内膜纤维增生、内膜增厚。

除上述血管炎的表现外，GCA 的系统表现与炎症过程以及细胞因子的作用有关，终末器官的受累与相应的血管闭塞有关。

然而 PMR 除了可能出现的血管炎，很少有病理学发现．偶有肉芽肿性心肌炎和肝炎的报道。PMR 肌活检多无异常发现或仅有非特异性的 II 型肌纤维萎缩。部分 PMR 患者可有膝关节、胸锁关节、肩关节以及骶髂关节存在淋巴细胞为主的滑膜炎。多数滑膜炎为亚临床型，X 线检查无异常，但磁共振可见关节滑膜炎，核素检查提示部分 PMR 患者的骨对锝盐的摄入量增加。

三、临床表现

GCA 是一种显著的异质性、系统性炎性疾病。临床表现多样，从不明原因的发热、间歇性跛行到失明。GCA 早期的描述强调眼动脉和颈外动脉分支受累导致的临床表现，但 GCA 本身几乎可累及全身动脉。因此可以根据受累动脉的供血范围来分析各种临床表现。GCA 和 PMR 可以是单一疾病谱的两个部分，可以 PMR 起病，发展严重时即成为 GCA。GCA 和 PMR 具有相同的基本症状，如乏力、体重下降、发热等。大约 50% 的 GCA 患者具有 PMR 的临床特点，如近端骨关节肌肉的晨僵、酸痛以及疼痛。

（一）全身症状

患者常诉不适、乏力、发热、纳差、体重下降。发热一般为低热，偶可达 40℃，部分患者可以有盗汗。GCA 的不明原因发热较 PMR 常见。对于高龄患者出现显著的纳差以及体重下降还应注意除外肿瘤。

（二）与颈外动脉分支的血管炎相关的症状

头痛以及头皮触痛是 GCA 最常见的症状，约半数以上患者以此为首发症状。GCA 的头痛具有特征性，位于一侧或双侧颞部，被描述为颅外的、钝痛、针刺样痛或烧灼痛，多为持续性，也可为间歇性。枕部动脉受累的患者可有枕部疼痛，并且梳头困难，以及睡觉时枕部与枕头接触易感疼痛。另外还有头皮坏死的报道。耳后动脉受累时可出现耳道、耳郭以及腮腺的疼痛。

下颌间歇性运动障碍以及疼痛，尤其是咬肌咀嚼时更为明显，该症状对 GCA 具有很高的特异性，约发生于 50% 的 GCA 患者。上颌动脉以及舌动脉受累，可以在咀嚼和说话时出现下颌关节以及舌部疼痛，并有舌坏疽的报道。

颞动脉受累时呈突出的、串珠样改变，触痛，可触及搏动，但亦可无脉。然而，颞动脉检查正常并不能除外 GCA。

（三）与眼动脉分支血管炎相关的症状

在 GCA 患者，视力受损是继发于眼动脉血管炎的最常见的症状，也是较为严重的结果。GCA 眼部受累的患者可占眼科因视力受损就诊患者的 20%，其中更有 60% 的患者可发展为失明。近来由于对疾病认识的提高，治疗及时，失明率已大幅下降，为 6%~10%。

多数患者主诉为"突然的"视力受损，详细询问病史可以发现，其中约 40% 的患者在此之前可有头痛、发热、不适以及 PMR 的症状体征。失明可为首发症状或在其他症状出现数周或数月后突然发生，呈无痛性，常见于头痛消失后，初期表现为视物模糊或视野缺损、可在数天之内进展为完全失明。失明可为双侧或单侧，如未经治疗，对侧眼可在 1~2 周内受累。眼部病变通常变化较大，与受累血管的发生部位以及供血范围相关。

睫后动脉供应视神经，是 GCA 最常受累的血管之一，因此经常发生视神经缺血，眼底镜检查常可看到视神经萎缩。同样来自于眼动脉的肌支供应眼外肌，约5%的患者上述血管可以受累，出现复视以及上睑下垂，并可先于失明。视网膜中央动脉供血给视网膜、是眼动脉的终末分支，其受累较少。因此渗出、出血以及血管炎一类的视网膜病变并不常见，只有不到10%的眼部受累患者与视网膜中央动脉阻塞有关。约10%的GCA患者可以出现一过性黑矇，约80%的未经治疗患者可以发展为永久失明。GCA合并的视力受损一般是不可逆的，其中男性患者出现视力受损的机会较女性患者多。应注意，视力异常可以是很多缺血性疾病的综合结果，如视神经、眼外肌、视交叉以及大脑本身的缺血。

（四）与大动脉受累相关的症状

10%～15%的患者可以出现主动脉弓、胸主动脉等大动脉的受累，可在颈部、锁骨下、腋下或动脉分支处闻及血管杂音并可有血管触痛。大约88%的大血管受累发生在女性。典型病例发病年龄相对较小，无乏力等一般症状，常不易诊断，从发病到诊断时间较长，即使治疗有效，仍有部分患者可以在诊断GCA之后15年出现胸主动脉瘤，病理可见巨细胞浸润。这类患者颞动脉活检多阴性，较少发生头痛、下颌间歇性运动障碍以及视力改变，但在发病时常有上肢的间歇运动障碍。上述临床表现可以将大血管受累与颅动脉相区分。查体时颈部、腋窝以及肱动脉可闻及杂音。

大动脉受累的主要症状为上肢和下肢的间歇性运动障碍，偶尔可因锁骨下动脉窃血综合征（Subclavian Steal Syndrome）、主动脉弓处血管狭窄出现间断的或持续性的脑缺血，极少数亦可因大脑内动脉病变引起。腹主动脉亦可受累，GCA可以出现腹主动脉瘤的症状以及肠坏死，但肾脏很少受累，具体原因不明。

（五）神经系统表现

约30%的患者可以出现神经系统病变，病变可能多种多样，但最常见的是神经病变、一过性脑缺血以及脑卒中，前者包括单神经病变、外周多神经病变并可影响上、下肢。推测上述病变皆由脑的滋养动脉受累引起，但具体原因仍有待明确。颈动脉以及椎－基底动脉狭窄、闭塞可致偏瘫和脑干病变。罕见癫痫、脑血管事件或者精神失常等中枢神经系统疾病。事实上，尽管大部分的GCA病变部位发生在弹力血管，但硬膜内血管并未发现病变。然而，主动脉弓受累，包括锁骨下动脉，可以导致锁骨下动脉窃血综合征以及脑缺血，颅内动脉很少受累。因为颅内动脉相应的不易检查，而且老年患者经常罹患动脉粥样硬化性疾病，GCA导致中枢神经系统显著缺血的频率并不清楚。外周神经系统受累亦较少见。

（六）呼吸系统

虽然GCA很少侵犯肺血管，但仍有10%的患者出现显著的呼吸道受累，尤其是GCA伴有PMR症状时。呼吸道症状包括咳嗽，可有痰或无痰、咽痛或声嘶。影像学检查以及病原学检查多无异常，抗生素治疗无效。引起呼吸系统症状的原因不甚清楚，可能与局部组织缺血以及受累组织的高度易激惹性有关。

（七）近端骨关节肌肉疼痛以及晨僵

PMR是以对称性的近端关节和肌肉的疼痛、酸痛以及晨僵为特征，以肩关节、颈以及骨盆带肌肉最为突出，常呈对称性分布，有时远端肌群以及关节亦可受累。70%以上的患者肩胛带疼痛最先发生，然后发展到四肢近端、颈、胸、臀等部位，直接影响患者的生活，上述症状可以突然起病，也可隐匿起病，持续数周到数月。疼痛以及晨僵在早晨以及活动时加重，上述症状可能较重并使患者日常活动受限，以至于不能翻身和深呼吸。肌肉可以出现触痛，影响活动并致失用性萎缩、并且可能出现肌肉挛缩。肌力通常正常，但常因疼痛而影响评定。在 PMR 中，虽然患者主诉很多，症状很重，但查体却很少有与此相关的阳性体征，呈现典型的症状不符。

PMR 可以和 GCA 共存。10% ~15% 的单纯性的 PMR 在颞动脉活检时提示与 GCA 相关。另一方面，50% ~70% 的 GCA 患者和 PMR 相关。诊断为单纯的 PMR 患者，如出现头痛以及视力改变，应警惕除外发展为 GCA 的可能。

（八）关节症状

大多数患者关节肌肉局部压痛不明显，尤其是肩关节和髋关节，此与肌炎压痛明显的特点不同。GCA 本身并无滑膜炎病变，但在膝关节，偶尔肩关节、腕关节可以出现中等量的关节积液。西班牙学者报道原发的 PMR 远端外周关节炎发生率为 20%，PMR 合并 GCA 时关节炎的发生率为 56%，而单纯 GCA 关节炎的发生率为 11%。腕管综合征和肢端凹陷性水肿可以出现在 PMR 的患者，有时使诊断困难，而 GCA 患者缺如。

近年研究表明 PMR 关节痛并不少见，以大关节如肩、膝和腕关节常见，胸锁关节受累亦不少见。PMR 的关节病变主要表现为肌腱炎和滑膜炎，原发 PMR 也可造成关节的破坏。Paice 对 25 例 PMR 患者的胸锁关节进行了 X 线断层摄片，发现其中有 11 例患者有关节的侵蚀破坏，绝大多数为对称性，且 PMR 病程多在 6 个月以上。多中心的研究显示，PMR 轻中度的滑膜炎主要影响近端关节、脊柱和肢体带，如肩关节最常受累；另有 15% ~50% 出现外周关节滑膜炎，以膝关节和腕关节最多见。放射性核素骨扫描显示 96% 的 PMR 患者有异常，其中 80% 的肩关节和 16% 的手、腕、膝关节放射性核素摄取增强。磁共振（MRI）检查也显示 PMR 肩峰下和（或）三角肌下滑膜炎是肩部最常见的损伤。MRI 检查提示 PMR 患者膝关节关节囊外部位及软组织肿胀发生率（50%）显著高于类风湿关节炎（10%，$P = 0.02$），而关节积液、滑膜炎、腱鞘炎发生率在两者无显著差异。

四、实验室检查及辅助检查

（一）血液学检查

PMR 和 GCA 最显著的实验室改变是急性期反应物血沉（ESR）和 C 反应蛋白（CRP）水平显著升高。血沉通常 >50mm/h，甚至超过 100mm/h。CRP 在 PMR 发病几小时内升高，血沉正常的患者 CRP 也会升高，有效治疗后 CRP 一般在 1 周内降至正常，而 ESR 下降缓慢，需 1~2 个月或更长时间。ESR 和 CRP 升高常预示病情反复。如果 PMR 和 GCA 的其他临床特点、病理特征较典型，即使 ESR 正常也不能除外诊断。

约 50% 的 PMR 患者可以出现正细胞、正色素的贫血以及血小板减低，此与炎症的程度相关，而 GCA 的上述指标可以正常。在 PMR 和 GCA 中，类风湿因子、抗核抗体以及其他的自身抗体较正常同龄人滴度要高。补体水平正常，无冷球蛋白以及单克隆球蛋白升高。

约 1/3 的患者肝功能，尤其是碱性磷酸酶可以升高，在 GCA 中较单纯的 PMR 常见。肌酶（肌酸激酶、醛缩酶）在 PMR 和 GCA 中都正常。血清淀粉样蛋白 A 水平升高是反应 PMR 病情活动的指标，如其水平居高不下或是下降后又升高，则提示病情活动或反复。因此血清淀粉样蛋白 A 测定对指导临床糖皮质激素的用药有一定的价值。

（二）影像学检查

彩色二维超声逐渐用于 GCA 的诊断。彩色多普勒显示 22% ~ 30% 的颞动脉管腔低回声晕轮征（Halo Sign），经活检证实为 GCA。低回声晕轮征代表血管壁水肿，在 GCA 中的诊断意义较大，敏感性可达 73% ~ 86%，特异性为 78% ~ 100%，经激素治疗后低回声可以消失。胸主动脉和腹主动脉的超声检查对诊断有帮助，且可以发现有无动脉瘤形成。

在 GCA 中，颞动脉的动脉造影对诊断意义不大，也不能确定颞动脉的活检部位。虽然 PMR 无特征的影像学改变，但 X 线检查、放射性核素扫描、MRI 以及超声检查对于确定 PMR 的关节受累仍有一定的价值。

（三）其他检查

1. 肌电图和肌活检　肌电图检查多无异常发现，对 PMR 无诊断意义。PMR 的肌肉活检标本组织学无特征性改变，肌肉失用时可见非特异的 II 型肌纤维萎缩。滑液以及滑膜检查可见滑液的白细胞计数位于（1 ~ 8）×10^9/L，以单核细胞为主。滑膜活检可见轻度的滑膜细胞增生，伴有轻微的淋巴细胞浸润。上述检查意义不大，临床很少进行。

2. 颞动脉活检　如果 PMR 患者具有提示为 GCA 的症状和体征，或者对每日 15mg 的泼尼松无反应，则应考虑行颞动脉活检。此外，如果一个老年患者具有不明原因的发热，伴有 ESR 增高，感染和肿瘤检测都不能解释时也应行颞动脉活检。颞动脉活检阳性即可诊断，对 GCA 的特异性为 100%。临床研究显示，颞动脉搏动减弱或消失的 PMR 患者，即使缺乏其他的局部症状，其颞动脉活检的阳性率也较高。出现非特异性的头痛时行活检也有较高的阳性率。颞动脉活检的阳性率与 ESR 增高的程度、视觉症状的出现与否、性别、年龄、发病时间长短以及 PMR 患者是否并发有 GCA 无相关性。而且，10% 的具有局部颞动脉体征的 PMR 患者颞动脉活检可以阴性。为提高疑诊 GCA 患者颞动脉活检的阳性率，可选择有头痛症状侧的颞动脉进行活检，选取有触痛、串珠样改变的部位血管进行取材。动脉干以及远端分支阳性率无显著差异。因为 GCA 血管病变有时呈节段性分布，因此应切取 2 ~ 3cm 血管、并多段取材以提高阳性率。另外，双侧颞动脉取材较单侧阳性率高，可以提高诊断的敏感性 11% ~ 60%。如果临床高度怀疑为 GCA，一侧颞动脉活检为阴性时，应行对侧颞动脉活检。

五、诊断

GCA 的临床表现多样，极易误诊或漏诊。老年人原因不明的发热及血沉增快，应考虑到 GCA。1990 年美国风湿病学会（ACR）的 GCA 的分类标准如下：①发病年龄 ≥ 50 岁（在 50 岁以上出现症状或阳性体征）；②新发头痛（新起发作的或与过去类型不同的局限性头痛）；③颞动脉异常（颞动脉触痛、搏动减弱，与颈动脉粥样硬化无关）；④血沉增高（魏氏法血沉 ≥ 50mm/h）；⑤动脉活检异常（动脉活检标本示动脉炎，以单核细胞浸润为主或肉芽肿性炎，通常含有多核巨细胞）。符合 5 条中 3 条或 3 条以上者可诊断为 GCA，此诊断（符合 3 条或 3 条以上）的敏感性和特异性分别为 93.5% 和 91.2%。另外，在 1994 年美国的 Chapel Hill 召开的血管炎会议上制定了新的巨细胞动脉炎分类定义标准，即：累及主动脉及其分支的肉芽肿性动脉炎，好发于颈动脉的颅外分支。常有颞动脉受累。一般患者年龄都 > 50 岁，且常伴发风湿性多肌痛。目前临床上主要根据这两个标准来诊断巨细胞动脉炎。

PMR 的诊断主要依靠临床表现，诊断标准有 6 条：①发病年龄 >50 岁；②颈、肩胛带及骨盆带部位至少 2 处肌肉疼痛和晨僵，时间≥1 周；③ESR 和（或）CRP 升高；④小剂量激素（泼尼松≤15mg/d）有效；⑤无肌力减退或肌萎缩及肌肉红肿热；⑥排除其他类似 PMR 表现的病变如 RA、肌炎、肿瘤和感染等。如符合以上 6 条可确诊为 PMR。

六、鉴别诊断

GCA 和 PMR 的易感人群、病史特点、临床表现以及病理特点易于和其他血管炎相鉴别。应除外以下疾病：动脉粥样硬化（尤其是颈动脉的粥样硬化）、肌炎、不明原因的发热、感染性心内膜炎、非霍奇金淋巴瘤、多发性骨髓瘤、类风湿关节炎、系统性红斑狼疮、大动脉炎、结核等，此外还有甲状腺肌病。

伴有外周关节炎的 PMR 和以 PMR 样症状为首发的 RA 容易误诊。Caporali 等随访了 116 例 PMR 和以 PMR 样症状发病的 RA 患者、入组时 94 例患者诊断为 PMR，22 例为 RA。随访 1 年后有 19 例初诊为 PMR 的患者发展为 RA，随访结束时只有 65 例患者确诊为 PMR。虽然外周关节的滑膜炎有助于两者的鉴别，但在疾病早期诊断仍有一定困难。

七、治疗

（一）糖皮质激素

泼尼松是治疗 GCA 和 PMR 的首选药物，能阻止眼和神经系统的缺血、抑制炎症信号的传递、抑制来自巨噬细胞的 IL-1β、IL-6 以及 NOS2（一氧化氮合成酶，Nitricoxide Synthasez）的产生，和来自 T 淋巴细胞的 IL-2，对 IFN-γ 的抑制则很弱。据观察，口服泼尼松 60mg，3h 后血清 IL-6 水平下降达 50%，当激素水平下降时，IL-6 水平又升高，提示激素诱导的 IL-6 水平下降是暂时的，而且只有激素用量大时对 IL-6 的产生才有抑制作用，大部分 PMR 血清 IL-6 的升高持续 3~6 个月，少数时间更长，所以过早停药、减量或隔日疗法易导致病情复发。使用糖皮质激素治疗 GCA 宜从大剂量开始，根据临床表现以及 ESR 水平判断病情活动，来指导激素减量。开始剂量为 GCA 1~1.5mg/（kg·d），PMR 为 10~15mg/d。如果患者出现急性视力受损，可给予甲泼尼龙 80~100mg/d 静脉滴注，7~10d 减量至泼尼松 60mg/d。

对于无 GCA 症状或组织学无动脉炎改变的 PMR 患者，不可以经验治疗的方式给予适用于 GCA 的大剂量泼尼松。小剂量的泼尼松治疗具有临床表现的 PMR 是安全的，但应该告知 PMR 患者在出现头痛、视力受损以及 GCA 的其他表现时及时就医。PMR 可在首次诊断后 12~14 个月转化为 GCA，但这种情况并不常见。一般服用低剂量的泼尼松就可以防止眼疾的发生。另一方面对于疑诊 GCA 的患者如出现视觉受损的症状和体征，如一过性黑矇、部分或完全视力丧失，则应积极给予激素治疗，以免延误治疗时机。激素治疗后 10d 以内，仍可进行活检，组织学上无明显变化，不延误疾病诊断。

一般的 GCA 症状如头痛、昏睡以及 PMR 的症状可在治疗 36~72h 后消失。增高的 ESR 以及缺血表现，如颞部头痛、下颌间歇性运动障碍、局部的颞动脉炎，可在用药后数天消失。但消失的颞动脉搏动难以恢复，失明也是永久性的。如果患者的临床症状如期改善，但 ESR 水平并无下降，或反而升高，注意除外有无合并感染等其他影响 ESR 的因素。

对于 PMR 患者给予低剂量泼尼松（<15mg/d）治疗后病情戏剧般的好转，CRP 可恢复

正常，ESR 也开始下降，这是 PMR 的主要特征之一，以上改变多发生在用药后 48 ~ 72h。在用药 2 ~ 4 周后，患者的贫血以及血小板减少多能正常。此时激素可以开始减量，可每 3 周减 2.5mg，当泼尼松减至 10mg/d 时，按每月 1mg 速度递减，维持量 3 ~ 5mg/d，一般用药 1 ~ 2 年，也有长至 10 年的报道，过早停药或减量太快病情易反复。如果用药 1 周后，患者病情无缓解，则应重新考虑诊断或是合并其他疾病。

25% ~ 60% 的 GCA 和 PMR 患者可能复发，此时需适当加大剂量，PMR 患者治疗期间的情况相差很大，有的患者用药仅需 1 年时间，有的需 5 年方可停药。PMR 一般是一种自限性疾病，持续 2 年左右，但部分患者需要低剂量的激素维持相当长的时间。对于 GCA 患者，大剂量的激素仅用于控制症状，症状缓解后应逐渐减量，根据临床症状以及 ESR（或 CRP）水平调节激素用量，并维持数月。有视力受损的患者通常需缓慢减量平均使用皮质激素时间可达 2 年，部分患者需用药 5 年。随着发病时间的延长，新发视力受损的概率明显减少，因此对于使用激素治疗 18 ~ 24 个月后复发的患者，在重新使用激素前建议重复颞动脉活检。

Narvaez 等回顾性分析了 PMR 患者和 GCA 患者长期治疗（长达 10 年）对患者的效果。单纯的 PMR 患者，49% 的患者平均停用激素时间为 23 个月，随诊 11 个月无复发。这些患者的复发率高于 GCA 相关的 PMR 患者。与 GCA 相关的 PMR 患者，29% 患者平均停用激素的时间是 31 个月，维持症状缓解的时间是 14 个月。该组患者的治疗中位时间是 56 个月，其中 50% 的患者需治疗 4 年以上。增加复发概率的危险因素包括诊断时高龄、女性、高 ESR 水平以及过快地激素减量。

考虑到使用激素带来骨质疏松的高危性，PMR 和 GCA 在治疗前应测定骨密度，根据情况采取相应的预防措施。如果骨密度测定提示有骨质疏松，可给予二膦酸盐、降钙素或激素替代治疗。保证治疗患者钙和维生素 D 的日摄入量在 1500mg 和 800U 以上，可以减少骨质疏松的发生。

GCA 患者可在使用皮质激素后且病情静止多年才发展为动脉瘤，因此患者需要随诊胸片并进行胸主动脉、腹主动脉的超声学检查。

（二）缓解病情药

对于难治性的、减量易复发的、激素依赖的 PMR 和 GCA 患者，可以考虑使用病情缓解药（DMARDs）、如甲氨蝶呤（MTX）、环磷酰胺（CTX）或硫唑嘌呤。MTX 的用量为每周 7.5 ~ 25mg，口服、肌内注射或静脉注射皆可。CTX 用量为 50 ~ 100mg/d 口服或 0.5 ~ 0.8g/m² 每月静脉滴注 1 次；使用 DMARDs 注意定期复查血常规以及肝功能。

（三）非甾体抗炎药

10% ~ 20% 的 PMR 患者用 NSAIDs 即可控制病情，如 NSAIDs 使用 1 ~ 2 周疗效不佳应及时用激素治疗。对小剂量激素控制不好的患者可合用 NSAIDs。

新近研究认为，乙酰水杨酸盐（Acetyl - Salicylic Acid，ASA）具有抑制 GCA 产生细胞因子的作用。在 GCA 中，主要的损伤因子为 IFN - γ 和核因子 κB（NF - κB）依赖的单核因子。激素通过抑制 NK - κB 依赖的细胞因子（如 IL - 1β、IL - 6）的基因而控制病情的活动，但其对 IFN - γ 的抑制作用却很弱。实验证实 ASA 可以明显地抑制 IFN - γ。因此可以联合 ASA 和激素治疗 GCA，既能增加疗效，还能减少激素用量。

（四）生物制剂

新的生物制剂如 TNF 的拮抗药（Infliximab，Remicade）正试用于 GCA 的治疗，但 GCA

以及 PMR 的 TNF – α 水平并无明显增高，其临床疗效有待于进一步观察。

（五）联合治疗

对于系统性血管炎的治疗，如韦格纳肉芽肿、川崎病，在激素治疗的基础上联合使用 DMARDs 常能减少复发和激素用量。但文献报道这种情况在 GCA 却非如此，2002 年国际系统性血管炎病研究网络（INSSYS）公布了一项为期 4 年，多中心（16 个中心）的、随机双盲对照临床试验的研究结果，该研究共入组 98 例诊断明确、皆为首次治疗的 GCA 患者，入选患者分为 2 组，每组患者都给予泼尼松 1mg/（kg·d）（最大剂量 60mg/d），然后 1 组联合使用 MTX 每周 0.15mg/kg，最大剂量为每周 15mg；另一组则同时给予安慰剂。治疗 12 个月为 1 个周期进行观察分析显示，联合使用并不能减少 GCA 的复发率，也不能减少激素的累计使用量，以及激素治疗相关的和疾病相关的严重病症，如严重的骨质疏松、失明以及锁骨下动脉狭窄。2002 年，美国国立卫生院（NIH）的一项试验发现联合使用激素和乙酰水杨酸盐 20~100mg/kg，可以更有效地控制炎症，减少激素用量以及减少疾病的复发。

GCA 复发以及治疗失败的定义：

（1）GCA 复发：是指 ESR 由正常升至 ≥40mm/h，加上以下 GCA 的特点中的至少一项，这些表现有 GCA 引起而非其他疾病所致。这些表现为：①发热，体温 ≥38℃至少 1 周；②出现 PMR；③头痛，头皮痛或触痛；④失明；⑤下颌或口周疼痛；⑥肢端间歇运动障碍；⑦与血管炎一致的动脉造影异常；⑧脑缺血或脑梗死；⑨其他证实为 GCA 特点的表现。

（2）GCA 治疗失败：出现 2 次不同的复发或使用泼尼松治疗期间出现复发，且较上一有效剂量加大 10mg 治疗仍不能改善。

八、预后

PMR 一般为 2 年期的自限性疾病，较少发展为 GCA。GCA 的视力受损通常是不可逆，平均需治疗 2 年，部分患者需治疗 5 年或更多。早期报道 GCA 合并 PMR 的老年患者病死率为 1%~12%，近年来由于早期诊断和治疗的改善，其病死率和同年龄组常人无差异。

（高冠民）

第三节 结节性多动脉炎

结节性多动脉炎（Polyarteritis Nodosa，PAN）是一种系统性血管炎，其特征是以中到小血管为主的节段性坏死性炎症，尤其好发于血管的分叉处，导致微动脉瘤形成、血栓形成、动脉瘤破裂出血以及器官的梗死。因受累动脉出现炎性渗出及增殖形成节段性结节，故称为结节性多动脉炎。全身各组织器官均可受累，以皮肤、关节、外周神经最为常见。PAN 可以是原发的，也可以继发于某些疾病，如类风湿关节炎（RA）、干燥综合征（SS）等，现典型的节段性改变已很少见，故又称为多动脉炎（Polyarteritis）。PAN 的免疫复合物沉积很少或缺如，ANCA 检查多为阴性。1866 年，Kussmaul 和 Maier 首先描述了这一疾病，他们观察到在血管炎的病程中，病情严重的患者血管炎症局部区域能够形成可触及的结节，故而得名。PAN 和其他的血管炎一样，是一种多系统疾病，临床表现各异，但最常见累及皮肤、关节、外周神经、胃肠以及肾脏血管。

很长时间以来，PAN 一直是一个通用名词，用来描述各种类型的血管炎，随着对疾病理解的加深，其定义也越来越严格。如以前所称的并发类风湿关节炎的 PAN，现改称为类风湿关节炎血管炎，伴有肺部受累的 PAN 现已更名为 CSS。1948 年，Davson 等人描述了一种 MPO - ANCA 阳性的、以弥漫性坏死性肾小球肾炎为特征的"显微镜下的结节性多动脉炎"，随后这种血管炎被命名为显微镜下多动脉炎或显微镜下多血管炎（MPA），在 1993 年的 Chapel Hill 血管炎会议（CHCC）对 MPA 进行了定义，MPA 正式从 PAN 中分离出来。根据 CHCC 的定义，小动脉、毛细血管、小静脉的血管炎是诊断 MPA 的必备条件，尽管中到小血管也可累及。相反，经典的 PAN 不能累及微小血管，也不具有肾小球肾炎。因此 MPA 和 PAN 的主要区别在于是否出现微小血管病变，而非是否有中等血管的受累。从现在的定义看，MPA 的发病率较 PAN 要高，后者是指不伴有肾小球肾炎和小动脉、毛细血管和小静脉血管炎的、累及中到小血管的坏死性炎症，而 MPA 除具有与 PAN 相似的临床症状外，还有特征性的小血管受累，导致急进性肾小球肾炎（RPGN）和肺的毛细血管炎。

结节性多动脉炎不是一种常见病，确切的发病率尚不清楚。

一、病因

PAN 确切病因尚不清楚。部分病毒感染和 PAN 的发病有关，尤其是表面抗原阳性的 HBV 感染，其所引起的血管炎几乎都是经典的 PAN。PAN 可见于 HBV 感染的任何阶段，血管炎的活动性和肝炎的严重程度不平行。国外报道估计不超过 1% 的 HBV 感染人群发展为 PAN，而我国目前尚无有关 PAN 的流行病学资料。随着乙型肝炎疫苗及抗肝炎病毒药物的应用，与乙型肝炎感染相关的结节性多动脉炎患者在逐渐减少。HBV 相关的 PAN 和非 HBV 相关的 PAN 临床表现大致相同，但 HBsAg 阳性者更常见睾丸炎，HBV 相关的 PAN 可见免疫复合物的沉积。其他和 PAN 相关的病毒还包括人类免疫缺陷病毒（HIV）、巨细胞病毒（CMV）、细小病毒 B_{19}、人类 T 细胞嗜淋巴病毒Ⅰ型以及丙型肝炎病毒（HCV）。PAN 也见于毛细胞白血病，但这些患者常同时感染有 HBV。除病毒外，PAN 还可能和细菌感染、疫苗接种、浆液性中耳炎以及用药，尤其是安非他明有关。部分继发的 PAN 常与各种免疫性疾病有关，如类风湿关节炎、干燥综合征。

二、发病机制

结节性多动脉炎的血管损伤的机制目前也并不十分清楚。部分与乙型肝炎病毒感染相关的结节性多动脉炎，乙型肝炎病毒抗原诱导的免疫复合物能激活补体，诱导和活化中性粒细胞引起局部的血管炎症损伤。细胞因子在结节性多动脉炎的发病机制中起重要作用。结节性多动脉炎患者外周血清中 α - 干扰素、白细胞介素 -2、肿瘤坏死因子 - α、白细胞介素 - 1β 等的水平均明显升高。它们能诱导黏附分子（LFA - 1、ICAM - 1 和 ELAM）的表达，从而使中性粒细胞易与血管内皮细胞接触，以及诱导血管内皮细胞的损伤。另外，结节性多动脉炎患者中常可检测到抗血管内皮细胞抗体。抗内皮细胞抗体可直接作用于血管内皮细胞表面，通过抗体依赖的细胞毒的作用介导血管内皮的损伤。免疫组化研究发现结节性多动脉炎患者炎症部位有大量的巨噬细胞和 T 淋巴细胞（主要为 CD_4^+）浸润，这些 T 细胞表达大量的淋巴细胞活化标记，如 IL -2、HLA - DR 抗原等，提示 T 细胞介导的免疫机制在结节性多动脉炎的发病过程中起一定作用。但无论是细胞因子、抗内皮细胞抗体还是 T 细胞介导的免疫机制都不是结节性多动脉炎所特有的，也见于其他系统性血管炎如韦格纳肉芽肿、

Churg – Strauss 综合征等。

三、病理

PAN 是一种不均一的病变，在未受影响的血管之间散在明显的坏死和炎症区域。主要病理表现为中、小肌层动脉中性粒细胞浸润，伴内膜增生、纤维素样坏死、血管堵塞及动脉瘤形成等，以致受累组织缺血和梗死。病变血管常见动脉瘤形成，尤其是肠系膜血管，如造影发现肠系膜动脉广泛的动脉瘤形成则具有诊断价值。其他病变部位包括肾脏、周围神经、关节肌肉、睾丸以及心脏，血管壁及其周围组织中白细胞的数量和局部的纤维素样坏死程度之间存在显著相关性。

因为病变范围的不均一性，取得阳性活检标本并非易事。临床常进行活检的组织包括皮肤、腓肠神经，睾丸以及骨骼肌。如果皮肤存在紫癜，活检常有诊断意义，但取材范围宜大。腹痛明显的患者建议行肠系膜动脉造影检查。对于有神经病变的患者最常取活检的部位是腓肠神经，尤其是神经传导检查提示腓肠神经传导异常的患者，高达 80% 的患者活检阳性。其他的活检部位还有疼痛或触及肿块的睾丸以及肾脏。对于高度怀疑 PAN 的患者，但无或很少阳性发现时，可以试验性地进行肌肉活检。

四、临床表现

PAN 经常急性起病，表现为多系统受累，常伴有前驱症状，如发热，腹痛、体重下降以及关节痛等，从数周至数月不等；也有少数患者呈暴发性起病，预后极差。在疾病初期，病情容易反复，但症状控制后，复发相对少见。

虽然 PAN 可累及全身小到中等血管，但主要累及四肢、胃肠道、肝、肾脏的中等动脉以及神经滋养血管。肺及肾小球多不受累。动脉炎的结局源于供血区的脏器缺血，表现为痛性皮肤溃疡、肢端坏疽、肠梗死、肝梗死和肝内出血、肾性高血压以及肾梗死和多发性单神经根炎。

1. 全身症状　起病时，大多数患者具有急性全身症状，包括乏力、厌食、发热、体重下降、关节炎和关节痛。

2. 神经系统　PAN 患者多有神经系统受累，包括周围神经系统和中枢神经系统，容易受累的周围神经包括腓总神经、正中神经、尺神经以及腓肠神经。周围神经病变以多发性单神经根炎最常见，可以突然出现，不少是 PAN 的首发症状，见于 50% ~70% 的患者。部分患者可有脑神经麻痹。感觉神经和运动神经病变常为非对称性，感觉神经的受累经常是突发的，表现为外周神经支配区域的疼痛和放射性的感觉异常，很少进展为袜套样改变，数小时或数天后可出现同一外周神经的运动功能异常。坐骨神经亦经常受累。<10% 的患者中枢神经系统受累，可出现运动障碍、脑卒中，有时可见脑出血。神经系统的受累源于缺血及其后发生的梗死。另有 8% 的患者可以出现精神异常，主要为严重的抑郁。

3. 骨骼肌肉系统　骨骼肌肉表现常见，其中肌痛占 30% ~73%，关节痛约占 50%，非对称性的关节炎在早期病例约占 20%，随病情发展这一比例可逐渐增高。PAN 的关节炎的特点是非对称的、非致畸性的间断发作，主要影响下肢大关节。患者经常出现与外周神经病变、肌肉关节受累、皮肤和胃肠道受累相关的疼痛。尽管有较严重的肌痛，但肌酸激酶通常正常。疾病早期常可有下肢的大关节受累，表现为非对称的非破坏性关节炎。受累关节的滑液检查无诊断意义，仅提示轻微的炎症。

4. 皮肤 25% ~60% 患者可见皮肤受累，包括高出皮面的紫癜、梗死、溃疡、网状青斑（Livedo reticularis）、甲下线形出血以及肢端缺血和发绀。好发于手指、踝关节以及胫前区。皮下结节出现时间短且少见。部分局限的皮肤病变与肌痛、关节痛以及外周神经病变有关。部分丙型肝炎病毒（HCV）感染的患者可以出现局限的皮肤型 PAN。皮肤痛性溃疡、网状青斑、缺血和坏疽是 PAN 最常见的皮肤表现。

5. 胃肠道表现 PAN 的病情可从单器官受累到急进性的多脏器衰竭。胃肠道受累是 PAN 最严重的表现之一，约见于34%的患者，尸检发现这一比例可达50%。腹痛常为 PAN 胃肠受累的首发表现，常为持续的钝痛，影响进食。胃肠道受累常因肠系膜血栓形成和缺血所致，出现顽固性的腹痛，影响进食并导致体重下降，缺血最常见部位为小肠，胃和结肠罕见。其他表现还有梗死、肠穿孔和出血、胰腺炎、阑尾炎以及胆囊炎。严重腹痛的患者注意有无腹膜炎体征以除外穿孔可能，明显的右上腹或左上腹压痛分别提示肝梗死和脾梗死的可能。吸收不良、胰腺炎以及手术或治疗后的复发常提示预后不佳。

6. 泌尿生殖系统 30% ~66% 的患者有肾脏受累，常表现为肾素依赖性高血压以及轻到中度的氮质血症。PAN 引起的肾病与 MPA 的肾小球肾炎不同，前者常引起严重的高血压和少尿型肾衰竭而无肾小球肾炎，而 MPA 常见急进性肾小球肾炎（RPGN）。尿液检查显示为中等的蛋白尿以及轻度的血尿。PAN 的急性肾动脉坏死性血管炎可导致血栓形成和肾梗死，可引起严重的肋膈角疼痛和触痛，并可引起急性肾功能衰竭。肾血管周围的组织受损可致动脉瘤形成，可形成多发性微动脉瘤和狭窄。动脉瘤的破裂可以引起肾内、肾周、腹膜后和腹膜内大出血、血肿。继发于肾脏瘢痕挛缩的慢性肾功能衰竭可以在 PAN 治愈后的数月或数年发生。部分患者在进行肾移植后肾功能得以恢复。输尿管周围组织血管炎以及继发的纤维化可引起双侧或单侧的输尿管受累。

约25%的患者可有睾丸受累，部分患者无明显临床症状，多表现为睾丸疼痛。另有少数患者表现为前列腺肥大、前列腺炎。

7. 心血管系统 10% ~30% 的患者可有心脏受累，尸检比例远高于此。引起冠状动脉炎、高血压（最常见）、与体温不对称的窦性心动过速、充血性心力衰竭、心脏扩大、收缩功能不全以及二尖瓣反流、心包炎和心律失常。冠状动脉受累可引起心绞痛以及心肌梗死，发生比例不高，冠脉造影通常正常。部分患者可见胸腔积液和充血性心力衰竭。

8. 眼部症状 PAN 的眼部表现包括视网膜血管炎、视网膜脱离以及絮状斑点。所有诊断为 PAN 的患者都应行眼科检查，以除外眼部疾患。

五、实验室和辅助检查

1. 实验室常规检查 PAN 缺乏特异的实验室检查，部分检查 PAN 的诊断具有提示意义。如：ESR 升高，常 >60mm/h，并常与病情活动相关；CRP 水平升高，血清白蛋白水平下降，45% ~75% 的患者白细胞升高，34% ~79% 的患者正细胞正色素性贫血，部分患者血小板升高。

2. 免疫学检查 7% ~36% 的患者 HB - sAg 阳性，HBV 相关的 PAN 患者可见冷球蛋白、循环免疫复合以及补体 C3 和 C4 下降，非 HBV 相关的 PAN 则无此改变。部分患者可以出现低滴度的抗核抗体（ANA）和类风湿因子（RF）阳性，约20%的患者可以出现 p - ANCA

阳性。Ⅷ因子相关抗原水平可以增高。

3. 影像学检查

（1）X 线检查：在低氧血症以及呼吸窘迫的患者摄 X 线胸片可以发现肺间质的浸润。

（2）血管造影：怀疑 PAN 而临床查体缺乏足够证据时可行血管造影检查。血管造影的阳性发现包括动脉瘤形成、梭形动脉瘤、动脉狭窄或动脉逐渐变细，以及血栓形成。很少发现动脉斑块、不规则以及溃疡形成。临床症状或体征、肝功能和肾功能实验室检查异常，提示腹腔内脏器受累的患者，血管造影阳性率较高。动脉瘤最常见于肾、肝以及肠系膜动脉，它们的出现提示病情较严重而广泛。发现动脉瘤的患者其动脉瘤数量常在 10 个以上，对疾病具有诊断价值。

六、诊断

PAN 作为一种少见病，具有复杂多变的临床表现，诊断不易。而且 PAN 容易和其他病混淆，如败血症、感染性心内膜炎、恶性肿瘤以及伴有大动脉动脉瘤的动脉粥样硬化。对于新发高血压的患者，同时伴有系统性症状，如发热、体重下降以及关节痛，则提示 PAN 诊断可能，必要时根据病情及病变情况行活检以资诊断。1990 年美国风湿病学会（ACR）的分类标准如下：①体重下降≥4kg。自发病起，体重下降≥4kg，除外饮食及其他因素。②网状青斑。四肢或躯干的网状青斑。③睾丸疼痛或触痛。睾丸疼痛或压痛，除外感染、创伤或其他原因。④肌痛、无力或下肢压痛。弥漫性肌痛（除外肩胛和骨盆带）或肌无力以及下肢肌肉压痛。⑤单神经病或多神经病。出现单神经病、多发性单神经根病或多神经病。⑥收缩压 > 90mmHg（12.0kPa）。出现高血压。⑦BUN 或 Cr 水平升高。BUN > 14.3mmol/L（40mg/dl）或 Cr > 132.6μmol/L（1.5mg/dl），除外脱水或少尿如梗阻等肾外因素。⑧乙型病毒性肝炎。血清 HbsAg 或 HbsAb 阳性。⑨动脉造影异常。动脉造影显示内脏动脉动脉瘤形成或动脉血管阻塞，除外动脉粥样硬化或纤维肌性发育不良或其他非炎性因素。⑩小到中等动脉活检见多形核细胞。血管壁组织学检查见粒细胞或粒细胞和单核细胞。符合 3 条或 3 条以上可诊断为 PAN，敏感性和特异性为 82.2% 和 86.6%。

七、鉴别诊断

1. 显微镜下多血管炎（MPA）　MPA 和变应性肉芽肿性血管炎（CSS）既往曾归属于 PAN，后者曾成为伴有肺部受累的 PAN，因此 MPA、CSS 应注意与 PAN 鉴别。

2. Churg - Strauss 综合征　CSS 的临床表现和血管组织活检与 PAN 具有颇多相似之处，CSS 以下特点与 PAN 相鉴别：①常有肺血管受累；②血管炎累及各种口径的肌性动脉，既可累及中、小口径的肌性动脉，又可累及小动脉、小静脉和静脉；③血管内外有肉芽肿形成；④嗜酸性粒细胞浸润，外周血嗜酸性粒细胞增多；⑤常有哮喘和呼吸道疾病史；⑥肾受累以坏死性肾小球肾炎为特点；⑦少见微血管瘤；⑧ANCA 常阳性。

八、治疗

药物治疗的目的是控制病情，防止并发症的发生。偶有患者病情局限，轻微治疗即能保持稳定。经激素和环磷酰胺的治疗，PAN 的病情在 12 个月内多能控制良好，因此用药时间以 12 个月为宜，最好勿超过 18 个月，此时不能增加疗效而致副作用增加。

1. 糖皮质激素　PAN 的初始药物治疗包括大剂量的糖皮质激素，通常采用甲泼尼龙 15~30mg/（kg·d），或 1g/d，>1h 输注完毕，连续使用不超过 3d。随后改为 1mg/（kg·d）的泼尼松口服。泼尼松一般为晨起顿服，遇有发热等情况亦可分次服用，病情稳定后改为一次顿服。患者的临床症状缓解以及 ESR 降至正常常需 1 个月，此时泼尼松可以逐渐减量，至 9~12 个月停用。如果联合使用环磷酰胺（CTX），则泼尼松的减量可加快（每 2~4 周减量 5~10mg），并可减少激素的副作用。大部分患者需采用环磷酰胺冲击联合使用激素的疗法。

2. 免疫抑制药　环磷酰胺常和激素联合使用，以减少激素用量以及激素的副作用。3~5mg/kg，静脉滴注，每 2~4 周 1 次；或 2.5~3mg/（kg·d）口服，60 岁以上患者 1 天总量勿超过 150mg。如果病情需使用环磷酰胺治疗，静脉使用效果较口服效果好。在患者条件允许的情况下，应尽可能静脉给药，静脉使用起效快，能更快地达到累积量，缩短患者的用药时间。环磷酰胺最严重的副作用是膀胱出血和膀胱癌，与使用剂量有关，国外报道多见，而国内报道极少，提示国人对环磷酰胺较为耐受。其他主要的副作用包括骨髓抑制以及卵巢衰竭。环磷酰胺冲击治疗的剂量应个体化，从 0.5~2.5g、每周 1 次到每月 1 次不等，根据患者的血液学检查以及肾功能决定。大剂量使用环磷酰胺应水化，必要时可考虑使用美斯那。法国合作组的治疗方案为环磷酰胺 $0.6g/m^2$，1 个月 1 次，连用 1 年。

其他可选用的免疫抑制药包括硫唑嘌呤 2~4mg/（kg·d）；甲氨蝶呤每周 15~25mg；苯丁酸氮芥，0.1mg/（kg·d）；但仍以环磷酰胺的治疗效果最好。其他使用的药物还有静脉用丙种球蛋白（Intravenous Immunoglobulin，IVIg），已证实对细小病毒 B_{19} 引起的 PAN 有效。细胞因子单抗和免疫吸附治疗仍在观察中。

3. 血浆置换　PAN 患者使用血浆置换并不能增加环磷酰胺或激素治疗的疗效。但对于难治性的 PAN、透析替代治疗的患者以及 HBV 相关的 PAN 患者，可考虑使用血浆置换。

4. HBV 相关 PAN 的治疗　HBV 阳性的 PAN 是一种特殊情况。系统性 PAN 的治疗包括激素和环磷酰胺，可以改善预后、控制动脉炎，但也可能导致 HBV 持续感染，阻止 HBsAg（+）向 HBsAb（+）转换。已知激素可以加速病毒的复制，而环磷酰胺则抑制针对病毒的任何免疫反应。1995 年，Guillevin 治疗 41 例 HBsAg（+）的 PAN 患者，治疗方案为激素、抗病毒药以及血浆置换。该组患者的 7 年生存率为 81%，其中 51% 的患者 HBsAg 阴转，56% 的患者病毒滴度检测稳定，24% 的患者病毒完全清除。该方案在初治的第 1 周给予 1mg/（kg·d）的泼尼松，以尽快控制 PAN 的严重症状，从第 2 周起激素开始快速减量，并开始加用抗病毒药阿糖腺苷和 IFN-α-2B。同时联合使用血浆置换治疗，以控制症状并减少使用激素和环磷酰胺的可能。另有个案报道，对于 HBsAg 不能阴转以及病毒清除不良的患者联合使用泛昔洛韦（Famciclovir）以及巨噬细胞集落刺激因子（GM-CSF）抗病毒治疗有效。

5. 手术治疗　部分患者因血管炎导致器官缺血、脏器梗死时需手术治疗，如肢端坏疽、肠梗死以及动脉瘤破裂和脏器内出血以及胆囊炎和阑尾炎。

九、预后

未经治疗的 PAN 预后很差，5 年存活率不超过 13%。大宗的临床观察发现，大剂量的泼尼松能显著提高 5 年存活率至 55%。回顾性的研究显示糖皮质激素联合使用环磷酰胺能将 5 年存活率提高至82%，但前瞻性的研究并未发现环磷酰胺在改善生存率方面的作用。1992年的一项针对78例PAN患者的前瞻性研究显示，糖皮质素治疗的7年存活率为81%，但单用激素治疗疾病易复发。另一项前瞻性研究显示，环磷酰胺和激素联用能降低复发率，且能提高伴有严重脏器受损患者的生存率，但对总的治疗人群而言，联合治疗并不能提高生存率。

1996年，Guillevin和Lhote对342例PAN患者进行了前瞻性研究，提示有5个因素致使预后不佳，这5个因素是：①肾功能不全，定义为血清肌酐水平≥140μmol/L（1.58mg/dl）；②蛋白尿，定义为24h尿蛋白定量≥1g；③胃肠道受累；④心肌病；⑤中枢神经系统受累。如上述5个指标均不具备时，5年预期死亡率为12%；有其中一个指标阳性时，5年预期死亡率为26%；当同时有2个或2个以上指标时，5年预期死亡率为46%。Guillevin和Lhote建议，无危险因素的PAN，单用激素即可控制病情，在病情持续、复发、激素减量困难时可加用环磷酰胺。如初治时已有1个或1个以上的危险因素，则在开始使用激素时即可联合使用环磷酰胺。

大部分（约50%）死亡病例多发生在疾病的第1年，源于诊断困难，发现时病情已不能控制，或是激素和免疫抑制治疗相关的严重感染并发症。后期死亡通常源于感染、治疗相关毒性，或者血管炎的并发症，如心肌梗死或脑卒中。如因肠道缺血需手术治疗，预后往往明显下降，胆囊炎或阑尾炎对预后的影响不大。完全恢复的PAN复发性很小，他们的10年生存率为80%。

（高冠民）

第四节 变应性肉芽肿性血管炎

变应性肉芽肿性血管炎或称Churg Strauss综合征（Churg – Strausssyndrome，CSS），是一主要累及中、小动脉和静脉的系统性坏死性血管炎，病理特征为受累组织有大量嗜酸性粒细胞浸润和血管外肉芽肿形成以及坏死性血管炎。1939年RackemannGreene首先注意到一组被确诊为结节性多动脉炎（PAN）的患者主要表现为哮喘、嗜酸性粒细胞增高和发现肺内浸润灶，当时认为这可能是结节性动脉炎的一种特殊类型。1943年，Harkavy强调上呼吸道受累的症状对这组疾病具有重要的诊断意义，并首次提出这组疾病在病理上具有血管外肉芽肿的特点。其后Churg和Strauss于1951年报道了13例具有哮喘、嗜酸性粒细胞增高、肉芽肿性炎、坏死性系统性血管炎和坏死性肾小球肾炎病例，并提出这是有别于典型的结节性多动脉炎的另一类型的血管炎，故称之为Churg – Strauss综合征。1994年Chapel Hill会议将Churg – Strauss综合征定义为伴有哮喘和嗜酸性细胞增多症、累及呼吸道、有大量嗜酸性粒细胞浸润和血管外肉芽肿形成的、影响小到中等大小血管的坏死性血管炎，并将其和韦格纳肉芽肿（WG）、显微镜下多血管炎（MPA）归为影响小到中等程度血管的血管炎综合征，这3种血管炎同时和ANCA密切相关。

CSS的发病率相对较低，大约为2.5/10万成人每年。男性发病略多于女性，比例约为2：1。发病年龄15～70岁，平均年龄为38岁。

一、病因

CSS的确切病因目前尚不清楚，推测其发病机制可能和其他系统性血管炎一样，与免疫

·453·

异常有关，本病与过敏的关系尤为密切。70%的患者有变应性鼻炎并常伴有鼻息肉，绝大部分有哮喘，外周血嗜酸性粒细胞增多以及血 IgE 水平升高。CSS 具有浓厚的免疫色彩，表现为高丙种球蛋白血症、高血清 IgE 水平、RF 以及 ANCA 阳性，但其具体的免疫机制尚不清楚，目前未明确免疫复合物以及细胞介导的免疫机制在疾病的发生发展中是如何起作用的。考虑可能与患者对环境、药物过敏有关，但至今未能找到一种特异性抗原。也有人认为该病的发生与病毒及寄生虫等的感染有一定关系。

二、病理

CSS 主要累及小动脉和小静脉，但冠状动脉等中等血管也可受侵犯，大血管受累者少见。病变多分布于肺、皮肤、外周神经、胃肠道、心脏以及肾脏。典型的病理改变为：①组织及血管壁大量的嗜酸性粒细胞浸润，通常在疾病早期嗜酸性粒细胞浸润明显，而在愈合阶段浸润明显减少；②血管周围的肉芽肿形成，典型的肉芽肿直径约 1cm 或更大，常位于小动脉或静脉的附近；③节段性纤维素样坏死性血管炎。坏死性血管炎、肉芽肿和嗜酸性粒细胞浸润在同一活检标本中很少同时见到。典型的血管周围肉芽肿相对具有特异性，对 CSS 有较大的诊断意义；而嗜酸性粒细胞浸润以及坏死性血管炎缺乏特异性，亦可见于其他疾病，如 WG 和 PAN。

三、临床表现

CSS 疾病可分为 3 个阶段，第 1 阶段为过敏性鼻炎和哮喘；第 2 阶段主要为嗜酸性粒细胞浸润性疾病，如嗜酸性粒细胞性肺炎和嗜酸性粒细胞性胃肠炎；第 3 阶段为小到中等血管的系统性血管炎，伴有肉芽肿性炎症。从哮喘的发作到系统性血管炎期一般需 3~7 年时间，也有少数可经历数十年。但并非所有的患者都将经历上述 3 个阶段。CSS 最突出的症状和体征是肺、心、皮肤、肾以及外周神经系统中一个或多个脏器受累。多发性单神经根炎是主要的临床发现。

（一）呼吸系统

1. 过敏性或变应性鼻炎　变应性鼻炎常是 CSS 的初始症状，约 70%的患者可以出现此类表现，伴有反复发作的鼻窦炎和鼻息肉。患者主要症状为鼻塞，排出脓性或血性分泌物。鼻息肉病变严重时可阻塞呼吸道，引起呼吸困难，需手术切除，偶有鼻中隔穿孔。鼻黏膜活检常见血管外肉芽肿形成伴组织的嗜酸性粒细胞浸润。

2. 哮喘　是 CSS 的主要表现之一，80%~100%的患者在病程中都将出现哮喘。病变早期症状较轻微，发作次数少，间隔时间较长，不易引起注意。以后病情常呈进行性加剧，无诱因而频繁发作，听诊可闻及哮鸣音和干啰音，一般药物不宜控制。哮喘发作的严重程度与全身系统损害的严重程度不一定相符。变应性鼻炎和哮喘可在诊断血管炎之前 3~7 年出现，在出现血管炎时有些变应性鼻炎和哮喘反而可突然减轻、但也有患者哮喘随血管炎的出现而加重，最终发展为难治性哮喘。

3. 肺内浸润性病变　是 CSS 的呼吸系统的主要表现之一，出现频率各家报道不一，最高可达 93%。嗜酸性粒细胞性肺炎是 CSS 肺内病变的主要表现，可出现在 CSS 的初始或血管炎期，多数患者呈现肺内浸润性病变，胸片无特征性，可呈结节影或斑片状阴影，边缘不整齐，弥漫性分布，无特定的好发部位，很少形成空洞，易变性是其特点，阴影可迅速消失，严重者可出现慢性嗜酸性粒细胞性肺炎。

4. 其他呼吸系统表现　约27%的患者可以出现胸腔积液和胸膜摩擦音，严重者还可有肺泡出血，并出现咯血、呼吸困难、低氧血症以及血红蛋白下降，X线检查可见双侧肺部大面积团块状阴影，其中部分患者可并发肾脏受累。

（二）神经系统

大多数（62%）CSS患者可以出现神经系统的损害，是系统性血管炎的早期表现之一。CSS系统表现主要为外周神经受累，常见多发性单神经炎、对称性多神经病变或不对称性多神经病。少数可累及脑神经，出现缺血性视神经炎，偶有第Ⅱ、Ⅲ、Ⅶ和Ⅷ对脑神经受损的报道。

中枢神经系统受累较少，常在病程晚期，脑出血或脑梗死不常见，但后果严重，是本病常见的致死原因。引起脑出血或脑梗死的原因可能是高血压和颅内血管炎所致。

（三）皮肤表现

约50%以上的CSS出现各种皮肤病变，常见三种皮疹，分别是红色斑丘疹性皮疹、出血性皮疹，皮肤或皮下结节。其中皮肤和皮下结节对CSS有高度特异性。

1. 红色斑丘疹性皮疹　类似于多形性红斑，大小不等，压之褪色。

2. 出血性皮疹　瘀点、紫癜或皮肤梗死，以及皮肤坏死均可见到。大多数皮疹略高于皮面，常出现类似于过敏性紫癜样的荨麻疹。

3. 皮肤或皮下结节　是CSS最常见的皮肤损害，对CSS具有高度的特异性。此处活检往往能显示CSS典型的组织病理学改变。

以上3种类型的皮肤损害常同时出现，也可单独出现。皮肤改变常见于四肢的伸肌和屈肌表面，以肘部伸肌处最常见，其次是指（趾）处，皮损直径为2～20mm。颜色为鲜红色或紫红色，部分皮疹可形成小的溃疡或坏死。皮肤的质地大多较硬，尤其是伴肿胀和溃疡形成者疼痛更加明显。病变皮损之间极少融合，偶尔可成群分布。多数患者的皮疹消失较快，不留瘢痕。此外，偶尔有CSS患者表现为下肢网状青斑和面部眶周的紫红色斑片样皮损，这可能是早期血管炎的表现之一。

（四）心血管系统

心脏是CSS的主要靶器官之一，是由嗜酸性粒细胞浸润心肌及冠状动脉血管引起，主要病变为急性缩窄性心包炎、心力衰竭和心肌梗死，有时可见二尖瓣脱垂。早期检查可闻及心包摩擦音或房性奔马律，同时伴有心电图异常。心外膜上肉芽肿小结节可导致心室功能障碍，严重者可致充血性心力衰竭。心血管系统病变如不及时治疗，常发生不可逆的改变，形成心肌梗死、难治性心力衰竭，心脏受累常是CSS的主要死亡原因。

（五）消化系统

大量嗜酸性粒细胞浸润胃肠道时，表现为嗜酸性粒细胞性胃肠炎，以腹痛、腹泻及消化道出血常见，缺血严重时可导致胃肠道黏膜受损引起穿孔。如形成严重的肉芽肿，可出现结节性肿块，压迫胃肠道，引起胃肠梗阻。

嗜酸性粒细胞还可侵犯浆膜引起腹膜炎，出现腹水，表现为腹胀、移动性浊音。腹水检查可见大量嗜酸性粒细胞，颇具特异性。

结肠受累较少见，受累后表现为回盲部和降结肠的多发性溃疡，而出现脓、血便或稀便等。累及肝脏和大网膜时常形成腹部包块。部分患者还可出现阑尾炎以及胰腺炎。少数可以累及胆道、胆囊，而出现肝区不适、疼痛、黄疸等表现。

（六）泌尿系统

CSS 肾脏受累没有 WG 及 PAN 常见。近来研究发现，有84%的患者可以出现各种肾脏病变，主要表现为镜下血尿、蛋白尿，可自行缓解。部分患者可以出现肾性高血压，极少进展为肾功能衰竭，但因肾脏受累死亡者少见。CSS 另一特点是较常影响下尿道及前列腺，引起疾病的相应症状，只有极少数的患者可出现尿潴留的表现。在活动期的患者，可检出非常高水平的前列腺特异抗原，治疗有效后抗原浓度下降。

（七）眼部表现

CSS 患者较少出现眼部受累，偶有嗜酸性粒细胞浸润引起结膜、巩膜、色素膜相应部位的炎症，可表现为角膜边缘溃疡形成以及巩膜结节。缺血性视神经炎可发展为散在性视网膜梗死，极少数患者可以出现视网膜动脉炎，形成血栓而致失明。

（八）关节和肌肉

1. 关节炎　关节炎并非 CSS 的常见临床表现，主要见于 CSS 血管炎期。全身各个关节均可累及，表现为游走性关节痛，可有关节肿胀。检查可见关节滑膜的肿胀和（或）渗出，表现为关节腔积液。未见关节软骨和骨的破坏性改变。

2. 肌痛　CSS 血管炎的早期常出现小腿肌肉痉挛，尤其是腓肠肌痉挛性疼痛最具特征性。腓肠肌痉挛性疼痛往往是 CSS 出现系统性血管炎的早期征兆。

四、实验室检查及辅助检查

（一）常规检查

1. 血常规　外周血嗜酸性粒细胞增多，绝对计数一般在 $1.5 \times 10^9/L$ 以上，占外周血的 10% ~ 50%，此为 CSS 的特征性指标之一。在病程任何阶段均可出现，偶尔也可有外周血嗜酸性粒细胞计数不高，但嗜酸性粒细胞浸润组织一定存在。嗜酸性粒细胞增高程度并非同嗜酸性粒细胞浸润组织相一致，病情缓解或经治疗后，嗜酸性粒细胞计数下降，可恢复正常。部分患者可有轻到中度正细胞正色素性贫血。

2. 尿常规　尿沉渣检查异常，有蛋白尿、显微镜下血尿以及红细胞管型。

（二）免疫学检查

1. 血清中 IgE 水平　血清中 IgE 升高是 CSS 另一特点，随病情缓解而下降，血管炎反复发作者 IgE 可持续增高，也有人认为 IgE 浓度与疾病活动无关。

2. 抗中性粒细胞胞质抗体（ANCA）　70% CSS 患者可有 ANCA 阳性，主要是 MPO - ANCA（p - ANCA）。ANCA 阴性者不能排除 CSS。

3. 其他血清学检查　病情活动时，ESR、CRP、γ 球蛋白升高，补体下降以及 RF 阳性，但滴度不高。血清尿素氮和肌酐可升高。嗜酸性粒细胞阳离子蛋白（ECP）、可溶性 IL - 2 受体（sIL - 2R）以及反应内皮细胞受损的可溶性血栓调节素（sTM）水平升高。

（三）超声及影像学检查

1. 超声心动图检查（UCG）　CSS 累及心脏者 UCG 检查多无异常，累及心肌以及心脏血管者可见二尖瓣脱垂。

2. X线检查　胸片无特征性，多变性肺部阴影是其特点。多数患者呈现肺内浸润性病变，可呈结节状或斑片状阴影，边缘不整齐，弥漫性分布，很少形成空洞，阴影可迅速消失。27%也可出现胸腔积液，胸腔积液常规检查可有嗜酸性粒细胞升高；偶有肺门淋巴结增大。肺出血者胸片显示大片或斑片状阴影。

3. 肺部CT检查　肺野外周可见类似于慢性嗜酸性粒细胞肺炎的毛玻璃样肺实变影。可见支气管扩张以及支气管壁增厚。偶有实质性结节，大小为5～35mm，部分可见空洞及支气管影征。高分辨CT可见肺的外周动脉扩大，呈星状或不规则状的血管炎模型。

（四）病理检查

1. 支气管肺泡灌洗液（BAL）　33%的病例BAL中嗜酸性粒细胞升高。

2. 活检　有局部脏器受累时可行组织活检，有助于诊断，如肺的开胸肺活检或支气管镜检查，皮肤、肾、神经以及肌肉的活检。如果无局部的阳性体征，可行神经或肌肉活检，最常取腓肠神经活检。肾脏受累者，肾活检可见局灶性或新月体性肾小球肾炎，但此发现对CSS无诊断价值。肺活检可见特征性的病理改变，包括小的坏死性肉芽肿，以及包括小静脉和小动脉的坏死性血管炎。肉芽肿中间为嗜酸性粒细胞组成的核心，放射状地围以巨噬细胞和上皮样巨细胞。肾小球肾炎不如在韦格纳肉芽肿中常见，病变呈局灶性、节段性改变，可表现为坏死性、新月体性的微量免疫复合物沉积的肾小球肾炎，无疾病特异性。

五、诊断

根据临床特点以及体检发现大多能作出CSS诊断。除哮喘和嗜酸性粒细胞升高外，皮肤病变、肾脏病变以及多发性单神经根炎也是本病的特征，其中肺部病变是最显著的特征。对于成人出现变应性鼻炎和哮喘并有嗜酸性粒细胞增多及脏器受累者应考虑CSS的诊断，并注意寻找其他部位的系统性血管炎。

概括起来，CSS具有以下临床特点：①有数年的相应的哮喘病史或变应性鼻窦炎的病史，反复发作、可以逐渐加重；②多系统的损害，如非空洞性肺浸润、皮肤结节样病变、充血性心力衰竭等；③外周血嗜酸性粒细胞增多、血清IgE浓度升高，部分患者出现血中p-ANCA阳性；④X线表现为一过性的片状肺泡型浸润，偶尔有弥漫性肺间质浸润，肺门淋巴结肿大等；⑤肺、皮肤、肾等组织的病理活检可见血管炎以及血管外坏死性肉芽肿，伴有嗜酸性粒细胞浸润。对于CSS的诊断，不能单纯强调病理结果的诊断意义，而应注意病史的采集，对于出现上述临床特点的患者，应考虑CSS的可能，并进一步作相应的血液学、X线以及组织病理学检查以明确诊断。

1984年，Lanham曾建议根据临床和病理发现进行诊断，须符合3条要求：哮喘、嗜酸性粒细胞计数>1.5×10⁹/L，以及累及2个或2个以上器官的系统性血管炎。1990年美国风湿病学会对CSS的分类标准如下。①哮喘：哮喘史或呼气时肺部有弥漫高调啰音。②嗜酸性粒细胞增多：白细胞计数中嗜酸性粒细胞>10%。③单发或多发神经病变：由于系统性血管炎所致单神经病。

1994的Chapel Hill会议没有对此分类标准进行修订。符合上述4条或4条以上者可诊断为CSS，其敏感性和特异性分别为85%和99.7%。

在以上诊断标准的基础上，美国风湿病学会又进一步提出了简化的诊断分类标准：①外周血嗜酸性粒细胞增多，超过白细胞分类的 10%；②哮喘；③既往有过敏性疾病的病史但不包括哮喘及药物过敏史。

凡具备第 1 条并加上后 2 条中的任何一条者，可考虑诊断为 CSS，这一分类标准的敏感性和特异性分别为 95% 和 99.2%。另外，如腓肠神经、肌肉、肺、肠、肝、肾等组织活检确定有血管炎，血清学 p - ANCA 滴度明显升高均有助于 CSS 的诊断。

六、鉴别诊断

CSS 主要应与其他系统性、坏死性血管炎，伴有外周血嗜酸性粒细胞增多的某些疾病以及支气管哮喘或喘息型支气管炎相鉴别。

(一) 结节性多动脉炎 (PAN)

PAN 很少侵犯肺和皮肤，一般无哮喘及变态反应性疾病，外周血嗜酸性粒细胞不增多，嗜酸性粒细胞浸润组织少见。PAN 和 CSS 所累及的靶器官也有所不同，前者主要累及肾脏，并可导致肾功能衰竭，而 CSS 常影响外周神经和心脏，虽然肾小球肾炎也较常见，但病情较轻，很少如 PAN 一样出现肾功能衰竭。PAN 经常与乙型肝炎病毒感染伴随，而 CSS 与乙型肝炎病毒感染无明显关系。

(二) 韦格纳肉芽肿 (WG)

尽管 WG 和 CSS 所累及靶器官相似，但两者的临床表现与病理特征均有明显差异。WG 较易侵犯呼吸系统，但无哮喘和变应性疾病的病史，而易形成破坏性损害，如鼻黏膜溃疡、伴空洞形成的肺内结节。WG 的 X 线可见肺叶或肺段的浸润，其特点为持续性，常伴空洞形成；肺门淋巴结肿大较多见，易形成肺门或气管旁的假性肿物。此外，WG 常为 c - ANCA 阳性。

(三) 高嗜酸性粒细胞综合征

高嗜酸性粒细胞综合征 (Hypereosinophilic Syndrome) 与 CSS 都有外周血嗜酸性粒细胞增高以及出现大量嗜酸性粒细胞的组织浸润，表现为吕弗勒综合征 (Loffler's Syndrome) 等继发改变。但高嗜酸性粒细胞综合征常有弥漫性中枢神经系统损害、肝脾及全身淋巴结肿大、血栓性栓塞以及血小板减少症，也常累及心脏，表现为心内膜炎以及心肌受损。另外，高嗜酸性粒细胞综合征外周血嗜酸性粒细胞计数要比 CSS 高，可达 $100 \times 10^9/L$，严重者可表现为嗜酸性粒细胞性白血病，病理上主要表现为嗜酸性粒细胞团块状浸润，极少形成血管炎和肉芽肿，对糖皮质激素反应差。

(四) 慢性嗜酸性粒细胞性肺炎

慢性嗜酸性粒细胞肺炎 (Chronic Eosinophilic Pneumoma，CEP) 好发于女性，表现为外周血嗜酸性粒细胞增多，伴有肺内的持续性浸润灶，与 CSS 的肺部一过性浸润灶不同，且不出现哮喘。但如本病反复发作，在组织病理表现为广泛的嗜酸性粒细胞浸润以及小血管炎，甚至活检可发现血管外肉芽肿形成，则应考虑 CSS 的诊断。

七、治疗

对于 CSS 的治疗，糖皮质激素是首选治疗，但约有 20% 的患者需要加用免疫抑制药，出现危及生命的脏器受累时须用激素静脉冲击治疗。其他的治疗还包括静脉用丙种球蛋白

（IVIg）、IFN-α以及血浆置换，后者对病变过程无改善。

（一）糖皮质激素

大剂量糖皮质激素的应用使本病的预后明显改善，是目前CSS的首选药物。对于病情相对局限的患者，一般用泼尼松1~2mg/（kg·d），治疗后外周血嗜酸性粒细胞计数很快下降至正常，哮喘、皮疹、变应性鼻炎以及肺内浸润等通常于1周内缓解。对病情进展快、伴有重要器官受累者，可用大剂量激素冲击，一般是甲泼尼龙1.0g/d，连续用3d后改为泼尼松口服。6~12周后，当外周血嗜酸性粒细胞计数、ESR及CRP恢复正常，症状缓解，激素开始减量，一般糖皮质激素疗程不宜超过1年。

（二）免疫抑制药

多数CSS患者对糖皮质激素反应良好，但仍有约20%病情较重或合并主要器官功能受损的患者需要加用免疫抑制药。可联合使用糖皮质激素和免疫抑制药，以减少或预防不可逆的器官损伤。免疫抑制药的应用与WG和PAN相同，多选用环磷酰胺，其次是硫唑嘌呤以及霉酚酸酯等。

八、预后

CSS最常见的死因是继发于冠状动脉血管炎的心肌炎和心肌梗死。经治疗的CSS的1年存活率为90%，5年存活率为62%，未接受治疗的5年生存率为25%。早期而有效的治疗预后较好，死亡率较PAN低，5年存活率为78.9%，主要死亡原因是心肌受累导致难治性的心力衰竭。影响CSS预后的危险因素有：①氮质血症［肌酐>132.6μmol/L（1.5mg/dl）］；②蛋白尿（>1g/d）；③胃肠道受累；④心肌病；⑤中枢神经系统受累。危险因素越多，则预后越差。

（高冠民）

第五节　韦格纳肉芽肿

韦格纳肉芽肿（Wegener's Granulomatosis，WG）是一种坏死性肉芽肿性血管炎，属自身免疫病。病变累及小动脉、静脉及毛细血管，偶尔累及大动脉，其病理以血管壁的炎症为特征，主要侵犯上、下呼吸道和肾脏，韦格纳肉芽肿通常以鼻黏膜和肺组织的局灶性肉芽肿性炎症为开始，继而进展为血管的弥漫性坏死性肉芽肿性炎症。临床常表现为鼻和鼻窦炎、肺病变和进行性肾功能衰竭。还可累及关节、眼、耳和皮肤，亦可侵及心脏及神经系统等。

20世纪50年代以前人们对韦格纳肉芽肿所知甚少，1931年柏林大学的医学生Heinz Klinger首次报道2例因血管壁的炎症累及全身导致败血症而死亡的患者。1936年和1939年Friederich Wegener医师分别描述了3例以累及上下呼吸道的坏死性肉芽肿为突出症状综合征的患者。1954年Godman和Churg医师又报道了7例类似患者并详细报道了这种疾病的临床及病理，从而使得人们对这一综合征有了初步的认识，此病也因Friederich Wegener医师而得名。1973年，美国国立卫生院（NIH）的Fauci和Wolff报道了18例韦格纳肉芽肿患者用激素加环磷酰胺治疗后得到缓解，标志着人们对韦格纳肉芽肿的治疗进入新时期。1990年美国风湿病学会（ACR）制定了韦格纳肉芽肿的诊断标准。典型的韦格纳肉芽肿三联征是指累及上呼吸道、肺及肾的病变，无肾脏受累者被称为局限性韦格纳肉芽肿。

该病男性略多于女性，可见于从儿童到老年人的任何年龄段，但通常以中年人多发，85%的患者 >15 岁，40 ~50 岁是本病的发病高峰，患者的平均年龄是 41 岁。最近报道的年龄在 5 ~91 岁。各种人种均可发生韦格纳肉芽肿，根据美国 GaryS、Hoffman 的研究，WG 的发病率为每 30 000 ~50 000 人中有 1 人发病，其中 97% 的患者是白种人，2% 为黑人，1% 为其他种族。韦格纳肉芽肿在我国的发病情况目前尚无统计资料。

一、病因

韦格纳肉芽肿的病因至今未明，尽管该病类似炎性过程，但无独立的致病因素。目前认为，WG 的病因包括遗传易感性和环境因素。有文献报道，WG 可能和 HLA – B_{50}、B_{55}、HLA – DR_1 以及 HLA – DQw_7 有关，具体关系仍有待进一步研究。有研究认为 WG 可能和病毒感染以及细菌感染有关，如 EB 病毒、巨细胞病毒（CMV）以及金黄色葡萄球菌，但多数病例的支气管肺泡灌洗液、开胸肺活检标本并未发现细菌、真菌、支原体以及呼吸道病毒。

（一）遗传因素

1. 家族聚集　WG 的发生具有一定的家族聚集倾向，但对家族聚集个体的 HLA 分析，并无比较统一的发现。因此尚不能明确家族聚集是由遗传因素引起，抑或是共同的生活环境因素所致。

2. MHC 基因　有研究发现一些 MHC 基因与 WG 存在一定关系，目前主要的研究结果有如下发现：HLA – B_{50} 和 B_{55}。以及 DR_1、DR_2、DR_4、DR_8、DR_9 和 DQw_7 在 WG 中表达增加；相反，部分 MHC 基因的表达可以减少，包括 HLA – DR_3、DR_6、DR_{13} 以及 DRB_1 * 13 等。

3. 非 MHC 基因　除 MHC 基因外，研究还发现部分非 MHC 基因的表达与 WG 的发病有一定联系，主要包括抗胰蛋白酶（α_1 – AT）基因的表达、FcγR 基因的多型性、TAP 基因表达异常、相关细胞因子基因的多型性。最近 Moins – Teisserenc 等报道了一组抗中性粒细胞胞质抗体（ANCA）阴性、免疫抑制药疗效差的 WG 病例，发现这些患者的 TAP 基因表达减少或缺失，导致 HLA – Ⅰ 分子表达明显减少，并将这一类特殊的血管炎命名为 TAP 缺乏综合征。

以上研究显示，众多遗传因素和 WG 的发病有关，但大样本的统计分析却未能发现 WG 与任何遗传因素有肯定关系。多基因（MHC，非 MHC）的相互作用，可能是 WG 发病的基础，具体病因仍有待于进一步研究证实。

（二）环境因素

环境因素包括感染因素和吸入或接触有害的化学物质。感染主要包括病毒、细菌。

1. 病毒　常见的病毒感染为慢性 EBV、细小病毒 B_{19}（Parvoviral，B_{19}）、疱疹病毒，如 CMV 感染。血管炎患者的血清中能检测出针对 B_{19} 的 IgG 和 IgM 型抗体；同时还发现病变处的血管内皮细胞用 RT – PCR 法能检测出 B_{19} 的 RNA；更有意义的是 B_{19} 感染的内皮细胞能检测出 TNF – α 的 mRNA，而 TNF – α 参与血管炎的发病，给予抗 TNF – α 治疗（Etanercept，商品名 Enbrel）能明显的改善病情。

2. 细菌感染　主要为金黄色葡萄球菌感染，研究发现 60% ~70% 的 WG 患者鼻腔慢性携带金黄色葡萄球菌；金黄色葡萄球菌阳性的 WG 患者的复发率是阴性患者的 8 倍，抗金黄色葡萄球菌治疗可明显减少 WG 的复发，这些都提示金黄色葡萄球菌在 WG 的发病机制中起作用。金黄色葡萄球菌可能的致病机制包括分子模拟、金黄色葡萄球菌或其降解产物参与免疫复合物（Immunecomplex，IC）的形成，IC 介导血管损伤、细菌 DNA 中的 CpG 序列的免疫刺激作用以及超抗原（SAg）作用。

3. 化学物质　1995 年 Nuyts 等报道 WG 的发生与吸入含硅物质有关（RR = 5），Grego-rini 等报道 p - ANCA 相关的急进性肾小球肾炎的发生与接触硅物质有关（RR = 14）。2001 年 Hogan 等发现 ANCA 相关的血管炎患者接触含硅物质的比例明显高于正常对照者（占 46%，比对照组增加约 4 倍）。大部分患者的硅物质接触史发生在疾病出现之前，83% 的患者有 > 2 年的接触史。长期接触硅的人群包括硅采矿和采石工作（金属和非金属性矿物）、建筑业（隧道、公路和楼房）、其他相关的制造业，如研磨剂、黏合剂、混凝土、制陶业、化妆品、肥皂和洗涤剂、牙科模具、电子电器、玻璃、绝缘材料、珠宝、橡皮以及纺织品（棉、绒毛）。WG 的不同表现类型（例如是否出现肺部病变）与是否接触硅物质无明显相关性，ANCA 的类型（c - ANCA 与 p - ANCA）与是否吸入含硅物质无相关性。吸入的剂量，以及不同硅物质的种类差异与疾病发生的关系尚不清楚。硅接触导致 WG 发生的可能机制为：硅颗粒是 T、B 淋巴细胞的激活剂，引发自身免疫反应和自身抗体的产生如 ANA、ANCA 以及 RF。硅颗粒可激活单核细胞和巨噬细胞，释放 IL - 1、IL - 12、TNF - α、氧自由基以及溶酶体酶，如 PR3、MPO 等，从而引起血管内皮细胞的损伤。

二、发病机制

WG 发病机制包括 ANCA 的作用、T 细胞的作用、内皮细胞（Endothelial Cell，EC）及抗内皮细胞抗体（AECA）的作用，提示体液免疫和细胞免疫都参与 WG 的发病。

（一）抗中性粒细胞胞质抗体（ANCA）

目前认为抗中性粒细胞胞质抗体（ANCA），尤其是抗蛋白酶 3（Proteinase - 3，PR3）抗体可能参与了韦格纳肉芽肿的发生，提示 WG 的发生与体液免疫有关。ANCA 按其荧光类型可分为 c - ANCA 和 p - ANCA。p - ANCA 为核周型，其主要靶抗原为髓过氧化物酶（My-eloperoxidase，MPO）。c - ANCA 为胞质型，靶抗原为 PR3，对活动性韦格纳肉芽肿的诊断有较高敏感性及特异性，其滴度与疾病的活动性相关。c - ANCA（PR3 - ANCA）对 WG 具有很高的特异性。

有关 ANCA 的致病机制目前较为普遍认可的是"ANCA - FcγR 理论"，即在前炎性细胞因子如肿瘤坏死因子（TNF - α）、IL - 8 和 IL - 1 的作用下，血管内皮细胞表达大量的黏附分子 ICAM - 1 和 ELAM - 1，多形核白细胞（PMN）表达相应的配体，如淋巴细胞功能相关抗原 - 1（Lymphocyte Function Associatedantigen - 1，LFA - 1）等，使 PMN 黏附于血管内皮。同时 PMN 内的 PR - 3 从胞质内的嗜苯胺蓝颗粒转移到细胞表面并与 ANCA 结合，ANCA 的 Fc 段与 PMN 表面的 FcγRⅡa 结合而发生交联，通过受体介导的信号传导系统进一步激活 PMN，引起血管内皮的损伤。

中性粒细胞与 TNF - α 接触后，蛋白酶 3 与髓过氧化物表现于细胞表面，与 ANCA 作用后中性粒细胞脱粒破裂。中性粒细胞吸附于内皮细胞时，导致内皮细胞受损诱发血管炎。另一方面，TNF - α 等细胞因子能激活内皮细胞（EC），活化的 EC 也可表达 PR - 3，ANCA 可以通过 PR - 3 直接结合到 EC 上，经抗体依赖的细胞毒作用（Antibody Dependent Cellular

Cytotoxicity，ADCC）途径溶解内皮细胞。但目前这一理论尚不能完全解释为何 WG 的损伤有器官的特异性，如呼吸道和肾脏最易受累；另外，并非所有 WG 患者 ANCA 均阳性。

（二）抗内皮细胞抗体（AECA）

抗内皮细胞抗体（Anti - Endothelial Cell Antibody，AECA）在 WG 的发病机制中也起一定的作用，AECA 滴度的消长与疾病的活动性相关，并可藉此将疾病本身的活动（AE - CA 滴度升高）与并发的感染、肾功能不全或药物的副作用（AECA 滴度不升高）等情况相区别。AECA 的病理机制可能主要是通过免疫介导机制导致血管炎症，而不是直接针对内皮细胞的毒性作用；AECA 还可以上调黏附分子 E - 选择素、细胞间细胞黏附分子 - 1（ICAM - 1）、血管细胞黏附分子 - 1（VCAM - 1）的表达，诱导细胞因子和趋化因子的表达，使白细胞聚集和黏附于血管内皮，引发局部的血管炎症。

（三）T 细胞和细胞因子

除体液免疫外，T 细胞也参与 WG 的发病，分析发现 WG 患者的 T 细胞处于活化状态，呈多克隆特性，表达 CD28 的 T 细胞数量增加。

1. **T 细胞表型及生物学功能的特异性**　与正常对照组比较，WG 外周 T 细胞的增生明显，主要为带有独特 TCRVα 和 β 基因的淋巴 T 细胞扩增，这可能与细菌、病毒等微生物蛋白作为超抗原的刺激有关。在病变部位有 CD_4^+ T 细胞的浸润，与正常的 CD_4 细胞不同，表达 CD25、CD28、CD45RO 和 HLA - DR 分子明显增加，提示这是一类被活化的记忆 T 细胞。但它们的共同刺激分子 CD28 表达明显减少而 CD86 分子的表达增加。体外研究发现 WG 的 CD_4^+/CD28 - T 细胞，还具有抗原递呈细胞（APC）样作用，有递呈抗原的功能，同时他们对 PR3 等自身抗原的刺激呈明显的增生反应。

2. **Th1/Th2 型细胞因子的转换**　从 WG 组织及呼吸道肺泡灌洗液中克隆的 T 细胞主要表达和分泌 Th1 型细胞因子（IFN - γ，IL - 2）。但比较分析发现，对于局限性 WG，无论从病变部位克隆的 T 细胞还是从外周血克隆的 T 细胞 IFN - γ 的表达，均明显多于有多系统受累的广泛型 WG，而广泛型 WG 表达 IL - 4 相对更多。据此，有人提出 WG 的病理过程可能是一个 Th1/Th2 的二相转换过程：开始为 Th1 型反应为主的肉芽肿的形成阶段，随后 Th1 型细胞因子诱导和刺激中性粒细胞和单核细胞的活化及表达抗中性粒细胞胞质抗体（ANCA）抗原，使得 ANCA 发挥作用，T 细胞的极化过程转变为以 Th2 型为主的体液免疫反应，造成广泛的血管炎症病变。

3. **Th3 和 Tr1（Type - 1 Tregulatory）细胞的免疫调节异常**　最近的研究表明除 Th1 和 Th2 以外，Th3 和 Tr1 细胞在免疫调节及自身免疫病理过程中也起十分重要的作用。Th3 为 CD_4^+ 的 Th 细胞，主要表达和分泌 TGF - β，可下调抗原递呈细胞（APC）和 Th1 细胞的活性，发挥免疫保护和修复功能。Tr1 也是 CD_4^+ T 细胞调节细胞，能分泌高浓度的 IL - 10，以及 TGF - β 和 IFN - γ，极低浓度或无 IL - 2 和 IL - 4，因此 Tr1 具有很强的免疫抑制和抗炎作用，主要通过分泌 IL - 10 抑制 T 细胞的增生。目前有关 Th3 和 TGF - β 在 WG 中的作用尚不清楚。但已有研究表明 Tr1 细胞的减少可能是 WG 发生的重要因素。

4. **细胞因子**　此外，一些细胞因子在韦格纳肉芽肿中也有异常。血清中 IL - 2、sIL - 2R、IL - 6、TNF - α、IFN - α、sICAM - 1、sE - selectin 等细胞因子水平升高，肾组织可表达 TNF - α、IL - 1、IL - 2R。

三、病理

典型的韦格纳肉芽肿病理改变包括坏死、肉芽肿形成以及血管炎。镜下可见小动脉、小静脉血管炎、动脉壁或动脉周围或血管（动脉或微动脉）外区有中性粒细胞浸润，在炎性血管的周围伴有细胞浸润形成的肉芽肿，最常侵犯的部位是鼻旁窦、鼻咽腔、气管黏膜、肺间质和肾小球。WG肺部病变的特点是坏死性肉芽肿性肺部炎症，偶尔可以是肺泡毛细血管炎。前者导致高密度的结节影，后者则引起弥漫性肺出血。肾脏病变的特点是局灶性坏死和不伴免疫球蛋白以及补体沉积的新月体形成，亦称为微量免疫复合物的肾小球肾炎，有时与显微镜下多血管炎的肾脏病变不易鉴别。有助于诊断的肾血管炎并不常见。

四、临床表现

（一）一般症状

韦格纳肉芽肿可以起病缓慢，持续一段时间，也可表现为快速进展性发病。起初的症状包括发热、疲劳、抑郁、纳差、体重下降、关节痛、盗汗、尿色改变和虚弱。发热常见，有时是由鼻旁窦的细菌感染引起。大约90%韦格纳肉芽肿的患者以感冒、鼻窦炎或过敏样症状开始，且对通常的治疗措施无效。此外开始表现还可为关节症状、皮疹或眼、耳、喉部感染。此外也有部分患者起病时可以没有症状。

（二）上呼吸道症状

大部分患者首先出现上呼吸道的症状。该病的通常表现是持续地流鼻涕或其他感冒样的症状但对基本的治疗无效，而且不断加重。流鼻涕可来源于鼻旁窦的分泌，并导致上呼吸道的阻塞和疼痛。主诉包括流鼻涕、鼻窦炎、鼻黏膜溃疡和结痂，因耳朵感染影响听力，咳嗽、鼻出血、咯血（咳痰时出血或涎液中带血丝）和胸膜炎（肺表面上皮组织的感染）。韦格纳肉芽肿患者的鼻窦炎可以是缓和的，部分患者可诉面神经痛，严重者鼻中隔穿孔，鼻骨破坏，出现鞍鼻。咽鼓管的阻塞能引发中耳炎，导致听力丧失。而后者常是患者的第一主诉。部分患者可因声门下狭窄出现声音嘶哑以及呼吸喘鸣。

（三）下呼吸道症状

肺部受累是WG基本特征之一，约50%的患者在起病时即有肺部表现，总计80%以上的患者将在整个病程中出现肺部病变。咳嗽、咯血以及胸膜炎是最常见的症状，其他还有胸闷、气短以及肺内阴影。大量肺泡性出血较少见，但一旦出现，则可发生呼吸困难和呼吸衰竭。有约7%的患者可出现慢性支气管狭窄，常为病情缓解后的慢性病变。有约1/3的患者肺部影像学检查有病变，而缺乏临床症状。查体时可有叩诊时浊音，听诊呼吸音减低以及湿啰音等体征；其他还有肺实变以及胸膜炎的体征。因为支气管内膜受累以及瘢痕形成，55%以上的患者在肺功能检测时可出现阻塞性通气功能障碍，另有30%～40%的患者可出现限制性通气功能障碍以及弥散功能障碍。出现肺部表现的患者应及时除外肺部感染性疾病，以免采用免疫抑制治疗后出现肺部感染扩散以致患者死亡。除常规的病原学检测外，必要时可行支气管镜活检。WG患者中有40%的严重感染源自肺部感染，并成为WG的主要的死亡原因。

（四）肾脏损害

WG 患者根据是否出现肾脏病变进行分类，无肾脏受累者称为局限型。警惕部分患者在起病时可无肾脏病变，但可逐渐发展至肾小球肾炎。20% 的患者在起病时具有肾脏的病变，在整个病程中则有约 80% 的患者肾脏受累。肾脏病变一旦出现常进展迅速，患者可出现蛋白尿，红、白细胞及管型尿，病情严重时伴有高血压和肾病综合征，最终可导致终末期肾功能衰竭。肾功能衰竭是韦格纳肉芽肿的主要死亡原因之一，未经治疗的肾脏病变患者的平均生存时间为 5 个月。即使经过适当的治疗，仍有近一半的患者病情反复并发展至慢性肾功能不全，此时需透析治疗或肾移植。

（五）眼受累

眼受累的比例最高可至 50% 以上，其中约 15% 的患者为首发症状之一。WG 可累及眼的任何区域，可表现为眼球突出、视神经及眼肌损伤、结膜炎、角膜溃疡、巩膜表层炎、虹膜炎、视网膜血管炎、视力障碍等。眼部病变多缺乏特异性，但因眶内肿物引起的眼球突出有助于诊断。眼球突出常提示视力受损预后不佳，其中约半数患者可因视神经缺血而致失明，但在治疗时应注意除外激素治疗引起的眼病。

（六）皮肤黏膜

多数患者有皮肤黏膜损伤，表现为下肢高出皮面的紫癜、多形红斑、斑疹、瘀点（斑）、丘疹、皮下结节、坏死性溃疡形成以及浅表皮肤糜烂等。其中皮肤紫癜最为常见，病理类型为白细胞破碎性血管炎，常与肾脏受累同时出现。

（七）神经系统

很少有 WG 患者以神经系统病变为首发症状，但仍有约 1/3 的患者在病程中出现神经系统病变。患者以外周神经病变最常见，多发性单神经炎是主要的病变类型，临床表现为对称性的末梢神经病变。肌电图以及神经传导检查有助于诊断。此外，部分患者还可出现第 II、VI、VII 对脑神经受累。约 10% 的患者因脑血管炎出现中枢神经系统受累，诊断时较为困难。极少数甚至可导致垂体受累，出现垂体功能减退。

（八）关节病变

关节病变在 WG 中较为常见，发病时约 30% 的患者有关节病变，总计可有约 70% 的患者关节受累。多数患者表现为关节疼痛以及肌痛，另有 30% 的患者可出现关节炎，可为单关节或多关节的肿胀和疼痛；可为对称性、非对称性以及游走性。表现有关节炎的 WG 患者中约有半数类风湿因子检测阳性，其中表现为对称性多发性小关节炎者须与类风湿关节炎相鉴别，前者无关节破坏以及关节畸形。

（九）其他

韦格纳肉芽肿也可累及心脏而出现心包炎、心肌炎；胃肠道受累时可出现腹痛、腹泻以及出血。文献报道尸检时可发现脾脏受损，包括坏死、血管炎以及肉芽肿形成。泌尿生殖系统（此处不包括肾脏）受累较少见，如膀胱炎、睾丸炎、附睾炎等，诊断泌尿性病变时须除外来自肾脏病变的干扰。

（十）并发症

韦格纳肉芽肿常见的并发症包括大量咯血、急性呼吸衰竭、急性和（或）慢性肾功能衰竭者、耳聋、失明以及神经系统病变。

五、实验室检查及辅助检查

（一）常规检查

常规实验室检查对韦格纳肉芽肿的诊断并不特异，只是提示患者有炎性疾病。ESR 和 CRP 水平增高，中性粒细胞计数以及血小板计数增多、正细胞正色素贫血、RF 阳性、血清免疫球蛋白增高，但以上检查均无特异性。尿液分析常用于监测是否有肾脏受累，评价患者的肾功能。韦格纳肉芽肿尿沉渣可出现镜下血尿（红细胞 > 5/高倍视野）或出现红细胞管型，后者对肾小球肾炎有诊断意义。

（二）抗体检查

1. 抗中性粒细胞胞质抗体（ANCA）　90% 以上病情活动的韦格纳肉芽肿患者血清中出现胞质型抗中性粒细胞胞质抗体（c - ANCA），其针对的抗原是蛋白酶 3（PR3），病情静止时约 40% 的患者阳性，因此 c - ANCA 对韦格纳肉芽肿有诊断意义。现在认为 c - ANCA（PR3 - ANCA）是对韦格纳肉芽肿较有特异性的抗体，且与 WG 的活动性有关。

2. 抗内皮细胞抗体（AECA）　AECA 在 WG 的阳性率为 55% ~ 80%，AECA 滴度的消长与疾病的活动性相关，并可藉此将疾病本身的活动与并发的感染、肾功能不全或药物的副作用等情况相区别。WG 在疾病活动或是并发感染等情况时，临床症状皆可加重，有疾病活动造成者 AECA 滴度升高，而其他因素导致病情加重者则 AECA 滴度并不升高。

（三）影像学检查

1. X 线检查　胸部 X 线对韦格纳肉芽肿的诊断非常重要，但应注意约 20% 的 WG 患者胸片可以无病变。胸片显示双肺多发性病变，以双下肺多见，病灶以结节影最为常见，可见于 40% ~ 70% 的病例。结节影可以是孤立的、也可以是多发的，其中约 50% 可以伴有空洞形成，薄壁空洞和厚壁空洞都可见到，其大小为 1.5 ~ 10.0cm，常呈戏剧性改变、迁移性，也可自行消失，这是本病的特点，与肿瘤或其他感染性疾病不同。出现弥漫的毛玻璃样透亮度下降，提示肺泡出血可能。其他类型的病变包括粟粒样、局灶性浸润，肺不张，肺间质病变，还可见气管狭窄。纵隔病变以及胸膜病变少见，如出现应注意除外其他疾病。上呼吸道 X 线可显示鼻旁窦黏膜增厚，甚至鼻或鼻旁窦骨质破坏。

2. CT 检查　是 X 线检查的有益补充，可以进一步明确 X 线所见病变的性质以及 X 线未能发现的病变。CT 所见病变同 X 线，主要为伴或不伴空洞的结节影和气道的实变影，后者常见于双侧的或弥漫性肺出血。CT 还可见肺间质病变，包括小间隔增粗、支气管壁增厚。此外，CT 对于发现气管狭窄明显优于 X 线检查。

3. 其他　磁共振（MRI）、核素检查以及血管造影对 WG 的诊断无特殊意义。

（四）病理活检

上呼吸道、支气管内膜及肾脏活检是诊断韦格纳肉芽肿的重要依据，病理显示肺及皮肤小血管的类纤维蛋白变性；血管壁有中性粒细胞浸润，局灶性坏死性血管炎；上、下呼吸道有坏死性肉芽肿形成；肾病理表现为局灶性、节段性、新月体性坏死性肾小球肾炎；免疫荧光检测无或很少免疫球蛋白以及补体沉积。诊断有一定困难时，可行胸腔镜或开胸活检以提供诊断依据。在临床表现典型、c - ANCA 阳性时，可作出临床诊断而不必等待活检结果，以免延误治疗。

六、诊断

韦格纳肉芽肿的诊断平均需要 5~15 个月。其中 40% 的诊断是在不到 3 个月的时间里得出的，10% 可长达 5~15 年才被诊断。为了达到最有效的治疗，韦格纳肉芽肿早期诊断至关重要。无症状患者可通过血清学检查 ANCA 以及鼻旁窦和肺脏的 CT 扫描得到诊断。

1990 年美国风湿病学会（ACR）对韦格纳肉芽肿的诊断分类标准：①鼻或口腔炎症。痛性或无痛性口腔溃疡，脓性或血性鼻腔分泌物。②X 线胸片异常。X 线胸片示结节、固定浸润病灶或空洞。③尿沉渣中有红细胞管型。④病理为肉芽肿性炎。在动脉壁内或在血管周围，或在血管（动脉或小动脉）外有肉芽肿炎性改变。符合 2 条或 2 条以上时即可诊断 WG，诊断的敏感性和特异性分别为 88.2% 和 92.0%。

WG 在临床上常被误诊，为了能早期诊断，对有以下情况者应反复进行活组织检查：①不明原因的发热伴有呼吸道症状。②慢性鼻炎及鼻窦炎，经检查有黏膜糜烂或肉芽组织增生。③眼、口腔黏膜有溃疡、坏死或肉芽肿。④肺内有可变性结节状阴影或空洞。⑤皮肤有紫癜、结节、坏死和溃疡等。

七、鉴别诊断

韦格纳肉芽肿有时诊断不易，须除外其他疾病，尤其是显微镜下多血管炎（MPA）、Churg – Strauss 综合征（CSS），这三种主要影响小血管的血管炎具有一定的相似性，而且都与 ANCA 相关，被称为 ANCA 相关血管炎。

（一）显微镜下多血管炎

1993 年以前将显微镜下多血管炎作为韦格纳肉芽肿的一个亚型，目前认为显微镜下多血管炎为一独立的系统性血管炎。MPA 常见坏死性肾小球肾炎以及肺的毛细血管炎，很少累及上呼吸道。检验多为 p – ANCA 阳性，一般无肉芽肿形成。

（二）Churg – Strauss 综合征

CSS 常有过敏史和有重度哮喘；肺和肺外脏器有中小动脉、静脉炎及坏死性肉芽肿；周围血嗜酸性粒细胞增高。WG 与 CSS 均可累及上呼吸道，但前者常有上呼吸道溃疡，X 线胸片示肺内有破坏性病变如结节、空洞形成，而在 CSS 则不多见。WG 的肾脏病变较重，对环磷酰胺的治疗反应好于糖皮质激素。病灶中很少有嗜酸性粒细胞浸润，周围血嗜酸性粒细胞增高不明显，也无哮喘发作。

（三）淋巴瘤样肉芽肿病

是多形细胞浸润性血管炎和血管中心性坏死性肉芽肿病，浸润细胞为小淋巴细胞、浆细胞、组织细胞及非典型淋巴细胞，病变主要累及肺、皮肤、神经系统及肾间质，但不侵犯上呼吸道。

（四）肺出血 – 肾炎综合征（Goodpasturesyndrome）

是以肺出血和急进性肾小球肾炎为特征的综合征，肾及肺活检可发现抗肾小球基底膜抗体，由此引致的弥漫性肺泡出血及肾小球肾炎综合征，以发热、咳嗽、咯血及肾炎为突出表现，但一般无其他血管炎征象。本病多缺乏上呼吸道病变，肾病理可见基底膜有免疫复合物沉积。

(五) 复发性多软骨炎

上呼吸道为主要表现的 WG 鉴别诊断须考虑复发性多软骨炎 (Relapsing Polychondritis, RP), 后者病变部位在软骨, 可累及鼻软骨、气管软骨引起鞍鼻、气管狭窄等表现。鞍鼻在临床上主要见于 WG、复发性多软骨炎、梅毒、麻风等。因耳郭为全身最大的软骨, 一般讲不伴有耳郭塌陷, RP 可除外。RP 无鼻旁窦受累, 实验室检查 ANCA 阴性及活检对诊断很有必要。

八、治疗

韦格纳肉芽肿的治疗原则为早期诊断、早期治疗。其治疗又可分为 3 期, 即诱导缓解、维持缓解以及控制复发。循证医学 (EBM) 显示糖皮质激素加环磷酰胺联合治疗有显著疗效, 特别是肾脏受累以及具有严重呼吸系统疾病的患者, 应作为首选治疗方案。目前认为未经治疗的韦格纳肉芽肿患者的预后很差, 90% 以上的患者在 2 年内死亡, 死因通常是呼吸衰竭和 (或) 肾功能衰竭。然而, 大多数患者通过使用细胞毒药物可获得长期缓解, 尤其是环磷酰胺联合糖皮质激素。85% ~90% 的患者对环磷酰胺治疗有反应, 75% 的患者获得完全缓解。获得缓解的中位时间是 12 个月, 偶尔有患者需 2 年以上治疗才能解除所有症状。但在治疗有效的患者中 30% ~50% 至少复发 1 次, 需要再次治疗。目前认为单独使用泼尼松的作用是很小的。与环磷酰胺联合泼尼松治疗相比, 单独使用泼尼松的缓解率更低, 复发率和病死率更高。在使用免疫抑制药和激素治疗时, 应注意预防卡氏肺囊虫感染所致的肺炎, 国外报道约 6% 的 WG 患者在免疫抑制治疗的过程出现卡氏肺囊虫肺炎, 并可成为 WG 的死亡原因。这也是建议使用复方磺胺甲噁唑 (复方新诺明) 治疗 WG 的原因之一。

(一) 糖皮质激素

活动期用泼尼松 $1.0 \sim 1.5mg/$ (kg·d)。对严重病例如中枢神经系统血管炎、呼吸道病变伴低氧血症如肺泡出血、进行性肾功能衰竭, 可采用冲击疗法, 甲泼尼龙 $1.0g/d$ 连续用 3d, 一般糖皮质激素用 4~6 周, 病情缓解后减量并以小剂量维持。

(二) 免疫抑制药

1. 环磷酰胺　通常给予每天口服环磷酰胺 $1.5 \sim 2mg/kg$, 也可用环磷酰胺 200mg, 隔日 1 次。对病情平稳的患者可用 1mg/kg 维持。对严重病例给予环磷酰胺 1.0g 冲击治疗, 每 3~4 周 1 次, 同时给予每天口服环磷酰胺 100mg, 注意观察不良反应, 如继发感染、骨髓抑制、外周血白细胞降低等。环磷酰胺是治疗本病的基本药物、可使用 1 年或数年, 撤药后患者能长期缓解。循证医学显示, 环磷酰胺能显著地改善 WG 患者的生存期, 但不能完全控制肾脏等器官损害的进展。

2. 硫唑嘌呤　硫唑嘌呤 (商品名依木兰) 是一种嘌呤的类似物, 有抗炎和免疫抑制双重作用, 有时可替代环磷酰胺。一般用量为 1~4mg/ (kg·d), 总量不超过 200mg/d。如环磷酰胺不能控制, 可合并使用硫唑嘌呤或改用硫唑嘌呤。该药的副作用较环磷酰胺轻, 主要为骨髓抑制和肝脏损害等。

3. 甲氨蝶呤 (MTX)　MTX 一般用量为 10~15mg, 1 周 1 次, 口服、肌内注射或静脉注射疗效相同, 如环磷酰胺不能控制可合并使用。

4. **环孢素（CsA）** 作用机制为抑制 IL－2 合成，抑制 T 淋巴细胞。优点为无骨髓抑制作用，但免疫抑制作用也较弱。常用剂量为 3～5mg/（kg·d）。主要不良反应为：恶心、厌食、皮疹、多毛、血压升高或血肌酐升高等。

5. **霉酚酸酯（骁悉）** 是一新型的、选择性、非竞争性的次黄嘌呤单核苷酸脱氢酶抑制药，可导致细胞内 GMP 和 GTP 的缺乏，抑制 DNA 的合成。能高度选择性地阻断 T 和 B 淋巴细胞鸟嘌呤核苷酸的经典合成，从而抑制 T 和 B 淋巴细胞的增殖。初始用量 1.5g/d，分 3 次口服，维持 3 个月，维持剂量 1.0g/d，分 2～3 次口服，维持 6～9 个月。优点是肝、肾毒性和骨髓抑制等副作用较其他免疫抑制药小。

6. **静脉用丙种球蛋白（IVIg）** 丙种球蛋白通过 Fc 介导的免疫调节作用，通过 Fab 干扰抗原反应或参与抗独特型抗体交叉作用而抑制抗体形成，抑制 T 淋巴细胞增殖及减少自然杀伤细胞的活性。大剂量丙种球蛋白还具有广谱抗病毒、细菌及其他病原体作用。一般与激素及其他免疫抑制药合用，剂量为 300～400mg/（kg·d），连用 5～7d。大剂量丙种球蛋白在体内半衰期为 21～25d。

（三）其他治疗

1. **复方磺胺甲噁唑片** 对于病变局限于上呼吸道以及已用泼尼松和环磷酰胺控制病情者，可选用复方磺胺甲噁唑片进行抗感染治疗（每日 2～6 片），认为有良好疗效，能预防复发，延长生存时间。

2. **生物制剂** 新近临床研究发现 TNF－α 受体阻滞药（Infliximab，商品名 Remicade；Etanercept，商品名 Enbrel）与泼尼松和环磷酰胺联合治疗能增加疗效，减少后者的副作用；对泼尼松和环磷酰胺治疗无效的患者也可试用 TNF－α 受体阻滞药，能收到理想的疗效，但最终疗效还需要更多的临床资料。

3. **血浆置换** 对活动期或危重病例，如透析患者、严重的肺出血患者以及患有抗肾小球基底膜抗体疾病的患者可用血浆置换治疗作为临时治疗。一般与激素及其他免疫抑制药合用。

4. **血液透析** 急性期患者如出现肾衰竭则需要透析，55%～90% 的患者经透析治疗可获缓解，肾脏恢复足够的功能，40%～70% 的患者能脱离透析 3 年或更长时间。

5. **手术治疗** 对于出现声门下狭窄、支气管狭窄等患者可以考虑介入治疗或外科治疗。

九、预后

韦格纳肉芽肿通过用药尤其是糖皮质激素加环磷酰胺联合治疗和严密的随诊，能诱导和维持长期的缓解。早期诊断能预期获得有效的治疗。最近几年，在疾病早期即可获得韦格纳肉芽肿的诊断，使患者的治疗效果更好并得到理解。过去，未经治疗的韦格纳肉芽肿平均生存期是 5 个月，82% 的患者 1 年内死亡，约 90% 的患者 2 年内死亡。目前经激素和免疫抑制药治疗后，WG 的预后明显改善，大部分患者在正确治疗下能维持长期缓解。1992 年，Hoffman 统计的 8 年死亡率为 13%，1996 年，Matteson 公布的 5 年和 10 年死亡率分别为 28% 和 36%。影响预后的主要因素是难以控制的感染和不可逆的肾脏损害，年龄 ＞57 岁及血肌酐升高是预后不良因素。此外，ANCA 的类型对治疗的反应和预后似乎无关，但有抗 PR3 抗体的患者若不治疗有可能病情更活动，进展更迅速。故早期诊断、早期治疗，力争在肾功能损害之前给予积极治疗，可明显改善预后。韦格纳肉芽肿是否缓解取决于其炎症是否活动，而不是一些功能检查的异常，患者的临床表现异常可能并非是疾病活动。

（高冠民）

第六节　显微镜下多血管炎

显微镜下多血管炎（Microscopic Polyangitis，MPA）是一种主要累及小血管的系统性坏死性血管炎，可侵犯肾脏、皮肤和肺等脏器的小动脉、微动脉、毛细血管和小静脉。常表现为坏死性肾小球肾炎和肺毛细血管炎。1948 年，Davson 等首次提出在结节性多动脉炎中存在一种以节段性坏死性肾小球肾炎为特征的亚型，称之为显微镜下多动脉炎（Microscopic Polyarteritis），因为其主要累及包括静脉在内的小血管，故现多称为显微镜下多血管炎。1990 年的美国风湿病学会血管炎的分类标准并未将 MPA 单独列出，因此既往显微镜下多血管炎大多归属于结节性多动脉炎（Polyarteritisnodosa，PAN），极少数归属于韦格纳肉芽肿（Wegener Granulomatosis，WG）。目前普遍认为显微镜下多血管炎为一独立的系统性坏死性血管炎，很少或无免疫复合物沉积，常见坏死性肾小球肾炎以及肺的毛细血管炎。1993 年 ChapelHill 会议将显微镜下多血管炎定义为一种主要累及小血管（如毛细血管、小静脉或小动脉）无免疫复合物沉积的坏死性血管炎。PAN 和 MPA 的区别在于，前者缺乏小血管的血管炎，包括小动脉、毛细血管和小静脉。鉴于 MPA，WG 和 CSS（Churg – Strauss Syndrome）3 种血管炎具有 ANCA 阳性、缺乏免疫复合物沉积的相似特点，常共称为 ANCA 相关的血管炎。

显微镜下多血管炎在任何年龄都可发病，但以 40～50 岁最常见，发病率为（1～3）/10 万人，男性发病率略高于女性，男女比为 1～1.8：1，起病急缓不一。

一、病因

显微镜下多血管炎的病因仍不清楚，有资料表明与患者体内的免疫异常有关。细胞因子介导的黏附分子的表达和功能异常，以及白细胞和血管内皮细胞的异常激活在 MPA 的发病中可能都起一定作用，但具体启动因素尚不清楚。ANCA 可能在 MPA 的发病中起一定作用。除受累血管大小外，MPA 与 PAN 的坏死性动脉炎在组织学上相似。

二、病理

显微镜下多血管炎病理特征为小血管的节段性纤维素样坏死，无坏死性肉芽肿性炎，在小动脉、微动脉、毛细血管和静脉壁上，有多核白细胞和单核细胞的浸润，可有血栓形成。在毛细血管后微静脉可见白细胞破碎性血管炎。病变累及肾脏，皮肤、肺和胃肠道，肾脏病理示局灶性、节段性肾小球肾炎，并有新月体的形成，免疫组织学检查显示很少有免疫球蛋白和补体的沉积。电镜下很少或无电子致密物沉积。肺的病理改变是坏死性毛细血管炎和纤维素样坏死，部分毛细血管血栓形成、Ⅱ型上皮细胞过度增生。肌肉和腓肠神经活检可见小到中等静脉的坏死性血管炎。MPA 的肾脏病理特点和其他的免疫复合物介导的肾小球肾炎以及抗肾小球基底膜抗体介导的 Goodpasture 综合征不同，但和韦格纳肉芽肿的肾脏病变以及特发性的急性肾小球肾炎有时不易鉴别。

三、临床表现

显微镜下多血管炎可呈急性起病表现为急进性肾小球肾炎、肺出血和咯血,有些也可非常隐匿起病数年,以间断紫癜、轻度肾脏损害、间歇性咯血等为表现。典型病例多具有皮肤-肺-肾的临床表现。

1. 全身症状 MPA 患者在就诊时常伴有一般全身情况,包括发热、乏力、厌食、关节痛和体重减轻。好发于冬季,多数有上呼吸道感染或药物过敏样前驱症状。

2. 皮肤表现 MPA 可出现各种皮疹,以紫癜和高出皮面的充血性斑丘疹多见。皮疹可单独出现,也可和其他临床症状同时出现,其病理多为白细胞破碎性血管炎。除皮疹外,MPA 患者还可出现网状青斑、皮肤溃疡、皮肤坏死、坏疽以及肢端缺血、坏死性结节、荨麻疹,和血管炎相关的荨麻疹常持续 24h 以上。

3. 肾脏损害 是 MPA 最常见的临床表现,病变表现差异很大,极少数患者可无肾脏病变。多数患者出现蛋白尿、血尿、各种管型、水肿和肾性高血压等;部分患者出现肾功能不全,可进行性恶化致肾功能衰竭。25% ~45%的患者最终需血液透析治疗。

4. 肺部损害 约一半的 MPA 患者有肺部损害发生肺泡毛细血管炎,12% ~29%的患者有弥漫性肺泡出血。查体可见呼吸窘迫症,肺部可闻及啰音。由于弥漫性的肺间质改变和炎症细胞的肺部浸润,约 1/3 的患者出现咳嗽、咯血、贫血,其中大量的肺出血可导致呼吸困难,甚至死亡。部分患者可在弥漫性肺泡出血的基础上出现肺间质纤维化。

5. 神经系统 20% ~30% MPA 患者有神经系统损害的症状,其中约 57% 出现多发性单神经炎或多神经病变,另约 11% 的患者可有中枢神经系统受累,常表现为癫痫发作。

6. 消化系统 消化道也可被累及,表现为消化道出血、胰腺炎以及由肠道缺血引起的腹痛。严重时可由于胃肠道的小血管炎和血栓形成造成缺血,导致肠穿孔。

7. 心血管系统 MPA 亦可累及心血管系统,患者可出现胸痛和心衰症状,临床可见高血压、心肌梗死以及心包炎。

8. 其他 部分患者也有耳鼻喉的表现,如鼻窦炎,此时较易与韦格纳肉芽肿相混淆。少数患者还可有关节炎、关节痛和睾丸炎所致的睾丸痛。眼部症状包括眼部红肿和疼痛以及视力下降,眼科检查发现为视网膜出血、巩膜炎以及色素膜炎。

四、实验室检查及辅助检查

(一)实验室检查

1. 常规检查 在 MPA 中,反映急性期炎症的指标如 ESR、CRP 升高,部分患者有贫血、白细胞和血小板增多。累及肾脏时出现蛋白尿、镜下血尿和红细胞管型,血清肌酐和尿素氮水平升高。

2. 免疫学检查 C3 和 C4 水平正常。约 80% 的 MPA 患者抗中性粒细胞胞质抗体(ANCA)阳性,是 MPA 的重要诊断依据,其中约 60% MPO - ANCA(p - ANCA)阳性,肺受累及者常有此抗体,另有约 40% 的患者为 PR3 - ANCA(c - ANCA)阳性。约 40% 的患者可查到抗心磷脂抗体(ACL),少部分患者 ANA、RF 阳性。

(二)影像学改变

X 线胸片早期可发现无特征性的双侧不规则的结节片状阴影或小泡状浸润影,肺空洞少见，可见继发于肺泡毛细血管炎和肺出血的弥漫性肺实质浸润影，中晚期可出现肺间质纤维化。

五、诊断

本病诊断尚无统一标准，以下情况有助于 MPA 的诊断：①中老年人，以男性多见；②起病前有上呼吸道感染或药物过敏样前驱症状；③肾脏损害表现有蛋白尿、血尿和（或）急进性肾功能不全等；④伴有肺部或肺肾综合征的临床表现；⑤伴有关节、眼、耳、心脏、胃肠道等全身各器官受累表现；⑥p - ANCA 阳性；⑦肾、肺活检有助于诊断。

六、鉴别诊断

确定诊断之前，须与结节性多动脉炎和韦格纳肉芽肿相鉴别。

（一）结节性多动脉炎（PAN）

以往 MPA 属于 PAN 的一种类型，随着疾病认识的不断深入，发现二者临床表现并不完全相同，故 1993 年的关于血管炎的教会山会议（Chapel Hill consensus conference）把 MPA 单独列为一种疾病。根据新的定义，PAN 是累及中动脉以及小动脉的坏死性炎症，不伴有肾小球肾炎或微小动脉，毛细血管或微小静脉炎症；而 MPA 是主要累及小血管的坏死性血管炎，很少或无免疫复合物沉积，其中坏死性肾小球肾炎很多见，肺毛细血管炎也常发生。

（二）韦格纳肉芽肿（WG）

WG 为小动脉和小静脉的血管炎，以上、下呼吸道和肾脏病变三联征为主要临床特点，c - ANCA 阳性多见，活检病理示小血管壁或其周围有中性粒细胞浸润，并有坏死性肉芽肿形成。而 MPA 很少累及上呼吸道，主要为 p - ANCA 阳性，一般无肉芽肿形成。

（三）肺出血 - 肾炎综合征（Goodpasture syndrome）

Goodpasture 综合征也称为抗肾小球基底膜抗体肾炎伴肺出血（Anti - GMB Disease With Pulmonary Hemorrhage），是由于肺泡和肾小球基底膜受损而致病，包括反复弥漫性肺出血、肾小球肾炎以及循环抗肾小球基底膜抗体（Anti - GBM）三联征，临床表现为反复弥漫性肺出血、贫血以及肾出血（血尿）。肺及肾活检经免疫荧光镜检查可见抗基底膜抗体的 IgG 及 C3 沿肺泡壁以及肾小球的毛细血管壁呈连续均匀线状沉积。血循环中检出抗基底膜抗体是诊断本病的重要依据。

七、治疗

MPA 的临床表现各异，有的仅表现为轻微的系统性血管炎和轻微的肾功能衰竭；有的则急性起病，病情凶险，快速进展为肾功能衰竭，并可因肺毛细血管肺泡炎导致呼吸衰竭。因此本病的治疗主要依据疾病的病变范围、进展情况以及炎症的程度来决定。

MPA 的治疗可以分为 3 个阶段，第 1 阶段为诱导缓解；第 2 阶段为维持缓解，此阶段可以中等量泼尼松治疗，并维持环磷酰胺（CTX）治疗 12 个月，或换用硫唑嘌呤、甲氨蝶呤等 DMARDs 维持缓解；第 3 阶段为治疗复发，可采用与诱导缓解的同样的治疗方案。金黄色葡萄球菌的定植可能和 MPA 的复发有一定的关系，因此服用磺胺类抗生素对防止复发有一定效果。对于伴有肺出血的肺泡毛细血管炎、危及生命的患者，应联合治疗或行血浆置换治疗。糖皮质激素加 CTX 应作为首选方案。

（一）诱导期和维持缓解期的治疗

1. 糖皮质激素　泼尼松（龙）1mg/（kg·d），晨顿服或分次服用，一般服用 4~8 周后减量，等病情缓解后以维持量治疗，维持量有个体差异。建议少量泼尼松（龙）（10~20mg/d）维持 2 年，或更长。对于重症患者和肾功能进行性恶化的患者，可采用甲泼尼龙冲击治疗，每次 0.5~1.0g 静脉滴注，每日或隔日 1 次，3 次为 1 个疗程，1 周后视病情需要可重复。激素治疗期间注意防治不良反应。不宜单用泼尼松治疗，因缓解率下降，复发率升高。

2. 环磷酰胺（CTX）　可采用口服，剂量一般 2~3mg/（kg·d），持续 12 周。可采用 CTX 静脉冲击疗法，剂量 0.5~1.0g/m² 体表面积，每个月 1 次，连续 6 个月，严重者用药间隔可缩短为 2~3 周，以后每 3 个月 1 次，至病情稳定 1~2 年（或更长时间）可停药观察。口服副作用高于冲击治疗。用药期间须监测血常规和肝、肾功能。

3. 硫唑嘌呤　由于 CTX 长期使用副作用多，诱导治疗一旦达到缓解（通常 4~6 个月后）也可以改用硫唑嘌呤，1~2mg/（kg·d）口服，维持至少 1 年。应注意不良反应。

4. 霉酚酸酯　霉酚酸酯 1.0~1.5g/d，用于维持缓解期和治疗复发的 MPA，有一定疗效，但资料较少，且停药可能引起复发。

5. 甲氨蝶呤（MTX）　有报道 MTX 5~25mg，每周 1 次，口服或静脉注射治疗有效，应注意不良反应。

6. 丙种球蛋白　采用大剂量静脉丙种球蛋白 [IVIG 0.4g/（kg·d）]，3~5 日为 1 个疗程，部分患者有效，但价格昂贵。在合并感染、体弱、病重等原因导致无法使用糖皮质激素和细胞毒药物时可单用或合用。

7. 特异性免疫吸附　即应用特异性抗原结合树脂，吸附患者血清中相应的 ANCA，有少量报道证实有效，但该治疗方法尚在探索中。

（二）暴发性 MPA 的治疗

此时可出现肺 - 肾功能衰竭，常有肺泡大量出血和肾功能急骤恶化，可予以泼尼松（龙）和 CTX 联合冲击治疗，以及支持、对症治疗的同时采用血浆置换疗法。每次置换血浆 2~4L，每天 1 次，连续数日后依情况改为隔日或数日 1 次。该疗法对部分患者有效，但价格昂贵，副作用有出血、感染等。血浆置换对肌酐、尿素氮等小分子毒素清除效果差，如患者血肌酐明显升高宜联合血液透析治疗。但在已进入尿毒症期的患者是否继续使用免疫抑制药和细胞毒药物还有争议，因这类患者对药物反应差，副作用明显增多。

（三）复发的治疗

大多数患者在停用免疫抑制药后可能复发。典型的复发发生于起病最初受累的器官，一般比初次发病温和，但也可能引起主要器官受损导致进一步的功能障碍。CTX 不能阻止复发。如果患者还在初次治疗期间出现较温和的复发，可暂时增加泼尼松剂量控制病情，如果治疗无效则可进行血浆置换。

（四）透析和肾移植

少数进入终末期肾功能衰竭患者，需要依赖维持性透析或进行肾移植，肾移植后仍有很少数患者会复发，复发后仍可用糖皮质激素和免疫抑制药治疗。

（五）其他

对有肾损害的患者应严格控制血压在正常范围内，推荐使用血管紧张素转换酶抑制药或血管紧张素Ⅱ受体拮抗药。

八、预后

MPA 的 90% 的患者经治疗能得到改善，75% 的患者能完全缓解，约 30% 的患者在 1～2 年后复发。本病治疗后的 2 年和 5 年生存率大约为 75% 和 74%。与 PAN 相似，本病的主要死亡原因是不能控制的病情活动、肾功能衰竭和继发感染以及肺脏受累。疾病过程中应密切监测 ESR 水平，MPA 中 ANCA 的滴度与病情活动相关性较差。

（高冠民）

第七节　贝赫切特病

贝赫切特病（BehCet's Disease，BD），亦称白塞病，是一种以口腔溃疡、外阴溃疡、眼炎及皮肤损害为临床特征的，累及多个系统的慢性疾病。病情呈反复发作和缓解交替过程。部分患者遗有视力障碍，少数因内脏受损死亡外，大部分患者的预后良好。

本病根据其内脏的系统损害不同而分为血管型、神经型、胃肠型等。血管型指有大、中型动脉、静脉受累者；神经型指有中枢或周围神经受累者；胃肠型指有胃肠道溃疡、出血、穿孔等。

由于患病率较高的地区都位于古丝绸路，本病又别名为丝绸之路病（Silk Route Disease）。在我国，女性患者略多见，而有内脏器官及眼受累，则男性明显高于女性。发病年龄均在青壮年时期。北京协和医院的材料显示，发病年龄最小者为 12 岁，最大为 44 岁。国外材料显示发病年龄为 5～66 岁，平均年龄为 25 岁，从发病到临床主要症状全部出现最长需 5 年。

一、病因

确切病因不明。现有资料认为环境与遗传因素与本病的发生和发展相关。

（一）环境因素

1. 微生物感染　单纯疱疹病毒、丙型肝炎病毒，链球菌 Sanguis、结核杆菌均被疑为可能的病因，然无确切证据。有人认为热休克蛋白（Heat Shock Protein，HSP），一种真核生物进化过程中保留的极为保守而广泛存在的分子，它们在热度、与自由基接触、缺氧、主要营养成分缺乏的刺激下可以由细菌或宿主细胞产生。细菌产生的 HSP 可以刺激患者的 T 淋巴细胞。

2. 地理　本病患病率高的人群都位于一个特定的地区，横跨亚洲，属当年东西方商业交流的路途。而且同为土耳其人，移居德国后的患病者较欧洲部分的土耳其人低 5 倍，较亚洲部分的土耳其人低 18 倍。移居夏威夷后的日本人其患病率低于日本本土者。这些都提示一个未知的与地理环境有关的因素在起作用。

3. 种族　西方白种人的患病率明显较中东人及黄种人为低。在伊朗境内的土耳其族患本病者明显高于该国的其他民族。伊朗另一少数民族来自古老的雅利安族（白人种族），罕见 BD。

（二）遗传因素

1. 家系调查 BD 有家族史者在日本为 2%～3%，在土耳其及其他中东国家为 8%～34%，大部分为一级亲属。土耳其有报道患者的同胞患病的危险因子达 11.4%～52.5%。说明 BD 有遗传的倾向。

2. 遗传基因 HLA - B_5（B_{51}）：各国均报道了 BD 与 HLA - B_5（B_{51}）有密切相关性。在亚洲具此基因的 BD 患者达 81%，日本达 55%，对照人群 10%～15%，相对危险性 6.7。欧洲 10 个国家 BD 者的 HLA - B_5 的阳性率为 25%～79%，而各自的对照组为 3%～28%，相对危险性 1.5～10.9。在我国 BD 患者的 HLA - B_{27} 频率为 37.5%。许多人认为 HLA - B＊5101（B5 的亚型）具有贝赫切特病基因的决定簇（即 DAIXXXXXF），它可能起自身抗原的作用。在有严重内脏病变和眼病的 BD，HLA - B_5（B_{51}）的阳性率较无内脏病变和眼病者为高，因此它也被认为与 BD 疾病的严重性相关。

MIC 本基因位于第 6 染色体 HLA - B_{27} 位点与 TNF 位点之间，靠近 B 位点，有亚型 A 与 B。MICA 与 BD 有关。MICA 在 BD 中较对照人群明显升高（前者为 74.0%，后者为 45.6%）。但有人以为 MICA 与 B_{51} 有很强的连锁，且其异质性低，因此不像是一个与 BD 相关的主要基因。MICA 主要由内皮细胞及纤维细胞表达，它刺激 T 淋巴细胞和 NK 细胞的活化，因此 BD 的血管损伤可能与它有关。

二、发病机制

BD 发病机制涉及细胞免疫和体液免疫。

（一）细胞免疫

（1）活化的 T 细胞出现在患者的局部组织和周围血中，其中 CD_4^+ 和 CD_8^+ 均有增多，γδT 细胞也增多。各个患者 T 细胞受体 TCRβ 株升高不一致，即 TCRVβ 呈多态性，说明 T 细胞升高是由多种不同抗原促发的。由于周围血中 IL - 2 和 IFNγ 是增高的，Th2 分泌的细胞因子 IL - 4 和 IL - 10 呈低水平。因此 BD 属 Th1 占优势的细胞免疫反应。而血循环中的致炎性细胞因子 IL - 1β、TNF - α 和 IL - 8 也是增高的。

（2）中性粒细胞的反应是一非特异性的细胞反应，在本病中有一定作用，如本病中出现的非细菌性化脓性毛囊炎、针刺反应、前房积脓均显示有大量中性粒细胞的浸润、活化和功能亢进。来自 BD 患者的中性粒细胞具有产生大量过氧化物和溶酶体酶及加强趋化作用的能力，以致造成组织损伤。中性粒细胞的活化可能与致炎性细胞因子的促发有关。

（3）血管内皮细胞衬于血管内壁，为血流提供光滑表面，维持血液正常的流动。也作为渗透膜调节血管内、外的物质交换。近年来发现它能合成、释放活性物质如血管舒张因子和收缩因子，抗凝血和促凝血因子，促进和抑制血管壁细胞生长因子，防止血细胞黏附于血管壁因子等。当受到刺激（如致炎细胞因子）后，内皮细胞表达的黏附分子增多，有利于血小板和白细胞黏附于其壁，形成血栓。同时白细胞外移，活化释放导致组织损伤的介质，并扩大了自身组织的损伤。内皮细胞受损后有抗原呈递，促进炎症反应的作用，目前认为内皮细胞参与了系统性血管炎的发生和发展。然而，由于内皮细胞本身的异质性，不同大小、种类和不同器官的内皮细胞形态、功能不同，解释了不同血管炎中受损器官和临床表现的迥异。

（二）体液免疫

BD 与其他具有已知的自身抗体的弥漫性结缔组织病不同。它与抗核抗体谱、抗中性粒细胞胞质抗体、抗磷脂抗体的相关性不明显。近年来的研究认为抗内皮细胞抗体（AECA）与血管炎病有一定相关性，它可以出现在多种血管炎病变中：如原发性血管炎病中的大动脉炎、川崎病、韦格纳肉芽肿、显微镜下多血管炎等，继发性血管炎中的狼疮肾炎和皮肌炎。在 BD 中其阳性率为 28%。

AECA 的靶抗原在各个血管炎中很不相同：在 SLE 有 DNA、DNA - 组蛋白、核糖体 P 蛋白，系统性血管炎有蛋白酶 3 或髓过氧化酶，在 BD 的靶抗原尚不明。

AECA 与内皮细胞损伤的因果关系尚不明确。但它可以活化内皮细胞，促发补体依赖和（或）抗体介导的细胞毒反应，导致内皮细胞的损伤持续或进一步进展。

（三）交叉免疫反应

（1）由于细菌的 HSP65 和人的 HSP60 间有 50% 以上的氨基酸序列排列相似。又有证明在人黏膜和皮肤有大量 HSP60，因此当细菌入侵人体时，易感者通过 T 细胞对 HSP65 起了交叉免疫反应，促使黏膜和皮肤 HSP60 的活化出现口腔溃疡和皮损。

（2）外界病原体的侵入可引起急性葡萄膜炎及视网膜炎。网膜受损后产生的自身抗原（S - Ag）中部分氨基酸序列（aa342 ~ 355）与 HLA - B_{51} 及 HLA - B_{27} 的抗原序列有部分相同，成为共同抗原决定簇。通过交叉细胞免疫反应，使 BD（HLA - B_{51}）和脊柱关节病（HLA - B_{27}）的患者出现反复发作的葡萄膜炎。

（四）凝血机制异常

BD 出现血栓性血管炎较其他血管炎为多见。这很可能与内皮细胞损伤有关。由于 BD 内皮细胞释放的血浆Ⅷ因子相关抗原 vWF 高，促进血小板活化并黏附于内皮细胞而血浆纤溶系统受抑（纤溶酶原激活物抑制物升高）和自然抗凝物质（Thrombomudulin）减少，均使 BD 处于凝聚亢进的状态。另外，又通过血管壁内皮细胞表面的黏附分子和选择素的受体使白细胞黏附于内皮细胞，更促使血栓的形成及局部血管的炎症反应。

三、病理

BD 的主要病理特点是非特异性血管炎（包括不同大小的静脉、动脉和毛细血管）。在血管周围有中性多形核细胞、淋巴细胞、单核细胞的浸润，内皮细胞肿胀，严重者管壁弹力层破坏，纤维素样坏死和免疫复合物在管壁沉积。炎症可累及血管壁全层，形成局限性狭窄和（或）动脉瘤，两种病变可在同一患者同时交替出现。

本病的另一特点是在不同类型和大小的血管炎基础上形成由血小板、白细胞黏附于管壁内皮细胞的血栓，使得血管腔狭窄，组织因缺氧而变性和功能下降。

四、临床表现

（一）基本症状

指在本病中最常见又往往是最早出现的症状。它们可以在长达数年时间内相继地出现或同时出现。大部分起病隐匿，少数起病急骤并伴有发热、乏力等全身症状。

1. 复发性口腔溃疡（Recurrentoral Ulceration） 每年发作至少3次，发作期间在颊黏膜、唇缘、唇、软腭等处出现不止一个的痛性红色小结继以溃疡形成，溃疡直径一般为2～3mm。有的以疱疹起病，7～14d后自行消退，不留瘢痕。亦有持续数周不愈最后遗有瘢痕者。溃疡此起彼伏。本症状见于98%的患者，且是本病的首发症状。它被认为是诊断本病的最基本且必需的症状。

2. 复发性外阴溃疡（Recurrentgenital Ulceration） 与口腔溃疡症状基本相似，只是出现的次数较少，数目亦少。常见的部位是女性患者的大、小阴唇，其次为阴道；男性的阴囊和阴茎。也可以出现在会阴或肛门周围。约80%有此症状。

3. 皮肤病变 有结节红斑、假性毛囊炎、痤疮样毛囊炎、浅表栓塞性静脉炎等不同的表现。其中以结节红斑最为常见且具有特异性。结节红斑（Erythema Nodosum）见于70%的患者，多见于下肢的小腿部位，对称性，每个像铜板样大小或更大的，表面红色的浸润性皮下结节，有压痛，分批出现，7～14d后其表面色泽转为暗红，逐渐扩大后消退。仅在皮肤表面留有色素沉着，很少有破溃。

另一种皮疹为带脓头或不带脓头的毛囊炎，出现于30%的患者，多见于面部、颈部，有时四肢亦有。这种皮疹和痤疮很难与正常人青春期时出现的痤疮鉴别，故易被忽视。

血栓性浅静脉炎都出现在下肢，有疼痛和压痛。局部可扪及索条状物。其重要性在于栓子脱落可引起肺栓塞。

4. 眼炎 最常见的眼部病变是葡萄膜炎或称色素膜炎，葡萄膜炎又可分为虹膜睫状体炎（前葡萄膜炎）和累及视网膜的视网膜炎（后葡萄膜炎）。后者影响视力的危险性更大。眼炎的反复发作可以造成严重的视力障碍甚至失明。男性患者合并眼炎的多于女性患者，尤其是年轻男性发病率更高，且多发生在起病后的2年内。前葡萄膜炎即虹膜睫状体炎伴或不伴前房积脓，对视力影响较轻。视网膜炎本身和以后造成的视神经萎缩，可使视力明显下降，甚至失明。眼炎可先后累及双侧，有资料表明出现眼炎4年后50%～85%患者都有较严重的视力障碍。

（二）系统症状

除上述基本临床症状外，有部分患者尚有脏器系统的病变，这些病变亦多因局部血管炎所引起，系统病变大多出现在基本症状之后。

1. 消化道病变 本型又称胃肠－贝赫切特病。它出现在10%～15%的患者。消化道症状按其出现的频率有腹痛并以右下腹痛为常见，伴有局部压痛和反跳痛，其次为恶心、呕吐、腹胀、纳差、腹泻、吞咽不适等。通过胃肠X线检查、内镜检查及手术探查看到肠道的基本病变是自食管下段开始的多发性溃疡，回盲部为受累最多的部位，进行内镜检查的15例中有7例此处有溃疡，其次为升结肠、降结肠、胃、食管等处，总之这种病变可出现在自口到肛门的全消化道的任一部位。重者合并溃疡出血、肠麻痹、肠穿孔、腹膜炎、瘘管形成、食管狭窄等并发症、甚至可以因此而死亡。

2. 神经系统病变 本型又称神经－贝赫切特病。见于10%的患者，男性并发此病变明显多于女性（10：4），除个别外都在基本症状出现后的数月到数年内出现。临床表现随其受累部位而不同。脑、脊髓的任何部位都可因小血管炎而受损（即使在同一患者，神经系统可多部位受累），因此患者神经系统的临床表现极为多样化。

并发神经系统病变者多发病急骤，根据其症状可分为脑膜炎、脑干损害、良性颅内高压、脊髓损害、周围神经受损等类型，现将各类型的症状列举如下：①脑膜炎型。头痛、意识障碍、精神异常、视盘水肿、脑膜刺激征、双侧锥体束征、偏瘫等。②脑干损害型。头晕、头痛、耳鸣、意识障碍、眼震、Horner 综合征、脑神经麻痹、吞咽困难、发呛、呼吸障碍、癫痫等。③良性颅压增高。头痛、呕吐。④脊髓型。双下肢无力、麻木、感觉障碍、不同程度截瘫、尿潴留、大小便失禁、病理反射阳性。⑤周围神经型。四肢无力、麻木、周围型感觉障碍、肌萎缩、腱反射低下等。合并周围神经病变者明显少于中枢神经病变者，仅为中枢病变的 1/10。

脑脊液的异常为颅内压力增高，约80%有轻度白细胞增高，单核细胞或多核细胞各占一半。33% ~ 65% 有蛋白的升高。脑 MRI 对诊断有一定的帮助，可见到脑组织不同部位（额叶、枕叶、颞叶、小脑、基底）多发性梗死，有少数尚伴有局部出血。1 例动脉造影可见左侧颈总动脉、左锁骨下动脉严重狭窄。神经病变的复发率和病死率都很高，约77%患者经治疗病情缓解但仍遗有后遗症。死亡多出现在神经系统发病后的 1~2 年内。

3. 血管炎　本型又称血管 - 贝赫切特病。本节所指的是大中血管炎，见于 10% 的患者。所谓大中血管炎指任何部位的大中动脉炎和大中静脉炎。此型多见于男性。

大中动脉炎：当主动脉及其分支出现血管壁的炎症时，首先使管壁增厚，继而血栓形成终致管腔变窄，持续的炎症反应使动脉壁的弹力纤维遭到破坏，丧失其坚韧性而形成动脉瘤样的局部扩大。同时营养该部位的滋养血管也因炎症而使该处大血管壁病变加重。动脉狭窄的临床表现有患侧无脉或弱脉，血压低，或在健侧根本测不到、局部出现血管杂音（颈、腹部等处）。脑动脉狭窄者，有头晕、头痛，严重者晕厥。肾动脉狭窄时出现肾性高血压，冠状动脉受累时出现心肌缺血，甚至心肌梗死。当有动脉瘤形成时局部出现搏动性肿块。有患者因主动脉根瘤样扩张而引起主动脉瓣关闭不全，最终导致右心衰竭。亦有出现肺动脉高压。中等度血栓性静脉炎多见于四肢，尤其是下肢。浅表的静脉炎通过一般体检就能发现，但在深静脉的炎症栓塞引起下肢肿胀则有赖于局部血管造影方能确诊。大中血管炎的诊断有赖于病史及细致的体格检查，血管造影、Doppler 检查是明确诊断和受累范围的可靠检查。

在贝赫切特病心脏的受累并不少见。可因主动脉根部瘤样扩张而出现主动脉瓣关闭不全、三尖瓣关闭不全而致右心功能不全。另外，亦有合并房室传导阻滞、心肌受损、心包积液的报道。

4. 关节炎　关节痛见于30% ~ 50%的贝赫切特病患者，表现为单个关节或少数关节的痛、肿，甚至活动受限。其中以膝关节受累最为多见。大多数仅表现为一过性的关节痛，可反复发作并自限，偶尔可在 X 线片上表现出关节骨面有凿样破坏，很少有关节畸形。受累关节出现滑膜炎病变。滑膜病理改变主要表现为滑膜浅层有中性多形核细胞浸润和血管充血渗出等急性炎症性病变。滑膜细胞的增殖、淋巴细胞的浸润和淋巴滤泡的形成都很少见，说明它的滑膜炎和类风湿关节炎有明显的不同。骶髂关节炎在本病少见。

5. 肺病变　并发肺部病变者略少。肺的小动脉炎引起小动脉瘤和（或）局部血管的血栓而出现咯血、胸痛、气短、肺梗死等症状。4% ~ 5% 的患者可以出现肺间质病变，但严重的少见。有肺梗死者预后不佳。

6. 肾病变　表现为血尿（镜下或肉眼）、蛋白尿，均不严重，多为一过性，未有影响肾功能者，曾有人对 5 例临床有肾受累表现者进行肾穿刺，发现其病理各不相同，2 例为 IgA

肾病，1例为淀粉样变，1例为局灶性肾小球硬化，1例为肾小球微小病变。有人报道BD可以因膀胱黏膜溃疡而导致尿异常。

7. 附睾炎 并发本症状的约4.5%。可以累及双侧或单侧，表现为附睾肿大、疼痛和压痛，在经适当的治疗后能完全消失。

8. 其他症状 有部分患者在疾病活动或有新脏器受损时出现发热，以低热多见。

五、辅助检查

（一）实验室检查

BD无特异血清学检查。其抗核抗体谱、抗中性粒细胞胞质抗体、抗心磷脂抗体均阴性。补体水平及循环免疫复合物亦系正常，仅有时有轻度球蛋白增高，血沉轻中度增快。抗PPD抗体则有约40%增高。

（二）针刺反应

这是本病目前唯一的特异性较强的试验。它的做法是用无菌皮内针头在前臂屈面的中部刺入皮内，然后退出，48h后观察针头刺入处的皮肤反应，局部若有红丘疹或红丘疹伴有白疱疹则视为阳性结果。同时进行多部位的针刺试验时，有的出现阳性结果，但有的却为阴性。患者在接受静脉穿刺的检查或肌内注射的治疗时，也往往出现针刺阳性反应。静脉穿刺出现阳性率高于皮内穿刺的阳性率。

针刺的阳性反应与疾病受累的部位无明显关系，但与本病的活动性呈正相关。针刺试验阳性结果出现在我国60%以上的BD患者，而在地中海沿岸国家阳性率达80%。欧美国家本试验的阳性率较低。本试验假阳性较少，其特异性达90%。

（三）其他相关检查

根据患者的临床表现进行受累系统的相关检查，包括磁共振等影像学、血管造影、超声心血管检查、内镜、脑脊液等。

六、诊断

1973年BehCet本人提出以口腔、外阴溃疡和葡萄膜炎作为诊断本病的依据。以后皮肤症状和系统病变相继成为诊断本病的项目。近十年来针刺试验被认为是本病唯一有特异性的客观检查而被列为本病的诊断指标之一。多年来各国学者根据其本国患者特点而提出不同的诊断标准。依次为Mason和Barnes标准（英国，1969），陈寿坡和张孝骞标准（中国，1980），日本修订标准（日本，1988），Dilsen标准（土耳其，1988）。口腔溃疡虽本身特异性不强，但它出现于98%的BD，且当它与外阴溃疡、眼病变、皮肤病变相结合后的特异性大大提高，因此它被认为是BD的基本症状之一。

根据上述结果，在1989年初步制定出一个统一的国际诊断标准如下：

（一）反复口腔溃疡

指每年至少有3次肯定的阿弗他溃疡或疱疹性溃疡出现，并有下述四项症状中的任何两项相继的或同时出现。

（二）反复外阴溃疡

经医师确诊或本人确有把握的外阴溃疡或瘢痕。

（三）眼炎

包括前葡萄膜炎、后葡萄膜炎、视网膜血管炎、裂隙灯下的玻璃体内有细胞出现。

（四）皮肤病变

包括有结节性红斑、假性毛囊炎、丘疹性脓疱疹、青春期后出现的痤疮样结节（患者未用过糖皮质激素）。

（五）针刺试验呈阳性

24~48h 内由医师观察结果。

其他与本病密切相关并有利于本病诊断的症状，或者为本症就诊症状的有：关节炎和（或）关节痛、血栓性静脉炎、深静脉血栓、大动脉炎、动脉瘤、三尖瓣病变、中枢神经病变、消化道溃疡、肺栓塞、附睾炎。由于它们的相关价值较低而不列为诊断标准中的基本项目。

诊断标准（或称分类标准）的主要作用是便于各国学者进行流行病学调查、临床分析、病因机制探讨、疗效评比等交流时的可比性，由于 BD 症状多相继出现，有时两种症状间隔时间很长。因此，对个别 BD 患者的诊断仍有赖于医师细致观察和正确判断，不宜为诊断标准所束缚。

七、鉴别诊断

因本病的口腔溃疡、关节炎、血管炎可在多种风湿性疾病出现，有时会造成鉴别诊断的困难。赖特综合征、Steven－Johnson 综合征、系统性红斑狼疮、干燥综合征、HIV 感染等都可以出现本病 5 个基本症状中的几个，即使是单纯的口腔溃疡亦与本病溃疡很难区别。因此详细病史和分析是至关重要的。

八、治疗

本病无根治方法。对轻症且无一般系统症状，如发热者主要采取对症治疗，累及器官、内脏，如胃肠型 BD、血管型 BD、神经型 BD、眼型 BD 等则须采用肾上腺皮质激素及免疫抑制药以控制症状并阻止炎症的发展。

（一）口腔及外阴溃疡

1. 肾上腺皮质素软膏制剂　氢化可的松软膏剂（1%，10mg/g）：每日 2 次，局部外涂；地塞米松软膏剂（0.05%~0.1%，0.5~1mg/g）：每日 2 次，局部外涂；曲安奈德软膏剂（0.025%~0.1%，0.25~1mg/g）：每日 2 次，局部外涂。

2. 秋水仙碱　每次 0.5mg，每日 2~3 次口服，服用 4 周无效可停服。有效者 2 周后减量继服。

3. 反应停　100~300mg/d，口服。服用 4 周无效可停服。

4. TNF－α 单抗　2002 年 6 月报道 1 例顽固性口腔及外阴溃疡经此治疗而得缓解。

（二）皮肤病变

1. 秋水仙碱　用法同前。

2. 反应停　用法同前。

3. 泼尼松（或泼尼松龙）　用于上述治疗无效的炎症反应严重或顽固性的结节红斑。

（三）眼病变

1. 虹膜睫状体炎　①散瞳。②可的松滴眼剂（0.5%～2.5%）：滴患眼1～2滴/次，每日3～4次。③地塞米松注射液（1.0～1.5mg）：球后注射，必须由眼科医师进行。④泼尼松（或泼尼松龙）：5～20mg/d，口服，严重者可增量至20～100mg/d，口服。⑤免疫抑制药：包括硫唑嘌呤、环磷酰胺、环孢素，服用可防止50%～70%的眼炎复发并有视力的改善。我国用雷公藤口服治疗有一定疗效。

2. 视网膜炎　①、②及③同虹膜睫状体炎。④泼尼松（或泼尼松龙）：20～100mg/d，口服。同时并用以下任一免疫抑制药。⑤秋水仙碱：0.5～1.5mg/d，口服。⑥硫唑嘌呤：100mg/d，口服。⑦环磷酰胺：50～100mg/d，口服。⑧甲氨蝶呤：每周7.5～15mg，口服。⑨环孢素A：3～5mg/（kg·d），口服。⑩雷公藤多苷：60mg/d，分3次口服。⑪干扰素：每次500万U，皮下或肌内注射，每日1次或每周3次。⑫TNFα单抗：5mg/kg，静脉滴注，于2周、4周、8周后重复输入1次，为1个疗程。⑥及⑩均试用于对各项常规治疗无效的难治性视网膜炎。

（四）关节炎

首选非类固醇抗炎药、秋水仙碱、柳氮磺吡啶。无效者可用泼尼松（或泼尼松龙）及硫唑嘌呤或甲氨蝶呤。

（五）胃肠型贝赫切特病

1. 泼尼松（或泼尼松龙）　1～1.5mg/（kg·d），剂量根据病情而定，口服或静脉滴注。

2. 柳氮磺吡啶　2～3g/d，分2～3次口服。

3. 免疫抑制药　可根据病情而选择种类。

4. 手术治疗　用于有严重并发症如持续性肠出血、肠穿孔。术后容易出现肠瘘。

（六）神经型贝赫切特病

1. 泼尼松（或泼尼松龙）　1～1.5mg/（kg·d），口服或静脉滴注。

2. 甲泼尼龙冲击疗法　每次1000mg，静脉滴注，每日1次，3天为1个疗程，必要时2周后重复。

3. 环磷酰胺　100mg/d 1次，静脉注射或200mg隔日1次，静脉注射。

4. 甲氨蝶呤　10～20mg静脉注射，每周1次。

5. 甲氨蝶呤、地塞米松　各10mg，联合鞘内注射，每周1次。

6. 雷公藤总苷　20mg口服，每日3次。

（七）血管型贝赫切特病

1. 系统性治疗　包括肾上腺皮质激素及免疫抑制药。

2. 血栓栓塞治疗　①溶栓：包括静脉注入重组组织纤维蛋白原激活剂（rt-PA）、尿激酶、链激酶等。②抗凝：包括低分子肝素的皮下注射及华法林口服。③抗血小板：包括服用小剂量阿司匹林、噻氯匹啶等抗血小板药。④经皮血管成形术＋支架：此术可以扩张血管的狭窄部分并置以支架以防局部血管再度变窄。⑤手术：切除局部呈动脉瘤样部位以防止血管壁破裂出血，有主动脉瓣关闭不全者宜换瓣以防止心力衰竭或心律失常的出现。

上述各药在长期应用后有不良反应，故宜定期随诊检测并调整剂量。

九、护理

1. 心理护理 本病病程长，易反复发作，常导致患者心情烦躁、情绪低落，甚至失去信心。精神压抑、焦虑、紧张会诱发或加重病情，心情舒畅可使免疫功能和内环境达最佳状态，利于疾病的好转。医生应帮助患者认识疾病，消除顾虑，树立信心，积极配合治疗。由于白塞病皮肤损害部位的特殊性，大部分患者出现外阴溃疡，惧怕性生活，有的伴侣误认为是性病，造成夫妻关系不和，所以取得伴侣的支持非常重要。有报道本病可继发不同程度的性功能障碍，而大多数的性功能障碍是功能性病变，主要是精神心理因素造成的。故应将病情清楚地告诉患者和家属，使他们走出心理障碍的误区，保持性生活的健康和完美。

2. 会阴部溃疡的护理 本病男性生殖器溃疡主要见于阴囊、阴茎、包皮、龟头、肛周；女性好发于两侧大小阴唇、肛周，主要表现为大小阴唇、阴蒂肿胀，并出现多个大小不等的、边界清的溃疡，表面覆盖灰白色坏死组织或黄白色脓性分泌物，在外阴清洗时不易擦去，影响行走。此类患者应每天用温开水淋洗患处，保持局部的清洁，溃疡期禁止性生活，避免骑自行车或长时间步行。选择棉质内裤，男性经常外翻、清洁包皮。会阴部溃疡用1：5000的高锰酸钾溶液冲洗，用0.1%的新洁尔灭冷湿敷，溃疡表面喷促生长因子喷剂，有利于愈合；局部消毒后用氢化可的松软膏涂擦每日3～4次，一般7天后可结痂。

3. 口腔溃疡的护理 可给予每天口腔护理2次，口腔护理前可用生理盐水500ml加利多卡因2支的混合液含漱后再做，以减轻疼痛。餐后用生理盐水漱口，破溃处涂以口腔溃疡涂剂、锡类散以利于愈合。也可用1：5000的呋喃西林液漱口，预防感染，用硫糖铝悬液局部涂擦，可加速溃疡愈合。

4. 皮肤的护理 皮肤损害可表现为结节性红斑、丘疹、毛囊炎，应每天用温水清洁皮肤，避免用肥皂等刺激性的洗涤用品，有皮疹时避免用手挤压，可用0.5%的碘伏涂擦。卧床患者定时翻身，避免拖、拉、推等动作。

5. 眼部的护理 本病有70%～90%的患者可出现眼部病变，其中95%为双侧，但不一定同时发生，最常见的眼部病变为虹膜睫状体炎。在滴药前，先用消毒棉签清除分泌物，再用生理盐水清洗后用眼药水滴眼，每天1次，睡前涂眼膏，必要时用1%的阿托品散瞳，以防虹膜发生粘连而影响视力。但应注意避免角膜变薄发生穿孔。操作时应保持双手清洁，冲洗时动作要轻，以防损伤角膜，并避免强光刺激，不宜久看电视，久用电脑，外出戴护镜，以防光和风沙刺激。

十、预后

本病为反复发作性疾病，无内脏累及的白塞病预后较好。若反复发作，中枢神经系统、胃肠道、大血管、主动脉瘤破裂及心脏受累者则预后较差。有报道白塞病的死亡率为9.8%，其中血管病变是主要的死亡原因。

（高冠民）

第十五章

结节性脂膜炎

1892年由Preifer首先报道，1925年Weber描述了本病的复发性和非化脓性特征，1928年Christian强调了发热表现，1936年Brill提出了发热性非化脓性脂膜炎的名称。结节性脂膜炎（nodular panniculitis）虽以发热性、复发性、非化脓性结节性脂膜炎为特征，但由于皮肤表现和系统受累情况有很大差异，10%～15%患者并无发热表现，所以现今称为结节性脂膜炎。

一、病因和发病机制

病因尚未明了，多数患者在发病前有上呼吸道感染病史，推测可能与感染性变态反应有关；国外有报道葡萄球菌性脑脓肿患者在治疗好转过程中亦可发生此病；患有某些代谢性疾病的部分患者如糖尿病等，则与脂质代谢酶类如血清脂酶、胰酶、α抗胰蛋白酶等异常有关；此外，某些化学物质或药物如卤素化合物、磺胺类、奎宁、锑剂等也可诱发本病；有人认为结节性脂膜炎可能是针对自身脂肪抗原的自身免疫反应。

二、病理改变

病理表现以小叶性脂肪细胞变性和坏死为特征。可分为3期：①急性炎症期：表现为脂肪细胞变性伴中性粒细胞、淋巴细胞和组织细胞浸润。此期较短。②巨噬细胞期：除少数中性粒细胞、淋巴细胞和浆细胞浸润外，可见较多组织细胞吞噬已溶解的脂肪滴而成为泡沫细胞或嗜脂性巨细胞，有时可形成组织细胞性肉芽肿。此期表现具有诊断价值。③纤维化期，除少数淋巴细胞和浆细胞外，脂肪细胞萎缩，泡沫细胞渐少，代之以成纤维细胞、大量胶原纤维和纤维化。若第3期出现组织和细胞液化、变性，表皮和真皮缺失、破溃时，则称为液化性脂膜炎。

三、临床表现

本病临床并不多见，可发生于任何年龄，甚至有报道可发生于婴幼儿，但以30～50岁女性为多。根据病变累及的部位不同，可分为皮肤型和系统型两型。

1. 皮肤型 本型突出表现为反复成批出现的皮下结节，多发生于双下肢和臀部，亦可散及上臂、躯干和面部；皮下结节一般直径1～4cm，可大至10cm以上；常与皮肤粘连而活动度较小；有明显的触痛和自发痛。结节始发时常隐匿于皮下，逐渐向上隆起于皮面，出现皮肤水肿和红斑，经数周或数月可逐渐消退。消退后因患部脂肪组织坏死和萎缩而遗留局限性凹陷和色素沉着，此为本病的重要特征。少数结节可自行破溃，流出黄色油样液体而称为液化性脂膜炎（liquefying panniculitis）。发疹之前、同时或之后可伴有低热、弛张热或高热，常持续 1～2 周后逐渐恢复。发热时可伴有乏力、肌肉酸痛、食欲减退等症状。部分患者有对称性关节肿痛，以膝、踝关节多见，但一般不留有关节畸形。本型患者多数在 3～5 年内逐渐缓解，少数经数月自愈，预后良好。

2. 系统型　若脂膜炎累及其他系统时称为系统性结节性脂膜炎（systemic nodular panniculitis）。此型虽然少见，但病情和预后严重。系统症状因脂膜炎症的轻重、侵袭部位不同而异。系统型的发热一般常与皮肤病变平行出现，多为弛张热。内脏损害可与皮肤损害同时或先后出现。肝脏受损时表现为右胁痛、肝肿大、黄疸和肝功能异常；骨髓被侵犯时可引致骨髓抑制、骨髓异常增生、白细胞减少、贫血和血小板减少等；病变侵犯肠系膜、大网膜、腹膜后脂肪组织时可引起腹痛、腹胀、肠穿孔、腹部包块、腹膜炎等症状；极少数患者因眼球后脂肪病变而有眼部症状。此外，脂膜炎还可侵及其他系统和脏器，引起胸膜炎、肺炎、心肌肉芽肿、关节炎、淋巴结肿大、中枢神经系统损害等。国内报道，患本型的小儿肝、脾、淋巴结肿大较成人突出。本型预后较差，内脏广泛受累者多死于脏器功能衰竭、消化道出血或系统感染。

四、辅助检查

实验室检查缺乏特异性指标，可有轻度贫血，白细胞计数增高或减低，血沉增快，免疫球蛋白增高，补体活性减低等。内脏受累时可有肝、肾功能异常，血尿、蛋白尿等。血液系统受累时可出现严重贫血和血小板减少等。

五、诊断

本病好发于青、中年女性，反复发作成批出现的四肢躯干部痛性皮下结节和斑块，结节消退后局部皮肤凹陷或形成溃疡，或伴有发热、关节痛、肌痛等及系统受累症状者，可疑及本病。如有皮肤病理学特征性表现，可确定诊断。

六、鉴别诊断

1. 结节性红斑　此病皮下结节常出现在小腿伸侧，不破溃、不软化，消退后不留凹陷。全身症状轻。组织病理表现为间隔性脂膜炎。小叶仅有轻度炎症，一般无脂肪细胞坏死。

2. 硬结性红斑　硬性结节好发于小腿曲侧腓肠肌部，结节斑块为深红色，易形成溃疡，愈合后留有萎缩性瘢痕。组织病理表现为结核样改变。

3. 液化性脂膜炎　应注意与放线菌病鉴别，后者可在病变部位发现硫黄颗粒样病原菌。

4. 皮下脂质肉芽肿病　本病无全身症状，结节消退后无萎缩性下陷征象，有自愈倾向。

5. 组织细胞吞噬性脂膜炎　本病病理组织中可发现小叶性脂膜炎伴有大量组织细胞和多个"豆袋"细胞。

6. α1 抗胰蛋白酶缺乏性脂膜炎　本病为遗传性 α1 抗胰蛋白酶缺失所致。正常人此酶由肝细胞合成，为多肽糖蛋白，可抑制多种蛋白酶活性，在抑制和调节炎症反应过程中具有重要作用。一旦缺乏 α1 抗胰蛋白酶，则可加速淋巴细胞及吞噬细胞活性，引致组织液化和溃疡形成，并易引发系统性损害。

此外，应注意与继发性脂膜炎、淋巴瘤及异物性脂膜炎等鉴别。

七、治疗

目前尚无特效治疗，可参考下列措施。

（1）发病期间应卧床休息和对症处理，有感染病灶时可选用适当的抗生素。

（2）非甾体消炎药（NSAIDs）：可使发热、关节痛和全身不适减轻。

（3）糖皮质激素：对本病的急性期有缓解作用，常用中等剂量泼尼松 20～40mg/d，症状控制后逐渐减量。但减量过快或停药过早时有部分患者可再发。儿童患者宜首选糖皮质激素治疗。

（4）氯喹或羟氯喹、硫唑嘌呤、沙利度胺、环磷酰胺、环孢素与霉酚酸酯等亦有一定疗效，特别是对重症患者。

1）硫唑嘌呤常用剂量每日 50～100mg，可 1 次或分 2 次服用。为防止骨髓抑制反应，开始以每日 1mg/kg 连用 6～8 周后加量，最大剂量≤2.5mg/（kg·d）。硫唑嘌呤对肝、肾和造血系统有一定毒性，应定期检查血常规和肝肾功能。妊娠期不宜服用，也不宜与血管紧张素转换酶抑制剂合用，避免引起严重白细胞减少。

2）氯喹和羟氯喹：氯喹常用剂量为 0.25g/d，羟氯喹为 200～400mg/d，起效后改为 100～200mg/d 长期维持。长期服用须警惕视网膜毒性，每半年应行一次眼科检查。

3）环磷酰胺：常用剂量为 2.5～3mg/（kg·d），每日 1 次或分次口服，重症者可每次 500～1000mg/m²，每 2～4 周静滴 1 次。严重骨髓抑制者和孕妇禁用。使用期间应定期查血常规和肝肾功能，并注意出血性膀胱炎等不良反应。

4）环孢素：常用剂量为 2.5～4mg/（kg·d），分 2～3 次服用。难以控制的高血压禁用，孕妇慎用。

5）沙利度胺：常用剂量为 100～300mg/d，晚上或餐后至少 1h 服用，如体重 50kg 时从小剂量开始。孕妇禁用。

6）饱和碘化钾液：每日 3 次，每次 5 滴。可逐日加量，每次加 1 滴，直至每日 3 次，每次 30 滴。对皮下脂肪不断坏死液化者，其伤口用高渗葡萄糖纱条和生肌散纱条交替敷用，可缓解脂肪液化；再以芙蓉花碎渣外敷，可促使溃疡痊愈。

（高冠民）

第十六章

老年呼吸重症护理与监护

第一节　呼吸系统的生理特点与健康维护

一、呼吸系统的生理特点

呼吸系统担负着与外界进行气体交换的重要使命，它们可以将氧带入血液中，将二氧化碳排出体外，随着老化，呼吸系统的生理功能开始受到影响，加之外界的各种气体、粉尘及微生物会对它们造成的腐蚀，于是许多人进入老年后，会出现喘气不顺、呼吸困难等。护理人员对老年人呼吸系统老化的生理特征有所了解，对老年人身心健康的维护具有积极意义。

（一）鼻咽喉

1. 鼻　老年人会出现鼻黏膜变薄，嗅觉减退；腺体开始萎缩，分泌功能下降；由于鼻道的变宽会使鼻黏膜的功能，如防御功能、加温加湿受到影响，此时患鼻窦炎的风险上升，且易出现呼吸道感染；呼吸道较干燥，血管脆性增加，易发生血管破裂，而导致出血。

2. 咽、喉　由于咽黏膜和固有膜的淋巴组织出现萎缩，尤其是腭扁桃体发生明显萎缩，导致老年人中上呼吸道感染的比例上升，因衰老导致咽喉黏膜、肌肉发生退行性变或神经通路障碍，会对吞咽功能造成不良影响。进食流质食物发生呛咳甚至引起窒息。老年人发音洪亮度有所下降，多由喉部肌肉、弹性组织萎缩及声带弹性降低所致。

（二）气管和支气管

老年人气管和支气管黏膜上皮和黏液腺退行性变，纤毛运动能力降低，对其防御和清除能力产生了影响，使支气管炎发病率升高。由于细支气管黏膜萎缩、黏液分泌有所增加，管腔出现狭窄，使气道内在阻力增高，而其管壁弹性减退和周围肺组织弹性牵引力减小，使呼吸时阻力增加，增加了肺的残气量，影响到分泌物的排出，易导致感染的发生。

（三）肺

衰老导致肺组织出现萎缩、体积缩小、硬度增加，弹性降低，则肺无法有效扩张，易出现通气不足；老年后期易出现肺活量的降低，残气量和功能残气量有所升高，换气率降低，易导致呼吸性细支气管和肺泡管的扩大。肺毛细血管黏膜表面积缩小，肺灌流量减少，使肺泡与血液气体交换的能力降低。

（四）胸廓及呼吸肌的改变

由于老年人易发生骨质疏松，可导致椎体下限、胸骨前突，脊柱后凸，使胸腔前后径接近于左右径，呈现桶状胸。因肋软骨钙化降低了胸廓的顺应性，使呼吸费力。肋间肌和膈肌的弹性降低，影响了胸廓的运动，降低了肺通气和呼吸容量。当膈肌收缩时，其下降幅度每减少 1cm，肺容量相应减少 250ml，故健康老人在体力活动后亦可出现胸闷、气短等症状。这一变化也可导致排痰困难，从而阻塞呼吸道。由于非特异性核蛋白、呼吸道黏膜分泌性免疫球蛋白 A（SIgA）的合成分泌减少，而纤毛受损，局部防疫屏障减弱，免疫防御功能低下，加之伴有肺气肿，易导致肺部感染的发生，严重者可出现呼吸衰竭。

二、呼吸系统的健康维护

老年人免疫防御功能有所下降，加之呼吸道与外界环境有所交通，易受到内外不利环境因素的影响，而受到损害；主要表现为呼吸道黏膜防御功能下降导致肺部感染，最终出现多系统的并发症，危及生命，故维护呼吸系统的健康十分重要。

（一）保持良好的呼吸环境

老年人所居住的房间要保持良好的通风，每次通风的时间保持在三十分钟左右，天气寒冷时，体质较差的老年人在通风时可转移到其他房间，既可以使空气保持清新又可以避免受凉感冒。将家中的温度保持在 18~20℃，湿度保持在 50%~60%，可在房间放置加温加湿器，要勤换水，防止水中产生微生物，挥发到空气中，影响到健康。可在家中摆放一些可以净化空气和吸收甲醛的植物，如吊兰、龟背竹等。可通过擦地等方法，增加空气湿度，降低空气中可吸入颗粒浓度。

（二）增加饮水量可提高呼吸道的防御功能

水为身体的重要溶剂，可以调节身体各个系统的功能，当患者出现脱水时，会使肺部释放的组胺增多，诱发支气管的痉挛和收缩，增加饮水量，可以减少呼吸过程所丢失的无形失水量，以满足机体的应急所需。当出现脱水时，肺组织更容易受到损伤，需要水分使其保持湿润。同时对于老年人来讲，每天饮水量至少保持在 1500ml，才能维持机体良好的新陈代谢，可以延缓衰老。

（三）通过合理膳食提高机体的免疫力

老年人的营养应该保持均衡，不应挑食，种类多样，荤、素食搭配，粗、精粮搭配。提倡低热量、低脂肪、低糖类的饮食，补足蛋白质和维生素，不宜进食刺激和生冷的食物，要多吃富含纤维素、钙、铁及维生素 A、B、C、D 的食物，含钙的食物包括虾皮、乳制品等，新鲜的水果和蔬菜富含各种维生素和矿物质，老年人应多吃植物油，少摄入动物脂肪。

（四）保持良好的心理状态

老年人心理问题的产生，大多与生理功能的下降有着明显的关系，如感觉功能的减退、消化功能的下降等。心理因素主要包括不恰当的自我认知和不合理的观念，包括群体中的悲观失望情绪、对死亡的恐惧和孤独寂寞感。及时对老年人进行心理疏导，让他们能够坦然地面对出现的改变，树立清醒而坚韧的理念，适当释放心理和社会的压力，压力会使呼吸道黏膜组织出现损伤，消除悲观情绪，重塑自信心。老化会对身体机能造成影响而非智能，老年人会通过丰富的经验和成熟的头脑来分析问题，这是老年人的优势所在，要学会虚心请教、取长补短，挖掘其自身价值，心理与免疫功能会互为影响，负性的心理情绪，会使心理失衡，免疫功能下降，处在负性情绪的时间越长越不利于身体健康。

（五）进行适度的运动

生命在于运动，同时运动也是健康长寿的必要条件，经常锻炼身体的老人，拥有较强的免疫力和愉快的情绪，老年人在运动时，要保持适宜的运动量，不宜过于剧烈，应该循序渐进、不应时间过长，早晨起床时，可在床上伸展四肢，双手相互揉搓，活动指关节，然后如洗脸一般揉搓面部 20~30 次。还可以选择散步、倒退走、健身跑等体育项目，通过这些运动可提高呼吸系统的功能，达到延缓衰老、延年益寿的目的。

（陈　芳）

第二节　危重症监护护士的素质要求及能力培养

ICU 护士的主要任务是对患者的重要脏器和生命体征进行密切监测，实施连续性支持护理，维持患者重要脏器的生理功能和心理平衡，使之度过生命的重要关口和术后的非常时期，逐渐恢复健康。因此 ICU 护士必须具备良好的心理素质和娴熟的专业技能，才能确保各项护理措施准确、规范，杜绝护理差错发生；才能进行预见性护理，在病情发生变化前实施有效干预，确保患者安全。本节从 ICU 护士应具备的专业素质进行阐述。

ICU 护士的专业素质包括丰富的专业知识和稳定的心理素质。ICU 收治的患者病情重、复杂，通常会出现多个系统的疾病，要求护士理论知识的涵盖面比普通科室更全、更广；ICU 配备了大量精密复杂的先进仪器，这些仪器在抢救过程中发挥了无可替代的作用，所以能熟练操作这些仪器成了 ICU 护士必不可少的技能；危重患者病情瞬息万变，及时扑捉微小的病情变化能为抢救患者的生命赢得宝贵的时间；护士冷静沉着的操作能让患者感到信任和安全，积极热情的态度能获得患者和家属的支持和配合等。

一、专业知识

ICU 的患者来自全院各个临床科室，尤其在目前国内专科 ICU 准入制度比较宽泛，质量还无法满足临床需要的情况下，ICU 可能收治来自任何科室的病情危重患者。所以 ICU 护士必须掌握全面的护理知识，才能满足临床工作的需要。

1. 全面扎实的医学知识　ICU 护士需要全面了解患者的病情，及时发现病情变化，以便防止和减少危重患者的并发症，降低病死率。因此，护士必须掌握 ICU 收治的各类疾病的相关知识，其中呼吸、循环支持是 ICU 工作的重中之重。所以，ICU 护士必须全面掌握呼吸、循环支持的相关理论和研究进展，及时更新知识，以便提高危重患者的救治水平。同时还需要掌握各种复合外伤、各种复杂手术后的护理、院内感染控制技术、血液净化治疗技术、肠内外营养技术等。

2. 娴熟的操作技术　ICU 配备有各种精密复杂的仪器，如心电监护仪、呼吸机、血液净化仪、纤维支气管镜、除颤仪、体外起搏器、各种微量注射泵、输液泵等，需要护士熟练掌握各种高端精密仪器的使用和管理，擅长分析各种监护参数并通晓其临床意义，能将有价值的信息及时传递给医师以指导临床治疗和抢救。ICU 护士的操作一定要快而准，尤其在对心搏骤停患者进行救治与抢救时，必须在进入生物死亡期之前进行有效干预才有意义和价值。在紧急抢救中需要护士对出现的问题快速收集相关资料、迅速分析、准确判断、及时解决。因此，具有娴熟的护理操作技能是对 ICU 护士的基本工作要求。

3. 广博的人文知识和技术　仅有良好的医术而没有良好的医德是不能为患者提供优质护理服务的。ICU 封闭的管理环境、紧张的工作节奏、各种仪器的报警声、患者治疗的复杂性、病情变化的不确定性等，都给 ICU 的患者和家属带来极大的压力，使患者和家属处于紧张、恐惧的状态。有研究证实，长期处于紧张、恐惧状态的人其沟通的有效性、对治疗的依从性会降低。因此，在 ICU 实施人文关怀护理显得尤为重要。要求护士不仅具备丰富的医学知识和技能，还需要有同情心，有敏锐的观察能力、较强的沟通能力，具有社会学、心理学、管理学等相关知识，以提高患者和家属对护理工作的满意度。

二、心理素质

心理素质是人体对客观世界的思维反应状态。ICU 是专门为有生命危险的危重患者提供高水平密切观察和连续性的治疗和护理的医疗单元，需要有先进的医疗设备来帮助观察和支持患者的生命，也需要医务人员有良好的心理素质来应对这种高风险的医疗护理工作。其中护士的高素质显得尤为重要。ICU 护士的心理素质要求主要体现在有较强的应急应变能力，有较强的鉴别能力和较快的判断能力。因此，ICU 护士在进行各种抢救时不仅要有时间观念，而且要有急救意识，始终如一地保持稳定、健康的身心状态，将心理护理的良好效应渗透到护理过程的每一个环节，以提高患者对护士的信任度和安全感，消除患者的负面情绪，减少不必要的医疗纠纷。本节主要从以下几个方面阐述 ICU 护士的心理素质要求。

1. 高尚的职业道德　职业道德，就是同人们的职业活动紧密联系的符合职业特点所要求的道德准则、道德情操与道德品质的总和，它既是对本职人员在职业活动中行为的要求，同时又是职业对社会所负的道德责任与义务。职业道德的突出特点是利他精神和无私奉献。作为 ICU 的护士必须把患者的痛苦和生命放在第一位。具有高尚职业道德的护士会不遗余力、尽一切可能来解除患者的痛苦，挽救患者的生命。

（1）高度的工作责任心：ICU 收治的患者病情都很危重，且瞬息万变。护士在岗时一定要思想高度集中，熟悉每位患者的病情，认真按照操作规程执行各种治疗和护理措施，严防患者之间的交叉感染，一丝不苟、按时按量保证患者得到及时、准确的治疗。由于 ICU 有些患者神志不清，家属又不在床边陪护，所以护士的工作责任心和"慎独"精神显得尤为重要。

（2）无私奉献的精神：奉献精神是一种爱，是对自己事业不求回报的爱和全身心的付出。对个人而言，就是要在这份爱的召唤之下，把本职工作当成一项事业来热爱和完成；努力做好每一件事、认真善待每一个人，尤其是自己的服务对象。无私奉献是人类最纯洁、最崇高的道德品质。高尔基说过："一个人追求的目标越高，他的才力就发展得越快，对社会就越有益。人的思想境界高一分，无私奉献的精神就会登上一个新阶梯。""无私奉献"贵在"无私"二字。正如布莱希特所说："无私是稀有的道德，因为从它身上是无利可图的。"要做到无私奉献，就要树立不追逐名利的人生价值观。只有树立了这种价值观，才能在任何情况下，都能做到无私奉献。作为 ICU 护士更应该具有无私奉献的精神。这样才能视患者如亲人，时时站在患者的角度思考问题。不计较个人得失，将患者的需要放在首位。"燃烧自己，照亮别人"正是南丁格尔无私奉献精神的写照。

（3）真诚的同情心：疾病本身对患者及家属是最大的威胁。患者进入陌生的环境，对自身生命的担忧，缺少亲人的陪伴，时常表现为恐惧、悲观、无助。此时要需护士以"同理心"来关爱他们，多一句问候、多一些解释、多一些安慰，把积极的信息传递给他们。使患者获得安全感、亲切感。并随时将抢救、诊断、治疗的信息传递给焦虑的患者家属，使家属及时得到真实的病情，并疏导家属的情绪，使家属放心地把患者交给护士去护理。

（4）沉着、稳重的性格特点：护士的表情、言行和态度对危重患者及家属是一个强烈的信息，进而对病情产生某种作用。因此，护士应注重自己的言行举止，把自己的心情转入到理解、同情、主动安慰患者的心理环境中，使患者建立起战胜疾病的信心，与医护人员建立良好的护患关系，积极配合治疗。

（5）稳定的情绪：情绪是人对客观世界的一种特殊反映，是人对客观事物是否符合自己需要的内心体验。生活中，人人都会遇到不顺心的事，护士也在所难免。但在 ICU 这个特殊环境里，面对的是挣扎在死亡线上的患者和痛苦焦虑的家属，这就要求护士要对自己的情绪和情感有强大的调控能力。不能因自己的情绪波动而影响患者及家属。

2. 丰富的人文社会知识　人文素养是指人们在人文方面所具备的综合品质或达到的发展程度。护士的人文素养包括人文精神、人文意识、人文关怀和人文科学等方面的修养，包括自然知识、社会知识等组成的知识体系以及由政治观、价值观、道德观所组成的精神体系。现代护理学是为人类健康服务，是自然科学与社会科学结合的一门综合性应用学科，它是科学、艺术和人道主义的结合。因此护理不仅要关注疾病，更要关注患病的人及其家庭和社会环境。这就要求护士不仅要具有良好的医学基础知识、整体护理知识，还要具有稳定的心态和足够的人文、社会科学知识，这样才能真正认识人，理解人和关怀人，为病痛中的患者实施人性的、人道的真正关怀，这也是社会的期望，民众的期望。

（1）良好的人际交往能力：社会交往能力是指妥善处理组织内外关系的能力，包括与周围环境建立广泛联系和对外界信息的吸收、转化能力，以及正确处理周边关系的能力。从某个角度上来说，良好的人际关系，应是个体在与人交往的过程中，以诚实、宽容和谅解的原则，树立良好的自我形象，形成集体中融洽的关系，并积极向外拓展自己的交际面，不断赢得他人和社会的赞誉，辅助人生走向成功的最佳手段。人际交往能力就是在一个团体、群体内与他人和谐相处的能力。医院是一个开放性的单位，收治的患者可以是任何年龄、任何阶层、任何职业的任何人。而由于 ICU 的特殊性，护士服务的对象不仅是生命垂危的重症患者，还包括患者的家属，同时还应注意与医师保持良好的人际关系。是否具有较强的人际关系协调能力将直接影响护理质量和工作效率。这种良好的人际交往关系体现在 3 个方面即护士与患者、护士与家属及护士与医师之间。

（2）良好的沟通技巧：所谓沟通，就是人与人之间的信息传递和交流。传统 ICU 病房的护理中这种沟通往往被护士忽略，而只注重救命，使得护患关系紧张。据《现代护理报》调查，80% 医疗纠纷的发生都与护患沟通障碍有着直接或间接关系，而真正属于护理差错或事故的纠纷只占少数。因此，良好的沟通技巧是 ICU 护士的必备条件。沟通分为语言沟通和非语言沟通 2 种方式。ICU 内危重患者大多数处于昏迷状态，或安置有人工气道，语言沟通受到一定的限制，所以对于 ICU 来说非语言沟通是非常重要的交流方式。在诊疗护理过程中，医护人员的表情、目光、动作、姿态、语气、语调甚至医疗环境都在向患者及家属传递着一定的信息，即医护人员的感情和态度。而这些恰恰是当下医患沟通中最容易忽略的地方。英国诗人雪莱说："微笑是仁爱的象征、快乐的源泉、亲近别人的媒介，有了微笑人类的感情就沟通了。"因此需要 ICU 护士在紧张的医疗氛围中，注意保持面部表情的平和，时刻将微笑挂在嘴角，沟通时目光要注视对方不要游离躲闪，动作轻柔，语气柔和，多倾听。一个真诚的微笑、一个轻盈的手势、一个温暖的目光都将在护患沟通中起到不可估量的作用。

（3）敏锐的观察和分析能力：观察是知觉的一种特殊形式，即有目的和有计划地主动知觉过程。分析能力是指把一件事情、一种现象、一个概念分成比较简单的组成部分，找出这些部分的本质属性和彼此之间的关系并单独进行剖析、分辨、观察和研究的能力。ICU 的患者有些神志不清，有些极度虚弱，有些由于创伤性治疗不能及时传达或表示出自己的不适，此时需要护士有敏锐的观察能力。在观察到患者的变化后，再进行正确的分析，以便对病情变化做出准确的判定，并积极实施有效干预，使患者通过瞬间的诊断和处理被抢救，提高患者的抢救成功率。

三、健康的身体

关于健康，联合国世界卫生组织（WHO）提出健康的 10 条标准是：①精力充沛；②乐观、工作效率高；③睡眠良好；④应变能力强；⑤抗疾病能力强；⑥体重适当、身体均匀；⑦反应敏锐；⑧牙齿清洁、齿龈色泽正常；⑨头发有光泽；⑩肌肉丰满，皮肤富有弹性。

ICU 护士的工作繁重而紧张，体力和精力消耗都较大。ICU 的护理工作既是脑力劳动，又是体力劳动，超负荷的强体力劳动及连轴运转是常有的事。有研究显示 ICU 护士患心理疾病及腰肌劳损、腰椎间盘突出症等与劳累相关的疾病发生率呈上升趋势。要胜任这样繁重的劳动，护士就必须有健康的体魄。平时应注意锻炼身体，善于保持稳定的情绪，通过自己乐观自信、积极向上的精神去感染和鼓励患者，增进护患交流，建立良好的护患关系。

四、能力培养

ICU 是以救治各类急危重症及多脏器功能衰竭患者为主的诊疗单元。ICU 护士既是各种现代化监护和急救设备的使用者，又是这些危重患者最直接的观察者和抢救者。其综合能力的高低，将决定着护理质量的优劣和危重患者救治的成败。因此，对 ICU 护士提出明确的能力要求并通过培训来提高这些能力显得尤为重要。ICU 护士综合能力的培养不是通过听几次课、几次讲座就能实现的。现代医学技术发展迅猛、医学知识更新换代速度快，如果不进行有目的、有计划地学习和培训，必然跟不上医学发展的脚步，也无法满足人们的需求。下面以华中科技大学同济医学院附属协和医院综合 ICU 的培训为例，介绍护士的分层培训方案。

1. ICU 新护士培训方案　新护士由指定的带教老师进行临床带教。带教老师须在 ICU 至少工作 3 年以上，具有丰富的专科理论知识和临床抢救技术。

（1）培训目的：熟悉 ICU 环境及临床工作；掌握 ICU 基本护理理论和技能；熟悉常见疾病的监测和护理。

（2）培训方式：理论学习；技能训练；自学。

（3）培训时间：6 个月。

（4）培训管理：①指定 ICU 护理专业组长或护理组长进行一对一带教；②根据 ICU 制定的新护士培训计划，结合 ICU 实际进行教学；③每月进行操作考试 1 次（由带教老师考核）；④满 6 个月时由护士长或带教老师进行理论和操作考试（2 个操作），成绩合格者结束新护士培训课程；⑤培训期结束由带教老师写出培训总评，所有资料归档保存。

（5）培训内容：①理论培训内容。根据培训计划参加 ICU "三基三严"（"三基"：基本理论、基本知识、基本技能。"三严" 即：严格要求、严谨态度、严肃作风）培训。理论墙训内容包括：科室工作环境、物品规范放置、科室规章制度、各班职责、基础护理知识、专科疾病护理常规、专科疾病病理生理和临床表现、常见危重疾病患者抢救流程，各种突发事件应急预案等。②操作培训内容。熟练掌握手卫生、出入院护理技术、生命体征监测、口服给药、鼻饲技术、静脉输液、真空采血技术、静脉注射法、肌内注射、皮内注射、皮下注射、物理降温、轴线翻身、口腔护理、氧气吸入、无菌技术、单人心肺复苏（CPR）、全肠外营养（TPN）、CPT、手术前后的一般护理、患者跌倒的预防。掌握鼻饲、雾化吸入、吸痰、气管切开、气管插管吸痰、胃肠减压技术、灌肠技术、患者搬运法、患者约束法、痰标本采集法、监护仪与呼吸机的使用与保养、外科危重患者的护理及记录。熟悉微量注射泵的使用、输血、心电监护技术、导尿技术。了解 ICU 常见的专科操作，如气管切开护理、气管插管护理、中心静脉压（CVP）监测、ABP 监测、呼吸机连接与基本参数调试、深静脉置管护理、口腔护理、叩背排痰、各种引流管护理、各种造口护理、亚低温治疗等。

2.2 ~ 5 年护士培训方案

（1）培训目的：熟练掌握 ICU 专科护理理论和技能；熟练掌握 ICU 常见监测和护理；参与 ICU 临床培训（操作技能示范）；练习撰写护理论文。

（2）培训方式：理论学习；技能训练；参与新护士技能示范（每季度至少 1 次）；自学。

（3）培训内容：①参加科室业务学习，掌握基本的 ICU 脏器功能评估方法，对突发病情变化和急需抢救的情况有独立分析思考和抢救的能力；②培养敏锐的观察力，能早期发现病情变化，对潜在问题能采取预防措施；③具有发现问题，解决问题和进行病房管理的能力；④在基础护理技术基础上，能够操作电除颤、CPR 以及微量注射泵；⑤掌握洗胃技术、T 管引流护理、造口护理、膀胱冲洗、脑室引流护理、胸腔闭式引流护理；⑥初步具备带教能力，根据实习目标，能主动帮助和指导低年资护士工作。

（4）考核方式：①理论考核（参加护理部组织的考试）；②技能考核；③操作示范。

3.6 年以上护士培训方案

（1）培训目的：①巩固专科护理知识、理论及技能；②培养教学和科研能力；③参与 ICU 临床教学。

（2）培训方式：①理论学习；②技能训练；③护理查房（每半年至少 1 次）；④参与 2 ~ 5 年护士技能示范（每半年至少 1 次）。

（3）培训内容：理论培训与技能培训，要求掌握的内容同 2 ~ 5 年护士。

（4）考核方式：①理论考核（参加护理部组织的考试）；②技能考核；③护理查房；④每年发表科研论文 1 篇。

4.10 年以上护士培训方案

（1）培训目的：培养护理教学能力、科研能力和管理能力。

（2）培训方式：①担任病区讲课（每年至少1次）；②组织科研论文书写报告（每年至少1次）；③组织护理查房（每年至少1次）；④自学；⑤技能培训。

（3）考核方法：①理论考试（参加护理部组织的考试）；②技能考试；③讲课，应有课件、教案备查；④床边护理查房；⑤每年至少在核心期刊发表护理论文1篇以上。

另外每年选派护理骨干参加 ICU 专科护士培训，取得相关证书。不定期选派护士外出参加各种学术会议，学习最新、最前沿的医疗护理信息和技术。

国内针对 ICU 护士的培训模式已初具雏形，但仍存在缺乏有计划的教育体系、考核标准不严谨等问题，与国外相比还有很大的差距。随着危重症医学的发展，解决 ICU 护士继续教育问题成了医院管理部门的当务之急。因此探索形式多样、高质量 ICU 护士继续教育的模式显得非常重要。

（陈　芳）

第三节　雾化吸入治疗

雾化吸入治疗称为气溶胶（aerosol）治疗。气溶胶是指悬浮在气体中的固体或液体颗粒。烟尘和雾是自然界中典型的气溶胶。雾化吸入是应用特殊手段将溶液、液体或固体药物制成气溶胶，经呼吸道吸入的治疗方法。可直接作用于病变部位，与传统口服药物相比有一定的优势，如用药剂量小、见效快、不良反应少等，但最重要的还是疗效显著。雾化吸入疗效的评价亦可用肺内沉积率及临床症状的缓解来判断。另外，雾化吸入可使患病部位药物有效浓度提高，可避免和减少激素类药物的使用，患者只需配合，就能保证药效的发挥，已成为当今较为理想的一种给药途径。危重患者使用呼吸机后脱机拔管，常常存在痰液不易咳出的情况，鉴于雾化吸入治疗的诸多优点，目前已广泛应用于危重患者。

一、治疗装置

可应用于临床的雾化吸入装置有4种：压迫式定量吸入器、干粉吸入器、喷射雾化器和超声雾化器。

1. 压迫式定量吸入器　是利用手压制动、定量喷射药物微粒的递送装置。携带方便，操作简单，不必定期消毒，没有继发感染的问题。1996 年以前使用的助推剂全部为氟利昂，为避免大气污染，现在越来越多地选择氢化氟烷作为助推剂。密封的贮药罐内盛有药物和助推剂，药物溶解或悬浮于液体助推剂内。为预防微粒（直径 <5μm）聚积，通常添加低浓度的表面活性物质以改进药物悬浮的物理稳定性并起润滑作用。罐内始终保持大约 400kPa 的恒定压力，直至贮罐内药液用尽。每次手压驱动，计量活瓣供应 2 5~100μl 溶液，助推剂在遇到大气压后突然蒸发迅速喷射，卷带出气溶胶微粒。气溶胶的初速度很快，大约 30m/s，但在几厘米以内即减慢，微粒因继续蒸发而变小并形成圆锥形的雾团。某些患者吸入冷助推剂后会有不适感觉。如临床使用较多的硫酸沙丁胺醇（万托林）气雾剂、异丙托溴胺（爱全乐）气雾剂、丙酸倍氯米松（必可酮）气雾剂等都属于压迫式定量吸入器。

2. 干粉吸入器　由于可与吸气同步，吸入效果较好，且不含氟利昂。主要有旋转式、碟式和涡流式3种。指导患者采取正确的气雾吸入方式是很重要的。吸入气雾之后须屏气 10s。若屏气不足将降低雾化吸入的效果。如临床使用较多的普米克令舒（布地奈德）、沙美特罗替卡松（舒利迭）等就属于干粉吸入器。

3. 喷射雾化器 喷射雾化器为临床上最常用的气溶胶吸入治疗雾化器，也常常被称为小容量雾化器。喷射雾化器的驱动力为压缩空气或氧气气流，高速气流通过细孔喷嘴时，根据文丘里效应在其周围产生负压携带贮罐内液体，将液体卷进高速气流被粉碎成大小不等的雾滴。雾滴颗粒99%以上由大颗粒组成，通过喷嘴两侧挡板的拦截碰撞落回贮罐内从而除去较大颗粒，使雾粒变得细小，撞落的颗粒重新雾化。据测定，国产 OW-1 型喷射雾化器产生的雾粒在 1~10μm 的约占总雾粒数的94%。大约50%的液体永久保留在挡板上和罐内不能被雾化，构成所谓"死腔容量"，即约有50%的药液不能被利用。因此每次雾化应将药液增加到 4~6ml，以弥补"死腔容量"的丢失。临床上可用各种不同的喷射雾化器来雾化吸入支气管舒张药、激素、抗过敏和抗微生物药液。各厂家生产的雾化器性能不同，观察其性能主要看两点：产生的雾粒大小和单位时间的气雾产量。产生的雾粒大小很重要，这主要取决于雾化器内挡板的设计，也与压缩气源的气流有关。临床上常用驱动气流量为 4~12L/min。压缩气源的气流量影响气雾微粒大小和每分钟气雾量。较高的气流量产生较多的气雾和较小的气雾微粒。当然气雾总量取决于所给药液量以及气流量。一般喷射型雾化器加入药液 4~6ml，驱动气流量 6~8L/min，常可产生理想的气雾量和雾化微粒。为了有效地雾化一些黏性较大的抗生素溶液，可能需要较高的驱动气流量（10~12L/min）。以高压氧气为驱动源可用于伴有低氧血症的哮喘患者，但对慢性呼吸衰竭低氧血症伴高碳酸血症患者应慎用。连续雾化过程中，贮罐内温度因蒸发可降至比大气温度低 4~7℃，这会导致气雾量的减少，气道高反应性患者可因吸入气雾温度过低而诱发支气管痉挛。将喷射雾化器牢固地握在手掌内可减少温度的改变。也由于溶剂的蒸发、贮罐内的药液越来越浓缩以及释出的气雾中含药量减少，气雾微粒也将增大。医疗上应用喷射雾化器时，雾化吸入的时间各有不同，取决于所用驱动雾化器的压缩气体流量，患者的每分钟通气量以及雾化吸入时间，一般为 5~15min。

应用喷射型雾化器可以根据临床需要来调节气雾微粒大小，如果病变主要在大气道，可用较大的气雾微粒，而治疗小气道和肺泡病变可用较小气雾微粒，这只要调整供给喷射雾化器的压缩气体流量即可做到。大多数喷射型雾化器产生和输出气溶胶是连续的，而患者吸入是间断的，气溶胶在吸气停止后如仍有逸出，会造成浪费。因此，可在呼气端连接一段延长管，以储存呼气相的气溶胶。通过口含嘴吸入时，一个简单易行的观察方法就是通过观察延长管内气溶胶的逸出，当患者吸气时，气溶胶自延长管的逸出停止，则说明被患者吸入；反之，若气溶胶一直逸出，说明患者实际上经鼻呼吸，气溶胶未被吸入。通过面罩吸入时，指导患者张口吸气，必要时可使用鼻夹。成人应用喷射雾化器测出的气溶胶沉降率为1.2%~3.0%，而对婴儿尚缺乏体内研究的资料。

4. 超声雾化器 通过超声发生器薄板的高频震动将液体转化为雾粒。超声发生器中的换能器将部分能量转化为热能使雾粒温热，超声雾化器对药液的浓缩作用小于喷射雾化器，雾粒大小与超声频率成反比，即震动频率越高雾粒越小，超声波震动的强度决定了产生雾粒的数量，震动越强产生的雾粒越多。总的说来，超声雾化器产生的气雾比喷射雾化器大，消耗药液一般 1~2ml/min，但产生的气雾微粒也较大，微粒一般为 3.7~10.5μm。非插管患者超声雾化吸入后雾粒在肺内的沉降率范围较大，为2%~12%，一般认为只要超声雾化器的性能良好，使用得当，患者吸入得法，气雾微粒在肺内的沉降率可达10%以上。超声雾化器的无效腔量一般为 0.5～1ml。

二、常用药物

1. 支气管扩张药 支气管扩张药即止喘药。主要作用是解除支气管痉挛，控制哮喘急性发作，但无抗炎作用。由于支气管扩张药作用快而明显，易被患者接受，但不能过度依赖这些缓解症状的药物。中重度哮喘患者在用 β_2 受体激动药时，应和皮质激素同时吸入，双管齐下，才能取得较好的疗效。

（1）β_2 受体激动药。①短效型（维持 4～6h）：主要有沙丁胺醇、特布他林。吸入后 5min 即可起效，15min 可达高峰。其主要用于重症支气管哮喘发作以及 COPD 有明显支气管痉挛的患者。由于此类药物对心脏和骨骼肌的 β 受体也有部分激动作用，所以部分患者吸入后会出现心悸和骨骼肌震颤。有器质性心脏病、高血压病、甲状腺功能亢进症的患者应慎用此类药物。②长效型（维持 12h）：主要有数分钟起效的福莫特罗和 0.5h 起效的沙美特罗。长效 β_2 受体激动药主要用于哮喘尤其是夜间哮喘和运动型哮喘、Ⅱ度及以上 COPD 患者的预防和稳定期治疗。

（2）抗胆碱能药物：常用药物为异丙托溴胺，水溶液浓度为 0.025%。成人每次 2ml，儿童每次 0.4～1ml，加入等量生理盐水雾化吸入，也可直接原液吸入，每日 2～3 次。吸入剂量的 10%～30% 沉积在肺内，胃肠道黏膜吸收量少，对呼吸道平滑肌具有较高的选择性。吸入后 10～30min 起效，1～2h 作用达高峰，1 次吸入后作用可维持 6～8h。主要用于 COPD 急性发作以及支气管哮喘急性发作。

2. 糖皮质激素 吸入型糖皮质激素是长期治疗持续性哮喘的首选药物，目前可供吸入的激素有氟替卡松、布地奈德、二丙酸倍氯米松。药物浓度为 1mg/2ml，每次使用 2ml，每日 2～3 次。雾化吸入布地奈德起效迅速，10～30min 即可发挥气道抗炎作用，适用于重症支气管哮喘急性发作的治疗，尤其适用于儿童哮喘患者。如果与抗胆碱能药物及（或）β_2 受体激动药联合雾化吸入则治疗效果更佳。理想的吸入性糖皮质激素在药效学上应有高的糖皮质激素受体亲和力、高的局部抗炎活性和高的糖皮质激素受体特异性；而在药代动力学上应为口服生物利用度低、能增加肺组织的摄取和储存、具肺/全身之比高，全身吸收后可被肝脏首过代谢失活，全身清除迅速，并对下丘脑－垂体－肾上腺轴（HPA）抑制作用小的特点。脂溶性高的糖皮质激素，易透过细胞膜，能较多的具备上述理想的条件。地塞米松制剂分两种：醋酸地塞米松片和地塞米松磷酸钠注射液，我们用来雾化吸入的是地塞米松磷酸钠注射液，属水溶性，其分子较大，多沉积在大气道，肺内沉积率低，局部抗炎作用弱，而布地奈德起效时间快，绝大部分经肝灭活，全身反应小。建议用布地奈德雾化。

3. 复合制剂 目前临床上有舒利迭－沙美特罗替卡松粉剂、布地奈德福莫特罗粉（信必可都保）吸入剂。

4. 黏液溶解药 盐酸氨溴索可调节呼吸道上皮浆液与黏液的分泌；刺激肺泡Ⅱ型上皮细胞合成与分泌肺泡表面活性物质，维持肺泡的稳定；增加呼吸道上皮纤毛的摆动，使痰液易于咳出。其溶液浓度为 15mg/ml。成人每次 2～4ml，每日 2～3 次雾化吸入。α－糜蛋白酶虽能降低痰液黏稠度，使痰液稀释易排出，但长期雾化吸入会导致气道上皮鳞状化生，并偶可致过敏反应，目前已很少应用。

5. 抗生素

（1）喷他脒，用于治疗肺孢子虫肺炎（PCP）。

（2）利巴韦林，主要针对呼吸道合胞病毒的严重感染（仍有争议）。

（3）妥布霉素，是被批准可用于慢性呼吸道铜绿假单胞菌感染的囊性纤维化患者，其目标是治疗或预防铜绿假单胞菌早期定植，维持目前肺功能状态及减少急性加重发作次数。

（4）多黏菌素。

（5）抗真菌药物，研究证明两性霉素 B 雾化吸入可预防及治疗移植患者气道真菌感染，具有局部浓度高、针对性强及全身不良反应小等优点。

6. 其他　胰岛素、肝素、前列腺素的应用还在研究中。

三、机械通气患者的雾化吸入治疗

1. 用于机械通气患者的雾化吸入装置有 3 种，即压迫式定量吸入器、喷射雾化器和超声雾化器，以前两种最常用。至于干粉吸入器，虽然常用于非卧床的气道阻塞和哮喘患者，但机械通气患者不适用。

2. 影响机械通气患者雾化效果的因素　在机械通气患者，影响气溶胶输送到下呼吸道的因素与自主呼吸的非气管插管患者有很大不同，影响机械通气患者气溶胶微粒沉降的重要因素包括：气溶胶输送系统、气溶胶微粒大小、呼吸机回路的特征、通气模式和患者相关因素，要单独确定某种因素对气溶胶输送的影响则比较困难，因为涉及大量的变量。

（1）气溶胶微粒的大小：对非机械通气患者的研究表明：直径 $1\sim5\mu m$ 的微粒在下气道和肺内有较多的沉降，其中 $1\sim3\mu m$ 的微粒有最理想的细支气管和肺泡内沉降，直径 $5\sim10\mu m$ 的微粒大部分沉降于上气道，$>10\sim15\mu m$ 的微粒则几乎 100% 沉降于口咽部。而 $<1\mu m$ 的微粒吸入肺后悬浮于气流中，虽然以弥散方式沉降，但沉降量不多，大部分随气流又被呼出。气溶胶吸入的疗效与药物微粒在气道和肺内的沉降数量密切相关，故气溶胶发生装置的质量，即其产生微粒大小对疗效有重要影响。气溶胶微粒大小对其在气道内沉降率的影响，机械通气患者与非机械通气患者基本相同。

（2）呼吸机回路的特征：自主呼吸患者的呼吸方式对气雾微粒在下气道和肺泡的沉降有重要影响，大潮气量慢吸气流速可增加气雾微粒在下气道和肺泡的沉降，而浅而快的呼吸使气溶胶微粒分布不均，影响微粒进入下气道。吸气后屏气增加微粒以弥散的方式沉降。机械通气患者的呼吸与自主呼吸方式不同，因此气溶胶在下气道的沉降受呼吸机回路的特征和通气模式的影响很大。建立人工气道行机械通气的患者，呼吸机送入的气体必须经过加热和湿化以避免气道黏膜的干燥，然而，吸入气体的加热和湿化可减少气溶胶微粒的沉降约 40%，应适当增加药量。

（3）在呼吸机回路内连接气雾发生装置的位置和方法：将雾化器安置于呼吸机吸气回路距气管内导管 30cm 的距离比将它安置于患者 Y 形管与气管内导管之间更加有效。因为在两次吸气之间，气雾积聚在呼吸机管道内可起到贮雾器的作用。在雾化器和气管内导管之间添加贮雾装置可轻度增加气溶胶的输送。使用呼吸机自带的气雾喷射器仅在吸气时驱动雾化器喷雾，对于气溶胶的输送比连续的产生气溶胶更有效。无论体外和体内研究均已发现，将定量喷雾器（MDI）和箱式或圆筒式贮雾器联用所输送的气溶胶比将 MDI 直接喷到连接气管内导管的连接器或喷射到没有箱室的装置要多 4%～6%。当将弯管接头接到气管内导管时，若 MDI 的驱动与呼吸机的吸气流不同步，那么输送到下呼吸道的气溶胶很少，几乎可忽略不计。此观察结果可以解释，用这种接头以 MDI 给予非常大剂量的气溶胶以后仍没有治疗作用。

（4）气管内导管的粗细：气溶胶在气管内导管的碰撞显著减少输送到机械通气患者下气道的气溶胶量，接上一根长管将气管内导管延伸到 MDI 的喷嘴可显著改善气溶胶的输送。然而，将非常大剂量的气溶胶直接输送到附有导管系统的限定区域可产生气管黏膜的溃疡。

（5）呼吸机的模式和通气参数：若气溶胶的发生与吸气流相协调、潮气量 > 500ml、较长的吸气时间均可增加气溶胶输送到下气道的量。

四、注意事项

（1）预防呼吸道再感染：由于雾滴可带细菌入肺泡，故有可能继发细菌感染。所以不但要加强口、鼻、咽的护理，还要注意雾化器、室内空气和各种医疗器械的消毒，避免污染和交叉感染。

（2）有增加呼吸道阻力的可能：当雾化吸入完后，呼吸困难反而加重，即治疗矛盾现象，可能由于气道分泌物液化膨胀阻塞加重或者气雾的温度过低刺激气道黏膜之故，雾化吸入后，再辅助肺部叩打、吸痰等护理。

（3）如超声雾化和喷射雾化用液体过多，液体量应归入液体总入量内，特别是患儿，若盲目用量过大有引起肺水肿或水中毒的可能。

（4）支气管痉挛严重时，以 MDI 吸入 β 受体激动药的剂量虽然可以适当增加。但应反对超常剂量的应用，尤其是老年人，以避免严重心律失常的发生。

（5）给哮喘患者特别是婴幼儿面罩氧气雾化吸入时，由于面罩的溢气孔太少，CO_2 不能溢出，患者实际上在面罩中重复呼吸 CO_2，其血中 $PaCO_2$ 迅速上升，呈急性呼吸性酸中毒，哮喘病情加剧，所以雾化吸入时间不超过 5～10min。

（6）COPD 患者使用喷射雾化器进行雾化治疗时，有条件的应选用空气驱动，如使用氧气驱动时要密切观察患者有无出现 CO_2 潴留。

（7）吸入激素的主要不良反应是口腔、咽喉的局部作用，如声音嘶哑、真菌感染等，所以用药后漱口，可明显减少不良反应。

（8）能引起过敏反应的药物，如青霉素类、头孢菌素类等，吸入前应先做过敏试验。

（9）长期雾化吸入抗生素者应监测细菌耐药、体内菌群失调和继发真菌感染等不良反应。

（10）在氧气雾化吸入过程中，注意严禁接触烟火及易燃品。

（11）做好思想解释工作。首先解除患者对雾化吸入的紧张情绪，详细介绍雾化吸入的意义并告之正确配合的方法。

五、研究进展

近年来，随着科学技术的飞速发展，对于雾化吸入治疗的研究取得了许多新的成果，使雾化吸入治疗的适用范围得到了极大的扩展。

1. 治疗肺动脉高压　前列环素 I_2（PGI_2）具有扩张血管和抑制血小板聚集的作用。静脉注射 PGI_2 在降低肺动脉压的同时对体循环动脉压影响很大，且有很多不良反应，如头痛、眩晕、腹痛、感冒症状、恶心呕吐及心律失常等。但吸入 PGI_2 具有明显选择扩张肺血管的作用而对体循环动脉压影响不大，并成功地用于处理不同类型的肺动脉高压，如 ARDS、心肺转流术后或右侧心力衰竭伴肺动脉高压等。

2. 治疗低钾血症 对于各种原因不能口服和静脉补钾受限的患者，超声雾化吸入补钾是值得推荐的有效途径。用法：将生理盐水 20ml + 10% 氯化钾 20ml 超声雾化吸入，能明显改善低钾血症。肺的有效吸收面积达 $65cm^2$，通过肺泡膜进入血循环达到给药目的。其优点是能有效提高血清钾浓度，而对气道和肺组织无损害。疗效确切、安全、给药方便、无不良反应。但对有支气管哮喘，肺功能不全者禁用。

3. 治疗糖尿病 糖尿病的治疗至今未取得突破性进展，临床上仍以饮食控制、口服降糖药和补充外源性胰岛素为主要措施。补充外源性胰岛素传统给药方式为皮下或肌内注射，但长年注射给药给患者的生活带来诸多不便，尤其是对合并有脂肪营养不良、皮下脂肪萎缩、注射恐惧症及儿童糖尿病患者更为痛苦。考虑到肺泡壁有良好的通透性，临床试验证明胰岛素气雾剂能有效地降低空腹及餐后血糖，无明显的不良反应，不影响使用者的呼吸功能。吸烟者吸入胰岛素气雾剂的生物利用度较非吸烟者显著升高。胰岛素气雾剂有望成为皮下注射胰岛素的一种替代方法。

4. 高温雾化治疗肺癌 高温雾化是根据肺癌的特性将热疗与化疗及中药疗法融为一体的综合治疗方法。临床及实验研究发现，当肿瘤在 42～45℃ 的温度下，癌细胞会变性、坏死。利用超声技术将化疗药物顺铂及抗癌中药特殊处理，形成 $1～8\mu m$ 的微粒气溶胶，经处理加温，使其温度达 42～45℃，经口鼻吸入直接使药物进入肺部，经超声雾化形成气溶胶，不仅可达气管和支气管，而且可达肺泡内。正常肿瘤组织表面凹凸不平，吸入的气溶胶微粒容易附着，这些因素使抗癌药能高浓度长时间积聚于癌组织表面，增加其杀伤癌细胞敏感性；同时热疗还可以增加化疗药物对肿瘤的杀伤作用。此方法集热疗、化疗、中药及局部治疗优点于一体，具有迅速抑制、杀伤癌细胞，减轻癌负荷的作用，且无明显的不良反应，为无法手术的肺癌患者找到了康复的希望。在高频加氧雾化吸入顺铂治疗肺癌过程中，由于顺铂主要聚积在支气管、肿瘤及区域淋巴结内，其中支气管顺铂含量为正常肺组织的 20 倍（周围型肺癌）、30 倍（中心型肺癌）；肿瘤及区域淋巴结顺铂含量为正常肺组织的 5 倍（周围型肺癌）、10 倍（中心型肺癌），其他器官组织含量甚微，故较静脉注入法顺铂主要聚积在肝肾等器官不同，有疗效高而不良反应低的优点。本疗法操作简单，无须特殊昂贵的仪器设备，便于推广。另外，由于本疗法几乎无不良反应，所以患者可以同时接受静脉化疗或放疗，其疗效还会有大幅度提高。同时也提示本法对口、咽、喉处恶性肿瘤亦有疗效。

（贺文静）

第十七章

中医肺病证

第一节 感冒

一、概述

感冒，是最常见的外感疾病，因人体正气不足，冒受风邪病毒而一年四季皆可发病，其临床表现以恶寒发热、头痛、鼻塞流涕、周身酸楚，或伴有咳嗽等症状为特征。

感冒一病，最为常见，但也最为复杂、难辨、难医。云其难者，谓外因有风、寒、暑、湿、燥、火之不同，气候有太过与不及之别；而人之体质又有虚实、胖瘦、性别、长幼之分；虚者有气虚、血虚、阳虚等；实者有挟食、挟湿等；胖人多痰湿，瘦人多火热；女性有经期、胎产；青壮年体壮正气充沛，感邪后，邪正斗争激烈，发热势高；老年人体衰正气不足，邪正斗争其势不烈，常发热不高。以上，诸多复杂情况，同感一种外邪，就有不同的症候表现，辨证治疗皆有区别。

感冒病辨别虚实、重视季节特点很重要，不能因"表证"而偏执一味疏散驱邪。

凡普通感冒（伤风）、流行性感冒（时行感冒）及其他上呼吸道感染而表现感冒特征者，皆可参照本节内容进行辨证论治。

相关检查：本病通常可作血白细胞计数及分类检查，胸部 X 线检查。部分患者可见白细胞总数及中性粒细胞升高或降低。有咳嗽、痰多等呼吸道症状者，胸部 X 线摄片可见肺纹理增粗。

二、辨证治疗

（一）风寒表实证

（1）主症：恶寒重发热轻，无汗，头项强痛，鼻塞声重，时流清涕，或有喉痒咳嗽，痰白，口不渴，肢节酸疼，舌苔薄白，脉象浮紧。

（2）治法：辛温解表，发散风寒。

（3）首选方剂：风寒表实饮。方解：紫苏叶、荆芥穗、麻黄辛温发表，宣散风寒；葱白通卫阳之郁遏，助紫苏叶、荆芥穗、麻黄发汗之力；葛根解肌以除项背之强；生姜外散风寒，内温中焦，鼓舞胃阳，振奋卫阳外出以御寒邪；杏仁、桔梗宣降肺气。本方用于风寒外束、表实无汗者，为发汗峻剂。

（4）备用方剂：辛温解表法。方解：葱白、淡豆豉、防风发散风寒；桔梗、杏仁、陈皮宣通肺气，止咳化痰。本方用于风寒表实无汗之轻证，或素体偏虚，偶感风寒表实无汗者，不任重发汗之人，用之合宜。

（5）随症加减：头痛加白芷，项背强痛加葛根；咳嗽痰白加陈皮、杏仁、炒莱菔子；鼻塞流涕加苍耳子、辛夷；四肢酸痛加桑枝、桂枝；若舌苔厚腻、嗳腐吞酸，属中焦停食者，加炒三仙、枳壳，消食行滞，轻证加香橼、佛手即可；四肢酸重，沉困不已，为兼湿邪，可加羌活、防风，祛风胜湿。若汗出，恶寒发热退，脉静者，则不必尽剂。注意，发汗不可过汗，过汗伤卫阳，反易重新再感风寒，只宜微汗出，邪退表和，病自愈。

（6）注意：轻证感冒，服中成药即可。北京市售之"感冒水"（由麻黄、桂枝、杏仁、羌活、防风、川芎、荆芥穗、薄荷、当归、桔梗、黄芩、白芷、石菖蒲、葛根组成），可用于内热而复感风寒者；或风寒感冒中期，表邪未解，但肺热之象已显（如咳痰由白变黄等）。黄芩清内热，麻黄、桂枝、羌活、防风等辛温之品解散风寒，如无内热，外感风寒初期不可早用，以黄芩能恋表邪，有引邪内陷之弊。

"感冒清热冲剂"（由紫苏叶、防风、荆芥穗、白芷、葛根、薄荷、柴胡、杏仁、芦根、地丁、桔梗组成），可用于外感风寒表实证，或兼见往来寒热，咽部不适者；方中地丁一味苦寒之品，其虽寒而不恋表邪，且有群药辛温相伍，风寒用之无妨，于感冒初、中期用之均可。

（二）风寒表虚证

（1）辨证要点：外感风寒表实证与表虚证的鉴别要点，两者皆有恶寒发热、脉浮的表证特征；表实证恶寒无汗，脉浮紧；表虚证恶风汗出，脉浮缓。两者主要区别点为表实无汗，表虚有汗。

（2）主症：恶风发热，汗出，头痛，或有项强、咳喘、咳白稀痰，舌苔薄白，脉浮缓。

（3）治法：调和营卫。

（4）首选方剂：桂枝汤。方解：桂枝辛甘温，辛温解散表寒，甘温补益中土；生姜辛温发表，暖胃和中；炙甘草、大枣性甘平，补中和营。以上四味，以甘为主，有扶助卫阳、发散风寒之功。胃为卫气之本，卫气出于下焦、滋养于中焦、开发于上焦，中焦统领营卫，胃气强则卫外功能强。再加白芍微酸微寒，用之甚妙，于大队辛甘温药之中用之，发中有补，散中有收，治疗因风邪犯表，卫阳不固，导致荣阴失守之证，甚为合拍。全方共成扶助卫阳，收敛荣阴之功，亦即调和荣卫之意。运用本方须注意服药方法：服药后，可喝少量热开水或热稀粥，冬季并盖被保温，以助药力，令遍身微微汗出，不可使大汗淋漓，若汗出太多，必卫阳伤，邪不解，只有微微汗出，风邪随微汗而解除，又借药力加热粥使谷气内充，营卫和谐，故病可愈。若服后汗出病瘥即止服，不必尽剂，若未出汗，可再继服，且须禁食生冷油腻等物。

（5）备用方剂：桂枝加厚朴杏子汤。方解：桂枝汤，解肌祛风、调和营卫，厚朴、杏仁降气。本方用于风寒表虚兼喘者（素有气喘病，患风寒表虚证，引起气喘复发；或既往无喘疾，新病表虚证，因风寒之邪犯肺，肺气不降，出现咳喘、咳白稀痰）。

（6）随症加减：兼项背拘急加葛根；咳喘痰白加厚朴、杏仁、半夏；食纳欠佳，加神曲、麦芽；鼻塞流涕加辛夷；头痛加白芷。

（7）注意：外感风寒，分表实、表虚，用药皆宜辛温，若误用清热解毒之品，阳气益伤，其加重病情，虽不如表热证用辛温药那般势转急化的剧烈，但遗患亦为可观。治感冒不辨寒热，妄投清热解毒的倾向，必予纠正。尤运用中成药时，不问辛温、辛凉，不管表实、表虚，单凭药名即处方，流弊至深，应引起注意。有些成药寒热并用，寒热并用方必用于寒热兼备之证，否则贻误病机，变生他病。由此观之，感冒一病，必须强调辨证。

（三）少阳证

（1）辨证要点：外感风邪，在表失解，出现寒热往来，胸胁苦满，口苦，咽干，目眩，或见心烦喜呕、默默不欲饮食、耳聋目赤，并见典型舌脉者，即可诊为少阳证，为邪入半表半里之证。

（2）主症：寒热往来，胸胁苦满，口苦，咽干，目眩，默默不欲饮食，心烦喜呕，耳聋，目赤，舌质淡红，苔薄白或薄黄，脉弦。

（3）治法：和解少阳。

首选方剂：小柴胡汤。方解：柴胡透解少阳郁热，条达气机为君；黄芩清少阳胆经之热为臣；柴胡、黄芩合用，外解内彻，枢转少阳邪热。人参、甘草益气扶正，杜邪内传，半夏和胃降逆止呕，共为佐药。生姜、大枣调和营卫以祛寒热。诸药合用，具和解少阳，扶正祛邪之功。

（4）备用方剂：原饮加柴胡。方解：柴胡、黄芩外宣内彻，清疏少阳经郁热，为君药；槟榔、厚朴、草果开达膜原，辟秽化浊，调畅气机，为臣药；知母清热，白芍和营，共为佐药；甘草和诸药，为使。全方共奏和解达郁，辟秽化浊之功。适用于素体蕴湿，外邪在表失解，邪入少阳，深伏膜原，治当和少阳、运湿化浊两法并用，此证单纯和疏少阳，不用辟秽化浊，对热因湿留，少阳膜原之郁热难除，必两法兼用，湿浊祛，邪热除。

（5）随症加减：运用小柴胡汤，若胸中烦热而不呕者，去半夏，加瓜蒌实，以涤胸膈间烦热；热盛津伤而口渴者，去半夏，加天花粉清热生津；痰浊阻滞少阳，见胁下痞满者，去大枣之甘腻壅气，加牡蛎软坚散结化痰；水饮内停，而见心悸、小便不利者，去黄芩，加茯苓渗湿利水；里不虚，兼见太阳风寒表证，即太阳少阳并病证者，去人参之温补，加桂枝以解太阳表邪；肺寒气逆而咳者，去人参、大枣、生姜，加五味子之酸收敛肺气，干姜之辛温以温肺散寒。

运用达原饮加柴胡，背痛者加羌活，目痛、鼻干者加葛根，呕吐甚者，加半夏、藿香。

（6）注意：少阳病证属外感热病过程中的一个症候群。其致病之因，可由风寒、风热所致。但不管是风寒，或是风热，邪入少阳经后，多渐从化热，所以本证的性质是半表半里之热证。和解少阳是治疗本证的大法。所谓"和解"，乃是指和解表里，疏利三焦，调畅气机，扶正达邪之意。

本证既不是表证，也不是里实及胸膈实邪之证，所以治疗上禁用汗、吐、下三法，临证当审慎。若汗下不当，少阳邪热与水饮互结，症见胸胁满微结，小便不利，渴而不呕，但头汗出，往来寒热，心烦者，可予柴胡桂枝干姜汤；误下后，邪热内陷，心下痞满不痛者，宜用半夏泻心汤；误下后，正气转虚，表里不和，症见胸满，烦惊谵语，小便不利，一身尽重，不可转侧者，当用柴胡加龙骨牡蛎汤。尚有妇女外感风邪，经水适断，热与血结，症见寒热如疟，发作有时之少阳证者，可用小柴胡汤加益母草、泽兰、牡丹皮等。

因季节气候因素，湿邪偏盛，或素体湿邪内蕴，外感在表失解，邪入半表半里，郁遏膜原所致发热者，尤其是 3 ~ 8 月份患病者，约有半数患者属外感湿热内蕴，表现出一系列邪伏少阳及阳明的症状。湿热之邪为患，湿热互结，病情缠绵，往往病程较长，难以速愈。治疗可用清热燥湿、疏利透达、开达湿浊的方法。方以达原饮为基础，加用柴胡、葛根、枳实达到清里解表，逐秽燥湿的作用。

（四）风热表实证

（1）辨证要点：风寒表实证与风热表实证，皆有发热恶寒、无汗、脉浮之症，但前者恶寒重发热轻，后者发热重恶寒轻。前者脉浮而紧，后者脉浮而数。前者口不渴，后者口渴能饮。前者咳嗽痰白，后者咳嗽痰黄。前者鼻塞流清涕，后者鼻塞流黄浊涕。前者苔薄白，后者苔薄黄。一为风寒，一为风热。寒热相反，其症相对。

（2）主症：发热重，微恶风寒，鼻塞流黄浊涕，身热无汗，头痛，咽痛，口渴欲饮，或有咳嗽痰黄，舌苔薄黄，脉象浮数。

（3）治法：辛凉解表。

（4）首选方剂：银翘散。方解：金银花、连翘清热，配以薄荷、荆芥穗、淡豆豉辛凉宣散；芦根清热生津兼以解表；竹叶清心除烦，桔梗、牛蒡子宣肺利咽。适用于外感风热表实无汗者。注意煎服法：鲜芦根煎汤，候香气大出即服，勿过煮。

（5）备用方剂：桑菊饮。方解：桑叶、菊花、薄荷疏散风热；连翘、芦根清热生津；桔梗、杏仁、生甘草宣肺利咽，止咳化痰。适用于外感风热表实轻证。

（6）随症加减：咽喉肿痛兼大便干者，加牛蒡子；咽痛，大便不干者加马勃、僵蚕；咳重，痰黄加杏仁、瓜蒌仁；胸闷加瓜蒌皮、郁金；衄血加马勃、白茅根、侧柏叶炭；头痛加菊花、薄荷、蔓荆子；口渴加天花粉、芦根、石斛；鼻塞加苍耳子；咽痒加蝉蜕。邪未入里，无里热者，忌用桑白皮、黄芩、黄连等苦寒恋邪药物，否则冰伏其邪，拖长病程。

（7）注意：风热外感，多发生于春季。《菊人医话·春季伤风》云："此症由风邪遏郁肺经不得宣化，当以辛凉轻剂为主，用薄荷、桑叶、菊花、杏仁、通草、香豆豉、贝母、瓜蒌皮等味。因辛凉之品最善于宣化，使遏郁之邪得宣化之品而解，但治须从速，若迁延时日，那就坐视外风与内热会合，造成风火交煽之患。例如除四时伤风的症状以外，又发现口干、溺黄、声重、咽燥，都是由于延误的变象。如已发现这些变象，可于前味中增加黄芩、知母、枇杷叶、栀子等类之品调治之，自可应手而愈。若拖延太久，可能酿成肺损之症。肺损也就是'火邪克金'的后果。"

市售之"柴黄片"（柴胡、黄芩），不可用于风热外感初期，若表邪入里化热，见口苦、咽干、咳嗽痰黄等或半表半里症时，当属必用了。

俗传感冒后喝红糖姜水，红糖、生姜辛甘温之品，对感冒风热症候则不适合，易助长热势。

（五）风热表虚证

本证同风热表实证的区别，主要在有汗与无汗，有汗者表虚，无汗者表实。阳明经证亦有汗出、口渴、发热等症，但无微恶风寒、脉浮之表证，此又为表里证辨别。

（1）主症：发热微恶风寒，有汗，头痛，咳嗽心烦，咽干口渴，舌边尖红，苔薄黄，脉浮数。

（2）治法：清热解表，兼护阴津。

（3）首选方剂：茅苇汤。方解：茅根、芦根清热生津，兼轻宣风热，配以葱白一味，辛温通阳发汗；白芍、大枣酸甘化阴；竹叶清热除烦；杏仁、桔梗宣降肺气。全方发散风热而顾阴津，尤妙在白芍收敛荣阴，葱白通阳发表。本方甘凉为主，辛温佐之；发表为主，养阴生津佐之；全方凉而不寒，发中有收，故可用于外感风热表虚证。

（4）备用方剂：加减葳蕤汤。方解：玉竹养阴生津，葱白、豆豉相合，即葱豉汤。其为解表之轻剂，配伍薄荷散表邪；白薇养阴津、清虚热；桔梗、甘草利咽喉，宣肺气；大枣补中和营。全方虽发汗而不伤阴津，护阴津而不留邪。大凡滋阴之品，在表证未解时，不可用之过早，以防留邪；但在风热犯表，卫阳不固，阴津失守，发热汗出，微恶风寒的表虚证情况下，不发汗则表不能解，单发汗则不仅不能汗解，反会伤津耗阴，此时唯有发散风热与养阴护津两法同用，才是两全之法。

（5）随症加减：头痛加菊花；咳嗽加杏仁、浙贝母；咽干加麦冬；咽痛加射干、马勃；汗多不可单纯止汗，宜加白芍敛阴和营。

风热外感多发于春季，在其他季节里，并非不可发生，只要临床表现为寒微热甚，头痛鼻塞，脉浮数，苔薄黄，即属风热，据其有无汗出，分为虚实，不可拘泥于春季发病之语。风热感冒与温病的不同点，为感冒不传经，不传营卫，至多有卫、气分症状表现，风热感冒的治法往往同温病在卫、在气的治法与辨证相同。

（六）夏季外感挟湿

（1）主症：恶寒，身热不扬，汗少，或汗出热不退，肢节酸困沉重，头如裹，咳痰白，胸闷，恶呕，口不渴，纳呆，腹胀便溏，舌苔白腻，脉濡缓。

（2）治法：解表祛湿。

首选方剂：羌活胜湿汤。方解：羌活、独活发表祛湿，羌活祛在上之湿，独活祛在下之湿，二药合用，统治一身上下在表之湿；防风、藁本发表祛风，风能胜湿；川芎、蔓荆子清头目、疏风止痛；甘草和诸药。本方为祛风胜湿发表之剂，用于外感挟湿，湿伤肌表而

（4）备用方剂：藿香正气汤。方解：藿香、紫苏、白芷芳香化湿，外能疏散在表之寒湿，内能化胃肠之湿浊；厚朴、大腹皮燥湿除满，健运脾湿；陈皮、半夏曲行气降逆，和胃止呕；茯苓、白术、甘草健脾止泻；生姜、大枣调和营卫；甘草和诸药。本方为芳香化湿剂，而上方为祛风胜湿剂。芳香化湿主要用于外受寒湿所伤，内有寒湿所阻，内外湿邪皆盛之证，故表里之湿同治，此为主治胃肠型感冒的代表方剂。

本方重在化湿和胃，而解表散寒之力稍逊，对夏月伤湿感寒，脾胃失和者最宜。若感触山岚瘴气，以及水土不服，而发寒热吐泻者，用此方化浊辟秽，快气和中而调脾胃，故可一并治之。方名"正气"，诸家皆谓能正四时不正不气。然四时不正之气甚多，非只风寒湿浊，独此一方，何能胜任？盖此之正气，当以正"岚瘴不正之气"为是。对于四时感冒风寒而见脾胃不和者，其病机甚合，亦可与之。但本方解表之力不强，纯属风寒外感者，不宜用之；脾胃虚寒及湿热霍乱之吐泻，亦非本方所宜。对于夏季外感挟湿，舌苔白腻者，用之最宜。

（5）随症加减：恶寒无汗者，当予发表，但湿邪伤表，只宜微汗，忌发汗太过，同时必须微发汗与祛湿两法俱用，若只发汗不祛湿，则邪因湿留，必表证不解，只有发表与祛湿同用，才可湿与表俱解。祛风法既可发汗又能胜湿，故常用祛风药，如防风、羌活、独活等，虽不是强发汗药，但治风湿伤表则效果显著。咳嗽痰白不爽加陈皮、半夏、茯苓；胸闷

加紫苏梗、桔梗；恶心呕吐加陈皮、半夏、生姜；纳少不馨加佩兰、炒三仙、砂仁壳；腹胀加大腹皮、砂仁；便溏加干姜、苍术、白术等。

（七）夏季外感挟暑

（1）辨证要点：挟暑与挟湿的主要区别，暑为阳邪，故有心烦、口渴、溲赤、脉数、苔黄等暑热特征；暑性升散，故多发热恶寒有汗。而挟湿者，湿为阴邪，故无热象。同时，挟暑者亦非纯暑无湿，多为暑湿相兼，因此，两者鉴别不在有湿、无湿，主要在有暑、无暑。夏季挟暑型感冒，有阳热之象（苔黄腻、脉濡数等），单纯挟湿者，则无热象（舌苔白腻，脉濡等）；这是夏季感冒挟暑、挟湿的主要鉴别点。

（2）主症：发热恶寒，身热汗少，或汗出热不退，头痛身痛，心烦，小便短赤，或四肢困倦，呕恶，口渴，胸闷，纳呆，舌苔黄腻，脉濡数。

（3）治法：清暑解表，佐以化湿。

（4）首选方剂：新加香薷饮。方解：金银花、鲜扁豆花、连翘清暑热，香薷辛温发表，厚朴祛湿。此方为夏季外感挟湿无汗者常用方。

（5）备用方剂：清络饮加香薷。方解：鲜金银花、西瓜翠衣辛凉清暑，鲜扁豆花解暑化湿，鲜荷叶清暑散热，丝瓜皮清肺络解暑热，竹叶清心除烦利小便。再加香薷辛温发表，于一派辛凉清解之品，加入一味辛温发表之香薷，令方义趋于辛凉平剂，可用于暑重于湿的感冒。

（6）随症加减：汗出多者去香薷；头痛加桑叶、菊花、白芷；心烦、小溲短赤加竹叶、赤茯苓，或六一散；呕恶加陈皮、半夏、竹茹；胸闷加厚朴、砂仁壳；纳呆加神曲、麦芽、鸡内金。若湿重于暑，无汗者，加香薷、豆黄卷发表。

（7）注意：《菊人医话》说："此症由风暑袭肺而成，当主用辛凉，参以芳香解暑之味为适当，如鲜薄荷、鲜藿香、杏仁、通草、六一散、丝瓜络、竹茹、西瓜皮、鲜荷叶等味投治，目的在使风暑分解，不致损及肺金。因为夏天伤风与春天伤风情形不同，春天伤风不过是风与火，夏天伤风，其势风暑感于外，内热应于中，如果失于调治，或治法失当，风暑与火就能交结为患。人的肺脏最为娇嫩，怎能胜得暑风与火相搏？后果可畏，临证者不可不慎！"

（八）秋季外感兼燥

（1）主症：恶寒发热，头痛鼻塞，烦热口渴，无汗，鼻咽干燥，干咳少痰，舌苔薄白而干，或舌边尖红，苔薄黄，脉浮弦而数。

（2）治法：疏解风燥。

（3）首选方剂：桑杏汤。方解：桑叶、香豆豉宣散燥邪，栀子皮清上焦燥热，沙参、梨皮凉润生津，杏仁、象贝肃肺化痰止咳。本方用于初秋季节，外感温燥之邪，病情轻浅者。

（4）备用方剂：杏苏散。方解：紫苏叶、前胡辛温轻宣达表；桔梗、甘草从上开，枳壳、杏仁、前胡从下降，则鼻塞宣通而咳可解；陈皮、半夏、茯苓化痰；生姜、大枣调和营卫。此方为苦温甘辛之法，用于深秋季节外感凉燥。

（5）随症加减：温燥者，头痛加菊花、薄荷、蔓荆子，烦热口渴加麦冬、沙参、竹叶，干咳加杏仁、枇杷叶、紫菀，咽痒加蝉蜕，咽痛加射干、马勃、山豆根等。凉燥者，头痛兼眉棱骨痛加白芷，无汗、脉紧加羌活，咳嗽加陈皮、半夏、杏仁、百部等。

（九）脾肺气虚感冒

本证需和风寒表虚证相鉴别。二者具有共同的病理基础，即卫气不固，荣阴失守所致自汗出。不同点为本证有全身气虚，尤以脾肺气虚（如气短乏力、纳少、舌淡少苔、脉细弱无力）的特征，且有感冒经年累月、反复不已的病史；而风寒表虚证者，全身气虚特征尚无，特别是中气虚症状（如气短乏力等）没有，且无明显的感冒反复不已之病史，其恶风症状突出，脉象浮缓，不若本证脉象细弱无力，可资鉴别。

（1）主症：恶寒重，微觉发热，鼻塞流涕，头痛，肌肤不任风邪，经年流涕，一受伤风匝月始瘥，自汗，气短乏力，纳少，或有咳嗽痰白，舌质淡少苔，脉细弱无力。

（2）治法：益气和营卫。

（3）首选方剂：补中益气汤。方解：黄芪益气固表卫；人参、白术、甘草补脾肺之气；当归和营血；升麻、柴胡解表邪，升举脾阳，鼓舞卫气外达以驱邪；生姜、大枣调和营卫；陈皮调气，令全方补而不滞，且有醒胃、增进饮食之效。全方重在补脾肺之气，以固表卫。

内伤重而外感轻者，人参、白术、黄芪、甘草重用；外感重而内伤轻者，升麻、柴胡发表之药重用，可酌加羌活、紫苏叶等表药，临证灵活变通。

（4）备用方剂：玉屏风散合桂枝汤。方解：黄芪补气固表，辅助以白术补脾气，防风祛表寒，防风与黄芪相配，能引导黄芪达肌表而御风邪，黄芪得防风之助而无留邪之弊，防风得黄芪不致发散太过，本方实表卫御风邪。再合以桂枝汤调和营卫，故可治疗中气虚弱，卫阳不固之感冒。

玉屏风散与桂枝汤均可用于表虚自汗，然玉屏风散方证之自汗，乃卫气虚弱，腠理不固而致；而桂枝汤证之自汗，因外感风寒，营卫不和所致。故玉屏风散功专固表止汗，兼以祛风；而桂枝汤则以解肌发表，调和营卫取效。两方并用，相得益彰。

（5）随症加减：头痛加白芷、川芎，或加北细辛 1 克；自汗出，加桂枝、白芍；无汗寒热者加防风、羌活；鼻塞加辛夷、苍耳子；纳少不馨加陈皮、佩兰；咳嗽痰白加橘红、半夏、杏仁。

（十）肾阳虚感冒

（1）主症：素体阳虚，感冒风寒，恶寒发热，寒重热轻，鼻塞流涕，神疲嗜卧，头痛，背寒，无汗肢冷，足寒，面色苍白，语声低微，舌淡苔白滑，脉沉无力或浮大无力。

（2）治法：助阳解表。

（3）首选方剂：麻黄附子细辛汤。方解：麻黄辛温发散表寒；附子温少阴之里，以补肾阳之不足；细辛内散少阴之寒，外解在表之寒，其功通彻表里内外。三药配合，发表散寒不损阳气，温经助里不碍解表，若只用麻黄、细辛，不用附子助阳，则阳气随汗出而泄，恐有亡阳之虞。本方用于肾阳虚外感寒邪，所谓少阴表寒证。

（4）备用方剂：再造散。方解：党参、黄芪补气固表；附子温肾阳；羌活、防风、川芎、细辛辛温发散表寒；桂枝、白芍、甘草、生姜、红枣为桂枝汤，解肌和营卫。合而用之，共成助阳益气发表之方。本方用于肾阳虚兼气虚，复感风寒者。

阳虚外感风寒，发表而汗不出，为阳虚不能作汗，难以鼓邪外出，可用本方助阳、益气、解表、驱邪外出，为扶正祛邪之法也。

（5）随症加减：鼻塞加苍耳子，头痛加羌活、川芎、白芷，背寒加葛根、附子，无汗加麻黄、防风、荆芥穗，有汗加桂枝、白芍。

（6）注意：气虚、阳虚之体，其感冒皆为虚体感冒，其恶寒发热表现，皆为寒重热轻。现代临床有一流弊，常以发热高低以衡量感冒轻重，此标准对体壮者适合，而对虚体感冒则不尽适合。夫恶寒发热者，为邪正斗争之表现也。体壮之人，正气足以奋起与邪抗争，必恶寒发热、反应强烈，其体温亦较高；而体虚者，正气与邪气抗争，其斗势不烈，故恶寒发热反应不强烈，体温常不甚高，可其临床表现症状反应并不比体壮者少，其体力消耗亦不轻。故临床在处理感冒患者休息问题时，应结合年龄、体质状况，全面权衡处理，方为合适，不可过分机械。感冒患者，适当休息，有利于体力恢复，助正气与外邪抗争，还应注意多饮热开水，饮食宜清淡，少进油腻难消化食物。

肾阳虚之感冒，多先见背部发寒，如在气候突变时，先加皮棉背心，注意加衣，常可避免感冒发生。近年日本、美国皆有报道，背部加湿热毛巾，用电熨斗熨之加热，而治愈感冒者，即属此证型，但用此法时须注意勿发生烫伤。

（十一）血虚感冒

（1）主症：产后或大失血后，或严重贫血感冒，恶寒发热，头身痛，鼻塞流涕，自汗或无汗，咳嗽，舌苔薄白，脉细或浮芤。

（2）治法：养血解表。

（3）首选方剂：荆防四物汤。方解：荆芥、防风辛温解表散寒；当归、川芎、熟地黄、白芍四物汤养血补血。本方用于产后血虚外感风寒无汗者。若嫌荆芥发汗力峻，可易葛根微汗之。

（4）备用方剂：桂枝四物汤。方解：桂枝汤解肌和营卫，四物汤养血。本方用于血虚外感风寒表虚有汗者。

（5）随症加减：头痛加羌活、白芷；鼻塞加苍耳子；自汗加桂枝、白芍；无汗加紫苏叶、荆芥、葛根，但不可大发汗，以微汗为原则；咳嗽痰白加陈皮、半夏、杏仁、炒莱菔子；兼食滞者加炒莱菔子、神曲、麦芽。若症见口干渴，咽痛、舌红，属外感风热，宜去辛温发表药，于四物汤方中加辛凉解表之银翘散，或桑菊饮，但须注意，凉而勿凝。若症见寒热往来，口苦咽干，胸胁苦满等少阳证时，四物汤加小柴胡汤主之。若炎夏盛暑季节，湿邪当令，产妇体胖，素嗜膏粱厚味，外感湿邪，内有停滞者，当用带"辛"味之发表药，藿香正气汤合四物汤化裁；属湿热者，其苔黄腻，午后低热，为湿热互结，宜三仁汤。

三、病案选录

王××，男，56岁，1973年1月13日初诊。

病史：患者素体虚弱，十日前不慎受凉，自觉全身恶寒，脊背发凉，鼻塞流涕，声音重浊，头昏头痛，肢节痠楚，咳嗽，喉痒，痰不多，纳呆，精神不振，曾服土霉素、四环素、APC、感冒片、解毒丸等不效，苔白，脉沉。

辨证施治：阳气虚弱，卫外不固，风寒侵袭而致肺气失宣。治以助阳解表，散寒宣肺之法。

处方：麻黄2g，桂枝6g，白芍9g，制附子6g，细辛8g，茯苓9g，杏仁9g，甘草9g。水煎服。二剂。

二诊：服上方后微微汗出，诸症缓解，精神转佳，全身舒展，头不甚痛，脊背发凉也明显好转，流涕减少，咳嗽减轻，自觉病已好其大半。脉有起色，苔薄。

照上方加党参9g，以助恢复体质。

（刘　冰）

第二节　哮病

一、概述

哮病是一种发作性的痰鸣气喘疾病，以呼吸急促，喉间有哮鸣声为主症，发作的季节性较强，部分患者有家族史，可能与遗传有关，为常见疾病之一。

现代医学的支气管哮喘、喘息性支气管炎，或其他急性肺部过敏性疾患所致的哮喘等疾病，出现哮证的临床表现时，均可参考本节进行辨证论治。

（一）相关检查

发作时两肺可闻及哮鸣音，或伴有湿啰音。实验室检查周围血象中血嗜酸性粒细胞可增高，痰液涂片可见嗜酸细胞。支气管激发试验或运动试验阳性。支气管扩张试验阳性。胸部X线检查一般无特殊改变，久病可见肺气肿体征。

（二）鉴别诊断

1. 喘证　哮证与喘证都是呼吸急促、喘息不宁的肺系病证。哮以声响言，喉中有哮鸣声，是一种反复发作的独立性疾病；喘以气息名，为呼吸急促困难，是多种急慢性疾病的一个症状。但哮必兼喘，而喘未必兼哮。

2. 支饮　支饮虽然也有痰鸣气喘的症状，但咳和喘重于哮鸣，病势时轻时重，发作与间歇界限不清，与哮证之间歇发作，突然发病，迅速缓解，哮鸣声重而咳轻，或不咳，两者有显著的不同。支饮多系慢性咳嗽经久不愈，逐渐加重而成。

二、辨证治疗

（一）发作期

1. 风邪闭肺

（1）主症：突发哮喘，喉中痰涎壅盛，声如拽锯，或如吹笛哨，喘急胸满，但坐不得卧，咳痰黏稠难出，或为白色泡沫，咽痒，鼻塞，流涕，喷嚏，面色青黯，舌黯红苔白厚浊，脉浮滑。

（2）治法：祛风解痉，涤痰平喘。

（3）首选方剂：风哮方。方解：本方以麻黄散风宣肺平喘，蝉蜕祛风解痉，宣肺散邪为君，防风解表散风，苍耳子祛风通窍，地龙祛风解痉为臣，杏仁化痰止咳，降气平喘，柴胡祛风疏肝解郁，乌梅收敛肺气，止咳平喘，调节肺气为佐，甘草祛痰止咳，调和诸药为使，诸药共奏祛风解痉，涤痰平喘之功。

（4）备用方剂：三拗汤合三子养亲汤加减。方解：本方以麻黄散风宣肺平喘，杏仁化痰止咳，降气平喘，白芥子温肺利气，涤痰开窍，紫苏子降气化痰，止咳平喘，莱菔子行气祛痰，甘草祛痰止咳，调和诸药。全方共奏祛风开窍，涤痰平喘之功。

（5）随症加减：痰壅喘急，不能平卧者，加葶苈子、皂角；感受风邪，头痛，咽痒，鼻塞，流涕，喷嚏者，加僵蚕、荆芥、紫苏叶；痰多加陈皮、半夏；便秘加火麻仁、莱菔子。

2. 风寒束肺

（1）主症：呼吸急促，喉中有哮鸣声，面色苍白浮肿，四肢较冷，咳清稀白泡沫痰，胸膈满闷如窒，口不渴，或渴喜热饮，舌质淡苔薄白，脉紧。如兼表证，有恶寒、发热、头身疼痛、咳嗽，脉浮紧。

（2）治法：温肺散寒，豁痰定喘。如兼表证，宜外解风寒，内蠲痰饮，表里双解。

（3）首选方剂：射干麻黄汤。方解：细辛、干姜主升主开，半夏、五味子主降主敛，合而用之调节肺之升降开阖，肺之升降开闭复常，哮喘可平。再用射干伍麻黄，豁痰定喘，紫菀、款冬相配，止咳化痰，姜、枣和营卫，一治贮痰之器，一治生痰之源。

（4）备用方剂：小青龙汤。方解：麻黄、桂枝解表散寒，宣肺平喘；芍药与桂枝相伍，调和营卫；细辛、干姜一升一散；半夏、五味子一降一敛，是升中有降，散中有收，可防肺气耗散太过之弊。凡外感风寒，内停水饮，哮喘而兼表里俱寒之证，投之本方，颇为适宜。

（5）随症加减：呼吸迫促，张口抬肩，加厚朴、杏仁降肺平喘。痰白而稠，不易咳出，加白芥子、半夏燥湿化痰。兼有浮肿，加车前子、茯苓行水消肿。胸膈满闷，加桔梗、枳壳行气化痰。四肢不温，加肉桂、干姜温运脾肾之阳，以治痰源。本证为寒痰壅肺，某些苦寒药虽能平喘化痰，如葶苈子、胆南星之类，切不可妄投。

3. 痰热壅肺

（1）主症：呼吸急促，喉中有哮鸣声，气粗息促，面赤唇红，恶热，痰黏稠而黄，排吐不利，胸膈烦闷不安，口渴喜饮，尿黄短少，大便秘结，舌红苔黄腻，脉滑数。有表证时，可见发热、汗出、咳嗽、脉浮滑等症。

（2）治法：清化痰热，宣肺定喘。如兼表证，宜外解风寒，内化热痰，表里双解。

（3）首选方剂：麻杏石甘汤。方解：麻黄辛温，宣肺平喘；石膏辛寒，清泄肺热；杏仁苦温，佐麻黄以止咳平喘；甘草甘平，调和诸药。《伤寒论》云："发汗后不可更行桂枝汤，汗出而喘，无大热者，可与麻黄杏仁甘草石膏汤。"汗出，是表已疏，不必再汗，故麻黄不配桂枝，但肺气壅闭，故见喘逆，所以配伍杏仁。内有郁热，所以重用石膏。所谓无大热，是指肌表而言，今汗出仍然气喘鼻煽，烦渴，是热壅于肺所致。故用本方辛凉宣泄，清肺定喘，肺中痰热一清，哮喘之症自可平息。

（4）备用方剂：定喘汤。方解：白果敛肺定喘，麻黄宣肺平喘，一开一收，制止哮喘发作；杏仁、紫苏子、半夏宣肺下气，化痰降逆，以增平喘之功；桑白皮、黄芩清泄肺热；款冬花、甘草化痰平喘。对哮喘郁久化热，以致痰热内盛，肺气壅闭者用之，能使肺气宣畅，郁热清除，痰化而咳喘得平。

（5）随症加减：呼吸促迫，痰鸣声响，加葶苈子、射干，降气化痰。痰黄稠如脓，量多，加鱼腥草、海蛤粉，清化热痰。高热烦渴，加知母、黄芩，清热除烦。若舌红少苔，加沙参、麦冬，生津祛痰。兼有表证者，可于麻杏石甘汤内，酌加金银花、连翘、牛蒡子、荆芥、薄荷之类，表里双解。

4. 外寒内热

（1）主症：喉中哮鸣有声，喘咳剧烈，恶寒发热，头疼身痛，痰黄黏稠，不易咳出，胸闷烦躁，口干渴，大便干，舌红苔黄厚，脉浮滑数。

（2）治法：解表宣肺，清热化痰。

（3）首选方剂：麻杏石甘汤加味。方解：人体外寒内热，肺脏宣降失司，治宜宣散外寒，清解内热，方以麻黄宣肺散寒为君，配伍石膏清散肺中郁热为臣，佐杏仁宣降肺气，止咳化痰为佐，甘草调和诸药为佐使。加紫苏叶、荆芥以散外寒，加桑白皮、栀子以清肺热。全方共奏解表散寒，宣肺清热之功。

（4）备用方剂：三拗汤合葶苈大枣泻肺汤加味。方解：外寒内热，宣降失司，咳嗽剧烈，以三拗汤（麻黄、杏仁、甘草）宣散外寒止咳，葶苈大枣泻肺汤（葶苈子、大枣）清肃肺气，化痰平喘。二方相配合，清热散寒、宣降肺气兼顾，表寒即散，肺热已清，肺气宣降清肃得复，哮喘自止。

（5）随症加减：痰壅喘急，不能平卧者，加皂角、地龙；恶寒发热甚者加羌活、独活，以散外寒；内热重者，加鱼腥草、黄芩；烦躁易怒者，加牡丹皮、炒栀子。

5. 痰湿阻肺

（1）主症：咳嗽频作，呼吸促迫，痰鸣声响，痰量多，易咳出，胸中满闷，或兼呕恶，大便秘结，舌苔白滑，脉滑。

（2）治法：燥湿化痰，宣肺平喘。

（3）首选方剂：三子养亲汤。方解：紫苏子降气化痰，白芥子燥湿化痰，莱菔子消食化痰。三味皆为化痰要药，合用加强祛痰湿之功，肺气得降，哮喘即止。

（4）备用方剂：导痰汤。方解：半夏燥湿化痰，和胃止呕；陈皮理气化痰，使气顺则痰降，气行则痰化；因痰由湿生，脾运则湿自化，湿去则痰自消，故配以茯苓健脾利湿，甘草健脾和中；更加枳实、天南星，增加化痰的作用。诸药合用，使湿去痰消，气机通畅，脾得健运，诸症随之而解。

（5）随症加减：如痰湿化热，咳痰黄稠，喘急面红，烦渴口干，舌苔黄腻，脉滑数，加黄芩、桑白皮、竹茹，清热涤痰。如痰涌量多，不得平卧，大便秘结，加葶苈子、胆南星，泻肺逐痰。如兼呕恶，加枳实、竹茹，化痰和胃。如胸腹满闷，加厚朴、大腹皮，行气宽胀。舌苔白厚而腻，加苍术、藿香、佩兰化湿。

（二）缓解期

1. 肺气虚少

（1）主症：喘促短气，语言无力，咳声低弱，自汗畏风，或咽干不利，舌质淡红少苔，脉细弱。

（2）治法：益气生津，化痰定喘。

（3）首选方剂：生脉散。方解：人参补益肺气而生津，麦冬养阴清肺而生津，五味子固表敛肺而生津。此三味，一补，一清，一敛，补气敛汗、生津化痰，适用于肺气虚证。

（4）备用方剂：人参蛤蚧散。方解：蛤蚧为主药，不仅补肺气之虚损，且能定喘、止咳，两相兼顾；人参、茯苓、甘草辅助蛤蚧补肺气，益气健脾，培土生金；杏仁、桑白皮止咳平喘；知母、贝母清化热痰，使肺气肃降，喘咳自平。

（5）随症加减：若咳痰稀薄，形寒畏冷，口不渴，为肺虚有寒，生脉散去麦冬，加黄芪、干姜，温肺益气。若咳痰黄稠，五心烦热，口渴，为肺虚有热，加沙参、川贝，滋阴化痰。若久喘不止，动则尤甚，为肺肾两虚加鹅管石、五味子，补肾纳气。若饮食减少，四末不温，为肺脾两虚，加山药、莲肉，培土生金。而麻黄、紫苏叶等，辛温发散，耗气伤津之品应为慎用。

2. 脾虚生痰

（1）主症：咳喘哮鸣痰多，面色萎黄而有浮肿，倦怠乏力，四末不温，食少脘痞，大便溏薄，舌质淡苔白，脉细缓。

（2）治法：补脾益气，肃肺化痰。

（3）首选方剂：六君子汤。方解：人参补中益气扶脾养胃；白术健脾燥湿，以资运化；茯苓渗湿，辅白术以强脾；甘草和胃，佐人参以益气。四药合用，补气健脾，再合陈皮、半夏燥湿化痰，成为健脾化痰的代表方剂。

（4）备用方剂：滋培汤。方解：《医学衷中参西录》曰："重用山药以滋脾之阴，佐以于术以理脾之阳，脾脏之阴阳调和，自无或紧缩或涨大之虞。特是，脾与胃腑相依，凡补脾之药皆能补胃。而究之脏腑异用，脾以健运磨积，宣通津液为主；胃以熟腐水谷，传送糟粕为主。若但服补药，壅滞其传送下行之机，胃气或易于上逆，故又宜以降胃之药佐之，方中之赭石、陈皮、牛蒡是也。且此数药之性，皆能清痰涎利肺气，与山药、玄参并用，又为养肺止嗽之要品也。用甘草、白芍者，取其甘苦化合，大有益于脾胃，兼能滋补阴分也。"按：本方健理脾胃，化精微而不生痰浊，培土以生金，适用于脾虚生痰，肺壅受困之哮喘。

（5）随症加减：脾胃气虚，寒湿滞于中焦，以致胸中痞闷，嗳气呕哕，脘腹胀满，加木香、砂仁芳香醒脾，和胃畅中。中气不足，倦怠乏力，加黄芪、山药以补中益气。四末不温，大便溏薄，加干姜、附子温阳止泻。呼吸促迫，久久不息，加紫苏子、莱菔子降气平喘。兼有面浮肢肿，加茯苓、薏苡仁以渗湿消肿。因脾胃虚弱，痰湿内生，养阴滋腻，必凑痰湿，如熟地黄、玉竹之类，所当慎用。

3. 肾阴虚

（1）主症：喘息痰鸣，口燥咽干，咳痰白黏微黄，或面红足冷，五心烦热，舌质红，脉细数。

（2）治法：滋阴敛阳，纳气平喘。

（3）首选方剂：七味都气丸。方解：熟地黄滋阴补肾，填精益髓；山茱萸温补肝肾，收敛精气；山药健脾补气，为本方的"三补"，用以治本。泽泻泻肾火，牡丹皮泻肝火，茯苓渗脾湿，为本方的"三泻"，用以治标。本方以补为主，故泻药用量宜轻，补中寓泻，再加五味子敛肺纳气，故可滋阴敛阳，纳气平喘。

（4）备用方剂：薯蓣纳气汤。方解：《医学衷中参西录》曰："方中用地黄、山药以补肾，萸肉、龙骨补肝即以敛肾，芍药、甘草甘苦化阴，合之柿霜之凉润多液，均为养阴之妙品。苏子、牛蒡又能清痰降逆，使逆气转而下行，即能引药力速于下达也。至方名薯蓣纳气汤者，因山药补肾兼能补肺，且饶有收敛之力，其治喘之功最弘也。"

（5）随症加减：喘息痰鸣，加紫苏子、牛蒡子降气祛痰。痰黏不易咳出，加莱菔子、桔梗行气化痰。口干咽燥，加沙参、麦冬滋肺润燥。五心烦热，加知母、黄柏清相火退虚热。动即喘促，加钟乳石、五味子补肾纳气。肾阴不足，阴虚内热，相火妄动，络伤咯血，则加茜草炭、阿胶以养血止血。本证不可妄用辛燥化痰、温热补阳之品。

4. 肾阳虚

（1）主症：呼长吸短，动则气逆。心悸汗出，咳痰稀薄。面青肢冷，手足不温。夜尿增多，或兼便溏。舌质淡舌苔薄白，脉沉细。

（2）治法：温补肾阳，纳气平喘。

（3）首选方剂：金匮肾气丸。方解：附子、肉桂为主药，益火之源，以消阴翳；由于阴阳互根相互为用，若单补其阳，不但易伤其阴，且肾阳亦无所依附，故配熟地黄、山药、山茱萸等滋阴药，以益阴摄阳，此即"善补阳者，必于阴中求阳"之意；扶正不忘祛邪，故又用牡丹皮、茯苓、泽泻等泻火利湿，以泻肾浊；如此，则阴阳协调，肾气恢复，摄纳有权，喘逆自平。

（4）备用方剂：黑锡丹。方解：黑锡降逆坠痰；硫黄大热补火；附子温肾壮阳；肉桂引火归元；胡芦巴、补骨脂、阳起石温肾；小茴香、肉蔻暖脾；独取一味苦寒之川楝子为反佐，疏气下达。合治下元亏乏，阴寒内盛，虚阳浮越，冲气上逆，因作痰喘。喻嘉言曰："凡遇真阳暴脱、气喘痰鸣之急证，舍此别无方法。"可见对于真阳衰惫，上实下虚，证如上述者，有很好疗效。

（5）随症加减：面青肢冷，手足不温，加鹿茸粉 0.5～1.5 克，以温补肾气。腰腿酸软，加杜仲、川续断，补肾壮腰。呼长吸短，动则气逆，加五味子、鹅管石，补肾纳气。汗出畏风，加黄芪、白术、防风，益气卫外。夜尿过多，加益智仁、乌药，益肾缩泉。大便溏薄，加补骨脂、肉豆蔻，温补命门之火以腐熟水谷。

5. 肾阴阳两虚

（1）主症：面色㿠白，形瘦神疲，短气心悸，手足心热，口干咽燥，头晕耳鸣，腰腿酸楚，语声低微，舌质淡红少苔，脉细数。

（2）治法：滋阴补阳，益肾平喘。

（3）首选方剂：左归丸。方解：本方是从六味地黄丸衍化而来，不用牡丹皮凉血泻火和茯苓、泽泻淡渗利水，而用菟丝子、枸杞子补益肝肾和龟甲、鹿角胶峻补精血，怀牛膝强壮筋骨，故本方较六味地黄丸的补肾作用大为加强，是"精不足者，补之以味"的治疗方法，用于肾阴阳两虚，摄纳无权，厥气上逆的哮喘。

（4）备用方剂：河车大造丸。方解：紫河车大补精血，为本方主药，盖即"精不足者，补之以味"之意。人参益气生津，地黄、龟甲滋补肾阴，杜仲、牛膝补肝肾、强筋骨，黄柏清相火、除骨蒸，二冬养阴清金，润肺平喘，更加砂仁、茯苓，则滋而不腻，补而不滞，培补先天，补肾纳喘，为大补气血阴阳之剂。

（5）随症加减：恶风自汗，加黄芪、防风，益气固表。食少力疲，加党参、山药，补脾胃而益气血。手足心热，加知母、黄柏，清相火而退虚热。口干咽燥，加天冬、麦冬，滋阴润燥。头晕耳鸣，加磁石、五味子，镇纳浮阳。本证为肾阴阳两虚之候，宜阴阳互补，于阴中求阳，阳中求阴，不可纯投温热壮阳之品如附子、肉桂等，亦不可纯投滋腻养阴之药，如熟地黄、首乌等。

三、病案选录

陈××，女，57 岁，干部，1973 年 9 月 14 日初诊。

病史：哮喘 50 年，发作半月。患者自七岁罹病，虽经多方治疗，病情仍时发时止，时轻时重，过去每当冬季犯病，现在冬季平稳，夏秋易发。近半月适值初秋，旧病复犯，早上、中午、晚上均发作，以夜间尤甚，必须端坐方适。自觉吸气困难，喘时发热，多汗，喘停则感恶寒，无咳嗽吐痰等，头晕，口渴，小便黄，食欲尚佳。舌质偏红，苔白腻，脉沉弱，两尺脉更甚。西医用各种支气管解痉剂及激素均不能控制病情，求治于中医。

辨证施治：喘息日久，精气内伤，肾失摄纳，逆气上冲而为喘。证属肾虚作喘，治以补肾纳气，降逆平喘之法。

处方：黄芪15g，山药18g，山萸肉12g，补骨脂12g，茯苓12g，当归9g，五味子9g，橘红9g，前胡9g，干姜4.5g，肉桂3g，生龙牡30g，苏子6g。水煎服。

二诊：服上方四剂，喘息减轻，精神好转，白天不喘，仅晚上八点以后作喘，发作程度亦轻，过去唯靠激素才能控触，现改为隔日服一次，亦能维持。服中药后稍感口干苦。改方为：

黄芪12g，山药24g，山萸肉12g，补骨脂9g，茯苓9g，五味子6g，肉桂3g，苏子6g，地龙8g，麦冬12g，生龙牡18g。

三诊：又服上方四剂，已停用激素，哮喘基本控制。现背诉痛，夜尿多，大便稍稀，其他良好。舌淡红，苔薄稍腻。

上方加益智仁12g。

此后，未用激素，以此方加减，病情得以稳定。

（刘　冰）

第三节　喘证

一、概述

喘证是以呼吸促迫，张口抬肩，不得平卧为特征。

喘证可分虚实两类。实喘为邪气壅肺，气失宣降，多由风、寒、暑、湿、燥、火等六淫外邪所引起，治以祛邪利气为主。虚喘以肺肾两虚为主，肺为气之主，肾为气之根，肺虚则气机失降失常，肾虚则不纳气，治以培补摄纳。

西医学中的喘息性支气管炎、肺部感染、肺气肿、慢性肺源性心脏病、心源性哮喘等，均可参照本篇进行辨证治疗。

二、辨证治疗

（一）实证

1. 风寒束肺

（1）主症：气逆喘急，胸胁胀满，咳吐稀涎，色白起沫，头痛，身痛，恶风寒，口不渴，或喜热饮，舌苔薄白，脉浮而紧。

（2）治法：祛风散寒，宣肺降逆。

（3）首选方剂：三拗汤。方解：麻黄辛温发汗，散寒平喘；杏仁宣解肺气，下气定喘；甘草合麻黄，辛甘发散为阳，以利表寒外解，甘草合杏仁，化痰定喘，以利肺气清肃。诸药共具散寒解表，宣肺平喘之功。本方为麻黄汤去桂枝之通阳发汗，善于止咳平喘，用于风寒外束，鼻塞喘逆者。

（4）备用方剂：苏子降气汤。方解：紫苏子、前胡降气平喘，兼散风寒；辅以半夏、厚朴，降逆宽胸、燥湿化痰；陈皮、生姜行气祛痰；肉桂温肾散寒，纳气平喘；甘草、当归益气养血，降逆顺气。综合本方，疏纳并用、肺肾同治（治肺为主），虚实同治（治上实为主），故用于风寒喘证，兼见下虚者为宜。

（5）随症加减：若胸满气喘不得卧，为风寒偏盛，肺气壅塞，加紫苏、陈皮利气宣肺。咳喘，面目浮肿，痰涎涌出，为风寒挟水饮射肺，加半夏、茯苓、细辛散寒涤饮。喘咳汗出，为肺卫气虚，去麻黄加沙参、紫菀，补虚定喘。肺气闭阻，喘不得卧，加葶苈子、大枣泻肺平喘。若风寒在表，内有郁热，喘逆上气，汗出，口渴烦闷，甚则身热不退，气急鼻煽，乃肺邪热盛，病势较剧，治宜重用生石膏宣肺泄热平喘。

2. 外寒肺热

（1）主症：喘逆息粗，鼻翼煽动，咳而不爽，咳痰黏稠，胸中烦闷，恶寒发热，头疼身痛，无汗，口渴，舌红苔黄，脉浮数。

（2）治法：解表散寒，清热平喘。

（3）首选方剂：麻杏石甘汤。方解：人体外寒内热，肺脏宣降失司，治宜宣散外寒，清解内热，方以麻黄宣肺平喘，散寒为君，配伍石膏清散肺中郁热为臣，佐杏仁宣降肺气，止咳化痰为佐，甘草调和诸药为佐使。全方共奏解表散寒，宣肺清热之功。

（4）备用方剂：三拗汤合葶苈大枣泻肺汤。方解：外寒内热，宣降失司，咳嗽剧烈，以三拗汤（麻黄、杏仁、甘草）宣散外寒止咳，葶苈大枣泻肺汤（葶苈、大枣）清肃肺气，化痰平喘。二方相配合，清热散寒、宣降平喘兼顾，表寒即散，肺热已清，肺气宣降清肃得复，咳喘自止。

（5）随症加减：恶寒发热甚者加桂枝、羌活，以散外寒；肺热盛者，加桑白皮、黄芩；痰热壅盛者，加瓜蒌、浙贝母、胆南星、鲜竹沥；烦躁易怒者，加牡丹皮、炒栀子。

3. 痰热壅肺

（1）主症：气喘息粗，甚则鼻翼煽动，或喉中痰鸣，咳嗽，咳黄稠痰，量多，胸闷烦躁，发热口渴，大便秘结，小便短黄，舌红苔黄腻，脉滑数。

（2）治法：清热化痰，肃肺平喘。

（3）首选方剂：桑白皮汤加减。方解：桑白皮汤出自《景岳全书》，本方功能清热肃肺化痰。用于喘急、胸膈烦闷，痰黏色黄，咳吐不利。桑白皮甘寒，清肺化痰平喘，清肺化痰，为主药。黄连清心热，心热清而肺热泻，栀子清肝，肝热息而肺火降，共助桑白皮清泻内热。杏仁苦温，止咳平喘，润肠通便，贝母清热化痰，润肺止咳，半夏辛温燥湿化痰，降逆止呕，消痞散结，紫苏子辛温化痰降气，平喘润肠。全方共奏清热化痰，肃肺平喘之效。

（4）备用方剂：泻白散。方解：肺热痰阻，气逆作喘，治宜清肺降逆，化痰平喘。桑白皮清肺泻热，地骨皮甘淡而寒，泻肺中伏火，二者相辅为用，使肺热清，宣降调而咳喘止。粳米、甘草养护胃气，防寒凉伤胃。诸药共奏清肺降逆，化痰平喘之效。

（5）随症加减：高热甚者，加生石膏辛寒清气。喘甚痰多黏稠不易咳出者，葶苈子、鱼腥草、冬瓜子、海蛤壳以清热化痰。大便不通者，加瓜蒌仁、大黄以通腑泻热。

4. 痰湿蕴肺

（1）主症：久病咳嗽，痰多黏腻，咳吐不爽，胸中满闷，甚则咳引胸痛，或兼呕恶，呼吸喘促，不能平卧，面带浮肿，口干而不思饮水，舌苔白腻，脉滑。

（2）治法：温化痰湿，降气平喘。

（3）首选方剂：三子养亲汤。方解：紫苏子降气行痰，白芥子畅膈除痰，莱菔子消食化痰；皆为治痰要药，痰化食消，喘咳逆气即平。病急需先治标，用化痰消食、顺气降逆之药。因脾胃虚弱，易于生湿生痰，一旦症状稍解，当精与调理，否则过分消导，更伤中气。《医方考》曰："治痰先理气，此治标之论耳，终不若二陈有健脾去湿治本之妙也，但气实之证，则养亲汤亦捷径之方矣。"

（4）备用方剂：二陈汤。方解：半夏辛温性燥，功能燥湿化痰，和中止呕，消痞散结；气机不畅则痰凝，痰凝则气机更为阻滞，故用橘红理气化痰，气化则痰亦化；痰由湿生，湿去则痰消，故以茯苓健脾利湿；益以甘草和中补土，使脾健则湿化痰消。综合本方，具有燥湿化痰，理气和中之效。方中橘红、半夏二味，贵在陈久，则无过燥之弊，故有二陈之名。宜用于痰湿蕴肺，中气虚弱，因而作喘者。

（5）随症加减：痰多喘满，胸盈仰息，以二陈汤作基础方进行加减，适宜于各种痰证。《医方集解》曰："治痰通用二陈，风痰加南星、白附、皂角、竹沥；寒痰加半夏、姜汁；火痰加石膏、青黛；湿痰加苍术、白术；燥痰加瓜蒌、杏仁；食痰加山楂、麦芽、神曲；老痰加枳实、海石、芒硝；气痰加香附、枳壳；胁痰在皮里膜外加白芥子；四肢痰加竹沥。"胃中停水，呕吐心下痞，眩悸，口不渴，二陈汤去橘红、甘草，为小半夏加茯苓汤，降逆除饮。胃寒呕吐，加木香、砂仁，温胃止呕。喘急，不能平卧，加葶苈子、大枣，宣泄肺气。

5. 暑热肺伤

（1）主症：喘息气粗，鼻翼煽动，身重汗出，发热不解，头目不清，烦闷口渴，甚则神识昏蒙，心慌烦躁，或见咯血，面唇黧黑，甚则骤然口鼻喷血，面色惨淡，脉绝身凉，苔白腻，脉濡缓。

（2）治法：清化暑湿，泻火解毒。

（3）首选方剂：桂苓甘露散。方解：本方由五苓散合六一散再加石膏、寒水石组成。五苓散化气利水，六一散清暑利湿。《古方选注》曰："消暑在于消湿去热，故用五苓散去湿，三石解热，湿热既去，一若金秋甘露降而暑气潜消。"故方以"甘露"命名。凡暑伤肺络，喘急息促，属热挟湿者，可投本方。

（4）备用方剂：清暑益气汤。方解：黄连、竹叶、荷梗、西瓜翠衣清热解暑；西洋参、麦冬、石斛、知母、粳米、甘草益气生津。合而用之，具有清暑热，益元气之功，方名清暑益气汤，即本此。凡暑伤肺络，气津两伤，喘促不宁，兼见汗多口渴烦热之证者，宜用本方。

（5）随症加减：喘息气粗，鼻翼煽动，加葶苈子、桔梗，一升一降、调节气机。身重，头目不清，加羌活、苍术，芳香化湿，兼利清窍。汗出过多，身热不解，加石膏、知母，清解肺胃气分之热。神识昏蒙，或见谵语，加安宫牛黄丸，镇惊开窍。出血较多，可加老墨、三七粉，凉血止血。气随血脱，改用生脉散益气固脱。

6. 风水犯肺

（1）主症：喘咳胸满，甚则不能平卧，伴有头痛、发热、恶风、骨节酸疼，初起头面浮肿，逐渐遍及四肢全身，汗出口渴，小便不利，舌苔薄白，脉浮紧而数。

（2）治法：宣肺平喘，解表行水。

（3）首选方剂：越婢如术汤。方解：麻黄与石膏同用，发越水气，宣肺平喘；甘草、姜、枣调和营卫；加白术健脾利湿。诸药合奏表里双解，平喘行水之功，使肺脏恢复清肃，喘逆自平。

（4）备用方剂：小青龙加石膏汤。方解：麻黄与细辛、半夏、干姜、五味子同用，是内之水饮，得温中降下之药，借麻黄之宣通，使之消散下行；麻黄与桂枝、芍药同用，发汗解表，调和营卫。肺气得降则小便得利，喘逆自平。用石膏清热除烦，凡风水犯肺、喘咳不能平卧，兼见烦躁不安者，宜用本方。

（5）随症加减：口不渴，为肺胃之郁热不甚，去石膏，加茯苓皮、冬瓜皮以利小便。恶寒无汗，脉浮紧，为风寒外束皮毛，去石膏，加羌活、防风发汗祛风。咳嗽喘促不得卧，为风水闭阻肺气，加杏仁、陈皮、紫苏子、葶苈子利气以行水。咽痛喉肿，为风热随经上逆，去生姜、白术，加牛蒡子、射干、黄芩清肺经郁热。若汗出恶风，身重浮肿不退，为卫阳已虚，治宜实卫行水，加防己、生姜通络行气，使气行则水行，黄芪、白术实卫健脾，使中阳运行，浮肿渐消。若全身浮肿，按之没指，加茯苓皮、五加皮利气行水。

7. 寒饮射肺

（1）主症：喘促咳逆，咳痰清稀，甚则气逆不得平卧，面浮足肿，腹部胀满，四肢厥冷，小便不利，兼见口唇青紫，舌质胖嫩苔薄白，脉沉细无力。

（2）治法：温阳涤饮，降逆平喘。

（3）首选方剂：真武汤。方解：附子大辛大热，温肾阳、祛寒邪；茯苓、白术健脾利水，导水下行；生姜辛能入肺，温散水气；芍药和里，与附子同用，能入阴破结，敛阴和阳。全方具有温肾阳，消阴翳，利水道，平喘逆之功。

（4）备用方剂：小青龙汤。方解：麻黄、桂枝散在表之寒；干姜、细辛、半夏温中降逆涤饮；五味子收敛肺气，不使过汗伤阳；白芍与甘草、桂枝合用，调和营卫。凡外寒内饮，表里俱实者，可用本方。

（5）随症加减：如咳喘多汗，为肺卫气虚，寒饮上逆。去麻黄、细辛，倍干姜，加杏仁、紫苏子温中利气降逆。心悸头眩，为心脾气虚，寒饮上乘阳位，去麻黄、倍桂枝，加茯苓、白术，补心脾以化气行水。唇舌青黑，为气滞血瘀，加桃仁、当归、陈皮，调气行血。若气逆上冲，咳而胸满，寒饮停积在胸，加用苓甘五味姜辛汤，化饮散寒以泄胀满。头面浮肿，小便不利，为表里之饮未除，加茯苓、车前子以利水道。腹部胀满，喘咳气逆，加厚朴、杏仁，下气宽中。

8. 肝失疏泄

（1）主症：突发呼吸喘促，主诉咽部不适，或感少腹有气上冲，情绪不安，易激动，频频瞬目，妇女多见，既往有发作史，舌正苔薄白，脉弦。

（2）治法：疏肝解郁，下气止喘。

（3）首选方剂：半夏厚朴汤。方解：半夏散结除痰，厚朴降气除满，紫苏宽中散郁，茯苓渗湿消饮，生姜降逆散寒。合而用之，具有辛以散结，苦以降逆，宣气化痰之功，因本证多因七情郁结、肺胃宣降失常，而胸满喘急，用本方行气开郁，降逆化痰，气行痰消，喘急自除。

（4）备用方剂：甘麦大枣汤。方解：甘草甘缓和中，以缓急迫；小麦味甘微寒，以养心气；大枣甘平，能补益中气，坚志除烦。合用以奏养心宁神，甘润缓急之效，以治七情郁结，胸满喘急，深合《黄帝内经》"肝苦急，急食甘以缓之"之意。

（5）随症加减：咽部不适，似梅核气，加桂枝、大枣，甘润下气，以平冲逆。喜悲伤欲哭，精神恍惚，不能自主，似脏躁，甘麦大枣汤加白芍、紫石英，以平肝降气。情绪激动，加柴胡、薄荷，以疏达肝气。虚烦不眠，加酸枣仁、知母，以养血安神。痞闷胀满，加厚朴、枳壳，行气消胀。食纳果钝，加六曲，焦麦芽，消食和胃。两胁胀痛，加川楝子、玄胡索，疏肝止痛。

（二）虚证

1. 心气虚弱

（1）主症：稍劳则喘促，心悸，甚则半夜喘醒，不能平卧，汗出，或有咳嗽，咳血，面色苍白，唇舌紫黯，脉细弱，或虚数。

本病的发生，因禀赋不足，久病，各种失血，或劳役过度，造成气血阴阳的亏虚，以致心失所养，心气虚弱；或因情志刺激，长期忧思惊恐，精神情绪过度紧张，阴血暗耗，不能养心，以致心气虚怯；或因外邪入侵，如某些热病、痹证等疾患，邪伤于心，亦可续发心气虚弱，如《素问·痹论》曰："脉痹不已，复感于邪，内舍于心。"指出热病或痹证的风寒湿热等外邪，可由血脉内侵于心，耗伤心气而致心气虚弱。总之，多种心脏病的后期转归，常出现心气虚弱的症候，而心脉连肺，肺脉贯心，由心及肺，便会出现喘证。

（2）治法：温补心阳，降逆平喘。

（3）首选方剂：桂枝附子汤。方解：桂枝、甘草为主药，乃《伤寒论》桂枝甘草汤，温补心阳，《伤寒贯珠集》曰："救肾阳者，必以咸温，救心阳者必以甘辛，咸性善下，而温能通阳，故四逆为救肾之剂，甘辛相合，而阳气乃生，故桂甘为益心之法也。"附子为辅药，味甘大热，助心阳以通血脉；生姜、大枣，调和气血；心阳复，血脉通，百脉朝肺，肺气因之以降，而喘逆可平。

（4）备用方剂：参附汤。方解：人参大补元气，附子温壮真阳，二药合用，为大温大补，回阳救脱的方剂，适宜于心阳不复，阳气暴脱，呼吸短促，精神委顿，脉微欲绝者，速用此大温大补之品，能挽回阳气，平喘救逆。

（5）随症加减：自汗肢冷，敛汗固脱，加龙骨、牡蛎。上气喘逆，坐卧不安，加生赭石、鹅管石，重镇降逆而平喘。额汗肢冷，阳气欲脱，加服黑锡丹（成药），每次6克，每日1~2次，以回阳救脱。咳嗽剧者，加紫菀、款冬，止咳化痰。咳血不止，加三七粉、白及粉冲服，活血止血。胸胁痛而拒按，加当归、延胡索，活血通络以止痛。

2. 肺气虚弱

（1）主症：喘促短气，语声低微，面色㿠白，疲倦懒言，自汗畏风，易于感冒，痰涎清稀，舌质淡嫩舌苔薄白，脉细弱。

（2）治法：补益肺气，降逆定喘。

（3）首选方剂：生脉散。方解：人参甘温，温肺益气；麦冬甘寒，润肺养阴；五味子酸温，敛肺止汗。三药合用，补肺、润肺、敛肺。本方长于治疗久喘肺虚，如外有表邪，内有痰浊，肺气壅塞属实者，皆不可用。

（4）备用方剂：补肺阿胶汤加党参、黄芪。方解：阿胶补养肺阴，养血止血；杏仁下气定喘；马兜铃、牛蒡子宣肺利膈滑痰；糯米、甘草培土生金。本方再加党参、黄芪，配合应用，以奏养阴补肺气，平喘止血之效，适于肺虚咳嗽气喘，咽喉干燥，咳痰甚少，或痰中带血，舌红少苔，脉浮而数者。

（5）随症加减：若喘促厉害，夜不平卧，加五味子、白果，以收敛耗散之肺气，下气平喘。若咳嗽不已，加沙参、川贝母，以补养肺气，化痰止咳。若面色㿠白，形寒肢冷，气不得续，乃肾阳虚，气无所根，加附子、肉桂、补骨脂、钟乳石，以温肾纳气。若自汗畏风，加黄芪、白术、防风，合为玉屏风散，补肺固卫。若痰涎清稀，口不作渴，为肺虚有寒，加黄芪、干姜、甘草，以温肺益气。

3. 脾气虚弱

（1）主症：喘促声低，精神疲倦，四肢无力，饮食减少，脘腹胀满，大便溏薄，面色萎黄，舌淡嫩，或有齿痕，舌苔薄白，脉虚缓。

（2）治法：健脾益气，降逆平喘。

（3）首选方剂：六君子汤。方解：人参甘温，扶脾养胃，补中益气；白术苦温，健脾燥湿，扶助运化；茯苓甘淡，合白术以健脾渗湿，炙甘草甘温，合人参以补中益气；陈皮、半夏苦温，下气降逆，化痰利气，共奏健脾益气、降逆平喘之效。

（4）备用方剂：人参胡桃汤。方解：人参甘温，大补元气，健脾助气血生化之源；胡桃苦平，纳气归肾；生姜辛温，走而不守，降逆散饮，利肺平喘。本方脾肾双补，对虚喘日久，穷必及肾，动则喘促尤甚者，最为合拍。

（5）随症加减：若倦怠无力，四肢不温，加附子、肉桂以温补脾阳。声低气短，消瘦乏力，加黄芪、柴胡，升阳举陷。若面部及下肢浮肿，加猪苓、泽泻，健脾利水。若脘腹胀闷，大便泄泻，加苍术、厚朴，运脾化湿。若便血、尿血，月经过多、崩漏，加灶心土、阿胶，温脾统血。若五更泄泻，加补骨脂、肉豆蔻、吴茱萸、五味子，温补命门之火，以蒸动气化，腐熟水谷。

4. 肾不纳气

（1）主症：喘促日久，形瘦神惫，气短不足以息，动则喘息尤甚，心慌汗出，肢冷面青，口唇瓜甲发绀，舌质淡或隐紫，苔薄白，脉沉细无力。

（2）治法：补肾纳气，下气定喘。

（3）首选方剂：金匮肾气丸。方解：六味地黄丸补肾阴，附子、肉桂以温肾阳，使阳归于阴，肾气得以固藏，摄纳有权，则喘息可平。本方通过水火并补，阴阳协调，邪去正复，肾气自健，妙在仅用少量温肾药于滋肾药中，取少火生气之义，故有"肾气"之名。

（4）备用方剂：人参蛤蚧散。方解：蛤蚧补肾气，益精血，纳气定喘；人参大补元气，使气复归于肾，人参、蛤蚧相伍，治肾虚喘急有良效。茯苓、甘草和中健脾；杏仁、贝母化痰下气；知母、桑白皮润肺止咳。本方标本兼固，对虚喘夹实者尤宜。

（5）随症加减：若语言无力，自汗畏风，加黄芪、甘草，益气固表。若呛咳少痰，咽干舌红，加冬虫夏草、沙参，补益肺肾之阴。若咳痰清稀，气不得续，加补骨脂、鹅管石，补肾纳气。若面色苍白，形寒畏冷，加仙茅、淫羊藿，温补肾阳。如兼标实，痰浊壅肺，痰多气涌，咳逆不得卧，苔腻者，加葶苈子、白芥子，涤痰逐饮。阳虚饮停，水邪泛滥，肢体浮肿，尿少，加桂枝、茯苓，温阳行水。水饮凌心，心阳不振，血脉瘀阻，面、唇、爪甲、舌质青紫者，加丹参、益母草，养血活血。痰饮蒙闭心神，昏昧嗜睡，烦躁不安，加天竺黄、石菖蒲，涤痰开窍。

5. 正虚喘脱

（1）主症：喘息剧甚，张口抬肩，鼻翼煽动，端坐不能平卧，动则喘剧欲绝，心慌动悸，烦躁不安，汗出如油，面青唇紫肢冷，舌淡无华，脉浮大无根，或结代，或模糊不清。

（2）治法：益气固脱，镇摄肾气。

（3）首选方剂：参附汤送黑锡丹加减。方解：人参大补元气，振奋生机，附子回阳救逆，温通气血，共奏益气回阳固脱之效。黑锡丹温肾阳，镇逆气，定虚喘。本方治疗肾阳衰微，肾不纳气之虚喘，效果较好。

（4）备用方剂：参附龙牡汤加减。方解：本方益气固脱，回阳救逆。人参大补元气，振奋生机。附子回阳救逆，温通气血。龙骨、牡蛎收敛神机，固摄元气。全方共奏益气固脱，收敛神气之效。

（5）随症加减：喘息剧甚，张口抬肩，鼻翼煽动，端坐不能平卧，动则喘剧欲绝者，加蛤蚧，补肾纳气。阳气衰甚，气息微弱，汗出肢冷者，加黄芪、干姜回阳救逆。阴虚欲竭，气息急促，烦躁内热，汗出粘手，口干舌红，脉细欲绝者，加山茱萸、五味子、麦冬，人参改用西洋参。

三、病案选录

杨某，女，45岁。1978年7月18日初诊。患者30岁起病喘咳，感寒即发，冬春尤甚。初病较轻，服小青龙、射干麻黄汤及苏陈九宝饮之类，可得缓解。近年端咳频频，续服前方无效，常用西药氨茶碱、哮喘喷雾剂等以求暂安。入春以来，喘咳几乎每晚发作1次，发时胸部紧，闷如绳束，气逆冲咽，不能平卧，喉中嘎嘎有痰，稠硬黏滞，颇难咳出，若能咳出稠痰数日，则顿觉胸宽气顺，须臾喘咳可定。兼见大便艰涩，渴不欲饮，神疲乏力。舌嫩红少苔，脉细数无力。此久病营阴亏虚，燥生痰阻，肺气失降。治当养营润燥，化痰肃肺。拟吴又可蒌贝养荣汤：瓜蒌壳15克，浙贝母10克，当归10克，白芍10克，紫苏子10克，天花粉10克，知母6克，橘红6克。5剂，日服1剂。

7月26日复诊：药后喘定咳减，咳痰顺畅，精神振作，大便亦润，惟舌脉如前。此营血尚未全复，虽喘止咳减，恐气逆再作，乃投景岳贞元饮加味，以资巩固，愈后至今未发。熟地黄15克，当归10克，炙甘草6克，砂仁5克，沉香3克，服15剂。

吴又可之蒌贝养营汤，原为温疫解后，咳吐痰涎、胸膈痞闷者设。本案转而以之治喘，虽非温疫，但阴伤肺燥，痰阻气逆，却如同一辙，故用之病势扭转，喘停咳减。而张景岳之贞元饮，谓之治元海无根、气短似喘，恐言过其实；本案赖之以养营益血，巩固疗效，却建大功。尤妙于贞元饮内加砂仁、沉香，一则补土生金，杜生痰之源，制熟地黄之腻，一则肃肺降逆，导气归肾，以防气逆再作。药虽平淡，但选方灵巧，故能出奇制胜，使15年之宿疾，自此而平。

（刘　冰）

第十八章

心内科疾病的中医治疗与中药研究

第一节 扩张型心肌病

扩张型心肌病（dilated cardiomyopathy，DCM），既往曾称为充血性心肌病，它是原发性心肌病中最常见的一种类型，此型心肌病的特点为左心室（多数）或右心室有明显扩大，或双室扩大，且均伴有不同程度肥厚，心室收缩功能减低，以心脏扩大、心力衰竭、心律失常、栓塞为基本特征。DCM 的发病率至今各国尚缺乏可靠的统计资料，虽然各年龄组均可发病，但临床以 30～50 岁者为多见，且一般男性多于女性。

根据本病的发病特点和临床表现，早期多与中医的"心悸"、"怔忡"、"胸痹"等有关，晚期以充血性心力衰竭为主要表现时则多属于中医"喘证"、"水肿"、"痰饮"等范畴。

一、发病机制

（一）中医学认识

中医学认为扩张型心肌病多由于先天禀赋不足，后天受到六淫侵袭、邪毒感染、饮食失调、过度劳倦等多种因素影响，以致脏腑气血阴阳虚损，水湿痰瘀互阻而成。六淫、邪毒自口鼻侵袭，由卫气而入营血，邪留经脉，日久不去，内舍于心；加之饮食失调、过度劳倦等导致脾之运化失司、肺之通调不利，肾之蒸化失职，致水道不畅，水湿内停，聚而成痰；痰阻脉络，影响血行，血运涩滞，瘀血乃成，如再受外邪和内伤之累，则正气益虚，邪气益实，虚实夹杂，因果反馈，可致胸阳不振，心脉瘀阻，症见胸闷、心痛；可致痰浊闭阻，水气凌心射肺，症见咳喘、心悸；可致水湿停聚，发为水肿；可致气血失调、阴阳离绝，症见厥脱。不断反复则不断加重，由一脏累及多脏，一损再损，内生之邪，瘀血、痰浊、水气则日复加重。本病病位在心，可累及肺、脾、肾等诸脏，多属本虚标实，本虚者为心阳不足或心阴亏虚，脾肾阳虚，标实者为外邪、瘀血、水湿、痰浊，病情严重则发展为心阳暴脱而猝死。本病起病隐匿，病程长短不一，治疗及时其转归可得部分缓解，失治误治则预后多差。

（二）西医学认识

扩张型心肌病的确切病因和发病机制尚未阐明，其病因一般认为与遗传、病毒感染、某些酶或营养成分的缺乏等有关，其中病毒感染尤为重要。

发病机制主要有以下几个方面。

1. 免疫分子机制

（1）某些嗜心肌病毒首先引起部分心肌细胞损害，导致局部细胞坏死溶解，诱导心肌细胞内隐抗原的表达或释放；或病原体抗原侵入心肌细胞膜，免疫系统识其为异物，启动免疫应答反应，产生自身抗体，如抗心肌肌纤维膜抗体、抗心肌肌球蛋白抗体、抗肌动蛋白抗体、抗钙通道抗体、抗 M 受体抗体、抗 β_1 受体抗体等，自身抗体在补体的参与或免疫细胞的协同下损伤心肌细胞。

（2）自身抗体干扰了 β 受体的信息传递，从而降低心肌对受体激动剂的正性肌力效应，而此效应是生理状态下肌力变化的最主要因素。

（3）心肌炎和心肌病患者体内均存在抗 ADP/ATP 载体（ANT）的自身抗体，ANT 对心肌细胞的能量代谢至关重要，抗 ANT 的自身免疫过程导致心肌细胞能量供给与需求的平衡失调，心脏做功发生障碍。目前对 DCM 的发病机制很强调自身免疫过程，特别是引起病毒性心肌炎的柯萨奇病毒等诱导的自身免疫反应尤为受到重视。

2. 遗传因素 近年来应用分子遗传学技术揭示出 DCM 发生与其基因异常有密切关系，包括心肌肌蛋白基因异常、心肌内癌基因表达异常、线粒体内基因异常等。

3. 微血管 血清肾素 - 血管紧张素 - 醛固酮系统活性、心钠素、儿茶酚胺系统活性均升高，微血管痉挛。

4. 其他 如营养代谢障碍如 5 - 羟色胺摄入过多，氧化代谢缺陷和蛋白质的异常，缺硒，脂质过氧化物增高等可能参与发病。

二、诊断

（一）诊断标准

源自 1995 年全国心肌炎、心肌病专题研讨会制定的 "特发性扩张型心肌病诊断参考标准"。

由于 DCM 缺乏特异性的诊断指标，其诊断的确立常在具备心脏扩大和心脏收缩功能减低等主要特征性改变的同时，除外其他器质性心脏病。

（1）临床表现为心脏扩大、心室收缩功能减低伴或不伴有充血性心力衰竭，常有心律失常，可发生栓塞和猝死等并发症。

（2）心脏扩大 X 线检查心胸比 >0.5，超声心动图示全心扩大，尤以左心室扩大为显，左室舒张末内径 $\geq 2.7 cm/m^2$，心脏可呈球形。

（3）心室收缩功能减低超声心动图检测室壁运动弥漫性减弱，射血分数小于正常值。

（4）必须排除其他特异性（继发性）心肌病和地方性心肌病（克山病），包括缺血性心肌病、围生期心肌病、酒精性心肌病、代谢性和内分泌性疾病如甲状腺功能亢进、甲状腺功能减退、淀粉样变性、糖尿病等所致的心肌病、遗传家族性神经肌肉障碍所致的心肌病、全身系统性疾病如系统性红斑狼疮、类风湿性关节炎等所致的心肌病、中毒性心肌病等才可诊断 DCM。

有条件者可检测患者血清中抗心肌肽类抗体如抗心肌线粒体 ADP/ATP 载体抗体、抗肌球蛋白抗体、抗 β - 受体抗体、抗 M_2 胆碱能受体抗体，作为本病的辅助诊断。临床上难与冠心病鉴别者需作冠状动脉造影。

心内膜心肌活检：病理检查对本病诊断无特异性，但有助于与特异性心肌病和急性心肌炎的鉴别诊断。用心内膜心肌活检标本进行多聚酶链式反应（PCR）或原位杂交，有助于感染病因诊断；或进行特异性细胞异常的基因分析。

（二）鉴别诊断

扩张型心肌病缺乏特异性的诊断指标，诊断的确立常需排除其他器质性心脏病，因此鉴别诊断在诊断中具有举足轻重的作用，其具体需鉴别者主要包括以下几种心脏病。

1. 风湿性心瓣膜病　DCM可有二尖瓣或三尖瓣关闭不全的杂音及左房扩大，易与风湿性心脏病混淆，前者心脏杂音在心力衰竭时较响，心衰控制后，杂音减轻或消失，而后者在心衰控制后杂音反而明显，且常伴二尖瓣狭窄或/及主动脉瓣杂音，在连续听诊随访中有助于鉴别。超声心动图可显示瓣膜有明显病理性改变，而心肌病则无，但可见房室环明显扩张。

2. 心包积液　大量心包积液时，心脏外形扩大，和普大型的DCM相似。DCM的心尖搏动向左下移位，与心浊音外缘相符，常可闻及三尖瓣关闭不全的收缩期杂音。心包积液时左心外缘叩诊为实音，心尖搏动消失，心音遥远，且在左缘实音界的内侧听到。超声心动图可清晰见到心包积液区及判断积液量多少，做出明确诊断。DCM在心衰时即使出现心包积液，其量很少，并具有心腔大而二尖瓣开口小的特征。

其余需鉴别者还包括继发性心肌病和地方性心肌病（参见诊断标准第4条）、冠心病、高血压性心脏病、先天性心脏病等。

（三）分期

Brandenburg将扩张型心肌病的病程分为三个阶段：

第一阶段无症状阶段，体检可以正常，X线检查心脏可以轻度增大，心电图有非特异性改变，超声心动图测量左室横径为 5~6.5cm，射血分数（EF）在 0.4~0.5 之间，有时可以闻及第4心音。

第二阶段主要以极度疲劳、乏力、气促、心悸等为临床表现，听诊常闻及第3心音、第4心音，也可出现二尖瓣反流性杂音，超声心动图可测得左室横径为 6.5~7.5cm，EF多数降低，一般在 0.2~0.4 之间。

第三阶段病情晚期，肝脏肿大、水肿、腹水等充血性心力衰竭的症状明显，部分患者有体循环栓塞或肺栓塞，其病程长短不一，有的可相对稳定，但可反复出现心衰，也可以心衰进行性加重而于短期内死亡。

三、治疗

（一）辨证论治

扩张型心肌病的病机特点是本虚标实，因虚致实，本虚以心、肾为主，标实往往为血瘀、痰浊、水饮，故治疗上当以扶正为主，邪气盛则兼以祛邪。扶正着重调补心肾水火，或气阴双补，或温阳补气；祛邪则可选用活血化瘀、化痰泄浊、温阳利水、逐瘀行水等方法，关键在于准确掌握各个证型的正邪消长及其兼夹、传变等情况，随时调整治则或方药。

1. 气阴两虚证

症状：心悸气急，胸闷胸痛，动则加剧，头晕乏力，倦怠懒言，颧红盗汗，虚烦失眠，舌质偏红，苔薄，脉细数或结代。

证候分析：素体气虚，外邪乘虚而入，邪毒内侵，耗伤心阴，气阴两伤，气虚鼓动无力，阴伤营亏不能养心，心脉失养，故心悸；气虚故见气不得续、气急不利、倦怠懒言；气行则血行，气虚不能行血上养，故头晕乏力；气阴两亏日久，血脉运行不畅，瘀滞痹阻，故胸闷胸痛；阴亏必致虚火内生，虚热内扰，见颧红、虚烦失眠；虚火逼津外泄，则盗汗；虚不耐劳，故动则加剧；气虚则苔薄，脉细数或结代；阴亏有热则舌质偏红。

治法：益气养阴，宁心安神。

方药：生脉散合人参养荣汤加减，药用太子参15g，黄芪30g，麦冬12g，五味子6g，炙甘草6g，白术10g，茯苓15g，当归12g。

方解：太子参、黄芪、炙甘草补益心气，其中太子参能营养心肌，增加心搏出量；白术、茯苓健脾以助气血生化之源；麦冬、当归滋心阴、养心血，麦冬尚能增加冠脉血流，减低心肌氧耗，当归兼有活血功效；五味子养心安神。

加减：气虚较甚者，症见气短明显，稍事活动即有明显症状，太子参改西洋参15～20g，加黄精15g；阴虚较甚者，症见面部烘热，大便干结，口舌干燥者，加女贞子12g、肉苁蓉15g、玉竹12g；气虚及阳，症见心胸憋闷，心悸惕惕，四肢不温，面色㿠白，加桂枝、熟附片、淫羊藿各10g；若兼有心血不足，失眠多梦，易惊，健忘，面色少华，唇舌色淡，脉细弱，可加用炙甘草汤；若兼有心血瘀阻，症见胸闷胸痛，痛有定处，舌质暗或紫，或有瘀点、瘀斑，加丹参15g、郁金10g。

2. 心肾阳虚证

症状：心悸怔忡，胸闷不舒或伴疼痛，颈脉动，频频咳嗽，卧难着枕，小便短少，面浮跗肿，形寒畏冷，唇口青紫，舌淡胖，紫气隐隐，或有瘀斑、苔薄滑，脉濡数或迟缓。

证候分析：心阳亏虚，心失温养，故心悸怔忡；阳气虚衰，胸阳不运，气机痹阻，血行瘀滞，故胸闷不舒甚或疼痛、唇口青紫；水为阴邪，赖阳气化之，今阳虚不能化水，水邪内停，凌心射肺，一可见心悸，一可见颈脉动，频咳，卧难着枕；阳气不能达于四肢，不能充于肌表，故形寒畏冷；肾阳亏虚，气化不利，水液内停，故小便短少，面浮跗肿；舌淡胖，紫气隐隐，或有瘀斑、苔薄滑，脉濡数或迟缓等皆为心肾阳虚，夹瘀停水之征。

治法：温补心肾，化瘀利水。

方药：真武汤合五苓散化裁。熟附子（先煎）10g，生黄芪30g，桂枝6g，白术15g，茯苓12g，红花9g，丹参20g，泽泻10g，益母草20g。

方解：熟附子乃辛热之品，温肾暖土，以助阳气；桂枝温通心阳，且有化气之功；黄芪益气，大剂量（30g）时可增加心搏量，改善心功能；水之所制在脾，故以白术、茯苓健脾渗湿，以利水邪；泽泻利水消肿；红花、丹参、益母草活血化瘀。

加减：阳虚水泛，水肿较剧，尤以下肢肿甚者，加大腹皮、冬瓜皮各15g、车前子（包煎）30g；阳不化气，水气凌心遏肺，症见喘促心悸，张口抬肩，气不得续者，可合葶苈大枣泻肺汤加减；心阳虚甚，心悸不宁，惕然易惊者，加生龙骨、生牡蛎各30g，珍珠母15g，均先煎；心阳不振，胸闷憋气较甚者，加瓜蒌皮15g，薤白、郁金各10g；肾阳虚衰明显，症见手足不温，腰膝酸冷，面色㿠白等，加熟地10g、淫羊藿10g、山萸肉12g；若兼有脾阳不足，症见腹胀纳呆，倦怠神疲，大便稀溏者，可合理中丸加减；血行不畅，瘀血内阻，心胸刺痛，唇甲青紫者，加赤芍15g、失笑散（包煎）9g；心肾阳虚，阳损及阴，阴竭阳脱，大汗淋漓，四肢厥冷，脉微欲绝者，加人参30~60g（另炖），五味子10g。

3. 瘀水互结证

症状：咳喘气促，不能平卧，下肢浮肿，按之不起，胸闷胸痛，痛势较剧，如刺如绞，痛有定处，唇绀甲紫，腹胀纳差。舌质淡暗衬紫或有瘀点、瘀斑，苔白腻，脉滑数。

证候分析：肺居胸中，主气，宜降不宜升，今瘀水互结，内停于胸，射肺凌心，主气不利，肺失肃降，故见咳喘气促，甚则不能平卧；瘀水内结，水行不利，故下肢浮肿，按之不起；心主血脉，心脉瘀阻，心阳被遏，则胸闷不舒；血脉凝滞，心络挛急，故见胸痛，痛有定处，其势较急，如刺如绞；脉络瘀阻，故见唇绀甲紫；瘀水互结，内停脘腹，影响脾胃运化，故腹胀纳差；舌质淡暗衬紫或有瘀点、瘀斑，苔白腻，脉滑数均为瘀水互结，心阳阻遏之征。

治法：利水渗湿，活血通络。

方药：苓桂术甘汤合血府逐瘀汤化裁。茯苓30g，桂枝5g，白术10g，葶苈子15g，泽泻15g，车前子（包煎）30g，丹参15g，红花10g，郁金12g。

方解：茯苓、白术健脾利湿；桂枝通阳化气，以助利水渗湿之功；葶苈子泻肺平喘；泽泻、车前子利水消肿；丹参、红花、郁金活血化瘀，理气止痛。

加减：水瘀互结，导致气机运转不利，气滞而不行，症见胸闷较著，攻窜作痛者，加檀香、沉香各3g；兼有痰浊，症见心悸气促，胸闷如窒而痛，肢体沉重，痰多白腻，恶心纳呆者，可合瓜蒌薤白半夏汤化裁，加瓜蒌30g，半夏6g，薤白10g，白蔻仁9g；若兼有心气不足，症见心悸善惊，气短乏力等，加太子参15g，黄芪30g；兼畏寒肢冷，腰膝酸软，小便清长，尿量减少等症，乃水邪久羁，碍于阳气转化，进而导致肾阳亏虚，加制附子（先煎）8g，桂枝10g。

4. 中成药

（1）舒心口服液

功效：补益心气，活血化瘀。

适应证：主要用于扩张型心肌病心气不足、瘀血阻络者。

用法：每次1支（20ml），口服，每日2次，连服3个月为一疗程。

（2）生脉口服液

功效：益气养阴。

适应证：用于扩张型心肌病气阴两虚证。

用法：每次20~40ml，口服，每日2次，连服3个月为一疗程。

（3）三七总甙片

功效：益气活血，散瘀止痛。

适应证：用于扩张型心肌病气虚夹瘀证。

用法：每次4片，口服，每日2~3次。

（4）参芍片

功效：益气养阴，敛心安神。

适应证：用于扩张型心肌病气阴两虚，心神不宁。

用法：每次4片，口服，每日3次。

（5）川芎嗪注射液

功效：活血化瘀。

适应证：用于扩张型心肌病出现瘀血阻滞者。

用法：40～60ml加入5%葡萄糖250ml中静脉滴注。每日1次，10日为一疗程。休息1～2天后再进行第二疗程，可用1～3疗程。

（6）参附注射液

功效：益气回阳。

适应证：可用于扩张型心肌病心衰出现心阳虚脱者。

用法：40～60ml加入5%葡萄糖500ml中静脉滴注。每日1次，10日为一疗程。

（7）炙甘草合剂

功效：益气养阴，宁心安神。

适应证：主要用于扩张型心肌病气阴两虚，出现心律失常者。

用法：每次25ml，口服，每日3次。

（8）血府逐瘀口服液

功效：活血化瘀，行气止痛。

适应证：主要用于扩张型心肌病瘀血内阻证。

用法：每次20ml，口服，每日3次。

（9）心达康

功效：养阴活血。

适应证：适用于扩张型心肌病气阴两虚以阴虚为主，兼有瘀血征象者。

用法：每次2～4片，口服，每日3次。

（10）中汇川黄液

功效：益气养血、滋补肝肾、活血化瘀。

适应证：可用于扩张型心肌病各期，尤其虚象较著者。

用法：每次10ml，日服，每日3次。

其余如生脉注射液、丹参注射液、补心气口服液、滋心阴口服液、复方丹参滴丸、麝香保心丸、冠心苏合丸、速效救心丸、黄杨宁等均可对症选用，具体可参见本书病毒性心肌炎、冠状动脉粥样硬化性心脏病、心律失常等章节。

（二）专病方

（1）温阳益气汤：附子（先煎）15g，桂枝9g，太子参15g，党参15g，黄芪30g，泽泻15g，车前子（包煎）30g，白芍15g，麦冬12g。以上诸药混合后用水煎2次，取汁300ml；每次服150ml，每日2次，早晚餐后服。适用于扩张型心肌病心力衰竭证属气阳虚衰者。

（2）保丹生脉汤：黄芪30g，党参15g，桂枝9g，麦冬30g，五味子6g，丹参30g，桃仁9g，檀香6g，砂仁6g，炙甘草6g。兼脾肾阳虚，加熟附子10g，茯苓24g，泽泻24g，葶苈子12g，北五加皮8g；兼心肾阴虚，去桂枝，加制首乌24g，白芍15g，炒枣仁30g；兼痰饮中阻，去五味子，加姜半夏12g，橘红9g，茯苓15g；心血瘀阻显著者，加赤芍12g，延胡索10g，三七粉3g（冲服）。煎服法同上，日1剂。适用于扩张型心肌病心力衰竭证属气阴两虚，瘀血阻络者。

（3）天王补心丹加减方：生地30g，五味子10g，当归10g，天麦冬各10g，柏子仁10g，酸枣仁10g，红参（另煎）6g，玄参6g，丹参12g，茯苓12g，远志10g，桔梗3g。兼有气虚者，加重红参用量至12g，阳虚甚者加制附子6g，生龙牡各30g，瘀血甚者丹参，当归分别加重至 30g，15g，兼有水湿者，加葶苈子 18g，冬瓜皮 30g。煎服法同上，日 1 剂。适用于扩张型心肌病心阴不足为主者。

（4）心肌 I 号方：瓜蒌 30g，薤白 15g，葶苈子 30g，川芎 10g，赤芍 15g，薏苡仁 30g，三七末（分冲）3g，茯苓 30g，泽泻 10g，白术 10g，淫羊藿 30g，桂枝 10g，甘草 3g，大枣 6 枚。水肿甚者加防己、黄芪；心悸加酸枣仁、生龙骨；神疲便溏加党参、山药。煎服方法同上，每日 1 剂。适用于扩张型心肌病心衰期。

（5）心肌 II 号方：党参 150g，麦冬 100g，五味子 80g，淫羊藿 200g，肉桂 100g，茯苓 100g，白术 100g，附子 80g，三七 30g，当归 100g，赤芍 100g，熟地 150g，牡丹皮 100g，泽泻 100g，益母草 100g，丹参 100g，生黄芪 300g。以上中药混合研末，每次冲服 10g，早晚各 1 次。适用于扩张型心肌病缓解期。

（6）苓桂术甘汤加减方：茯苓、桂枝、白术、甘草、苡仁、葶苈子、丹参、生蒲黄（包），益母草、大腹皮、佛手。水肿明显加防己、黄芪；眩晕加蒺藜、天麻；咳嗽痰多加法半夏、矮地茶。煎服法同上，日 1 剂。适用于扩张型心肌病失代偿期证属瘀水互结者。

（7）温阳和血汤：制附子 15g，炙黄芪、党参、丹参各 30g，泽泻 20g，茯苓 12g，白术、麦冬、北五味、淫羊藿、炙甘草各 10g。腹胀加山楂、橘皮；夜寐欠佳加炒枣仁、柏子仁、夜交藤。煎服法同上，日 1 剂。适用于扩张型心肌病心衰气阳虚衰者。

（8）葶苈参芪汤：葶苈子 30g，菌灵芝 30g，人参叶 60g，黄芪 60g，麦冬 30g，五味子 15g，丹参 30g。失眠多梦者加龙骨、牡蛎；腹满便溏者加白术、干姜、甘草。煎服法同上，日 1 剂。适用于扩张型心肌病心力衰竭气阴不足、瘀水互结者。

（9）心力生 I 号：由黄芪、党参、制附片、当归、丹参、苏叶、木瓜、槟榔、麦冬、葶苈子、茯苓等组成。煎服法同上，日 1 剂。适用于扩张型心肌病脾肾阳虚，气机不利，血瘀水停者。

（10）心肌康：由人参、生地、麦冬、郁金、丹参等组成。每次 1 袋，每日 3 次。适用于扩张型心肌病气阴两亏，心神不宁者。

（11）强心栓：由生黄芪、葶苈子、桑白皮、赤芍、汉防己按 1：2：1：1：1 比例组成栓剂。肛门纳入（深度约 4cm），每次 1 粒，每日 2 次。适用于扩张型心肌病出现心力衰竭者。

（三）针灸

（1）体针：用于扩张型心肌病并发症的治疗。心力衰竭时取内关、间使、通里、少府、心俞、神门、足三里等穴位，每次取 4～5 穴，每日 1 次，采用平补平泻手法，7 天为一疗程。栓塞时取肩髃、曲池、外关、合谷、环跳、阳陵泉、足三里、解溪、昆仑、地仓、颊车、内庭、太冲等穴位，视栓塞部位而择穴，针刺强度随病程、体质而定，一般原则为补健侧泻患侧，每次取穴多少也随栓塞部位而定，每日 1 次，7 天为一疗程。

（2）耳针：常用穴位为交感、心、肾、内分泌、肺、神门等，用于治疗心律失常及改善扩张型心肌病引起的各种症状，一般采用埋皮内针，或王不留行籽穴位按压法，每次取 2～5 穴。

（四）临证要点

（1）关于辨治要点和预后估计：扩张型心肌病的病因十分复杂，主要为先天不足，后天失调，先天禀赋特异和后天特殊邪毒的侵袭往往是本病发病的关键，临床辨证时一是要特别注意筛选具有特殊易感性的患者，对长期酗酒、营养不良（尤其是饮食中缺乏硒、镁等微量元素）、有家族发病倾向、平时极易外感者，尤其是病毒性心肌炎病毒持续损伤，临床症状反复不愈者，要注意长期观察。二是对外感的邪毒要注意辨别是否具有侵心性、易耗气伤阴（血）、深伏不易骤除、反复缠绵等特点。临床辨证的核心是脏腑辨证和八纲中的虚实辨证，病位在心，涉及上、中、下三焦，累及肺脾肾，自上而下，病位愈深，病变愈重，八纲辨证强调其虚实，以知其邪正盛衰，指导临床用药的补泻益损。本虚标实之病理基础贯穿本病始终，治疗的关键在于养心护心，改善心功能；本温阳益气之法，根据病位侧重之不同，分别施以温心阳、健脾阳、补肾阳之法；活血利水为治标之法，应始终贯穿其中。本病病程长短不一，短者在发病 1 年内死亡，长者病情相对稳定，可存活 20 年以上，但可反复出现心衰；凡心脏扩大明显、心力衰竭持久或心律失常顽固者预后不佳，部分患者可能猝死。

（2）临证用药经验点滴：①纠正心衰的用药：心力衰竭是扩张型心肌病最主要的表现，急性心衰也是其重要的致死原因之一，中药益气温阳、活血利水可以通过改善血流动力学、降低神经内分泌活性等多个环节的效应，在心力衰竭治疗中发挥重要作用。我们临床上最常用的药物是人参、黄芪、麦冬、附子、五味子、葶苈子等，人参性味甘苦微寒，功能大补元气、生津止渴、强心固脱，其主要活性成分是人参皂苷，药理研究证实人参可以抑制心肌细胞受损时 LDH 的释放，提高其耐缺氧能力，促进培养心肌细胞 DNA 合成，改善心组织血流量，使之病损减轻，并对损伤心肌超微结构有保护作用，还具有非洋地黄类正性肌力作用，增加心肌收缩力，一般用量 10 ~ 15g，紧急情况时甚至可用到 40g 以上；黄芪功用补气升阳、益卫固表、利水消肿，心肌细胞培养显示黄芪能显著减少病毒感染后酶释放和细胞破坏，改善心肌电活动和抑制感染细胞经 L 型通道的跨膜钙内流和稳定 L 型钙通道，抑制病毒复制，显著降低心肌病变程度，调节 T 细胞亚群分布，可改善免疫功能和心功能，极为契合 DCM 的病理过程，因此在临床上应用最广。我们的体会，黄芪的用量一定要大，至少要 30g 以上，必要时甚至可用至 60 ~ 100g，这样才能真正发挥益气升阳，改善心功能的作用；麦冬传统用于润肺养阴、益胃生津、清心除烦，近来研究发现它能提高自然杀伤细胞（NK 细胞）的活性，从而增强 NK 细胞对柯萨奇 B 病毒的抵抗力，抑制心肌损害，因病毒性心肌炎与 DCM 发病的密切关系，因此麦冬非常适合 DCM 的治疗；附子大辛大热，功能回阳救逆，其上可助心阳以通脉，下能温肾阳以益火，临床和实验研究证实，它能增加心肌收缩力，改善窦房和房室传导，有类似 β 受体兴奋剂异丙肾上腺素的作用，适用于心肾阳虚，甚至心阳暴脱者，但用量不宜太大，多用熟附子，且常多配合干姜、甘草同用，既有协同作用，又可减附子之毒；五味子、葶苈子等也被证实具有强心、利尿、抗心律失常等作用，五味子同时还有抗柯萨奇 B 病毒的作用，在 DCM 心衰治疗中也经常应用。②关于心律失常的用药：心律失常，尤其是严重的心律失常往往是 DCM 病情突变的诱因，有时甚至造成猝死，心律失常难以纠正也常常是心衰难以纠正的原因，因此心律失常的治疗在 DCM 治疗中占有重要地位。我们临床上对心律失常的处理主要是采取辨证施治的方法，区别心气阴不足、心肾阳虚、心阳欲脱、心血瘀阻、水气凌心等不同病机，分别采用益气养阴、温补心肾、回阳固脱、活血化瘀、化气行水等治法，在此基础上，结合辨病和现代药理研究加用具有抗心律失常作用的药物，临床上取得了较为满意的疗效，一般快速型心律失常加黄连、苦参、甘松、万年青，缓慢型心律失常加党参、麻黄、桂枝、枳实、羌活。同时我们还体会到部分心律失常并不存在明显的虚实偏盛，而主要是气血失调，因此调和气血则是其有效治法，我们常用桂枝、白芍、半夏、夏枯草等。当然对危及生命的恶性心律失常应以西药抢救为主，中药治疗为辅。③关于外感的用药：由于扩张型心肌病早期诊断仍存在一定的困难，临床确诊时多已有心力衰竭、心律失常等见症，此时外感征象已不明显，是否需要用药尚存在争议。我们的意见，根据病毒感染是 DCM 发病的主要原因之一，它所诱导的自身免疫损害是 DCM 主要的病理机制，因此抗病毒治疗仍不容忽视，具体而言它分为两个阶段，病变早期尚存外感征象时，可用清热解毒之品如银花、连翘、板蓝根、玄参、大青叶等以折其势；病来已久，纯无外感征象时，则可选用具有益气养阴，且已被现代药理研究证实具有抗病毒、减轻心肌损伤等作用的黄芪、麦冬、五味子、甘草等。④关于活血化瘀药的运用：中医认为气阳不足是扩张型心肌病本虚的最主要方面，"气行则血行"，"阳主温煦"，气阳不足必导致血行不畅而成瘀，加之本病病程一般较长，日久必夹瘀，因此血瘀成为本病标实的重要因素，西医也认为栓塞为扩张型心肌病的基本特征之一，所以活血化瘀为治标之法应贯穿治疗始终，但鉴于本病的特殊性，化瘀之药多用当归、丹参、桃仁、红花、鸡血藤等，当慎用峻猛逐瘀之品，如三棱、莪术、水蛭、虻虫、地鳖虫等，以免更伤已虚之体。

（五）西医治疗

1. 一般治疗　卧床休息可使 DCM 患者轻度心衰缓解，重度心衰减轻，待心衰控制后，仍需限制活动量，应使心脏大小恢复至正常。控制感染对避免诱发心衰亦很重要，可酌情使用抗生素、转移因子、丙种球蛋白等。对是否应用肾上腺皮质激素以阻断自身免疫目前尚有争议。

2. 心力衰竭治疗

（1）洋地黄类药物：洋地黄对心衰伴心房颤动的患者有良好的疗效，即使是窦性心律也有效，但必须注意由于 DCM 患者心肌广泛受损和心脏明显扩大，其对洋地黄的敏感性增加，耐受量降低，极易引起中毒，因此应用时剂量宜小不宜大，一般用半量为好，如西地兰一次用 0.2mg，地高辛每日用 0.125mg 为宜。

（2）新型正性肌力药物：本药能增加左室最大压力上升速度（dP/dtmax），另外可直接作用于血管平滑肌，使血管舒张，对心衰患者产生有益的血流动力学效应。如先用氨力农 50mg 加生理盐水 20ml 静脉注射，然后以 150mg 加生理盐水 250ml，以 5~10μg/（kg·min）速度静滴；或者开始 10 分钟内给予米力农 50μg/kg 静推，然后以 0.375~0.75μg/kg·min 静滴维持。

（3）利尿剂：本药能迅速减轻心脏前负荷，可用复方阿米诺利（含阿米诺利 2.5mg、双氢克脲塞 25mg），每次 1 片，每日 1~2 次，重者用呋塞米 20~40mg，每日 2~3 次，同时加用安体舒通 20mg，每日 2~3 次，病情紧急，可静脉注射呋塞米 20~40mg。但利尿剂也能激活神经体液系统和电解质紊乱，导致心律失常，甚至猝死，因此必要时需与转换酶抑制剂或洋地黄合用，并及时纠正电解质紊乱。

（4）转换酶抑制剂（ACEI）：ACEI 对心衰有显著疗效，它可阻止心脏的扩大，延缓心衰的发生。临床可用卡托普利初始 6.25mg，每日 2 次，可逐渐加量至 25~50mg，每日 2~3 次，或者依那普利初始 2.5mg，每日 2 次，可增至 10mg，每日 1~2 次，或贝那普利初始 2.5mg，每日 1 次，加量至 10~20mg，每日 1 次。

（5）β-肾上腺素受体阻滞剂：本药能增加心肌的β受体密度，从而恢复心肌的正性肌力效应；改善心肌舒缩，增加心室充盈；并能拮抗升高的交感神经活性，阻断神经内分泌激活。但临床应严密观察，谨慎应用，宜从小剂量开始，如美托洛尔12.5mg，每日1~2次，逐渐增至其耐受剂量。

（6）血管扩张剂：种类繁多，对心血管效应各有不同，可根据病情选择运用，如异山梨酯5~10mg，每日2~3次，或必要时硝酸甘油静脉滴注，初始剂量为10μg/min，每5~10分钟增加一次剂量，一般为20~50μg/min，或用酚妥拉明以1~3μg/（kg·min）静脉滴注。

（7）心肌代谢药物：1,6-二磷酸果糖（FDP）5~10g加生理盐水50ml静脉滴注，每日1次，7~10日为一疗程。辅酶Q_{10} 10~20mg，每日3次。近年还运用生长激素、基因重组人生长激素等。

3. 抗心律失常治疗　对DCM伴有的心律失常，在采用抗心律失常治疗之前，首先应加强抗心衰的治疗，消除各种致心律失常的因素，在此基础上，根据病情慎重选用适宜的抗心律失常药物。

4. 抗凝治疗　肠溶阿司匹林50~300mg，每日1次，或噻氯匹定等。

5. 心脏移植及其他治疗　由于DCM患者多比较年轻、没有其他系统疾病，若能作心脏移植可延长生命，特别是应用环孢素（cyclosporin）抑制免疫排斥反应提高成效后，心脏移植能使预后大为改观。国外尚有机械心的研究与应用，动力性心肌成形术、左室减容术等近年来也成为研究方向。

四、预防与康复

由于DCM的病因和发病机制尚不清楚，因此也无法建立有效的一级预防，目前只有在已患DCM的基础上，通过积极的预防措施，防止或延缓其发生心力衰竭等，这些措施包括：

（一）积极预防和控制感染

感染（尤其是病毒感染）是导致心肌持续性损伤和诱发急性心力衰竭的重要原因，因此平时要注意养成良好的卫生、生活习惯，注意营养，提高机体的抗病能力，一旦发生感染，要积极用药，包括有效的抗生素、抗病毒药物、转移因子、丙种球蛋白及中药等。

中医中药在预防感染，特别是防止病毒感染方面有着积极作用，如在感冒多发的冬春季可常服板蓝根冲剂、平素体虚易感之人更可以口服玉屏风散加以预防。

（二）饮食

DCM患者的饮食应遵循以下原则：适当控制热能摄入，对肥胖或超重者应降低体重以减轻心脏负担；除非合并有严重的心力衰竭，否则应适当增加蛋白质摄入；饮食应平衡、清淡，且富有营养，并注意少吃多餐，避免过饱和刺激性食物；适当补充多种维生素，尤其是维生素B_1、B_6、生素C和叶酸等；适当增加一些有益的无机盐和微量元素硒、钾、镁、锌等，并限制钠和镉等离子的摄入。

（三）劳动和卫生

DCM一旦出现临床症状，即丧失劳动能力，应避免体力劳动，以减少并发症的发生（如心力衰竭），在心功能代偿期，可以从事一般性的工作，如室内或脑力劳动，但应避免劳累、紧张等任何加重心脏负担的因素，注意劳逸结合。发生心力衰竭时应绝对卧床休息，保持心境平和，限制钠盐摄入，并遵照医生要求进行必要的治疗。

五、小结

（1）存在的问题晚近中医学在扩张型心肌病的病因病机、临床治疗及动物实验研究等方面虽取得了一定进展，但仍存在一些问题需在今后的研究中着力解决：中医辨证分型标准尚不统一，不利于临床及实验研究进行重复、对比分析；由于扩张型心肌病缺乏特异性的诊断指标，其诊断的确立常在具备心脏扩大和心脏收缩功能减低等主要特征性改变的同时，除外其他器质性心脏病，因此部分临床报道诊断的可信性尚值得怀疑，故其结论亦不容肯定；疗效标准不一，多数报道停留在对临床自觉症状的简单观察，缺乏客观性和可比性；临床研究的大多数样本较小（很多样本例数小于 30 例，甚至属于个案报道），属一般性重复较多，缺乏大规模、多中心、前瞻性、随机、对照及长期随访研究，因此尽管目前报道的中医药治疗 DCM 的总有效率普遍较高，仍不宜过于乐观；文献多集中于临床研究，中医药治疗 DCM 的实验研究甚少，就作者电脑检索近十年文献，仅有一篇涉及到实验研究，由于临床研究受到受试者、取样条件、检测手段等的限制，难以揭示中医药治疗 DCM 的机制，因此就目前来看，对机制的研究还很薄弱，部分稍深入一些的多为复方的整体宏观作用，从分子水平探讨中药治疗 DCM 机制的报告尚未见到，由于中药成分的复杂性带来的难度是显而易见的，包括复方配伍的变化机理、量效关系等要比西药研究困难得多，涉及植物化学、临床药理学、药代动力学、毒理学，以及与临床用药密切相关的问题还有很多需要解决。

（2）展望：随着近 20 年来心血管分子生物学的迅速崛起，对影响心肌代谢的各种因素及其病变的细胞分子机制的认识逐渐深入，对病毒持续感染、基因变异及免疫紊乱、自身免疫等机制在扩张型心肌病发病中的作用有了进一步的了解，特别是 DCM 发生心力衰竭时，不仅存在血流动力学异常，而且存在神经内分泌系统激活、心室重塑等变化，这就要求对 DCM 的治疗要着眼于诸多方面，这种观点转变与传统中医治疗扩张型心肌病特别强调整体观点、综合辨证、多环节调理的思想等有相似及吻合之处，显示中医药研究有着一定的优势，同时，西医在细胞、分子水平的研究进展也对中医药研究提出了挑战。在今后中医药研究中一方面要进一步规范辨证、治疗及疗效标准，提高中医药的临床疗效，另一方面要加强在客观上、微观上进一步阐释中医药整体优势的研究，特别是运用分子生物学手段的研究，我们有理由相信，中医药在扩张型心肌病的防治领域中因其独特的优势必将有相当的潜力和光明前景。

（刘巧伟）

第二节　心绞痛

一、概述

心绞痛是指心肌需氧与供氧失去平衡而致的急性暂时性心肌缺氧所引起的一组临床综合征。临床表现是指突然发生的胸骨后或心前区压榨性或窒息性疼痛，可向左肩背及左上肢、颈部放射和/或胸闷、呼吸困难等，重者可有濒死感，出汗。本病多发于 40 岁以上，男性多于女性。

根据本病的发病特点和临床表现，属中医"胸痹"、"心痛"范畴。

二、发病机制

中医认为，本病的发生多由情志内伤、饮食失节、劳逸失度、冷暖失调、年老体衰等引起。本病的病理机制为本虚标实，本虚为脏气亏虚，以心、肾为主，波及肝、脾，这是发病的基础。心之气阳亏虚，运血无力，则心脉痹阻不通而发心痛；心阴亏虚，虚火内炽，营阴固涩，则心脉不畅而发心痛。肾气亏虚，则心气、阳虚损；肾阴亏虚，则引起心阴内耗。肝失疏泄，气机升降失常，则气郁而血行不畅，气滞而津液停留，遂生瘀血、痰浊，痰瘀阻于心脉，痹而不通，以成本病。脾失健运，一则气血生化乏源，心气不足，宗气匮乏，运血无力和心血亏虚，血不养心，心脉不利；二则水液代谢失调，痰浊内生，痹阻心脉，或遏制胸阳，进而导致心痛等症。标实主指寒邪、热邪、气滞、血瘀、痰浊等实邪阻滞，心脉痹阻不通，这是发病的直接原因和诱因。血瘀是冠心病心绞痛最常见的标实之一，其成多因气致瘀，或由于气滞；由于气虚；另外，血亦可因寒凝而瘀，因热结而瘀，痰浊阻滞脉道亦可致血瘀。血瘀则脉道不利，心脉痹阻而发胸闷、心痛。总之，本病为本虚标实证，病机为脏腑自衰，阴阳气血不足，继则痰浊、水饮、瘀血等邪由内而生，致使经脉失荣，血脉阻滞，常因厚味饱餐、情志不遂、劳力失度、寒温失调等诱发或加重胸痹心痛。

三、诊断

（一）诊断标准

1. 劳累性心绞痛　劳累性心绞痛的特征是由运动或其他增加心肌需氧量的情况所诱发的短暂胸痛发作，休息或舌下含服硝酸甘油后，疼痛常可迅速消失。劳累性心绞痛可分为三类：①初发劳累性心绞痛：劳累性心绞痛病程在1个月以内；②稳定型劳累性心绞痛：劳累性心绞痛病程稳定在1个月以上；③恶化型劳累性心绞痛：同等程度劳累所诱发的胸痛发作次数、严重程度及持续时间突然加重。

2. 自发性心绞痛　自发性心绞痛的特征是胸痛发作与心肌需氧量的增加无明显关系。与劳累性心绞痛相比，这种疼痛一般持续时间较长，程度较重，且不易为硝酸甘油缓解。未见酶变化。心电图常出现某些暂时性的ST段压低或T波改变。自发性心绞痛可单独发生或与劳累性心绞痛合并存在。

自发性心绞痛患者因疼痛发作频率、持续时间及疼痛程度可有不同的临床表现。有时，患者可有持续时间较长的胸痛发作，类似心肌梗死，但没有心电图及酶的特征性变化。

某些自发性心绞痛患者在发作时出现暂时性的ST段抬高，常称为变异型心绞痛。但在心肌梗死早期记录到这一心电图图形时，不能应用这一名称。

初发劳累性心绞痛、恶化型劳累性心绞痛及自发性心绞痛常统称为"不稳定型心绞痛"。

（二）鉴别诊断

在考虑冠心病心绞痛诊断时，应与主动脉夹层瘤、肥厚性心肌病、心脏瓣膜病、心肌心包炎、肋软骨炎、肋间神经痛等所致心胸疼痛相鉴别，也应与消化道溃疡病、胆道疾患、心脏神经官能症等相鉴别。

（三）分型

1. 1979 年世界卫生组织规定的心绞痛分型

（1）劳力型心绞痛：①初发劳力型心绞痛；②稳定劳力型心绞痛；③恶化劳力型心绞痛。

（2）自发型心绞痛：其中心绞痛发作时出现暂时性 ST 段抬高者，称为变异型心绞痛。初发劳力型心绞痛、恶化劳力型心绞痛和自发型心绞痛统称为"不稳定心绞痛"。但主张不如选用其各自的名称。

2. 补充分型　近年来，经临床研究，有的学者将"卧位型心绞痛"归属为"劳力型心绞痛"范畴，指出卧位型心绞痛是重度劳力型心绞痛的特殊类型。发作频繁者属不稳定型心绞痛。梗死后心绞痛因易发生再梗死，也属于不稳定型心绞痛。1985 年 Maseri 提出混合型心绞痛，有一定的临床意义，可作为心绞痛分型的一种补充类型。其内容包括：①劳力型合并变异型心绞痛；②劳力型合并自发性心绞痛；③劳力型心绞痛伴冠状动脉收缩。心绞痛的特殊临床表现：初发劳力心绞痛，心肌梗死后心绞痛，餐后心绞痛，及因寒冷诱发的心绞痛可归属为混合型心绞痛。

四、辨证论治

本病辨治应以虚实为纲。虚证以心气虚为基础，兼有阴虚、阳虚及血亏，治疗分别予以益气、养阴、温阳、补血。实证以血瘀为多见，可夹有阴寒、气滞与痰浊，治疗分别予以化瘀、通阳、理气、豁痰。因多虚实夹杂，常予补虚与通痹同用，但应辨清二者的主次而相应施治。

（一）心气不足证

主证：心胸隐痛时作，胸闷气短心悸，动则喘息，倦怠乏力，动易汗出，面色㿠白，舌淡红体胖，边有齿痕，苔薄白，脉沉细或结代。

证候分析：心气不足，鼓动血液无力，心脉失养，故心胸隐痛时作；心气不足，胸阳不振，故见胸闷气短心悸，倦怠乏力；劳则气耗，故见动则喘息不能自续；"汗为心液"，心气虚弱，不能固摄自持，故见自汗出；"心主血脉，其华在面"，"舌为心之苗"，心气虚弱，心血失于上荣，故见面色㿠白，舌质浅淡；舌胖边有齿痕，苔薄，脉沉细或结代均是气虚之征。

治法：补益心气，振奋胸阳。

方药：五味子汤合保元汤加减。药用人参 6g（或党参 15g），黄芪 15g，五味子 12g，桂枝 10g，炙甘草 15g，丹参 15g。

方解：人参甘温，益气养心怡神；五味子收敛耗散之精气，引气归根；黄芪甘温，大补元气，更得人参、炙甘草之助，能鼓舞宗气，心气能充沛，血脉自然流行；桂枝入血通脉，人参得桂枝之行导，心气能鼓舞，桂枝得甘草之和平，温心阳而和血脉；丹参养血活血。

加减：气虚及阳，心阳不足，症见遇冷心痛加剧，四肢欠温，加熟附片 6g，仙灵脾 12g；阳虚寒凝，胸痛较明显者，加鹿角片 6g，荜茇 9g；寒凝血瘀，症见心痛如刺如绞，遇寒即发，形寒肢冷，口唇紫暗，舌暗有瘀点瘀斑者，细辛 3g，当归 12g。

（二）心阴不足证

主证：胸闷且痛，或灼痛，心悸盗汗，心烦不寐，头晕，口干，舌红少津，苔薄或剥，脉细数或结代。

证候分析：心阴不足，心脉失于濡润，气血运行不畅，故见胸闷且痛；心阴不足，心火内炽，故或见灼痛；心阴虚，虚火扰神则见心悸，心烦不寐；阴虚内热迫津液外泄，故见盗汗；水不涵木，肝阳偏亢，则见头晕；舌红，苔薄或剥，脉细数均为阴虚有热之象。

治法：滋阴养心，活血安神。

方药：天王补心丹加减。药用生地15g，玄参12g，党参15g，丹参12g，茯神12g，麦冬15g，当归12g，柏子仁15g，酸枣仁12g。

方解：生地、玄参、麦冬养阴清热；党参、茯神益气宁心；当归、丹参养血活血；柏子仁、酸枣仁养心安神。

加减：心肝阴虚，阴虚阳亢，症见头晕目眩，舌麻肢麻，面部烘热者，加天麻10g，钩藤15g（后下），生石决明30g（先煎）；阴虚火旺，症见面赤眩晕，耳鸣，口舌生疮等，可加黄连6g，白芍12g，或用黄连阿胶汤加减；阴虚及气，气阴两虚，症见乏力、神疲、自汗者，可加大党参用量至30g，加黄芪20g，五味子12g；阴虚及阳，阴阳两亏，兼见畏寒肢冷，腰酸乏力，唇甲淡白或青紫者，加熟附片9g，桂枝12g。

（三）痰浊阻遏证

主证：胸憋闷痛，阴雨天加重，咳唾痰涎，口粘无味，纳呆恶心，形体肥胖，倦怠乏力，舌苔白腻或白滑，脉滑或濡缓。

证候分析：痰浊停滞心胸，故见咳唾痰涎；闭塞阳气，阻滞心脉，故见胸憋闷痛；痰浊为阴邪，故阴雨天胸憋闷痛加重；脾主四肢，痰浊困脾，脾气不运，故倦怠乏力；痰阻气机，胃失和降，故纳呆恶心；形体肥胖，舌苔白腻或白滑，脉滑或濡缓，均为痰浊内蕴之象。

治法：宣痹化痰，通阳泄浊。

方药：瓜蒌薤白半夏汤合菖蒲郁金汤加减。药用瓜蒌30g，薤白10g，半夏10g，陈皮10g，茯苓15g，石菖蒲6g，郁金10g。

方解：瓜蒌开胸中痰结；薤白辛温通阳，豁痰下气；半夏化痰降逆；陈皮理气通阳豁痰；茯苓健脾，使痰无由生；石菖蒲通阳化浊；郁金理气宣痹。

加减：痰浊化热，症见胸脘烦热，口苦苔黄腻，加黄连5g，胆星6g，竹茹15g；痰阻血瘀，甚至痰瘀互结，症见胸痛时作，舌质青紫或有瘀斑者，加丹参15g，红花9g。

（四）血瘀阻络证

主证：心胸疼痛，如刺如绞，痛有定处，胸闷，口唇紫暗，舌暗滞有瘀点或瘀斑，舌下血脉青紫，脉弦涩或结代。

证候分析：瘀血内停，心脉不通，故见心胸疼痛，如刺如绞；血脉凝滞，故痛有定处；口唇紫暗，舌暗滞有瘀点或瘀斑，舌下血脉青紫，脉弦涩或结代均为瘀血之征象。

治法：活血化瘀，通脉止痛。

方药：血府逐瘀汤合失笑散加减。药用桃仁10g，红花10g，当归12g，川芎10g，赤芍12g，枳壳10g，生蒲黄12g，五灵脂10g。

方解：桃仁、红花、当归、川芎、赤芍活血化瘀；枳壳理气，气行则血行；生蒲黄、五灵脂通利血脉，祛瘀止痛。

加减：血瘀气滞，症见胸胁胀痛，每因精神刺激而加重者，加香附 12g，郁金 12g，元胡 12g；血瘀明显，症见疼痛较剧烈，加乳香 6g，没药 6g，莪术 10g；瘀热互结，症见心胸部灼热，舌红苔黄，脉数者，加生地 15g，丹皮 12g。

概言之，以上各证中如心痛发作较剧，应急治其标，可予麝香保心丸 2 粒含化，或酌加芳香温通药（阴虚火旺者除外）。阴寒或痰浊痹阻心窍，痛甚致厥者，可加服苏合香丸芳香化浊，温开通窍。

（五）中成药

（1）麝香保心丸

适应证：用于寒邪内犯，气血阻滞之冠心病心绞痛。

用法：每次 1～2 粒，每日 3 次，或发作时服用。

（2）复方丹参滴丸（片）

适应证：主要用于心绞痛之气滞血瘀证，特别是胸闷、憋气症状明显时。

用法：每次 10 粒（或 3～4 片），每日 3 次。

（3）乐脉颗粒

适应证：用于心绞痛之气滞血瘀证。

用法：每次 1～2 包，温开水冲服，每日 3 次。

（4）地奥心血康胶囊

适应证：主要用于瘀血内阻之冠心病心绞痛。

用法：每次 100～200mg，每日 3 次。

（5）速效救心丸

适应证：用于冠心病之胸闷憋气、心前区疼痛者。

用法：每次 4～6 粒，含服，每日 3 次。急性发作时 10～15 粒含服。

（6）舒血宁（银杏叶片）

适应证：用于血瘀型冠心病心绞痛及合并高血脂等症者。

用法：每次 2～4 片，每日 3 次。

（7）银可络

适应证：用于心血瘀阻型冠心病心绞痛。

用法：每次 2 片，每日 3 次。

（8）养心氏片

适应证：用于气虚血瘀型冠心病心绞痛及合并高血脂、高血糖等症者。

用法：每次 2～3 片，每日 3 次。

（9）心源胶囊

适应证：用于心肾阴虚、心血瘀阻型冠心病心绞痛。

用法：每次 2～4 片，每日 3 次。

（10）通心络胶囊

适应证：用于冠心病心绞痛证属心气虚乏，血瘀阻络者。

用法：每次 4 粒，每日 3 次，4 周为 1 个疗程。

（11）心达康

适应证：用于缺血性心脏病，心脉瘀阻之心绞痛为主者。

用法：每次 10～20mg，每日 3 次。

（12）心可舒片

适应证：用于冠心病心绞痛属气血瘀滞者。

用法：每次 4 片，每日 3 次。

（13）川芎素片

适应证：用于冠心病心绞痛属瘀血阻络者。

用法：每次 2～4 片，每日 3 次。

（14）血府逐瘀口服液

适应证：用于冠心病心绞痛属气滞血瘀者。

用法：每次 1 支，每日 3 次。

（15）心通口服液

适应证：用于冠心病心绞痛属气阴两虚、痰瘀交阻者。

用法：每次 10～20ml，每日 2～3 次。

（16）补心气口服液

适应证：用于冠心病心绞痛证属心气虚损者。

用法：每次 1 支（10ml），每日 3 次。

（17）滋心阴口服液

适应证：用于冠心病心绞痛证属心阴不足者。

用法：每次 1 支（10ml），每日 3 次。

（18）参附注射液

适应证：用于冠心病心绞痛之阳气暴脱的厥脱证及证属气阳虚者。

用法：肌内注射，每次 2～4ml，每日 1～2 次；静脉滴注，每次 10～20ml，加入 5% 或 10% 葡萄糖注射液 250～500ml，每日 1 次；静脉推注，每次 5～20ml，加入 5% 或 10% 葡萄糖注射液 20～40ml，每日 1 次。

（19）参麦注射液

适应证：用于冠心病心绞痛证属气阴两虚者。

用法：肌内注射，每次 2～4ml，每日 1 次；静脉滴注，每次 5～20ml，加入 5% 或 10% 葡萄糖注射液 250～500ml，每日 1 次。

（20）生脉注射液

适应证：用于冠心病心绞痛证属气阴两虚者。

用法：每次 30～60ml，加入 5% 葡萄糖注射液 250～500ml，静脉滴注，每日 1 次，10～15 天为一疗程。

（21）黄芪注射液

适应证：用于冠心病心绞痛以气虚为主者。

用法：每次 20～40ml，加入 5% 葡萄糖注射液 250～500ml，静脉滴注，每日 1 次，10～15 天为一疗程。

（22）脑明注射液

适应证：用于冠心病心绞痛以瘀血阻络为主证者。

用法：每次 0.4g，加入 5% 葡萄糖注射液 250～500ml，静脉滴注，每日 1 次。

（23）川芎嗪注射液

适应证：用于冠心病心绞痛证属气滞血瘀者。

用法：每次 80～160mg，加入 5% 葡萄糖注射液 500ml，静脉滴注，每日 1 次，10～15 天为一疗程。

（24）复方丹参注射液

适应证：用于冠心病心绞痛证属气血瘀滞者。

用法：每次 20～40ml，加入 5% 葡萄糖注射液 250～500ml，静脉滴注，每日 1 次，10～15 天为一疗程。

（25）脉络宁注射液

适应证：用于冠心病心绞痛证属气阴两虚兼心血瘀阻者。

用法：每次 10～20ml，加入 5% 或 10% 葡萄糖注射液 250ml，静脉滴注，每日 1 次，10～15 天为一疗程。

（26）普乐林注射液

适应证：用于冠心病心绞痛以瘀血阻脉为主者。

用法：每次 300～500mg，加入 5% 葡萄糖注射液 250ml，静脉滴注，每日 1 次，10～15 天为一疗程。

（27）心痛气雾剂

适应证：热证心痛气雾剂用于心绞痛属热证者；寒证心痛气雾剂用于心绞痛属寒证者。

用法：心绞痛发作时对准舌下喷雾，每次 1～2 下。

（28）复方细辛气雾剂

适应证：用于冠心病心绞痛属气滞寒凝者。

用法：心绞痛发作时对口喷 2～5 次。

（六）专病方

（1）合欢汤：柴胡 6g，枳壳 6g，黄连 6g，淫羊藿 6g，肉桂 6g，白芍 20g，杞子 15g，黄芪 30g，全瓜蒌 30g，合欢皮 25g。每日 1 剂，水煎服。治疗 37 例，心绞痛有效率为 91.89%，心电图有效率为 78.38%。适用于冠心病心绞痛证属肝气郁结、肾气虚衰者。

（2）心痛饮：丹参 30g，三七 2g（冲服），降香 5g，薤白 10g，远志 10g，琥珀 2g（冲服），柴胡（醋）5g，杭白芍 10g，五味子 5g，橘叶 10g，卧蛋草 10g，党参 10g，炒枳壳 5g，桔梗 5g，炙甘草 5g。每日 1 剂，水煎服。治疗 114 例，总有效率 92.9%。适用于冠心病心绞痛属气滞血瘀、痰浊壅塞者。

（3）养心疏肝汤：柴胡 10g，香附 10g，川芎 15g，栀子 10g，党参 30g，五味子 12g，麦冬 15g，赤芍 15g，蒲黄 10g，枣仁 30g，山楂 15g。每日 1 剂，水煎服。治疗 160 例，总有效率 90.6%。适用于冠心病心绞痛证属肝气郁滞、气阴两虚者。

（4）通化补心汤：丹参 15g，瓜蒌 15g，赤芍 10g，郁金 10g，麦冬 10g，桂枝 6g，人参 6g。每日 1 剂，水煎服。治疗 60 例，总有效率 95%。适用于冠心病心绞痛属气血阴阳亏虚、气滞血瘀痰阻者。

（5）复心汤：太子参12g，炙黄芪30g，当归12g，赤芍10g，郁金12g，丹参15g，桂枝6g，地龙6g，首乌16g，黄精20g，薤白6g。每日1剂，水煎服，连服2周。治疗46例，心绞痛有效率93.48%，心电图有效率63.04%。适用于冠心病心绞痛属气虚血瘀，兼有气滞者。

（6）补肾活血方：首乌15g，菟丝子15g，枸杞子15g，山药15g，五灵脂15g，山茱萸15g，蒲黄15g，地龙10g，红花10g，丹参10g。每日1剂，水煎服，2个月为一疗程。治疗68例，心绞痛总有效率92.7%，心电图总有效率78.2%。适用于冠心病心绞痛属肾虚血瘀证者。

（7）益气活血汤：黄芪30g，当归10g，参三七10g，川芎9g，苏木9g，茵陈9g，丹参15g，鸡血藤15g，赤芍12g，红花12g，麦冬12g，党参12g，益母草30g。每日1剂，水煎服，1个月为一疗程。治疗1 336例，显效824例，有效412例，无效100例，总有效率92.52%。适用于冠心病心绞痛属气虚血瘀证者。

（8）参元丹煎剂：黄芪15g，党参15g，玄参15g，丹参15g，地龙10g，元胡10g，地鳖虫6g，水蛭6g。每日1剂，水煎服，4周为一疗程。治疗不稳定心绞痛（UA，血瘀证）113例，总有效率90.3%。适用于冠心病心绞痛瘀血内阻证，或兼有气虚、阴虚证候者。

（9）冠心参龙液：党参、麦冬、丹参各15g，枳实、酸枣仁各12g，五味子、郁金、竹茹各10g，陈皮、甘草各6g，三七末（冲）3g，五爪龙30g。上药由广州兴华制药厂调配成浓缩口服液，每支10ml，相当于原方生药量35g。每次2支，口服，每日2次，4周为一疗程。治疗90例，心绞痛症状疗效总有效率96.5%，心电图疗效总有效率55.6%。适用于冠心病心绞痛证属气阴两虚，兼痰热血瘀者。

（10）太圣镇心痛口服液：由三七、延胡索、地龙、葶苈子、薤白、肉桂、冰片、薄荷脑组成，每次服该口服液20ml，每日3次，疗程为3周，连服2个疗程。适用于冠心病心绞痛证属瘀血痰阻者。

（七）针灸

（1）体针：心俞、厥阴俞为主穴。配穴为内关、膻中、通里、间使、足三里等穴。辨证选穴：心阴虚可加三阴交、神门、太溪；心阳虚可加关元、气海；痰瘀痹阻者加膻中、丰隆、肺俞。每日1次，每次3～5穴，10～15次为一疗程，采用中轻刺法，留针20分钟。急性发作期立即用泻法针刺膻中、内关、心俞、神门、厥阴俞等穴。

（2）耳针：主穴为心、皮质下、神门、交感。配穴为内分泌、肾、胃。每次3～5穴。亦可采用王不流行籽压埋法，每日2～3次。心痛发作即刻按压。

五、西医治疗

1. 一般疗法　本病应避免劳累，低盐、低脂、低糖饮食，保持情绪稳定，注意保暖，戒烟，积极治疗易患因素，如高血压、高血脂等。

2. 药物治疗

（1）终止发作的治疗：立即安静休息。硝酸甘油：0.5mg，舌下含化；硝异山梨醇：5～10mg，舌下含化；硝苯地平：10mg，舌下含化（适合变异型心绞痛）。

（2）预防发作：①硝酸酯类药物：硝异山梨醇：5～10mg，口服或舌下含化，每日3次，或6小时1次。硝酸甘油：0.3～0.6mg，舌下含化，每日3次，或6小时1次。硝酸甘油皮肤贴片：4 小时 1 次。长效皮肤贴可 24 小时 1 次。单硝酸异山梨酯（如：鲁南欣康）：20mg，口服，每日 3 次；缓释片或胶囊：50mg，每日 1 次。二硝酸异山梨醇（如：易顺脉）：20mg，口服，每日 3～4 次。喷雾，每次喷用 1～3 撒。②钙拮抗剂：硝苯地平：10～20mg，每日 3～4 次。硫氮唑酮：30～60mg，每日 3～4 次。维拉帕米：40～80mg，每日 3～4 次。③β–受体阻滞剂：阿替洛尔：常用剂量为 6.25～100mg/日，分 1～2 次服用。美托洛尔：常用剂量为 50～200mg/日，分 2～3 次服用。普萘洛尔：10～40mg，每日 3 次。因其对心脏无选择性、无内源性拟交感活性作用，故禁用于慢性阻塞性肺部疾患及周围动脉闭塞性疾患。该类药一般从小剂量开始，逐渐加量，直至达到满意疗效且患者能耐受或出现明显的副作用（如心率＜50 次/分，Ⅱ度以上房室传导阻滞）为止。适用于劳力型心绞痛，但禁用于冠状动脉痉挛发作者及病窦综合征、房室传导阻滞、低血压者。④抗血小板药物：阿司匹林：50～150mg/日，长期口服维持。可选用肠溶制剂，或缓释剂以减少胃肠道刺激。双嘧达莫：25mg，每日 3 次。

（3）稳定型心绞痛的治疗：轻者可用 β–受体阻滞剂或合用硝异山梨醇，重者则加用钙拮抗剂。

（4）不稳定型心绞痛的治疗：卧床休息；镇静。①加大硝酸酯类药物剂量或同时合用 β 受体阻滞剂及/或钙拮抗剂。②疼痛较剧，频繁发作，含化药物难以控制者，可用硝酸甘油 10mg 加入 5% 葡萄糖 250～500ml 中，开始剂量 10～15μg/分，最大剂量 200μg/分速度静脉滴注，持续静点 3 天后减量，连用 5～7 天。应用时注意观察血压变化。③阿司匹林：始 0.3g/天，3 天后改为 50～150mg/日，长期口服。④肝素：6 250 单位加入 5% 葡萄糖液 300ml，静脉滴注，每日 1 次。目前常用低分子肝素，如速避凝，0.4ml，腹部皮下注射，每日 2 次，连用 5～7 天。

（5）卧位型心绞痛的治疗：卧位型心绞痛病情重，是劳力型心绞痛的晚期表现，主要是心肌耗氧量增加所致，故在临床上主张以 β–受体阻滞剂作为主要药物，联合应用硝酸酯类或/和钙拮抗剂。应用 β–受体阻滞剂治疗卧位型心绞痛要注意诱发左心功能不全，特别是需要较大剂量时，必要时与洋地黄等正性肌力药合用。β–受体阻滞剂与地尔硫草联合应用，要密切注意心率的变化，如心率＜50 次/分，可减少剂量或先停用地尔硫草。对卧位型心绞痛伴有心功能不全者，应在强心、利尿的基础上联用小剂量 β–受体阻滞剂治疗。常用药物如下：①β–受体阻滞剂：目前国内常用药物为心脏选择性阻滞剂，如氨酰心安 6.25～37.5mg/次，每日 2 次口服；美多心安 12.5～50mg/次，每日 2 次口服。②硝酸酯类：常用药物为硝酸甘油、二硝酸异山梨醇酯、单硝酸异山梨醇酯。用法同上。③钙离子拮抗剂：常用药物为地尔硫草、维拉帕米等。硝苯地平由于其反射性引起心率增快，对此不宜选用。若需要用，可于 β–受体阻滞剂合用。④抗血小板及抗凝治疗：常用药物为阿司匹林、肝素等。用法同上。⑤强心剂：一般选用洋地黄类制剂，如地高辛 0.125mg/次，每日 1 次；西地兰 0.2mg 加入 5% 葡萄糖 20ml，缓慢静脉推注，每日 1 次。⑥利尿剂：常用药物为速尿 20mg/次，每日 1～2 次；氨苯蝶啶 50mg/次，每日 1～2 次；安体舒通 40mg/次，每日 1～2 次。

（6）变异型心绞痛的治疗：预防治疗首选药物为钙拮抗剂，其与硝酸酯类药物配合有协同作用。因其半衰期为 4～5 小时，为控制夜间发作，口服需 4 小时 1 次，最长每 6 小时 1 次，或睡前口服单硝基山梨醇酯、或硝酸异山梨醇酯或用硝酸甘油贴膜，以达到后半夜有效血药浓度，预防心绞痛发作。常用药物简介如下：①常用钙拮抗剂：硝苯地平：40～80mg/d，每6小时1次。扩血管作用最强，对于合并有高血压的患者尤为适宜。地尔硫草：120～240mg/d，分3～4次口服。用于变异型心绞痛，心率偏快者尤为适宜。维拉帕米：40～80mg/次，每日3～4次。对心动过缓或充血性心力衰竭患者相对禁忌，但对合并有劳力型心绞痛的患者，疗效较佳。②常用抗血小板及抗凝剂：阿司匹林、肝素。用法同上。③β-受体阻滞剂：由于有加重冠状动脉痉挛的可能，一般不宜用于治疗变异型心绞痛。但当合并有劳力型心绞痛时，可白天加用小剂量β-阻滞剂。常用药物：阿替洛尔，3.125～25mg/次，每日2～3次；美托洛尔，12.5～25mg/次，每日2～3次。

对于反复发作的变异型心绞痛主张给予硝酸甘油静脉滴入，待病情稳定后，给予一种钙拮抗剂维持治疗，对于病情严重者，可给予二种药物：如心痛定加地尔硫草，往往取得较好疗效。地尔硫草与维拉帕米不能合用，以防加重对心率和房室传导的抑制。口服药物一般需维持半年以上后逐渐减量或停药。

3. 主动脉内气囊反搏术　用于急症冠状动脉造影及旁路或其他手术的预备和支持疗法。

4. 经皮穿刺冠状动脉腔内成形术（PTCA）或激光成形术　用于药物治疗不能控制的心绞痛患者。

5. 冠状动脉旁路移植术　用于内科治疗无效者。

六、预防与康复

冠心病是常见病，发病率高，病死率和病残率亦很高，因此应加强预防知识的宣传教育，提高人群的自我保健意识和健康水平，从而防止或减少本病的发生。

（一）一级预防

即病因预防。措施以非药物治疗为主，改变不良生活习惯。因为一旦生活方式和膳食习惯有了较大的不利改变，冠心病发病率明显增高，再控制起发病只能取得事倍功半之效，故通过非药物途径达到预防冠心病发病的目的具有十分重要的意义。

1. 控制危险因素　重点是控制高血压、高血脂、糖尿病、吸烟等危险因素，必要时进行药物干预，预防或减缓动脉粥样硬化的形成。

2. 饮食有节，合理饮食　饮食宜清淡，不过食肥甘厚腻，不饥饱无度，选择和搭配恰当的品种，不偏食。据现代研究，缺乏维生素 C 和 B_6 以及微量元素铬、锰、锌、碘、钙、镁等易致冠心病，而补充这些物质对预防冠心病有较好的作用。所以在进食中，要选择富含上述维生素和微量元素的食物，但又不偏食，这样便可有效预防冠心病。

（1）含维生素类食物：富含维生素 C 的食物当首推绿叶蔬菜和水果，如刺梨、红枣、猕猴桃、山楂、柑橘类及野生酸枣；维生素 B_6 广泛存在于谷物外皮及绿叶蔬菜中，此外，富含维生素 B_6 的食物还有酵母、猪肝、糙米、肉类、蛋类、牛奶、豆类和花生等。冠心病患者宜选食上述食物。

（2）含微量元素类食物：粗制糖和红糖中含较多铬；糙米、黄豆、萝卜缨、胡萝卜、茄子、大白菜、扁豆中锰的含量较多；海带含碘量高；全谷类、豆类、坚果、海味、茶叶等锌含量较高；绿叶蔬菜、花生、核桃、牛奶、鱼肉、海产品含镁较多。冠心病患者宜选择食用。此外，硬水中含较多的钙、镁，食用硬水居民冠心病发病率、死亡率明显低于饮软水的居民，为此，应提倡食用硬水，尤以矿泉水为佳。

3. 调摄精神，维持心理平衡　临床上异常的情志刺激，既是心血管疾病的致病因素之一，又是疾病的加重因素。现代医学也证实了情绪易激动的人其冠心病患病率明显高于心理平静的人，心绞痛和心肌梗死的发作也与情绪异常波动有密切的关系。因此，注意精神的调摄，避免过于激动喜怒或思虑无度，保持心情愉快，对于预防冠心病的发生、发展具有重要的意义。

4. 劳逸结合，坚持适当锻炼　现代医学认为，过度安逸，缺乏锻炼，是冠心病的发病因素之一，而耐力运动能预防冠心病。体育锻炼可防止身体超重，可降低血清甘油三酯水平，增加高密度脂蛋白，改善微循环。因此，适当的体力活动对预防冠心病具有一定的意义，但不可过劳。

（二）二级预防与康复

二级预防的对象是冠心病患者，重点在于既病防变，促进其康复。具体措施包括两方面，其一是非药物措施，具体方法同一级预防，而在程度上要求更严格些；其二是药物措施。许多中药既是药物又是食物，如山楂，具有扩冠和持久的降压作用，尚能降血脂，因而能抗冠状动脉粥样硬化形成；莲子、苡仁、红枣用于脾胃虚弱、心血亏虚之人；葱、蒜、韭、薤有"走上焦、通心阳、泻浊阴、开胸痹、散结气"之功，具有降血脂、预防动脉粥样硬化之效。可作为预防性治疗长期服用，达到防病治病的目的。

1. 常用食疗处方

（1）乌鸡汤：雄乌鸡切块，陈皮3g，良姜3g，胡椒6g，草果2个，以葱醋姜炖熟，连汤带肉食之。用于心阳不振，痰浊壅滞者最为相宜。

（2）归参鳝鱼羹：鳝鱼500g，洗净切丝，当归、党参各15g纱布包，合煮1小时，去药包加葱丝、生姜、盐调味，喝汤吃鱼。用于心阳气虚者。

（3）生地黄鸡：生地黄250g，饴糖150g，乌鸡1只，生地切细与糖和匀纳入鸡腹中，蒸熟服食。用于心阴血亏虚者。

（4）八宝粥：芡实、薏米、扁豆、莲肉、山药、红枣、桂圆、百合各6g，加水适量，煮40分钟，入大米150g，熬粥服。心脾气虚，痰湿偏盛者可常服之。

（5）蒜醋鲤鱼：鲤鱼1条，洗净切块，素油煎至焦黄，烹酱油少许，加糖、黄酒适量，小火煨炖至熟。姜蒜捣泥调拌黑醋，浇盖其上即可食用。用于体虚痰湿证。

（6）桃仁粥：桃仁去皮尖10g，煮熟取汁，和粳米适量熬粥食。用于心脉瘀阻型冠心病心绞痛，中病即止，久服防伤正。

（7）山楂荷叶薏米汤：山楂、荷叶、薏米各50g，薤白30g，四味一起煎汤，代茶常饮。用于脾虚湿盛，心脉瘀阻型或兼高脂血症的冠心病患者。

2. 常用茶、酒、醋疗处方

（1）山楂益母茶：山楂30g，益母草10g，茶叶5g，用沸水冲沏，每日饮用。用于瘀血内阻型冠心病心绞痛、高脂血症。

（2）香蕉茶：香蕉50g，茶叶10g，蜂蜜少许，先用沸水一杯冲泡茶叶，然后将香蕉去皮研碎，加蜜调入茶水中，代茶饮，每日1剂。降压、润燥、滑肠，有抗动脉粥样硬化之功效。

（3）茶叶15g，素馨花6g，茉莉花15g，川芎6g，红花1g，后两味焙黄研末，用过滤纸装袋，与前三味同泡茶常年饮用，每日1～2次。用于瘀血阻络型冠心病心绞痛。

（4）灵芝丹参酒：灵芝30g，丹参5g，三七5g，白酒500ml加盖浸泡，每天搅拌1次，15天即成，每次饮20~30g，每日1次。用于气虚血瘀型冠心病心绞痛。

（5）米醋，花生仁，桂花，浸醋24小时，每天起床后取花生仁10~15粒服。有预防动脉粥样硬化之功效。

患者可在医生指导下，根据病情，选用上述处方。

3. 药疗　必要时可进行药物治疗，以巩固疗效，稳定病情。中药可根据辨证选用方药，西药可用硝酸酯制剂、β－受体阻滞剂、钙通道阻滞剂及长期服用小剂量阿司匹林和调血脂药物等。

此外，应避免引起心绞痛发作的诱因，如：饱餐、大量饮酒、过劳、发怒或情绪激动、突然的寒冷刺激等，以防心绞痛复发或加重。

（刘巧伟）

第三节　低血压

低血压可分为急性和慢性两大类，急性低血压指血压由正常或较高的水平突然明显地下降，其主要表现为晕厥与休克两大临床综合征。慢性低血压又名原发性低血压，常见于体质较弱的人，女性多见，并可有家族遗传的倾向。不少原发性低血压者无明显症状，仅在体检时被发现，这种情况并无重要临床意义。但有些人因血压低而产生明显症状并影响工作，如自觉头晕，头痛，甚至晕厥，疲乏，心悸，气短，心前区不适等，就需要进行必要的治疗。所以我们定义慢性低血压为长期收缩压≤90mmHg和（或）舒张压≤60mmHg而伴有症状。但老年人由于动脉硬化，需要较高的收缩压来保证脑及其他重要脏器的正常灌注，故老年人收缩压≤100mmHg时即为低血压。本篇主要讨论慢性低血压。

低血压与中医"眩晕"、"虚劳"、"心悸"等病有关，低血压所致晕厥又属"厥证"、"脱证"苞畴。

一、病因病理

低血压的发生，多因先天不足或后天失养，或劳倦伤正，或失血耗气，或久病缠绵，脏腑虚损等诸般因素所致。

心主血脉，肺主气，血之运行有赖气的推动。心肺气虚，则气血不能上奉于脑，故虚而作眩。《灵枢·口问》云"故上气不足，脑为之不满，耳为之苦鸣，头为之苦倾，目为之眩"即是。气虚日久，渐至阳虚，清阳不升亦可发为眩晕晕厥，且阳虚致血脉滞涩，不能上达可加重眩晕等症。

脾主运化，为气血化生之源，升降之枢。脾胃虚损致中气不足，气血两虚，气虚则无以上摹，血虚则脑失所养，清阳不升。《证治汇补》云"血为气配，气之所丽，以血为荣、凡吐衄崩漏产后之阴，肝家不能收摄荣气，使诸血失道妄行，此眩晕生于血虚也"即说明脾虚气血两亏亦可为低血压眩晕等症。

肾为先天之本，藏精生髓，为真阴元阳之所。先天不足、肾阴不充或老年肾亏皆可致肾精亏耗，髓海不足，则脑为之不满，上下俱虚，发为虚损、眩晕诸症，如《灵枢·海论》所言"髓海不足，则脑转耳鸣，胫酸眩冒，目无所见，懈怠安卧"即是。临床上又有多脏俱虚并存者，如心脾两虚、脾肾双亏、心肾皆损者。

总之，本病低血压以气血亏虚，脏腑功能低下，髓海不足表现为主，出现头晕、耳鸣、肢软乏力，倦怠气短，甚或形成精神委顿，四末不温，腰膝酸软，不欲饮食等症。

二、诊断

（一）诊断依据

本病诊断较为容易，凡成年人肱动脉血压低于 90/60mmHg，即可诊断为低血压。典型症状为头昏、眩晕，可有反复发作史，常伴神疲乏力，不耐劳作。

（二）分型诊断

产生低血压的原因很多，常见有：

1. 原发性低血压　多见于女性体质虚弱者，一般无症状。

2. 继发性低血压　慢性消耗性疾病、内分泌性疾病如肾上腺皮质功能不全、脑垂体功能低下等，心脏疾病如主动脉瓣和二尖瓣狭窄、心肌炎、缩窄性心包炎等均可引起。

3. 高原性低血压　有一定地域性。

4. 体位性低血压　如患者直立位收缩压较卧位下降50mmHg，舒张压下降20~30mmHg，有肯定的诊断价值。其中特发者除直立位血压降低症状外，其心率无改变，伴尿失禁、尿频、排尿困难、阳痿、腹泻或便秘、少汗或无汗等自主神经功能障碍症状，及说话缓慢、写字手颤或笨拙、协调动作欠灵活、步态不稳等躯体神经症状。继发者除血压降低症状外，可伴有原发疾病症状或体征及用药史，结合针对原发病的实验室检查可明确诊断。

5. 慢性低血压　诊断主要依据是：低血压及神经症症状而无器质性病变或营养不良表现，并可与其他原因所致低血压相鉴别。

三、鉴别诊断

原发性低血压即体质性低血压，多发于体质较瘦弱的人，女性多见，可有家族遗传倾向，血压低者多无自觉症状，往往于体检中发现。本病需与内分泌性低血压及心血管疾病所致继发性低血压相鉴别。内分泌性低血压包括慢性肾上腺皮质功能减退症，糖尿病体位性低血压，醛固酮减少（高肾素型），嗜铬细胞瘤，垂体前叶功能减退症，慢性肾上腺皮质功能减退症等。心血管疾病所致低血压包括：重度主动脉瓣狭窄，急性心肌梗死，急性肺源性心脏病，心包压塞，急性心衰所致休克等。可通过临床症状体征结合检查肾功能，血、尿皮质醇，17-羟皮质类固醇，血浆 ACTH、醛固酮、血管紧张素肾素系列，血、尿儿茶酚胺，心脏彩超，心电图，全胸片等进行鉴别诊断。

四、并发症

老年人低血压会增加中风与心肌梗死的风险。因为随着年龄增大，人的血管硬化程度会不断加重，特别是脑动脉与冠状动脉硬化，可使其调节血流的功能逐渐减弱甚至丧失，此时只有维持一定的血压才能保证有效灌注。当血压过低时，血流缓慢，脑动脉和冠状动脉的血流量减少，导致供血、供氧不足，同时，血流变缓还容易引致栓塞，从而诱发中风或心肌梗死。

五、临证要点

(一) 辨证多属虚证，"损者益之，虚者补之"当为治疗总则

低血压多表现为头晕目眩，心悸气短，神疲懒言，失眠健忘等一系列症状，以虚为多。如气血俱虚，气阴两虚，心阳不振，脾肾两虚等。通过益气养血，滋阴壮阳，健脾益胃，养心安神，重建人体阴阳平衡，恢复和协调各脏功能，多可得到满意疗效。

(二) 辨证施治为主，适当加用具有升压药理作用的单味中药

据现代药理研究表明，麻黄碱、人参皂苷、甘草次酸、黄芪甲苷、陈皮苷、辛弗林等均有升压作用；党参、黄芪有增强细胞免疫的作用，能促进淋巴细胞转化，并可增进食欲；生脉散有升高血压，强心及改善循环作用，并能调节神经－体液－内分泌，增强机体的免疫力和防御能力。在辨证施治的基础上适当选加含上述成分的单味中药可明显提高疗效。

六、西医治疗

(一) 一般处理

睡眠时头部垫高 20~25cm，有助于起床时的血压调节，直立时要慢慢逐步站起，久病卧床者必须逐渐起坐活动，然后下地活动。反复多次发作者可在下肢用绷带缠扎或穿弹力长袜，或束腹以减少身体下部血液积滞。

(二) 扩容

在饮食中增加食盐摄入量，但注意在老年人可引起水肿甚至心力衰竭。地塞米松能增加血容量，开始 0.75mg 每天 2 次，当已矫正低血压，改为 0.75mg 每天 1 次。也可以用激素如 9－α 氟可的松，每次 0.5~1mg 口服，每天 2 次，还可以用醋酸氟氢可的松，通常用量是每天日服 0.1~0.2mg。亦有试用甘草浸膏者。鼻腔吸入脑垂体后叶粉等治疗方法均可能有一定的价值。

(三) 针对原发病治疗

直立性低血压系由血管内容量降低引起者，应予纠正血容量。如系肾上腺或垂体功能不全所致者，须用适量激素替代治疗。而与周围神经病或特发性疾病有关的直立性低血压须对症处理。特发性直立性低血压有自主神经病变者释放去甲肾上腺素量少，β 受体过度兴奋，故可由 β 受体阻滞剂以增高血压，尤其用具有内源性拟交感作用类，如吲哚洛尔。部分自主神经病变者可用抑制前列腺素生成的药物如吲哚美辛或非甾体类消炎药，使患者对去甲肾上腺素的加压反应增强。拟交感神经作用药如 Paredrine 或麻黄素也用于治疗，但效果不肯定。α 受体激动药，如口服盐酸米多君 2.5mg，每日 3 次。管通是目前临床应用的唯一一种口服 α_1 肾上腺素能兴奋剂，可提高血管平滑肌的张力和预防四肢血液积蓄而改善低血压，广泛应用于原发性低血压和体位性低血压的治疗，对脑血栓患者的低血压亦有轻度提升作用。单胺氧化酶抑制剂等也曾用于治疗体位性低血压。

七、中医治疗

低血压中医证候表现以虚为主，病变脏腑多与心脾肝肾关系密切，故在治疗上重点调理

心脾肝肾的功能失调与调补气血阴阳之不足，现归纳为五个证型分述如下。

（一）分型施治

1. 心脾两虚

主症：头晕目眩，倦怠乏力，失眠多梦，心悸气短，食少纳呆，腹胀便溏，面色无华，舌质淡，苔薄白，脉细弱。

治法：益气健脾、养心安神。

处方：归脾汤加减。

枳壳 10g，党参 10g，黄芪 10g，炒白术 10g，茯苓 10g，龙眼肉 10g，远志 10g，当归 10g，陈皮 10g，炙甘草 10g，炒枣仁 10g。

方中党参、黄芪、白术、甘草补气健脾；远志、龙眼肉、茯苓、当归、炒枣仁养心安神；陈皮理气舒脾，使之补而不滞。全方共奏益气健脾、养心安神之功。方中党参、枳壳等具有升高血压的药理作用。

2. 气阴不足

主症：头晕目眩，心悸气短，神疲乏力，心烦失眠，自汗盗汗，少气懒言，口干咽燥，尿赤，舌偏红，脉细弱无力。

治法：益气养阴、安神定志。

处方：生脉饮加味。

党参 10g，黄芪 10g，黄精 10g，生地 10g，麦冬 10g，五味子 10g，白芍 10g，远志 10g，甘草 10g，黄连 3g。

方中党参、黄芪、甘草益气；生地、麦冬、白芍滋阴养血；五味子、远志安神定志；黄连清热泻火，以防补气助热伤阴，全方共奏益气养阴，安神定志之功，生脉饮本身具有升高血压的药理作用。

3. 痰湿中阻

主症：头晕目眩，头重如蒙，胸脘满闷，恶心纳呆，神疲多寐，舌苔白腻，脉濡滑。

治法：燥湿祛痰、健脾和胃。

处方：二陈汤加味。

陈皮 10g，半夏 10g，茯苓 10g，枳实 10g，青皮 10g，竹茹 10g，菖蒲 10g，郁金 10g，白术 10g，炙甘草 10g。

方中陈皮、半夏、茯苓燥湿祛痰；炙甘草、白术健脾益气；枳实、青皮理气和胃降逆；菖蒲、郁金开窍化痰，全方共奏燥湿化痰，健脾和胃之功，方中枳实、青皮具有升高血压的药理作用。

4. 肝肾亏虚

主症：头晕目眩，耳聋耳鸣，多梦健忘，口干眼涩，腰膝酸软，舌淡红，苔薄白，脉沉细。

治法：滋补肝肾，养血填精。

处方：六味地黄丸加减。

熟地 15g，山药 15g，山萸肉 10g，菟丝子 30g，枸杞子 10g，当归 10g，白芍 15g，沙参 15g，麦冬 10g，鹿角胶 10g。

方中熟地、山药、山萸肉、菟丝子、鹿角胶补肾填精；沙参、麦冬、枸杞子、当归、白芍滋阴养血柔肝，全方共奏滋补肝肾，养血填精之功。

5. 心肾阳虚

主症：头晕目眩，心悸气短，神疲乏力，少气懒言，形寒肢冷，腰膝酸软，舌淡，苔薄白，脉沉细。

治法：温补心肾、益气助阳。

处方：金匮肾气丸加减。

附子 10g，肉桂 6g，熟地 15g，山萸肉 10g，山药 15g，黄芪 20g，党参 15g，仙灵脾 10g，枸杞子 10g，甘草 10g。

方中熟地、山萸肉、山药、枸杞子补肾益心；附子、肉桂、仙灵脾温阳；黄芪、党参、炙甘草补气助阳，全方共奏温补心肾，益气助阳之功。

（二）中成药

1. 生脉注射液

适应证：气阴两虚证。

用法：本品 60ml 加入 0.9% 氯化钠注射液 250ml 中静滴，每日 1 次，14 天为一疗程，疗程间隔 7 天。

2. 参麦注射液

适应证：气阴两虚证。

用法：本品 60ml 加入 0.9% 氯化钠注射液 500ml 中静滴，每日 1 次，10 天为一疗程，疗程间隔 3~5 天。

3. 参附注射液

适应证：气阳不足证。

用法：本品 50~100ml 加入 NS 250~500ml 中静滴，每日 1 次，10 天为一疗程，疗程间隔 3~5 天。

4. 生脉饮

适应证：气阴两虚证。

用法：本品 20ml 口服，每日 3 次，气虚甚者加黄芪口服液 10ml、每日 3 次，阴虚甚者加杞菊地黄口服液 10ml、每日 3 次，阳虚甚者加金匮肾气丸 6g，每日 3 次。

5. 黄杨宁

适应证：各型均可。

用法：本品 1mg，每日 3 次。

6. 驴胶补血颗粒

适应证：气血两虚证。

用法：本品 1 包，每日 3 次。

（三）针灸

1. 体针

主穴：晕听区、四神聪、风池、印堂。

配穴：心脾两虚配心俞、脾俞、胃俞、气海、足三里；髓海不足配肾俞、关元、太溪；健忘失眠配内关、神门、三阴交。

双侧取穴：常规针刺，用补法，留针 30 分钟，四神聪、气海、关元、足三里、三阴交可针后加温和灸 10 分钟，每日 1 次，6 日为一疗程。

取百会穴：针与皮肤成 15°角，百会透四神聪，艾条灸百会，以百会穴最热但能耐受为度，7 日为一疗程，共 2~4 个疗程，疗程间休息 2 天。

2. 灸法 取百会穴，温和灸法，距百会 3cm 处，每次 15 分钟，每日 1 次，10 天为一疗程。

3. 耳压 用王不留行籽胶粘于双侧耳穴的心、头兴奋点和敏感区，按摩各 60 次，餐后睡前各 1 次，5~7 天更换一次。

八、饮食调护

低血压患者临床常见头晕、头痛、心悸、乏力，严重者甚至引起晕厥，影响了患者日常生活及工作。平时应教育患者注意营养，摄入足够热量，饮食应做到高维生素、高蛋白及低脂，并适当补充盐分。

可以适当食补，进食药膳如气血两虚者可用羊肝汤煮散，脾不健运者可用参山薏苡仁粥，心肾不交者可用天麻炖鸡汤。

避免吃有降压作用的食物，如芹菜、山楂、苦瓜、绿豆、海带、大蒜等。

（刘巧伟）

第四节 心律失常

心脏在正常情况下冲动起源于窦房结，以一定范围内的频率发生有规律的搏动并传布于心房与心室，引起收缩。心律失常是指心律起源部位、心搏频率与节律以及冲动传导等任何一项异常。心律失常有多种，包括心动过缓、心动过速、心律不齐及异位心律等。心律失常临床表现多种多样，十分复杂。本病常见症状有心悸、乏力、头晕、晕厥等，亦可无症状。

心律失常种类很多，心房颤动是常见的一种心律失常。据调查我国 30 岁以上人群心房颤动的患病率为 0.77%，根据中国 1990 年标准人口构成标准化后患病率为 0.61%，男性房颤患病率高于女性（0.9% 比 0.7%）。急救医学的发展使人们对猝死的心律失常分类有了较明确的认识。Myerburg 等总结了美国迈阿密地区 352 例院外猝死的特点发现，62% 为室颤，7% 为持续性室性心动过速，31% 为心动过缓或心脏停搏。我国人群 1 年心脏性猝死率为 42/10 万人，估计每年心脏猝死 54 万人。

我国中医药学的古典著作中，类似心律失常证候的描述很多，散见于"心悸"、"怔忡"、"眩晕"、"昏厥"、"虚劳"以及有关脉律失常（数、疾、迟缓、促、涩、结、代以及各种怪脉）等病篇中。

为便于描述，本节将心律失常分为快速性心律失常及缓慢性心律失常，并将提早发生的期前收缩归于快速性心律失常加以讨论。

一、病因病机

（一）中医

1. 病因 本病的病因很多，主要有外邪侵袭、七情刺激、饮食不节、体质虚弱等。其病位在心，但与其他脏腑密切相关。心失所养、心脉瘀阻、脏腑功能失调是其基本病变，心悸、怔忡、脉律失常是其共同表现。现将其常见病因病机概述如下。

（1）外邪侵袭：外邪之中以热毒之邪以及风寒湿热之邪最易犯心。温邪上受，首先犯肺，病邪可以顺传由卫入气，由气入营血，热传心脉，心脉受邪而致病；温邪上受亦可以逆传直犯于心或者由于热邪羁留不去，耗伤气阴，内损于心而成本病。风寒湿热之邪亦可合而为痹，痹阻于经脉、肌肉、关节的病邪，在一定条件下也可内犯于心，正如《内经》指出的"脉痹不已，复感于邪，内舍于心。"

（2）七情刺激：七情太过可以致病，可以伤心。除过喜可以直接伤心之外，过于忧愁思虑可以损伤脾胃，脾胃虚弱则聚湿成痰；郁怒伤肝，木盛化火，火热灼津，炼津为痰。肝郁脾困或肝郁脾虚，亦会引起湿聚痰生。痰阻气机，血脉不畅，心失所养而发病。

（3）饮食不节：饮食不节，过食膏粱厚味、醇酒乳酪，损伤脾胃，脾胃失健，痰湿由生，痰浊上扰心肺或阻碍气机，痹阻脉道，发为本病。

（4）体质虚弱：体质虚弱的原因有先天禀赋不足，也有因年老体弱，心脉不通，或因病体虚弱，心失所养。此外也有因服药不当，损害于心而发病者。

上述病因均可直接或间接损伤于心，全心之气血、阴阳亏虚，或全心之血脉痹阻，心失濡养而发生心悸、怔忡、脉律失常。

2. 病机 本病的临床表现很多，但不外虚实两端，虚证之中通常有心气不足、心血不足、心气阴两虚、心阳不足、心阳虚脱、心神不宁等；实证之中通常有痰扰心脉、心脉瘀阻等。证型可以变化发展，心气不足，帅血无力，可以造成心脉瘀阻；痰浊血瘀可以阻塞脉道，令心失濡养，心气不足，心血不通，气阴两虚，心阳不足，甚至心阳虚脱。本病的基本证型可以单独出现，但更多的是混合相见。因此心气不足往往与心脉瘀阻并见，心阳不足往往与痰浊扰心共存，心阴不足往往与心火上炎相伴。

（二）西医

1. 快速性心律失常

（1）窦性心动过速：迷走神经张力降低或交感神经兴奋性加强均能引起之。生理性因素包括情绪激动、体力劳动、运动、进食、饮酒、喝茶或咖啡等。病理性因素如贫血、发热、血容量不足、缺氧、感染、休克、甲状腺功能亢进、心功能不全、心肌炎等。另外麻黄素、肾上腺素、异丙肾上腺素、阿托品等药物也可引起窦性心动过速。

（2）过早搏动（或称期前收缩、期外收缩）：可发生在任何年龄，以老年人为多见。功能性期前收缩见于情绪激动、精神紧张、过度疲劳、消化不良，或吸烟、饮酒、喝浓茶、饮咖啡等均可引起；器质性心脏病如冠心病、风湿性心脏病（简称风心病）、心肌炎、心肌病、心功能不全等引起；药物如洋地黄、奎尼丁、普鲁卡因胺、锑剂、肾上腺素、异丙肾上腺素、麻黄素、咖啡因等引起；心脏介入、心脏手术刺激也可以引发；各种感染如上呼吸道感染、泌尿系感染、白喉、猩红热、布氏杆菌等及电解质紊乱如低血钾、低血钙等都可引起各种期前收缩。

（3）阵发性心动过速

1）室上性阵发性心动过速：功能性引起者多见于青年人，常因情绪激动、体力劳动、恶梦、吸烟过多、喝浓茶、饮酒或饱餐等激发。器质性心脏病如冠心病、高血压性心脏病、风心病、心肌病、甲状腺功能亢进性心脏病、先天性心脏病、肺心病等均能引发。其他如预激综合征、低钾血症、洋地黄中毒等也能引发。

2）室性阵发性心动过速：最常见的原因为严重的心肌损害，如冠心病尤其是急性心肌梗死、风心病、急性心肌炎、心肌病等。许多药物如洋地黄、奎尼丁、锑剂的毒性作用，心脏手术、心导管检查的刺激，电解质紊乱，如高血钾、低钾血症等，均可引起之。偶见无器质性心脏病者因重体力劳动引起。

（4）心房颤动与扑动：多数由于器质性心脏病如风心病、冠心病、甲状腺功能亢进性心脏病、高血压性心脏病、缩窄性心包炎等引起。其他如洋地黄中毒、急性感染、心脏创伤、心导管检查、胸腔手术、纵隔肿瘤等也能引起。个别无器质性心脏病而发生者称为特发性心房颤动。

（5）心室扑动与颤动：心室扑动时，心室有快而微弱无效的收缩。心室颤动则是心室内各部分纤维发生更快而不协调的乱颤，常为心脏病和其他疾病临终前的心律，也是猝死常见的表现之一。

2. 缓慢性心律失常

（1）窦性心动过缓：由于迷走神经张力过高所引起。属生理情况者见于运动员、强体力劳动者、老年人及健康人睡眠时等。属病理者，由于心源性引起的有冠心病、心肌炎、心肌病等，属于心外性疾病引起的有颅内压增高（脑出血、脑膜炎、脑肿瘤）、黄疸、黏液性水肿、伤寒、尿毒症等。药物（如洋地黄）作用、刺激喉部、压迫眼球、刺激颈动脉窦等也可发生窦性心动过缓。

（2）病态窦房结综合征：乃窦房结因病变导致组织学改变，并产生持久而不可逆的功能改变。主要病因有冠心病、风湿性心脏病、先天性心脏病、高血压性心脏病、心肌炎、心包炎、心肌病、二尖瓣脱垂、淀粉样变性、系统性红斑狼疮、营养不良、手术创伤、白喉、恶性肿瘤及特发性窦房结硬化（退行性变）所引起。病理变化主要是窦房结细胞显著减少和纤维组织的大量增生。

（3）房室传导阻滞：多见于器质性心脏病，如风湿性心肌炎、白喉、流感、急性下壁心肌梗死等，药物如洋地黄、奎尼丁、普鲁卡因胺等也能引起暂时性的房室传导阻滞。持久性的房室传导阻滞见于冠心病、风心病、克山病、心肌炎后遗症、先天性心脏病、甲状腺功能亢进、黏液性水肿，心脏直视手术或房室结退行性改变也能引起。个别迷走神经张力过高者也可引起Ⅰ度或Ⅱ度房室传导阻滞。

二、诊断

（一）临床表现

1. 症状

（1）快速性心律失常

1）窦性心动过速：心率在100~150次/分范围内，可无症状，或有心悸、乏力、易激动等。

2）期前收缩：偶发者可无症状或自觉心跳不规则、心跳停歇感或增强感。频发者有心悸、胸闷、乏力，甚则有心绞痛发作。

3）阵发性室上性心动过速：发作时有心悸、头晕、心前区不适、乏力，发作时间长而严重的病例可出现心绞痛、呼吸困难、血压下降。

4）阵发性室性心动过速：发作时患者突然头晕、血压下降、心绞痛发作，甚至昏厥、休克、猝死。

5）房扑与房颤：发作时患者可心悸、胸闷，严重者可出现昏厥、心绞痛或心衰。

6）室扑与室颤：一旦发生，瞬即出现意识丧失、抽搐，继之呼吸停止。

（2）缓慢性心律失常

1）窦性心动过缓：心率不低于50次/分，一般不引起症状，如心率低于45次/分，常引起心绞痛、心功能不全或中枢神经系统功能障碍等症状。

2）病态窦房结综合征：轻者可出现头昏、乏力、失眠、记忆力减退、反应迟钝等，重者可反复晕厥或心脏停搏。

3）房室传导阻滞：Ⅰ度房室传导阻滞一般无症状，Ⅱ度房室传导阻滞或可有心悸或心脏停顿感，心跳缓慢时可有头昏、乏力、活动后气促，甚至晕厥。Ⅲ度房室传导阻滞除上述症状外，还可出现心、脑、肾等脏器供血不足的临床表现，如心、脑、肾功能不全等。

2. 体征

（1）窦性心动过速：心率在100～150次/分范围内，可有心尖部搏动和颈部血管搏动增强，心音响亮，或可在心尖部听到收缩期杂音，脉数。

（2）期前收缩：可听到提前发生的期前收缩和其后较长时间的间歇，期前收缩的第一心音常增强，第二心音减弱或消失，脉结代或脉促。

（3）阵发性心动过速：室上性心动过速发作时心率在150～250次/分，心律绝对规则，不因呼吸和运动而变化，第一心音强弱不变。心脏原有杂音减弱或消失。室性阵发性心动过速心率在150～250次/分，心律略不规则，心尖部第一心音强弱不等并可有心音分裂，脉数疾。

（4）心房扑动与颤动：心房扑动时心率快而规则，如压迫一侧颈动脉窦或眼球，能使心率暂时减慢，压迫解除后，恢复原来房扑的心率。心房扑动伴有不规则房室传导时，心跳不规则。心房颤动心律绝对不规则，心音强弱不一，脉搏短绌。房扑之脉象多表现为脉促，心室率缓慢者亦可表现为结代脉，快速房颤之脉象多表现为促涩，缓慢房颤亦可表现为迟涩或结代，房颤合并Ⅲ度房室传导阻滞者可表现为脉迟。

（5）心室扑动与颤动：患者意识丧失，血压下降，大动脉搏动消失，听不到心音，脉涩微或怪乱。

（6）窦性心动过缓：心率低于60次/分，脉缓或迟。

（7）病态窦房结综合征：心律失常的表现为多样性，如有严重心动过缓、窦性停搏、窦房阻滞，心率常在50次/分以下，并可听到心律不整或长间歇。脉迟或结代。当病态窦房结综合征出现"慢－快"综合征时，脉象即表现为脉迟缓、结代与数疾、促涩交替出现。

（8）房室传导阻滞：Ⅰ度房室传导阻滞一般无体征，脉象亦多无异常。Ⅱ度房室传导阻滞可分为二型：莫氏Ⅰ型又称文氏现象，听诊时第一心音可强弱不等，在一系列规则的心脏搏动后出现一个长间歇，在间歇前无期前收缩；莫氏Ⅱ型听诊可发现每隔一次或数次规则性心脏搏动后有一长间歇，或心率缓慢而规则，脉结代或促。Ⅲ度房室传导阻滞或称完全性房室传导阻滞，心率在40次/分左右，心尖区第一心音强弱不等。有时第一心音特别响亮称"大炮声"，收缩压偏高，舒张压偏低而脉压增大。严重时因心室率突然减慢或暂时停搏而心音、脉搏暂时消失。脉迟或结代。

（二）实验室和其他辅助检查

1. 心电图

（1）窦性心动过速：心电图 P 波为窦性，P－R 间期大于 0.12 秒，P－P 间距短于 0.6 秒，心率一般在 100～150 次/分，P 波可能与前面的 T 波重叠。

（2）期前收缩

1）房性期前收缩：有提早出现的 P 波，形态与窦性心律不同。常重叠于 T 波上，P－R 间期 ＞0.12 秒，提早出现的 QRS 波群形态大多与窦性心律者相同。期前收缩后代偿间歇不完全。

2）结区性期前收缩：QRS 波群形态与窦性者相同，逆行 P 波可出现于 QRS 之前，P－R 间期 ＜0.12s，或出现于 QRS 之后，R－P 间期 ＜0.20 秒，或埋藏于 QRS 之中，期前收缩后多有完全性代偿间歇。

3）室性期前收缩：有过早出现的 QRS 波群，形态异常，时限大于 0.12 秒，T 波与 QRS 波主波方向相反，S－T 段随 T 波方向移位，其前无相关的 P 波。期前收缩之后多有完全性代偿性间歇。

4）阵发性心动过速：室上性者有连续 3 次或 3 次以上房性或结区性期前收缩，频率多在 150～250 次/分，节律规则。P 波形态与窦律不同，QRS 波形态一般正常。P 波也可与 T 波重叠，或在 QRS 波后见逆行 P 波。室性心动过速有 3 次或 3 次以上连续室性期前收缩，QRS 波群增宽超过 0.12 秒，心室率 150～250 次/分，节律可略不规则，P 波与 QRS 波群无固定关系。

（3）心房扑动与心室颤动

1）心房扑动时 P 波消失，代之以规则形状一致的房扑波（F 波），频率在 250～350 次/分。QRS 波群形状大致与窦性相同，房室传导比例为 2∶1 至 4∶1 不等。

2）心房颤动时 P 波消失，代之以大小形态不一的，且不整齐的房颤波（f 波），频率在 350～600 次/分，心室律绝对不规则，QRS 波群大致与窦性相同。

（4）心室扑动与颤动

1）心室扑动时，规则而连续的大扑动波，频率为 150～250 次/分，QRS－T 波相互融合而无法区别。

2）心室颤动时，QRS－T 波群完全消失，代之以频率为每分钟 150～500 次的大小不等、形状不同、极不均匀的颤动波形。室颤开始时，其波幅常较大，以后逐渐变小，频率变慢，终于变为等电位线。

（5）窦性心动过缓：窦性 P 波，心率 ＜60 次/分，P－R 间期 0.12～0.20 秒，P－P 间距 ＞0.10 秒，T－P 段常显著延长。

（6）病态窦房结综合征：可见有窦房传导阻滞和（或）窦性静止，显著窦性心动过缓，逸搏，短暂或持续逸搏心律，逸搏夺获二联律，伴随房性快速心律失常、传导阻滞等。

（7）房室传导阻滞

1）Ⅰ度房室传导阻滞：P 波后均有 QRS 波群，P－R 间期 ＞0.20 秒。

2）Ⅱ度房室传导阻滞：莫氏Ⅰ型（文氏现象）P－R 间期逐渐延长，直至 P 波后脱落 1 次 QRS 波群，以后又周而复始，形成 3∶2、4∶3 或 5∶4 的房室传导比例的阻滞。莫氏Ⅱ型 P－R 间期较为恒定，每隔 1、2 或 3 个 P 波后有一个 QRS 波脱漏，因而分别称为2∶

1、3：2、4：3 房室传导阻滞。

3）Ⅲ度房室传导阻滞：P 波与 QRS 波群相互无关，心房率比心室率快，心房率可以是窦性或起源于异位，心室率由交界区或心室起搏点维持。

2. 动态心电图（Holter 监测）　是心律失常诊断的重要方法，能记录 24 小时心电活动，能发现短暂、隐性的心律失常，评价患者活动、症状与心律失常的关系，鉴别良性与恶性心律失常，确定心律失常的诊断，观察药物的作用等。

3. 希氏束电图　是有创性的心腔内心电图，用于研究心律失常的发生机制，鉴别室上性或室性心动过速，诊断房室传导阻滞部位等。

4. 食管心房调搏　用于测定窦房结传导时间、窦房结恢复时间等，以评价窦房结功能，对病态窦房结综合征的诊断有重要的意义。

5. 阿托品试验　给患者静脉注射阿托品 1~2mg，并在注射后 1、2、3、5、10、15、20 分钟时分别描记心电图。如果注药后窦性心律，心率小于 90 次/分，则为阳性，如出现结性逸搏性心律也为阳性。

6. 心室晚电位　晚电位为 QRS 波末端出现的高频低幅信号。常发生于缺血性心脏病与心梗后恶性心律失常，与猝死有关。

（三）诊断要点

根据明确的心电图表现及相应的临床表现，各种类型的心律失常可做出相应诊断。

（四）鉴别诊断

各种类型的心律失常主要通过心电图来鉴别。

1. 室性期前收缩与伴有室内差异传导的房性期前收缩、结性期前收缩鉴别　见表 18-1。

表 18-1　室性期前收缩与伴有室内差异传导的房性期前收缩、结性期前收缩鉴别

特征	室性期前收缩	房性期前收缩伴有室内差异传导	结性期前收缩伴有室内差异传导
P 波形态	无 P 波	位于 QRS 波群之前	可位于 QRS 波群之前、中、后
R-R 间期		>0.12s	<0.12s
R-P 间期	≥0.20s	<0.20s	
宽大 QRS	起始向量与窦性不同	V_1 多与 RBBB 同	V_1 多与 LBBB 同
波形形态	V_1 多呈三位相	多与 RBBB 同	V_1 多与 RBBB 同
同导联上	除多源性外	常有改变	常有改变
QRS 波形	多固定不变		
室性融合波	可见	无	无
代偿间期	多完全	多不完全	多完全

2. Ⅲ度房室传导阻滞与干扰性完全性房室脱节鉴别　见表 18-2。

表 18-2　Ⅲ度房室传导阻滞与干扰性完全性房室脱节鉴别

	Ⅲ度房室传导阻滞	干扰性完全性房室脱节
房率与室率	房率大于室率，室率较慢，一般小于60次/分	室率大于房率，室率较快，一般大于60次/分
QRS 波形态	多宽大畸形	多为室上形态

三、辨证治疗及其他治疗

心律失常的治疗主要根据不同的病因、不同的心律失常类型以及它的严重程度来确定其治疗方向。对于比较轻型的心律失常，例如窦性心动过速、窦性心动过缓、偶发的期前收缩、Ⅰ度房室传导阻滞、不完全性的室内传导阻滞、不完全性右束支传导阻滞、左前半束支传导阻滞、左后半束支传导阻滞、短暂的偶发的房颤等，一般不急于转复心律，而主要治疗目标在于消除原发病因和诱因。但对于比较严重的心律失常，如混乱性房性心律、快速房扑、房颤、室性期前收缩出现4种急险征象者（频发、联发、多源、R on T 室性期前收缩），特别是室性阵速、病窦综合征出现心源性脑缺血者，要立即处理，转复心律或维持心室率，保证心脏的有效搏出量。对发生室性停搏、室颤者要立即抢救、复苏心脏，待心律转复后或心室率大体恢复正常后，再针对病因治疗。

治疗手段包括药物与非药物治疗，应根据具体情况加以选择。

（一）辨证治疗

根据不同患者、不同病因、不同类型的心律失常所表现出来的不同的证候表现，可以分为九种基本证型加以治疗。按急则治其标，缓则治其本的原则，病情急重者首先是消除症状与复脉，病情不是那么急重者，首先是消除病因以治其本。

1. 心气不足

主症：心悸气短，疲倦乏力，头晕自汗，动则加剧，舌质淡红，舌苔薄白，脉虚无力或兼促、涩或结代。

治法：益气复脉。

方药：益气复脉汤加减。

基本处方：人参（另炖）10g，黄芪25g，麦门冬15g，五味子10g，炙甘草12g，当归15g，熟地黄15g。方中人参通常用东北红参或高丽人参，若有阴虚表现则选用西洋参，若无人参，可用党参25g代替，每日1剂，水煎服。

随症加减：若兼有血瘀，症见胸憋闷痛，口唇发绀者，加丹参15g、三七末（冲服）3g以活血通脉；若兼脾虚，腹胀纳呆者，加木香（后下）12g、砂仁（后下）10g以行气健脾开胃；嗳气吐酸者加海螵蛸12g、法半夏12g以抑酸降气；睡卧不安者加茯苓15g、合欢皮18g以和胃安神。

2. 心阳不足

主症：心悸不安，胸闷气短，面色苍白，畏寒肢冷，乏力气短。舌淡苔白，脉虚微或兼迟缓，或涩，结代。

治法：温阳复脉。

方药：温阳复脉汤。

基本处方：熟附子（先煎）15g，干姜10g，淫羊藿15g，冬虫夏草5g，甘松15g，炙甘草12g。每日1剂，水煎服。

随症加减：若兼心气不足、气短乏力者加人参（另炖）10g、黄芪25g以补益心气；若兼血瘀心脉，心胸瘠痛者，加降香12g、当归12g、川芎12g以通心脉；若兼痰阻心脉，心胸瘠痛，加瓜蒌皮15g、薤白15g、法半夏15g、石菖蒲12g豁痰开窍以通心脉；若兼阳虚水泛，肢体浮肿者，加茯苓皮30g、猪苓15g、泽泻15g、桂枝12g以温阳利水消肿。

3. 心阳虚脱

主症：心悸气短，四肢厥冷，冷汗淋漓，面色苍白，表情淡漠，脉疾数微弱欲绝或疾数怪乱或促涩无力。

治法：回阳固脱复脉。

方药：固脱复脉汤。

基本处方：人参（另炖）20g，熟附子（先煎）15g，干姜10g，肉桂（焗服）3g，黄芪30g，麦门冬15g，五味子10g，煅龙骨（先煎）30g，煅牡蛎（先煎）30g，炙甘草30g。方中人参用高丽参或东北人参。每日1～2剂，水煎服。

随症加减：若兼有阴伤舌红少苔者，人参改为西洋参并加麦门冬15g以养阴生津；兼见痰浊阻滞，心胸闷痛，舌苔浊腻者加石菖蒲12g、法半夏15g、佛手12g以理气豁痰。心阳虚脱为急重病症，紧急之时，首先用参附芪注射液20ml加5%葡萄糖生理盐水20ml静脉注射，继而用该注射液40ml加入5%葡萄糖注射液250ml静滴，之后再服汤药。

4. 心血不足

主症：心悸眩晕，乏力，面色无华，唇色淡白，舌质淡红，脉细或结代。

治法：养血复脉。

方药：养血复脉汤加减。

基本处方：当归12g，熟地黄15g，阿胶（烊化）10g，党参20g，黄芪20g，远志10g，柏子仁10g，酸枣仁15g，木香（后下）10g，炙甘草12g。每日1剂，水煎服。

随症加减：若兼有阴虚、潮热、盗汗、心烦、口干者，则采用西洋参去当归，熟地黄改生地黄，并加麦门冬15g、五味子6g，以滋养心阴；兼心虚胆怯、善惊易恐者，加生龙齿30g、珍珠末（冲服）0.3g以养心安神。

5. 心脉瘀阻

主症：心悸不安，胸闷不舒，心前区刺痛，入夜尤甚，或见唇甲青紫，舌质紫黯或有瘀斑、瘀点，脉涩或结代。

治法：活血复脉。

方药：活血复脉汤。

基本处方：桃仁12g，红花10g，赤芍12g，生地黄18g，香附12g，丹参20g，当归12g，延胡索12g，三七末（冲服）3g，青皮12g，甘草9g。每日1剂，水煎服。

随症加减：若兼气虚，心悸乏力者，可去香附、青皮，加党参、黄芪各20g，以益气养心；兼阳虚胸闷气短、畏寒肢冷者，可去青皮、生地黄、红花，加淫羊藿15g、熟附子（先煎）12g、肉桂（焗服）3g以温心通阳。

6. 痰扰心脉

主症：心悸胸闷，眩晕恶心，头重身倦，痰多咳嗽，舌苔浊腻，脉弦滑或涩、结代。

治法：涤痰复脉。

方药：涤痰复脉汤加减。

基本处方：法半夏 15g，陈皮 10g，佛手 12g，胆南星 12g，党参 18g，茯苓 15g，石菖蒲 12g，甘草 6g。每日 1 剂，水煎服。

随症加减：若气虚者，加党参、黄芪各 18g 以益气豁痰；痰浊蕴久化热而见心悸失眠，胸闷烦躁，口干口苦者，加黄连 9g、竹茹 12g、枳实 12g 以清热豁痰。

7. 阴虚火旺

主症：心悸不宁，心烦易怒，失眠多梦，或有低热，或五心烦热，口舌干燥，小便黄短，大便干结，舌红少津，脉细数或促涩。

治法：清心复脉。

方药：清心复脉汤。

基本处方：珍珠末（冲）0.3g，生地黄 18g，酸枣仁 18g，当归 6g，麦门冬 15g，柏子仁 12g，莲子心 2g，苦参 12g，龙齿（先煎）30g，甘草 6g。每日 1 剂，水煎服。

随症加减：若心气虚弱，心悸气短，疲倦乏力者，加西洋参 10g 或太子参 25g；若心火炽盛，低热口苦者，去当归，加黄连 9g。

8. 气阴两虚

主症：气短乏力，心悸怔忡，虚烦多梦，或自汗盗汗，或五心发热，舌淡苔薄白，脉虚数或促涩、结代。

治法：益气养阴复脉。

方药：生脉散。

基本处方：西洋参（另炖）10g，麦门冬 15g，五味子 10g。若无西洋参改太子参 25g。每日 1 剂，水煎服。

随症加减：若气虚偏甚，气短乏力较甚者，加黄芪 20g 益气补心；若阴虚而有低热者加天门冬 15g、干地黄 18g、黄连 6g、莲子心 2g、苦参 10g 以养心清热宁心；若心烦失眠明显者加酸枣仁 20g、柏子仁 12g 以安神助眠；若肾阴不足，症见腰酸膝软，目眩耳鸣者，加冬虫夏草 5g、龟甲（先煎）20g、鳖甲（先煎）20g 以滋肾养心；若兼心脉瘀阻，胸闷刺痛，舌有瘀点者，加丹参 15g、三七末（冲服）3g 活血通脉。

9. 心神不宁

主症：心悸怔忡，善恐易惊，稍受惊吓则坐立不安，失眠多梦，梦中容易惊醒，舌淡苔白，脉虚数或时有结、涩。

治法：养心安神，镇惊定悸。

方药：安神复脉汤。

基本处方：磁石（先煎）30g，龙齿（先煎）30g，琥珀末（冲服）1.5g，茯神 15g，石菖蒲 12g，人参（另炖）6g，远志 10g，柏子仁 12g，炙甘草 12g，麦门冬 15g。每日 1 剂，水煎服。

随症加减：方中通常可用东北红参或高丽参，不能耐受红参者则改用西洋参。若无人参则用党参 20g 代替。若有自汗、盗汗者，可加黄芪 25g、煅牡蛎 30g 以益气敛汗；胃肠不适便溏者去磁石、远志、柏子仁，加益智仁12g、藿香15g以行气健脾。

（二）其他治疗

1. 中成药

（1）心宝：每次2粒，每日3次。适用于缓慢心律失常而阳虚有寒者。

（2）黄杨宁片：每次1~2mg（2~4片），每日2~3次。适用于各种证型的快速性心律失常者。

（3）宁心宝胶囊（虫草胶囊）：每次2粒，每日3次。适用于快速心律失常而心肾虚者。

（4）黄连素片：每次0.6g，每日3次。适用于快速心律失常而有湿热者，其中对房性期前收缩的疗效较佳。

（5）生脉饮：每次1支，每日3次。适用于快速性心律失常气阴两虚者。

（6）步长稳心颗粒冲剂：每次9g，每日3次。适用于快速心律失常，心气阴两虚者。

（7）天王补心丹：每次6g，每日3次。适用于心神不宁者。

2. 针刺

（1）取穴内关、神门、心俞、厥阴俞，用平补平泻法，留针10~15分钟。适用于各种期前收缩。

（2）独取膻中，用平补平泻法，留针10~15分钟，适用于阵发性心动过速。

（3）针刺双侧内关穴，新发病及年轻体力尚强者用重刺激，留针3~5分钟；对久病体虚者用补法轻刺激，留针15~30分钟。适用于各种期前收缩。

3. 耳针

（1）选穴心、神门、交感点。用5分毫针刺入穴内，留针30分钟，10分钟行针一次，中等刺激，适用于室上性心动过速及室性心动过速。对于反复发作者，可于发作终止之后，改用耳穴埋针或耳穴压药（用王不留行籽或保济丸），每3日更换1次。

（2）选穴内分泌、心、神门、交感、皮质下。用胶布固定王不留行籽贴压于耳穴上，每天按压2~3次，每次5分钟，10次为1疗程，治疗缓慢性心律失常。

4. 穴位按摩

（1）患者仰卧，医生以拇指端顺时针按压左神藏穴或灵墟穴，治疗阵发性室上性心动过速。

（2）取心俞、膈俞、至阳穴，采用点、按、揉等手法，在上述穴位上进行刺激，手法由轻至重，每日1次，每次15分钟，10次为1疗程，治疗缓慢性心律失常。

四、预防与调护

（一）预防

积极防治原发病，及时控制、消除原发病的病因和诱因是预防本病发生的关键。

（二）调护

1. 生活调护　起居有常，切勿过劳。心律失常期间，通常不宜重体力劳动以及过度剧烈的体育活动，可以适当地散步、练气功、打太极拳，以使经脉气血流通，有益于健康。严重心律失常以及原发病为急性心肌梗死、风湿热活动期、心肌炎急性期等之患者，必须休息治疗。

2. 饮食调养　饮食清淡，戒烟酒，忌浓茶、咖啡，宜以富含营养的、高蛋白饮食为主，辅以新鲜蔬菜、时令鲜果，避免过饱，保持大便通畅，并适当辅以中医食疗。有些中药既有助于心律失常的治疗，又可作食物使用，例如人参、黄芪、芡实、当归、川芎、冬虫夏草、鹿茸、黄精、麦门冬、莲子（不去心）、三七、葛根、佛手、丁香、椒目、山楂、大枣、百合、茵陈蒿等，可以把这些中药与有关食物结合起来调配或烹调为美味食品，既可口又利于疾病的康复。

（1）人参炖鸡：人参 5~10g，鸡肉 75~100g，大枣 2 枚，水 1 碗，放入瓦盅中隔水炖熟，油盐调味，饮汤、食肉。适用于心气虚心律失常。

（2）当归生姜羊肉汤：当归 10~30g，羊肉 75~150g，生姜 3 片，大枣 2 枚，水 1 碗~1 碗半，放入炖盅炖熟，油盐调味，饮汤亦可食肉。适用于心血少而体质虚寒的心律失常者。

仿效上述方法，亦可用粉葛 250~500g 与猪瘦肉 100~150g 煲汤；冬虫夏草 3~5g，麦门冬 15g，莲子（不去心）20~30g，炖甲鱼 75~150g；三七 2~3 粒（打烂）或三七末 3~6g 炖 1/3 只猪心。

（3）麦门冬莲子百合糖水：麦门冬 15g，莲子（不去心）30g，百合 30g，水适量，煲至烂熟，加适量冰糖（或白糖）调味食。适用于心阴虚心律失常者。

（4）鲜百合炒肉片：鲜百合 100~150g，兔肉 100g 切片，炒熟，油盐调味食，若无兔肉可用猪瘦肉、鲜鱼肉。适用于心阴虚、心神不宁的心律失常。

3. 精神调理　避免精神刺激和疲劳，精神乐观、情绪稳定可减少本病的发作。

（刘巧伟）

第五节　闭塞性动脉硬化症

一、概述

闭塞性动脉硬化症是因动脉粥样硬化病变而引起的慢性闭塞性疾病。临床表现患肢发凉、麻木、酸胀、间歇性跛行、动脉搏动减弱或消失，肢体营养障碍，远端发生溃疡或坏疽。本病好发于中老年，发病年龄在 45 岁以上，60 岁以上发病者占 80%，男性多见。

根据本病的发病特点和临床表现极类似于血栓闭塞性脉管炎，故属于中医"脱疽"范畴。

二、发病机制

中医学认为，闭塞性动脉硬化症的发病原因与心、脾、肾等脏器功能衰竭关系密切。人到中老年，多有心气虚弱，心血不足，血运乏力，最易脉络瘀阻。气虚血瘀可出现肢体怕冷发凉，麻木疼痛等一系列营养障碍的表现。脾为后天之本，主肌肉，主四肢，为气血生化之源，若脾阳不振，或久病及脾，或嗜食肥甘，过饮酒浆，均可致脾气受损，健运失司，痰浊内生，痰阻脉络，血滞为瘀，痰瘀互结阻于脉道而发病。肾为先天之本，主一身之阳气。"肾藏精，生髓主骨"，老年人肾气不足，若房事不节，过服助阳之剂，致使阳精煽惑，淫火旺动，消烁阴液，毒聚肢端，筋涸骨枯而成疾。本病的病理机制为心、脾、肾气不足，气滞血瘀，脉络阻塞。其中心、肾气亏为关键因素。心气虚弱，日久伤阴，可致气阴两虚，心病及脾，一则气血生化乏源，而致心脾气血两虚，一则脾失健运，水聚为痰，痰瘀互结络脉；肾阳不足，可致络脉失煦，气血寒凝，肾阴不足，虚火旺动，消灼阴津，炼液为痰，痰浊内阻。综上所述，气虚瘀滞，脉络闭塞是本病的基本病理。

三、诊断

（一）诊断标准（中国中西医结合研究会周围血管病研究专业委员会诊断标准，1984 年）

1. 主要症状及体征　肢体有慢性缺血症状：麻木、怕冷、间歇性跛行、静息痛、皮肤、肌肉、趾（指）甲呈营养不良性改变，肢体发生坏死或坏疽，肢体动脉硬化，大中动脉搏动减弱或消失，少数病例突然进行性加重或突然发生闭塞。

2. 年龄　发病年龄大多在 40 岁以上。

3. 病史　可能有高血压病史，冠心病史和脑动脉缺血史。

4. 检查　眼底动脉有硬化性改变，血脂过高症，心电图可显示冠状动脉缺血，胸部 X 光平片可见主动脉突出迂曲，钙化或分支动脉钙化。肢体及脑血流图弹性波不显或消失（阻抗式或光电式）。

5. 肢体动脉造影　动脉管壁僵硬，有蛇形纡曲。动脉呈节段性阻塞，动脉内壁有粥样斑块突出，凸凹不平，有虫蚀样阴影。严重时有多处狭窄和扩张，呈串珠样改变。

（二）鉴别诊断

在考虑闭塞性动脉硬化症诊断时，需与下列疾病相鉴别。

1. 血栓闭塞性脉管炎　本病多见于男性青壮年，多有吸烟嗜好。主要累及下肢的足背动脉，胫后动脉，腘动脉或股动脉等。主要表现为患肢怕冷、肤温肤色改变、间歇性跛行、静息性疼痛、动脉搏动减弱或消失，肢体坏疽等。40%～60% 的患者在发病早期或发病过程中，下肢反复发生游走性血栓性浅静脉炎。血管造影显示动脉节段性闭塞。

2. 多发性大动脉炎　多见于青年女性，主要病变位于主动脉弓分叉处与腹主动脉下段。临床表现主要为上肢或下肢动脉搏动减弱或消失，血压明显下降或测不出。在胸腹部可闻及血管收缩期杂音。肾动脉病变时可见肾性高血压。本病活动期可见发热、血沉增快等临床现象。

3. 急性动脉栓塞　常见于严重的心脏病患者。栓子阻塞肢体动脉所引起的急性动脉缺血疾病。主要表现为肢体剧痛、皮色苍白、厥冷、感觉障碍和动脉搏动消失。动脉栓塞慢性期的缺血症状常与本病相似，需注意鉴别。

（三）临床分期分级

同血栓闭塞性脉管炎。

四、辨证论治

本病辨治应区别虚证、实证，虚证以阳气虚弱、气阴两虚为主。治疗分别予以温补阳气、益气养阴。实证以寒盛、瘀血、痰浊及湿毒为多见，治疗分别予以祛寒、活血、化痰及清解湿毒等。但临床上常因虚实夹杂，需详辨治之。

（一）阳虚寒凝证

症状：患肢发凉怕冷，麻木胀痛，遇寒症状加重，间歇性跛行，皮肤苍白，伴腰膝酸软，神疲乏力，纳呆便溏等，舌质淡，苔薄白，脉沉细迟。

证候分析：阳气虚损，不能温煦四末，故患肢发凉怕冷，遇寒加重；气血亏虚则筋脉失养，故见麻木胀痛，间歇性跛行，皮肤苍白；肾阳虚则腰膝酸软乏力；脾阳不振则神疲，纳呆便溏，舌质淡，苔薄白，脉沉细迟皆为虚寒之证。

治法：益气活血，温经散寒。

方药：当归活血汤合参附汤加减。党参 12g，制附子 10g，当归 10g，红花 10g，熟地 10g，赤芍 15g，川芎 10g，丹参 20g。

方解：党参功在益气，制附子温阳散寒；熟地滋肾补血；川芎行气活血；当归、丹参、红花、赤芍养血活血，化瘀通络。

加减：肾阳虚甚，症见形寒肢冷，手足冰凉者，加肉桂 6g（后下），鹿角片 10g；气血不足，症见少言懒语，面色少华，心悸失眠者，加黄芪 15g，白术 10g，阿胶 10g（烊冲）。

（二）气滞血瘀证

症状：患肢麻木肤凉，持续性疼痛，夜间明显，肢端瘀斑或瘀点，皮肤干燥、脱屑、光薄无泽，趾甲增厚或畸形，舌质紫气或瘀点，苔薄白，脉弦涩或迟涩。

证候分析：气滞血瘀，脉道闭塞不通，故见患肢麻木肤凉，持续性疼痛；血瘀于肌肤则见肢端瘀斑或瘀点；瘀血阻于脉络，气血不能畅达，则见肌肤营养障碍，皮肤干燥脱屑，光薄无泽，趾甲增厚畸形；舌质紫气瘀点，脉弦涩或迟涩均为瘀血痹阻所致。

治法：行气活血，化瘀通络。

方药：桃红四物汤加减。桃仁 10g，红花 10g，川芎 10g，赤芍 15g，生地 10g，牛膝 10g，鸡血藤 15g。

方解：桃仁、红花、赤芍活血化瘀；川芎行气活血通络；当归、生地、牛膝、鸡血藤则养血活血，化瘀通络。

加减：气虚甚，症见肢凉麻木明显，气短乏力者，加黄芪 15g，党参 12g，川桂枝 10g；瘀血甚，症见肢体疼痛剧烈，肤色青紫者加地鳖虫 10g，蜈蚣 3 条以逐瘀解痉止痛。

（三）痰瘀阻络证

症状：肢体肿胀怕冷，胀痛，肢端瘀斑或瘀点，伴食欲不佳，纳后作胀，口粘便溏，舌淡胖或紫气，苔厚腻，脉弦滑。

证候分析：痰瘀互结阻于脉络，故见肢体肿胀怕冷，胀痛；瘀血阻于经络，见肢端瘀斑或瘀点；痰湿阻于中焦，脾失健运则见食欲不佳，纳后作胀，口粘便溏；舌质淡胖或紫气，苔厚腻，脉弦滑皆为痰瘀互结之证。

治法：化痰通络，活血止痛。

方药：涤痰汤合桃红四物汤加减。法半夏 10g，陈皮 10g，胆南星 10g，竹茹 6g，桃仁 10g，红花 10g，当归 10g，川芎 10g。

方解：半夏、陈皮燥湿化痰；胆南星、竹茹祛风化痰；桃仁、红花活血通络；当归，川芎养血活血，行气通络。

加减：痰湿重者，症见肢体肿胀，按之凹陷，肢凉麻木者，加白芥子 10g，泽泻 10g，车前子 10g（包）；脾虚湿困，症见纳呆呕吐，腹胀便溏，苔厚腻者，加茯苓 10g，枳实 10g，白术 10g；瘀血甚，症见疼痛明显，舌紫气者，加丹参 20g，制乳香 6g，制没药 6g。

（四）湿热毒蕴证

症状：肢端溃疡或坏疽，局部红肿热痛，肢体肿胀，伴感染时，可见高热，口渴，烦躁等，舌红绛，苔黄腻或灰黑，脉弦数或洪数。

证候分析：湿热壅滞，热盛肉腐则肢体溃疡或坏疽；热毒炽盛则见身热不退，口渴，烦躁；舌红绛，苔黄腻或灰黑，脉弦数或洪数均为湿热或热毒内盛之象。

治法：利湿化瘀，清热解毒。

方药：四妙勇安汤加减。金银花12g，玄参20g，当归10g，牛膝10g，生甘草10g，黄檗10g，赤芍15g，丹皮10g。

方解：金银花、玄参清热解毒，养阴生津；生甘草泻火解毒；黄檗泻火清热利湿；当归、牛膝活血化瘀；赤芍、丹皮清热凉血活血。

加减：湿重于热，症见肢体肿胀，身热不扬，口不渴者，加泽泻10g，车前子10g（包）；热重于湿，症见身热汗多，面赤心烦，苔黄腻者，加黄连5g，黄芩10g，知母10g；热毒火盛，症见高热、烦渴、脉洪大者，加生石膏30g（先煎），知母10g，连翘20g；热盛伤津，症见口渴唇焦，苔黄而干，舌边尖红者，加石斛10g，麦冬10g，天花粉10g。

（五）中成药

（1）脉络宁注射液：适应证：适用于闭塞性动脉硬化症阴虚瘀阻证。

用法：脉络宁注射液10～20ml加入5%或10%葡萄糖液250～500ml中，静脉滴注。每日1次，2周为1疗程，间隔5～7天后使用第2疗程。

（2）丹参注射液：适应证：适用于闭塞性动脉硬化症血瘀轻证。

用法：丹参注射液20ml加入5%或10%葡萄糖液250～500ml中，静脉滴注。每日1次，10～15天为1疗程。也可连续使用。

（3）通塞脉片：适应证：适用于闭塞性动脉硬化症气血瘀阻证。

用法：本品每次5片，口服，每日3次。

（4）丹参片：适应证：适用闭塞性动脉硬化症血瘀证。

用法：本品每次3～4片，口服，每日3次。

（5）三七总甙片：适应证：适用于闭塞性动脉硬化症气滞血瘀证。

用法：本品每次4片，口服，每日3次。

（6）活血止痛胶囊：适应证：适用于闭塞性动脉硬化症血瘀证。

用法：本品每次4片，口服，每日3次。

（7）乐脉颗粒冲剂：适应证：适用于闭塞性动脉硬化症气滞血瘀证。

用法：本品每次1包，开水冲服，每日3次。

（8）活血通脉片：适应证：适用于闭塞性动脉硬化症恢复期，巩固疗效。

用法：本品每次10粒，口服，每日3次。

（9）川芎嗪注射液：适应证：适用于闭塞性动脉硬化症气滞血瘀证。

用法：川芎嗪注射液400～800ml加入生理盐水500mg内，静脉滴注。每日1次，15～20天为1疗程。

（10）十全大补丸：适应证：适用于闭塞性动脉硬化症气血不足证。

用法：本品每次10g，口服，每日2次。

（11）通心络胶囊：适应证：适用于闭塞性动脉硬化症气虚血瘀络阻证。

用法：本品每次3粒，口服，每日3次。

（六）专病方

（1）荣脉汤：黄芪90g，党参30g，丹参30g，赤芍30g，川芎15g，地龙15g，牛膝15g，海藻15g，水蛭10g。每日1剂，煎2次，取汁300ml，每次服150ml，每日2次，早、晚分服。适用于闭塞性动脉硬化症各期。

（2）黄芪通脉汤：黄芪90g，当归15g，鸡血藤30g，桑寄生30g，赤芍20g，川芎12g，桃仁12g，葛根30g，莪术20g，地龙15g，水蛭10g。每日1剂。煎服法同上。适用于闭塞性动脉硬化症各证型。

（3）丹参通脉汤：丹参、黄芪各30g，石斛、鸡血藤、牛膝各15g，郁金、当归、川芎各10g，甘草6g。每日1剂，煎服法同上。适用于闭塞性动脉硬化症各证型。

（4）清脉胶囊：全蝎、水蛭、玄参、玄胡等，相当于处方剂量的中药饮片浓缩颗粒剂。每日3次，每次服4粒，疗程1至2月。适用于闭塞性动脉硬化症各证型。

（七）针灸

（1）体针：可取足三里、三阴交、阳陵泉、阴陵泉、绝骨、太冲、太溪等穴。每次取3~4穴，每日1次，每次40~60分钟，1月为1疗程。止痛可配用电针。

（2）耳针：可取交感、心、肝、肾、皮质下、内分泌等穴，配以相应部位穴位（膝、踝、肘、腕）。每次4~5穴，强刺激，留针1小时，每日1次，10~15日为1疗程。

五、西医治疗

1. 一般治疗　对疑有动脉硬化的患者或已确诊的早期患者，应减少动物脂肪、碳水化合物的摄入量。肥胖患者，要减轻体重，鼓励患者增加力所能及的活动量。防治高血压，定期检查血液流变和血脂。严格戒烟，少饮酒，少食辛辣刺激食物。注意肢体保暖，运动量要适宜。

2. 药物治疗

（1）降血脂药物：氯贝丁酯0.5g，每日3~4次，口服。烟酸0.1~1.0g，每日3次，口服。非诺贝特100mg，每日3次，口服。

（2）抗血小板聚集药物：阿司匹林25~50mg，每日1~3次，口服。己酮可可碱100~200μg，每日3次，口服。

（3）血管扩张药物：前列腺素E_1 100~200ug，加入生理盐水或葡萄糖溶液250~500ml，静脉滴注，每日1次，15次为1疗程。妥拉唑啉25~50mg，每日3~4次，口服；或者10~50mg，血管内注射，每日1次。脉栓通，第1天150mg，每日3次，口服；第2天300mg，每日3次，口服；第3天以后450mg，每日3次，口服。服药后有皮肤发热、潮红、心率加快等反应。

合并有冠心病、高血压病、高脂血症或糖尿病等，可参照有关章节的治疗。

3. 手术治疗

（1）单纯坏死组织切除术：适用于病情稳定，坏死组织与健康组织分界明显，但不能作创口缝合的患者，作坏死组织切除术，以便创口生长、愈合。

（2）截趾（指）术：适用于趾（指）末端局限性坏疽或慢性溃疡的患者，分界线形成明显，作患趾（指）截除术，如有足够的皮瓣，可考虑缝合。

（3）截肢术：肢端坏疽或溃烂延及足背、手背及足踝、手腕关节以上，或严重感染患者，则考虑行高位截肢术。

4. 其他疗法

（1）药物动脉注射疗法：0.5%普鲁卡因 15～20ml，654-2 注射液 10mg，妥拉唑啉 25mg，庆大霉素 16 万 U，混匀后作患者股动脉注射，每日 1 次，10 次为 1 疗程。或视病情而定，避免长时间使用。

（2）抗感染治疗：肢体溃烂或坏疽合并感染时，可作分泌物培养及药敏试验，选择适当敏感之抗生素以控制感染，防止疾病的发展。

六、预防与康复

（1）高脂血症是动脉硬化发生的重要因素之一，长期大量地食入含脂肪和胆固醇过高的食物，能使动脉硬化及早发生和发展。因此，应坚持饮食清淡的原则。特别是中、老年人即使血脂正常，也应避免经常食入过多的动物性脂肪，如动物内脏、鸡蛋黄等，应多食新鲜蔬菜、水果，最好不饮酒，严格戒烟。

（2）适当的体育锻炼或体力劳动，不仅能调节生活、消除精神疲劳，还有助于促进体内的脂肪代谢，是防治动脉硬化症的积极而有效的好方法，因此，要鼓励中、老年人多参加一些力所能及的体育活动。对肢体已出现闭塞性动脉硬化症的患者，也应鼓励其适度地活动，以利改善肢体的血液循环。

（3）注意肢体的保护，寒冻及各种外伤等都能促使病情加重。闭塞性动脉硬化患者，出现足癣、甲沟炎等时，切忌滥用刺激性、腐蚀性的药物或拔甲术，应待肢体血液改善后进行治疗，否则可能会加重病情。

（刘　冰）

第六节　强心药

一、黄芪

1. 强心作用　李书瑞等采用戊巴比妥致大鼠急性心力衰竭的方法，观察到黄芪注射液能明显增强心肌收缩力，使心率加快、血压升高，改善衰竭心脏的功能。刘元元等在豚鼠心力衰竭模型上观察到黄芪皂苷IV的正性肌力作用，且收缩和舒张功能均有改善，而并不增加心肌耗氧量。但也有研究发现黄芪注射液可明显增强实验性慢性心力衰竭动物的心脏收缩功能，使左心收缩速度加快，收缩时间缩短，而对心脏的舒张功能无明显影响。

2. 减轻心脏负荷　研究表明，黄芪通过血管平滑肌细胞诱导一氧化氮合成酶的产生，促进一氧化氮产生，导致血管扩张。黄芪降低右房压、左室舒张末压，改善 AVP 系统和 AVP 依赖性水信道水孔蛋白 2 基因表达的异常而产生利尿作用。

3. 影响神经体液系统　发现黄芪能明显降低血浆内皮素、心钠素、肾素活性和血管紧张素Ⅱ，并能降低肿瘤坏死因子水平。

4. 逆转肥厚作用 洪樱等研究黄芪注射液对心肌细胞扩大无明显抑制作用，但可以降低左心室重量指数，仅轻度抑制左室肥厚，提示可能对超负荷导致的非心肌细胞增生、增殖有一定抑制作用。

5. 改善心肌代谢 采用豚鼠心脏离体 Langendorff 灌流观察到黄芪可使冠脉流量增加。

6. 抑制钙超载 黄芪总皂苷可抑制异丙肾上腺素引起的胞内钙离子浓度的增加，红细胞膜钙泵活性明显增强，呈现轻度钙拮抗作用。

7. 清除氧自由基 张灼等研究黄芪皂苷通过抑制氧自由基的生成，促进 SOD 含量增加，使 MDA、CK 水平降低。

二、附子

1. 强心作用 煎剂对动物蛙、兔、蟾蜍具有强心作用，尤其在心脏功能不全时的作用更为显著。周远鹏等进一步研究发现附子中起强心作用的主要是去甲乌药碱（DMC），其对离体和在位心脏、正常和衰竭心脏均有明显的强心作用，微剂量可使离体蟾蜍心脏的收缩幅度增加 22% ~ 98%，心输出量增加 15% ~ 80%，其作用随浓度的增加而加强，对衰竭的心脏作用更加明显，但对心率无明显影响。在正常兔、豚鼠和狗的实验中也证明了 DMC 增强心肌收缩力的作用。

2. 增强心率和对抗缓慢型心律失常 附子能加强心肌收缩力，加快心率，增强心输出量；具有增加缺血心肌血流灌注作用，增强心肌耗氧量，降低心脏做功效率，去甲乌药碱可对抗缓慢型心律失常，对心率的促进作用比多巴酚丁胺更显著。

3. 抗炎、镇痛作用 附子的抗炎成分是二萜类乌头碱，附子不同煎剂能抑制蛋清、角叉菜胶、甲醛等所致大鼠足肿胀，抑制醋酸所致毛细血管通透性增强，抑制肉芽肿形成及佐剂性关节炎。附子还有一定的镇痛作用，生附子镇痛作用较好，而炮制附子镇痛作用减弱。口服生附子能抑制大鼠尾部加压引起的疼痛和腹腔注射酒石酸锑钾或乙酸引起的扭体反应。此外，附子对神经系统、体温有一定影响，还具有镇静作用。

4. 对免疫系统的影响 附子及其复方中药能显著刺激小鼠脾淋巴细胞分泌 IL - 2，从而调节免疫功能。同时附子水煎液能明显增强脾细胞产生抗体。附子还能显著提高肌注大剂量 HC 引起大鼠血清 IgG 水平显著下降。乌头碱能增强巨噬细胞表面 Ia 抗原表达，提高其抗原能力，从而增强机体免疫应答反应。

三、人参

1. 强心作用 人参不同制剂对离体蟾蜍心脏及在体兔、猫、犬心脏皆有增强作用，能明显增强心肌收缩力，减慢心率，增加心输出量，对猫、兔心室纤颤时的心肌无力亦有改善作用。在心机能衰竭时，人参的强心作用更为显著。

2. 对心肌的保护作用 人参皂苷可减少缺血再灌注心肌细胞的凋亡，抗心肌缺血再灌注损伤作用，从而减轻心肌缺血再灌注损伤。

3. 血管活性作用 人参对血管有先收缩后扩张、小剂量使血管收缩、大剂量使血管扩张的作用。小剂量人参能升高血压，较高剂量则出现暂时性的降压作用，治疗剂量对患者的血压无明显影响。

4. 对中枢神经系统的影响 人参能加强大脑皮质的兴奋过程和抑制过程，使兴奋和抑制这两种过程得到平衡，使紧张造成紊乱的神经过程得以恢复。人参皂苷小剂量主要表现为中枢兴奋作用，大剂量则转为抑制作用。从人参所含有效成分分析，人参皂苷 Rb 类有中枢镇静作用，Rb1、Rb2、Rc 混合皂苷有安定作用，Rg 类有中枢兴奋作用，Rg1 有抗疲劳作用。

四、葶苈子

1. 对心脏的作用　葶苈子水提取物具有显著强心和增加冠脉流量的作用，可减慢心律，降低传导速度，小剂量不增加心肌耗氧量，但大剂量可引起心动过速、心室颤动等中毒症状。以葶苈子为主药的复方葶苈子胶囊能显著降低兔肺动脉高压，增加在体兔心肌收缩振幅，增强心肌收缩力作用。

2. 对呼吸系统的影响　葶苈子有一定的平喘作用，能舒张支气管平滑肌，缓解支气管痉挛。亦有认为葶苈子的平喘作用主要是其强心作用的体现。另外，葶苈子所含的 β-谷甾醇具有镇咳、祛痰作用。

五、毛冬青

1. 对心血管系统的影响　罗敬荣等研究毛冬青甲素可增强心肌收缩力，减慢心率，增加冠脉血流量，降低冠脉阻力，降低心肌耗氧量，增加心肌营养性血流量及增加心肌局部缺血血流量的作用，可改善患者的心功能。毛冬青根粗制剂和黄酮苷可使麻醉犬、猫和狗血压下降，降压作用缓慢而持久。毛冬青甲素对正常血管张力无明显影响，但对去甲肾上腺素诱发的主动脉收缩张力具有明显阻遏作用，能使正常家兔颈动脉窦压力感受性反射的感受性增强。

毛冬青甲素还具有类似 β-受体阻断剂普萘洛尔的作用，可阻断异丙肾上腺素的升压效应。肾性高血压大鼠腹腔注射毛冬青甲素后，舒张压及收缩压均下降，可以控制高血压大鼠血压继续升高。

毛冬青对乌头碱诱发的节律失常及速率加快有明显对抗作用，对异丙肾上腺素及哇巴因诱发的心肌细胞搏动速率及节律变化也有一定对抗作用，且随剂量加大而增强，对搏动的节律有调整作用。

2. 抗炎、调节免疫作用　毛冬青可对抗不同致炎剂引起的炎症，能抑制致炎剂引起的小鼠足跖肿胀、二甲苯引起的小鼠耳郭肿胀及乙酸引起的小鼠腹腔毛细血管通透性增高，还可使大鼠炎症组织释放的前列腺素减少。毛冬青还可对抗可的松所致的小鼠脾脏、胸腺萎缩，升高血清抗体含量，降低豚鼠血清补体总量。

3. 其他作用　毛冬青还有一定的降脂、保肝等作用。

六、蟾酥

1. 强心作用　蟾毒及其配基均有洋地黄样作用，即强心作用。解景田等灌流离体犬心脏，发现蟾酥能降低蒲肯野纤维的动作电位振幅和静息电位，减慢动作电位最大上升速率，缩短动作电位间期和有效不应期，并呈明显的浓度依赖关系。还证实蟾酥能降低犬和羊的蒲肯野纤维的膜反应性能，减慢兴奋的传导。亦有人认为蟾毒配基加强心肌收缩力属强心苷样作用，即抑制心肌细胞膜的 $Na^+ - K^+ - ATP$ 酶所致。

2. 抗心肌缺血作用　蟾酥可使纤维蛋白原液的凝固时间延长，其抗凝血作用与尿激酶类似，可使纤维蛋白溶解后溶酶活性化，而增加冠状动脉灌流量，增加心肌营养性血流量，改善微循环，增加心肌供氧而抗心肌缺血。

3. 对心脏电生理的影响　用46条犬浦肯野（PF）纤维的电生理学实验表明蟾酥能逐渐降低动作电位振幅（APA）和静息电位（RP）减慢动作电位最大上升速率，缩短动作电位间期和有效不应期（ERP）。有时可诱发自发节律，并表明蟾酥对浦肯野纤维的作用具有浓度依赖性。另外，蟾酥可以诱发犬浦肯野和人心房肌纤维的后电位，包括延时性后去极化（DAD）和振荡电位（OAP），提示在一定的条件下，蟾酥可能引起某些心律失常。

4. 抗休克作用　蟾酥对失血性休克大鼠有明显升压作用，在给药1～3分钟后的升压作用最大，20分钟时基本恢复原水平，其作用强度随剂量加大而增强；蟾酥还能明显升高麻醉开胸及失血性休克家兔的平均动脉压（MAP），对失血性休克兔的升压作用明显强于正常麻醉兔。另有报道蟾酥提取物可使休克组动物纤联素（PFN）的减少较空白对照为轻，这有利于休克动物的复苏。蟾酥提取物还可使内毒素休克犬补体消耗减少，这对抗休克有益。

5. 抗凝作用　静脉麻醉的家兔由耳缘静脉注入蟾酥0.3mg/kg，结果表明蟾酥对血小板聚集程度与速度均有抑制作用。

6. 抗炎作用　蟾酥有很好的抗炎作用，能抑制血管通透性，阻止感染病灶扩散，使红肿消退。蟾酥能抑制醋酸引起的小鼠腹腔毛细血管通透性增高，其IgLD50为1.9mg/kg。中华大蟾蜍耳后腺分泌物乙醇提取物（GA）对角叉菜胶性大鼠足肿有明显抑制作用。蟾酥能不同程度地提高小鼠细胞免疫和体液免疫功能，蟾酥制剂具有增高小鼠脾脏溶血空斑形成细胞（PEC）活性，促进巨噬细胞吞噬功能及增高血清溶菌酶滴度等作用，这可能是蟾酥抗炎、抗肿瘤的重要机制之一。

七、万年青

1. 对心血管系统的影响　其正性肌力作用能增强心肌收缩力，作用机制同洋地黄苷类，同时可间接兴奋迷走神经而减慢心率，并有利尿作用。作用最强者为万年青甲苷，其稀溶液对冠状动脉、肾动脉、脑和四肢血管具有扩张作用。收缩肠系膜动脉，降低外周血管阻力，减轻心脏的后负荷。高浓度时对全身血管均起收缩作用。

2. 对免疫系统的影响　虎眼万年青多糖能不同程度地使CD_3、CD_4升高，而使CD_8下降，进一步证实了万年青多糖对辅助性T细胞（Th）的增强作用及对抑制性T细胞（Ts）的降低作用。另外，不同浓度万年青多糖能在一定程度上促进$1L-2$的mRNA表达量，从而有提高小鼠免疫功能的作用。

八、细辛

1. 强心作用　陈振中等发现细辛可明显改善狗左室泵功能和心肌收缩性能，且其改善左室泵功能似是由于其增强心肌收缩性能所致。何秀芬等研究细辛水煎液能增强体外培养乳鼠心肌细胞的搏动频率。细辛水煎液还能使受缺糖缺氧性损伤的心肌细胞释放到培养液中的乳酸脱氢酶（LDH）减少，对缺糖缺氧性损伤心肌细胞的细胞膜有直接保护作用。其改善心功能可能与其改善膜功能，减轻线粒体肿胀，增加能量，提高心肌细胞代谢及补偿能力有关。还有研究显示细辛对心脏的作用与去甲乌药碱、异丙肾上腺素基本相似，惟每搏输出量

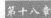

（SV）显示不同。细辛使 SV 增加，去甲乌药碱、异丙肾上腺素却使 SV 减少，这可能与细辛增加心率的比率较后二者为低有关。

2. 扩张血管、降压作用　给不同动物细辛煎剂后，豚鼠腹主动脉下肢灌流与兔耳血管灌流显著增加，蟾蜍肠系膜微血管扩张，血流相对变缓。细辛油在预先阻断 β 受体后能抑制去甲肾上腺素对兔离体主动脉条的收缩作用。静脉注射细辛煎剂的麻醉狗在其基础血压偏低时不出现降压作用，偏高时下降明显，进一步研究发现细辛的降压作用可能是兴奋 β_2 受体，使外周血管扩张、阻力减小所致，并无 α 受体阻断作用。

3. 解热、镇痛作用　辽细辛挥发油对正常小鼠的体温有降低作用，并且持续时间长。细辛对醋酸致小鼠腹痛、热板法致小鼠足痛均有明显的镇痛作用，并能抑制蟾蜍坐骨神经动作电位的传导。

4. 抗炎作用　细辛挥发油灌服或注射均有明显的抗炎作用。细辛挥发油腹腔注射、灌胃，对角叉菜胶引起的大鼠足肿胀有明显的抑制作用。细辛挥发油还能显著降低炎症组织及其渗出液中组胺含量，对组胺和 PGE_2 引起的大鼠足肿胀有抑制作用，并能对抗组胺或 PGE_2 引起的毛细血管通透性增强，能抑制大鼠因注射角叉菜胶后引起的白细胞游走，对大鼠棉球肉芽肿有抑制作用，能使胸腺萎缩，并可降低血清及肝组织中锌含量，使铜/锌比值显著增高，且血清锌含量减少越显著，其抗肉芽组织增生作用越明显。

九、夹竹桃

1. 对心脏的影响　夹竹桃制剂静脉给药 15～30 分钟后，可明显改变麻醉动物的异常血流动力学，可使左室 dp/dt_{max} 恢复至原水平 64.5%，提高左室收缩压（LVSP）、心输出指数（CI）、左室收缩做功指数（LVSWI）及左室射血率（LVER）。左室射血时间缩短，并与洋地黄制剂相似，可降低心脏前负荷，使心功能曲线移向左上方。对戊巴比妥钠引起急性心力衰竭的麻醉犬，静注夹竹桃次苷乙 $50\mu g/kg$ 后正性肌力作用更加明显，衰竭的心功能恢复到接近正常水平，心肌氧耗无明显变化或稍降低，但衰心犬颈内动脉和股动脉血管阻力在给药后增加，说明夹竹桃及制剂有一定的收缩血管作用。

2. 中枢抑制作用　夹竹桃能加强催眠药异戊巴比妥钠的催眠作用，可使阈下催眠剂量的异戊巴妥钠产生催眠，使催眠剂量的异戊巴妥钠导致的睡眠持续时间明显延长，使其入睡时间显著缩短。

十、枳实

1. 对心脏和血管的影响　枳实能加强心肌收缩力，减慢心率和增加心血输出量，增加冠脉流量、肾血流量，改善末梢微循环。还可提高家兔主动脉张力，使主动脉平滑肌收缩，此作用可能与激活平滑肌细胞膜上的肾上腺素能 α 受体、胆碱能受体及维拉帕米钙敏感通道有关。

2. 抗凝作用　枳实对健康大鼠及血癌模型大鼠均具有明显的抗血小板聚集及抑制红细胞聚集的作用，其作用优于阿司匹林，并呈明显的量效关系。

（刘　冰）

第七节　降压药

一、钩藤

1. 降压作用　钩藤的各种制剂，包括含有钩藤的复方、单味钩藤的煎剂、乙醇提取物、总生物碱对各种动物的正常血压和高血压都具降压作用。麻醉兔静注钩藤煎剂 $2 \sim 3\,g/kg$ 或麻醉犬静注该煎剂 $0.05\,g/kg$ 均可使血压比原水平降低 $10 \sim 30\%$，持续 $3 \sim 4$ 小时以上。钩藤总碱片对 RHR 和 SHR 给药 4 小时以后，明显降低血压，其单次给药降压时间可维持 8 小时以上，连续多次给药，降压幅度能维持在 14% 以上，同时降低血浆中的 ET、A_2，增高 NO 含量，对 ANF 无明显影响。

2. 对心功能的影响　钩藤碱和异钩藤碱还呈现剂量依赖性的抑制心房收缩力，在 $1\,\mu mol/L$ 普萘洛尔存在条件下，两成分对苯肾上腺素正性变力作用的量效曲线呈非竞争性拮抗。两种成分 $0.3\,mmol/L$ 能显著抑制左心房静息后增强效应和阶梯现象，提示钩藤碱和异钩藤碱的负性变时和变力作用与其抑制心肌细胞膜 Ca^{2+} 转运有关。

3. 抗心律失常作用　钩藤总碱对乌头碱、氯化钡、氯化钙诱发的大鼠心律失常均有对抗作用。异钩藤碱对实验性心律失常有一定的对抗作用并能降低整体动物心率。应用细胞黏附膜片钳单通道记录技术，研究钩藤碱对大脑皮层神经 L－型钙通道的作用，表明钩藤碱对大鼠大脑皮层神经元 L－型钙通道有阻滞作用，可能与降低心率和心肌收缩力有关。

4. 抑制血小板聚集和抗血栓形成作用　钩藤碱明显抑制花生四烯酸（AA）胶原及腺苷二磷酸（ADP）钠盐诱导的大鼠血小板聚集及胶原诱导的血栓烷 A_2 生成，但对 PGI_2 的生成和血小板利用外源性 AA 合成血栓烷 A_2 无明显影响。对 ADP 诱导的兔血小板聚集有明显的解聚作用，与天麻合用则抑制聚集效果增强。钩藤碱还能明显改善红细胞变形能力。

5. 镇静和抗惊厥作用　钩藤对小鼠有明显的镇静作用而无催眠作用。钩藤醇浸剂 $2\,g/kg$ 皮下注射对豚鼠的实验性癫痫有防治作用，钩藤醇浸剂具有一定抗戊四氮惊厥作用，钩藤注射液有抗电惊厥作用，与牛膝配伍应用具有明显协同效应。

二、罗布麻

1. 调节血压作用　罗布麻叶有确切的降压作用，但其降压机制一直不明确。近年来研究发现罗布麻叶提取物对自发性高血压大鼠有明显降压作用，但不影响尿量和尿中 Na^+、K^+ 及蛋白的排出量；而对肾性高血压大鼠，在降压的同时还伴随着显著的尿量增加和尿中 Na^+、K^+ 排出增多的症状，并可明显降低血尿素氮（BUN）；在 NaCl 导致的盐性高血压大鼠中，则在降压过程中只有 BUN 的降低，表明罗布麻叶降压作用与改善肾功能有关。

2. 降血脂作用　罗布麻叶水浸膏 $17\,g/kg$ 灌胃能显著降低血清 TC 值，并与氯贝丁酯作比较，罗布麻水浸膏不但能降低甘油三酯同时也能降低胆固醇。而烘烤过的罗布麻叶的降脂作用则明显增强，还可显著降低总胆固醇。日本学者用产地不同的两种罗布麻叶（Ⅰ、Ⅱ）水提取物和中国产与日本产罗布麻茶，以高胆固醇大鼠为研究对象，测定各种胆固醇后计算动脉硬化指数。结果显示，四种提取物都能降低 LDL－c 和动脉硬化指数，Ⅱ还能提高HDL-c。

3. 抗凝、抗衰老作用　用大花罗布麻乙醇提取物体外或体内给药后，发现对凝血酶或ADP诱导的大鼠及人体血小板的聚集性均有抑制作用，剂量与效应呈线性关系。大花罗布麻乙醇提取物可延长果蝇寿命，促进家兔及大鼠的免疫功能，减少豚鼠的人工白内障形成，提示有一定程度的延缓衰老作用。

4. 镇静及抗抑郁作用　给小鼠口服罗布麻叶水浸膏的醚溶物及罗布麻叶的醚提取物均显示轻度镇静作用。采用强迫游泳实验，发现罗布麻叶的大孔吸附树脂的醇洗脱部位有确切的抗抑郁作用，同时大鼠在服用罗布麻叶提取物两周后对中枢递质未产生显著影响。两周后，脑内去甲肾上腺素（NE）、多巴胺（DA）的浓度均下降，而5-羟色胺（5-HT）的浓度未受影响。

三、杜仲

1. 降压作用　杜仲水提物对犬有明显的降压作用，而且疗效平稳。对杜仲水提物进行了急性降压试验，发现杜仲的降压作用与其中含有的生物碱、桃叶珊瑚苷、绿原酸和糖类等物质有关。亦有通过杜仲煎剂蛙后肢血管灌流实验的研究认为：杜仲降压的机理是杜仲药剂作用于血管平滑肌，使外周血管扩张所致。

2. 利尿作用　杜仲叶的各种制剂对麻醉犬均有利尿作用，且无快速耐受现象，对正常大鼠和小鼠也有利尿作用。杜仲的利尿作用与桃叶珊瑚苷有关，该成分能刺激副交感神经中枢，加快尿酸转移和排出，利尿作用明显。

3. 降血脂作用　50%杜仲叶和山楂、葛根的水提取液给大鼠灌胃，剂量组的血清TC、TG均有明显降低，血清HDL-c有一定程度的升高。

4. 抗氧化、抗衰老作用　杜仲叶水提物能明显提高实验性衰老小鼠肺组织和红细胞中的SOD，GSH-Px活力和抑制脂质过氧化物（MDA）产生。杜仲水煎剂无论在体内还是体外，均有明显抗自由基作用。杜仲叶还具有在微重力环境下抗人体肌肉和骨骼老化的功能，实验表明，杜仲含有一种可促进人体的皮肤、骨骼、肌肉中的蛋白质胶原的合成与分解的特殊成分，具有促进代谢、防止衰退的功能。

5. 对中枢神经系统的作用　杜仲浸剂在临床上用于治疗高血压，并能改善头晕、失眠等症状。大剂量（20~25g/kg）杜仲煎剂给狗灌胃，能使其安静，贪睡，不易接受外界刺激，对小鼠亦有抑制中枢神经系统的作用。

四、臭梧桐

1. 降压作用　臭梧桐煎剂、水浸剂等对麻醉及不麻醉动物（大鼠、兔、猫、狗等）及肾型高血压大鼠和狗，均有不同程度的降压作用。开花前及鲜叶的降压作用强，剂型以水浸剂和煎剂降压作用最强，流浸膏次之。本品与槲寄生、山楂、地龙合用，可增加其降压强度和持续时间。

2. 镇痛、镇静作用　采用电刺激鼠尾法观察臭梧桐对小鼠的镇痛作用，表明臭梧桐确有一定的镇痛作用，作用最强时间在给药后20~40分钟。此外，臭梧桐还有一定的镇静作用。

五、夏枯草

1. 降压作用　夏枯草对正常家兔、Wistar 大鼠、急性实验性肾型高血压（RHR）大鼠均有降压作用，并初步表现出一定的量效关系，能明显抑制 RHR 的血压升高。

2. 对血脂代谢的影响　夏枯草对乳幼大鼠、糖尿病家兔模型的 TG、VLDL 和血脂指数降低，使糖尿病模型兔的 TCH、LDL 及 ApoB 显著降低，并可降低动脉粥样硬化模型兔的氧化低密度脂蛋白（oxLDL）水平。

3. 抗炎、抗过敏作用　夏枯草有一定免疫抑制作用，对特异性免疫机能有相当强的抑制作用，用夏枯草口服液给小鼠连续灌胃 7 天，能显著抑制巴豆油所致小鼠耳肿胀，对大鼠角叉菜胶性和蛋清性足肿胀模型及大鼠棉球肉芽肿均有明显抑制作用。

六、地龙

1. 降压作用　地龙低温水浸液对正常家兔和大白鼠有缓慢而持久的降压作用，对肾型高血压也有明显降压作用。从地龙脂质中分离出的类血小板活化因子（PAF）物质是地龙中的重要降压成分，去脑猫对 PAF 的降压反应大大减弱。

2. 抗栓、抗凝作用　地龙含有纤维蛋白溶解酶、蚓激酶、蚓胶质酶等多种抗栓、抗凝成分。地龙提取物（包括蚓激酶等）对体内的凝血系统和纤溶系统具有广泛的影响。研究发现，地龙提取物可明显降低大鼠血小板黏附率，延长体内血栓形成和溶解体内血栓，并能增加大鼠脑血流量，减少脑血管阻力。另发现蚓激酶只水解凝血因子和纤维蛋白，而不水解血清中其他酶（包括纤溶酶原和清蛋白）。因此，它可使体外的血栓形成时间延长，既抗凝又不影响止血，故有利于血栓的防治。地龙提取物还有提高小鼠红细胞变形能力，从而改善血液流变性和微循环障碍。

3. 平喘作用　地龙能降低致敏性哮喘豚鼠支气管洗液中细胞总数、白蛋白含量及白三烯水平，尤其能抑制嗜酸性粒细胞增多，并阻止该细胞激活，防止激活后释放的各种毒蛋白直接损伤上皮。地龙能缓解急性哮喘发作时的支气管痉挛，广地龙醇提浸膏能明显增加肺灌流量，显示有显著的舒张支气管作用；地龙中含有的次黄嘌呤、琥珀酸能舒张支气管，并对抗组胺和毛果芸香碱、毛果芸香碱引起的支气管收缩。

4. 解热、抗炎、镇痛　研究发现，地龙粉针有明显的解热镇痛作用，但与对乙酰氨基酚没有协同作用。地龙乙醇粗提物连续灌胃，能显著抑制二甲苯诱导的小鼠耳郭肿胀，对角叉菜胶性足肿胀和醋酸所致腹腔毛细血管通透性亢进均有明显的抑制作用，且作用时间长。醋酸致小鼠扭体反应和热板法小鼠舔足试验均显示了地龙还有较强的镇痛作用。

七、黄芩

1. 降压作用　黄芩的多种制剂，均可使麻醉犬、猫、鼠、兔血压降低。黄芩素对离体大鼠肠系膜动脉在低浓度时表现为收缩作用，而在高浓度时则表现为松弛血管平滑肌作用，其机制是抑制了蛋白激酶的收缩作用。

2. 清除自由基及抗氧化作用　黄芩的 4 种主要黄酮成分在机体的不同系统中均具有消除自由基和抗氧化活性，可预防诸如氢过氧化物酶、超氧化物阴离子等氧自由基引起的成纤维细胞的损伤。在缺血再灌注模型中，可使细胞避免致死量氧化剂的损伤。

3. 对免疫功能的调节　黄芩能明显促进小鼠腹腔巨噬细胞的吞噬功能，显著提高血清中溶菌酶的含量，增强红细胞 C3b 受体酵母花环百分率。黄芩苷还可以提高小鼠血清溶血素和脾脏 B 细胞分泌溶血素的含量，可提高 IgM 的水平，增加 IgG 的含量，体内用药还可增强整体的免疫功能。

（刘　冰）

参考文献

[1] 李小鹰,程友琴.老年心血管急危重症诊治策略.北京:人民军医出版社,2010.

[2] 曾武涛,柳俊,陈国伟.心血管病最新诊断与防治策略.北京:人民军医出版社,2011.

[3] 路再英,钟南山.内科学.北京:人民卫生出版社,2008.

[4] 林善锬.当代肾脏病学.上海:上海科技教育出版社,2010.

[5] 关广聚.新编肾脏病学.济南:山东科学技术出版社,2001.

[6] 邹和群,赖得源,张新洲.实用临床肾脏病学.北京:中国医药科技出版社,2001:775-784.

[7] 张通主编.神经康复治疗学.北京:人民卫生出版社,2011.

[8] 简文豪.神经系统疾病的理疗.北京:人民卫生出版社,2004:829-864.

[9] 鲁端.高血压急症的诊断与治疗进展.浙江医学,2003.

[10] 王一镗.急诊医学.第2版.北京:学苑出版社,2003.

[11] 康健.呼吸内科疾病临床诊疗思维.北京:人民卫生出版社,2009,09.

[12] 尚谦,李凤,丁亚君.ICU危重患者血气分析1696例报告.临床肺科杂志,2007.

[13] 赵宁,沙秀敏,孙又良.现代危重病治疗学.军事医学科学出版社,2010.

[14] 张文斌.危重病医学.天津科技翻译出版公司,2004.

[15] 刘大为.实用重症医学.第1版.人民卫生出版社,2010.

[16] 叶任高.内科学.第5版.北京:人民卫生出版社,2000.

[17] 王介明.脑血管病学.中国科学技术出版社,2004.

[18] 尤黎明,昊瑛.内科护理学.北京:人民卫生出版社,2008.

[19] 朱建英,韩文军.现代临床外科护理学.北京:人民军医出版社,2008.

[20] 高丽红.内科护理学.第4版.北京:人民卫生出版社,2009.

[21] 李树贞.现代护理学.第1版.北京:人民军医出版社,2010.

[22] 宫淑杰,张瑾,赖宝珠.老年脑卒中后癫痫165例临床分析.中国老年学杂志,2003,23(9):611-612.

[23] 华荣,段艳峰,杨晓.卒中后继发性癫痫发病规律的研究.广东医学,2006,27(12):1920-1921.

[24] 宿英英.危重神经疾病病例研究.北京:人民卫生出版社,2008:89.

[25] 王贵清,宋永建.急性脑血管病继发癫痫的临床研究.中风与神经疾病杂志,2004,2(1):80-81.

[26] 邢建立,王苏.脑卒中后痫性发作的相关研究.中国临床康复,2004,8(22):4558-4559.

［27］张淑琴．神经病学．第2版．北京：高等教育出版社，2008：240－255.

［28］吕晓红，李恩民，许丽艳，等．脑脊液中的一氧化氮含量测定的临床意义．中风与神经疾病杂志，1995，12（1）：10－12.

［29］吕晓红，饶明俐，张淑琴．蛛网膜下腔出血继发早期脑室扩张积水（附69例报告）．中风与神经疾病杂志，1991，8（3）：140－141.

［30］吕晓红，饶明俐，张淑琴．蛛网膜下腔出血的CT与临床．中风与神经疾病杂志．1992，9（4）：218－220.

［31］吕晓红，饶明俐，张淑琴．蛛网膜下腔出血继发正常颅压脑积水．中风与神经疾病杂志，1995，12（2）：94－95.

［32］吕晓红，王雪，张铁岩，等．蛛网膜下腔出血后脑室扩张及腰穿放液治疗的临床研究．中风与神经疾病杂志，1999，16（5）：301－302.

［33］王雪，吕晓红，杨立辉，等．蛛网膜下腔出血后腰穿放液治疗对预后影响的临床研究．白求恩医科大学学报，1999，25（4）：536－537.

［34］魏伟，刘兵．中脑周围蛛网膜下腔出血32例临床分析及长期随访研究．中华神经外科杂志，2007，23（3）：191－193.

［35］纪盛章，陈胜利，张会林，等．高血压脑病的CT.MRI表现．中华放射学杂志，2006，40（7）：765－766.